DER DARMVERSCHLUSS

UND DIE SONSTIGEN WEGSTÖRUNGEN
DES DARMES

VON

PROF. DR. W. BRAUN UND DR. W. WORTMANN

CHIRURGISCHER DIREKTOR   EHEMALIGER OBERARZT
AM STÄDTISCHEN KRANKENHAUSE IM FRIEDRICHSHAIN BERLIN

UNTER MITARBEIT VON

DR. N. BRASCH

OBERARZT AM STÄDTISCHEN KRANKENHAUSE
IM FRIEDRICHSHAIN BERLIN

MIT 315 ABBILDUNGEN

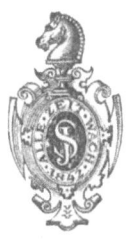

SPRINGER-VERLAG BERLIN HEIDELBERG GMBH
1924

ISBN 978-3-642-89216-5   ISBN 978-3-642-91072-2 (eBook)
DOI 10.1007/978-3-642-91072-2

DEM STÄDTISCHEN KRANKENHAUS
IM FRIEDRICHSHAIN BERLIN
ZUM 50JÄHRIGEN BESTEHEN

Vorwort.

Vielfache persönliche Beschäftigung mit den wissenschaftlichen und praktischen Problemen der Darmverschließungen hatten den einen von uns, W. Braun, bereits vor einer Reihe von Jahren dazu angeregt, in einer umfassenden Einzeldarstellung den Darmverschluß und die sonstigen Wegstörungen des Darmes zu behandeln. Diesen Plan haben wir in gemeinsamer Arbeit zur Ausführung gebracht. Wir halten es für notwendig, daß einmal wieder zu den mannigfachen, zum Teil recht komplizierten Fragen, die uns auf diesem Gebiete entgegentreten, zusammenhängend Stellung genommen wird. Das erscheint uns um so wünschenswerter, weil seit dem Erscheinen von Wilms' Werk über den Ileus mittlerweile 16 Jahre vergangen sind, Jahre, die manchen Wandel in unseren klinischen und chirurgischen Anschauungen gezeitigt haben.

Die Bewältigung des umfangreichen Stoffes machte eine Arbeitsteilung notwendig. Die von W. Braun übernommenen Abschnitte wurden zum Teil mit Dr. N. Brasch zusammen bearbeitet, bzw. soweit sie bereits vor dem Kriege in Fahnenabzügen vorlagen, einer Umarbeitung unterworfen.

Die Herren Dr. Dunkel, Dr. Grieser und Dr. Schulz, sowie die jüngeren Herren der Abteilung haben uns bei den statistischen Erhebungen, bei der Zusammenstellung der Literatur und bei der Korrektur wertvolle Dienste geleistet.

Zu großem Danke sind wir dem Herrn Verleger gegenüber verpflichtet. Die Verlagsbuchhandlung Julius Springer hat keine Kosten und Mühe gescheut, um trotz der schwierigen Zeitverhältnisse das Erscheinen des Werkes in würdiger Form und reicher bildlicher Ausstattung zu ermöglichen. Die Zeichnungen zu den Abbildungen sind von den Kunstzeichnern Herrn Helbig und Frl. Laessig zum Teil nach eigenen Präparaten und Skizzen ausgeführt worden.

Von Herrn Prof. Dr. L. Pick wurde uns eine Reihe von Präparaten der pathologisch-anatomischen Sammlung, von Herrn Generaloberarzt a. D. Dr. H. Schmidt eine Reihe von Aufnahmen der Röntgenabteilung zur Reproduktion überlassen.

Allen, die uns bei unserer Arbeit unterstützt haben, sagen wir herzlichen Dank.

Berlin, im Dezember 1923.

W. Braun.   W. Wortmann.

Inhaltsverzeichnis.

Zweiter Abschnitt.
Spezielle Pathologie

Einleitung.

Begrenzung und Einteilung des Stoffes. Eine praktisch brauchbare und zugleich einigermaßen vollständige Übersicht über das Gebiet der chirurgisch wichtigen Wegstörungen des Darmes ist nur dann zu gewinnen, wenn bei der Bearbeitung neben den mannigfachen Formen des mechanischen Darmverschlusses auch die klinisch verwandten funktionellen Störungen der Wegsamkeit des Darmes berücksichtigt werden. Nur wenn man den ganzen Krankheitskomplex der Darmverlegungen und die vielfachen Übergänge und Wechselbeziehungen zwischen ihren verschiedenen Formen klar vor Augen hat, kann man zu richtigen Deutungen und Entschlüssen gelangen.

Der Stoff ist in vier Hauptabschnitte gegliedert:

A. Allgemeine Pathologie und Symptomatologie.
B. Spezielle Pathologie und klinisches Bild der einzelnen Verschluß- formen.
C. Diagnose.
D. Therapie.

Die Schwierigkeiten der Einteilung, welche die früheren Bearbeiter des Darmverschlusses, so schon Leichtenstern und Treves und später Wilms empfunden haben, hoffe ich dadurch zu vermeiden, daß im ersten Abschnitt die allgemeine Pathologie und Symptomatologie der Passagestörungen des Darmes vorweg besprochen und ihre Diagnose und Therapie in zwei besonderen Abschnitten, unter Gliederung in einen allgemeinen und speziellen Teil, abgehandelt wird. Hierdurch lassen sich Wiederholungen auf ein erträgliches Maß beschränken. Im zweiten Abschnitt, der die spezielle Pathologie und das klinische Bild der einzelnen Krankheitsformen umfaßt, habe ich auf die früher beliebte Gegenüberstellung von dynamischem und mechanischem Darmverschluß verzichtet, da bei fast allen Formen der mechanischen Verschließungen dynamische oder wenigstens im weiteren Sinne funktionelle Momente mitwirken. Ich habe mich in diesem Abschnitt für eine Gliederung der Krankheitsformen nach der Herkunft und Art entschieden.

Unter diesem Gesichtspunkt sind folgende speziellen Hauptformen aufgestellt:

1. Abschnürung und Einklemmung.
2. Abklemmung und Abknickung.
3. Volvulus.
4. Verknotung.
5. Obturation.
6. Kompression.
7. Stenose und Striktur.
8. Invagination.
9. Darmsperre durch nervöse Einflüsse.
10. Darmsperre bei Zirkulationsstörungen.

Ungezwungen lassen sich diesen Hauptformen die zahlreichen Neben-
gruppen angliedern.

Praktisch unentbehrlich ist die Gegenüberstellung der mechanischen
Verschlüsse, bei welchen infolge gleichzeitiger Schädigung der Mesenterialgefäße und -nerven ganzer Darmschlingen mit stärkeren Reflexwirkungen
und Ernährungsstörungen der Darmwand zu rechnen ist (zerstörende, strangulierende Verschlüsse, — Abschnürungsverschlüsse im weiteren Sinne) und
solchen, bei welchen nur eine Unterbrechung und Aufstauung des Kotstromes
infolge einer Querschnittsverlegung des Darmes erfolgt (nicht strangulierende,
einfache, glatte Verschlüsse). Als Einteilungsprinzip ist dieser Gegensatz
aber nicht zu gebrauchen, weil bei den einzelnen mechanischen Verschlußformen zu viele Übergänge und Abweichungen vorkommen. Im allgemeinen
zeitigen die Abschnürungen und Einklemmungen, die Invaginationen und
die Volvuli (außerdem noch die Mesenterialgefäßthrombosen) zerstörende,
die Abklemmungen und Abknickungen, die Obturationen, Kompressionen,
Stenosen und Strikturen nicht strangulierende, glatte Verschlüsse. Bei den
Abklemmungen und bei den Gallensteinobturationen sind aber lokale Darm-
nekrosen trotz fehlender Abschnürung häufig.

Geschichtliche Entwicklung der Lehre vom Darmverschluß. Bei
einer kurzen Übersicht über Entwicklung und Wandlung der Lehre vom
Darmverschluß bis zur Gegenwart stützen wir uns zweckmäßig auf Leichtenstern, Gurlt und Uhde, denen wir ausgezeichnete, an interessanten histo-
rischen Einzelheiten und Quellenangaben reiche Darstellungen über die
Entwicklung der Lehre von den Darmverschließungen in den vergangenen
Zeitepochen verdanken.

Seit Urzeiten leiden und sterben Menschen an Darmverschließungen.
Den großen Ärzten des klassischen Altertums (Hippokrates, Archigenes,
Galenus, Caelius Aurelianus und andere) waren die wichtigsten Symptome
des Darmverschlusses und vor allem das furchtbare Bild des tödlichen
Endstadiums wohlbekannt. Mangels hinreichenden Einblickes in die den
klinischen Erscheinungen zugrunde liegenden pathologisch-anatomischen und
patho-physiologischen Vorgänge blieben ihnen aber Ursache und Wesen des
Krankheitsprozesses fast völlig verborgen; deshalb fehlte ihnen auch die
Vorstellung von der Vielheit der den schweren Späterscheinungskomplex
auslösenden pathologischen Vorgänge und von der Bedeutung mechanischer
Verschlußmomente so gut wie vollständig. Die Erscheinungen wurden
meist rein spekulativ auf zum Teil ganz abwegig gedeutete, zum Teil völlig
unerklärte entzündliche Vorgänge allein (Hippokrates) oder auf deren
Folgen (z. B. Stillstand oder Umkehr der Peristaltik bei Galenus) zurückgeführt. Bei Galenus (131 bis etwa 200 nach Christus) finden wir allerdings schon den Hinweis auf die ursächliche Bedeutung unüberwindlicher
Obstipation und bösartiger Neubildungen, bei Paulus von Aegina etwa
500 Jahre später den Hinweis auf die Bedeutung von Indigestion, Ob-
struktion und Brucheinklemmung für das Zustandekommen der schweren
Verschlußerscheinungen. Mehr wie zwei Jahrtausende vergingen seit Hippokrates, ohne daß ein wesentlicher Fortschritt in der Erkenntnis der zugrunde
liegenden Krankheitsprozesse zu verzeichnen wäre. Die zwar großenteils
irrigen, aber doch geistreichen Lehren und Anschauungen der Ärzte der
klassischen Zeit gingen im Laufe des Mittelalters verloren. Das Gebiet der
Darmverschließungen wurde bis in das 19. Jahrhundert hinein ein Tummel-
platz für Aberglauben und Afterwissenschaft.

Bei der rein symptomatischen Betrachtungsweise und der spekulativen Einstellung der Heilkunde vergangener Zeiten kann es nicht wundernehmen, daß alle möglichen anderen Abdominalerkrankungen (z. B. einfache Koliken, Brechdurchfälle, Perityphlitis, Peritonitis, typhöser Meteorismus, Aszites bei Lebererkrankungen usw.) mit den mechanischen und funktionellen Darmverschließungen zusammengeworfen und sogar häufig unter dem gleichen Sammelnamen — vor allem unter dem Namen „Ileus" — beschrieben wurden, wenn sie irgendein schweres, gleichartiges Bauchsymptom zeigten. Nicht einmal die im 16. Jahrhundert einsetzende, bis in das kleinste gehende anatomische Durchforschung des menschlichen Körpers änderte hieran etwas Nennenswertes. Zwar wurden im Laufe des 16. bis 18. Jahrhunderts bei den zahlreichen Leicheneröffnungen die meisten pathologisch-anatomischen Formen des mechanischen Darmverschlusses festgestellt und beschrieben, aber richtige pathologische und klinische Schlußfolgerungen wurden daraus nicht gezogen. Ja zum Teil wurden die anatomischen Veränderungen (z. B. Verknotungen, innere Einklemmungen usw.) als Folgen eines „Motus peristalticus intestinorum inversus s. praeter naturam" aufgefaßt, während die bei den Sektionen fast nie fehlende Peritonitis umgekehrt als Bestätigung der Ansicht von der Entzündung als primärer Ursache des „Ileus" (Ileus inflammatorius) gewertet wurde. Sydenham (1624—1689) erkannte den „mechanischen Ileus" infolge Verschließung des Darmkanals überhaupt nur als einen „Ileus nothus", d. h. als unechten Ileus, neben dem wahren „dynamischen Ileus", an. Dieser wurde dem klassischen Ileus inflammatorius gegenübergestellt; bei seinem Zustandekommen sollten versetzte Säfte und Gase ganz unbestimmter Art oder eine undefinierte „materia febrilis" die Hauptrolle spielen (Leichtenstern). Von manchen Autoren wurde noch ein weiterer Typ, nämlich der Ileus nervosus, dem Ileus inflammatorius, zum Teil auf Grund der autoptischen Feststellung spastisch kontrahierter Darmstücke, gegenübergestellt. Dieser Ileus nervosus sollte bald ein Ileus spasmodicus, bald ein paralyticus oder antiperistalticus sein. Zeitweise wurde ihm eine viel zu weit gehende Bedeutung beigemessen. Zu seiner völligen Ablehnung, wie Leichtenstern wollte, sind wir aber auf Grund unserer neueren Erfahrungen, wie wir sehen werden, nicht berechtigt.

Ein Wandel in diesen trostlosen Verhältnissen trat erst ein, als im Anfang des 19. Jahrhunderts die gewaltige Entwicklung der gesamten Naturwissenschaften einsetzte und damit auch in der Medizin an die Stelle der naturphilosophischen die naturwissenschaftliche Richtung trat. Getragen von der modernen pathologisch-anatomischen und physiologischen Wissenschaft brach auch für die klinische Medizin eine neue Zeit an. An die Stelle einer symptomatischen Beschreibung und spekulativen Betrachtung trat die nüchterne, objektive, pathologisch-anatomisch und pathophysiologisch orientierte, auf moderne physikalisch-chemische und mikroskopische Untersuchungsmethoden gestützte klinische Forschung. Nun gelang es, die klinischen Erscheinungen der mechanischen und funktionellen Darmverschließungen mit den anatomischen Befunden in Einklang zu bringen, die pathologischen Bedingungen der einzelnen, zum furchtbaren Spätsymptomenkomplex des Darmverschlusses führenden Krankheitsprozesse aufzudecken und den ganzen Erscheinungskreis des „Ileus" in eine Reihe anatomisch und pathogenetisch wohl charakterisierter Krankheitsformen und Krankheitsbegriffe aufzulösen.

Eine weitere Vertiefung erfuhr die Lehre vom Darmverschluß durch die in den letzten 4 Jahrzehnten immer mehr anschwellende Zahl anatomischer Beobachtungen aller Phasen, besonders des Frühstadiums bei der Operation, und durch die sorgfältige klinische Analyse des Gesamtverlaufs der einzelnen Formen, schließlich durch die experimentelle Erforschung zahlreicher Einzelfragen. Gleichzeitig setzte sich bei Internisten und Chirurgen die Erkenntnis durch, daß bei den meisten Formen des mechanischen Darmverschlusses eine rationelle interne Therapie aussichtslos sein muß, und daß eine Besserung der Behandlungsergebnisse nur auf dem Wege der operativen Beseitigung der Verschlüsse denkbar ist.

So sind wir heute in weit höherem Maße wie noch vor wenigen Jahrzehnten imstande, den Einzelfall diagnostisch und prognotisch richtig zu bewerten und — begünstigt durch die Entwicklung der Abdominalpathologie und der abdominalchirurgischen Technik — klare Indikationen für die Behandlung aufzustellen und befriedigendere Heilerfolge zu erzielen.

Die Bezeichnung „Ileus". Schon bei Hippokrates finden wir für die Wegstörungen des Darmes an erster Stelle die Bezeichnung ὁ εἰλεός = Ileus. Volvulus, Convolvulus, Passio iliaca, Miserere, sepimentum, tormentum, ὁ χορδαψός, ὁ κοιλιακός, ὁ φραγμός, vomitus stercorum, vomitus iliacus, tympanites, Darmwinde, Darmelend u. a. m. werden späterhin mehr oder weniger synonym gebraucht. Die Herkunft des Wortes Ileus ist nach Leichtenstern strittig. Ob es von εἰλέω, εἴλω = concludo, coarcto oder von εἰλέω, εἰλύω = torqueo, volvo stammt, läßt sich nicht feststellen. Eine „Verdrehung der Gedärme" hat den alten Ärzten dabei kaum vorgeschwebt. Der Name Ileus besagt nur, daß man es mit einer Krankheit der „gewundenen Därme" zu tun hat — besonders bei einer Schmerzlokalisation über dem Nabel —; er gilt gleichzeitig passend wegen der dabei vorkommenden, eigentümlichen „zusammendrehenden" Schmerzen (volvo, convolvens usw.), bei denen sich der Kranke umherwälzt. Wie wir oben sahen, wurde im Laufe der Zeiten der Begriff Ileus häufig viel weiter gefaßt und nicht einmal auf die Darmverschließungen beschränkt, umgekehrt aber von manchen Autoren der letzten Jahrhunderte nur für die Krankheitsbilder gebraucht, in denen eins oder mehrere der schweren Verschlußsymptome vorherrschten. Schönlein wollte die Bezeichnung nur für die mit Kotbrechen verbundenen Krankheitsprozesse gelten lassen.

Bei der großen Verwirrung, die der Name „Ileus" im Laufe der Zeit angerichtet hat, ist es als Fehler zu bezeichnen, daß trotz der inzwischen eingetretenen weitgehenden Klärung unserer pathologischen Vorstellungen bis heute von vielen Seiten die Bezeichnung „Ileus" für Wegstörungen jeglicher Art und jeglichen Stadiums gebraucht wird, sogar da, wo nach dem Charakter der Wegstörung auch im späteren Verlauf niemals mit dem Auftreten von Kotbrechen zu rechnen ist.

Ich habe mich infolgedessen nicht entschließen können, die Bezeichnung „Ileus" synonym mit dem Begriff „Darmverschluß" weiter zu verwenden, von der schon Leichtenstern vor 45 Jahren sagte, daß sie unberechtigterweise ihr Dasein weiter „friste". Die Betonung des Gesichtspunktes, daß nicht erst der Ileus, d. h. der Symptomenkomplex des Spätstadiums, sondern bereits die verschiedenen zum Ileus führenden Formen des Darmverschlusses erkannt und angegriffen werden müssen, hat auf unser praktisches Handeln klärend und befreiend gewirkt. Dementsprechend darf der Arzt sich nicht mehr beruhigen, wenn noch nicht alle kardinalen Symptome des Spätstadiums, speziell das fäkulente Erbrechen, der Meteorismus bei gleichzeitigen heftigen Leibschmerzen, völlige Stuhlverhaltung und schwerer Kräfteverfall vorliegen; er muß sich vielmehr der ganzen Schwere der Verantwortung schon dann bewußt sein, wenn nur der Verdacht eines Darmverschlusses oder einer verwandten Wegstörung des Darmes erhoben wird. Auch auf diesem Gebiete der Abdominalpathologie hat es sich, wie auf so manchem anderen, gezeigt, daß nur dann befriedigende Erfolge erzielt werden, wenn die Klärung und Entscheidung so früh wie möglich herbeigeführt wird, daß aber im Spätstadium nach wie vor der Kampf wenig aussichtsvoll ist. Der Schwerpunkt muß also auch hier auf die Erforschung und Erkennung der pathologischen Vorgänge und klinischen Symptome der frühesten Stadien der einzelnen Verschlußformen gelegt werden; dann ist aber meist von „Ileussymptomen" noch nicht die Rede. Konsequenterweise sollte man höchstens dann von Ileus reden, wenn Ileussymptome tatsächlich vorhanden sind, umgekehrt sich aber nicht, wie es leider sehr oft noch geschieht, solange bei der Beurteilung unklarer Fälle von Darmverschluß beruhigen, als noch keine krassen Ileus- oder Spätsymptome vorliegen.

Die Zuständigkeit des Chirurgen. Bei dieser Entwicklung der Dinge ist die bestimmte Forderung zu erheben, daß da, wo der Verdacht eines Darmverschlusses geäußert wird, auch der Chirurg so bald wie möglich zur Mitbeobachtung und Entscheidung herangezogen wird. Der Arzt, der die äußersten therapeutischen Konsequenzen ziehen soll, muß auch in der Lage sein, den Zeitpunkt zu bestimmen, in dem sie gezogen werden müssen. Wenn von der inneren Medizin unter diesen Umständen in der Mehrzahl der sicheren wie zweifelhaften Fälle der sofortige Verzicht auf selbständige therapeutische Maßnahmen gefordert wird, ist umgekehrt mit aller Schärfe zu betonen, daß nicht der bloße chirurgische Techniker, sondern nur der Chirurg Anspruch auf ein so weitgehendes Mandat erheben darf, der die Pathologie und Klinik des Darmverschlusses und die Grenzen der unblutigen Therapie beherrscht. Unter diesen Voraussetzungen wird der Operateur nicht zu den gefürchteten „planlosen Vivisektionen" einer vergangenen Epoche, sondern nur zu streng indizierten und pathologisch wie technisch wohl begründeten Eingriffen das Messer in die Hand nehmen.

Zusammenfassung des Materials. Wir stützen uns auf etwa 320 operativ behandelte und etwa 30 nicht operierte Fälle von Wegstörungen des Darmes, die in den Jahren 1903—1922 auf der eigenen Abteilung zur Beobachtung gelangten. Vielfach haben wir außerdem das wertvolle, etwa 400 Fälle umfassende, von A. Neumann in den Jahren 1902—1920 in unserem Krankenhaus operativ behandelte Material mit verwandt. Die Literatur ist in ausgedehntem Maße berücksichtigt, ohne daß wir auf Vollständigkeit Anspruch erheben wollen. Vor allem ist die erdrückende Fülle von kasuistischen Mitteilungen nur so weit verarbeitet, als es zur Klärung der uns beschäftigenden Fragen wesentlich erschien. Ein großer Teil der Abbildungen wurde aus der Literatur übernommen; denn es ist ausgeschlossen, überall eigene bildliche Belege für die einzelnen pathologisch-anatomischen Erscheinungen zu bringen, und unrichtig, klassische ältere Abbildungen durch nicht ganz gleichwertige eigene zu ersetzen.

Allgemeine Pathologie und Symptomatologie.

1. Kapitel.

Allgemeine Pathologie.

I. Bemerkungen zur Pathophysiologie des Darmes.

Zum Verständnis der Pathologie und Symptomatologie der Wegstörungen des Darmes sind einige Vorbemerkungen über die Bedingungen
und den Ablauf der Darmfunktionen und der Darmzirkulation sowie über
die Innervationsverhältnisse des normalen und des pathologisch veränderten
Darmes und des Peritoneum nötig.

1. Sensibilitätsverhältnisse des Darmes, des Mesenterium und des Peritoneum.

Es ist schwierig, auf Grund der experimentellen und klinischen Beobachtungen ein Urteil über die Bedeutung zentripetaler Impulse vom Darme aus
und über die Wechselbeziehungen zwischen den Nerven der Peritonealhöhle
und den Zentralorganen zu gewinnen. Von den normalen Vorgängen im
Darm und Abdomen haben wir keine unmittelbare Vorstellung. Nothnagel
hielt es für sehr wahrscheinlich, daß die physiologischen Funktionen des
Darmes, die Sekretion, Resorption und Peristaltik, ohne die Mitwirkung sensibler Nerven vor sich gehen. An ihrem Vorhandensein zweifelten aber
weder Nothnagel noch überhaupt die früheren Kliniker. Sie nahmen als
selbstverständlich an, daß die Leibschmerzen, die bei einer Reihe von Krankheiten (Gallensteinkolik, Darmkrampf, Peritonitis, Darmverschluß usw.) auftreten, auf die Reizung sensibler Nerven des Darmes oder anderer, unmittelbar betroffener Bauchorgane zum Teil wenigstens zurückzuführen wären. Allgemein wurde auch von den zahlreichen Experimentatoren des vorigen Jahrhunderts die Schmerzerregbarkeit des Splanchnicus festgestellt. Bezweifelt
oder bestritten wurde nur von einem Teil dieser Forscher, daß auch die
Sympathicusbahnen schmerzhafte Reize zu empfangen und fortzuleiten imstande seien. Diese Auffassung wurde erst durch Beobachtungen, die
Lennander und viele Chirurgen nach ihm an Menschen bei Bauchoperationen unter Lokalanästhesie gemacht haben, eine Zeitlang erschüttert.

Schmerzempfindlichkeit: Lennander kam zu dem Ergebnis, daß
zwar das Peritoneum parietale sehr schmerzempfindlich ist, daß aber die
Darmserosa und die Elemente der Darmwand kein Schmerzgefühl haben.
Empfindungen für Kälte und Wärme vermochte Lennander weder am

Peritoneum parietale noch am Peritoneum viscerale nachzuweisen. Der Schmerz kann nach ihm nur durch eine Dehnung und Zerrung des Peritoneum parietale, speziell der vorderen Platte desselben, und der in der Subserosa gelegenen Nerven oder durch ein Übergreifen entzündlicher Vorgänge in den Lymphbahnen auf das Peritoneum parietale erklärt werden. Wilms erschien dieser Erklärungsversuch Lennanders für eine Reihe von Erscheinungen, z. B. für den Schmerz bei der Gallensteinkolik und der Darmsteifung, nicht ausreichend. Er sah in einer Streckung des Darmes und einem damit verbundenen Zug am Mesenterium die Ursache der Schmerzen bei Darm-, Gallenblasen- und anderen Erkrankungen. Wilms stellte ebenso wie Ritter fest, daß die sensiblen Fasern am weitesten im Verlaufe der Gefäße sich dem Darmrohr nähern. Bei deren Kneifen gelang es ihm zweimal bereits im Abstand von 2 bis 3 cm vom Darmrohr Schmerzäußerungen zu erzielen, während meist noch 5 bis 6 cm von demselben entfernt im Mesenterium kein Schmerzgefühl feststellbar war. Nothnagel hat demgegenüber noch kurz vor seinem Tode für den fixen, lokalisierten Schmerz einen örtlichen Ursprung und Vorgang und für die Kolik anfallsweise anwachsende und abschwellende Erregungsvorgänge in sensiblen Darmnerven — infolge der bei energischer Peristaltik und tetanischer Kontraktionen eintretenden Anämie und Ischämie des Darmes — angenommen. Für die weiterhin sich ausbreitenden Schmerzen rechnete er mit Ausstrahlung auf entferntere Nervenbahnen und mit einer Erregung der großen ganglionären Plexus. In neuerer Zeit sind diese komplizierten Fragen durch weitere experimentelle Untersuchungen (Kast und Meltzer, Ritter, Braun und Boruttau, A. Neumann, Kappis, Fröhlich und Meyer, Breslauer, Hoffmann, Kuhlenkampff u. a.) erforscht worden.

Ritter kam in Ergänzung der Untersuchungen von Kast und Meltzer auf Grund klinischer Beobachtungen und zahlreicher Tierversuche zu der Überzeugung, daß die Oberfläche des gesamten Darmkanals (weniger der Leber und Milz) gegen mechanische Reize, wie Pinzettendruck, Stechen usw., thermische Einwirkungen, schwache Faradisierung, durchaus schmerzempfindlich ist. Cocainisierung der Bauchdecken hebt die Schmerzhaftigkeit des Insults am Darm nicht auf, wohl aber unmittelbare Einwirkung der Luft auf die Darmoberfläche. Schädigung der Darmgefäße und Entzündung des Peritoneum ist geeignet, die Schmerzhaftigkeit sehr zu steigern.

Boruttau und ich konnten die bedeutende Empfindlichkeit des Peritoneum parietale gegen Reize an dem Steigen des Blutdruckes und an den für Schmerzempfindungen charakteristischen Atemreflexen bei Durchschneidung, Durchstechen und Zerrung desselben stets deutlich erkennen. Wir konnten aber weder bei normalen Tieren noch bei solchen mit Darmverschluß durch Manipulationen am Darm selbst oder durch Kneifen, Schneiden, elektrische, chemische oder mechanische Reizung (Anlegung oder Lösung einer Darmstrangulation) einen nennenswerten Einfluß auf Atmung, Puls oder Blutdruck kurvenmäßig feststellen. Und zwar änderte sich in dieser Richtung auch dann nichts, wenn wir durch Kleinheit der Laparotomiewunde, Verzicht auf Narkose, Cocain, Vermeidung der Austrocknung und Abkühlung der Därme sog. reinen Operationschock, bzw. hemmende Momente im Sinne Kasts, Meltzers und Ritters möglichst vermieden hatten.

An strangulierten Fröschen konnten wir bei Wiedereröffnung der Bauchhöhle am 2. oder 3. Tage durch das bloße Kneifen des stark injizierten und erweiterten zuführenden Darmes heftige Reflex- und Abwehrbewegungen des Tieres auslösen. Wir konnten weiter an Hunden nach Anwendung einer passenden Morphindosis, wie Ritter, feststellen, daß bei Anlegung eines kleinen Hautschnittes die Oberfläche einer vorspringenden Dünndarmschlinge für Kneifen, Reizung mit schwachem faradischem Strom u. a., empfindlich war; das Tier reagierte mit Zusammenzucken, Winseln usw., also mit sicherer Schmerzäußerung. Zug am Mesenterium war immer besonders schmerzhaft, dagegen konnten wir die von Ritter so sehr betonte Schmerzhaftigkeit mechanischer Schädigungen im Bereich der Mesenterialgefäße nicht mit Sicherheit hervorrufen. Auch hier war die Empfindlichkeit des Peritoneum parietale im allgemeinen bedeutender. Nach Anlegen eines einfachen Verschlusses am Dünndarm konnten wir am nächsten Tage unter den gleichen Versuchsbedingungen bei den im übrigen apathischeren Tieren eine erhebliche Zunahme der Schmerzhaftigkeit der Darmoberfläche bei den gleichen Reizen feststellen. Bei öfterer Wiederholung der Reizung wurde die Reaktion allmählich schwächer und versagte schließlich ganz.

A. Neumann-Wien kam auf Grund zahlreicher Versuche bei Frosch, Hund und Katze zu dem Schluß, daß eine Sensibilität des Magens und Darmes vorhanden ist und ihre Leitung größtenteils über den N. splanchnicus und über die Rami communicantes lumbales erfolgt.

Fröhlich und Meyer glauben, gestützt auf Versuche an Hunden, daß bei Dehnung des Darmperitoneum durch Aufblähung des Darmes und bei Reizung der Darmoberfläche mit Bariumchlorat und dadurch bedingter krampfhafter Kontraktion der Ringmuskulatur (Bariumkrampf) Schmerzreaktionen auslösbar werden. Sie betonen, daß Dehnung und krampfhafte Kontraktur für den Darm adäquate Reize darstellen.

A. W. Meyer kommt im Gegensatz dazu durch seine Versuche mit Aufblähung und Chlorbariumreizung des Darmes zu dem Ergebnis, daß Magen und Darm sowohl für adäquate wie nichtadäquate Reize schmerzunempfindlich sind.

Breslauer nimmt an, daß der Magendarmkanal für Schmerzreize sowohl im „traumatischen", d. h. chirurgischen Sinne, wie im „spontanen", d. h. internistischen Sinne, unempfindlich ist, wenn die Reize von kurzer Dauer sind. Schmerz wird nur dann empfunden, wenn die Zahl der gereizten Nervenfasern summiert wird (mechanische Schmerzerregbarkeit des Mesenteriums) oder die Reize zeitlich sich summieren (Entzündungsschmerz der Bauchorgane).

Kappis, der sich sehr eingehend mit den hier interessierenden Fragen beschäftigt hat, fand bei seinen Versuchen am Hunde, daß Magen und Darm gegen mechanische Reize (Kneifen, Stechen, Schneiden und ähnliche Reize) sowie gegen chemische Reizung (Bariumchloratinjektion, Terpentin) unempfindlich, daß aber das kleine und große Netz und das Mesenterium schon am Ansatz der Organe bei den gleichen Reizen äußerst schmerzhaft waren. Zug am Darm und Mesenterium war stets schmerzhaft. Das Mesenterium war im Bereich der Mesenterialgefäße bis zum Ansatz an den Darm bei Aufblähung der künstlich abgeklemmten Darmschlinge, unter Vermeidung von Zug an der Mesenterialwurzel, äußerst schmerzempfindlich. Bei Beseitigung der Spannung im Mesenterialansatz durch Einschnitte hörte die Schmerzhaftigkeit ebenso sofort wie nach Entleerung des gespannten Darmes auf. Bariumchloratinjektion in die Darmwand verursachte zwar tetanische Kontraktion der Darmwand auf große Strecken, aber keine Schmerzen.

Wir sehen also, daß der Tierversuch bis heute nicht zu einheitlichen Befunden und Ergebnissen in der Frage der Sensibilität der Darmwandung geführt hat und daß die experimentellen Sensibilitätsversuche am Magen und Darm, die doch anscheinend unter besonders günstigen Bedingungen ausgeführt werden, noch nicht einmal gesetzmäßig gelingen. Meine eigenen Erfahrungen am Magen und Darm des Menschen unter normalen Verhältnissen haben mir selbstverständlich wie allen anderen Chirurgen gezeigt, daß Manipulationen und mechanische Eingriffe am normalen Magen und Darm, solange keine Zerrung ausgeübt wird, nicht schmerzhaft sind. Dagegen habe ich, wie bei dem experimentellen Darmverschluß, ab und zu bei Operationen wegen Darmverschluß und Peritonitis gesehen, daß Berühren und Fassen des Darmes ohne Zerrung des Mesenterium oder Peritoneum parietale heftige Schmerzäußerungen hervorrief.

Im Gegensatz hierzu decken sich die operativen und experimentellen Beobachtungen über die starke Empfindlichkeit des Mesenterium gegenüber mechanischen Schädigungen (Zug, Zerrung, Schneiden usw.) vollständig.

Die histologischen Untersuchungen von L. R. Müller zeigen, daß Nervenfasern — sowohl marklose wie markhaltige — in die Darmwand hinein zu verfolgen sind. V. Hoffmann fand nur äußerst spärlich Nervenelemente in der Darmwand. Dogiel und Joris nehmen auf Grund ihrer histologischen Beobachtungen an, daß die von ihnen gesehenen Endplatten und auch die markhaltigen Nervenfasern als rein sensible Elemente anzusprechen sind. Die Endplatten konnten sie besonders an den Geflechten um Gefäße von mindestens 60 μ Durchmesser nachweisen.

Bauchschock. Nach den Untersuchungen von Kast und Meltzer ist anzunehmen, daß außer den Apparaten für die Schmerzperception noch andere sensible und sensorische Empfangsgebiete der Großhirnrinde vom Peritoneum parietale, dem Mesenterium und, meiner Ansicht nach, auch vom Darm aus beeinflußt werden und daß das Zusammentreten all dieser Vorgänge zusammen mit einer Störung der vasoregulatorischen Funktionen die Erscheinungen des abdominellen Schocks bewirkt. Kast und Meltzer fanden nämlich, daß bei beruhigten Hunden schon 2 bis 3 Minuten nach sehr brüsker und schmerzhafter Eventration des Darmes eine Empfindungslosigkeit der Eingeweide, gleichzeitig aber eine allgemeine Herabsetzung der Hautsensibilität und allgemeine Apathie der Tiere bei normalem Blutdruck eintritt, die z. B. bei flüchtiger Ätherisierung des Tieres während des Insults, aber auch unter manchen anderen Bedingungen weniger ausgesprochen ist. Die erwähnten Autoren und mit ihnen Ritter schließen wohl mit Recht daraus auf eine direkte zentrale Schädigung, die sie als sensorische Inhibition auffassen. Bei Fortschreiten einer solchen zentralen Hemmung wird schließlich auch die Medulla oblongata und damit die lebenswichtigen Zentren in Mitleidenschaft gezogen, worauf das Absinken des Blutdruckes bei schwerem Schock hinweist. Gegen die Ansicht Kasts und Meltzers schien Boruttau und mir seinerzeit das Erhaltenbleiben der reflektorischen Blutdrucksteigerung mit bald sich zeigender Pulsverlangsamung nach elektrischer Reizung der Nasenschleimhaut oder chemischer Reizung der Respirationsschleimhaut zu sprechen. Ich glaube aber heute, daß der positive Ausfall dieses Versuches nur das Fehlen einer Lähmung der vasomotorischen Zentren beweist, nicht aber gegen die Annahme von zentralen Hemmungsvorgängen oder sonstigen Funktionsstörungen, vor allem von solchen im Bereich der Großhirnrinde, zu verwerten ist.

Wenn wir im Sinne von Kalischer Schock und Diaschisis gegenüberstellen, so hätten wir es unter solchen Umständen mit einer reinen, abdominell ausgelösten Schockwirkung, d. h. einer aktiven Erregung zentraler, cerebraler Apparate mit hemmender Wirkung, nicht mit einer Diaschisis, d. h. der zeitweisen Aufhebung cerebraler Funktionen infolge eines nervösen Ausfalls, zu tun. Dies deckt sich vollständig mit Buchs Auffassung, daß im Experiment bei sehr starken oder lange dauernden Reizen, oder wenn das Sympathicusgebiet oder das ganze Tier sich in irgendeinem Reizzustand befindet, die heftigsten Schmerzen im Sympathicusgebiet entstehen und vermittelt werden können. Hertz kam auf Grund klinischer und experimenteller Beobachtungen (Aufblähungsversuche usw.) zu der Ansicht, daß auch eine Reihe anderweitiger Empfindungsvorstellungen von einer Erregung sensibler Nerven des Magens und des Darmes abhängen. So bezieht Hertz Leere und Hungergefühl auf eine periodisch einsetzende, motorische Tätig-

keit des im leeren Zustande überempfindlichen und hypertonischen Verdauungskanals. Das Gefühl der Völle und das Schmerzgefühl führt er auf
eine Reizung und Erregung der in der Muskelschicht gelegenen sensiblen
Fasern bei einsetzender schwächerer oder stärkerer Spannung und Dehnung
der Darmwand zurück. Hertz hält überhaupt die Spannung, also die
Steigerung des Innendrucks, ebenso wie Fröhlich und Meyer, für den
wichtigsten adäquaten Reiz am normalen Darm.

Erklärung der Vorgänge. Auf Grund der erwähnten Untersuchungen
nehme ich an, daß die Vorbedingungen für Empfindungen einschließlich der Schmerzempfindung und die nötigen Apparate zu
ihrer Perception nicht nur im Peritoneum parietale, sondern auch
im Darm selbst und im Mesenterium vorhanden sind, daß allerdings dem Darm und den Bauchorganen überhaupt unter normalen Verhältnissen das bewußte Gefühl gänzlich oder fast gänzlich abgeht. Ebenso dürften bei Mensch und Tier die im Experiment
und bei Operationen am normalen Darm angewandten künstlichen Reize
nur schwer oder überhaupt nicht die sensiblen Nerven zu erregen imstande
sein. Es sind aber dazu patho-physiologische Reize sehr wohl
imstande. Hier kommen schon Überlastung und Blähung des Magens
und Darmes, gesteigerte Bewegungen und krampfhafte Contractionen, pathologischer Darminhalt, Geschwüre usw., vor allem aber eine Reizwirkung
bei pathologisch gesteigertem Erregunszustande der nervösen Apparate (z. B.
infolge veränderter Concentration der Gewebssäfte [Ritter], durch den
Occlusionsreiz oder den Entzündungsreiz) als Schmerz auslösende Momente
in Betracht. In gleicher Weise sind die Schmerzen bei Entzündungsvorgängen,
Darmanämie, Arteriosklerose, Embolie der Art. mesaraica, Darmspasmus, und
bei Darmkolik durch starke pathologische Reizwirkungen auf die nervösen
Apparate der Darmwandung selbst erklärlich. Hierfür haben wir hinreichende Analoga in der menschlichen Pathologie; es sei nur an den Waden-
krampf, den tiefen Knochenschmerz, den Entzündungsschmerz in tief liegenden
Geweben usw. erinnert. All diese Erscheinungen stehen mit dem refrak-
tären Verhalten des unter normalen Bedingungen oder künstlichen Reizen
stehenden Darmes meines Erachtens durchaus nicht im Widerspruch. Gleichzeitig sei darauf hingewiesen, daß große individuelle Verschiedenheiten bestehen; daß bei nervösen, anämischen Individuen Schmerzen und sonstige
Vorgänge im Darm leichter und stärker zum Bewußtsein kommen wie sonst.
Aber es sei nochmals betont, daß neben dem reinen Darm- oder Mesenterial-
schmerz praktisch sicherlich der Zug, die Zerrung oder die entzündliche
Reizung des Mesenterium, vor allem aber die des Peritoneum parietale, im
Sinne Lennanders und Wilms', weitgehende Beachtung verdienen; ferner,
daß zur Hervorbringung schweren Schocks meist wohl die Reizung, bzw.
Schädigung der Darmwand allein kaum genügt, vielmehr dazu die Reizung
ausgedehnter Teile des Peritoneum parietale oder des Mesenterium (Bauchkontusion, Perforation, Strangulation) die notwendige Voraussetzung ist.

L. R. Müller, der sich eingehend mit der hier zur Diskussion stehenden
Frage beschäftigt hat, faßt im Einklang mit A. Neumann seine Ansicht
dahin zusammen, „daß die Auffasssung von Lennander und Wilms, in
Därmen könnten ohne Vermittlung des vom cerebrospinalen Nervensystem
versorgten parietalen Peritoneum keine Schmerzen ausgelöst werden, definitiv
widerlegt sei. Auch auf G. v. Bergmanns neuere Arbeiten sei hingewiesen.

Über die Frage, unter welchen Bedingungen und in welcher Weise Schmerzen und Empfindungen vom Darme und Mesenterium aus zum Bewußtsein gelangen, besteht allerdings auch heute noch keine Einigkeit, vielmehr sind hier die mannigfachsten Hypothesen aufgestellt worden (Buch, Kappis, V. Hoffmann, Kuhlenkampff). Ob dabei eine Nervenumstimmung im Sinne von Goldscheider u. a. notwendig ist, ob eine Summation von Reizen (Breslauer u. a.) stattfindet, läßt sich nicht beweisen. Ich möchte eher glauben, daß wir hier mit den verschiedensten Möglichkeiten und Kombinationen zu rechnen haben. Glücklicherweise sind diese Fragen für die uns im folgenden beschäftigenden Probleme von untergeordneter Bedeutung; wichtig für uns ist vor allem die prinzipielle Anerkennung und Feststellung zentripetaler, nervöser Impulse (einschließlich der Schmerzimpulse) vom Darm und Mesenterium aus. Denn ohne ihre Anerkennung würden uns nicht nur der Schmerz bei den verschiedenen Formen des Darmverschlusses, sondern vor allem die komplizierten Reflexwirkungen vom Darme über die Zentralorgane gänzlich unverständlich bleiben.

Mit anderen Autoren (Treves, Hertz u. a.) möchte ich annehmen, daß der Hauptgrund für die fehlende oder mangelhafte Schmerzleitung vom normalen Darme aus in der verhältnismäßig geringen Zahl der sensiblen Nervenfasern des Darmes, deren Vorhandensein Dogiel bewiesen hat, und in der mangelhaften oder unvollkommenen Einstellung des normalen Darmes und Mesenterium auf die erwähnten „unphysiologischen" Reize, wie sie im Experiment und bei Operationen angewandt werden, liegt (L. R. Müller, A. Neumann, Goldscheider). Entspricht doch nach Langley z. B. die Gesamtheit der sensiblen Fasern der Eingeweide der Katze nur etwa der Zahl der sensiblen Fasern einer hinteren spinalen Wurzel.

Diese beschränkte Zahl von zentripetalen Fasern dürfte aber normalerweise schon hinreichend für die Vermittlung der zahlreichen zentripetalen Impulse zu den regulatorischen Apparaten der Darmfunktion und -zirkulation in den Zentralorganen oder prävertebralen Ganglien in Anspruch genommen werden.

Nach Langley (Hertz) ist die Zahl der sensiblen Fasern in der Darmschleimhaut sehr gering, größer in der Muskelschicht. Über sensible Endapparate im Darm selbst, die Dogiel und Joris fanden, ist nichts Genaueres bekannt.

Der größere Reichtum der nervösen Fasern des Mesenterium im Bereich der Gefäße ist von vielen Autoren anatomisch wie experimentell festgestellt (Hoffmann, Kappis usw.); sie stammen vom N. splanchnicus, bzw. vom Sympathicus, also vom vegetativen Nervensystem.

Vom sehr empfindlichen Peritoneum parietale, in dem Ramström einen großen Reichtum der verschiedensten Formen von Nervenapparaten nachgewiesen hat, wird dagegen die zentripetale Erregung durch die Nervi intercostales dem Rückenmark zugeleitet. Außer dem Darm selbst, dem Mesenterium und dem Peritoneum parietale dürften möglicherweise auch die abdominellen Ganglien als Schmerzperceptoren in Betracht kommen. So wurden von Talma und Nothnagel z. B. die Schmerzen bei der Bleikolik zum Teil auf eine Neuralgie des Plexus mesentericus bezogen. Von den retroperitonealen Ganglien gehen die sensiblen Fasern auf dem Wege über den Splanchnicus zu den Rami communicantes der Dorsalnerven oder direkt zu den Lumbalnerven und so weiter ins Rückenmark.

Das mangelhafte Lokalisationsvermögen intestinaler Schmerzen ist auf die gleichen Gründe zurückzuführen. Bei dauernder Übung und Schulung kann die Lokalisation der Empfindungs- und Schmerzvorgänge erheblich präziser werden; Schmerz in fixierten Darmteilen wird leichter richtig lokalisiert wie solcher an beweglichen Teilen. Sind die Nerven des Mesenterium oder Peritoneum parietale entzündlich oder mechanisch beteiligt, so wird die Lokalisation wegen der erheblich größeren Zahl der gereizten Nervenelemente und ihrer weniger veränderlichen Lage genauer.

Leitungsbahnen: Daß die zentripetalen Impulse von Darm und Mesenterium ausschließlich auf den sympathischen Bahnen und weiter insbesondere durch die Splanchnici dem Rückenmark und zum Teil wenigstens dem Gehirn übermittelt werden, wird von fast allen neueren Autoren anerkannt (A. Neumann, L. R. Müller, Kappis). Dem entspricht, daß durch Splanchnicus-Novocain-Anästhesierung (Kappis, Kuhlenkampff u. a.) nicht nur schmerzlose Operationen an den Bauchorganen und ihrem Mesenterium möglich werden, sondern auch die heftigsten Schmerzen bei Gallenblasen- und Nierensteinkoliken beseitigt werden können. L. R. Müller weist darauf hin, daß die Reizung des Splanchnicus nach übereinstimmender Angabe aller Experimentatoren Schmerzen auslöst, wie das schon C. Ludwig gezeigt hat. Ergänzende Versuche (Wurzel- und Rückenmarksdurchschneidung) hat Kappis angestellt und nach Durchschneidung des Markes oberhalb des 6. bis 7. Dorsalsegments völlige Empfindungslosigkeit im Bereich des Magens, der Milz und des oberen Dünndarmes beim Hunde nachgewiesen.

Es ist mir bei Fröschen nach Zerstörung des Rückenmarkes nicht mehr gelungen, am Darm Schmerzäußerungen hervorzurufen. Erst bei Kneifen des Magens traten Abwehrbewegungen auf, so daß also bei Verallgemeinerung dieser Erscheinung der Vagus nur für den Magen, nicht aber für den Darm als sensibler Nerv in Betracht käme.

Schon vor 18 Jahren habe ich mit H. Seidel die zentripetalen Leitungs- (und Reflex-)bahnen des Magens eingehend studiert. Wir waren dabei zu dem Ergebnis gekommen, daß die wichtigsten zentripetalen Bahnen vom Magen aus zu den Zentren durch die Vagi verlaufen; denn nach der Vagusdurchschneidung trat eine völlige Aufhebung oder starke Einschränkung der Fähigkeit ein, den aufgeblähten Magen zu entleeren, und periphere Brechmittel (Tartarus stibiatus) blieben ohne Wirkung. Auf zentral wirkende Brechmittel (Apomorphin) wie von anderen Körperstellen (Schlundsondeneinführung, Peritonitis) ausgelöste reflektorische Reize erfolgte auch noch nach Vagusdurchschneidung Erbrechen. Wir stellten weiter fest, daß die Durchschneidung der Splanchnici einen hemmenden Einfluß auf das Erbrechen haben kann. In einem Fall erbrach ein Hund auf Tartarus stibiatus erst nach 31 Minuten, während er vor der Durchschneidung auf die halbe Dosis nach 6 Minuten erbrochen hatte. In einem anderen Fall war Apomorphin einige Stunden nach der Durchschneidung überhaupt unwirksam. Es stellte sich indessen in den nächsten Tagen das normale Brechvermögen wieder her. Bei der Durchschneidung der Sympathici in der Brusthöhle nach voraufgegangener Splanchnicusdurchschneidung und bei gleichzeitiger Durchschneidung beider Nerven fand sich in zwei Versuchen keine Abweichung von der Norm. Die Beobachtung, daß trotz ausgedehnter Durchschneidung der hinteren Wurzeln gastrische Krisen bei Tabikern nicht aufhören, dagegen doch noch durch die Vagusdurchschneidung zum Schwinden gebracht werden können, spricht ebenfalls für die Auffassung, daß auch durch den Vagus

Schmerzempfindungen zum Gehirn geleitet werden. Wenn Kappis auf Grund seiner experimentellen Untersuchungen meint, daß der N. Vagus keine Schmerzempfindung aus der Bauchhöhle nach dem Zentralorgan vermittle, so möchte ich auf Grund unserer experimentellen Feststellungen dies für den Magen bezweifeln. Allerdings weist Kappis auf Beobachtungen von Kocher hin, der nach Rückenmarksdurchtrennung im oberen Brust- und Halsmark mehrfach absolut schmerzlos verlaufende, diffuse Peritonitis beobachtet hat. In welcher Weise die durch die Splanchnici dem Rückenmark zugehenden Impulse zum Gehirn weiter geleitet werden, ob auf direkten Bahnen oder auf dem Wege der Irradiation (Head, Müller), muß dahingestellt bleiben. Auf jeden Fall ergibt sich aus all diesen Beobachtungen der Schluß, daß in den sympathischen Bahnen spinale, zentripetale und speziell auch sensible Fasern verlaufen.

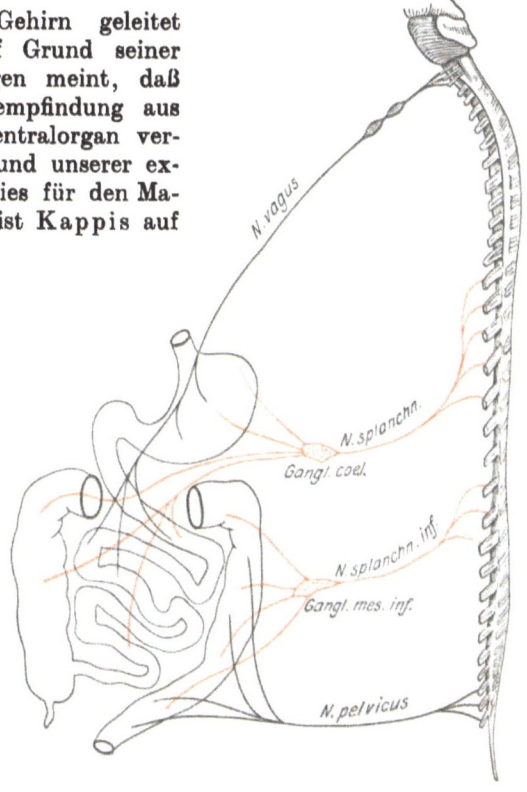

Abb. 1. Leitungsbahnen zwischen Magendarmtraktus und Rückenmark (nach L. R. Müller). Schematisch.

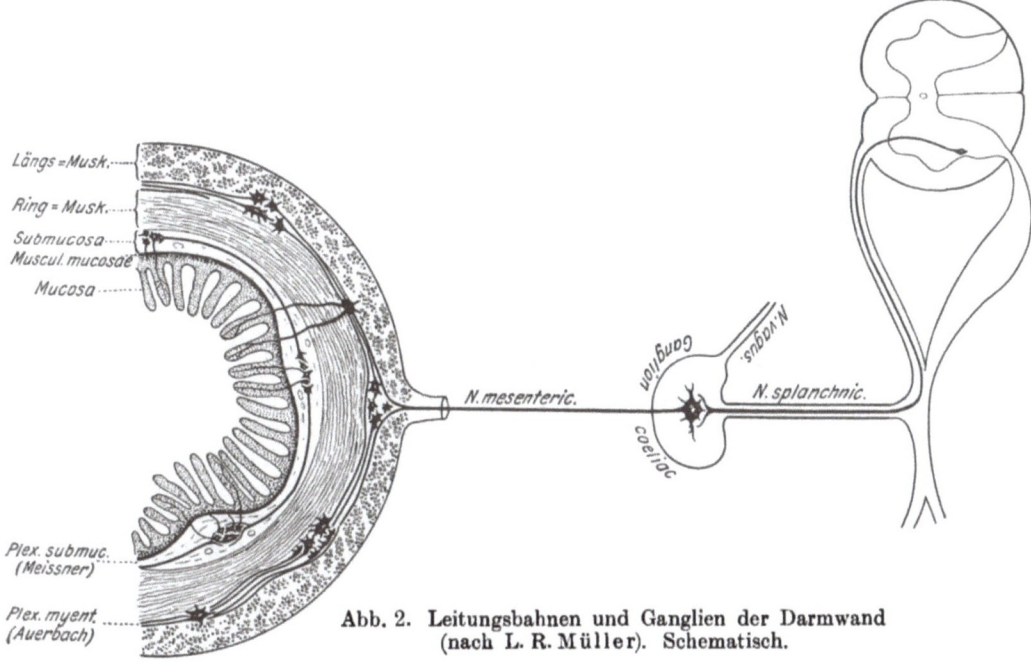

Abb. 2. Leitungsbahnen und Ganglien der Darmwand (nach L. R. Müller). Schematisch.

2. Darm- und Peritonealreflexe.

Die eben besprochenen Erscheinungen und Beobachtungen geben uns
nun gleichzeitig die Unterlagen für das Verständnis der mannigfachen
zentralen Reflexvorgänge vom Darme und Peritoneum aus, besonders auch für das der Reflexe vom Darm auf das Herz und das abdominelle Gefäßsystem.

Schon Leichtenstern — später Heidenhain, Nothnagel und ich
selbst — hob die Wechselbeziehungen zwischen Splanchnicus und Herzinner-
vation, d. h. dem Vagus, als für das Zustandekommen des Schocks und damit
einer Pulsveränderung bedeutsam hervor und wies darauf hin, daß das Verständnis hierfür besonders den Untersuchungen Bezolds, Goltz', Bern-
steins, Ludwigs und Asps über die Beziehungen der Darmnerven zur
Innervation des Herzens und der Gefäße zu verdanken sei. Eine derartige
Reizung des Splanchnicus kann nach Leichtenstern lokal Darmspasmus
hervorrufen, während reflektorisch Pulsverlangsamung, Blutdruckherabsetzung
und eine schwere Depression im Bereich des Nervensystems ausgelöst werden
kann. Von schweren, nur reflektorisch zu erklärenden Veränderungen der
Pulsqualität (Verlangsamung, Irregularität) habe ich mich häufig bei Menschen
mit Darmverschluß und Peritonitis und weiter bei Rekonvaleszenten nach
Laparotomien, Enteritiden und schließlich auch bei Laparotomien während
der Absuchung des Abdomens überzeugen können.

Die klassische Grundlage aller dieser Reflexionen bildet bis heute noch
der sogenannte Goltzsche Klopfversuch. Es ist schon von Goltz und
seitdem öfter betont worden, daß es nicht so leicht wie durch Beklopfen
der Bauchwand vom bloßgelegten Darm aus gelingt, das Herz durch
reflektorische Vagusreizung zur Verlangsamung, bzw. zum Stillstand zu bringen.
Nach unseren Erfahrungen ist dies bei manchen Tieren überhaupt nicht, bei
anderen nur bei starkem Zerren an der Radix mesenterii zu erreichen. Nach
späteren Versuchen von Tarchanoff, Greinard, Tixier, Neumann u. a. sind
die von den Eingeweiden ausgehenden Reflexe um so heftiger, das Peritoneum
um so reizempfindlicher, je länger es der Luft ausgesetzt ist (vergl. Kappis).
Bei Occlusionsversuchen und Sensibilitätsprüfungen an Säugetieren haben
Boruttau und ich Herzstillstand niemals, Blutdrucksteigerung, mit oder ohne
Vaguspuls, nur bei Reizung der sensiblen Nerven der Bauchwand und des
Peritoneum parietale oder anderer Körperteile, aber nicht vom Darm selbst
aus, erzielt. Auch die Strangulation des Darmes machte bei Warmblütern
niemals erhebliche Blutdruckänderungen und niemals Vaguspulse. Kneifen
gereizter Darmschlingen (Tarchanoff), weiter aber Anfassen des Darmes
mehrere Tage nach einer Strangulation zog beim Frosch Herzstillstand von
längerer Dauer nach sich, der nach Vagusdurchschneidung nicht zu erzielen
war. Beim winterschlafenden Igel, der bis zu einem gewissen Grade die
Mitte zwischen Warm- und Kaltblüter hält, konnten wir bei starkem Zerren
des gereizten Verschlußdarmes wenigstens eine deutliche Pulsverlangsamung
sehen. Nach G. Weber tritt bei Reizung des zentralen Splanchnicusendes
ein die Herzsystolen verstärkender Reflex auf, während Friedländer bei
Peritonitis durch entsprechende Reizung zwar eine Schmerzempfindung, aber
keine wesentliche Reflexwirkung auf den Kreislauf konstatierte.

Goltz wies bestimmt darauf hin, daß die Herzhemmung nicht die
einzige Folge des Schlages gegen die Bauchwand des Frosches sei, daß
vielmehr gleichzeitig durch Reflexwirkung auf die cerebralen und spinalen

Vasomotorenzentren eine Erweiterung und Überfüllung der Abdominalgefäße erfolge. Und es ist eine bekannte Tatsache, daß die Eröffnung der Bauchhöhle, insbesondere aber das brüske Auspacken größerer Darmpakete eine Erniedrigung des Blutdruckes, der durch Schockwirkung auf das Gefäßzentrum des Kopfmarkes bedingt ist, nach sich zieht. Der kurvenmäßige Nachweis solcher Vorgänge als unmittelbare Reaktion auf Manipulationen am Darm selbst ist mir nicht gelungen, so daß möglicherweise auch hier der Darm hinter dem Peritoneum parietale zurücktritt. Der Einblick in nicht sehr hochgradige Schwankungen und Störungen wird durch das sofortige Inkrafttreten der regulatorischen Mechanismen erschwert. Dies führt manchmal geradezu zu einer Überkompensation und damit zu einer Blutdrucksteigerung mit sekundärer Pulsverlangsamung (Vaguswirkung) infolge

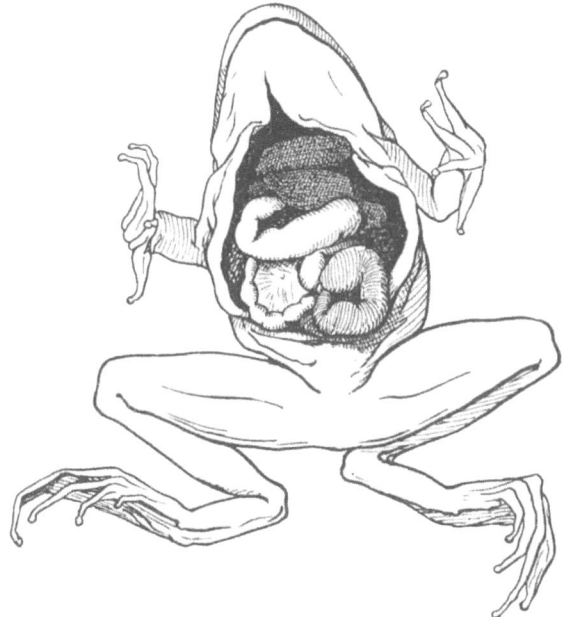

Abb. 3. Experimentelle Strangulation beim Frosch.

Reizwirkung auf die Körpervasomotoren. Allmählich hört die Reizwirkung auf; es erfolgt eine Ermüdung der regulierenden Zentren. Ich werde später auf die reflektorische Beeinflussung der abdominellen Zirkulation bei den uns hier interessierenden Erkrankungen genauer zurückkommen.

Für die vom Abdomen ausgehenden Atem- und Brechreflexe dürfte ebenfalls in erster Linie das Peritoneum parietale, in zweiter Linie aber auch der Magen und Darm selbst verantwortlich zu machen sein.

Auf Reflexe (Hemmungsreflexe) und dauernde Reizwirkung vom Peritoneum parietale ist vor allem auch nach Kast, Auer u. a. die Herabsetzung der Motilität durch die Laparotomie zu beziehen; Ritter nimmt mit den erwähnten Autoren an, daß die Reflexinhibition sowohl auf dem Wege über das Rückenmark, als auch durch Hemmung des lokalen Mechanismus zustande kommt. Kirschner und Mangold nehmen für die auch nach Durchschneidung der Vagi noch vorhandenen Chemoreflexe vom Duodenum auf den Pylorus (Erhaltenbleiben des Tonus und des Rhythmus der Öffnung

und Schließung) Reflexvorgänge innerhalb der in der Magen- und Darmwand
selbst gelegenen Apparate in Anspruch.

Auf die Sekretionsreflexe vom Darm selbst über die langen Bahnen oder
über die abdominellen Ganglien sowie auf die lokalen Sekretionsreflexe in
der Darmwand selbst komme ich ebenfalls später zurück.

3. Darmbewegungen und Darmzirkulation.

Die Bedeutung der Alteration der Darmfunktion und Darmzirkulation
für den Ablauf vieler Formen der Darmpassagestörungen ist lange Zeit
unterschätzt worden. Erst in neuerer Zeit werden diese Erscheinungen
hinreichend gewürdigt. Die Bearbeitung der schwierigen, hier in Frage
kommenden Vorgänge durch Nothnagel, auf Grund eigener und fremder
Untersuchungen, hat die notwendigen Unterlagen geschaffen; durch eine
große Zahl neuerer Arbeiten (z. B. Bayliss und Starling, R. Magnus,
Roger, Braun und Boruttau, Hotz, Enderlen u. a.) ist die Klärung
des Problems gefördert worden.

Die physiologischen Darmbewegungen.

Schon unter normalen Verhältnissen ist die Peristaltik des Darmes ein
äußerst komplizierter Vorgang.

Typus der Darmbewegungen: Wir unterscheiden mit Nothnagel
am besten 3 Typen normaler Darmbewegungen:

1. Die Ludwigschen pendelnden oder wogenden Bewegungen, 2. die
eigentlichen peristaltischen Bewegungen, 3. die Rollbewegungen.

Hinzuzufügen sind einige Bemerkungen 4. über den Tonus und 5. über
aufsteigende Darmbewegungen.

1. Bei den pendelnden Bewegungen des Dünndarmes, die an beliebiger
Stelle des Darmes entstehen können, wird ein Darmstück ohne bemerkbare
Änderung des Querschnittes und Lumens mehrere Millimeter bis Zentimeter weit,
meist unter Überwiegen der absteigenden Tendenz, in der Längsachse hin- und
hergezogen. Die hierbei erfolgenden rhythmischen, meist alle 4—6 Sekunden
wiederkehrenden Kontraktionen der Längs- und Ringsmuskulatur sind ganz
treffend mit dem Schlagen des Herzens (Darmherz) verglichen worden und
haben auch eine wesentliche Bedeutung für den Blutumlauf, insbesondere
für die Entleerung des venösen Blutes (Mall). Die Vorwärtsbewegung des
Inhalts spielt bei diesen Bewegungen keine große Rolle, wohl aber seine
Hin- und Herschiebung. Infolgedessen dienen sie in erster Linie der Verdauung, d. h. der Vermischung des Chymus mit den Verdauungssäften
und dessen inniger Berührung mit der Darmschleimhaut (Misch- und Knet-
bewegungen). Nach Versuchen Stierlins an Fistelhunden werden die
Mischbewegungen im Dünndarm vom Magen und vom höher gelegenen
Dünndarmabschnitt reflektorisch beeinflußt.

2. Die peristaltische (kataperistaltische) Bewegung im engeren Sinne dient
vornehmlich der Fortbewegung des Darminhalts (Förderungsperistaltik). Dabei
findet eine Verengerung und Erweiterung des Lumens statt, die mit mäßiger
Schnelligkeit eine gewisse Strecke abwärts schreitet. Niemals durchzieht die
gleiche peristaltische Welle den ganzen Dünndarm, vielmehr kommen auch die
stürmischsten peristaltischen Wellen immer nach Durcheilung beschränkter
Strecken zum Stillstand. Durch die Untersuchungen von Bayliss und

Starling, sowie von R. Magnus wissen wir, daß am Dünndarm jeder lokale Reiz (Inhalt und äußere experimentelle Reizung) unterhalb der Reizstelle eine Erschlaffung und oberhalb eine abwärts laufende Kontraktion auslöst, die dazu dient, den im Darme befindlichen Fremdkörper abwärts zu treiben. Infolge der Verschiebung der Reizstelle beim Abwärtstreiben des Körpers kommt die fortschreitende Abwärtsbewegung zustande. Es sind hierbei beide Muskellagen beteiligt. Der durch die Zusammenziehung der inneren Ringmuskulatur bedingte, 3 bis 5 mm breite Kontraktionsring, der sowohl das Lumen des Darmes wie das der Blutgefäße — bis zur Anämie des Darmes — verengt, bewegt sich mit einer Geschwindigkeit von 1 bis 4 cm in 10 Sekunden vorwärts. Die Abwärtsbewegung des Inhalts braucht aber nicht in dem Tempo der Fortpflanzung der peristaltischen Wellen in der Muskulatur zu erfolgen.

Die Bewegungen des Dünndarmes und ihr Tempo sind unvergleichlich lebhafter wie die des Dickdarmes; während jener meist in 2 bis 4 Stunden, wird dieser erst in 20 bis 24 Stunden durchmessen. Die lebhafteste Tätigkeit besteht nach Nothnagels Beobachtungen im Duodenum und obersten Jejunum.

Wie Holzknecht und andere röntgenologisch nachwiesen, ist die Inhaltsbewegung im normalen Duodenum und Dünndarm eine stoßweise Fortschiebung über etwa fingerlange Strecken innerhalb weniger Sekunden mit darauffolgender minutenlanger Pause. Nach Kästle scheint die Förderungsperistaltik im Jejunum über größere Strecken auf einmal zu führen. Und diesen Vorgängen bis zu einem gewissen Grade ähnlich sind die Beobachtungen am Colon, in dem nicht, wie man früher annahm, eine langsame und beständige Verschiebung des Inhalts stattfindet, sondern nach stundenlanger Ruhe der Inhalt plötzlich in wenigen Sekunden, also in äußerst vehementer Weise vorwärtsgeschoben wird. In 24 Stunden soll sich die Vorwärtsbewegung etwa 6 bis 8mal nach Holzknecht und Stierlin wiederholen. Nach zahlreichen röntgenologischen Beobachtungen dauert die Magenverdauung etwa 3 Stunden, die Dünndarmverdauung $9^1/_2$ Stunden; die Dickdarmverdauung war 33 Stunden nach einer Bismutmahlzeit noch nicht vollendet.

3. Als Steigerung der peristaltischen Wellen sind die Rollbewegungen anzusehen; sie stehen schon auf der Grenze zu den pathologischen Darmbewegungen. Der Inhalt wird dabei über einen Abschnitt von 5 bis 20 cm in der Weise fortbewegt, daß die prall gefüllte Darmpartie in lebhafter Eile, wie ein Rad, dahinrollt und dabei den Inhalt gegen das Coecum fortbewegt, während die zirkuläre Konstriktion immer hinter der ausgedehnten Schlinge herläuft.

Bei den Tormina intestinorum ohne Durchfall nimmt L. R. Müller eine Verstärkung aller Formen der Dünndarmbewegungen an; bei der akuten Gastroenteritis überwiegen nach Ansicht Müllers die peristaltischen Bewegungen; infolge Zurücktretens der Tonusschwankungen und der Pendelbewegungen wird die Resorption des rasch weiter beförderten Darminhalts vereitelt.

4. Eine große Bedeutung in der Pathologie des Darmverschlusses spielen die Störungen des Tonus der Darmmuskulatur. Es ist wichtig, festzuhalten, daß die Darmmuskulatur, am Dünndarm wie Dickdarm, auch bei leerem und ruhendem Darm, wie jede glatte Muskulatur, einen Tonus hat, bzw. normaler Weise tonisch erregt ist. Mit den Pendelbewegungen in innigem Zusammenhang stehen im Dünndarm Tonusschwankungen der

Muskulatur, und zwar erhebt sich der Tonus bei ihrer Verstärkung und nimmt entsprechend ihrem Nachlassen ab. Die sogenannte „rhythmische Segmentation" (Cannon), d. h. eine Gliederung der pendelnden Abschnitte durch Einschnürungen in gewissen Abständen, hängt hiermit zusammen.

5. Aufsteigende Darmbewegungen: Nachdem von Nothnagel festgestellt war, daß sich im Experiment durch Betupfen mit einem Natriumsalz, z. B. einem Kochsalzkristall, eine mehrere Zentimeter weit sich fortsetzende, anaperistaltische Bewegung am Dünndarm hervorrufen läßt, wies Grützner nach, daß durch Einführung von Stärkekörnern, Kohle usw. in Kochsalzlösung per rectum eine „gegenläufige", d. h. eine Aufwärtsbewegung dieser Partikel — manchmal in wenigen Stunden bis in den Magen — statthaben kann. Voraussetzung dafür ist eine relative Ruhe der Därme, d. h. das Fehlen der Voraussetzungen für eine gleichzeitige lebhaftere Abwärtsbewegung. Unter vollständig normalen Bedingungen, d. h. bei Fehlen eines besonderen Reizes und bei normaler Eingangspforte, ist eine aufsteigende Peristaltik am Dünndarm aber noch nicht beobachtet worden. Die Befunde vor dem Röntgenschirm sind nach Stierlin so widerspruchsvoll, daß feste Grundlagen für eine Antiperistaltik unter normalen Verhältnissen nicht bestehen. Wohl aber hat Cannon röntgenologisch unter normalen Verhältnissen am Dickdarm neben den kataperistaltischen, antiperistaltische Bewegungen beobachtet, die seiner Ansicht nach wohl auch dem Zwecke einer weiteren Vermischung, Ausnutzung und Eindickung des Inhalts dienen.

Die Bewegungsvorgänge im Dickdarm unterscheiden sich aber auch sonst wesentlich von denen des Dünndarmes. Wenn auch viele Fragen hier noch nicht völlig geklärt sind, so ist doch durch die experimentell-physiologischen Beobachtungen Jacobys und die neueren klinisch- und experimentell-röntgenologischen Untersuchungen der letzten Jahre (Cannon, Holzknecht, Bloch, v. Bergmann, Lenz und andere), so viel sicher, daß solange im oberen Colon gehäufte Bewegungen, sog. „Mischbewegungen", erfolgen, bis eine genügende Eindickung des Chymus eingetreten ist (L. R. Müller). Und zwar stellten sich dabei im Tierexperiment, wie Jacoby bereits im isotonischen Bade beobachtete und Cannon bei der Katze röntgenologisch bestätigte, regelmäßig auch antiperistaltische Bewegungen im proximalen Abschnitt des Dickdarmes ein. In neuerer Zeit sind auch an Menschen von Bloch und weiter von v. Bergmann und Lenz röntgenologisch ähnliche Befunde erhoben worden. Erst nach Mischung, Resorption und Eindickung scheint die Passage nach dem distalen Teil des Colon freigegeben zu werden. Nach Holzknecht soll diese Vorwärtsbewegung der Kotsäule nur wenige Male, nach v. Bergmann und Lenz öfter innerhalb 24 Stunden, und zwar jedesmal rasch und plötzlich erfolgen. Daß rasche, stürmische Fortbewegung des im oberen Dickdarmteil ruhenden Kotes in den untersten Dickdarm eine physiologische Erscheinung ist, dürfte nicht zu bezweifeln sein. Die hierzu nötige Dickdarmaktion kann durch reflektorische Einflüsse (Genuß kalten Wassers), durch die Aktion der Bauchpresse usw. ausgelöst werden. M. Cohn nimmt mit Payr an, daß an der Flexura lienalis schon normalerweise eine Schwierigkeit des Übertritts von Darminhalt in den absteigenden Kolonschenkel vorliegt; er sieht in der Flexura lienalis, bzw. in den dort sich ansammelnden Gasen einen regulatorischen Widerstand gegen die Fortbewegung der Kotsäule, d. h. gewissermaßen schon den ersten natürlichen Sphinkter.

Allerdings lassen die vorerwähnten Autoren es offen, ob der von ihnen

beobachtete retrograde Transport und der damit zusammenhängende Mischungs-
mechanismus auf einer völligen Antiperistaltik mit rückläufigen Wellen beruht. Sowohl auf diesem Gebiete wie überhaupt auf dem der Peristaltik
dürften von der Röntgendurchleuchtung noch weitere Aufschlüsse zu erwarten
sein. Wegen weiterer Einzelheiten verweise ich auf das ausgezeichnete
Werk von Stierlin.

Motorische Innervation.

Durch eine große Zahl mühsamer Untersuchungen älterer und neuerer
Forscher, besonders durch die neueren Untersuchungen von Bayliss und Starling, Magnus, Hotz und L. R. Müller neben vielen anderen, sind wir zu
befriedigenden Vorstellungen und einem gewissen Abschluß auf diesem Gebiete gelangt. Folgende nervöse Bahnen und Apparate kommen für die
Darmbewegungen in Betracht:

1. Die Plexus- und Nervenverzweigungen der Darmwand selbst. Und
zwar kommen hier der zwischen Längs- und Ringmuskulatur gelegene
Auerbachsche und der unter der Muscularis Mucosae gelegene Meißnersche Plexus in Frage.

2. Die abdominellen sympathischen Ganglien und Bahnen, insbesondere
der Plexus solaris, das Ganglion coeliacum, die Ganglia mesenterica, hypogastrica usw.

3. Die Bahnen der Nn. vagi, splanchnici und die sympathischen Geflechte.

Es ist durch die genannten Untersuchungen, vor allem durch die Untersuchungen von Magnus, als erwiesen anzusehen, daß der motorische Reiz
beim Darm durch die in der Darmwand liegenden Nervenapparate, nicht
aber direkt auf die Muskelzellen übertragen wird, daß die Nervenplexus
derselben, und zwar besonders die des Auerbachschen Plexus eine weitgehende Autonomie besitzen, und daß die den Bewegungen zugrunde liegenden Reflexe in der Darmwand selbst geschlossen werden (L. R. Müller). Es
sei hier auf Abb. 2, eine Reproduktion eines Schemas Müllers, verwiesen.
Müller betont, daß es sich hierbei zur Zeit nur um einen Versuch der schema-
tischen Darstellung der Darminnervation handeln könne; speziell fehlten noch
die histologischen Belege für die im Plexus mucosus angenommenen sensiblen
Ganglienzellen, deren Fasern mit den Darmzellen in Verbindung ständen,
und für motorische Zellen, die die Muscularis mucosae innervierten.

Die Reize von der Darmschleimhaut passieren zum Teil wohl erst den
Meißnerschen Plexus, von dem auch in erster Linie die Drüsentätigkeit
abhängt und der seinerseits wieder mit dem Auerbachschen Plexus, der
wichtigsten Zentrale für die Darmbewegung, in Verbindung steht.
Magnus fand, daß ein fundamentaler Unterschied zwischen plexushaltigen
und plexusfreien Darmstücken besteht. An plexusfreien Präparaten der
Ringmuskulatur fand er keine spontane Bewegung; Reize bewirkten vielmehr nur eine einmalige Zuckung, die bei längerer Dauer in Tetanus überging. Am plexushaltigen Präparat fand er dagegen spontan auftretende,
rhythmische Pendelbewegungen. Auf Dauerreize reagierten solche Darmstücke mit einer rhythmischen Bewegung und zeigten dabei das Phänomen der sogenannten refractären Periode, d. h. im Stadium der ansteig-
genden Bewegung blieb ein neuer Reiz ohne Einfluß, während sich beim
Abklingen der Bewegung oder im Ruhezustand eine neue verstärkte Kontraktion auslösen ließ. Hotz konnte nach Serosareizung unter fortdauernden,
kräftigen Pendelbewegungen ein anfängliches Sinken des Gesamttonus unter

das vorherige Niveau, dann aber ein erhebliches Ansteigen des Tonus über den Ausgangstonus konstatieren.

Mit diesen Befunden am isolierten, überlebenden Darm stehen die Resultate nach Vagus- und Splanchnicusdurchschneidung, sowie nach Exstirpation der großen Ganglien (Schiff, Friedenthal, Popielski, Strehl, Hotz usw.) im Einklang. Das Ergebnis dieser Untersuchungen ist, daß nach Ausschaltung der außerhalb der Darmwand selbst gelegenen Bahnen, also auch ohne Verbindung mit dem Zentralnervensystem, durch die Darmwandganglien selbst eine geordnete Peristaltik ermöglicht wird. Allerdings unterscheidet sich nach der Exstirpation der großen Ganglien und des Splanchnicus die Peristaltik von der Norm oft durch unzweckmäßige Stärke. Die normalen Hemmungen fehlen, der geringste Reiz kann Kontraktionen und beschleunigte Fortbewegung des Inhalts hervorrufen. Das rhythmische Spiel, die Unterbrechung und die Wiederkehr peristaltischer Bewegungen in den einzelnen Darmabschnitten setzt eine gewisse Selbsttätigkeit kürzerer Darmstrecken voraus; in mannigfacher Weise vermögen sich höhere und tiefere Darmabschnitte gegenseitig zu beeinflussen, anzuregen und zu hemmen. Demnach kann die Bedeutung des Darmwandplexus also nicht nur eine lokale, der Erregung benachbarter Muskelzellen dienende, sein; vielmehr werden in den Ganglienzellen der Darmwand geordnete, axial gerichtete Impulse auf größere Strecken des Darmes weitergegeben. Wie weit daneben mit einer Wiedergabe von Impulsen an entferntere Darmteile und deren Plexus über die mesenterialen Bahnen unter Vermittlung mesenterialer Ganglien als Kopfstationen unter normalen Verhältnissen zu rechnen ist, muß offen bleiben.

Auch nach Müller ist eine besonders wichtige Aufgabe der extraintestinalen Nerven die Regelung der Blutversorgung. Der Splanchnicus und die Mesenterialnerven haben dafür zu sorgen, daß die automatisch in der Darmwandung ausgelösten Bewegungen sich den Vorgängen im Körper anpassen. Müller weist dabei auf das Beispiel des Durchbruches einer appendicitischen Ulceration hin: Mit der Reizung des Peritoneum und mit dem Aufhören des Schmerzes komme es über den Splanchnicus zum Stillstand der Darmbewegungen, und damit würde die Möglichkeit der Lokalisierung des Infektionsprozesses geboten.

Schließlich sei noch erwähnt, daß nach Bechterew, Mislawsky u. a. bei Reizung des Gyrus suprasylvius cerebri eine Erregung oder Hemmung der Dünndarmbewegung eintritt.

Vasomotorische Innervation.

Ebenso wie die Darmmuskulatur besitzen auch die Darmgefäße ihre lokalen vasomotorischen Apparate mit Ganglien, durch die auch ohne Impulse von außen eine Regulierung der Blutfülle und damit des Blutbedarfes möglich ist.

Die Hauptaufgabe der mit den Zentralorganen in Verbindung stehenden Nervi vagi und splanchnici und ebenso die der abdominellen Ganglien besteht darin, den Erregungszustand der Ganglien der Darmwand zu beeinflussen. Sie sind also vornehmlich die Regulatoren der Darmbewegungen, des Darmtonus, der Darmzirkulation; es sind die abdominellen Ganglien dabei als Schaltstation, vielleicht auch als Energiespeicher zwischen den langen Bahnen und der Darmwand aufzufassen. Die Abschätzung des Einflusses der erwähnten Bahnen und Apparate bis ins einzelne ist deshalb besonders schwierig, weil eine Reihe antagonistischer Einflüsse und Wirkungen mitsprechen.

Die vasomotorischen Impulse werden dem Darme von außen auf den sympathischen Bahnen vor allem durch die Splanchnici zugeführt. Der Splanchnicus beherrscht den Tonus der Darmgefäße, gesteigerte Splanchnicuswirkung führt zu Gefäßverengerung und Anämie, damit weiter zum Stillstand der Darmbewegungen. Bei Wegfall der Splanchnicusimpulse (Durchschneidung, entzündliche Lähmung, gesteigerte Darmbewegungen), tritt zwar für einige Tage eine starke Gefäßerweiterung mit ihren Folgen (Hyperämie, Sinken des Blutdruckes) ein, bald aber macht diese Erscheinung einer leidlich geordneten Durchblutung des Darmes und einem Wiederansteigen des Blutdruckes, also einem gewissen Gleichgewichtszustand in den Darmgefäßen, Platz. Es ist anzunehmen, daß auch die abdominellen Ganglien eine erhebliche Selbständigkeit haben.

Neuerdings ist mehrfach, zuletzt vor allem von Enderlen und Hotz, der Standpunkt vertreten worden, daß die Wirkung des Splanchnicus auf die Darmbewegung ganz oder zum mindesten größtenteils auf seine vasomotorischen Eigenschaften zurückzuführen, also nur eine indirekte sei. Es soll also nach diesen Autoren die hemmende Wirkung des Splanchnicus nicht auf einer direkten Beeinflussung des Auerbachschen Plexus beruhen; vielmehr soll der Erregungszustand und damit die Funktion der autonomen Ganglien und der Muskelzellen von der durch den Splanchnicus regulierten, stärkeren oder geringeren Durchblutung und Blutfüllung der Darmgefäße, ihrer Verengerung und Erweiterung abhängen. Ich halte es für durchaus wahrscheinlich, daß der eben geschilderten Gefäßfunktion des Splanchnicus eine große Bedeutung für die Regulierung der Darmbewegungen zukommt. Die mit der Hemmungswirkung auf die Muskulatur einhergehende Gefäßverengerung aber als eigentliche und ausschließliche Ursache dieser Hemmung anzusehen, erscheint mir zu weitgehend und unter Berücksichtigung der weiter unten zu besprechenden klinischen Momente nicht berechtigt. Gegen diese Anschauung spricht auch, daß nach Adrenalininjektion im Kochsalzwasserbad die Darmbewegungen bei stärkster Gefäßkontraktion wohl Stillstand, aber keinen gesteigerten Tonus, vielmehr ein Nachlassen desselben erkennen lassen.

Die Splanchnici und die sympathischen Geflechte sind in erster Linie die Hemmungsnerven der Darmbewegungen, daneben kommen ihnen aber auch anregende, motorische Impulse zu.

Die Bedeutung des Vagus für die Motilität des Magens und Darmes ist nach den bisherigen Angaben über motorische Einflüsse derselben auf den Darm, wie ich Enderlen und Hotz beistimme, nicht völlig geklärt. Reizung des Vagus ruft nach Ausschaltung der Herzwirkung eine vermehrte Darmbewegung hervor. Nach der Vagotomie fanden Enderlen und Hotz aber keine Ausfallserscheinungen der Darmmotilität, vielmehr eine sehr lebhafte Peristaltik. Sie glauben deshalb, daß die alte Ansicht, nach der der Vagus Bewegungsimpulse zum Darm leiten soll, erheblich zu modifizieren ist. Damit im Einklang steht, daß Seidel und ich bereits früher zeigen konnten, daß die motorische Funktion des Vagus schon für den Magen, wenn überhaupt vorhanden, nur sehr unbedeutend sein kann. Lewandowsky weist darauf hin, daß nach Pflügers Beobachtungen der Vagus ebenso wie der Splanchnicus neben bewegunganregenden auch hemmende Fasern für die Darmbewegung führt. Wegen weiterer, die antagonistische

Innervation des Darmes betreffender Fragen sei noch auf L. R. Müllers Darstellung verwiesen. Das Verbreitungsschema für Vagus und Splanchnicus von Müller erleichtert die Orientierung (s. S. 13 Abb. 1).

Am Dickdarm greifen nach v. Bergmann und Lenz der Vagus und Splanchnicus regulierend in die Automatie ein. Maßgebend sind die erwähnten langen Ruhepausen. „Die langen Ruhepausen in der eigentlichen motorischen Aktion, der ebenfalls eine Rolle spielende retrograde Transport und das weite Lumen machen die gegenüber der Dünndarmpassage relativ lange Stagnation der Ingesten im Dickdarm erklärlich. Reflektorisch erfolgt bei Eintritt von Dünndarminhalt durch die Valvula Bauhini jedenfalls gehäufte Bewegung, ebenso beim Defäcationsakt. Die mechanische und chemische Beschaffenheit der Ingesten selbst und der Dickdarmabführmittel muß ebenfalls von Einfluß sein."

Periphere Bewegungsimpulse. Abhängigkeit der Darmtätigkeit vom Inhalt: Die Darmfunktionen — Bewegung, Sekretion und Resorption — sind unter normalen Bedingungen in erster Linie abhängig vom Inhalt. Nothnagel betont, daß er am leeren Darm nie peristaltische Bewegungen gesehen hat. Leere Darmschlingen, vor allem der Hungerdarm, liegen vollständig ruhig, und zwar nach Lewandowsky unter Splanchnicushemmung. Es können aber auch in einer gefüllten Darmpartie für einige Zeit die verschiedenen Bewegungsformen aufhören, um dann wieder von neuem zu beginnen. In der Fortbewegung stockender, an einem Orte länger liegen bleibender Inhalt, vor allem schwer verdauliche, größere Partikel wirken solange als Reiz, der oberhalb Kontraktionen erzeugt, bis das Hindernis überwunden ist. Es sei auch die als lokaler Reflexvorgang zu deutende Beobachtung Exners erwähnt, daß der Darm sich gegen spitze Gegenstände und damit gegen Perforationen und Läsionen in sinnreicher Weise durch lokale Ausbuchtungen der Darmwand schützt.

Die Erscheinung der Rollbewegung, die sich vor allem bei stärkerer Gasansammlung (Kohlensäure, Schwefelkohlenstoff, Schwefelwasserstoff usw.) findet, zeigt, wie die stärkere Dehnung der Wandung, gleichzeitig aber auch der chemische Reiz der Gase, die Darmtätigkeit anregt. Denn der Darminhalt wirkt nicht nur als mechanisches Moment auf die Darmwand; es üben weiter physikalische (Kälte, Wärme) und biochemische Faktoren (Verdauungssäfte, Hormone, Fermente, Darmbakterien) einen Einfluß auf die Nerven der Schleimhaut und Muskulatur aus. Die Reize vom Darminnern werden zum Teil von der Schleimhaut dem Meißnerschen Plexus übermittelt und von diesem weitergegeben. Magnus hält es aber für wahrscheinlich, daß die Erregungen auch durch Stoffwechselvorgänge in den nervösen Zentren selbst verursacht werden können.

Müller nimmt als Peristaltik auslösende Momente unter normalen Bedingungen hauptsächlich mechanische, bzw. taktile Reize an. Er weist dabei darauf hin, daß unverdauliche Stoffe, wie Knochen, Metall oder eine Gummikugel, ebenso weiter befördert würden, wie Nahrungsstoffe. Die Tonusschwankungen und Pendelbewegungen faßt Müller nicht nur als Mischbewegungen, sondern als Chemoreflexe auf, die so lange fortdauerten, wie aus dem betreffenden Speisebrei noch verdaubare Stoffe aufgenommen werden könnten. Auch für die Reflexvorgänge, die der Meißnersche Plexus in der Submucosa beherrscht, kämen mancherlei chemische Reize in Betracht (vgl. Exners Beobachtung); die Tätigkeit der Darmdrüsen, die doch sicher-

lich auch von dem Plexus submucosus innerviert würden, richte sich ganz
nach der Beschaffenheit, d. h. nach dem Chemismus des Darminhalts; je
weniger uns das Verständnis und eine Aufklärung der hier in Betracht
kommenden nervösen Vorgänge möglich sei, um so mehr müßten wir die
Zweckmäßigkeit und die sinnreiche Anordnung der Reflexe, die der Nah-
rungsverdauung und der Resorption vorstehen, bewundern.

Zwischen der Darmtätigkeit und der Darmzirkulation besteht, wie wir
sahen, ein weitgehendes Abhängigkeitsverhältnis. Unter normalen Verhältnissen regulieren sich diese komplizierten Beziehungen in zweckmäßigster,
im einzelnen aber nicht zu übersehender Weise. So ist z. B. die Durchblutung und Blutfülle des leeren und des ruhenden Darmes eine ganz
andere und zwar geringere, wie die des arbeitenden und verdauenden
Organs. Durch die experimentellen Untersuchungen haben wir einen gewissen Einblick in die hier in Betracht kommenden Prozesse gewonnen
und können daraus Rückschlüsse ziehen. Neben den lokalen Schwankungen
der Durchblutung und deren Regulierung durch die lokalen Vasomotoren
kommen reflektorische und zentrale Einflüsse auf die peripheren Vasomotoren in Betracht.

Zentrale und reflektorische Impulse. Weiter kann von den verschiedensten Organen und Körpergegenden (Gehirn, Haut, Körpermuskulatur
bei Bewegungen usw.) die Durchblutung des Darmes beeinflußt und damit
die Darmtätigkeit angeregt oder gehemmt werden. In welcher Weise diese
Reflexvorgänge oder Reaktionen sich abspielen, machen uns die experimentellen Beobachtungen von Hotz und anderen verständlich, in denen nach
Verletzung des Peritoneum parietale, oder des N. femoralis, des Testis usw., also
bei schmerzhaften Reizen, und ebenso im Bade eine Hemmung, bei Streichen
des Felles oder plötzlicher Erstickung eine Zunahme der Bewegungen zu
konstatieren war. Ich habe oben auseinandergesetzt, warum ich neben der
vasomotorischen Störung auch eine direkte Einwirkung auf die motorischen Apparate hierbei annehme. Ich möchte mit Müller speziell der
durch den Schmerz ausgelösten hemmenden Wirkung des Splanchnicus
eine Bedeutung beimessen; sie läßt sich durch das schmerzstillende Opium
(Hertz, Müller) so weit aufheben, daß Stuhlentleerung erfolgt. Daß psychische Vorgänge auf die Darmtätigkeit von Einfluß sind, ist eine bekannte Tatsache. Die Überfüllung der Abdominalgefäße bei der Ohnmacht,
also die Hyperämie des Splanchnicusgebiets bei gleichzeitiger Anämie des
Gehirns und des übrigen Körpers, zeigt ebenfalls die Beeinflußbarkeit der
abdominellen Zirkulation und damit der Darmbewegungen von den Zentralorganen aus.

L. R. Müller weist darauf hin, daß die Tätigkeit des Darmes von
psychischen Vorgängen, von Stimmungen, insbesondere von Angst- und
Spannungsgefühlen und von der Empfindung körperlichen Schmerzes beeinflußt wird. Da aber diese Stimmungen zweifellos im Großhirn auf
Grund von Assoziationen zustande kämen, müsse der zwangsmäßige Schluß
gezogen werden, daß die Darminnervation entweder eine Vertretung („Zentrum") im Gehirn hat oder aber, daß die Änderung der Innervations-
bedingungen, die durch die verschiedenen Stimmungen verursacht wird,
nicht nur im Gehirn erfolgt, sondern sich auch herunter bis zum Rückenmark erstreckt und daß so die Ganglienzellengruppen des Splanchnicus beeinflußt werden. Müller erscheint die letztere Annahme wahrscheinlicher,
weil bis jetzt wenigstens gar keine Anhaltspunkte dafür beizubringen sind,

daß die inneren Organe wie das Herz, die Bronchialmuskulatur, die Nieren,
der Magen oder der Darm mit irgend einer Stelle im Großhirn eine direkte
Nervenverbindung haben, ferner auch im Rückenmark keine Stellen und
kein Strang bekannt sind, die lange Bahnen für all die großen Organe der
Brust- und Bauchhöhle beherbergen. Gerade der Magendarmkanal mit seiner
großen Flächenausdehnung und den verwickelten Innervationsverhältnissen
müßte aber, falls überhaupt lange Rückenmarksbahnen für die inneren Organe beständen, ein nachweisbares Gebiet im Rückenmarksquerschnitt einnehmen. Wann psychische Störungen, wie Angst und Erwartung, auf die
Darmbewegung einen Einfluß ausüben, wissen wir nicht; wir müssen uns
damit begnügen, daß alle Organe, die vom vegetativen System versorgt
werden, in ihrer Innervation eine Abhängigkeit von den emotionellen, psychischen Vorgängen zeigen (Emotionsdiarrhoe, nervöser Durchfall).

    Abhängigkeit von der Blutbeschaffenheit. Schließlich wird die Zir-
kulation und die Darmbewegung von der Blutflüssigkeit beeinflußt. Es
werden auf dem Blutwege erregende und hemmende Stoffe zu- und ab-
geführt. Es sei hier nur auf die Beeinflußbarkeit der peripheren Vasomotoren durch das Adrenalin, auf die starke Anregung der Peristaltik durch
Abführmittel (Senna usw.), Hormone, Physostigmin, Fermente. bakterielle
und chemische Gifte, hingewiesen. Daß die Blutmischung und die Blutmenge eine erhebliche Rolle spielen, zeigt die Erscheinung, daß stärkerer
CO_2-Gehalt des Blutes ebenso wie arterielle und venöse Hyperämie fördernd,
Anämie hemmend wirkt. Daß die Ergebnisse bei der Verblutung andere
sind wie bei der Thoraxkompression, ist nicht verwunderlich, da dabei auch
zentrale Vorgänge zu berücksichtigen sind. Viele andere Fragen, z. B. die
Bedeutung der inneren Sekretion, harren hier noch der Lösung.

4. Sekretion und Resorption des Darmes.

    Über die normalen Sekretions- und Resorptionsverhältnisse seien eben-
falls einige orientierende Anhaltspunkte — zum Teil an der Hand der von
Enderlen und Hotz gebrachten Literaturübersicht — gegeben. Sekretion
und Resorption hängen so innig zusammen, daß die getrennte Feststellung
beider Vorgänge auf zum Teil unüberwindliche Schwierigkeiten gestoßen ist.
Für unsere Frage wichtig ist zunächst die Tatsache, daß die innerhalb
von 24 Stunden in den Darm secernierten normalen Verdauungssäfte an Volumen der Gesamtmenge des Blutes und der Lymphe im Körper sehr nahe
kommen und die Menge des gesamten Blutserums erheblich übersteigen dürften.
Eine hochgradige Flüssigkeitsverarmung des Organismus kann deshalb nur
durch den wunderbaren Alternismus zwischen Sekretion und Resorption
verhütet werden; der größte Teil der Säfte wird während ihres Laufes
durch die oberen Teile des Dünndarmes wieder aufgesaugt. Da wo,
z. B. bei Menschen mit Duodenalfisteln, der größte Teil des Verdauungs-
saftgemisches ausfällt, geht das Individuum bekanntlich meist bald zugrunde.
Dem entsprechen die Erfahrungen an Tieren, deren Duodenum als Thirysche
Fistel nach Vereinigung von Magen und Dünndarm isoliert wird. Anderseits
können aber auch große Verluste, so besonders der reichliche Gallenverlust,
von sonst gesunden Tieren und Menschen bei entsprechend schnellem Ersatz der zum Aufbau der Verdauungssäfte notwendigen Säfte und Flüssigkeiten lange Zeit ertragen werden.

    Die Absonderung der Galle und ihre Entleerung in den Darm erfolgt
kontinuierlich, wenn auch in wechselndem Maße (Gallenblase = Eindickungs-

reservoir), die der übrigen Säfte aber, wie Hamburger und Hekmann fest-
stellten, bei Hungertieren aus einer Thiry- oder Vellafistel etwa alle 1 bis
2 Stunden in rhythmischer Folge. Sie nimmt zu, wenn der Darm sich im
Stadium der Verdauungstätigkeit unter Einwirkung geeigneter Nährstoffe,
vielleicht auch der Salzsäure des Magens bzw. des durch sie der Darmwand
entlockten „Sekretins" (Bayliss und Starling) befindet, sie kann aber auch
unmittelbar vom Darminnern aus durch direkte Reizung mit Säuren und Seifen
gesteigert werden. Bei Füllung des Darmes mit konzentrierten Kochsalzlösungen ließ sich eine Volumzunahme des flüssigen Darminhalts infolge
Ausscheidung eines sehr schwach kochsalzhaltigen Sekrets, bei schwachen
Lösungen eine solche von starkem Kochsalzgehalt nachweisen. Die wechselnde Zusammensetzung der Sekrete trägt dem Bedürfnis nach Herstellung
der zur Resorption nötigen isotonischen Lösungen Rechnung. Im Sinne
einer Resorptionserleichterung und zum Schutze der Schleimhaut wirkt die
Schleimhautsekretion, die je nach dem Bedürfnisse stärker oder schwächer
sein kann.

Für die von der Resorption zu leistende Arbeit ist der Füllungszustand des normalen Darmes, d. h. vor allem die Menge der als Nahrung
aufgenommenen Flüssigkeit, wesentlich; dazu gesellt sich der Speichel,
der Magen-Pankreassaft, die Galle und der Darmsaft, über deren Volumen
uns keine sicheren Zahlen bekannt sind; die Leistung der Darmresorption
im ganzen ist aber unter normalen Verhältnissen auf mindestens 4 bis 5 Liter
einzuschätzen. Über die bei der Resorption wirksamen Kräfte herrscht keine
völlige Einigkeit. Nach Enderlen und Hotz genügt es unter Berücksichtigung der bisherigen Resultate nicht, die Darmresorption allein mit den
bei tierischen Membranen gültigen physikalischen Gesetzen der Diffusion
und Osmose zu erklären. Es ist vielmehr nach der Ansicht der Mehrzahl der
Physiologen anzunehmen, daß eine spezifische resorbierende Funktion des
Epithels im Sinne Heidenhains, Cohnheims u. a. dabei von Bedeutung
ist. Andererseits machen die Versuche von Hamburger wahrscheinlich, daß
die Resorption außerdem noch von den intraintestinalen Druckverhältnissen
abhängt, daß hier die Tonusverhältnisse, Darmbewegungen, weiter die Zwerch-
fellverschiebungen bei der Atmung, das Eigengewicht des Darmes, die
Bauchpresse u. a. wirksam sind. Hamburger verbindet damit die Vorstellung, daß dieser Darminnendruck die Resorption dadurch bedingt, daß ein
Teil der Flüssigkeiten in die Gewebsspalten getrieben wird und von hier zum
kleineren Teil durch die Kittsubstanz der Lymphbahnen, hauptsächlich aber
in die Blutkapillaren übertritt. Auch am Dickdarm wirkt die tonische Kontraktion der Muskulatur um den ruhenden Inhalt nach M. Cohn im Sinne
der Resorptionsbeschleunigung durch Herstellung des nötigen osmotischen
Druckes und trägt dadurch vor allem zur Wasser- und Gasresorption bei.
Die von Hamburger und neuerdings von Kaoru Omi bestätigte Zunahme
der Resorptionsgeschwindigkeit einfacher Salzlösungen bei höherem Druck
berechtigt nach Enderlen und Hotz zu der Annahme, daß diese Verhältnisse auch bei der Resorption in krankhaft verändertem Darm eine wesentliche Rolle spielen können. Es erscheint ihnen nicht ausgeschlossen, daß die
peristaltische Bewegung und die mit ihr verbundenen Druckschwankungen
den Abfluß in die großen Blut- und Lymphbahnen befördern können, eine
Ansicht, die schon von Voit und Bauer geäußert wurde. Auch Garbarinis
Befunde von beschleunigter Resorption aus aufgeblähten, aber bis dahin
normalen Schlingen, dürften im Sinne Hamburgers zu verwerten sein.

Sie dürften aber nicht ohne weiteres, wie auch Hotz betont, auf die Vorgänge beim Darmverschluß zu übertragen sein.

Die Resorptionsfähigkeit ist nicht in allen Darmabschnitten dieselbe. Nach Versuchen von Tappeiner, Leubuscher und v. Frey ist die Resorption im Jejunum ausgiebiger wie im Ileum, und zwar werden vor allem dort mehr Flüssigkeiten, Salze und Zucker aufgenommen. Für die Resorption bereits vorbereiteter Nahrungsstoffe und die Fettresorption ist das Ileum aber mindestens ebenso bedeutsam, wenn nicht überlegen. Wichtig für alle Darmabschnitte ist die oben schon berührte Tatsache, daß die Resorption des Wassers hypertonischer Lösungen entsprechend der steigenden Konzentration abnimmt, daß also die Resorption von der Konzentration der Lösungen im Darminnern abhängt.

Absonderung und Resorption der Darmgase. Besonders wichtig ist für unsere Aufgabe die Absonderung und Resorption der Darmgase. Die Darmgase entstehen unter normalen Verhältnissen, abgesehen von verschluckter Luft, in erster Linie durch die Gärungsprozesse des Magen- und Darminhalts. Weiter aber diffundieren Gase, besonders Kohlensäure, durch die Wandung in das Lumen. Je mehr gärungsfähige Substanzen und Gärungsbazillen, um so größer ist die Gasentwicklung, die auch unter pathologischen Bedingungen, z. B. bei Katarrhen, gesteigert sein kann, weil hier nach Nothnagel die Sproß- und Spaltspitze besonders günstige Wachstumsbedingungen haben. So finden sich Wasserstoff, Kohlensäure, Sumpfgas, Schwefelwasserstoff usw. als Folge der Umsetzung der Kohlehydrate und Eiweißkörper. Sauerstoff aus der Luft und Kohlensäure werden am leichtesten in das Blut resorbiert, die übrigen Gase treten weniger leicht in die Gewebe über.

Durch die Versuche von Tacke und Zuntz ist festgestellt, daß ein um ein Vielfaches größerer Teil der Darmgase unter normalen Verhältnissen von der Darmwand resorbiert als durch den After entleert wird und daß der Resorption ins Blut für die Regelung des Gasgehalts eine große Bedeutung zukommt.

Für die geordnete Abfuhr normaler und pathologischer Gasanhäufungen ist normale Zirkulation, normale Muskeltätigkeit und normaler Tonus eine wesentliche Voraussetzung. Wo die Gasanhäufung zu stark, die motorische Kraft aber zu gering ist, um durch energische Ructus oder Rollbewegungen den nicht resorbierbaren Überschuß an Gasen schnell auszustoßen, weiter wo eine gestörte Zirkulation oder Atonie des Verdauungskanals besteht, da sind die Voraussetzungen zum Entstehen des Magen- und Darmmeteorismus gegeben. Da die Auftreibung und Dehnung der Darmwandung durch die Gase ihrerseits wieder zu zirkulatorischen und motorischen Störungen führt, so wirkt sie hierdurch erneut im Sinne der erschwerten Resorption der Gase ins Blut. Nach Zuntz wirkt jede ernstere Zirkulationsstörung ungünstig auf die Resorption; mit Nothnagel kann man sagen, daß alle Umstände, die die Energie der Darmkontraktionen herabsetzen (Pfortaderstörungen, Kollapszustände, fieberhafte Zustände, puerperale Sepsis, Peritonitis usw.), das Zustandekommen des Meteorismus begünstigen. Enderlen und Hotz konnten zeigen, daß bei Unterbindung der Art. mesaraica superior, der Aorta und nach akuten Blutverlusten eine stärkere Resorptionsverminderung eintritt. Sie schlossen daraus, daß die Resorptionskraft des Darmes an die arterielle Zirkulation gebunden ist. Je mehr der Meteorismus zunimmt, um so geringer wird die Resorption, so daß also für eine geordnete Resorption der intraintestinale Druck (im Sinne Neubergers) eine gewisse Grenze nicht überschreiten darf. Über die Bedeutung des Nervensystems für die Sekretions- und Resorptionsvorgänge im Darm, speziell im Dünndarm, ist nichts Sicheres bekannt. Nach Lewandowsky vertritt Pawlow den Standpunkt, daß die Absonderung der Säfte im Verdauungskanal unter der Einwirkung chemischer Reflexe stehe, daß z. B. Säure, die in das Duodenum übertritt, zur reichlichen Absonderung von Pankreassaft führe und daß auch die Zusammensetzung der Verdauungssekrete in nicht geringem Maße reflektorisch durch den chemischen Reiz, also die Zusammensetzung der Nahrung beeinflußt würde. Gegen diese Auffassung ist aber nach Lewandowsky eine andere geltend gemacht, nach der die in jedem Einzelfall zweckmäßige Zusammensetzung der Verdauungssekrete durch die Aufnahme gewisser Stoffe ins Blut, und durch deren direkte Wirkung auf die Drüsenzellen ins Werk gesetzt würde.

Wie Boruttau und ich, sowie Enderlen und Hotz zeigen konnten, wird durch die Resektion der Vagi die Sekretion und Resorption des Dünndarmes bei gleichzeitig bestehender Okklusion nicht beeinflußt. Dagegen konnten wir an Tieren, bei denen neben der Okklusion noch eine Resektion der N. splanchnici bzw. der Ganglia coeliaca ausgeführt war, eine besonders hochgradige Blähung und Füllung der zuführenden Darmabschnitte beobachten, eine Erscheinung, die wir auf den Wegfall des vom Splanchnicus beherrschten vasokonstriktorischen und visceroinhibitorischen Tonus zurückführten. Die hieraus folgende gesteigerte Sekretion der Verdauungssäfte dürfte der bei den Speicheldrüsen bekannten, sogenannten paralytischen Sekretion analog sein und auf die Abhängigkeit der Verdauungsdrüsen vom sympathischen System hinweisen. Allerdings konnten Enderlen und Hotz nach Durchschneidung der Vagi und Splanchnici ohne gleichzeitigen Darmverschluß eine besondere Herabsetzung der Resorption nicht konstatieren. Auch Enderlen und Hotz kommen aber auf Grund ihrer Resorptionsversuche zu der Annahme einer reflektorischen Beeinflußbarkeit der Sekretion und Resorption. Sie weisen dabei darauf hin, daß „auch komplexe Drüsen, z. B. die Nieren, exquisite autonome Funktionstüchtigkeit haben, wie auch aus den Transplantationsversuchen von Borst und Enderlen hervorginge". Allerdings sei die Funktion derartiger transplantierter Organe im übrigen auch in hohem Maße von dem Grade der Durchblutung abhängig.

Wenn über die Tatsache der reflektorischen Beeinflußbarkeit der Tätigkeit der Verdauungsdrüsen kein Zweifel mehr möglich erscheint, so ist die Art und der Weg dieses reflektorischen Vorgangs im einzelnen noch nicht klar. Die zentripetalen Bahnen, die hier für die großen, außerhalb des Darmes gelegenen Verdauungsdrüsen (Leber, Pankreas) nur in Betracht kommen können, sind die der Vagi und Sympathici. Unter normalen Bedingungen dürften die oben erwähnten chemischen Reflexe vom Magen auf Leber und Pankreas in erster Linie den zentripetalen Fasern des Vagus mitgeteilt werden, dessen Bedeutung als sensibler Magennerv auch aus meinen und Seidels Versuchen mit Sicherheit hervorgeht.

Von den unteren Magenabschnitten und vom Dünndarm aus können zentripetale Impulse ebenso wie vom übrigen Darm aus nur in den sympathischen Bahnen fortgeleitet werden. Es fragt sich nur auch hier wieder, ob es sich um direkte sekretorische Impulse über die Zentralorgane oder um indirekte Wirkungen auf die lokalen Nervenapparate bzw. Drüsenzellen,

also auch wieder um vasomotorische Wirkungen und dadurch bedingte
Änderung der Zirkulation und der Durchblutung der Verdauungsdrüsen han-
delt. Durch die Beobachtungen von Enderlen und Hotz, sowie von
Boruttau und mir über die Resorptionsverhältnisse des Darmes erscheint
es durchaus glaublich, daß die Tätigkeit der Sekretion und Resorption des
Darmes in erster Linie von der Durchblutung abhängt.

Nach Lewandowsky tritt während der Ruhe des leeren Darmes die
hemmende Wirkung des Splanchnicus in Kraft. Daraus würde sich wieder
der Schluß ableiten lassen, dass der Wegfall der hemmenden Wirkung des
Splanchnicus durch die Nahrungsaufnahme und die Füllung des Darmes
ausgelöst wird. Als Perceptoren der chemischen, mechanischen und thermi-
schen Inhaltsreize sind in erster Linie die Meißnerschen Plexus anzusprechen. Über die zentripetalen Endapparate in der Schleimhaut selbst
ist nichts Sicheres bekannt.

5. Der Brechreflex.

Die Mageninnervation zeigt viele Analogien zur Darminnervation. Die
Autonomie der Magenbewegungen ist aber eine geringere wie die der Darmbewegungen, der Einfluß der Cerebrospinalachse auf den Magentonus und die
Magenmotilität erheblich größer, ihr Einfluß auf den Brechakt und den
Brechmechanismus allein maßgebend. Seidel und ich konnten auf Grund
von Durchschneidungs- und Brechversuchen zeigen, daß die wichtigsten zentripetalen (sensiblen) Impulse vom Vagus übernommen werden, während
die zentripetale Leistung des Splanchnicus dahinter erheblich zurückbleibt,
daß aber für die zentrifugalen Impulse, vor allem für das Zustandekommen des Brechreflexes, die Nerven der Bauchwand und die zum
Magen tretenden sympathischen Fasern die ausschlaggebende, vielleicht
ausschließliche Bedeutung haben. So wird der Brechakt bei Darreichung
des zentral wirkenden Apomorphins bei intakten Vagi und nach Durchschneidung des Rückenmarkes oberhalb des 6. Brustwirbels unmöglich, d. h.
also erst nach Vernichtung sämtlicher nervöser Beziehungen zwischen Rückenmark einerseits, Bauchwandnerven und sympathischen Nerven andererseits.
Umgekehrt konnten wir noch trotz durchschnittener Vagi vom Schlunde aus
und ebenso vom entzündeten Peritoneum aus bei Unversehrtheit der
übrigen nervösen Apparate und des Rückenmarks den Brechreflex auslösen.
Weiter ergab sich aus Versuchen am narkotisierten Tier, daß zentrale
Schädigung des Brechzentrums und Ausschaltung des Bewußtseins das Zustandekommen des Brechreflexes ebenfalls vereitelten.

Endlich machten es unsere Versuche in Verbindung mit dem Befunde
Stiedas, der nach Vagusdurchschneidung den dilatierten Magen mit dunkel-
braungrüner Flüssigkeit gefüllt fand, wahrscheinlich, daß durch Vagusdurchschneidung eine sekretorische Parese verursacht wird.

6. Der Entleerungsmechanismus.

Mit wenigen Worten sei noch auf den Entleerungsmechanismus des
Darmes eingegangen. Mangels eigener Untersuchungen folge ich hier im
wesentlichen Lewandowsky. Auch L. R. Müller hat sich eingehend mit
dieser Frage beschäftigt.

Die Kotentleerung ist für gewöhnlich ein willkürlicher Vorgang, der vom Großhirn beherrscht wird, unter bestimmten Bedingungen sich aber unter einem reflektorisch ausgelösten, unüberwindlichen Drange vollziehen kann. Das Zentrum für diese Reflexe liegt beim Menschen in den Sakralsegmenten, beim Tier im Lumbodorsalmark. Diesem Defäkationsreflex steht der reflektorische Tonus des glatten Sphincter ani internus und des quergestreiften externus gegenüber. Es ist wahrscheinlich, daß sowohl bei der willkürlichen wie der reflektorischen Defäkation dieser Tonus nicht einfach durch die vermittelst der Peristaltik beförderten Massen gesprengt wird, sondern daß die Sphinkteren durch eine im Rückenmark angreifende Hemmung erschlafft werden. Beteiligt sind bei der Innervation die N. hypogastrici und N. erigentes; außerdem wird aber quergestreifte Muskulatur, nämlich die der Bauchpresse, reflektorisch in Kontraktion versetzt; es kann nach Durchschneidung der N. hypogastrici und N. erigentes, also bei Lähmung der glatten Muskulatur (Lewandowsky und P. Schulz), auch bei leerem Darm infolge eines dauernden Kotdrangs die Bauchpresse unabhängig in Tätigkeit gesetzt werden, eine Erscheinung, die uns die nicht seltenen Tenesmen beim Darmverschluß verständlich erscheinen läßt.

Nach Goltz und Ewald kann beim Tier auch nach Resektion des Rückenmarkes und nach Exstirpation der sympathischen Plexus hypogastrici und der Ganglia mesenterica inf. noch eine ziemlich geregelte Stuhlentleerung erfolgen; dies beweist das Vorhandensein autonomer Nervenapparate in der Rektalwand selbst. Auch der Sphincter ani externus erhält beim Tier wieder einen gewissen Tonus und reagiert auf kalte Übergießung der Afterschleimhaut mit einer Kontraktion.

Wie beim Brechreflex kommen auch beim Entleerungsreflex neben Fernwirkungen die mannigfachsten lokalen sensiblen Reize von der Darmschleimhaut und der Darmwandung aus in Frage. Für unsere Zwecke erübrigt sich ein weiteres Eingehen auf diese Vorgänge.

Die Anregung bzw. der Drang zur Defäkation tritt nach Müller auf, sobald die Kotsäule aus der Flexura sigmoidea nach dem Rektum vorgeschoben wird. Zimmermann stellte fest, daß die Rektalschleimhaut zwar gegen Berührung, Schmerz, Kälte und Wärme unempfindlich ist, daß aber schon geringe Spannungsunterschiede (Gasspannung usw.) von ihr sofort empfunden werden. Der dadurch in Gang gebrachte Entleerungsreflex läßt sich dann durch willkürliches Vorpressen der Kotsäule durch die Bauchpresse weiter steigern. Müller schließt daraus mit Recht, daß nur das Eintreten der Kotsäule in die Ampulla recti und der damit auftretende Spannungsunterschied in der Rektalwand eine Empfindung verursacht. Bei festem Stuhl kann nach Müller durch die Hemmungsinnervation der auftretende Stuhldrang unterdrückt und für viele Stunden die eingeleitete Defäkation unterbrochen werden.

II. Die Störungen der Darmtätigkeit und Darmzirkulation bei mechanischen Darmverschlüssen.

Wenn schon ein Einblick in das Getriebe des Darmes unter normalen Verhältnissen wegen des komplizierten Ineinandergreifens und -arbeitens ganz verschiedener und von ganz verschiedener Stelle angreifender, zum Teil antagonistischer Impulse, nur unvollkommen möglich ist, so steigern

sich die Schwierigkeiten unter pathologischen Verhältnissen noch ganz erheblich. Will man eine Übersicht über die verwickelten Vorgänge in der
Bauchhöhle bei den einzelnen Formen der Wegstörungen des Darmes gewinnen,
so muß man daran festhalten, daß ganz verschiedene pathologische Prozesse
und Reize zu der Hemmung und Aufstauung des Kotstromes führen können.
Die Ursachen und Wirkungen der einzelnen Passagestörungen sind so verschieden, daß z. B. bei Abschnürungen, Einschiebungen, Achsendrehungen
einerseits, bei Peritonitis, Enterospasmus usw. andererseits das Tertium comparationis eigentlich oft nur die Störung der Darmpassage bildet. Bei den
sogenannten glatten, d. h. ohne gleichzeitige Abschnürung und Schädigung
der Mesenterialnerven und -gefäße zustande kommenden Verschlüssen und
den ihnen nahestehenden Formen (gewisse Arten der Einklemmung und Abklemmung, der
Invagination und des Volvulus
des Dünndarmes) treten von

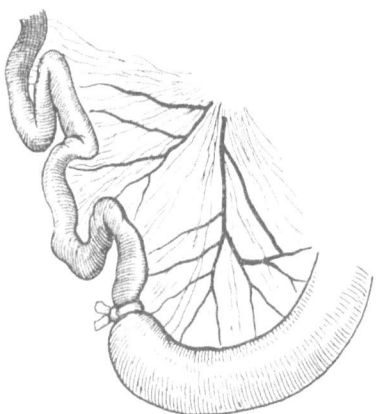
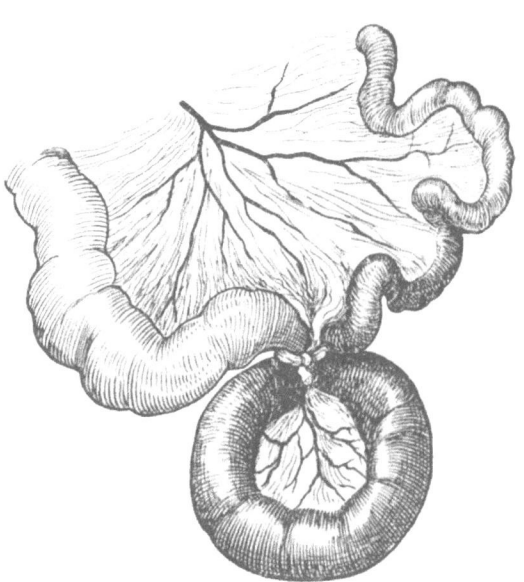

Abb. 4. Experimenteller glatter
Dünndarmverschluß beim Kaninchen.

Abb. 5. Experimentelle Dünndarmstrangulation beim Hunde.

vornherein die lokalen Vorgänge an der Verschlußstelle im Vergleich zu
den Vorgängen oberhalb des Verschlusses zurück. Bei Strangulationen, bei
schweren Volvuli, bei den Invaginationen des Dünndarmes oder allgemeiner gesprochen, überhaupt bei allen Formen, bei denen noch eine
lokale mechanische oder reflektorische Erschwerung bzw. Störung der Zirkulation in den vom Verschluß besonders getroffenen Darmabschnitten hinzukommt, stehen diese Vorgänge beherrschend oder mindestens gleichwertig
neben denen im zuführenden Darmabschnitt. Bei den Dickdarmverschlüssen,
bei denen die glatten Verschlüsse bzw. die verwandten Formen der Verschließungen und Verengungen bei weitem die zerstörenden Formen (Volvulus, Invagination) überwiegen, läßt sich die gleiche Gegenüberstellung
durchführen.

Um zu richtigen allgemeinen pathologischen Vorstellungen über die
Störungen der Darmtätigkeit und der Darmzirkulation zu gelangen, muß
man die Vorgänge: 1. am zuführenden Darm, 2. an der Verschlußstelle,
3. am abführenden Darm getrennt betrachten.

1. Die Vorgänge am zuführenden Darm.

Wir betrachten sie

bei akut verlaufendem Dünndarmverschluß,
bei akut verlaufendem Dickdarmverschluß,
bei subakut und chronisch verlaufenden Dünn- und Dickdarmverschließungen und -verengungen.

Die Vorgänge bei akutem Dünndarmverschluß.

In Gemeinschaft mit Boruttau habe ich in zahlreichen Tierversuchen einen Einblick in die Pathologie des Darmverschlusses und damit Verständnis für die Vorgänge der menschlichen Pathologie zu gewinnen gesucht. Der Typus, der sich am besten mit den akut verlaufenden und am schwierigsten zu deutenden Formen des akuten mechanischen Dünndarmverschlusses beim Menschen vergleichen läßt, ist die Dünndarmstrangulation und die glatte Dünndarmabschnürung des Kaninchens. Diese Formen erinnern nach Verlauf wie anatomischem Verhalten am meisten an die Bilder, die uns von Abschnürungen und Dünndarmvolvuli beim Menschen her geläufig sind. Allerdings sind bei dem indolenten Kaninchen zentrale Reaktionen weniger nachweisbar wie beim Menschen. Für das Studium der Vorgänge in der Bauchhöhle ist dieser Mangel aber nicht allzu bedeutsam.

Den glatten Verschluß wie die Strangulation führten wir in der Regel mit einem etwa 5 bis 7 mm breiten Stoffbändchen aus, das mäßig angezogen wurde (Abb. 4 u. 5).

Um die Frage zunächst nicht zu sehr zu komplizieren, halte ich mich im wesentlichen an diese Form des experimentellen Darmverschlusses beim Kaninchen. Denn nicht bei allen Tieren, z. B. nicht bei Hund und Katze, kommen die gleich zu besprechenden Erscheinungen in gleicher Schärfe zum Ausdruck. Der Dünndarm des Kaninchens steht in anatomischer wie funktioneller Beziehung dem des Menschen näher wie der Dünndarm der erwähnten Raubtiere.

Beim Kaninchen setzen die Veränderungen im zuführenden Darmteil und in den Abdominalgefäßen unmittelbar nach dem Verschluß ein und erreichen bald große Ausdehnung. Sofort nach der Verschließung, gleichgültig, ob ein glatter Verschluß oder eine Strangulation ausgeführt wurde, setzt eine sehr erhebliche Steigerung der Blutfüllung des zuführenden Darmteiles und anscheinend des ganzen Mesenterium ein. Einige Stunden später sind die Mesenterialgefäße im Verlauf des ganzen Darmes, die eigentlichen Darmgefäße aber nur oberhalb des Verschlusses strotzend gefüllt; es tritt weiter infolge des mangelhaften Abflusses (gestörte Pendelbewegungen, Vasodilatation) eine enorme venöse Stase in den erwähnten Gefäßgebieten ein, die bis zum Tode die höchstmöglichen Grade erreicht. Der zuführende Darmteil selbst gerät unmittelbar nach der Verschließung in einen Zustand gesteigerter Erregung und Tätigkeit. Wenn überhaupt direkte Hemmungsimpulse einsetzen, so sind sie beim Kaninchen im Vergleich zu den übrigen Einflüssen machtlos und praktisch unwirksam. Beim Kaninchen kann man nur eine gesteigerte, zum Teil irreguläre Bewegung, vor allem peristaltisches Wogen, oberhalb des Verschlusses beobachten.

Es treten dann im weiteren Verlauf beim Kaninchen oberhalb der Verschlußstelle krampfhafte Kontraktionen bzw. gesteigerte peristaltische Bewegungen und — von Roger und Hotz auch graphisch registrierte —

Pressungswellen auf. Hotz fand im besonderen, daß in einem frühen Stadium des Verschlusses die Pendelbewegungen noch nicht gestört sind, daß vielmehr erst nach weiterer Schädigung die peristaltischen Bewegungen auf Kosten der Schwingungen in den Vordergrund treten. Die gesteigerte Peristaltik erlahmt erst spät, während die Schwingungen viel früher ausbleiben. Es läßt die gesteigerte Darmtätigkeit erst mit zunehmender Spannung und Auftreibung nach; schließlich tritt an die Stelle des Erregungszustandes die Erschöpfung und die Lähmung der Muskulatur. Doch konnten wir häufig noch im Tode bei den Versuchstieren starke terminale Kontraktionen beobachten.

Hotz konnte auch graphisch nachweisen, daß die durch die Aufstauung des Inhalts bedingte stärkere Energieentwicklung erst dann nachläßt, wenn der Meteorismus erhebliche Grade erreicht hat. Das Versagen dieser Energie und die totale Darminsuffizienz und -paralyse ist also von der Gasspannung im Darminnern und damit von dem Eintreten eines Mißverhältnisses zwischen Muskelkraft und -leistung (Triebkraft) und Innendruck sehr wesentlich abhängig. Auch die Einbuße an Tonus tritt im Experiment bei mechanischem Verschluß erst zum Schluß hinzu.

Histologisch zeigen die Nerven- und Muskelelemente solcher Abschnitte normale Verhältnisse, so daß also das Fortbestehen der Erregbarkeit dieser Elemente durchaus verständlich ist. Im Verlauf von Darmverschlüssen ausgeführte intravenöse Adrenalininjektionen mit vollständig normaler Wirkung bewiesen uns, daß lange nach der Abschnürung die Erregbarkeit der peripheren sympathischen vaso- und viscero-regulatorischen Nervenelemente noch völlig erhalten ist.

Schon kurz nach der Abschnürung läßt sich eine Querschnittszunahme der zuführenden Darmteile, eine Auftreibung des Magens und Darmes, Füllung und ödematöse Durchtränkung der Wandung des Darmes feststellen, die in wenigen Stunden ganz bedeutende Grade erreicht und dann weiter bis zu dem meist schon nach nicht ganz 24 Stunden eintretenden Tode des Tieres fortschreitet.

Beim Menschen haben wir selten die Möglichkeit, in den ersten Stunden nach dem Verschluß die Vorgänge in der Bauchhöhle direkt zu betrachten; es vergehen fast immer einige Stunden bis zur Eröffnung der Bauchhöhle. Die Tatsache, daß bei Patienten, die sich noch im Initialschock befinden — das gilt für Peritonitis und mechanischen Darmverschluß — auskultatorisch keine aktiven Darmgeräusche oder Darmbewegungen wahrzunehmen sind, weist möglicherweise darauf hin, daß hier direkte Hemmungsimpulse wirksam sind. Dem würde entsprechen, daß sich bei der operativen Eröffnung des Leibes nach wenigen Stunden — wie wir ebenso wie Wilms sahen — der Darm noch nicht im Stadium stärkerer Hyperämie bzw. der Auftreibung befindet, ja sogar noch später leer und mehr oder weniger kontrahiert gefunden werden kann. Bei der starken Erregung der zentralen Apparate des Menschen infolge der Okklusion stellen sich dem Verständnis dieser Tatsache keine weiteren Schwierigkeiten entgegen. In manchen Fällen überwiegen aber sicherlich auch beim Menschen die im Experiment von uns beobachteten Verschlußwirkungen die Darmhemmung, so daß die Splanchnicuswirkung von vornherein machtlos sein kann. Vor allem wird bei steigender Hyperämie die visceroinhibitorische und vasokonstriktorische Leistung des Splanchnicus immer mehr in den Hintergrund gedrängt bzw. direkt reflektorisch geschwächt. Sobald die zentrale Hemmung überwunden ist, setzen auch in den Fällen mit primärer Splanchnicushemmung die schweren, oben beschriebenen Störungen der Darmfunktion, die Auftreibung und Überfüllung sowie die Hyperämie, ein. Sehr auffallend kann bei Menschen, wie ich mehrfach ermitteln konnte, der Kontrast vor und nach der operativen Lösung einer Inkarzeration oder Strangulation sein. So fand ich bei einem Patienten vor der Operation einer Hernia praeperitonealis (s. Fall S. 98) nur eine gewisse Gasspannung und etwas Plätschern, aber keine aktiven Geräusche, 8 Stunden nach der Operation äußerst stürmische aktive Darmgeräusche, — ein typisches Beispiel für die Beseitigung der Darmhemmung durch die Aufhebung des Verschlusses und für das Inkrafttreten der treibenden Kräfte des Darmes. Bei längerem Bestehen des Verschlusses scheinen die zentralen Hemmungsapparate zu ermüden. Damit ist dann für die Entfaltung der gesteigerten Bewegungen freie Bahn gewährleistet, wenn nicht wegen des Nachlassens des Tonus und des wachsenden Meteorismus die treibenden Kräfte an der Entfaltung gehindert werden.

Die Inhaltszunahme ist bei Kaninchen ganz ungeheuer. Während bei Kaninchen der Dünndarm normalerweise nur spärlichen Chymus enthält, erreicht die Inhaltsmenge nach etwa 9 Stunden meist bereits 90 bis 110 ccm, d. h. einen der Gesamtblutmenge des Tieres entsprechenden Grad. Die Menge setzt sich zusammen aus Verdauungssäften und Transsudaten. Für den ganzen weiteren Ablauf ist aber nicht nur die Absonderung dieser Massen, wie schon hier betont sei, sondern vor allem auch das Unterbleiben ihrer kompensatorischen Resorption bedeutsam.

Durch meine Untersuchungen mit Boruttau und weiter durch die ausgedehnten Untersuchungen von Enderlen und Hotz dürfte der Beweis erbracht sein, daß bei mechanischem Darmverschluß die Resorption im allgemeinen von Anfang an geschädigt ist. Boruttau und ich konnten dies auf Grund von Strychnininjektionen in den Darm an Kaninchen, Enderlen und Hotz an der Hand sorgfältiger Resorptionsversuche mit Kochsalz- und Traubenzuckerlösungen beim Hunde nachweisen. Und zwar konnten die erwähnten Autoren 22 Stunden nach Anlegung eines glatten Verschlusses eine Abnahme der Resorption der Flüssigkeit um $^2/_3$, der Salze um $^1/_4$ feststellen. Die meteoristische Schlinge saugt auch schon im Frühstadium, wenn die Darmwand noch keine weitgehende Schädigung erkennen läßt und die Peristaltik noch gut erhalten ist, weniger Flüssigkeit auf als die abführende Schlinge. Bei hochgradiger Stauung ist die Herabsetzung der Resorption noch größer. Enderlen und Hotz schließen daraus, „daß trotz Erhöhung des intraabdominellen Druckes und trotz der Entfaltung des Darmes, die nach Hamburgers Versuchen die Resorption beim normalen Tier begünstigen sollen, der Ileusdarm unter allen Umständen eine geringere resorptive Tätigkeit entfaltet". Sie betonen, daß diese Erscheinung in direktem Gegensatz zu der stets gesteigerten Motilität des Verschlußdarmes steht und daß sich darin die Peritonitis vom Darmverschluß unterscheidet, daß bei ersterer die Resorption im Anfangsstadium noch gut ist, während sie bei letzterem sukzessive immer mehr abfällt.

Während schon Talma die Bedeutung der Überfüllung und Blähung des zuführenden Darmteiles für die menschliche Pathologie auf Grund experimenteller und klinischer Beobachtungen vermutet hatte, spricht Kader in seiner bedeutenden Arbeit über den „lokalen Meteorismus" den Veränderungen am zuführenden Darm nur geringe Bedeutung zu.

Der Widerspruch zwischen unseren und Kaders Beobachtungen ist aber
zu erklären. Er dürfte darauf zurückzuführen sein, daß Kader nur
wenig an Kaninchen, meist an Hunden, Katzen usw. operiert hat, bei denen
die zuführende Schlinge tatsächlich im Vergleich zur strangulierten Schlinge
eine mäßigere Auftreibung zeigt. Für Hund und Katze bestehen zweifellos die Angaben Kaders zu Recht. Beim Menschen, dessen Darmverhältnisse, wie erwähnt, weit näher denen des Kaninchens stehen, können
wir natürlich die Veränderungen nicht so fortlaufend studieren; oft sind
wir auf bloße Rückschlüsse angewiesen. Sicher aber ist, daß im Anschluß
an akute Dünndarmverschlüsse sehr oft schon nach kurzer Zeit, und zwar
vor allem bei Strangulationen und Inkarzerationen, aber auch bei akuten
glatten Dünndarmverschlüssen und Abknickungen, die gleichen schweren
Veränderungen wie beim Tiere, und zwar besonders starke Füllung und
Gasbildung, ödematöse Durchtränkung der Wandung, Hyperämie usw., auftreten. Wir sind deshalb wohl berechtigt, unsere oben skizzierten Beobachtungen auch in anderen, nicht so leicht nachzuprüfenden Punkten — z. B. auch
das Verhalten der Motilität — auf die menschlichen Verhältnisse zu übertragen. Daß dies möglich ist, dafür spricht die prompte Wiederaufnahme
der normalen Funktionen nach operativer Beseitigung des Verschlusses beim
Menschen, die ganz zu der Erscheinung beim Tier paßt, daß bei einer rechtzeitigen Lösung des Verschlusses, z. B. nach 7 Stunden, die stürmische
Tätigkeit oberhalb und unterhalb des Verschlusses plötzlich einsetzt.

Der obenerwähnte Fall, in dem bereits innerhalb der ersten 24 Stunden
zersetzter Darminhalt im Magen nachweisbar war und schwerste Schockerscheinungen vorlagen, zeigte mir ganz besonders scharf die weitgehende
Übereinstimmung der sekretorischen Störung bei Dünndarmverschluß des
Menschen und Kaninchens.

a) Erklärung der Vorgänge.

Die geschilderten Vorgänge und Veränderungen sind nur zum Teil
durch eine einfache mechanische Unterbrechung des Kotstromes und Aufstauung des Dünndarminhalts zu erklären. Sie sind vielmehr in erster
Linie als Ausdruck einer schweren Alteration der Darminnervation und der Darmzirkulation aufzufassen. Um diese für einen
geordneten Ablauf der Darmfunktion unentbehrlichen Mechanismen aus
dem Gleichgewicht zu bringen, wirken neben der Größe der Aufstauung
die chemischen und physikalischen Eigenschaften des aufgestauten Inhalts
und Reize von der Verschlußstelle bzw. vom abgeschnürten Darmabschnitte
zusammen. Und zwar müssen wir im Anfangsstadium in erster Linie mit
einer Alteration der nervösen Apparate des Darmes einschließlich der
Vasomotoren desselben rechnen. Als Angriffspunkte solcher „Okklusionsreize" im weiteren Sinne kommen die autonomen Plexus und die Vasomotoren der Darmwand in Frage. Zu ihnen gesellen sich die über die
Cerebrospinalachse bzw. die großen abdominellen Ganglien laufenden Reflexe
und Fernwirkungen.

Wir haben bei der Annahme nervöser Okklusionsreize eine Reihe von
wichtigen Unterlagen:

Durch die oben (S. 17) erwähnten Untersuchungen von Bayliss und
Starling, sowie von R. Magnus wissen wir, daß jeder lokale, den Dünndarm treffende Reiz unterhalb eine Erschlaffung und oberhalb eine abwärts
laufende Kontraktion auslöst, die dazu dient, die im Darm befindlichen

Fremdkörper abwärts zu treiben. Indem der Körper nunmehr weiter unten wiederum als Reiz wirkt, kommt seine kontinuierliche Abwärtsbewegung zustande. Diese braucht nicht im Tempo der Fortpflanzung der peristaltischen Wellen in der Darmmuskulatur zu erfolgen; vielmehr wirkt der in seiner Fortbewegung irgendwie stockende und an einem Orte länger liegenbleibende Körper dauernd als Reiz und erzeugt damit oberhalb Kontraktionen, bis durch diese das Hindernis überwunden wird. Wir müssen annehmen, daß eine irgendwie natürlich zustande gekommene oder künstlich erzeugte Verlegung oder Verschließung des Darmes an dieser Stelle als ganz besonders heftiger Reiz wirkt. Und in der Tat sah Roger nach Einbinden einer Glaskanüle in den okkludierten Darm einen hohen Druck mit kleinen, der Atmung synchronischen Schwankungen (fortgepflanzter Zwerchfelldruck), der unterbrochen wurde durch gelegentliche, ganz enorme, minutenlange, unregelmäßig hingezogene Pressungsschwankungen; diese bedeuten den Versuch des sich oberhalb des „Okklusionsreizes" kontrahierenden Darmes, das Hindernis zu überwinden. Sie entstehen nach Roger 16 bis 20 cm oberhalb und wirkten noch kurz vor dem Tode, wo 8 bis 10 cm oberhalb der Okklusion völlige Lähmung, insbesondere Unerregbarkeit gegen Faradisierung, eingetreten war. Es wird nun aber der dauernd wirkende Reiz, der in dem unüberwindbaren Hindernis für den peristaltisch fortzubewegenden Inhalt, also in dem Verschluß besteht, dazu führen, daß durch die Pressungswellen der Inhalt in den unmittelbar über dem Verschluß befindlichen Abschnitt hereingedrückt wird. Und der hohe Druck, der hier herrscht, wird seinerseits als verstärkter, hoch hinaufgreifender Reiz wirken und auch dann noch höher oben Kontraktionen auslösen, wenn die aufs äußerste geblähte Wand weiter unten bereits gelähmt ist.

Da sich aber die Aufstauung und die Reizwirkung des Inhalts bei Dünndarmverschlüssen rasch über den ganzen zuführenden Darmabschnitt verbreitet, so kommt hierdurch eine ausgedehnte Erregung der gesamten lokalen nervösen Plexus der Darmwand und daraus folgende gesteigerte Bewegungen zustande. Es sind demnach die erwähnten motorischen Störungen durchaus ohne Heranziehung von Reflexen über die Cerebrospinalachse verständlich. Und es ist anzunehmen, daß für gewöhnlich bei mechanischem Verschluß Reflexe über die motorischen Splanchnicusbahnen sehr zurücktreten, wenn nicht überhaupt fehlen. So ist hier auch der vom Splanchnicus beherrschte Tonus der Muskulatur meist erst zum Schluß herabgesetzt.

Bewegungsteigernd wirkt aber außerdem noch die Hyperämie des Darmes, wie ich S. 24 besprochen habe. Die manchmal erst nach vorangehender flüchtiger Gefäßverengerung und Anämie des Darmes, meist aber ohne eine solche unmittelbar nach Anlegung einer Okklusion und als prompte Folge des Schnürungsreizes, weiterhin auch als Folge der Vorgänge im Darminnern, einsetzende Hyperämie ist ebenfalls zum großen Teil nur bei Annahme weitgehender vasomotorischer Störungen verständlich.

Diese Faktoren führen zu einer Herabsetzung des Tonus der Mesenterial- und Darmgefäße, und zwar nicht nur in der Nachbarschaft der okkludierten Darmpartie und oberhalb derselben; vielmehr erstreckt sich die Vasodilatation und Hyperämie auf die ganzen Abdominalgefäße, einschließlich der großen Verdauungsdrüsen und des abführenden Darmteiles. Es muß also mit einer reflektorischen Schwächung des vasomotorischen Splanchnicusimpulses neben der Beschränkung der lokalen Vasokonstriktion

gerechnet werden. Die starke Steigerung der Sekretion der großen Verdauungsdrüsen, die Boruttau und ich auch an Tieren mit Kombination
von Dünndarmokklusion und Darmfistel am Duodenum und Jejunum, also
ohne Aufstauung, beobachteten, ebenso die Herabsetzung der Resorption
im ganzen Darm, einschließlich des abführenden Darmabschnittes, sind auch
wieder nur durch reflektorische Impulse über die Splanchnicusbahnen verständlich. Allerdings dürfte die reflektorische Störung der lokalen Vaso-
motorenmechanismen bedeutsamer sein wie die der zentralen. Dann aber
wirkt sekundär wieder die starke Steigerung der motorischen und sekretorischen Funktionen an sich, sowie der Reiz´ des Darminhalts selbst auf
eine gesteigerte Blutzufuhr und Blutfüllung hin, wie wir überhaupt fast
immer, wenn in diesem komplizierten Mechanismus eine schwere Störung
eingetreten ist, mit einem unheilvollen Circulus vitiosus zu rechnen haben.
Die gesteigerte Sekretion und die verminderte Resorption sind ebenfalls wieder auf mehrere Ursachen zurückzuführen. Es wirken die Störungen
der Zirkulation, direkte reflektorische Vorgänge und physikalisch-chemische
Umsetzungen und Wirkungen des Inhalts hier zusammen. Um zunächst
die letztgenannten zu erörtern, so führen die fruchtlosen Entleerungsbestre-
bungen gleichzeitig zu einer stärkeren Hin- und Herbewegung des Inhalts
und fördern damit direkt die Zersetzung (Prutz-Ellinger). In gleichem
Sinne dürfte der große Überschuß an Verdauungssäften wirken. Er führt
in Verbindung mit der sich üppig entwickelnden Bakterienflora mangels
einer genügenden Resorption der Produkte zu einer gesteigerten Eiweißfäulnis, wie sie sonst nur dem Dickdarm zukommt (Nothnagel), zu starker
Kohlehydratgärung usw. und damit wieder zu einer weiteren Steigerung
der Entwicklung von Bakterien und deren Stoffwechselprodukten. Da die
oben auseinandergesetzten Voraussetzungen für eine geordnete Abfuhr von
Flüssigkeiten und Darmgasen auf dem Blutwege und per anum völlig
daniederliegen, so wird damit der Gleichgewichtszustand im Darm auf das
schwerste gestört. Verschärfend wirkt, daß die zersetzten Massen ihrerseits
reizend auf die Darmwand wirken und damit wieder zu erneuter Absonderung von Säften und Transsudat Anlaß geben.

Die übrigen Gründe für die Störung der Sekretion und Resorption sind
nicht völlig geklärt, wie das bei der Kompliziertheit der Vorgänge nicht
auffallend ist. Immerhin dürfte auf Grund der Beobachtungen Nothnagels,
Enderlens und Hotz' und eigener Erwägungen folgende Auffassung wohl
ziemlich den Tatsachen entsprechen.

Der aufgestaute und zersetzte Inhalt scheint einmal die Sekretion der
Verdauungssäfte und der Transsudation zu fördern, andererseits aber die
Resorption zu hindern.

Es erscheint sehr wohl möglich, daß die Resorption der zersetzten,
für den Körper unbrauchbaren Massen wegen ihres großen Gehalts an Bak-
terienzerfallsprodukten aus physikalischen Gründen sehr herabgesetzt ist.
Denn diese Stoffe wirken auf die Darmwand reizend und damit direkt peri-
staltikanregend wie ein Laxans. Oft werden die zersetzten Massen zum Teil
erst nach Tagen, und zwar in eingedicktem Zustande, nach der Lösung des
Verschlusses ausgeschieden, nachdem ein Teil derselben im abführenden Darm
resorbiert worden ist, ohne daß Vergiftungserscheinungen aufgetreten wären.
Der zersetzte Darminhalt ist sicherlich überhaupt nur zum Teil resorptions-
fähig, speziell gilt dies für die in ihm enthaltenen Zerfallsprodukte, Fermente
und Bakterien. Der Nachweis, daß Veränderungen, bzw. Läsionen des Epithels

für die Herabsetzung der Resorption verantwortlich zu machen seien, ist Enderlen und Hotz nicht gelungen. Die Veränderungen, die sich im Bereich des Darmepithels finden, dürften ebenfalls nicht auf eine toxische Schädigung des Epithels, sondern auf die veränderte Beschaffenheit der Darmwandung, ihre veränderte Durchblutung usw., zurückzuführen sein.

Weiter steigert die Gefäßhyperämie die Transsudation und Schleimentleerung. Enderlen und Hotz fanden bei gleichzeitiger Injektion von aufgestautem Darminhalt und Kochsalzlösung nicht nur in dem mit diesem Gemisch gefüllten Darmabschnitt, sondern auch in einer unterhalb gelegenen Kontrollschlinge eine Herabsetzung der Resorption der Kochsalzlösung und meinen, daß dieser Befund dafür spräche, daß nach der Einführung von Ileusdarminhalt in den gesunden Darm ein Stoff resorbiert wird, der die Energie der Darmaufsaugung stark beeinträchtigt. Die Wirkung der erwähnten Abführmittel und die klinisch feststehende Tatsache, daß der in die abführenden Darmschlingen übertretende aufgestaute Darminhalt stark abführend wirkt, macht es mir wahrscheinlich, daß hier die eben erörterten Momente, vielleicht zusammen mit einer starken chemischen, reflektorischen Reizwirkung vom Darminnern aus, die Zirkulation, damit die Resorption, und weiter die Motilität des ganzen Darmes beeinflussen. Erwähnt sei, daß nach Einbringung von Abführmitteln beim Darmverschluß die Menge des Darminhalts noch erheblich gesteigert wird und hierdurch, wie durch die weitere Erregung der Peristaltik, stürmische Erscheinungen ausgelöst werden können.

Da die Resorptionskraft bei mechanischem Darmverschluß im ganzen Darmgebiet, also auch in den von der Stauung nicht betroffenen abführenden Darmschlingen — wenn auch nicht so erheblich wie im gestauten Darmgebiet —, abnimmt, schließen Enderlen und Hotz, daß neben der lokalen Schädigung auch eine Allgemeinstörung einsetzt, die ihren Einfluß auf die nicht vom Verschluß ergriffenen Darmpartien ausdehnt. Daß es sich hier in erster Linie um eine reflektorische, durch den Splanchnicus verursachte Alteration der Zirkulation neben lokalen Störungen der Gefäßinnervation handeln muß, ergibt sich aus meinen oben (S. 20ff.) gemachten Angaben. Gleichzeitig mit der gesteigerten Erregung der lokalen nervösen Apparate gehen dem Zentralorgan Impulse zu, die zu einer Schwächung oder einem Versagen der vasomotorischen Splanchnicusfunktion und damit zu einer gewaltigen Hyperämie im ganzen Darm- und Darmdrüsensystem (Pankreas, Leber usw.) führen. Dies hat eine Steigerung der Absonderung, aber eine Verminderung der vom arteriellen Druck und der Durchblutungsgeschwindigkeit abhängigen Resorption zur Folge. Hierfür spricht die Tatsache, daß sich die Hyperämie auch in den Mesenterialgefäßen der abführenden Darmabschnitte zeigt. Es dürfte deshalb die Ansicht von Enderlen und Hotz, daß zirkulatorische Störungen der Grund für die Herabsetzung der Resorption bei mechanischem Verschluß und Peritonitis sind, durchaus annehmbar sein. Ob dabei gleichzeitig noch andere direkte Reflexwirkungen auf die Darmwand mitspielen, muß offen bleiben. Bei der Sekretion dürften aber wohl ebenso wie bei den veränderten Bewegungsvorgängen rein nervöse und vasomotorisch-zirkulatorische Impulse zusammen arbeiten, mit dem Effekte, daß auf jeden Fall die Darmfunktionen der Herrschaft des Splanchnicus in allen Zweigen entzogen werden.

Auf Grund der vorangehenden Ausführungen werden unter Berücksichtigung der Bedingungen der normalen Resorption schließlich auch der Meteorismus und die Darmlähmung bei mechanischem Darmverschluß verständlich.

Die starke Hyperämie und venöse Stase geht allmählich unter Versagen der vasomotorischen Impulse in völlige Gefäßlähmung über. Dann läßt — bei zunehmender Gasspannung und Flüssigkeitsfüllung des Darmes — die gesteigerte Erregung und Energieentwicklung der Muskulatur nach und hört schließlich gänzlich auf. Voraussetzung für das Zustandekommen des Meteorismus und der Darmlähmung ist das Eintreten eines Mißverhältnisses zwischen Muskelkraft und Muskelleistung einerseits und Innendruck andererseits. Die Einbuße an Muskeltonus und Triebkraft macht sich bei mechanischem Darmverschluß meist erst spät bemerkbar, so daß die wichtigste Ursache für den Meteorismus hier die zunehmende Gasfüllung des Darmes und die mangelhafte Abfuhr der von der Zersetzung des Inhaltes herrührenden Gase ins Blut ist. Die Überdehnung der Wandung wirkt dann aber bei hinreichender Dauer der Wirkung ermüdend und lähmend auf die nervösen Apparate der Muskulatur und auf die Muskelzellen selbst. Selbstverständlich kann eine primäre oder wenigstens gleichzeitige Herabsetzung des Muskeltonus und der Pendelbewegungen, wie wir ihnen vor allem bei der Peritonitis begegnen, schon bei mäßigerer Gasaufspeicherung hohe Grade von Meteorismus bedingen. Klinisch sind aber diese Formen zu unterscheiden, denn im ersteren Falle nimmt die Muskulatur nach Entleerung der Gase sofort wieder ihre Tätigkeit auf, im anderen Falle aber (Peritonitis, zentrale Lähmung usw.) kann sie das nicht mehr. Gleiche Verhältnisse finden wir bei dem Magenmeteorismus.

Die bisher besprochenen Vorgänge und Erscheinungen sind typisch für die Dünndarmverschlüsse des Menschen und Tieres, bei welchen die Gleichgewichtsstörung der Darmfunktionen und der Darmzirkulation stürmisch einsetzt und eine unaufhaltsam fortschreitende ist. Die menschliche und experimentelle Pathologie zeigt uns aber an genügend Beispielen, daß nicht jeder plötzlichen mechanischen Dünndarmverlegung unbedingt derartig hochgradige Erscheinungen zu folgen brauchen, und daß auch nach heftiger initialer Reizwirkung auf den gesamten Darmmechanismus die Erregung abklingen und ein Gleichgewichtszustand für kürzere oder längere Zeit eintreten kann. So erklären sich die Fälle von akuten und vor allem von subakut verlaufenden Dünndarmverschließungen beim Menschen (z. B. bei eingeklemmten Brüchen, Invaginationen und Volvuli), wo nur eine mäßige Aufstauung von Darminhalt, geringe Querschnittszunahme und schwächere Hyperämie nach einer verhältnismäßig langen Krankheitsdauer zu konstatieren sind. Wir müssen zur Erklärung solcher Fälle auf eine geringere Stärke oder Wirkung des Okklusions- und Inhaltsreizes oder auf eine geringere Erregbarkeit der nervösen Apparate zurückgreifen. Das Kaninchen erliegt, wie wir sahen, auch bei glattem Verschluß meist dem ersten Ansturm; wir konnten nur in Fällen von rasch fortschreitender Gangrän einer vor die Bauchhöhle gelagerten strangulierten Schlinge und durch schnelles Abklingenlassen des Okklusionsreizes einen subakuten Verlauf erzielen. Bei Hund und Katze ist die geringere Füllung des zuführenden Darmstückes, also zum mindesten eine geringere Gleichgewichtsstörung der Sekretion und Resorption, die Regel. Beim Hunde kann, wie schon Kirstein zeigte, die Ligatur an der Verschlußstelle durchschneiden und sich die Passage darauf von selbst wieder herstellen, oder es entwickelt sich ein subakuter oder chronischer Zustand, den der Hund eine längere Zeit aushalten kann.

b) Die Vorgänge bei akuten Dickdarmverschlüssen.

Während die akuten hohen Dickdarmverschlüsse (Coecum, Colon ascendens) die gleiche Reaktion im Bereich des Dünndarmes, wenn auch meist in schwächerem Maße, auslösen können, treten die reaktiven und reflektorischen Erscheinungen im Dünndarm bei tiefen Dickdarmverschlüssen — von der Flexura hepatica abwärts — ganz zurück; vor allem ist hier der Ausgleich zwischen Dünndarmsekretion und -resorption meist wenig gestört. Bei den tiefen Dickdarmverschlüssen fehlen die schweren Wirkungen der Okklusionsreize, wie wir sie oben geschildert haben; es beherrscht die einfache Kotaufstauung und Gasspannung mit ihren Folgen das Bild. Es handelt sich hier gewöhnlich um weniger starke und unmittelbare Reflexwirkungen von der Okklusionsstelle und dem Inhalt aus auf die gesamte Abdominalzirkulation und -innervation. Dies wird verständlich, wenn wir bedenken, daß der Dickdarm schon normalerweise auf ein längeres Verweilen von Kotmassen und damit auf mechanische Reizwirkungen und auf die Eiweißfäulnis eingestellt ist. Daß starke Gasspannung bei gesteigerten Zersetzungsvorgängen auch im Dickdarm zu einer reflektorischen Alteration des Zirkulationsapparats führen kann, zeigt die bei Volvulus der Flexur häufig, bei einfacher Okklusion des Dickdarms mit starker Auftreibung seltener zu beobachtende Verlangsamung und Irregularität des Pulses.

Infolge der weniger gestörten Resorption von Flüssigkeiten können bei Dickdarmverlegungen sehr lange stärkere Reizwirkungen fehlen und oberhalb von Stenosen oder Verschließungen, sowie bei spastischer Obstipation die Kotmassen ganz oder teilweise eingedickt werden. Wenn aber stärkere Zersetzungsvorgänge und gesteigerte Motilität in Kraft treten, dann findet sich auch im Dickdarm oberhalb des Verschlusses ein stinkender, flüssiger, brauner Darminhalt. Die Kotaufstauung kann bei Dickdarmverschlüssen extreme Grade erreichen; sie kann zur Insuffizienz der Valvula Bauhini führen und bis in den Dünndarm reichen.

Boese und Heyrovsky studierten die Veränderungen des Dickdarminhalts bei Kaninchen nach Abbindung des unteren Dickdarmes. Sie fanden, daß der bereits zu harten, trockenen Knollen geformte Kot in eine breiigflüssige Masse zerfiel und daß diesem Zerfall eine vermehrte, an der Ligaturstelle beginnende Sekretion der Schleimdrüsen voranging. Sie betonen, daß der flüssige Inhalt des unteren Dickdarmes nach dessen Ligatur sich im Dickdarm selbst bildet und daß er nicht, wie Talma angenommen hat, aus dem sich im Dickdarm sammelnden Magen- und Dünndarmsekret besteht. Der in die abgebundene Dickdarmschlinge ausgeschiedene Schleim soll ein schlechter Nährboden für die Darmbakterien sein. Erst nach dem Hinzutreten eines Transsudats in das Darmlumen kommt es zu raschem Bakterienwachstum, durch das — speziell durch die dabei auftretende Gasbildung — die Knollen zum Zerfall gebracht werden. Die zur Transsudation in das Darmlumen führende Schädigung der Wand, insbesondere der Mukosa und der Submukosa und ihrer Blutgefäße, soll auf den Einfluß des stagnierenden Darminhalts zurückzuführen sein. Atropin beeinflusse die Sekretion der Drüsen des Dickdarmes sowie die Verflüssigung des gesamten Darminhalts bei Darmverschluß nicht wesentlich.

Diese Untersuchungen Boeses und Heyrovskys erleichtern uns in mancher Hinsicht das Verständnis für die starke Zersetzung der Inhaltsmassen bei länger bestehenden tiefen Dickdarmverschlüssen des Menschen.

c) Die Vorgänge bei subakuten und chronischen Verschlüssen des Dünn- und Dickdarmes.

Bei totalen Verschlüssen von mindestens 3 bis 4 tägiger Dauer und bei allmählich entstandenen Stenosen treten anderweitige charakteristische Störungen der Motilität auf. Der Reiz des aufgestauten Inhalts und das Passagehindernis führen zu lebhaften Bewegungsimpulsen und zu gesteigerter Muskeltätigkeit oberhalb des Hindernisses, gleichgültig, ob dies im Dünndarm oder Dickdarm liegt. Die Folge der Steigerung der motorischen Erregung und Leistung ist ebenso wie am Herzen eine rasch zunehmende kompensatorische Mehrleistung der Muskulatur (O. Rosenbach), die so erhebliche Grade erreichen kann, daß noch hochgradige Verengungen und sonstige, nicht absolute Passagehindernisse überwunden werden. Nach Ansicht Marognas tritt eine erhebliche Muskelhypertrophie neben einer allgemeinen entzündlich bedingten Massenzunahme der Darmwand nur da ein, wo die Stenose auf eine Verletzung oder Erkrankung der Darmwand selbst zurückzuführen ist. Bei kurz bestehenden Verschlüssen ist jedenfalls die starke Wandverdickung mehr auf eine entzündliche Durchtränkung sämtlicher Schichten des dilatierten Darmes wie auf eine Hypertrophie der stark erregten Muskulatur zurückzuführen. Die muskulären Reaktionen sind einmal über die Norm gesteigerte peristaltische, also zweckmäßige Bewegungen, dann aber auch von der Norm abweichende, irreguläre Reaktionen, tetanische Darmsteifungen u. a. Auf die hierdurch bedingte sog. „Rückstoßkontraktion" komme ich später zurück. Je wilder und länger dauernd die Austreibungsversuche, je hypertrophischer die Muskulatur, um so stärker ist auch die Hyperämie des oberen Darmabschnittes. Ebenso wie beim Herzen tritt an die Stelle der gesteigerten Aktion wegen direkter Ernährungsstörungen der Muskelzellen und der Erschöpfung und Überreizung der nervösen Apparate schließlich ein Stadium der Insuffizienz und Lähmung der Muskulatur, begleitet von extremer venöser Stase. Bei längerer Dauer wird die Muskulatur brüchig, die Serosa verliert ihre Elastizität. Es treten Blutungen in der Darmwandung und im Mesenterium ein; es kommt zu Thrombose, Nekrose und Ulzeration.

Als Ursache der eben geschilderten Motilitätsstörungen dürfte die Erregung der autonomen Nervenapparate der Darmwand entsprechend unseren Ausführungen (S. 19) allein genügen. Deren Erregungszuständen gegenüber würde eine gleichzeitige Steigerung zentrifugaler Einwirkungen bedeutungslos sein.

Auf eine Reihe spezieller, für bestimmte Verschlußformen charakteristischer Vorgänge, z. B. auf die Bedeutung pathologisch gesteigerter Kontraktionen für die Invagination, die Bedeutung plötzlich gesteigerter Gasentwicklung bei der Umwandlung permeabler Strikturen in vollständige Verschlüsse (Ventilverschluß, Torsionen usw.), auf die Kombination mechanischer Momente und toxisch entzündlicher Einflüsse und andere Fragen werden wir im zweiten Abschnitt näher eingehen.

d) Darmgegenschaltung und Antiperistaltik.

Nothnagel betonte schon, daß nur an unphysiologischer Stelle angreifende Reize anaperistaltische Kontraktionswellen hervorrufen können.

Nach Enderlen und Heß ist für das Inkrafttreten von physiologischen Reizen beim Darmverschluß ein weiter Spielraum vorhanden.

Längere Zeit wurden die zuerst von Kirstein, weiter von Mühsam, Enderlen und Heß u. a. angestellten Versuche mit Darmgegenschaltung als sicherer Beweis für die Möglichkeit einer solchen Antiperistaltik angesehen. Beim Dünndarmverschluß habe ich ebensowenig wie andere Autoren, z. B. Nothnagel, im Experiment geregelte antiperistaltische Wellen beobachten können.

Die Versuche von Prutz und Ellinger haben vor allem gezeigt, daß auch bei der Darmgegenschaltung von einer völligen Umkehrung der normalen, geregelten Peristaltik in der gegengeschalteten Darmstrecke nicht die Rede sein kann, daß die Fortbewegung der Ingesta durch diese Strecke vielmehr nur mit Mühe und trotz aktiven Widerstandes derselben vor sich geht. Der von Kirstein, Mühsam, Enderlen und Heß, Prutz und Ellinger erhobene Befund, daß bei Hunden mit solcher Gegenschaltung normale Stuhlentleerungen, ja Gewichtszunahme und längere Lebensdauer möglich ist, beweist nichts weiter, als daß die Aufwärtsbewegung von Darminhalt auch durch längere Darmstrecken möglich ist.

Die umgeschalteten Schlingen lernen aber nicht nur nicht um — sie reagierten z. B. noch nach 5 Wochen auf Pilocarpininjektion mit normal gerichteten peristaltischen Wellen und bei Bestreichung mit Kochsalzkristallen ebenso wie normale —, sondern sie bilden direkt ein Hindernis für die normale Fortbewegung des Kotes. Hierauf weisen besonders die schon von Kirstein konstatierte Hypertrophie zu beiden Seiten der oberen Vereinigungsnaht, weiter die starke Zersetzung des Darminhalts und die hochgradige Indikanurie hin. Je länger die Ausschaltung, je fester der Inhalt, um so weniger leicht konnte das Hindernis überwunden werden, um so stärker war die Indikanurie und um so schneller starben meist die Tiere. Durch die erwähnten Experimente wird also die Möglichkeit einer Fortbewegung des Darminhalts durch eine gegengeschaltete Schlinge demonstriert. Es handelt sich aber nicht um die Fortbewegung der Inhaltsmassen durch geregelte peristaltische Wellen und damit um eine Umkehr des Bewegungsmechanismus, vielmehr um die Einschaltung eines starken Widerstandes. Dieser Widerstand wird nur zum Teil durch die gesteigerten Leistungen des zuführenden Darmes, zum andern Teil durch gesteigerte, spastische Kontraktionen (Rückstoßkontraktion) und rhythmische Pendelbewegungen mit Überwiegen der anaperistaltischen Pendelung, die den Inhalt allmählich nach dem Orte des geringeren Widerstandes, d. h. gegen den abführenden Darmteil zu weiterschieben, ausgeglichen. Hinzu kommen die später noch zu berührenden Störungen des flüssigen Darminhalts, die sich zum Teil unabhängig von der Richtung der Peristaltik nach physikalischen Gesetzen vollziehen (Grützner). Da für den Dickdarm die Möglichkeit aktiver Antiperistaltik unter normalen Verhältnissen bewiesen ist, so dürfte mit ihr auch beim Dickdarmverschluß ohne weiteres zu rechnen sein.

e) Anatomische Veränderungen am zuführenden Darmteil.

Die anatomischen Veränderungen am zuführenden Darm, vor allem an dessen Muskulatur, sind in schnell verlaufenden Fällen von mechanischer Okklusion meist verhältnismäßig geringfügig, um so geringer, je weiter von der Verschlußstelle der Darm untersucht wird. Die ödematöse Durchtränkung

und venöse Stase führen nach den Untersuchungen einer ganzen Reihe von
Autoren (Hofmann, Reichel, Enderlen, Hotz u. a.) zunächst nur zu
einer Lockerung des Gefüges der bindegewebigen und muskulären Schichten
und Fasern; die Erscheinungen sind meist besonders stark in der Submukosa.
Gleichzeitig tritt eine Quellung der Zotten des Epithels und eine Homogenisierung desselben ein. Bei hochgradiger venöser Stase kommt es dann weiter
zum Durchtritt von roten Blutkörperchen und Rundzellen aus den Gefäßen,
zu Blutextravasaten (vgl. Abb. 6), zur Thrombosierung kleinerer Venen, zur Infiltration der Gewebe, schließlich zu Ulzerationen der Schleimhaut und Nekrose
der Wandung. Je länger die Aufstauung besteht und je stärker die Dehnung
ist, um so größer sind meist die Veränderungen. Besonders häufig sind deshalb
bei den chronischen Stenosierungen und länger dauernden Verschlüssen auch
schwerere Veränderungen der Wandung. Voran steht hier die Hypertrophie
der Muskulatur, die in erster Linie auf einer Volumenzunahme der einzelnen
Muskelzellen beruht (exzentrische Hypertrophie, Leichtenstern). Im
späteren Stadium finden sich Degenerations- (Herczel) und Zerfallserschei-
nungen der hypertrophischen, überanstrengten, insuffizienten und brüchigen
Muskulatur, stärkere Hämorrhagien und Thrombosierungen, schwere katar-
rhalische und entzündliche Veränderungen und Ulzerationen der Schleimhaut,
schließlich kleinere oder ausgedehntere Nekrosen der Wandung und Perforation derselben. Kocher hat derartige Ulcerationen als „Dehnungsgeschwüre" bezeichnet, da er die Dehnung der Wandung und die dadurch
bedingte Zirkulationsstörung für den wichtigsten Faktor bei ihrem Zustandekommen hielt. Durch die Untersuchungen von Prutz, v. Greyz, Shimo-
daira und anderen ist diese Ansicht weiter gestützt worden. Wir haben
es mit anämischen Nekrosen oder Nekrosen nach Stauungsblutungen auf
dem Boden der Darmüberdehnung zu tun. Allerdings kann auch ohne hochgradige Dehnung der Wandung die Zirkulationsstörung zusammen mit der
mechanischen, chemischen oder bakteriellen Reizwirkung des Inhalts einen
solchen Effekt erzielen. So dürfte die nachträgliche Gangränes-
zierung zuführender Darmschlingen bei eingeklemmten Brüchen usw.
wohl meist ausschließlich auf die Zirkulationsstörung und deren unmittelbare Folgen, die Geschwüre oberhalb einer Darmstenose aber nach Shimo-
daira meist im Sinne Kochers auf eine übermäßige Dehnung zurückzuführen sein.

Die Dehnungsgeschwüre können nach Wilms in der Ein- und Mehrzahl, in Stecknadelkopf- bis 5 Markstück- und Handtellergröße vorkommen.
Meist reichen sie nur bis in die Submukosa, doch ist ein Übergreifen
der Infiltration in die Tiefe und Perforation der Wandung nicht selten
(vgl. Abb. 7). Am häufigsten sind sie, entsprechend dem Überwiegen
der dazu disponierenden chronischen Prozesse, im Dickdarm und hier
wieder besonders oft im dünnwandigen, bei verschlußfähiger Valvula
Bauhini leicht zu überdehnenden Coecum. Doch betrifft eine Reihe von
Beobachtungen auch den Dünndarm (z. B. bei tuberkulöser Stenose, aber
auch bei akuten Einklemmungen, Invaginationen usw.). Wilms meint, daß
für das Zustandekommen derselben im Dünndarm weniger die Dehnung
als bakterielle und toxische Wirkungen vom Darminhalt aus eine Rolle
spielen; ich persönlich glaube aber, daß hier die primäre Zirkulationsstörung ganz besonders bedeutsam sein kann. Erwähnt sei, daß bei starker
Spannung die Serosa auch spontan auseinanderreißen kann, wie wir es
häufiger bei Operationen an gedehnten Därmen beobachten.

Reichel und nach ihm neuerdings Enderlen und Hotz haben aus dem Verhalten des Darmepithels Schlüsse auf Sekretion und Resorption des verschlossenen Darmes zu ziehen versucht (vgl. S. 37). Reichel fand die Epithelzellen am zuführenden Darm kleiner, dichter stehend, stärker granuliert; sie ließen nur wenig mit Schleim gefüllte Becherzellen zwischen diesen erkennen; sie waren also im Zustande regster Tätigkeit. In den abführenden, im Ruhezustand befindlichen Schlingen ließen die dicht stehenden Becherzellen für die übrigen Zellen nur wenig Platz. Die Succulenz der Schlinge und ihre Zirkulationsstörungen ließen Reichel eine starke Transsudation neben der Drüsensekretion wahrscheinlich erscheinen. Enderlen und Hotz vermochten aber aus den Befunden an den Epithelzellen keine Schlüsse auf die Resorptionstätigkeit des Darmes zu ziehen, denn sie fanden auch bei Quellung und Homogenisierung der Epithelien noch Aufnahmefähigkeit.

Die starke Durchlässigkeit der Gefäße führt gleichzeitig mit der ödematösen Durchtränkung der Wandung zu einer starken Transsudation in das Darminnere und durch die Serosa in die freie Bauchhöhle. Man findet infolgedessen bei längerer Aufstauung auch bei glatten Verschlüssen (Abknickungsverschluß) bis zu mehreren Hundert Kubikzentimeter einer bernsteinklaren Flüssigkeit. Dieses Transsudat ist zunächst bei intakter Darmwandung völlig bakterienfrei. Als festgestellt darf vor allem seit den Untersuchungen Buchbinders, Helmbergers, Martinas und anderer gelten, daß die Darmbakterien nur dann die Darmwand passieren, wenn diese wenigstens schwer geschädigt ist. Helmberger und Martina halten Nekrosen, also die Einbuße der Lebensfähigkeit an irgendeiner Stelle, für eine unerläßliche Vorbedingung. Solange also Nekrosen, Ulzerationen, oder gar Perforation bzw. Gangrän der Darmwandung fehlen, ist auch das Transsudat in der Bauchhöhle bakterienfrei und deshalb das Vorkommen bakterienhaltiger Transsudate bei glatten Verschlüssen eine Seltenheit. Faulig riechendes Exsudat läßt umgekehrt auf Ernährungsstörungen der Darmwandung schließen (vgl. S. 46f.).

2. Die Vorgänge an der Verschlußstelle und im Bereich abgeschnürter Darmpartien.

Von den an der Verschlußstelle oder im Bereich abgeschnürter, gedrehter oder invaginierter Darmschlingen sich abspielenden Vorgängen haben uns in diesem Abschnitt nur allgemeine Fragen zu beschäftigen. Die für bestimmte Verschlußformen charakteristischen Erscheinungen und Vorgänge werden im zweiten Abschnitt besprochen.

Zwischen den, dem experimentellen glatten Verschluß gleichwertigen oder nahestehenden Verschließungen und den Strangulationen ganzer Darmabschnitte, sowie den, diesen verwandten Verschlußformen bestehen naturgemäß gewaltige Unterschiede. Bei ersteren ist die Reaktion an der Verschlußstelle oft sehr geringfügig und kaum jemals stürmisch, bei den letzteren aber kommen infolge der gleichzeitigen Störung der Mesenterial- und Darmzirkulation und der schweren Schädigung der Mesenterialnerven die schwersten zerstörenden Prozesse zur Entwicklung.

Zunächst scheint die physiologische Reaktion der Vasomotoren und überhaupt der nervösen Apparate und die dadurch ausgelöste reflektorische

Alteration der Darmfunktion und Darmzirkulation bei verschiedenen Individuen, je nach dem Ablauf der Abschnürung und ihrem Grade, verschieden zu sein. Ganz besonders schnell setzen bei schwacher Einklemmung in äußeren Brüchen schwere Zirkulationsstörungen dann ein, wenn die mechanische Läsion durch Quetschung bei vergeblichen Taxisversuchen noch ge-

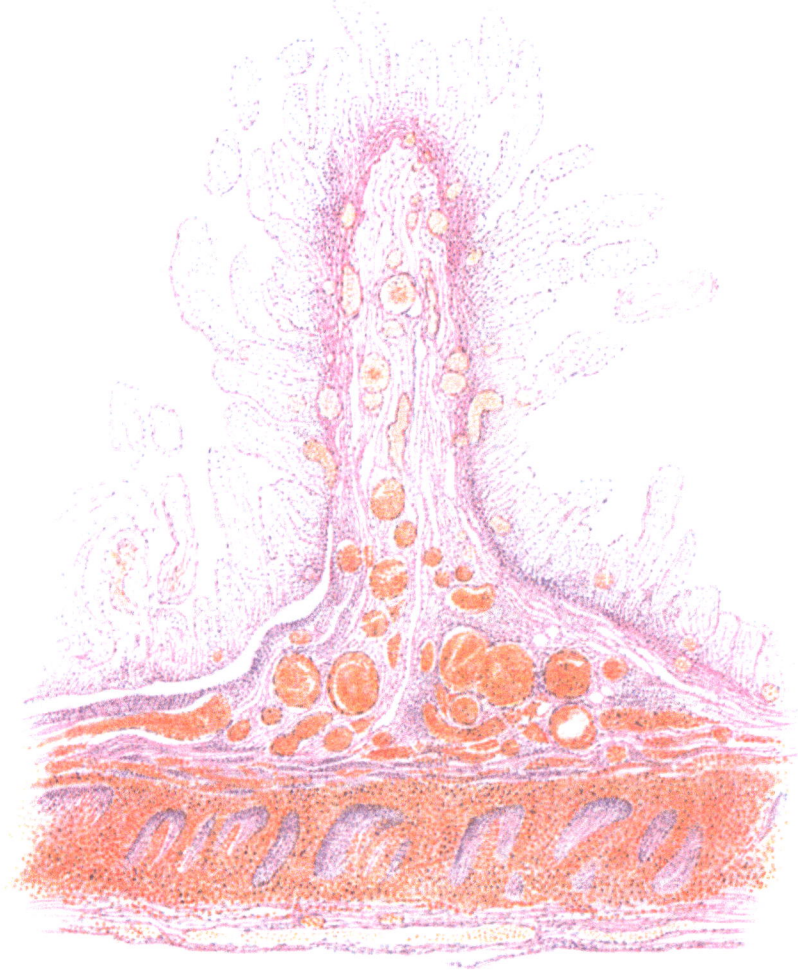

Abb. 6. Hämorrhagische Infarzierung des Dünndarmes. (Eigene Beobachtung.)
In Mukosa und Submukosa strotzend gefüllte Venen und kleine Hämorrhagien, in der Ringmuskelschicht ausgedehnte Blutungen.

steigert wird. Auch die Größe der eingeklemmten Schlinge ist von wesentlicher Bedeutung.

Die Veränderungen sind bei den reinsten Formen des glatten Verschlusses in der menschlichen Pathologie — den einfachen Strangabklemmungen und Kompressionen — die Folge rein lokaler Ernährungsstörungen des Darmes an der Verschlußstelle infolge von Druck und Dehnung und unterscheiden sich in nichts weiter von den besprochenen Vorgängen im zuführenden Darmteil. Ganz anders ist es bei der zweiten Gruppe, speziell bei den Strangulationen.

Die anatomischen Veränderungen in abgeschnürten Darmschlingen sind in erster Linie als Folge der mechanischen Erschwerung des Blutumlaufs zu betrachten. Die hierbei stattfindenden Vorgänge sind von Kader in einer grundlegenden, experimentellen Arbeit über den „lokalen Meteorismus" auf Grund ausgedehnter Versuchsreihen an Hund, Katze, Kaninchen, Schaf, Schwein und Pferd geschildert worden und finden mit gewissen Einschränkungen in der menschlichen Pathologie ihre Bestätigung.

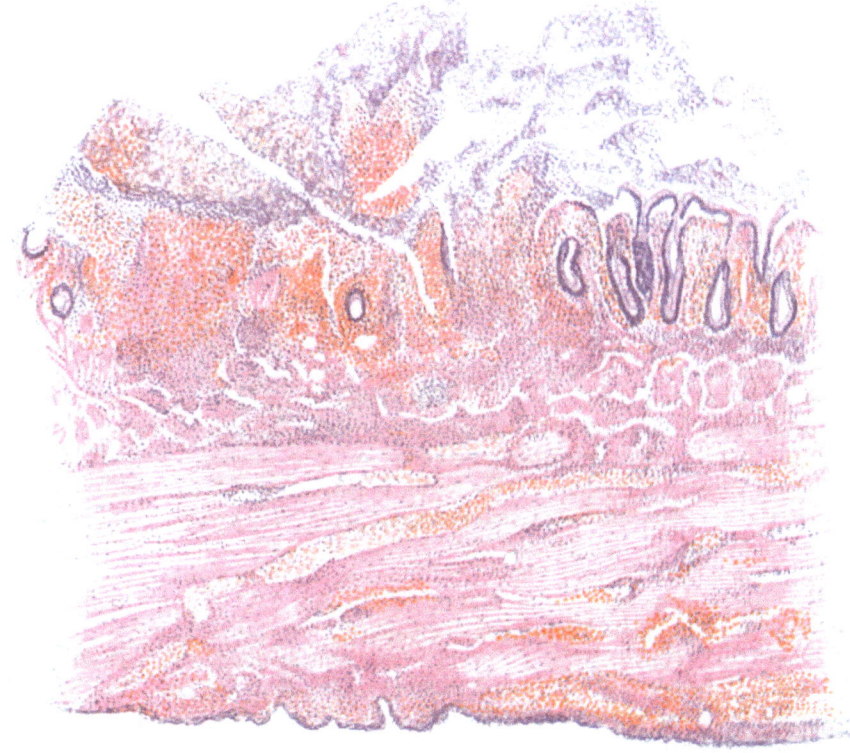

Abb. 7. Dehnungsgeschwür des Dünndarmes. (Eigene Beobachtung.)
In der Mitte des Bildes Verschwinden der normalen Darmkrypten. Nekrosen und Hämorrhagien der Mukosa und Submukosa. Auseinanderweichen der Muskelfasern und Blutungen in den Spalten.

Übereinstimmend kommt es in der strangulierten Schlinge bei nicht allzu starker Schnürung und dadurch bedingter völliger Unterbrechung des Blutstroms zunächst zu einer Erschwerung des venösen Blutabflusses, aber zu gesteigertem arteriellem Zufluß und damit zu einer hochgradigen venösen Stase und entsprechender zyanotischer Verfärbung der Schlinge. Weiter aber kommt es infolge starker Transsudation, gesteigerter Gasausscheidung und verminderter Gasresorption zu einer hochgradigen Auftreibung und Volumzunahme der abgeschnürten Schlingen. Schon nach kurzer Zeit wird die Unterbrechung der Zirkulation infolge der starken Stauung und Dehnung eine vollständige. Der Blutdruck vermag den starken Gegendruck in den gestauten Gefäßen nicht mehr zu überwinden, so daß schon nach 4 bis 8 Stunden eine irreparable Lähmung der Wandung eintreten kann. Gleichzeitig damit entwickeln sich mit großer Schnelligkeit tiefgreifende Veränderungen der Wandung: starke Verdickung, Thrombosierung, hämorrhagische Infarzierung derselben; Nekrosen und Totalgangrän sind die weitere Folge. Die Schlinge ist infolge der schweren Zirkulationsstörung prall gefüllt mit blutigem, stinkendem Transsudat und mit Gasen (lokaler Meteorismus nach v. Wahl und Kader). Das blutige Transsudat bildet an sich einen günstigen Nährboden für die Darmbakterien. Die Gasbildung kann, wie Kader nachwies, im Experiment von der Menge des vorherigen Inhalts ziemlich unabhängig sein und wurde von ihm deshalb fast ausschließlich auf die venöse Stase zurückgeführt. Bei Flexurvolvulus habe ich ebenfalls völlig reinen und klaren Schleim bei starker Auftreibung als Inhalt der vorher zweifellos leeren Schlinge gefunden.

Neben der Zirkulationsstörung dürften aber in der menschlichen Pathologie meist noch andere Momente, nämlich der Gehalt des Darmes an Darmbakterien und zersetzbaren Stoffen, sowie der Grad eines reflektorisch, bzw. lokal bedingten Tonusverlustes erhebliche Bedeutung beim Zustandekommen des Darmmeteorismus haben.

Beim Hunde ist ebenso wie beim Menschen die Abgabe von Blut an die Wand und das Innere der abgeschnürten Schlingen sehr groß; je größer die betroffene Schlingenmasse, um so größer der hierdurch bedingte Inhalt. Bei sofortiger, totaler Anämisierung einer Schlinge durch sehr feste Schnürung tritt der lokale Meteorismus nicht auf, vielmehr erfolgt hier sehr bald eine anämische Gangrän des blaßwandigen, schlaffen Darmes. Während solche scharfen Abschnürungen in der menschlichen Pathologie äußerst selten sind, können bei schlechtem Blutdruck und mangelhaftem Afflux von arteriellem Blut auch bei mäßiger Schnürung die venöse Stase und die Volumenzunahme in der geschnürten, dann nur mäßig zyanotischen Schlinge unvollkommen bleiben und ähnliche Bilder in die Erscheinung treten, wie wir sie nach Splanchnicusdurchschneidung und bei schwer kollabierten Tieren an strangulierten Schlingen beobachten.

Aber auch sonst ist, z. B. bei kleinen Strangulationen, inkarzerierten Schlingen usw., die Auftreibung, d. h. der lokale Meteorismus, nicht immer vorhanden. Häufig entwickelt sich bei nicht allzu stürmischem Verlauf nur eine derbere hämorrhagische Infarzierung und Verdickung der Wandung und allmähliche Nekrotisierung derselben, insbesondere an den frühzeitig in der Ernährung gestörten und verdünnten Schnürfurchen.

Ein Gegengewicht bildet in anderen Fällen die Beschränkung im Raum, vor allem in äußeren Hernien; dann läßt die Enge des Bruchsackes und das in ihm enthaltene Transsudat stärkere Grade der Blähung nicht zustande kommen. Dann aber spielen hier die von Kader als Hauptgrund für das Fehlen des Phänomens des lokalen Meteorismus angegebenen feinsten „capillaren" Perforationen und dadurch bedingte Durchlässigkeit der Wandung bei längerem Bestehen eine Rolle (z. B. bei Littrèschen Hernien).

Auch für die strangulierte Schlinge gilt der Satz, daß, abgesehen von der seltenen Verschleppung von Bakterien auf dem Lymphwege, die Durchlässigkeit für Bakterien erst im Stadium der Nekrotisierung erfolgt. Da aber diese mit fast absoluter Sicherheit in den sich selbst überlassenen Fällen von hinlänglicher Dauer eintritt, ist in vorgeschrittenem Stadium für die Infektion des Peritoneum, wie bei jeder freien Prozessusgangrän, offene Bahn vorhanden. Der Tod tritt aber im Experiment, wie Boruttau und ich in Übereinstimmung mit Kader betonten, meist — abgesehen vom Hund — schon zu einer Zeit ein, wo die Gangrän und damit die Durchlässigkeit der Schlinge sich erst entwickelt. So fanden wir beim Kaninchen fast immer noch glatte, spiegelnde Serosa und nicht riechendes, klares Transsudat im Peritonealraum. Ebenso wie bei der Prozessusgangrän sind neben Colibacillen meist anaerobe Spaltpilze, nur selten Kokken im freien peritonealen Exsudat und im Bruchwasser nachgewiesen. Das Transsudat aus den abgeschnürten Schlingen ist zunächst ein geruchloses, serös hämorrhagisches von ziemlicher Menge; bei Hinzutreten von Fäulnisbakterien wird es dann weiterhin hämorrhagisch, faulig, stinkend, schließlich eitrig. Nach Wilms geht ein Teil der durchwandernden Bakterien entsprechend den von Tietze und Schloffer erwähnten bakteriziden Eigenschaften des Transsudats und Bruchwassers zugrunde oder verliert seine Virulenz. Ob in seltenen Fällen bereits vor Eintreten von irreparablen Ernährungsstörungen Bakterien, Bakterienprodukte oder Gase durch die Wandung diffundieren können, erscheint mir auf Grund der klinischen Beobachtung, daß trotz fortdauernder Lebensfähigkeit eingeklemmter Schlingen das Bruchwasser einen üblen Geruch haben kann, wahrscheinlich. In einem eigenen einschlägigen Fall bildete sich später eine Striktur aus. Die gleichen Vorgänge wie an strangulierten Schlingen spielen sich in den Fällen von akuter Invagination und Volvulus mit schwerer Zirkulationsstörung ab, so daß hier nicht weiter darauf einzugehen ist; zwanglos schließen sich die anatomischen Vorgänge beim Untergang von Schlingen, deren Gefäße thrombosiert sind (Mesenterialvenen- und Mesenterialarterienverlegung), an.

Buchbinder zeigte, daß das Verhalten der Muskulatur für deren Lebensfähigkeit entscheidend ist und daß die Rückkehr der elektrischen Erregbarkeit die Lebensfähigkeit derselben anzeigt. Wilms erwähnt mit Recht, daß die Darmwand, falls Tendenz zur Erholung besteht, dicker wird und sich derber anfühlt und ihr zyanotisches Aussehen verliert. Stellen, die graurot oder grauweiß und dabei blaß aussehen, sind gangränverdächtig oder der Gangrän verfallen. Die Tatsache, daß Schlingen nicht elektrisch erregbar sind oder nicht mehr auf Betupfen mit Kochsalzkristallen mit Kontraktionen reagieren, beweist nicht ohne weiteres, daß sie verloren sind. Schließlich ist festzuhalten, daß besonders bei pathologisch verändertem Gefäßsystem auch nachträglich noch Gangrän in Schlingen eintreten kann, die zur Zeit der Operation nur geringere Zirkulationsstörungen und Veränderungen der Wandung zeigten. Bei leichter, nicht zu lange dauernder Einklemmung, Abschnürung usw. ist eine völlige Restitutio ad integrum bzw. eine Einstellung der abgeschlossenen Schlinge auf die Zirkulationsstörung möglich, so daß unter solchen Umständen noch nach einer Reihe von Tagen lebensfähige, oft allerdings stark ödematöse, hämorrhagisch infarzierte oder sonstwie veränderte Schlingen mit stärkeren fibrinösen Belegen und Verlötungen mit der Umgebung konstatiert werden können.

Die Frage nach der Funktion strangulierter Schlingen muß noch mit wenigen Worten berührt werden. Kader und weiter Boruttau und ich konnten im Experiment feststellen, daß schon nach wenigen Stunden die abgeschnürte Schlinge einer irreparablen Lähmung anheimfällt. Wird eine solche Strangulation aber frühzeitig genug gelöst, so daß sich die Schlinge erholen kann, so zeigt sich, wie Hotz demonstrierte und wie wir uns auch über-

zeugen konnten, eine gesteigerte Energieentfaltung, insbesondere stärkere
peristaltische Kontraktionen irregulären Charakters, kleinere Pendelbewegungen und sehr erhebliche Tonusschwankungen mit der Tendenz einer
schnellen Entleerung und Weiterbeförderung des gestauten Inhalts. Beim
Menschen sehen wir bekanntlich (z. B. in eingeklemmten Hernien, bei Strangulationen usw.) noch nach weit längerer Zeit eine Erholung der abgeschnürten
Schlingen. Dies hängt in erster Linie von der Intensität der Abschnürung
und der dadurch bedingten Zirkulationsstörung, vielleicht aber auch von
einer besonderen Widerstandskraft des menschlichen Darmes ab.

Auf die Abschnürung reagiert der Darm zunächst mit irregulären Kontraktionen und stärkeren peristaltischen Bewegungen und zeigt auch bei
lokaler Serosareizung die gesteigerte Erregbarkeit. Hier spielen nervöse
Okklusionsreize und dadurch bedingte muskuläre und vasomotorische Alteration zusammen mit der venösen Hyperämie eine Rolle. Nach Wilms
hört aber schon $1/_4$ bis $1/_2$ Stunde nach der Abschnürung die Peristaltik
in der strangulierten Schlinge auf, bei Kaninchen ist sie schon nach
10 bis 20 Minuten bei mäßiger Abschnürung erloschen. Bei schwächerer
Abschnürung kann der Termin weiter hinausgerückt werden. Die Voraussetzung für das Aufhören ist, daß die Zirkulation erheblich gestört ist
und der Innendruck erhebliche Grade erreicht hat.

Wilms hat dieser kurz dauernden, gesteigerten Peristaltik eine
wichtige Bedeutung bei der Ausbildung großer Dünndarmabschnürungen
und ausgedehnter Dünndarmvolvuli beigemessen, indem er annimmt, daß
die pathologisch gesteigerte peristaltische Welle am abführenden Ende den
Darminhalt aufstaut und weitere Darmteile dann durch den Schnürring hin-
durchzieht, bis infolge der dauernden Zunahme des Mesenterialquerschnitts
weiterer Darm nicht mehr folgen kann. Ich konnte aber in eigenen Versuchen (vgl. S. 124 und 213) diese Auffassung von Wilms nicht bestätigen. Ich
glaube nach meinen Tierversuchen, daß die oben erwähnte Größenzunahme
der strangulierten Schlingen in den meisten Fällen nur auf eine Ausdehnung
der primär abgeschnürten Schlingen zurückzuführen ist, daß aber da, wo
bei zunächst schwächerer Schnürung (vgl. später) weiterer Darm noch folgt,
dies — wie v. Kertecz will und auch Wilms als unterstützendes Moment
zugibt — auf die Dehnung und Füllung, oder auf andere mechanische Momente zurückzuführen ist. Daß auch eine gesteigerte peristaltische Welle
in diesem Sinne gelegentlich wirken kann, ist ohne weiteres zuzugeben; dieser
Vorgang dürfte aber der Gesetzmäßigkeit entbehren und sich nur in geringen
Grenzen bewegen.

Daß die Dehnung des abgeschnürten Darmes die Zirkulationsfähigkeit
aufhebt und diese bei längerer Dauer auch nicht wiederkehrt, konnte
Kocher bereits bei seinen Experimenten über die Brucheinklemmung nachweisen; dies findet durch die oben erwähnten neueren Untersuchungen volle
Bestätigung. Nach Kocher tritt die Schädigung und Gangrän der Darmwand an den stärkst gedehnten Teilen, d. h. der Konvexität, zuerst, dann
vor allem an den Schnürfurchen auf.

Den gleichen Widerstand gegen die Fortbewegung des Kotstromes wie
ein glatter Verschluß oder eine Strangulation bildet ein sonstwie aus der
Funktion ausgeschaltetes Darmstück (peritonitisch veränderte Schlinge, Tumor,
Thrombose der Gefäße usw.). Die peristaltische Welle macht bei genügender Länge des geschädigten Darmstückes halt, die insuffiziente Partie bildet
ein totales Passagehindernis.

Die Sekretions- und Resorptionsverhältnisse in abgeschnürten Schlingen sind mit Rücksicht auf die später zu erörternde Autointoxikation mit einigen Worten zu streifen. Enderlen und Hotz fanden, daß nach Lösung einer $1\frac{1}{2}$ Stunden bestehenden Strangulation trotz starker venöser Stase und Auftreten von Cyanose und Blutungen in der Wandung die Aufnahmefähigkeit der betreffenden Schlinge verhältnismäßig wenig herabgesetzt war. Aber auch bei Versuchen mit längerer Dauer der Strangulation war, solange der arterielle Zustrom noch stattfand, trotz hochgradiger anatomischer Schädigung der Schlinge die Aufnahmefähigkeit der Schleimhaut nicht gestört, wenn auch die Resorptionsgröße meist vermindert war.

Daß während der Abschnürung die Funktion gehemmt sein muß, betonten Enderlen und Hotz im Einklang mit uns und im Gegensatz zu Albeck, der die Ansicht vertrat, daß Giftstoffe aus der strangulierten Schlinge in großer Menge resorbiert werden (s. S. 63). Wir konnten uns davon überzeugen, daß die Resorption aus einer solchen strangulierten Schlinge schon nach 6 Stunden, d. h. im Stadium der hämorrhagischen Infarcierung, verlangsamt ist; denn nach Einspritzung von 0,0028 mg Strychnin in diese Schlinge traten, im Gegensatz zu analogen Einspritzungen in den normalen oder zuführenden Darm, keine Vergiftungserscheinungen auf.

Anhang: Die Vorgänge in ausgeschalteten Darmschlingen.

Baracz schaltete Darmschlingen bei Hunden aus, indem er sie an beiden Enden schloß, ihre Gefäß- und Nervenverbindungen zum Mesenterium intakt ließ, die Passage des übrigen Darmes aber durch End- zu Endvereinigung des obersten und untersten Querschnittes wieder herstellte. Er stellte nun bei zwei Hunden, die 452 und 425 Tage nach der Operation getötet wurden, eine kolossale Ausdehnung und Füllung der ausgeschalteten Schlinge mit stinkenden, Meconium oder Schleim ähnlichen, breiigen Massen mit zahllosen Bakterien fest.

Enderlen und Justi fanden umgekehrt bei einem Hunde nach 258 Tagen eine Reduktion der ausgeschalteten Schlinge auf $\frac{1}{3}$ der ursprünglichen Länge und als Inhalt einen weißgrauen, gallertartigen Brei, Verdickung der Muskularis, Mangel an Becherzellen und in der Schleimhaut ein Geschwür.

Meist gehen aber solche Tiere nach kurzer Zeit an einer Perforation des überdehnten Darmstückes zugrunde.

Beim Menschen waren die Folgen der totalen Ausschaltung im großen und ganzen analog denen des Tierexperiments (maximale Dehnung und Füllung und breiiger Detritus als Inhalt), wie die Fälle von Obalinski, Wiesinger u. a. mit operativer, die Fälle von Enderlen und Esau mit spontaner Darmausschaltung lehren. Die Gefahr der Geschwürsbildung und Perforation besteht dauernd; so ging der Patient Enderlens nach $\frac{1}{2}$ Jahr, der Patient Wiesingers noch nach $13\frac{1}{2}$ Jahren an Perforationsperitonitis zugrunde, während die Patientin Esaus operativ geheilt wurde. In den letzten Jahren sind noch einige Publikationen (Finsterer) zu dieser Frage erschienen. Eine andere prinzipielle Beurteilung der Frage ergibt sich aber hieraus nicht.

Der Inhalt solcher Schlingen besteht in erster Linie aus den Produkten der Darmdrüsen und aus zelligem wie bakteriellem Detritus und aus Bakterien. Kutscher fand in Enderlens Fall, daß der Inhalt sein eigentümliches Aussehen „einem in dem schwach alkalischen Darmsaft stark gequollenen Nuclein" verdankte. Die Darmwand wird ebenso wie sonst gegen eine Durchwanderung von Bakterien durch ihre normale Ernährung und die Intaktheit der Gewebe geschützt.

Enderlen und Hotz fanden, daß die Resorption aus solchen ausgeschalteten Schlingen nach 2 bis 7 Tagen stark, nämlich um das 6fache, gegenüber oberhalb und unterhalb gelegenen Darmstrecken herabgesetzt war. Sie nehmen bei der Unversehrtheit von Zirkulation und Wandung an, daß die experimentellen Verhältnisse diese Erscheinung bedingen; sie glauben, daß sich in dem stagnierenden Inhalt Zersetzungsprodukte gebildet haben, die vielleicht durch toxische Einflüsse die Resorptionsfähigkeit der Schleimhaut geschädigt haben.

3. Die Vorgänge im abführenden Darmteil.

Die unterhalb eines mechanischen Verschlusses gelegenen Darmpartien sind, solange sie nicht durch gleichzeitige entzündliche Prozesse in Mitleidenschaft gezogen werden, blaß, schlaff, leer, nicht kontrahiert; sie befinden sich im Zustande des Hungerdarmes. Dabei ist die Volumabnahme eine sehr erhebliche, der Kontrast gegen den zuführenden Darmabschnitt sehr groß (s. Abb. 4 und 5).

Der abführende Darmteil befindet sich in völligem Ruhezustand, ohne Turgor, wie er dem arbeitenden Darm eigen ist; er ist trotz dilatierter Mesenterialgefäße nur spärlich durchblutet. Die Bewegungslosigkeit ist in erster Linie auf das Fehlen reizenden oder erregenden Inhalts, zum kleineren Teil vielleicht auch auf reflektorische Einflüsse zurückzuführen. Daß der Darm zur Fortbewegung der Ingesta imstande bleibt und daß in erster Linie nur deren Reiz fehlt, zeigen die Formen, bei denen Inhalt in den abführenden Darm übertritt, (blutigen Entleerungen bei Invaginationen, schleimig-wässerigen Entleerungen bei scharfen Abschnürungen usw.). Die quälenden, vergeblichen Tenesmen weisen auf eine gleichzeitige, starke Alteration des Entleerungsmechanismus hin (s. S. 28). Es sei auch erwähnt, daß im Tierversuch wie beim Menschen nach rechtzeitiger Lösung eines Verschlusses sofort mit dem Übertreten von Inhalt eine stürmische Bewegung in den bis dahin völlig ruhigen, unteren Darmabschnitten einsetzt. Enderlen und Hotz haben festgestellt, daß durch den Verschluß die Resorptionsgeschwindigkeit in den abführenden Darmschlingen in auffallendem, allmählich mehr und mehr zunehmendem Maße herabgesetzt wird, ja, daß schließlich eine Mehrausscheidung in den Darm zu konstatieren ist. Sie schließen daraus — meines Erachtens mit Recht —, „daß neben der lokalen Schädigung auch eine Allgemeinstörung einsetzt, die ihren Einfluß auf die nicht vom Ileus ergriffenen Darmpartien ausdehnt", sie nehmen an, daß dies auf eine Ausbreitung des Okklusionsreizes auf den ganzen Darm, oder mit anderen Worten, auf eine Druckherabsetzung im ganzen Splanchnicusgebiet zurückzuführen sei.

III. Die Störungen der Darmtätigkeit und Darmzirkulation bei den übrigen Passagestörungen des Darmes.

Der großen Gruppe der mechanischen Darmverlegungen gegenüber stehen die Passagestörungen des Darmes, bei denen die Triebkraft des Darmes durch andere Momente gestört ist, ohne daß eine mechanische Verlegung des Lumens vorhanden ist. Der Gegensatz zwischen beiden Gruppen ist aber kein scharfer; es finden sich die mannigfachsten Kombinationen von funktionellen und mechanischen Momenten. Es kann die Störung der Triebkraft sich einem mechanischen Okklusionsreiz aufsetzen: es kann z. B. bei der Invagination eine gesteigerte Muskelleistung die mechanische Verlegung nach sich ziehen.

An Bedeutung weit voran stehen in dieser Gruppe die Störungen der Darmfunktionen bei der Peritonitis. Sie sind in den einzelnen Stadien der Peritonitis aber verschieden zu erklären und zu bewerten. Wir betrachten am besten die Vorgänge im Initialstadium, im Stadium der ausgebildeten Peritonitis und im Spätstadium gesondert. Ich betone aber vorweg, daß es mannigfache Übergänge gibt. Alle hierher gehörigen Erscheinungen sind im allgemeinen nur verständlich bei Annahme chemisch-toxischer Einflüsse auf die nervösen Apparate.

Bei einer im Initialstadium der Peritonitis, oft unmittelbar nach Beginn der Erkrankung, z. B. nach Organperforation, perforativer Appendixperitonitis, Pankreatitis usw., einsetzender Verhaltung des Kotstromes befindet sich — wie ich mich mehrfach bei Operationen in den ersten Stunden der Erkrankung überzeugen konnte — der Dünndarm im Zustand starker Kontraktion, bei mäßiger oder noch fehlender Hyperämie und fehlender ödematöser Durchtränkung der Darmwand. Die Darmsperre ist hier nur bei Annahme einer reflektorischen Erregung und Funktionssteigerung des Splanchnicus durch die chemisch oder bakteriell gereizten, zentripetalen Nerven des Peritoneum und Darmes verständlich. Die Folge der gesteigerten Funktion des Splanchnicus ist in diesem Stadium eine Tonussteigerung der Darmmuskulatur und des Gefäßtonus (Vasokonstriktion). Dieses Stadium ist aber meist sehr schnell vorübergehend, bald werden als erste Folge der toxischen Alteration der lokalen Nervenapparate, insbesondere der lokalen Vasomotoren, Hyperämie und Gefäßerweiterung im Bereich des Darmes erkennbar.

Daß in dem Anfangsstadium der Peritonitis der Darm solchen Hemmungsimpulsen nicht zu unterliegen braucht, weiter, daß im Initial-, aber auch im Stadium der ausgebildeten Peritonitis, die Darmmuskulatur noch durchaus funktionstüchtig, ja daß eine gesteigerte Tätigkeit möglich ist, lehren neben den klinischen Erfahrungen (normale Entleerungen, Diarrhöen) Tierversuche, die auf Veranlassung Nothnagels durch Grünbaum angestellt wurden, besonders aber die Versuche von Hotz. Hotz fand 6 Stunden nach der Infektion am tierischen, eventrierten Dünndarm bereits eine Gefäßerweiterung, aber keine Vasomotorenlähmung, gesteigerte Darmtätigkeit, bei der Tonusschwankungen mit dem Übergang in stärkere peristaltische Kontraktionen vorherrschen. Die reflektorische Hemmung nach dem Einatmen von Essigsäure ist bereits abgeschwächt; bei Verletzung des Peritoneum sistiert aber die Bewegung noch und fällt der Tonus sehr stark. Auch im abführenden Darm wird der Inhalt noch durch lebhafte, peristaltische Bewegungen fortbewegt. Dementsprechend ist nach Enderlen

4*

und Hotz im Frühstadium der Peritonitis die Resorption nicht vermindert,
ja bei der lokalisierten Peritonitis wird möglicherweise wegen der besseren
Durchblutung die Aufsaugung noch begünstigt.

Meist schon nach wenigen Stunden tritt nun in Fällen fortschreitender
diffuser Peritonitis eine rasch zunehmende Gefäßerweiterung und eine dadurch bedingte arterielle Hyperämie, weiterhin aber infolge des mangelhaften
Abflusses eine starke venöse Hyperämie und schließlich venöse Stase, damit gleichzeitig ein Nachlassen des Tonus und Meteorismus ein. Hotz hat
festgestellt, „daß im Stadium der ausgebildeten Peritonitis eine leere, also
nicht geblähte Schlinge in ihrer spontanen Tätigkeit noch keine Abweichungen vom normalen Verhalten trotz ausgedehnter Entzündung erkennen läßt,
bei lokaler Reizung, z. B. durch Abschnürung, sogar maximaler Peristaltik
fähig ist". Es haben also die lokalen Nervenapparate und die Muskelzellen
noch ihre Erregbarkeit behalten. Daß das auch für die peripheren Vasomotoren
gilt, illustriert die Tatsache, daß bei Mensch und Tier auch im vorgeschrittenen Stadium der Peritonitis die Reaktion auf Adrenalininjektion
positiv bleibt. Es schließt das übrigens durchaus nicht aus, daß sich bereits
eine weitgehende toxische Schädigung der erwähnten lokalen Apparate
vorbereitet. Hotz fand, daß bei der Peritonitis die Schlingen auf äußere,
außerhalb des Darmes gelegene Reize (Kneifen der Haut, Erstickung,
Kneifen des N. femoralis, Einatmung von Essigsäure, Peritonealläsion) ebensowenig reagieren, wie der Darm splanchnicotomierter Tiere. Es ist also
sicherlich die hochgradige Gefäßerweiterung und die Tonuseinbuße auf ein
Nachlassen, bzw. auf ein völliges Versagen der Splanchnicusfunktion zurückzuführen. Wie weit dies im einzelnen auf eine Ermüdung der reflektorisch
erregten Zentralapparate, auf deren toxische Schädigung, auf Schädigungen
der Splanchnicusendigungen, bzw. der von ihnen abhängigen lokalen Vasomotoren zu beziehen ist, muß dahingestellt bleiben. Alle diese Komponenten werden bis zu einem gewissen, im einzelnen Fall wechselnden Grade
in Betracht kommen. Die Versuche von Hotz bestätigen übrigens die von
Nothnagel bereits ausgesprochene Ansicht, daß die ödematöse, entzündliche
Durchtränkung der Darmwand nicht, wie Stokes meinte, zur Erklärung
der Parese bei der Peritonitis genügt, wenn auch zuzugeben ist, daß besonders geschädigte und infiltrierte Schlingen eine direkte Insuffizienz der
Muskulatur zeigen können.

Das als Stadium der Darmlähmung bezeichnete Spätstadium der Peritonitis ist durch stärkere ödematös-hämorrhagische Durchtränkung, manchmal auch durch Infiltration der Wandung, durch stärkste Hyperämie und
venöse Stase, vor allem aber durch starken Meteorismus und Sistieren der
Darmtätigkeit charakterisiert.

Nothnagel hat bereits darauf hingewiesen, daß bei der Peritonitis
die Gasresorption aus dem Darm vermindert ist, daß das Gas sich im Darm
anhäuft und ihn dehnt und daß die anhaltende Dehnung oder Überdehnung
zur motorischen Lähmung beiträgt.

Diese Ansicht wird durch die Experimente von Hotz am Kaninchendarm bestätigt. Er zeigte, daß die durch die Füllung stark gespannte
Schlinge zunächst nur unregelmäßige, kleine Schwingungen und intensive
peristaltische, analwärts fortschreitende Ringfurchen zeigt. Bei stärkerer
Schädigung durch Dehnung und Füllung hören die Schwingungen auf; auf
lokale Reize setzen peristaltische Kontraktionen ein, die äußeren Reflexe,
insbesondere auf Peritonealverletzung, kommen nicht mehr zur Geltung.

Hotz schließt daraus, daß der Darm durch die Stauung des Inhalts viel mehr geschädigt wird, als durch die äußere Entzündung. In der menschlichen Pathologie ist aber doch sehr häufig die entzündliche Atonie der Darmwand das Primäre, die Zersetzung des Inhalts und dadurch bedingte Zunahme der Gasspannung das Sekundäre. Hiervon kann man sich bei Punktionen des meteoristischen Peritonitisdarmes leicht überzeugen. Während bei Fortbestehen von Motilität und Tonus die Gase ebenso wie beim mechanischen Verschluß nach der Punktion unter starkem Druck entweichen, ist oft bei gleich stark geblähtem Peritonitisdarm die Vis a tergo eine sehr schwache und auch schon bei der Palpation solcher Schlingen die Resistenz eine weit geringere. Daß in diesem Stadium die motorischen Apparate des Darmes insuffizient sind, lehrt auch die Beobachtung, daß nach Enterostomie im Spätstadium, im Gegensatz zu früheren Stadien, eine geordnete Peristaltik und die Beseitigung des Meteorismus durch Entleerung aus der Fistel oft durch keinerlei Mittel mehr zu erreichen ist. In diesem Stadium sind neben dem Splanchnicus zweifellos auch die lokalen motorischen Apparate ebenso wie die peripheren Vasomotoren total gelähmt. Durch das mannigfache Ineinanderarbeiten toxischer und mechanischer Momente kann so ein unentwirrbarer Zirkulus entstehen. Enderlen und Hotz fanden, daß in diesem Endstadium der Peritonitis die Darmresorption im allgemeinen sehr stark herabgesetzt ist. Sie kann nach ihnen sogar aufgehoben und durch eine Mehrausscheidung ersetzt werden. Mit dieser Mehrausscheidung (paralytische Sekretion) haben wir bei der Peritonitis, ebenso wie beim mechanischen Verschluß, wenn auch häufig in mäßigerem Grade, zu rechnen. Die erwähnten Autoren sind der Ansicht, daß die Peritonitis als lokale Entzündung der äußeren Darmwandung die Resorption wenig beeinflußt. Sie glauben, „daß vielmehr die toxische oder bakterielle Allgemeininfektion vielleicht auf dem Wege dieser Vasomotorenstörung die Darmtätigkeit beeinträchtigt, denn die Aufhebung der Resorption und die Mehrausscheidung sind gerade auch an solchen Darmpartien zu beobachten, die kaum irgendwelche Entzündungserscheinungen erkennen lassen".

Die gleiche Wirkung wie die bakterielle Noxe haben auf die nervösen Apparate des Magens und Darmes chemische (fermentative) und mechanische Reize, die die Serosa des Darmes oder des Peritoneum parietale treffen. Hier sind Organperforationen (Magen- und Darm-, Gallenblasen- und Harnblasenperforation), Pankreatitiden, weiter vor allem intraabdominelle Hämorrhagien zu nennen. Sie können auch wieder direkt oder reflektorisch die Darmtätigkeit in ungünstigem Sinne beeinflussen. Die Vorgänge bei den schweren Formen unterscheiden sich, vor allem wegen des frühzeitigen Hinzutretens des bakteriellen, bzw. toxischen Momentes, nicht von den bei der Peritonitis besprochenen.

Je geringer und flüchtiger die Reizwirkung in dieser Gruppe, z. B. bei Blutungen oder leichten Peritonitiden, ist, um so weniger schwer sind die Folgen. In den leichteren Fällen beschränkt sich nämlich die Wirkung auf eine initale Hemmung (bzw. Splanchnicuserregung) und auf eine spätere Atonie (Splanchnicusermüdung) mit leichtem Meteorismus, während der Vasomotorenmechanismus gar nicht oder nur wenig gestört wird. Sehr ähnlich und auf die gleichen Momente zurückzuführen sind die Hemmungen der Magen- und Darmtätigkeit und die Atonien nach Laparotomien und Bauchkontusionen. Wie Seidel und ich in einer experimentellen Untersuchung für die Magenatonie und Mageninsuffizienz nachweisen konnten, ist die reflektorische Alteration der Innervation der Magen- und Darmmuskulatur meist an Bedeutung der direkten Schädigung der autonomen Nervenapparate oder gar der Muskelzellen sehr weit überlegen, wenn auch manchmal eine direkte Schädigung der Magen- oder Darmwand nicht abzulehnen ist. Im Vordergrund steht sicherlich die Weiterleitung der hemmenden Impulse vom Peritoneum parietale aus. Nur durch reflektorische, gleichwertige Impulse und Wirkungen auf den Splanchnicus sind die Magen- und Darmstörungen (Atonie und Stuhlverhaltung) bei retroperitonealen Eingriffen, bei Blutungen, nach Testisquetschung, bei Epididymitis, nach Läsion des N. femoralis (Tierversuch), bei Gallenstein- und Nierensteinkolik, bei Reizzuständen des parietalen Peritoneum, bei chronischer Eierstocksentzündung usw. zu erklären. Nothnagel wies darauf hin, daß entzündete Hydrocelen, Kontusionen des Hodens, operative Maßnahmen an Hämorrhoidalknoten usw. das Bild des akuten Darmverschlusses bedingen können. Durch Opiate ist diese hemmende Wirkung des Splanchnicus am ehesten zu heben. Bei den erwähnten Krankheitsprozessen sind infolge starker Reizung auch spastische Kontraktionen umschriebener Darmschlingen, wie ich mich z. B. nach Hufschlag gegen das Abdomen überzeugen konnte, möglich, aber wohl ziemlich selten. Die Voraussetzung hierfür ist, abgesehen von einer direkten starken Erregung einer umschriebenen Darmstrecke, die gleichzeitige reflektorische Alteration der zentralen regulierenden Apparate. So finden wir sie besonders häufig bei manchen intraintestinalen Reizen (Würmer, Fremdkörper, Gallensteine, stark reizende Ingesta bei Säuglingen usw.), vor allem bei empfindlichem oder schon pathologisch verändertem Nervensystem.

In dieser Richtung steht an Bedeutung die oft über den ganzen Dünndarm verbreitete Darmhemmung oder die toxische Darmkontraktion (Darmspasmus — bei der Bleikolik obenan. Sie findet in einer starken Erregbarkeit und Erregung der Nervenapparate ihre Erklärung. Wie weit dabei die autonomen Apparate der Darmwand in Frage kommen, muß offen bleiben. Talma nahm als Voraussetzung einen starken Erregungszustand im Bereich des Ganglion coeliacum an, Nothnagel hielt aber außerdem die gleichzeitige, starke, direkte Erregung der hemmenden Fasern des Splanchnicus durch den Darmtetanus für bedeutsam.

Auf eine toxische Schädigung der Magen-Darminnervation, vor allem auf eine Schwächung des zentralen Tonus und des Reflexmechanismus (insbesondere auch der Brechreflexe), weniger wohl auf eine periphere Wirkung der Gifte, ist die Magen-Darmatonie und der Meteorismus nach Chloroform- und Äthernarkose und bei einer Reihe von Infektionskrankheiten (Pneumonie, Typhus, Sepsis, Pleuritis usw.) und wohl auch bei Diabetes, Nephritis und Urämie, zurückzuführen. Seidel und ich konnten weiter feststellen, daß Cocain, bei lokaler Cocainisierung der Vagi wie bei subcutaner Injektion, eine ähnliche Wirkung auf den Reflexmechanismus des Magens hatte, eine Beobachtung, die der Angabe von Kast und Meltzer durchaus entspricht, daß die Lokalanästhesie die Schmerzreflexe vom Peritoneum und Darm hemmt.

Durch eine Reizwirkung auf die zentralen Apparate der Darminnervation sind die spastischen Kontraktionen des Darmes bei der Meningitis und anderen Gehirnkrankheiten bedingt, ebenso wohl die von mir und anderen erwähnten spastischen Kontraktionszustände bei Rückenmarkserkrankungen (z. B. auch bei Tabes) und nach Rückenmarksläsionen. Auch die Atonien und Lähmungen im Bereich des Magens und Darmes und der manchmal sehr hochgradige Meteorismus nach Querschnittszerstörung des Rückenmarkes dürften häufig in erster Linie durch eine zentrale Störung der Innervation zu erklären sein. Erwähnt sei noch, daß Emminghaus bei einem Falle von Darmstörungen (3 wöchige Obstipation und nachfolgende Diarrhöen) den rechten N. splanchnicus in eine Pleuraschwarte eingelagert und schwer verändert fand. Daß Krankheitsprozesse der Splanchnici und N. pelvici (bei retroperitonealer Carcinose) und der großen prävertebralen Ganglien so selten Störungen der Darmfunktion herbeiführen, dürfte L. R. Müller mit Recht auf die ganz allmähliche Ausschaltung dieser Nerven bei solchen Prozessen zurückführen.

Schließlich sind die zum großen Teil auf Hemmungen beruhenden spastischen Zustände, die spastische Obstipation, ebenso wie die Atonie und der Meteorismus, bei manchen Neuropathen, Geisteskranken, Hysterischen — wenn wir von einem künstlichen Luftschlucken absehen —, nur durch Störung der zentralen Einflüsse und des Reflexmechanismus des Darmes, eventuell in Verbindung mit einer Über- oder Unterempfindlichkeit der autonomen Apparate und einer dadurch bedingten Parese der Muskulatur (Nothnagel) zu erklären. Für die Kotretention, den Meteorismus sowie den unwillkürlichen Kotabgang bei Gehirnkrankheiten mit Bewußtseinstrübung und bei Querschnittserkrankungen des Rückenmarks sind vor allem das Versagen der Bauchpresse und Störungen der Sensibilität und der Entleerungsreflexe verantwortlich zu machen. Die habituelle Obstipation kann manchmal auf Atonie und Atrophie der Muskulatur beruhen. Festzuhalten ist, daß die Stuhlverhaltung (Obstipation) in der großen Mehrzahl der Fälle auf Störungen der Dickdarmfunktion zurückzuführen ist. Hier spielt nach L. R. Müller die zu lange dauernde Antiperistaltik und die dadurch zu weit getriebene Eindickung der Ingesta im proximalen Dickdarmabschnitt neben der „Reflextaubheit" des Rectum die größte Rolle.

Das Gegenstück zu dem durch Reflextaubheit bedingten Krankheitsbild bildet nach L. R. Müller der Tenesmus, d. h. der infolge Reizzustandes der Darmschleimhaut gehäufte und schmerzhafte Ablauf der Entleerungsreflexe.

Schließlich sei darauf hingewiesen, daß die Unterbrechung der Zirkulation (z. B. infolge Thrombose der Mesenterial- und Darmgefäße oder Abreißung des Mesenterium mit nachfolgender Gangrän) ebenfalls ein unüberwindliches Hindernis für den Kotstrom abgibt und daß daraus die gleichen Störungen oberhalb entstehen können, wie bei einer mechanischen Unterbrechung. Schon Leichtenstern wies nach Nothnagel darauf hin, daß auch bei manchen akuten inneren Einklemmungen und Achsendrehungen „das dynamische Moment der Erlahmung der Triebkraft eine wesentliche Rolle spielt, bald in der Weise, daß der noch unvollständige mechanische Verschluß am Einklemmungsorte erst durch die Paralyse der eingeklemmten und in ihrer Zirkulation schwer geschädigten Darmschlinge bis zum definitiven Stillstand des Kotlaufes gesteigert wird, bald in der Weise, daß die Darminsuffizienz als erster Vorgang die Strangulation nach sich zieht", wie es bei der Achsendrehung des S romanum geschehen könne.

Erwähnt sei schließlich noch eine besondere mechanische Wirkung des Meteorismus, die sogenannte Gassperre, auf die ebenfalls Leichtenstern hinwies. Er äußerte sich dahin, daß bei intensivem Gasmeteorismus die gasgefüllten Schlingen gegen die vordere Bauchwand sich erheben und besonders dann, wenn der Darm paralysiert ist, in dieser Lage fixiert bleiben und dadurch ebenfalls die Passage verhindern können. Es ist leicht verständlich, daß durch Zusammentreten mechanischer, toxischer und rein funktioneller Momente eine ganz unübersehbare Zahl von Variationen sich ergibt. Sie wirken aber alle letzten Endes auf eine Erschwerung der Darmpassage hin.

IV. Wirkungen des Verschlusses auf den Gesamtorganismus und das Gehirn.

Die schwere lokale, abdominelle Reaktion auf den verschließenden oder sonstwie die Passage störenden Insult und weiter die daraus resultierenden Störungen der Darmfunktion und der abdominellen Zirkulation können im Verein mit zentripetalen nervösen Reizen eine hochgradige schädigende Fern- und Allgemeinwirkung ausüben. Alle diese Momente wirken in erster Linie im Sinne einer schweren Alteration der Zirkulationsverhältnisse des Gesamtorganismus; sie führen infolge des gesteigerten Affluxes bei gleichzeitiger Stase im Abdomen zu einer Veränderung des Blutumlaufes des übrigen Körpers und infolge der Säfte- und Flüssigkeitabgaben an den Darm zu einer Verminderung der Gesamtblutmenge. Möglicherweise tritt auch eine Veränderung der Blutbeschaffenheit ein (s. S. 67). Weiter aber wirken all diese Bedingungen durch Ermüdung und Anämisierung des Gehirns auf ein Versagen der vasoregulatorischen zentralen Apparate hin.

Ich habe mich bemüht, durch ausgedehnte experimentelle Untersuchungen und durch zahlreiche Untersuchungen der Kreislaufverhältnisse bei kranken Menschen die nötigen Unterlagen für das Verständnis dieser schwierigen Fragen zu gewinnen.

Beim Kaninchen, Hund, Affen und bei der Katze konnten Boruttau und ich in den ersten 10—12 Stunden nach einer Abschnürung — abgesehen von einer vorübergehenden Blutdrucksteigerung — nur ein geringfügiges, allmähliches Sinken des Blutdruckes bei normaler Amplitude kurvenmäßig feststellen. Es fehlte insbesondere jede Veränderung der Pulsform, jede Arrythmie oder sonstige Störung von seiten des Herzens, ebenso jede Beschleunigung oder Verlangsamung des Atmungsrhythmus und jede Veränderung des Typus der Atembewegungen. Im weiteren Verlauf erfolgte dann ein immer tieferes Absinken des Blutdruckes bei durchaus regelmäßiger Herztätigkeit und normalem Atemtypus. Dieser zeigte erst in den letzten Stunden vor dem Tode Abflachung und zuletzt Frequenzabnahme mit Auftreten immer länger werdender Pausen, an die endlich der terminale Typus sich anschloß (Abb. 8). Nichts von Krämpfen, von Herzarrhythmie oder sonstigen stürmischen, auf Giftwirkung hindeutenden Anzeichen, vielmehr ein allmähliches Erlöschen. In der menschlichen Pathologie zeigen die Blutdruckverhältnisse bei Darmverschluß ungefähr das gleiche Bild, solange primäre Reiz- und Schockerscheinungen fehlen. Im Anfang geht der Blutdruck, infolge der lebhafteren Sensibilität des Menschen, häufig erheblich in die Höhe. Bald aber zeigen bei solchen Fällen Puls, Atmung und Blutdruck längere Zeit keinen erheblichen Unterschied gegen die Norm. Der Organismus vermag sich eben bei Tier und Mensch in bewunderungswürdiger Weise auf diese Zirkulationsstörung einzustellen und sich ihr anzupassen. Allmählich aber sinkt der Blutdruck mehr und mehr unter die Norm, die Amplitude wird klein, schließlich unhörbar; der Puls wird leer, fadenförmig, seine Frequenz steigt.

Ganz das gleiche Bild bieten Kurven von Tieren mit langsamer Verblutung (Abb. 9). Ich glaube, daß wir aus dieser Analogie mit Recht auf die große Bedeutung der Gefahr der oben geschilderten Entziehung von Blut

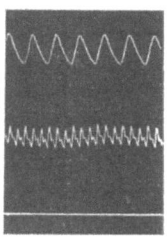 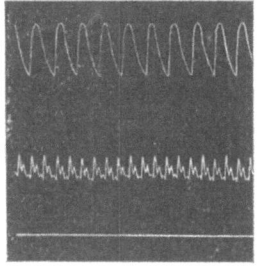 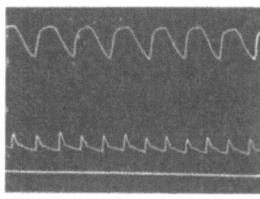

a. Normal.   b. 11¹/₂ Std. post strangulationem.   c. 20 Min. ante mortem.

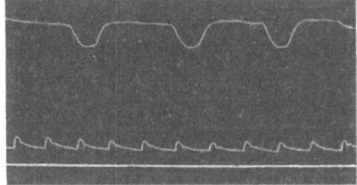

d. Unmittelbar ante mortem.

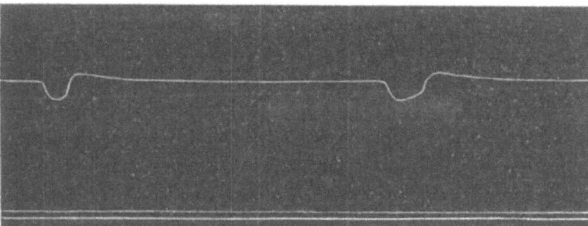

e. Exitus.

Abb. 8. Blutdruck und Atmung eines Kaninchens bei Dünndarmstrangulation.

und Säften aus der allgemeinen Zirkulation und den Körpergeweben geschlossen haben, vor allem auch, weil wir nachweisen konnten, daß Tiere nach Injektion putrider Stoffe und bei Peritonitis oder Sepsis ganz andere Kurven zeigen (s. Abb. 10). Wir kamen deshalb zu der Ansicht, daß ein so hochgradiger Blut- und Säfteverlust zusammen mit der durch die abdominelle Stase bedingten Erschwerung des Blutumlaufes, wie wir ihn vielfach in der menschlichen Pathologie ebenso wie bei Kaninchen sehen, für sich allein genügen kann, um eine Anämisierung und Erschöpfung der lebenswichtigen Zentren herbeizuführen.

Die gleichen Kurven, nur auf einen längeren Zeitraum verteilt, zeigen aber in der menschlichen Pathologie neben Verblutungsfällen auch chronische Kranke, speziell an verzehrenden Krankheiten (Karzinom usw.) leidende, langsam absterbende Menschen, so daß ich neben der langsamen Verblutung auch diesen Erschöpfungstypus in Parallele mit den Verschlußbildern setzen möchte. Dieser Typus erleichtert das Verständnis für die Fälle aus

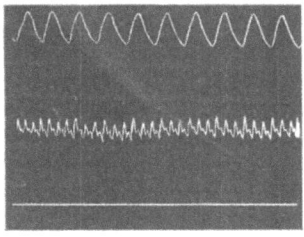

a. Normal.

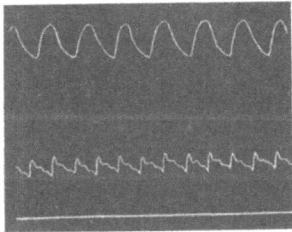

b. Nach Verlust von 22 ccm Blut.

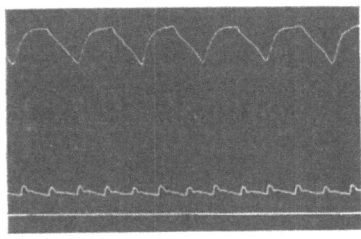

c. Nach Verlust von weiteren 15 ccm Blut.

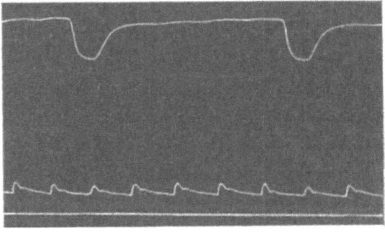

d. 20 Minuten nach Verlust von noch 2, also im Ganzen 39 ccm Blut.

e. Unmittelbar ante mortem, 1 Std. 40 Min. nach Beginn der Blutentziehung.

Abb. 9. Blutdruck und Atmung eines Kaninchens bei langsamer Verblutung.

der menschlichen Pathologie (manche Abschnürungen, subakute Verschlüsse) und aus dem experimentellen Darmverschluß, in denen der Säfteverlust keine großen Dimensionen annimmt und die abdominelle Stase nicht allein zur Erklärung genügt.

Mit diesen Beobachtungen stimmen die Versuchsergebnisse Hartwells und Hognets überein. Sie beobachteten, daß Hunde mit Verschluß des unteren Duodenum nach 3 bis 10 Tagen zugrunde gingen, nachdem sie in dieser Zeit große Flüssigkeitsmassen erbrochen hatten. Der Urin zeigte

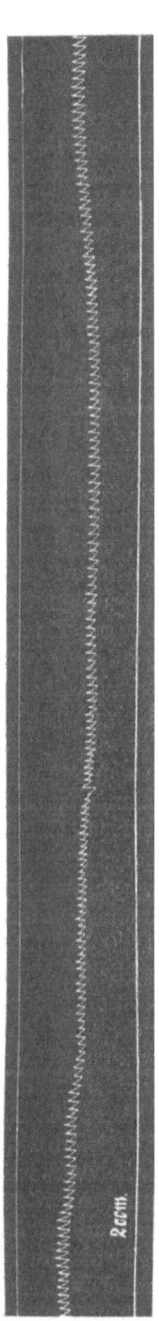
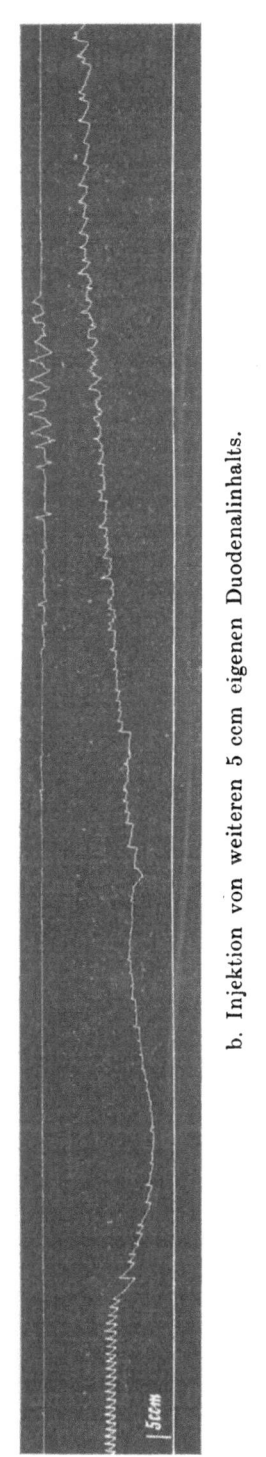
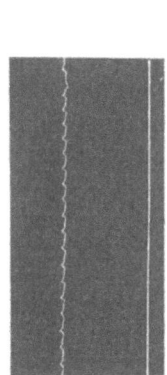
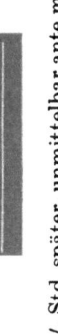

a. Injektion von 2 ccm eigenen Duodenalinhalts.

b. Injektion von weiteren 5 ccm eigenen Duodenalinhalts.

c. Fortsetzung von b.

d. 10 Min. nach c.

e. ¹/₂ Std. später, unmittelbar ante mortem.

Abb. 10. Blutdruck eines Kaninchens bei Injektion von eigenem Duodenalinhalt.
(Atmung nicht aufgezeichnet, doch zeichnete die Schreibkapsel die allgemeinen Krämpfe auf.)

große Abweichungen vom Urin von Hungertieren. Wurde solchen Tieren
aber täglich subkutan Kochsalzlösung in großen Mengen infundiert, so
verhielten sie sich genau wie Hunde, die man verhungern ließ. Sie
konnten bis zu 3 Wochen — wahrscheinlich noch länger, in leidlichem Zustand
erhalten werden.

Bei einer Reihe von Tierversuchen, besonders am Hund, und bei
manchen Erkrankungen des Menschen, kommen die erwähnten Folgen des
Okklusionsreizes nicht zur Entfaltung oder klingen sehr rasch wieder ab,
so daß ein leidlicher Gleichgewichtszustand hergestellt wird. Zum Beispiel kann beim Hunde, wie schon Kirstein zeigte, sich ein subakuter
oder chronischer Zustand, den das Tier längere Zeit ertragen kann, entwickeln, ja schließlich nach Durchschneidung der Ligatur eine spontane
Wiederherstellung der Passage erfolgen. Das gleiche können wir bei Menschen
mit tiefen Dünndarm- und Dickdarmverschlüssen beobachten, die schließlich
nur an einer chronischen Kräfteverzehrung (Unterernährung, Erschöpfung,
vielleicht auch an einer Vergiftung vom Darm aus) oder an einer interkurrenten Infektion zugrunde gehen.

Es gibt aber in der menschlichen Pathologie eine große Zahl
von Fällen und ebenso bei experimentellem Darmverschluß manche
Beispiele (z. B. rapide verlaufende Fälle von Strangulation bei Hund und
Katze), wo wir mit der Annahme einer einfachen, allmählichen
Entblutung oder Erschöpfung der Gehirnzentren im eben erwähnten Sinne nicht auskommen, wo wir eine reflektorische Alteration
der zentralen vasoregulatorischen Apparate mit in Rechnung
setzen müssen. In solchen Fällen vereinigt sich dann in unheil-
vollster Weise die Wirkung der eben besprochenen abdominellen Störungen
mit der Wirkung der schweren, direkten zentripetalen Reize, speziell mit
der Schockwirkung auf das Gehirn. Das sind in der menschlichen Pathologie die mit heftigen Schmerzen und Schockerscheinungen einsetzenden Formen, vor allem akute Abschnürungen, schwere Invaginationen und Dünndarmvolvuli. Hier setzen unmittelbar nach dem Okklusionsinsult die
schweren Erscheinungen ein, die nur verständlich sind bei Annahme einer
Reflexwirkung auf das Gehirn von den stark erregten zentripetalen
Darm- und Peritonealnerven aus (S. 14 u. f.). Der maximale Blutdruck ist
meist wenig herabgesetzt, normal oder sogar gesteigert (100 bis 130); die
Amplitude ist aber infolge der schweren, durch Schock und Schmerzwirkung
bedingten Alteration der zentralen Vasoregulatoren, insbesondere des Blut-
druck- und Vaguszentrums, meist sehr klein (10 bis 20); der Puls ist klein,
irregulär, das Gefäßrohr kontrahiert, die Frequenz meist herabgesetzt (bis 40),
manchmal allerdings beschleunigt. Mit Nachlassen des Okklusionsschoks und
der Schmerzen, insbesondere auch nach Beruhigung durch Narkotica, können
diese Erscheinungen abklingen und wieder ein leidlicher Ausgleich des Blutumlaufes an die Stelle treten. In anderen Fällen gehen aber die Schockwirkungen
direkt in den oben erwähnten Typus über, vor allem, wenn der Säfteverlust
und die Stase rasch hohe Grade erreicht oder sonstige Schädlichkeiten (cf. unten)
hinzutreten. Die reflektorische Alteration der Zentren ist besonders deshalb
so bedenklich, weil die primäre Überreizung von einer raschen Ermüdung
und Erschöpfung und damit von einer länger dauernden Labilität und einem
Versagen derselben gefolgt ist. Es hat dann die reflektorische Schädigung der Zentren schließlich denselben Effekt wie die direkte
Anämisierung; sie kann damit unmittelbar zum Zusammenbruch

des Organismus beitragen, in selteneren Fällen ihn auch — wie
Nothnagel wollte (Reflextheorie), — in erster Linie verschulden. Ich
komme also infolge meiner neueren Beobachtungen und Erwägungen in höherem Maße wie früher zu einer Anerkennung der
Bedeutung reflektorischer Schädigungen der zentralen Apparate
beim akuten Darmverschlusse des Menschen.

Daß man beim mechanischen Verschluß nicht von einer primären Lähmung, sondern nur von einer weitgehenden Hemmung der Zentren oder
der peripheren Vasomotoren reden darf, zeigten Boruttau und ich dadurch,
daß bei elektrischer Reizung der Nasenschleimhaut nach Ludwig oder
durch Einatmen von Chloroform in jedem Stadium des Verschlusses eine
reflektorische Blutdrucksteigerung mit entsprechender Pulsverlangsamung auszulösen war; diese Wirkung war bis kurz vor Eintritt des Todes, zuletzt
allerdings in abgeschwächter Form, aber immer noch deutlich, zu konstatieren. Beim menschlichen Darmverschluß sehen wir dementsprechend erst
gegen das Ende zu ein Nachlassen der Reflexerregbarkeit. Mensch und Tier
zeigen aber auch noch im Endstadium die typische Reaktion auf Adrenalininjektion, also eine normale Erregbarkeit der peripheren und insbesondere
der abdominellen Vasomotoren.

Mensch und Tier zeigen übereinstimmend eine nur durch die schwere
Schädigung der zentralen Apparate erklärliche, außerordentliche Empfind-
lichkeit gegen jeden Eingriff in diesem Endstadium. Beginn der Narkose,
Einführung des Magenschlauches, Aufschnallen auf das Brett, kleiner
Schmerz des Tieres, die Incision usw. können das Erlöschen der zentralen
Funktionen beschleunigen, die bis dahin durch die eben noch ausreichenden
Regulierungsmechanismen, sowie durch die Tätigkeit des Gefäßzentrums
und der peripheren sympathischen Ganglien aufrecht erhalten wurden.
Die plötzliche Inanspruchnahme und die dabei eintretende Hyperämie
des abführenden Darmteiles nach operativer Lösung eines Verschlusses
dürften ebenfalls bei empfindlichem Zirkulationssystem im gleichen Sinne
wirken.

Reichel — und nach ihm eine Reihe anderer Autoren — schrieb neben
der Darmquetschung der peritonealen Infektion den Hauptanteil an den
stürmischen Symptomen des Früh- und Spätstadiums zu, vor allem auch an
den schweren Störungen des Allgemeinbefindens und der Herztätigkeit. Für
alle Fälle und Formen des mechanischen Darmverschlusses ist aber, solange
entzündliche Veränderungen der Darmwand und des Peritoneum viscerale
und parietale fehlen, auf Grund der erwähnten Untersuchungen Buchbinders
und anderer (S. 46f.) diese Auffassung abzulehnen.

Eine solche Schädigung der Darmwand kommt im Experiment wie
in der menschlichen Pathologie nur in einem kleinen Bruchteil der Fälle
von einfacher Okklusion vor und bei Strangulationen auch erst dann zustande,
wenn schon längst die erwähnten charakteristischen Allgemeinerscheinungen
eingesetzt haben. Auch Kader hat bereits betont, daß der Tod — außer
beim Hund — im Experiment meist schon eintritt, wenn die Gangrän der
Darmschlinge sich erst zu entwickeln beginnt. Sowohl bei Borszeky und
Genersich wie bei Albeck blieb es zweifelhaft, ob die auf dem Peritoneum
gefundenen Bakterien aus dem Darminnern durchgewandert oder von außen
in die Bauchhöhle gelangt waren. Weiter konnten v. Khautz und andere
Autoren im Gegensatz zu den erwähnten ungarischen Autoren keine Bakterien
im Blute nachweisen.

Ganz anders ist es, sobald schwerere Ernährungsstörungen, entzünd-liche Vorgänge im Darm oder gar Gangrän einer Schlinge und Peritonitis eintreten. Dann kommt natürlich ebenso wie bei der Peritonitis eine Ge-fährdung der Zentren durch Bakterien und Toxine in Betracht; es ist ohne weiteres verständlich, daß bei der Labilität der Zentren schon eine leichte, sonst vom Menschen glatt vertragene Giftmenge zum Tode ge-nügt. Die reine Peritonitis und Sepsis gibt aber, wie Boruttau und ich zeigen konnten, im Experiment ganz andere Kurven wie beim Darmverschluß. Der Blutdruck bleibt lange hoch, zum Schlusse ist Neigung zum plötzlichen Abfall vorhanden, zugleich mit Arrhythmie des Herzens und Pulsbeschleu-nigung.

In Fällen von hochgradigem Magen- oder Darmmeteorismus kann die Zwerchfellhochtreibung und der gewaltig gesteigerte intraabdominelle Druck die gefährliche Stase im Bauch infolge mangelhafter Absaugung des Blutes aus dem Abdomen in die Lungen und in das Herz, ferner die arterielle Blutzufuhr zum Darm und zu der unteren Körperhälfte sehr wesentlich beeinträchtigen und dadurch den Tod des schwer geschädigten Organismus an Herzlähmung herbeiführen.

Erwähnt sei schließlich, daß häufig Patienten mit Darmverschluß an interkurrenten, lobulären (Aspirations-) und lobären Pneumonien zugrunde gehen, eine Komplikation, die bei den schwer geschädigten Kranken ohne weiteres verständlich ist.

Falls das Herz vor dem Verschluß über normale Widerstandskraft und Leistungsfähigkeit verfügte, arbeitet es bis zum Schlusse verzweifelt weiter. Es besteht oft zwischen der intensiven Herzaktion und dem leeren Pulse ein schroffer Kontrast. Von irgendwelcher toxischen Schädigung und einem dadurch bedingten vorzeitigen Erlahmen des Herzens kann in der mensch-lichen Pathologie nach meinen Erfahrungen meist keine Rede sein. Bei der Peritonitis ist neben der zentralen toxischen Schädigung der Zentren eine Vergiftung des Herzmuskels anzunehmen.

Bei länger dauerndem Darmverschluß des Menschen haben wir häufig mit einer akzidentellen Infektion und einer infektiösen Lähmung der Zentren, also mit einem toxisch, bzw. bakteriell bedingten Tode, damit aber nur mit einer Komplikation, nicht mit einem „Ileustode" im strengen Sinne zu rechnen.

V. Die Frage der Autointoxikation.

Die Frage nach der Bedeutung der Resorption schädlicher, bzw. gifti-ger Stoffe irgendwelcher Art aus dem zersetzten Darminhalt, habe ich im Interesse der einheitlichen Behandlung dieser Frage bisher zurückgestellt, denn es ist nötig auf diese viel umstrittene Frage im Zusammenhang ein-zugehen. Bouchard, Albu und andere Internisten, mit ihnen eine große Zahl von Chirurgen, halten sie für das Wesentliche bei der Erklärung des Todes von Darmverschlußkranken. Uns drängte sich immer wieder die Überzeugung auf, daß in den meisten Fällen von „Ileustod" von Auto-intoxikation in dem üblichen Sinne nicht geredet werden darf, daß aber in dem übrig bleibenden Rest der Fälle andere Faktoren mit dem gleichen Rechte zur Erklärung herangezogen werden können. Im Gegensatz zu den triftigen Gründen, auf die ich mich im vorangehenden bei der Deutung der Allgemeinerscheinungen des Darmverschlusses stützte, sind die für die

Autointoxikation vom Darme bisher angeführten klinischen und experimentellen Befunde nicht hinreichend beweiskräftig. Es sei aber betont, daß trotz dieses abweichenden Standpunktes eine Giftwirkung vom Darme aus auf die Zentren genau so gut wie eine bakterielltoxische bzw. wie eine reflektorische oder zirkulatorische Schädigung der Zentren denkbar ist. Es muß aber festgehalten werden, daß es sich bis jetzt bei der Autointoxikationstheorie um eine Hypothese handelt.

Bei der großen Bedeutung, die der Autointoxikation vom Darm aus von Internen wie Chirurgen beigelegt wurde, sei aber trotz dieser ablehnenden Stellung eine kurze Übersicht über die Gründe und Gegengründe gegeben. Besonders durch die Arbeiten von Kukula (1901) und von Clairmont und Ranzi (1904) wurde der Versuch gemacht, der Lehre vom „Ileusgift" experimentelle Stützen zu schaffen. Die erwähnten Autoren zogen ebenso wie Albeck ihre Schlüsse aus Vergiftungserscheinungen, die sie nach Injektionen von aufgestautem Darminhalt bei normalen Tieren erzielten. Sie nahmen an, daß der gestaute Darminhalt giftig sei, daß er giftiger wirke wie normaler Inhalt; sie bemühten sich schließlich, die Art der giftigen Bestandteile zu ermitteln. Während Kukula hierbei in erster Linie an giftige chemische Spaltungsprodukte, die bei der Zersetzung des Darminhalts entstünden, zunächst an Gase (Schwefelwasserstoff), dann an andere Körper, z. B. Pentamethylendiamin, dachte, verzichteten Albeck sowie Clairmont und Ranzi darauf, den chemischen Charakter des hypothetischen Ileusgiftes zu definieren. Sie glaubten vielmehr, daß die Quelle dieser Erscheinungen in den Darmbakterien und ihren giftigen Stoffwechselprodukten zu suchen wäre. Albeck schloß aus seinen, übrigens wenig überzeugenden und widersprechenden Resultaten, daß es sich bei den Bakterienstoffwechselprodukten um sog. „putrides Gift" handele, das nicht im zuführenden Darm, sondern in der strangulierten Schlinge entstände. Diese Ansicht ist ohne weiteres abzulehnen. Wir wissen, daß die Fälle, wo Menschen ohne Strangulation und ohne tiefer gehende Darmwandveränderungen an Darmverschluß zugrunde gehen, sehr häufig sind, und daß die schwer geschädigte strangulierte Schlinge, wie wir neben Enderlen und Hotz zeigten, überhaupt nicht mehr resorbiert, während von ihr aus die Infektion des Peritoneum und damit der Tod an Infektion leicht ausgehen kann. Clairmont und Ranzi schließen aus ihren ausgedehnten Versuchen, daß die Giftwirkung des Darminhalts an die Produkte aerob wachsender Bakterien gebunden sei. Anaerob gezüchtete und dann filtrierte Kulturen riefen keine typischen Symptome hervor, wenn auch von 6 Tieren 4 innerhalb von 1 bis 4 Tagen starben. Es stellte sich ferner heraus, daß die Injektion der Filtrate von Kulturen einzelner, aus dem Darme isolierter Bakterienstämme nicht die Erscheinungen hervorrief, wie sie nach Einverleibung von Darminhalt und von Kulturfiltrat aerob gezüchteter Bakterien beobachtet wurden. Sie nahmen eine festere Bindung der Ileusgifte mit dem Zentralnervensystem an, worauf schwere zerebrale Erscheinungen hinweisen sollen. Weder Clairmont und Ranzi selbst, noch wir konnten im Blute von Ileustieren ein ähnlich oder gleich wirkendes Gift feststellen.

Wir konnten ebensowenig wie Roger und Garnier eine größere Giftigkeit des Ileusdarminhalts gegenüber dem normalen Darminhalt nachweisen, ja sogar in einigen Versuchen eine erheblich größere Giftig-

keit des normalen Darminhalts konstatieren. Wir fanden ebenso wie Magnus-
Alsleben und Falloise den Duodenalinhalt giftig, also den Inhalt
eines Darmabschnittes, in dem von Bakterien und Fäulnis gar nicht die
Rede ist. Dies weist darauf hin, daß die auf Fermentwirkung beruhenden
Spaltungsprodukte der Nahrungsstoffe oder die Verdauungsfermente der
Grund für diese Giftigkeit sind; es ist auch darauf hinzuweisen, daß erst
das Zusammenwirken aller drei Verdauungssekrete die Giftwirkung des ein-
gespritzten Darminhalts zustande kommen läßt (s. Abb. 10).

Auch hier klafft wieder eine Lücke zwischen Experiment und klinischer
Erfahrung. Es ist eine allgemein bekannte Tatsache, daß bei Enteritiden
und Koprostasen der zurückgehaltene, bzw. zersetzte Darminhalt Krankheitserscheinungen (Störungen des Allgemeinbefindens, Fieber, bei Kindern auch
Konvulsionen u. a. m.) hervorrufen kann. Sie klingen aber, wenn nicht
schwerere bakterielle Einflüsse wirksam sind, meist rasch wieder ab. Man
führt sie mit Recht zum großen Teil auf die durch den Indikangehalt des
Urins häufig sicher beweisbare Resorption und die krankmachende Wirkung
dem Körper unzuträglicher Stoffe zurück. Der hohe Indikangehalt des Urins
bei mehrere Tage bestehenden, mechanischen Dünndarmverschlüssen beweist,
daß auch hier ganz besonders große Mengen zersetzten Darminhalts trotz der
Resorptionsverlangsamung aufgesaugt werden. Diese Resorption kann aber
für sich allein nicht die ausschlaggebende Bedeutung beim Tode der Verschlußkranken haben, wie die vorerwähnten Autoren angenommen haben,
denn bei tödlichem Zusammenbruch innerhalb der ersten Tage fehlt oft
Indikan im Urin; andrerseits zeigen Kranke mit subakuten und chronischen
Verschlüssen und Stenosen trotz stärksten Indikangehalts des Urins und
trotz hochgradigster Aufstauung zersetzter Massen häufig sehr lange Zeit einen
milden Krankheitsverlauf. Daß die längere Zeit fortbestehende Retention
der normalerweise durch den Darm ausgeschiedenen Auswurfstoffe, speziell
der Verdauungssäfte und der Darmbakterien, und ihre Resorption eine unmittelbare Schädigung des Organismus bedingen, seine Widerstandskraft bei
der gleichzeitig bestehenden Labilität der Zentren und des Herzens mehr
und mehr erschüttern und zum tödlichen Zusammenbruch mit beitragen
können, wollen wir nicht bestreiten. Auch die rasche Erholung der Kranken
nach Abgang der zersetzten Massen durch den Mastdarm oder nach ihrer
Ableitung durch Enterostomie ist zum großen Teil sicherlich die Folge der
schnellen Beseitigung des aufgestauten Inhalts. Die Tatsache, daß die
schweren Krankheitserscheinungen häufig nach operativer Beseitigung des
Hindernisses und nach Ausführung der Enteroanastomose abklingen, ohne daß
der aufgestaute Inhalt des Darmes durch eine Fistel unmittelbar aus dem
Körper abgeleitet wird und ehe der erste Stuhlgang auf natürlichem Wege
erfolgt ist, spricht dafür, daß anderen Faktoren eine wichtigere Bedeutung wie
der Vergiftung des Körpers durch die Resorption zersetzter Inhaltsmassen
zukommt. Die Resorption können wir daher auch nach unseren klinischen
Erfahrungen nur als mitschädigendes Moment neben diesen bewerten.

In tieferen Darmabschnitten soll nach Falloise wegen der stärkeren
Darmfäulnis die Giftigkeit abnehmen. Dementsprechend zeigte sich in Versuchen von Clairmont und Ranzi bei längerem Stehenbleiben der Bak-
terienlösungen eine Abschwächung oder ein Verlust ihrer Wirkung. Boruttau
und ich konnten ebenso wie Falloise feststellen, daß Ileusdarminhalt sicher
nicht giftiger ist als normaler Darminhalt, daß er aber nach längerer Aufstauung oder nach längerer Aufbewahrung (und dabei stattfindender, weiterer

Zersetzung) sogar ungiftiger werden kann wie dieser, und daß die Giftigkeit des Inhalts tiefer Ileusschlingen geringer ist wie die höherer Schlingen.

Bei unseren Injektionsversuchen wirkte Duodenalinhalt offenbar als „Krampfgift", das das Atemzentrum in der Medulla oblongata reizt, während gleichzeitig zunächst eine periphere depressive Gefäßwirkung statt-findet, die aber bald infolge Übergreifens der Krampfwirkung auf das Kopf-mark eine starke Blutdrucksteigerung nach sich zieht (vgl. Abb. 10). Im einzelnen sei auf unsere frühere, ausführliche Arbeit verwiesen.

Dem Einwand, daß bei Darmverschluß die Gifte allmählich resorbiert werden und schließlich auf kumulativem Wege ohne eigentliche Krampf-wirkung tödlich wirken, begegneten wir mit einem Versuch, in dem wir mehr als das Doppelte der bei einmaliger Injektion rasch tödlichen Dosis inner-halb von 12 Stunden verteilt injizierten. Blutdrucksenkung und Atmungs-beschleunigung blieben vollkommen aus; der Tod trat erst 28 Stunden nach Beginn der Einspritzungen ein. Versuche mit Darminhalt von Ileustieren unterschieden sich von diesen Versuchen qualitativ gar nicht, quantitativ nur durch die Notwendigkeit größerer Mengen zur Erzielung der tödlichen Wirkung. Alle unsere mannigfach variierten Versuche blieben im schroffen Gegensatz zu unseren kurvenmäßig erhobenen Befunden an Tieren mit Darmverschluß. Wir konnten also daraus keine Stütze der Intoxikationstheorie ablei-ten. Weiter konnten wir an Tieren, bei denen wir eine Darmfistel mit einer Okklusion kombiniert hatten, zeigen, daß diese Tiere nach Entleerung gleicher Massen von Verdauungssekreten, wie wir sie sonst im Darm aufgestaut fanden, unter denselben Erscheinungen, wie sonst die Tiere mit Darm-verschluß ohne Fistel, zugrunde gingen, obwohl bei ihnen durch Ableitung des Darminhalts jegliche Stagnation und Resorption unmöglich gemacht war.

Die Resorption tödlicher Giftmengen wird aber weiter sehr in Frage gestellt durch den von uns und weiter von Enderlen und Hotz geführten Nachweis der erheblichen Verlangsamung und Verminderung der Resorption des Ileusdarmes, durch den gleichzeitig die frühere, gegenteilige Ansicht von Clairmont und Ranzi, Falloise u. a., die eine anfängliche Beschleunigung annahmen, widerlegt ist.

Natürlich bilden diese Versuchsreihen keinen Beweis gegen die Möglichkeit der Resorption von aufgestauten Giften im Darm; sie entkräften nur eine der bisherigen Stützen der In-toxikationstheorie.

Eine weitere Ergänzung findet meine Auffassung in den experimentellen und klinischen Erfahrungen bei Darmgegen- und Darmausschaltung.

Nach Prutz und Ellinger nimmt bei der Darmgegenschaltung der Indikangehalt um so mehr zu, je größer die umgeschaltete Darmpartie und damit die Zersetzung und Retention des Inhalts in der Schlinge ist. Sie konnten so eine kolossale Steigerung der Indikanausscheidung — längere Zeit Mengen, wie sie sonst bei Mensch und Tier nicht zu beobachten sind — nachweisen. Wenn auch das Indikan selbst kein giftiger Körper ist, so ist es zweifellos der Indikator für den Grad der Eiweißfäulnis im Dünndarm und für den Grad und die Ausdehnung der Zersetzung des Inhalts überhaupt, damit gleichzeitig auch für die Menge der resorbierten Stoffe. Es liegen zwar keine speziellen Versuche über die Resorptionsverhältnisse umgeschalte-ter Schlingen vor, aber es ist bei ihrer normalen Innervation und Zirku-lation, bzw. der allmählichen Einstellung auf den Zustand anzunehmen, daß die Resorption weniger herabgesetzt ist als beim Ileustier. Trotz der zweifellos großen Menge der im Laufe von Wochen und Monaten resorbierten Zerfallsprodukte der Eiweißkörper und trotz der langdauernden, hochgradigen Indikanausscheidung blieben solche Tiere durchschnittlich wesentlich länger am Leben wie Tiere mit Darmverschluß. Es führen also diese Stoffe durchaus nicht rasch zu Vergiftungserscheinungen, geschweige denn, daß sie tödlich wirken. Es sprechen aber die Erscheinungen, daß Tiere mit chronischer Okklusion (Kirstein), ebenso wie solche mit Darmgegenschaltung und Darmausschaltung allmählich abmagern, verfallen und schließlich verenden, und ähnliche Beobachtungen an Menschen (Treves u. a.), dafür, daß dieser zersetzte Inhalt nicht giftig — wie Prutz und Ellinger für möglich hielten — sondern nur für die Erhaltung des Organismus unbrauchbar ist und daß der Organismus nicht mehr hinreichend zum Aufbau notwendige Stoffe erhält. Es handelt sich also wohl in erster Linie um eine chronische Unterernährung und schließlich um Marasmus infolge der völlig unmöglichen Selbstregulierung des Körperstoffwechsels. Die von Esau auf Grund einer klinischen Beobachtung (vgl. S. 371) und von Tierversuchen (totale Ausschaltung resezierter, blind verschlossener und unter die Haut verlagerter Darmstücke) gegen unsere Ansicht vorgebrachten Argumente können mich nicht zu einer Änderung meiner Auffassung bestimmen. Die in solchen Schlingen aufgestauten, zersetzten Massen lassen sich wohl mit dem gefährlichen Inhalte von strangulierten Schlingen und intraperitonealen, jauchigen Abscessen, nicht aber mit dem Inhalte des zuführenden Darmes beim Darmverschluß vergleichen. Daß ihre Resorption verhängnisvoll für Mensch und Tier werden kann, ist selbstverständlich. Von Esaus Patientin wurde der Zustand jahrelang ertragen; diese Beobachtung ist also eher für meine wie für Esaus Ansicht zu verwerten.

Wenn wir oben sahen, daß der normale Duodenalinhalt die stärkste Giftwirkung von allen verfügbaren Inhaltsarten des Darmes zeigt, seine Giftigkeit aber unter normalen Bedingungen nicht auf den Gesamtorganismus überträgt, vielmehr durch die aktive Leistung der normalen Schleimhaut und der Darmsekrete, weiter in der Leber und nach Combe in den antitoxischen Drüsen (Schilddrüse, Hypophyse und Nebennieren) entgiftet wird, so ist kein Grund einzusehen, warum ähnliche Leistungen der anatomisch meist völlig intakten Darmschleimhaut, der Leber usw. beim Darmverschluß aufgehoben sein sollten. Die gegenteilige Ansicht von Falloise, Combe, Wegele dürfte bis jetzt nicht über den Rahmen der Hypothese hinausgehen. Erwähnt sei, daß nach Wegele die Darmschleimhaut die Darmbakterien unschädlich oder geradezu nutzbar machen soll, dadurch, daß sie die von den Bakterien gebildeten Spaltungsprodukte weiter abbaut und für den Organismus verwertet (Kutscher, Seemann). Nach Krehl weist die Zunahme der gepaarten Schwefelsäuren, sowie Albumen im Urin auf die vermehrte Bildung solcher Stoffe im verschlossenen Darm und auf eine Insuffizienz der entgiftenden Tätigkeit der Leberzellen hin; doch sei seines Wissens Zuverlässiges darüber nicht bekannt.

Die von Roger neuerdings angenommene Vergiftung des Organismus mit den giftigen Fermenten des Duodenalsekrets ist ebenfalls noch unbewiesen.

Roger hat in einer weiteren Arbeit darauf hingewiesen, daß der Tod um so rascher eintritt, je höher das Hindernis liegt. Er lehnt die infektiöse Theorie besonders deshalb ab, weil im Dünndarm und speziell im Duodenum weniger Mikroben vorhanden sind als in den tieferen Teilen; die durch Mikroben bedingten Fermentationsprozesse spielen sich vor allem im Coecum ab. Roger glaubt, daß es sich zwar

um eine Selbstvergiftung handelt, daß der Tod aber nicht in mykotischen Gärungs-
prozessen zu suchen ist, sondern in Stoffen, die der Organismus selbst erzeugt, eine
Auffassung, die auch Guibé teilt. Roger setzt eine solche Darminsuffizienz in Parallele
mit den drüsigen Insuffizienzen, z. B. mit der Insuffizienz der Thyreoidea. Er weist
auf die Auffassung Manrys hin, daß im Jejunum ein Antitoxin produziert wird,
welches das im Duodenum gebildete oder in dasselbe entleerte Gift neutralisiert. Roger
deutet darauf hin, daß nach Manry das Pankreas beim Tode infolge hochsitzenden
Darmverschlusses eine große Rolle spiele, daß nach Manry aber auch die Mitwirkung
von Stoffen, die in der Duodenal- oder Magenschleimhaut gebildet werden, in Betracht
käme. Dies veranlaßt Roger, die Frage nach einem Antidot aufzuwerfen, d. h. nach
einem Körper, der z. B. im Jejunum erzeugt wird, mit dem man die Duodenalgifte
neutralisieren könnte.

Boruttau und ich deuteten darauf hin, daß zur Feststellung und
Präzisierung solcher Vorgänge auch noch andere, subtilere Versuche wie
bisher notwendig seien, daß speziell z. B. auch Untersuchungen über die
Zusammensetzung des Blutes beim Darmverschluß, unter Anwendung sero-
logischer Methoden, angestellt werden müßten. Solche Analysen sind daraufhin neuerdings von Casabona und Bolognesi ausgeführt worden.

Casabona wiederholte mehrere unserer Versuche und dehnte seine Forschungen
auf das Verhalten der Viskosität des Blutes und des Blutserums, ferner auf die Kryo-
skopie, das elektrische Leitungsvermögen und die Proteinsubstanzen des Blutserums der
Tiere mit Darmverschluß aus. Er gelangte zu dem Resultate:
a) Die Darmresorption vermindert sich um so bedeutender, je länger der Verschluß dauert.
b) Die Darmsekretion scheint zuzunehmen; die im Darm oberhalb der verschlossenen Stelle angesammelte Flüssigkeit kann 10 bis 12 Proz. des Gesamtgewichts
der Tiere erreichen.
c) Der Inhalt des geschlossenen Darmes ist nicht giftiger als der des gesunden.
d) Die Viskosität des Blutes und seines Serums, der $\triangle$ des Blutes, nehmen bei
den betreffenden Tieren zu, während das elektrische Leitungsvermögen des Blutes,
wahrscheinlich infolge Abnahme des Gehalts an Salzen, abnimmt.
e) Die Proteinsubstanzen im Serum des Versuchstieres erscheinen in auffallender
Weise verringert.
Die erhaltenen Resultate standen alle in direkter Proportion zu der Verschlußdauer. Sie können für sich allein nach Casabona den Tod nicht erklären. Bei intakt
gebliebenem Darm glaubt aber Casabona den Tod durch Autointoxikation oder Auto-
infektion, ebenso wie ich, ausschließen zu können. Da bis jetzt nicht bestimmt werden
könne, welcher Anteil den Proteinsubstanzen und den im zirkulierenden Blute enthaltenen Salzen zukommt, nimmt Casabona unter Vorbehalt weiterer Untersuchungen
und unter besonderer Berücksichtigung der Symptome von seiten der Atmung, des
Pulses und des Sensoriums an, daß nervöse Reflexwirkungen eine vorwiegende Ursache
des Todes durch Darmverschluß seien.
Bolognesi stellte bei Kaninchen mit Darmverschluß fest, daß das Gesamtblut
eine starke und das Serum eine weniger starke Erhöhung der Viskosität erfährt. Die
Eiweißsubstanzen hingegen erfahren eine beträchtliche Verminderung ihrer Menge. Vermehrung der Viskosität und Verminderung der Eiweißsubstanzen waren um so ausgesprochener, je höher der Darmverschluß saß. Irgendwelche gegen meine Auffassung
sprechende Tatsachen sind aber durch diese Untersuchungen bisher nicht zutage gefördert.
Hoxie fand bei Kranken mit Dickdarmaufstauung aus verschiedenen Ursachen
ein Blutbild, das ihm in mancher Hinsicht charakteristisch erschien. Der Hämoglobingehalt und die Zahl der roten Blutkörperchen waren normal, ebenso die Zahl der
Leukozyten; unter ihnen waren die polymorphkernigen aber gering (etwa 70 Proz.),
die Lymphozyten, unter diesen besonders die zahlreichen großen Formen mit eckigem
Kern und viel ungefärbtem Protoplasma, entsprechend vermehrt. Mastzellen waren
selten, die Blutplättchen vermindert.
Guibé, der unsere Versuche einer kritischen Besprechung unterzogen hat, will
die Intoxikationstheorie nicht vollständig aufgeben, glaubt aber, daß die Darmwand
selbst eine bedeutende aktive Rolle in der Absorption und Transformation des Inhalts
spielt, daß eventuell auch Produkte, die von der Darmwand selbst abgesondert werden,
in Frage kommen können.

Amerikanische Forscher haben sich neuerdings viel mit diesen Fragen beschäftigt.

Ellis glaubt auf Grund von Hundeexperimenten, daß die Todesursache auf einen in den ersten 34 cm des Dünndarms gebildeten, den Eiweißgiften zuzurechnenden Stoff zu beziehen sei. Die Ähnlichkeit des Bildes bei Pankreatitis und bei anaphylaktischem Schock wird auf gleiche oder ähnliche Giftstoffe zurückgeführt. Tiere, denen die Nebennieren entfernt wurden, sollen ein ähnliches Toxin bilden. Das Problem sei noch nicht gelöst. Bacon, Auslow und Eppler sehen als Ursache des Todes eine Toxämie infolge Eiweißabbaues nach schwerem Wasserverlust an.

Nach Cannon bildet sich im zuführenden Darm ein hitzebeständiges, kein Antitoxin bildendes Gift durch Zersetzung von Eiweißkörpern und ihren Spaltprodukten bei Anwesenheit von Bakterien.

Nach Stone gehört das bei Anwesenheit von Bakterien sich bildende Gift der Proteose- oder der Albumingruppe an; die Intoxikation geht parallel dem Versagen der Nierentätigkeit und dem R. N. im Blut einher.

Rabinowitsch glaubt, daß der Harnstoffgehalt des Blutes eine Folge der Resorption von Proteosen ist und daß die Prognose des Verschlusses von dem Harnstoffgehalt im Blut abhängig ist.

Louria fand in 7 Fällen bei akuten Darmverschlüssen den Blutharnstoff vermehrt, zwischen 54 und 110 mg$^0/_0$.

Von neueren Arbeiten seien außerdem noch die von Murphy und Vincent sowie die von Stone, Bernheim, Whipple und Eiberg erwähnt; diese Autoren stehen mehr auf dem Standpunkt der älteren Autointoxikationstheorie, ohne daß ich mich genötigt sähe, daraufhin meine Auffassung zu ändern; weiter nenne ich die Arbeiten von Schnitzler, Mc. Lean, Andries u. a., die unseren Standpunkt mehr oder weniger anerkennen.

Die Giftwirkung des Harnes von Verschlußkranken gegenüber weißen Mäusen ist neuerdings von Flesch-Thebesius zur Stütze der Vergiftungstheorie herangezogen worden. Im Harn Verschlußkranker tritt in vielen Fällen bei der Hellerschen Unterschichtungsprobe mit Salpetersäure außer dem Eiweißring an der Berührungsstelle von Harn und Salpetersäure weiter oberhalb ein zweiter, weißlicher Ring auf, der in seltenen Fällen auch allein vorhanden ist. Seine Reaktion ist nicht spezifisch, sie findet sich auch bei einer ganzen Reihe anderer fieberhafter und nicht fieberhafter Erkrankungen, z. B. bei Empyem, Lungenabszeß, Parametritis, Karzinom u. a., vor allem auch bei stärkeren Hautschädigungen, Frakturen im Bereiche des Oberschenkels, Peritonitiden und Aborten. Die im oberen Ring auftretenden, noch nicht einheitlich festgestellten Körper werden als Globuline, Nucleoalbumine und Albumosen angesehen. Flesch-Thebesius und andere Untersucher vor ihm sehen in dem Auftreten des oberen Ringes ein Zeichen dafür, daß im Körper Giftstoffe in Gestalt von Eiweißabbauprodukten gebildet werden, die die Giftigkeit dieser Urine bedingen. Bei Injektion von 1$^1/_2$ ccm Harn von Verschlußkranken mit positiver Doppelringprobe in die Bauchhöhle von weißen Mäusen, die die gleiche Menge gewöhnlichen Harnes ohne Krankheitserscheinungen vertrugen, beobachtete Flesch-Thebesius in einer großen Zahl der Fälle schwere Vergiftungserscheinungen mit baldigem Tod; er folgerte daraus, daß der „Ileustod" ein durch die im oberen Ring bei der Hellerschen Probe auftretenden Eiweißkörper bedingter Vergiftungstod sei. Im Widerspruch zu dieser Schlußfolgerung stehen aber die Beobachtungen, die Flesch-Thebesius selbst verzeichnet, wo trotz Doppelringes der Tierversuch negativ ausfällt oder wo mit Verschwinden des Doppelringes die Giftigkeit des Urins bestehen bleibt. Die Erklärung, daß es sich in Fällen mit Doppelring und negativem Tierversuch um leichtere Vergiftungen handelt, trifft nicht zu, weil die Ringreaktion, wie wir selbst beispielsweise im Urin von Aborten, Oberschenkelfrakturen u. a. feststellen konnten, oft von gleicher Stärke wie bei den giftigen Verschlußurinen ist, so daß auf das Vorhandensein einer ebenso großen Menge der als giftig angesprochenen Eiweißkörper geschlossen werden kann. Besonders aber zwingt die Beobachtung, daß in manchen Fällen trotz Verschwindens des Doppelringes der Urin weiter giftig wirkt, dazu, die Ursache der Giftigkeit in anderen Stoffen als in den angeschuldigten Eiweißkörpern zu suchen. Da der Urin bei Kranken mit schwerem Verschluß und mit fortgeschrittener Peritonitis sehr konzentriert ist, liegt es nahe, die Giftigkeit dieses Urins auf die hohe Konzentration zurückzuführen; hierdurch wird sowohl das Bestehenbleiben der Giftigkeit des Urins trotz Verschwindens der Eiweißkörper als auch die Ungiftigkeit der weniger hochgestellten Urine mit positiver Ringprobe erklärt. Die Annahme, daß der Harn Verschlußkranker die größere Giftigkeit, im Vergleich zu anderem Harn, seiner hohen Konzentration verdankt, haben wir durch unsere Untersuchungen bestätigt gefunden (Wortmann).

Die stärkste Giftwirkung beobachteten wir nach der Einspritzung eines gewöhnlichen Harnes ohne Doppelring, der durch langsames Verdampfen im Wasserbade auf das spezifische Gewicht 1045 gebracht war, durch den eine schwere weiße Maus von 27 g innerhalb 5 Minuten unter heftigen Krämpfen zugrunde ging. Diese künstlich erzielte Konzentration übersteigt die durchschnittlich vorhandene Konzentration des Urins Verschlußkranker, wobei jedoch festgehalten werden muß, daß die hochgestellten Urine allerschwerster Verschlußfälle häufig nicht zu bestimmen sind, da man nicht die zur Bestimmung des spezifischen Gewichtes notwendige Urinmenge bekommt. Dieser Versuch mit dem eingedampften Urin hebt die Bedeutung der Konzentration für die Giftigkeit deshalb hervor, weil weiße Mäuse von gleichem Gewicht, die mit doppelringhaltigen Urinen schwerer Verschluß- und Peritonitisfälle (3 Tage alter Invaginationsverschluß, 6 Tage alte eingeklemmte Hernie mit Gangraen, schwere Peritonitis u. a.) mit spezifischen Gewichten zwischen 1027 bis 1035 gespritzt wurden, nicht starben. Weniger schwere weiße Mäuse (12 bis 17 g), die die Injektion niedriggestellter Urine glatt vertrugen, gingen dagegen ebenfalls nach der Einspritzung hochgestellter Verschlußurine, deren spezifisches Gewicht bei diesen Versuchen zwischen 1030 bis 1032 betrug, sehr bald, d. h. innerhalb $1/4$ Stunde, zugrunde. Auf die schon im normalen Harn vorhandenen, giftig wirkenden Stoffe kann hier nicht näher eingegangen werden; die darüber vorliegende, große Literatur ist von Volhard in seiner Abhandlung über die Ursachen der Urämie kritisch besprochen. Es sei nur erwähnt, daß bereits von Bouchard sieben verschiedene, giftig wirkende Substanzen festgestellt wurden, die sich gegenseitig beeinflussen, zum Teil aufheben, zum Teil verstärken sollen. Als giftig wirkende Bestandteile kommen vor allem Kalisalze, Harnstoff und unbekannte organische Säuren in Betracht, wobei, wie bereits seit langem bekannt ist, der Konzentration eine große Bedeutung zukommt; dadurch erklärt sich auch die Giftigkeit des hochgestellten Urins, da das spezifische Gewicht durch die genannten Stoffe, vor allem durch den Gehalt an Harnstoff, bestimmt wird. Durch Eiweiß- oder Zuckergehalt hochgestellte Urine sind dagegen, wie wir uns durch eine Anzahl von Versuchen überzeugen konnten, im Sinne unserer Untersuchungen ungiftig.

Auf ganz anderem Wege suchten Sauerbruch und Heyde dem uns beschäftigenden Problem näher zu kommen. Ich kann jedoch den Beobachtungen Sauerbruchs und Heydes an paarweise zur Verwachsung (sog. Parabiose) gebrachten Tieren gleichen Wurfes keine Beweiskraft zuerkennen. Sie fanden eine Temperaturerhöhung bei dem nicht okkludierten Parabiosetier, dagegen eine Temperatursenkung beim okkludierten Tiere; sie konstatierten weiter eine längere Lebensdauer okkludierter Parabiosetiere im Vergleich zum isoliert lebenden okkludierten Versuchstiere. Boruttau und ich kamen zu dem Urteil, daß diese Momente nicht genügen, um eine tödliche Vergiftung der Zentren beim Darmverschluß zu beweisen; sie genügen nicht einmal zum Nachweis der Resorption giftiger Stoffe aus dem Darme des Ileustieres. Wir dürfen vielmehr annehmen, daß mit zunehmendem Säfteverlust und infolge der dadurch drohenden Ernährungsstörung der gesamten Organe des okkludierten Tieres von dem intakten Parabiosetiere Blut und Lymphe zu ihm hinüberströmen wird; diesen Verlust werden die regulatorischen Mechanismen des intakten Tieres auszugleichen bestrebt sein. Es erklärt dies einmal ungezwungen das längere Überleben der okkludierten Symbionten; anderseits genügt aber nach bekannten Erfahrungen die offenbar ganz beträchtliche Mehrarbeit des Herzens und aller Organe beim nicht okkludierten Tiere zur Erklärung einer Temperatursteigerung. Daß die Temperatur gleichzeitig bei dem okkludierten Tiere sinkt, entspricht dem Verhalten des isolierten Ileustieres. Dessen Temperaturabfall aber durch eine besondere Giftwirkung zu erklären, liegt keine Veranlassung vor, da jedes verblutende, resp. kollabierende Individuum solche Herabsetzung zeigt.

Wir konnten schon früher der Zurückführung des Todes auf resorbierte Gifte die Erfahrung entgegensetzen, daß bei Kaninchen trotz gleichzeitiger Anlegung einer Darmfistel oberhalb der Okklusion — also bei völliger Verhütung von Stagnation und Resorption — der Tod dennoch eintritt, nachdem die erwähnten großen Sekretmengen durch die Fistel abgeflossen sind. Um in dieser Frage noch weiter zu kommen, haben wir, von der Überlegung ausgehend, daß die hypothetische, toxische Substanz im Blute der Ileustiere kreisen müßte, von je zwei okkludierten Kaninchen auf der Höhe des Darmverschlusses alles durch Verblutung erreichbare Blut gewonnen. Das daraus erhaltene Blutserum (etwa 15 bis 20 ccm) spritzten wir einem normalen Tiere intravenös ein. Diese Injektionen ergaben kurvenmäßig nicht den geringsten Unterschied des Verhaltens gegenüber Tieren, denen die gleiche Menge normalen Serums eingespritzt wurde; auch zeigten die Tiere keinerlei Vergiftungserscheinungen. Schließlich sei bemerkt, daß die Temperatur in beiden Fällen nach der Injektion vorübergehend anstieg, während — die Richtigkeit der Sauerbruchschen Auffassung angenommen — bei den mit so großen Mengen von Ileusserum behandelten Tieren Kollapstemperaturen erwartet werden konnten. Sauerbruch und G. Schmidt vertreten auf Grund der an der Münchener Klinik weiterhin ausgeführten Parabioseversuche den von uns abweichenden Standpunkt auch heute noch.

Die in manchen Fällen von akuter Darmverschließung beobachtete Albuminurie, die Aufregungszustände, ferner Delirien, Krämpfe, Coma, Trübungen des Sensoriums usw. können nicht ohne weiteres auf eine Giftwirkung zurückgeführt werden. Sie sind meist sehr flüchtig, verschwinden sofort nach Beseitigung des Hindernisses und stehen vor allem durchaus nicht im Verhältnis zur Hochgradigkeit der Aufstauung. Deshalb ist es wahrscheinlicher, daß sie u. a. auf reflektorische Einflüsse oder auf die äußerst gesteigerte Konzentration des Urins zurückzuführen sind. Es ist schließlich ebensogut möglich, die allgemeinen Krämpfe, Zuckungen usw., wie sie in äußerst seltenen Fällen beobachtet sind, auf die durch reflektorische Momente oder Anämie hochgradig gesteigerte Empfindlichkeit des Gehirns zu beziehen.

Der Einblick in die hier berührten Stoffwechselvorgänge und -störungen des Organismus beim mechanischen Darmverschluß ist also noch ein recht primitiver. Die Möglichkeit der Mitwirkung chemisch-toxischer und biochemischer Momente bei den komplizierten Vorgängen bei Darmverschluß ist zweifellos durchaus gegeben. Aber ebenso gut, wie das Blut schädliche Stoffe aus dem Darm aufnehmen kann, kann es auch umgekehrt spezifische, lebenswichtige Stoffe in überreichem Maße an den Darm abgeben, bzw. nicht aus dem Darm resorbieren, möglicherweise gerade solche Stoffe, die zu einer normalen Gewebsatmung und damit zu einer Entgiftung des Organismus im physiologischen Sinne nötig sind. Das wären aber auf dem gestörten Säftehaushalt des Organismus beruhende Vergiftungsvorgänge, also ganz andere, wie sie die früheren Vorkämpfer der Autointoxikationstheorie im Auge gehabt und zu beweisen versucht haben. Zur Zeit ist alles in dieser Richtung Vorgebrachte noch nicht beweiskräftig, sondern auf der ganzen Linie begegnen wir hier unbewiesenen Theorien und spekulativen Hypothesen. Ob der Beweis überhaupt im positiven Sinne zu führen sein wird, können wir heute in keiner Weise abschätzen.

Zusammenfassung. So sehr wir in den eben berührten Fragen noch im Dunkeln tasten, so klar scheint mir aus dem ganzen experimentellen und klinischen Beobachtungsmaterial die große Bedeutung einer Reihe von Faktoren für das Zustandekommen schwerer primärer wie sekundärer Schock- und Kollapserscheinungen und für den definitiven Zusammenbruch hervorzugehen:

1. Die schwere, direkte Alteration der zentralen Apparate, speziell der vaso- und visceroregulatorischen Apparate, infolge unmittelbarer zentripetaler, nervöser Impulse und Reize vom Okklusionsherd aus (Reflextheorie).

2. Die schwere Störung der Gesamtzirkulation, speziell die Anämisierung des Gehirns, infolge der gewaltigen Veränderungen des abdominellen Kreislaufs (Verblutungs- und Anämisierungstheorie).

3. Der in gleichem Sinne wirkende Säfte- und Flüssigkeitsverlust des Gesamtorganismus infolge der gestörten Sekretion und Resorption der Verdauungsorgane.

4. Die körperfeindliche Wirkung des pathologischen Darminhalts.

In vielen Fällen des klinischen und experimentellen Darmverschlusses genügt eins dieser Momente oder das Zusammenwirken mehrerer dieser vier Momente, um den Zusammenbruch und damit den Tod herbeizuführen.

Den letzten Anstoß zum tödlichen Kollaps geben nicht selten äußere Einwirkungen (Operationsreiz, Narkose, Einführen der Schlundsonde).

Vielfach erliegen die Kranken, vor allem bei den zerstörenden Formen des Darmverschlusses, einer Peritonitis oder Darmsepsis oder einer Pneumonie, ehe die spezifischen Aufstauungserscheinungen einen höheren Grad erreicht haben.

Bei den subakut und chronisch verlaufenden Dünndarm- und Dickdarmverengerungen und -verschließungen genügt oft die mehr oder weniger vollständige Unterbrechung der Nahrungszufuhr und die langdauernde schwere Störung der gesamten Magendarmfunktion (Störungen der Verdauung und Entleerung, Störungen der Sekretion und Resorption usw.) allein zur Erklärung des Bildes schwerster Erschöpfung und Inanition im Endstadium, ohne daß dabei die Heranziehung einer besonderen Giftwirkung im Darm gebildeter und zurückgehaltener Zerfallsprodukte nötig wäre. Daß eine weitgehende Schädigung des Organismus durch chronische Resorption solcher Stoffe erfolgt, ist anzunehmen.

Im Einzelfall ist bei der großen Zahl der in Frage kommenden Komponenten und Variationen das ausschlaggebende Moment oft nicht mit Sicherheit festzustellen.

VI. Fern- und Allgemeinwirkungen bei Passagestörungen anderer Art.

Bei den nicht toxisch oder bakteriell bedingten Formen der übrigen Passagestörungen des Darmes, (s. S. 51 f.), also abgesehen von der Peritonitis, sind die Störungen der Sekretion und Resorption ebenso wie die der Zirkulation meist erheblich geringer als bei mechanischen Dünndarmverlegungen. Infolgedessen sind auch die Rückwirkungen auf den Gesamtorganismus erheblich kleiner, speziell bei den rein funktionellen Störungen, das Krankheitsbild deshalb ein wesentlich milderes. Rückwirkungen auf die vaso-regulatorischen Zentren, insbesondere Pulsverlangsamung, finden sich allerdings auch hier. Erbrechen wird dagegen oft vermißt.

Die septische Peritonitis mit ihrer frühzeitigen toxischen zentralen Vasomotorenschädigung und -lähmung bildet das Gegenstück zu den sekundären Schädigungen der zentralen Apparate bei mechanischem Darmverschluß, während bei weniger foudroyanten Formen der Peritonitis ebenso wie bei dem mechanischen Dünndarmverschluß die Störungen der abdominellen Zirkulation und der Darmfunktion im Vordergrund stehen können. Auf Grund ausgedehnter Blutdruckbestimmungen bin ich in der Frage der peritonitischen Blutdrucksenkung zu bestimmten Resultaten gekommen, die hier erwähnt werden sollen, da diese Fragen auch für die Beurteilung durch Infektion komplizierter Fälle von mechanischem Darmverschluß, vor allem aber für die Beurteilung der Prognose peritonitischer Passagestörungen von Wichtigkeit sein können und weil unsere therapeutischen Maßnahmen dadurch beeinflußt werden müssen.

Mit Kreislaufstörungen ist bei der Peritonitis stets zu rechnen; die Blutdrucksenkung tritt in den therapeutisch beeinflußbaren Stadien der Peritonitis als Symptom dieser Kreislaufstörung vollständig in den Hintergrund. Eine wesentliche und fortschreitende Blutdrucksenkung setzt meist erst gegen Ende des Lebens ein und ist, wie bei vielen anderen Krankheiten, der Vorbote des definitiven Absterbens des Organismus. Bei den aussichtsreichen Formen der Peritonitis steht im Vordergrunde die periphere, abdominelle Zirkulationsstörung, nicht die toxische Insuffizienz der Zentren. Diese ist charakteristisch für die peritoneale Sepsis, auf die auch Heineckes Versuche zu beziehen sind. Die periphere Kreislaufstörung kann in verschiedener Intensität und Form klinisch und tonometrisch zum Ausdruck kommen. Man unterscheidet am besten drei Gruppen: 1. Fälle, in denen Kreislaufstörungen bis zur Genesung oder bis zum terminalen Verfall überhaupt nicht tonometrisch oder am Pulse in nennenswertem Maße nachweisbar sind; nicht selten ist sogar statt der Blutdrucksenkung eine Blutdrucksteigerung zu konstatieren. Hier sind die regulatorischen Apparate imstande, die Zirkulationsstörung zu kompensieren. 2. Da, wo dem Organismus diese Regulierung nicht aus eigener Kraft gelingt, äußert sich die Kreislaufstörung neben dem klassischen Symptom der Pulsverschlechterung in einer Verkleinerung der Amplitude; auch hier fehlt eine stärkere Blutdrucksenkung. 3. Auch beim peritonitischen Kollaps tritt, abgesehen vom terminalen Kollaps, das Symptom der Blutdrucksenkung zurück. Solange der Puls fühlbar ist, ist der tonometrische Blutdruckbefund dem der Gruppe 2 analog.

Wir müssen also bei der Peritonitis auch wieder mit mehreren, im Einzelfalle verschiedenen, unmittelbar tödlichen Bedingungen rechnen, entsprechend den verschiedenen Formen der Peritonitis, deren eines Extrem die septische, deren anderes die blande Peritonitis mit entzündlich mechanisch (durch Verbackungen, Abknickungen, Atonie, Überfüllung usw.) bedingter Passagestörung bildet. Im einzelnen komme ich auf diese Fragen später zurück.

2. Kapitel.

Allgemeine Symptomatologie.

Die Symptome der Darmverschließungen finden in den besprochenen pathologischen Vorgängen ihre Erklärung. Um eine bequemere Übersicht über die Hauptsymptome zu gewinnen, stelle ich die Allgemein- bzw. Fernsymptome den abdominellen Symptomen gegenüber. Bei den einzelnen Krankheitsformen, bei den einzelnen Fällen und schließlich in den verschiedenen Stadien des einzelnen Falles treten die Symptome in ganz verschiedener Art und Schärfe hervor. Im besonderen sind sie daher im zweiten Abschnitt zu besprechen. Hier handelt es sich zunächst nur um die allgemeine Bewertung derselben.

I. Abdominelle Symptome.

1. Der Leibschmerz.

Eins der konstantesten Symptome der Darmverlegungen ist der Schmerz. Bei glaubwürdigen Menschen ist Klagen über heftigen Leibschmerz stets große Bedeutung beizulegen. Man kann vier Haupttypen des Leibschmerzes unterscheiden, die allerdings häufig kombiniert in die Erscheinung treten.

a) Der Abschnürungsschmerz (Quetschungs- oder Zerrungsschmerz) ist eins der charakteristischsten und wichtigsten Frühsymptome der akuten Darmverschließung. Von grausiger, alles beherrschender Stärke bis zu leiser Empfindlichkeit finden sich alle Übergänge. Der Schmerz läßt meist erst bei fortschreitender Ermüdung und bei Niedergang der Erregbarkeit des Gehirns oder bei Insufficienz bzw. Lähmung der peripheren Nervenapparate durch Überdehnung, toxische Schädigung oder Gangrän nach, dann aber auch sofort nach der Befreiung des lebensfähigen Darmes aus der Schnürung. Zwischen der Heftigkeit des Abschnürungsschmerzes und der Ausdehnung und Art der betroffenen Darmpartie besteht kein bestimmtes Verhältnis. Er ist am stärksten bei der unvermittelten festen Abschnürung größerer Dünndarmmassen, bei scharfen Einklemmungen, schweren Volvuli und Invaginationen, geringer bei lockerer Schnürung bzw. einfacher Strangkompression des Dünndarmes und bei den selteneren analogen Verschlüssen des Dickdarmes. Dies ist zu einem Teil zu erklären durch die gleichzeitige, plötzliche und lebhafte Erregung größerer Mengen sensibler Fasern der Mesenterialnerven, zum anderen aber durch die unmittelbareren und zahlreicheren Verbindungen der sensiblen Dünndarm- und Mesenterialnerven mit den zentralen Apparaten, also auch mit dem Gehirn (Breslauer, Nothnagel Treves u. a.). Mit einer besonders starken Irradiation der Erregung auf weitere nervöse Apparate im Sinne Nothnagels dürfte wohl die Erscheinung zu erklären sein, daß nicht selten Abschnürungen kleiner Schlingen heftigste Abschnürungsschmerzen auslösen. Sicherlich spielen auch individuelle Verschiedenheiten hier mit. Solange das Peritoneum parietale nicht in Mitleidenschaft gezogen ist, ist die Lokalisierung des Schmerzes im Abdomen eine unsichere, um so unsicherer, je beweglicher der betroffene Darmabschnitt ist. Ich habe aber doch in einer ganzen Reihe von frischen Fällen bei genügender Konzentrationsfähigkeit der Patienten ziemlich bestimmte Angaben über den Ort des Schmerzes erhalten. Häufig wird der Schmerz in die Tiefe des Bauches etwas oberhalb des Nabels, damit in das Gebiet des Plexus solaris (Treves), verlegt, auch Brüning hat dessen Bedeutung als Schmerzzentrale auf Grund klinischer und experimenteller Beobachtungen neuerdings besonders betont. Der Charakter des Abschnürungsschmerzes ist der eines heftigen, in kurzen Intervallen wiederkehrenden Leibkrampfes, während die Pausen durch etwas geringere auf- und niedergehende Schmerzempfindungen ausgefüllt werden. Auf äußeren Druck steigert sich dieser Schmerz meist nicht. Beim Zustandekommen wirken hier wohl die Zerrung und Quetschung der Mesenterial- und Peritonealnerven und die direkte Erregung der zentripetalen Nervenapparate in der abgeschnürten Schlinge und im zuführenden Darm zusammen. (Karewski, Kuhlenkampff.)

b) In späteren Stadien tritt auch bei akuten Verschlüssen zum Abschnürungsschmerz der Dehnungs- bzw. Blähungsschmerz.

Er beruht auf der Dehnung des Darmrohres und der dadurch bedingten Erregung der schmerzleitenden Fasern, wie Hertz experimentell zeigte; er findet sich infolgedessen, außer bei den mechanischen Verschlüssen, auch bei den mit Auftreibung des Magens oder Darmes verbundenen, funktionellen Passagestörungen des Darmes. Er ist meist dumpfer und weniger intensiv als der reine Abschnürungsschmerz; er ist um so lebhafter, je plötzlicher und stärker die Dehnung eintritt (Volvulus der Flexur). Bei langdauernder Überdehnung kann es zu einer Insuffizienz und Unerregbarkeit der nervösen Apparate kommen. Hierauf ist zum großen Teil das Zusammentreffen von Schmerzfreiheit und hochgradigem Meteorismus zurückzuführen. Bei allgemeinem Meteorismus ist naturgemäß die Lokalisation meist eine unbestimmte. Bei umschriebener Dehnung des Darmes wird der Dehnungsschmerz eher richtig lokalisiert.

c) Allein oder im Verein mit dem Dehnungsschmerz tritt der Darmkrampf oder die Darmkolik auf. Die Ansicht Nothnagels, daß der kolikartige, anfallsweise anwachsende und abschwellende Schmerz der energischen Peristaltik und tetanischen Darmsteifung und der dadurch hervorgerufenen Anämie und Ischämie seine Entstehung verdankt, teile ich. Die Ansicht von Wilms, daß dieser Schmerz auf die Zerrung der gesteiften Schlingen am Peritoneum parietale zurückzuführen sei, kann diese Auffassung Nothnagels nicht ersetzen, bildet aber für manche Fälle möglicherweise eine Ergänzung. In voller Schärfe, mit regelmäßigen, allmählich sich verkürzenden, schmerzfreien Intervallen von wenigen Sekunden bis Minuten, tritt die Darmkolik meist erst nach mehrtägigem Bestehen eines Verschlusses hervor. Die Dauer der Schmerzparoxysmen währt gewöhnlich nur Teile von Minuten. Sie treten im Dünndarm meist gehäufter auf als im Dickdarm; doch habe ich dieselben auch am Colon transversum und an der Flexur in sehr kurzen Intervallen ablaufen sehen.

Weiter können bei ungeordneter Tätigkeit des erregten Darmes (z. B. bei Abschnürungen, bei Invaginationen und bei Passagestörungen nach Laparotomien) und bei zunehmender Dehnung des Darmes Schmerzparoxysmen auftreten, wenn auch nicht in so gesetzmäßig verlaufenden Intervallen wie bei den länger bestehenden Verschlüssen. Außerdem kann sich der Okklusionsschmerz dem Kolikschmerz, wie dieser umgekehrt jenem, zugesellen. Der Charakter des Schmerzes ist mir als ein heftiger Nervenschmerz geschildert worden.

Gleichartig sind die Schmerzen, die durch heftige tonische Kontraktion des Darmes bei nervösem Enterospasmus, bei Verlegung des Darmes durch Würmer oder Gallensteine u. a. hervorgerufen werden. Sie haben meist nicht die Intensität des Kolikschmerzes, sind konstanter und wiederholen sich nicht so rhythmisch.

Der Schmerz bei der Bleikolik ist auf die gleichen Gründe zurückzuführen; nach Nothnagel hat man mit einer gleichzeitigen Neuralgie der Plexus mesenterici zu rechnen.

Die Lokalisation ist bei dem Kolikschmerz meist sicherer wie bei den frührererwähnten Schmerzformen, zum Teil wohl wegen des längeren Bestehens und wegen der dadurch erlernten besseren Lokalisierung, dann aber auch, weil häufig fixierte Darmteile und die Nerven des Peritoneum parietale in Mitleidenschaft gezogen werden. Auch hier tritt bei eintretender Ermüdung und Insuffizienz der Muskulatur gleichzeitig mit dem Nachlassen der Muskelaktion ein Nachlassen der Schmerzen ein. Durch Opium ist eine Dämpfung des Schmerzes künstlich zu erzielen.

d) Der Entzündungsschmerz findet sich allein oder kombiniert mit den übrigen Schmerzarten, vor allem kombiniert mit dem Dehnungsschmerz. Während die anderen Schmerzformen vom funktionellen Verhalten des Darmes abhängen, ist bei dem Entzündungsschmerz die Beteiligung der Serosa des Darmes und des Peritoneum parietale die Voraussetzung. Infolgedessen ist seine Hauptdomäne die Peritonitis. Er ist am intensivsten und reinsten, je unmittelbarer und jäher der Reiz auf das Peritoneum hereinbricht, also am stärksten bei den Perforationsperitonitiden und Organperforationen. Er führt zu den wildesten Schmerzäußerungen. Charakteristisch ist die Konstanz des Schmerzes, auf Druck steigert er sich um so mehr, je unmittelbarer der vordere Teil des Peritoneum betroffen ist. Solange die Entzündung auf einen umschriebenen Darmteil beschränkt ist, besteht nur lokaler Entzündungsschmerz (Appendicitis, Cholecystitis, lokale Infarzierung des Darmes usw.); sobald das Peritoneum in größerer Ausdehnung beteiligt ist, vergrößert sich das Schmerzgebiet. Am schwierigsten ist die Bestimmung des Ausgangspunktes des Schmerzes, solange die Entzündung an der Rückwand des Peritonealraumes sich abspielt, sehr leicht, wenn die vordere Wand oder das Becken beteiligt sind. Auch der Entzündungsschmerz läßt ebenso wie die anderen Schmerztypen vor dem Tode nach. Ihm gleich zu setzen, weil ebenfalls auf einen Reizzustand der Serosa zurückzuführen, ist die diffuse Schmerzhaftigkeit des Abdomens bei ausgedehntem Dünndarmvolvulus mit starker Injektion der Serosa, bei ausgedehnten Invaginationen, intraabdominellen Blutungen usw.

Die Lokalisation des Schmerzherdes durch Fingerdruck kann ebenso wie bei entzündlichen abdominellen Prozessen (Appendicitis, Cholecystitis), wenn auch meist in geringerem Maße, auch beim Darmverschluß durch Tiefendruck gefördert werden. Dies gilt vor allem für festliegende, bereits im entzündlichen Reizstadium befindliche Schlingen (Strangulation, Invagination, Abklemmung). Auf diese Weise können nicht allein der vorderen Bauchwand anliegende, sondern auch im Becken befindliche, vom Rektum und der Vagina erreichbare Verschlußherde nachgewiesen werden. Man kann aber auch den in einem größeren Darmgebiet entstehenden Spannungs- und Dehnungsschmerz der Schlingen durch Druck steigern. Der Druckschmerz ist im Bereich gespannter und geblähter, sonst normaler Schlingen, sowie oberhalb eines Hindernisses mäßig heftig nur dann auszulösen, wenn ein ausgedehnter Reizzustand der Serosa vorliegt.

2. Reflektorische Bauchdeckenspannung.

Der den Schmerz auslösende Reiz führt häufig zu einer reflektorischen Spannung der Bauchdecken (défense musculaire). Sie ist, wie aus dem vorangehenden ohne weiteres verständlich ist, am stärksten und verbreitetsten bei ausgedehnter, plötzlicher Reizung des Peritoneum parietale im Beginn der akuten Perforationsperitonitiden, weniger heftig bei den mechanischen Verschlüssen, auch wenn große Teile des Dünndarmes beteiligt sind. Allerdings fand ich z. B. bei ausgedehntem Dünndarmvolvulus (gleichzeitige Serosareizung!) ziemlich erhebliche Grade. Bei den mechanischen Verschlüssen ist, auch wenn große Teile des Dünndarmes beteiligt sind, die Spannung oft nur auf die Gegend der betroffenen Darmpartie infolge von Kontraktion des gleichseitigen M. rectus abdominis beschränkt. Bei den Darmkoliken ist meist eine reflektorische Spannung nicht zu konstatieren.

Die Spannung der Bauchmuskeln ist auf die reflektorische Erregung der motorischen Nerven der spinalen Segmente zurückzuführen, in die die intestinalen und peritonealen Fasern eintreten. Sie ist infolgedessen das Analogon zu den Headschen Zonen, die auf einer reflektorischen Erregung der in den gleichen Segmenten liegenden sensiblen Ganglienmassen und auf der Projektion dieses Reizes auf die Haut beruhen. Diese sind praktisch beim Darmverschluß kaum zu verwerten, da hier eine Reihe von Segmenten in Frage kommt.

3. Lokale Darmsymptome.

a) Pathologische Bewegungen und Kontraktionsformen.

Bei den akuten Verschlüssen und bei der Peritonitis sind die abnormen Bewegungsvorgänge an den Därmen durch die Bauchdecken hindurch meist nicht sichtbar. Man kann hier, wenn keine Stenose vorangegangen ist, höchstens durch schlaffe Bauchdecken hindurch ein etwas stärkeres Hervortreten der Darmkonturen und ein Auf- und Abschwanken des Tonus und der Darmspannung, ohne Unterbrechung durch energische peristaltische Wellen, beobachten. Selten können auch bei der Peritonitis Konturen von Darmschlingen oder schwache peristaltische Bewegungen (Wellen) konstatiert werden. Mit Recht wird deshalb von kompetenten Beobachtern, wie Nothnagel, Naunyn und anderen, betont, daß die von Rosenbach und Schlange für pathognomonisch gehaltene Erscheinung der sichtbaren Peristaltik am zuführenden Darmabschnitt fast ausschließlich, die der

stürmischen und fortschreitenden Peristaltik ausschließlich ein Symptom
des subakut oder chronisch vorbereiteten und entstandenen Darmverschlusses
ist, weil sie auf der mechanisch erschwerten Passage und kompensatorischen
Hypertrophie, bzw. der Überreizung der Muskulatur beruht. Infolgedessen
wird eine über die Norm hinausgehende Tätigkeit von Darmschlingen erst
bei mehrtägigem Bestehen von Passagestörungen sichtbar. Es treten dann,
wie Nothnagel sich ausdrückt, tetanisch gesteifte Darmschlingen plastisch
über das Niveau des Abdomens hervor; ferner sind gesteigerte peristaltische
Bewegungen erkennbar. Schon in der Ruhe sind, besonders bei entspannten, schlaffen und mageren Bauchdecken, die derben Konturen des sich
steifenden Darmes in kurzen Intervallen zu sehen, bzw. zu fühlen, jedoch
am Dickdarm seltener als am Dünndarm. Nach meinen Erfahrungen überwiegen bei subakuter oder chronischer Dünndarmverlegung und bei der
Verlegung des Anfangsteiles des Dickdarmes, die den Dünndarm unmittelbar in Mitleidenschaft zieht, die diffusen Darmsteifungen, während bei
tieferem Dickdarmverschlusse wilde peristaltische Wellen in der Nähe der
Verschlußstelle vorherrschen.

Die diffusen, meist in kurzen Intervallen wiederkehrenden Steifungen
des Dünndarmes beruhen auf einer tonischen Kontraktion der erregten,
gedehnten oder hypertrophischen Schlingen um den vor dem Hindernis aufgestauten, gasförmigen und flüssigen Inhalt; ein solcher bildet die unum-
gängliche Voraussetzung. Durch den Inhaltsreiz werden die autonomen
Apparate so stark erregt, daß die tetanische Kontraktion der Muskulatur
erfolgt. Wegen der Füllung des Darmes führt die Kontraktion nicht zu
einer vollständigen Verlegung des Lumens, sondern nur zu einer krampfhaften Umschnürung des Inhalts. So wird eine über größere Dünndarmabschnitte sich ausdehnende Steifung mit einem Convolut nebeneinander
gelegener Schlangenleiber vergleichbar. Bei Möglichkeit der Verdrängung
des Inhalts aus einzelnen Schlingen steht deren völliger Kontraktion bis zur
Verlegung des Lumens nichts im Wege.

Bei erheblicher Verbreitung der Darmsteifung kann aus ihr nicht ohne
weiteres auf den Sitz des Verschlusses geschlossen werden. Dies ist nur dann
möglich, wenn stürmische, peristaltische Wellen über eine besonders mar-
kante Schlinge konstant bis zu einer bestimmten Stelle verlaufen, wie dies
besonders bei den Tumorverschlüssen der Flexura sigmoidea und des Colon
pelvinum zu beobachten ist.

Die tetanischen Kontraktionen einzelner leerer Schlingen, wie sie bei
Enterospasmus, bei Bleikolik, aber auch bei akuten mechanischen Verschlüssen infolge enormer reflektorischer Erregung vorkommen, sind meist
nicht direkt fühlbar, da solche Schlingen einen geringen Durchmesser haben
und den Bauchdecken gewöhnlich nicht anliegen; doch glaube ich, einige
Male bei schlaffen Bauchdecken derartige kontrahierte Schlingen gefühlt
zu haben.

b) Lokaler Meteorismus.

Während die Voraussetzung für die eben besprochenen Erscheinungen ein
längeres Bestehen der Wegstörung ist, ist der sogen. lokale Meteorismus
(v. Wahl, Zoege v. Manteuffel, Kader), d. h. der Nachweis der meteoristischen Auftreibung abgeschnürter oder sonstwie ausgeschalteter Darm-

schlingen, ein wichtiges und frühzeitiges Symptom akuter Verschlüsse. Deshalb hat diese Erscheinung, die längere Zeit im Vordergrund des Interesses stand, eine erhebliche klinische Bedeutung, wenn sie auch nicht immer in der klassischen Schärfe zu beobachten ist, wie bei dem Volvulus des Coecum und S. romanum, wo die geblähte Schlinge bis hinauf in das Epigastrium nachweisbar sein kann. Bei den Strangulationen des Menschen tritt das Symptom selten so deutlich hervor wie im Tierexperiment, weil die Voraussetzung für die Inspektion und Palpation solcher Schlingen, nämlich die Entspannung der Bauchdecken fehlt.

c) Nachweis fixierter Schlingen.

Bei den Abschnürungen gelingt häufiger der Nachweis einer fixierten, feststehenden Schlinge, als der einer besonders starken lokalen Blähung. Manchmal konnte ich, wie Zeidler, die Abschnürung der Schlinge als eine derbe kleine Resistenz erkennen. Je tiefer und versteckter die betreffende Schlinge liegt und je mehr sie bei geringem Umfang überlagert ist, um so schwieriger ist ihr Nachweis. Daher ist ihre Feststellung bei eingeklemmten äußeren Brüchen so einfach und unmittelbar möglich, bei inneren Darmverschlüssen im Unterbauch und Becken durch vaginale oder rektale oder auch kombinierte Untersuchung manchmal nicht schwierig, ihre Feststellung bei wachsendem Meteorismus und bei gespannten Bauchdecken aber oft unmöglich. Wichtig ist die Tatsache, daß die Auftreibung einer Dünndarmschlinge fast nie so hohe Grade erreicht wie die von Dickdarmschlingen, die bis zu Armes-, ja Beinesdicke anschwellen können. Beim Dünndarmvolvulus findet sich häufig kein scharfer Gegensatz zwischen dem gedrehten und dem zuführenden Darmteile, so daß dann bei großen Dimensionen der gedrehten Darmpartie nicht festzustellen ist, was auf den lokalen und was auf den gleich zu besprechenden Stauungsmeteorismus zurückzuführen ist. In einem solchen Fall konnte ich nachweisen, daß eine palpable Resistenz dem gedrehten Mesenterium entsprach.

Invaginations- und Darmtumor. Besonders wichtig und leicht ist die Feststellung des Invaginationstumors, zumal bei Kindern im Frühstadium. Sie gelingt auch wieder durch einfache Palpation des meist leicht eindrückbaren Abdomens oder durch kombinierte, abdominelle und rektale Exploration. In gleicher Weise läßt sich ein großer Bruchteil der Darmtumoren unmittelbar erkennen.

Weiter sei betont, daß es bei sorgfältigem Absuchen des Abdomens durch die verschiedenen Untersuchungsmethoden häufig gelingt, wenn auch keine bestimmte Darmschlinge, so doch wenigstens irgend eine Resistenz (Verdickung der Adnexe und der Parametrien, Ileocoecalresistenz, Gallenblasentumor usw.) oder sonstige Veränderungen im Abdomen festzustellen, die auf den Sitz des betroffenen Darmteiles im Abdomen hinweisen oder sonstige Rückschlüsse auf den krankhaften Prozeß ermöglichen.

Schließlich kann auch der Nachweis geblähter, bzw. leerer (kollabierter) Schlingen vom Rektum aus, von Wichtigkeit sein.

4. Atonischer und Stauungsmeteorismus.

Die bisher erwähnten lokalen Befunde, einschließlich des lokalen Meteorismus, sind um so leichter zu erheben, je weniger ein allgemeiner Meteorismus ausgebildet ist. Ein ausgebreiteter Stauungsmeteorismus, der naturgemäß in erster Linie ein Symptom des Spätstadiums ist, verdeckt dann oft die erwähnten Erscheinungen. Voraussetzung für das Zustandekommen des Stauungsmeteorismus ist die starke und rapide Ansammlung von Darminhalt oberhalb eines mechanischen Verschlusses. Im Gegensatz zu ihm möchte ich den allgemeinen Meteorismus, wie er bei Peritonitis, toxischer Darmparalyse usw. vorkommt, als atonischen Meteorismus bezeichnen. Im Spätstadium bieten beide das gleiche Bild; an den ausgedehnten Därmen treten die Konturen dann nur noch undeutlich hervor. Bei mechanischer wie bei entzündlicher Darmverlegung sieht man jetzt keine Bewegungen mehr, höchstens sind ganz oberflächliche und ohnmächtige Versuche zur Peristaltik erkennbar. Im allgemeinen führt der atonische allgemeine Meteorismus zu den hochgradigsten Formen der Auftreibung und Tympanie. Besonders hochgradig ist er, wie schon Nothnagel erwähnt, bei der Peritonitis puerperalis, wo die durch die Gravidität geschwächte Bauchmuskulatur den Därmen keinen Widerstand leistet. Gegen die starke Zunahme der Auftreibung schützt bei Stauungsmeteorismus des mechanischen Dünndarmverschlusses zum Teil der Tonus, der, wie wir sahen, so lange erhalten bleibt, daß der Tod meist eintritt, ehe der Meteorismus die höchsten Grade erreicht hat. In früheren Stadien entspricht der Stauungsmeteorismus der Menge von aufgestauter Flüssigkeit und Gas und wächst infolgedessen allmählich an. Einen besonderen Charakter trägt der Stauungsmeteorismus des Dickdarmes. Hier führt die Gasüberfüllung häufig zu einer gleichmäßigen Auftreibung der oberhalb des Verschlusses gelegenen Dickdarmabschnitte und bei normaler Lage des Darmes zu sogenanntem Flankenmeteorismus, dem Nothnagel z. B. gegenüber dem mehr zentralen, d. h. im Hypogastrium und in der Nabelgegend ausgebildeten Stauungsmeteorismus des Dünndarmes, differentialdiagnostische Bedeutung beimißt. Hier sollen umgekehrt die Flanken manchmal eine Einsenkung zeigen. Hochgradiger Stauungsmeteorismus des Dickdarmes kann übrigens zu einer Verdrängung und Überlagerung des Dünndarmes und einer Ausfüllung des Abdomens bis in die mittelsten und äußersten Teile führen. Bei starkem Meteorismus sucht sich der Darm durch Auftreiben der Bauchdecken und Hochdrängen des Zwerchfelles Raum zu schaffen. Je resistenter oder unnachgiebiger die Bauchdecken, um so stärker wird die Innenspannung, um so frühzeitiger kommt es zu einer mechanischen Erschwerung der Atmung (costaler Typus), zu Dyspnoe und Atelektase der Lungen, gleichzeitig zu den Erscheinungen der venösen Stauung. Die nach oben drängenden Därme führen außerdem zu einer Hochdrängung und Kantenstellung der Leber und zu einer Verkleinerung der vorderen Leberdämpfung, während umgekehrt die hintere Leberdämpfung sich nach oben verbreitert. Die Bauchdecken werden bei starkem Meteorismus vorgewölbt; die Muskulatur verliert infolge Überdehnung die Kontraktionsfähigkeit, so daß bei zurückgehendem Meteorismus das Abdomen völlig ohne Spannung und tief eindrückbar ist. Neben dem allgemeinen haben wir auch einen partiellen atonischen Meteorismus und einen partiellen Stauungsmeteorismus zu berücksichtigen. Besonders häufig

(Bayer, Anschütz usw.) ist derselbe am Coecum beobachtet und als
lokaler Coecalmeteorismus bezeichnet worden. Das Coecum ist wegen
seiner dünnen Wandung und großen Dehnbarkeit besonders zu solchen Auftreibungen geeignet. Es kann durch die Bauchdecken als ausgedehnter,
ballonartig gespannter Tumor erkennbar sein. Ein solcher lokaler Coecalmeteorismus tritt öfter auch bei tiefen Dickdarmverlegungen auf, während
die dazwischen liegenden Teile des Dickdarmes noch weit weniger gedehnt
sind.

Lageanomalien des Dickdarmes können zu Verwechslungen geblähter
Darmschlingen führen, so z. B. bei Verlegung der Flexura sigmoidea nach
rechts oder des Quercolon nach links bzw. unten. Weiter muß man sich
vor Verwechslungen gesteifter, unten links gelegener und schräg gerichteter Dünndarmschlingen mit der Flexur hüten. Da wo die Steifung auf
Dünndarmschlingen übergreift, kann dies ein Hinweis darauf sein, daß es
sich nicht um die Flexur handelt. Doch lehren andere Beobachtungen, daß
auch bei tiefem Dickdarmverschluß die Darmsteifungen bis auf den Dünndarm übergreifen können.

5. Gasspannung und Darmgeräusche.

Die Darmgeräusche hängen vom flüssigen und gasförmigen Inhalt einerseits, von der Art und Stärke der Darmbewegungen und der Spannung
der Darmwand anderseits ab. Wir haben die künstlich, d. h. bei passivem
Verhalten des Darmes zu erzeugenden und die durch eine aktive Leistung
des Darmes entstehenden Darmgeräusche zu unterscheiden.

Auscultatorischer Nachweis der Gasspannung. Es ist zweckmäßig, bei der auskultatorischen Untersuchung auf Darmgeräusche die Därme
systematisch, wie die Lungen, abzuhorchen. Man sucht am besten zunächst ein
Urteil über die künstlich auslösbaren Darmgeräusche zu gewinnen.
Und zwar kommt hier vor allem der Nachweis einer stärkeren Gasspannung
in Betracht. Man setzt zu diesem Zweck das Hörrohr an einer beliebigen
Stelle auf, da das auszulösende Phänomen auf weite Strecken vernehmbar
ist, und sucht jetzt durch vielfachen Gegenschlag mit dem Finger gegen
die verschiedenen Teile des Leibes den Ort stärkerer Gasspannung festzustellen, um dann durch unmittelbares Aufsetzen des Stethoskops an solchen
Punkten die Untersuchung weiter fortzusetzen. Nothnagel warnte schon
vor falscher lokalisatorischer Bewertung der Gasspannung, da der Klang
bei der Perkussion und Auskultation weithin im Abdomen hörbar sei.
In gleicher Weise gelingt der Nachweis der Gasspannung durch die sog.
Stäbchen-Plessimeterauskultation. Der auf diese Weise hörbare Ton ist
im Bereich der am stärksten gespannten Partien am hellsten, hochtönend,
so daß man ohne weiteres den Eindruck gewinnt, einem pathologischen
Befund gegenüberzustehen. Vor allem, wenn man an gleicher, umschriebener Stelle oder an mehreren Stellen das Geräusch im Verlaufe mehrerer
Stunden dauernd konstatieren kann, bildet dieser Befund einen wichtigen
Hinweis auf die erhebliche Störung der Gaspassage und Gasresorption.
Bei allgemeinem Meteorismus wird nach Nothnagel der Ton abnorm
tief und laut und verliert seine tympanitische Klangfarbe. Bei kurz
bestehenden Dünndarmverschlüssen fehlt meist die Voraussetzung für eine
erhebliche Gasspannung, dagegen findet sie sich besonders bei akuten

Dickdarmverschlüssen, vornehmlich bei dem Volvulus der Flexur, weiter bei dem peritonitisch oder entzündlich-mechanisch bedingten Meteorismus und bei allen, länger bestehenden, mit erheblicher Aufstauung und Zersetzung im Darminnern einhergehenden mechanischen Darmverschlüssen. Eine konstant durch Stunden hindurch nachweisbare, erhebliche Gasspannung deutet zum mindesten also immer auf irgendeine ernstere Passagestörung des Darmes, wenn auch nicht ohne weiteres auf einen mechanischen Verschluß hin.

a) Perkutorischer Nachweis der Gasspannung.

Stark mit Flüssigkeit gefüllte Darmschlingen liegen bei höherem Grade des Meteorismus, speziell des atonischen Meteorismus, meist in den abhängigen Teilen des Abdomens, während die gasgefüllten Schlingen die vordere Bauchpartie einnehmen und diese ballonartig, bzw. luftkissenförmig vortreiben können. Dadurch kommt eine, perkutorisch oft nicht ohne weiteres von einer extraintestinalen Flüssigkeitsansammlung zu unterscheidende, Dämpfungszone zustande; in den darüber gelegenen Teilen ist bei Gegenschlag mit dem Finger ein tympanitischer Klopfschall bzw. ein Schachtelton zu erzeugen.

b) Auskultatorischer und kombinierter Nachweis der Gasspannung.

Großen diagnostischen Wert hat der Nachweis von Plätscher- und Schüttelgeräuschen. Sie sind bei stärkerer Flüssigkeits- und Gasansammlung im Darm, ebenso wie bei solcher im Magen, durch Schütteln, bzw. Erschütterung des Abdomens durch Gegenstoß, leicht auslösbar. Oft sind sie schon mit bloßem Ohr wahrnehmbar, sonst mit Hilfe des Stethoskops zu Gehör zu bringen. Da auch diese Geräusche unabhängig von irgendeiner aktiven Leistung des Darmes entstehen, verschwinden sie nach Aufhören des künstlichen auslösenden Momentes sofort wieder. Die physikalischen Voraussetzungen für die Plätschergeräusche des Darmes sind die gleichen wie für die weit häufiger zu konstatierenden, oft durchaus harmlosen Plätschergeräusche des Magens. Ehe man weitere diagnostische Schlüsse aus den Plätschergeräuschen zieht, muß man natürlich ausschließen, daß sie im Magen entstehen. Wo ihre Entstehung im Darm gesichert ist, bilden sie in vielen Fällen einen äußerst wertvollen Hinweis auf eine stärkere Aufstauung im Darm, speziell auf eine solche im Dünndarm (Volvulus, Einklemmung, Abknickung usw.). Man begegnet allerdings nach reichlichem Flüssigkeitsgenuß bei älteren Individuen mit schlaffen Bauchdecken und atonischem Darm ab und zu auch vorübergehend im Darm entstehenden Plätschergeräuschen ohne ernste pathognomonische Bedeutung.

c) Durch Bewegungsvorgänge im Darm verursachte Geräusche.

Diesen künstlich erzeugten Darmgeräuschen stehen die auf aktiven Leistungen des Darmes beruhenden Geräusche gegenüber. Im Gegensatz zu den ersteren sind die letzteren manchmal erst durch längere, mehrminutige, oder wiederholte Auskultation mit Sicherheit auszuschließen oder festzustellen. Manchmal gelingt es, die notwendige Steigerung der Peristaltik durch Benetzen der Bauchdecken mit kaltem Wasser oder durch wiederholtes Beklopfen des Leibes hervorzurufen. Die stärksten Geräusche dieser Art, nämlich ein weithin hörbares Kullern, Klingen und Gurren, sind eine von

den Darmsteifungen und der gesteigerten Peristaltik untrennbare Erscheinung. Sie erinnern an die beim Ausgießen einer Flasche entstehenden
Geräusche und sind die Steigerung der schon normalerweise vorkommenden
Borborygmen. Sie beruhen auf dem plötzlichen Zusammen-, bzw. Auseinander-
laufen des flüssigen Darminhalts und auf seiner Vermischung mit den Darmgasen. Nicht selten begegnet man einem ebenfalls durch die pathologisch
gesteigerte Darmbewegung verursachten, metallischen Klingen, das von
Wilms eingehender gewürdigt ist. Wilms wies darauf hin, daß dieses,
durch Springen von Gasblasen entstehende metallische Klingen auch bei
korpulenten Menschen, speziell bei Hindernissen im Dünndarm deutlich gehört werden könnte, daß es schon früher als das charakteristische Poltern
und Kollern des Darminhalts aufträte.

Geringere Grade von gleichartigen Geräuschen sind aber manchmal
auch bei Menschen mit einfacher peristaltischer Unruhe des stark mit Gasen
und Flüssigkeit gefüllten Darmes (ältere Individuen mit schlaffen Bauchdecken usw.) nachweisbar, deshalb also nicht ohne weiteres zur Diagnose
des Darmverschlusses ausreichend. Bei akuten Dünn- und Dickdarmverschlüssen im Anfangsstadium sind diese Geräusche wegen der die Situation
beherrschenden Darmhemmung und wegen der noch ungenügenden Aufstauung gasförmigen und flüssigen Darminhalts überhaupt noch nicht oder
erst nach längeren Pausen hörbar. Auch in Fällen, in denen schon Plätschergeräusche deutlich nachweisbar sind, können die erwähnten, aktiv bedingten Geräusche vor der Operation völlig fehlen, um nach operativer Beseitigung des Verschlusses — z. B. nach der Durchschneidung eines strangulierenden Stranges oder nach Lösung einer Einklemmung — schon in den
nächsten Stunden aufzutreten und weiter bis zur Herstellung normaler
Füllungs- und Motilitätsverhältnisse des Darmes tagelang fortzubestehen.
Nach meinen Erfahrungen sind zum Zustandekommen der in regelmäßigen
Intervallen wiederkehrenden aktiven Geräusche bei Dünndarmabschließung
durchschnittlich mindestens 2 bis 3 Tage nötig, d. h. der Zeitraum, der zur
Herbeiführung einer stärkeren Füllung, Ausdehnung und Gasbildung und
gleichzeitig zum Eintritt einer gesteigerten Darmtätigkeit nötig ist. Die
groben, mit wilder Darmsteifung und mit Kolikschmerzen vergesellschafteten Geräusche bedürfen sogar mindestens 3 bis 4 Tage zur Ausbildung;
ihr Vorhandensein spricht also gegen einen sehr kurz bestehenden Dünn-
darm- oder Dickdarmverschluß.

Es geht aus diesen Ausführungen die große Bedeutung der verschiedenen Arten der Darmgeräusche hervor. Es ist ein Verdienst von Wilms,
daß er auf die Beachtung dieser Phänomene erneut hingewiesen hat. Auf
meiner Abteilung ist seit vielen Jahren die systematische Untersuchung auf
Darmgeräusche ein integrierender Teil der Untersuchung in jedem Fall von
Darmverschlußverdacht.

Der perkutorische Nachweis freier Flüssigkeit im Bauch, insbesondere der des Stauungstranssudats (Gangolphe, H. Braun) ist ebenso
wie der der peritonitischen Exsudation öfter möglich. Jedoch ist gerade
bei letzterer die sichere Entscheidung, inwieweit die Dämpfung auf die
Kontraktion der Bauchmuskulatur, auf Ödem der Bauchdecken oder auf
ein freies Exsudat zu beziehen ist, nicht immer leicht. Am sichersten
sind größere, unverschiebliche, flüssige oder plastische Exsudate an umschriebener Stelle bei der Peritonitis nachweisbar.

6. Erbrechen und Aufstoßen.

Im Frühstadium ist das Erbrechen und Aufstoßen manchmal nicht mit einem Übelkeitsgefühl verbunden, da es unabhängig vom Mageninhalt ist. Es beruht ausschließlich auf der reflektorischen Erregung des Brechmechanismus von den gereizten Darm- und Peritonealnerven aus, ist also als Fernwirkung aufzufassen. Erbrechen oder häufiger wiederkehrender Singultus sind ein fast nie fehlendes Symptom aller mechanischen und entzündlichen Passagestörungen. Erbrechen und Schmerz stehen in einem gewissen Verhältnis zueinander; allerdings kommt die individuell sehr verschiedene Reflexerregbarkeit des Brechzentrums hinzu, so daß das Erbrechen auch bei den gleichen Verschlußformen im Einzelfall ganz verschiedene Intensität hat. Im späteren Stadium, mit zunehmender Menge und Aufstauung des Dünndarminhalts, tritt die direkte chemische Reizung der Magenschleimhaut durch die übertretenden Massen und der mechanische Reiz der Überfüllung und Dehnung zu der erwähnten Fernwirkung hinzu. Trotz starker Überfüllung und Auftreibung kommt bei primärer oder sekundärer Unerregbarkeit des Brechzentrums infolge Versagens des Brechmechanismus der Brechakt nicht zustande. Das gilt naturgemäß auch besonders für das Spätstadium; aber auch schon in früheren Stadien kann man bei der Magenaushebung von der enormen Menge gestauter Massen im Magen überrascht werden.

a) Der Charakter des Mageninhalts und des Erbrochenen.

In frühen Stadien der Wegstörungen unterscheidet sich der Mageninhalt und das Erbrochene nicht von dem bei anderen Erkrankungen; es werden zunächst die genossenen Speisen, dann geringere oder größere Mengen grünlichen Magen- bzw. Duodenalinhalts erbrochen. Da, wo in späteren Stadien — wie z. B. bei vielen Peritonitiden und den meisten tiefsitzenden Dickdarmverschlüssen — ein Übertritt von Darminhalt ausbleibt, behält das Erbrochene die gleiche Beschaffenheit. Manchmal macht es dem ominösen, oft recht profusen, schwarzen Erbrechen Platz oder nimmt einen hämorrhagischen Charakter an. Die so erbrochenen Massen sind in erster Linie das Produkt des Magens und der obersten Teile des Duodenum oder die Folge schwerer Zirkulationsstörungen. Ganz anders ist der Befund da, wo eine mechanische Verlegung oder eine schwere funktionell mechanisch bedingte Aufstauung im Bereich des Dünndarmes vorhanden ist. In seltenen Fällen schon 12 bis 20 Stunden nach dem Eintritt des Verschlusses, meist erst nach 2 bis 3 Tagen, nimmt der Mageninhalt „fäkulenten" Charakter an. Es sei hier betont, daß trotz starker Füllung des Magens mit Darminhalt der Brechreflex manchmal nicht kräftig genug ist, um durch spontane Entleerung Kenntnis von dieser geradezu pathognomonischen Umwandlung des Mageninhalts zu geben, so daß man dies Symptom in manchen Fällen nur dann nicht übersieht, wenn mit der Magensonde in kürzeren Intervallen der Mageninhalt kontrolliert wird.

b) Die Bildung und die Herkunft des fäkulenten Mageninhalts.

Die fäkulenten Massen sind die Folge der bei abnormer Retention von Speisen und Verdauungssäften im Dünndarm unter der Einwirkung der Verdauungsfermente, der Darmbakterien usw. einsetzenden kotigen Gärung, insbesondere die Folge einer starken Eiweißfäulnis, die normalerweise nur im Dick-

6*

darm vor sich geht. Die auf die Okklusionsreize zurückzuführende, starke Inhaltszunahme aus den Produkten der großen Verdauungsdrüsen, die mangelhafte Resorption der Spaltungsprodukte des Darminhalts und der ausgeschiedenen Massen, die starke Zunahme der Fäulnisbakterien, die rhythmischen
Kontraktionen der Muskulatur und damit die dauernde Hin- und
Herbewegung der Inhaltsmassen fördert die Zersetzung des Darminhalts
ins Ungemessene. Gerade der letztere Umstand führt dazu, daß auch in den
obersten, für gewöhnlich bakterienfreien oder wenigstens bakterienarmen Duo-
denal- und Jejunalschlingen die Zersetzung ebenso wie in den tieferen Dünndarmschlingen erfolgt, ja wegen des Zuwachses an frischen Sekreten vielleicht
sogar lebhafter vor sich geht. Der Ausdruck dieser Zersetzungsvorgänge sind
gelbliche, dünnflüssige, diarrhöischen Stühlen ähnliche, mit reichlichen Gasen
vermischte Massen von üblem, kotigem Geruch, wie er sonst nur dem
Dickdarminhalt eigen ist. Er ist auf die Produkte der Eiweißfäulnis, vor
allem wohl auf Indol und Skatol zurückzuführen. Normalerweise fehlen derartige Zersetzungsvorgänge im Dünndarm schon deshalb, weil der Inhalt hier
nicht stagniert, sondern innerhalb 2 bis 4 Stunden den ganzen Dünndarm
durchmißt. Die frühere Ansicht, daß sich diese Zersetzung nur in den tiefsten
Ileumschlingen und im Dickdarm, in ersteren auch nur bei insuffizienter
Bauhinscher Klappe, abspiele und daß erst sekundär der Inhalt höherer,
vom Verschluß entfernt liegender Schlingen mit diesem zersetzten Inhalt
sich vermische, ist nicht richtig.

    Die Menge der in den Magen übertretenden, in ihm weiter faulenden
und ihn bei zunehmender Gasspannung immer weiter auftreibenden Massen
kann ganz enorm sein und viele Liter täglich betragen. Die kotige Gärung
kann durch Darreichung von Medikamenten (Rizinus, Physostigmin), abnorme Steigerung des Inhalts und durch besonders reichliches Vorhandensein
fäulnisfähiger Massen und Bakterien wesentlich beschleunigt und gesteigert
werden.

c) Der Mechanismus des Übertritts vom Darminhalt in den Magen

ist jahrhundertelang heiß umstritten worden. Schon Galen zog aktive Kräfte,
insbesondere den „motus antiperistalticus" zur Erklärung heran, während
Haguenot und van Swieten vor etwa 200 Jahren eine rein mechanische
Rückwärtsbewegung, also ein Überlaufen des Darminhalts in den Magen,
annahmen. In neuerer Zeit sind besonders durch Leichtenstern, Nothnagel, Prutz und Ellinger wichtige Klärungen in dieser Frage erfolgt, so
daß heute die Möglichkeit besteht, dieselbe abschließend zu beantworten.
Prutz und Ellinger haben in ihren Versuchen von Darmgegenschaltung den
Beweis geführt, daß wir eine geordnete Antiperistaltik am Dünndarm nicht
nachweisen können. Allerdings sind die Verhältnisse bei den Versuchen mit
Darmgegenschaltung, besonders auch wegen des Fehlens des Okklusionsreizes und seiner Folgen, pathophysiologisch durchaus nicht den Bedingungen
beim mechanischen Darmverschluß gleichzusetzen, außerdem die Befunde an
Hunden nicht ohne weiteres auf die menschliche Pathologie zu übertragen.
Weiter ist beim mechanischen Darmverschluß kein Mangel an unphysiologischen
Reizen (Enderlen und Hess), die, wie z. B. Nothnagel mit seinem Kochsalz-
kristallversuch zeigte, abnorme Kontraktionszustände und aufsteigende Bewegungen des Inhalts auslösen können. Eine Erklärung der aufsteigenden Invagination ist ohne Annahme einer Antiperistaltik überhaupt nicht möglich.

Auch die wenigen zuverlässigen Beobachtungen (Rosenstein, Schloffer, Leube u. a.) über das Erbrechen fester Kotmassen bei spastischem Verschluß Hysterischer sind nur durch eine Aufwärtsbeförderung fauligen, eingedickten Inhalts aus den unteren Darmabschnitten verständlich. Die abnormen Innervationsvorgänge bei Hysterischen lassen es denkbar erscheinen, daß die Widerstände, die der Antiperistaltik beim normalen Menschen gegenüberstehen, hier überwunden werden. Man darf diese Vorgänge aber nicht verallgemeinern. Haudeck sah vor dem Röntgenschirm bei Dünndarmstenosen am Duodenum und Magen Antiperistaltik, Holzknecht in dem dilatierten Teil oberhalb einer Stenose Kontraktionsringe, durch die der Inhalt nach zwei Richtungen, anal- und oralwärts, getrieben wurde. Die Aufwärtsbeförderung des Darminhalts ist aber auch ohne geordnete Antiperistaltik möglich, solange die motorische Erregbarkeit erhalten oder sogar gesteigert ist. Zunächst ist die sogenannte „Rückstoßkontraktion" (Nothnagel), also die Aufwärtspressung des vor dem Hindernis gestauten Inhalts, bei starker Kontraktion der zuführenden Schlinge, dann die Verschiebung des gestauten Darminhalts bei diffuser Darmsteifung nach dem Orte des geringsten Widerstandes, d. h. nach dem Magen zu, schon lange, ehe eine Überdehnung des Darmes eingetreten ist, zu beobachten. Weiter dürften die rhythmischen Pendelbewegungen im gleichen Sinne wirksam sein. Dazu kommen noch der rein physikalische Vorgang einer wandständigen — der axialen entgegengesetzten — Flüssigkeitsströmung, wie sie von Brinton, Grützner u. a. betont ist, schließlich die Verschiebung der flüssigen Massen durch die Bauchpresse bei den Würg- und Brechbewegungen nach der Stelle des geringsten Druckes.

Da sich die Nachfüllung des Darmes mit Verdauungssäften und ihre Zersetzung in hervorragendem Maße im Duodenum und obersten Jejunum vollzieht, so ist ein Inkrafttreten der meisten der erwähnten Momente nicht unbedingt notwendig.

Bei funktionstüchtigem, geschlossenem Sphincter pylori ist dessen reflektorische Eröffnung durch den Inhaltsreiz im Duodenum die Voraussetzung des dann meist unter dem Einfluß von Brechbewegungen sich vollziehenden Übertritts des Darminhalts in den Magen.

Zum Übertritt der hier sich ansammelnden Massen genügt — das ist in vorgeschrittenen Stadien bei eingetretener Insuffizienz und Paralyse des Darmes überhaupt der einzig mögliche Vorgang — bei offenem Pylorus das einfache Ablaufen, bzw. die Ansaugung (Zwerchfellbewegungen) in den Magen, d. h. wieder nach dem Orte des geringsten Widerstandes. Brechbewegungen, bzw. wachsender Meteorismus (z. B. auch die Gassperre Leichtensterns) können die obersten Schlingen weiter direkt in den Magen auspressen. Bei stärkerem Magenmeteorismus und bei Fehlen der Entlastung des überfüllten Magens durch Erbrechen kann natürlich der Gegendruck im Magen so stark werden, daß kein weiterer Darminhalt mehr eintreten kann.

Nothnagel hat darauf hingewiesen, daß bei sehr profusem Erbrechen im Frühstadium akuter Verschließungen eine längere Stagnation des Dünndarminhalts und deshalb auch eine kotige Gährung desselben nicht einzutreten braucht, bzw. ihr Auftreten und die Überfüllung des Darmes wesentlich verzögert werden kann.

Daß die Aufstauung von Darminhalt allein nicht zum Kotbrechen genügt, sondern daß die eigenartigen Funktionsstörungen des Dünndarmes die Voraussetzung dazu sind, beweist der Umstand, daß die enormen Kotaufstauungen bei subakuten oder chronischen Dickdarmverschlüssen, die z. B. in einem

Falle Nothnagels bis in das Jejunum reichten, wegen des Fehlens von starken spezifischen Okklusionsreizen auf den Dünndarm bei wenig gestörter Resorption kein Kotbrechen nach sich ziehen. Nothnagel führt seinen Fall als Beweis für die Bedeutung des Brechaktes beim Übertreten von Darminhalt in den Magen an, da der betreffende Patient nie erbrochen, ja nicht einmal Würgbewegungen gezeigt hätte.

Bei der großen Mehrzahl der immer wieder seit Jahrhunderten zum Beweis der Antiperistaltik angeführten Fälle von Entleerung von geformten Kotballen und Stuhlteilchen durch den Brechakt handelt es sich um Betrugsversuche Hysterischer und Geisteskranker oder um Fisteln zwischen Magen oder hohen Dünndarmschlingen einerseits und Colon transversum andererseits (Fistula bimucosa).

7. Darmentleerungen. — Stuhlverhaltung.

Bei völliger mechanischer Verlegung des Darmes kann kein Darminhalt mehr aus den höher gelegenen Darmteilen nach unten treten. Es kommt deshalb zu einem völligen Aufhören von Stuhl und Winden. Im Beginn eines Darmverschlusses kann im Anschluß an den Okklusionsreiz der noch unterhalb des Hindernisses gelegene Inhalt entleert werden — sogar in Form diarrhöischer Stühle. Dasselbe gilt von den dort sich bildenden Gasen. Der durch Einläufe noch nach Eintritt des Verschlusses herausbeförderte Kot besteht aus kleinen, eingedickten, geruchlosen Kotballen mit schleimigen Beimengungen und ist ohne weiteres von dem stinkenden, dünnen, aufgestauten Darminhalt zu unterscheiden.

Auch bei akuten Verlegungen (Strangulation, Volvulus, Invagination) kommt es vor, daß der Abschluß nach dem abführenden Darm nicht vollständig ist und daß infolgedessen noch Inhalt in diesen eintritt, der spontan entleert wird. Es handelt sich hier meist um blutig-schleimige Massen ähnlich den Stühlen bei der Mesenterialthrombose. Unter starken Tenesmen erfolgen manchmal reichlichere Schleimentleerungen (z. B. bei Invaginationen). In seltenen Fällen von ganz akuten Verschlüssen sind diarrhöische, wässerige Dejektionen beschrieben worden, die zu Verwechslungen mit Cholera und schwersten Enteritiden geführt haben.

So beobachteten wir bei einem 4 Monate alten Kinde mit Achsendrehung des gesamten Dünndarmes und Colon ascendens um 360° nach 24 stündigem Bestehen zweimal reichliche, blutig wäßrige Stuhlgänge, nachdem zu Hause bereits 10 gleiche Stühle innerhalb 7 Stunden erfolgt waren. Die Möglichkeit des Übertritts von Inhalt aus dem Volvulusdarm in den abführenden Darm war durch den nicht völligen Verschluß des abführenden Schenkels gegeben.

Auch bei der peritonitischen Passagestörung und bei inkompletter, mechanischer Verlegung mit Aufstauung von Inhalt ist der Stuhlgang häufig gänzlich angehalten; oft gehen aber spärliche Flatus und kleine Mengen eingedickten, sonst nicht charakteristisch veränderten Kotes ab.

Bei unvollständiger und bei intermittierender, vollständiger mechanischer Dünndarm- oder hoher Dickdarmverlegung mit Aufstauung von dünnflüssigem Darminhalt kommt es zu verschiedenartigen Darmentleerungen. Treten plötzlich — z. B. bei Abknickung oder spastischer Verlegung, bei Gallensteinverschluß oder nach operativer oder spontaner Lösung eines Verschlusses — größere Massen des zersetzten Dünndarminhalts in den abführenden Schenkel über, so werden diese stark reizenden Massen meist in Form stinkender, diarrhöischer Stühle ausgeschieden. Sind die in den abführenden Darmteil übertretenden Mengen — wie z. B. bei Kombination entzündlicher und mechanischer Wegstörung oder bei starken Darmstenosen — nur spärlich, so werden sie in normaler Weise eingedickt und dann als frische, breiige, bandartige, meist nur kleinfingerdicke, manchmal auch wie Schafkot aussehende Partikel entleert. Doch ist zu bedenken, daß auch bei spastischen Obstipationen ähnliche Stühle beobachtet werden können. Beimengung von Eiter, Blut, Schleim oder jauchig zerfallenen Massen lassen weitere Schlüsse auf Tumor usw. zu und sind als ergänzender Befund häufig zu verwerten.

Bei tiefen Dickdarmverschlüssen sind die Massen, die eine Stenose passieren, meist weniger dünnflüssig, von sehr üblem Geruch und stark zersetzt.

II. Fern- und Allgemeinsymptome.

1. Kreislauforgane.

Unter den Fern- und Allgemeinsymptomen stehen die Erscheinungen an den Kreislauforganen an erster Stelle. Sie sind entweder auf reflektorische Einflüsse, vor allem auf Schockwirkung, oder auf die allmähliche Entblutung und Erschöpfung des Gesamtorganismus und des Gehirns oder auf eine Kombination beider zurückzuführen. Da wo Schockerscheinungen fehlen, also besonders bei allmählichem Beginn und subakutem Verlauf, vermag sich der Organismus lange Zeit auf die lokale Darmerkrankung einzustellen. In solchen Fällen zeigt der Puls wenig oder gar keine Veränderungen, höchstens eine reflektorische Verlangsamung und Spannung. Der maximale Blutdruck zeigt — auch bei fehlender Sklerose der Gefäße — an der A. radialis bei der Messung nach Riva-Rocci, eine mäßige Steigerung über die Norm (120 bis 140 mm Hg); die Pulsamplitude, an der Art. cubitalis auskultatorisch bestimmt, bewegt sich in normalen Grenzen (50 bis 75 mm Hg). Gussew fand beim Volvulus der Flexura sigmoidea vor der Operation den Blutdruck 145 : 170 mm Hg; nach der Operation sank er auf 70 : 90 mm Hg. Die Herzaktion ist unter den erwähnten Bedingungen kräftig, der Turgor, die Färbung der Haut und damit ihre Durchblutung wenig verändert.

Ganz anders ist der Befund an den Kreislauforganen bei gleichzeitigem Schock, d. h. während des unmittelbar auf den Strangulationsinsult folgenden Zusammenbruches. Der maximale Blutdruck ist wenig herabgesetzt oder normal (100 bis 115 mm Hg), die Amplitude aber infolge der schweren Alteration der zentralen Vasoregulatoren und infolge der Stase des Blutes im Bauche meist sehr klein (10 bis 20 mm Hg). Der Puls ist klein, leer, das Gefäßrohr kontrahiert, der Rhythmus des Pulses gestört, die Frequenz bis auf 40 herabgesetzt, manchmal umgekehrt beschleunigt. Die Haut ist der geringen Durchblutung der Peripherie entsprechend blaß, fahl, welk, ohne Turgor, blutleer; die Herztätigkeit meist ziemlich kräftig, die Atmung beschleunigt, oberflächlich. Bei Nachlassen des Okklusionsschocks, insbesondere auch nach Beruhigung durch Narkotica, können diese Schockwirkungen auf das Gefäßsystem nachlassen; es kann ein Stadium leidlich ausgeglichenen Blutumlaufs an die Stelle treten. Da wo das Stadium des Schocks unmittelbar in das Stadium der Anämisierung und Erschöpfung übergeht, sinkt der Blutdruck bald unter die Norm, um dann weiter mehr und mehr abzufallen; die Amplitude bleibt klein oder wird kleiner, der Puls wird leerer, seine Frequenz steigt rasch an, schließlich wird er unfühlbar, während die

Herzaktion bei intaktem Myokard eine verzweifelte und angestrengte ist. Besonders bedenklich ist ein jäher Umschlag eines ziemlich normalen Pulses von 70 bis 90 Schlägen in einen kleinen, frequenten Puls von 140 und mehr Schlägen in der Minute. Bei Einstich mit der Nadel oder Incision in das Ohrläppchen entleert sich kaum etwas dunkles Blut.

2. Allgemeinbefinden.

Von dem Grade der Schockwirkung und der Zirkulationsstörung hängt die Veränderung des Allgemeinbefindens ab. Der Gesichtsausdruck ist in den eben erwähnten Endstadien verfallen, fahl, ängstlich, unruhig (Facies abdominalis), die Haut wird welker und schlaffer, zyanotisch, Hände und Nase kühl, die Augen sinken in die Höhlen zurück; infolge Überwiegens der Musculi recti superiores tritt der berüchtigte „Visus ad coelum vergens" ein; die Zunge ist trocken, belegt (abdomineller Typus), die Sprache wird heiser, aphonisch; Schweißausbrüche treten infolge Versagens der regulierenden Nervenapparate auf, die Temperatur sinkt unter die Norm, kurz, das Bild des terminalen Kollapses ist in schärfster Form entwickelt. Als sicher kann man seinen Eintritt dann annehmen, wenn trotz Anwendung der später zu besprechenden Excitantien der Blutdruck sich nicht wieder über 80 erhebt, der Puls frequent und die Temperatur subnormal wird. In vieler Richtung hat die Veränderung des Aussehens und des Gesamtstatus der Kranken viele Ähnlichkeit mit dem Bilde des Schocks und Kollapses im Anfangsstadium, doch sind hier, abgesehen von den schwersten, in kürzester Frist tödlich verlaufenden Fällen, die Puls- und Blutdruckverhältnisse besser, der Eindruck nicht so schwer. Vor allem beherrscht während des initialen Schocks der Schmerz meist das Bild, während im Spätstadium eine Herabsetzung der Erregbarkeit der zentralen Apparate und damit eine Euphorie sich bemerkbar macht. Da wo die Wasserverarmung besonders stark ist, zeigt der Organismus ein ganz besonders krasses Bild des Verfalls, wie der Vergleich der ausgetrockneten Gewebe solcher Kranken mit denen bei der Cholera zeigt.

Bei den Formen, bei denen weder Schockwirkungen noch Säfteverlust eine erhebliche Rolle spielen, besonders auch bei schweren Dickdarmverschlüssen, sind die Störungen des Allgemeinbefindens meist lange Zeit geringer, ist der Ausdruck des Gesichts vielleicht etwas gequält und krankhaft, die Abmagerung bei länger bestehendem Verschluß der Abnahme der Gewebsbestände entsprechend. Der Gesamteindruck ist, wie Nothnagel erwähnt, manchmal sogar trotz fäculenten Erbrechens, also trotz schwerer abdomineller Vorgänge, ein unverhältnismäßig guter. Gerade bei solchen Kranken kann aber plötzlich der Übergang in das extreme Stadium erfolgen, weil die Zentren sich infolge Unterernährung und Erschöpfung möglicherweise auch infolge von Vergiftung durch Zersetzungsstoffe des Darmes im labilen Zustande befinden und die Widerstände für die Herzleistung, besonders bei starkem Meteorismus, sehr erhebliche sind.

3. Das psychische Verhalten.

Das Sensorium ist meist lange Zeit völlig frei. Die Klarheit desselben kontrastiert oft mit dem völlig desolaten Zustande und dem fehlenden Puls. Gemildert wird das Furchtbare der Lage durch die häufig im Endstadium erfolgende Schmerzfreiheit und Euphorie. In seltenen Fällen sind Krämpfe, Delirien und Koma beschrieben worden. Interessant ist, daß Patienten, die schließlich trotz schwerster Darmverschließung noch zur Genesung kommen, öfter keine oder nur eine unvollkommene Erinnerung an die schwersten Stadien ihrer Erkrankung haben. Bei plötzlicher Erschütterung des Gesamtorganismus und bei nervösen Individuen macht sich häufiger eine lebhaftere motorische Unruhe bemerkbar. Im Frühstadium sind die Patienten vom Schmerz beherrscht und äußern ihn oft durch verzweifeltes, ohnmächtiges Stöhnen. Auf die Wasserverarmung sind Schmerzen in den Waden und anderen Muskelgebieten zu beziehen.

4. Atmung.

Die Atmung ist im Stadium des Schocks und im Spätstadium wegen der Schmerzen und der mangelhaften Durchblutung der Lungen und der Gehirnanämie oft beschleunigt, oberflächlich. Vor allem aber ist sie abhängig vom Meteorismus und von dem dadurch bedingten Zwerchfellhochstand; hierdurch kann der Gaswechsel ein ganz ungenügender werden.

5. Temperatur.

Die Temperaturmessungen geben bei Patienten mit Darmverschlüssen nur wenig brauchbare Unterlagen für die Beurteilung. Madelung machte darauf aufmerksam, daß oft ganz erhebliche, bis zu mehreren Graden betragende Differenzen zwischen der Achsel- und Rektaltemperatur bei solchen Kranken bestehen; ich habe mich davon ebenfalls überzeugen können. Es ist die Achseltemperatur auf die sehr geringe Durchblutung der Peripherie, die erhöhte Rektaltemperatur auf die abdominelle Hyperämie und auf die starke Steigerung und Veränderung der abdominellen Funktionen zurückzuführen. Wir finden diese Temperaturdifferenz übrigens auch bei schweren Peritonitiden.

Festzuhalten ist, daß auch bei nicht komplizierten, heilbaren Darmverschlüssen (z. B. Dünndarmvolvulus usw.) Temperaturen in der Achsel bis 38⁰ und mehr konstatiert werden können, ebenso wie umgekehrt bei der Peritonitis bekanntlich manchmal die Temperatur kaum erhöht ist.

Im großen und ganzen spricht aber eine normale Temperatur in der Achsel, zusammen mit einer erheblich höheren Temperatur im Rektum, mehr für einen mechanischen Verschluß als für eine Peritonitis.

6. Blut.

Bisher ist es nicht gelungen, im Blut pathologische Veränderungen nachzuweisen; nur läßt sich meist bei vorgeschrittenem Darmverschluß ein recht hoher Hämoglobingehalt infolge der Wasserverarmung konstatieren.

7. Urin.

Der Urin ist meist spärlich, konzentriert. Wie wir oben erwähnten, enthält er im Anfangsstadium nicht selten Eiweiß und Zylinder, die aber rasch wieder verschwinden. Charakteristisch ist der Gehalt an Indikan, der, wie wir sahen, proportional den Zersetzungsvorgängen im Dünndarm ist und infolgedessen in vielen Fällen eine wichtige Handhabe bietet. Der Nachweis des von Rosenbach festgestellten sog. roten Farbstoffes findet praktisch neben der Feststellung des Indikan keine Anwendung mehr.

Zweiter Abschnitt.

Spezielle Pathologie.

1. Kapitel.

Darmabschnürungen und Darmeinklemmungen.

Darmeinklemmungen (Inkarzerationen) und Darmabschnürungen (Strangulationen) gehören pathologisch und klinisch eng zusammen. Bei beiden Verschlußformen handelt es sich im allgemeinen um die Verschließung von Darmschlingen an beiden Enden (sogen. bileptischer Verschluß) — unter gleichzeitiger Kompression ihrer Mesenterialgefäße und -nerven — infolge einer konzentrischen Schnür- oder Druckwirkung durch außerhalb gelegene, sie allseitig umschließende Gewebsringe oder Stränge. Für die pathologischen und klinischen Folgen ist es dabei von sekundärer Bedeutung, ob es sich um die Einklemmung einer Darmschlinge im Bereich von ring- oder spaltförmigen Gewebslücken, bzw. im Bereich gleichartig geformter Gewebsstränge von konstanter Größe oder um eine Abschnürung, d. h. das Anziehen, bzw. schlingenartige Zuziehen eines den Darm umgebenden Stranges oder strangartig wirkenden Gebildes handelt. Die pathologischen Wirkungen der Darmeinklemmung und -abschnürung, sowie die Gleichartigkeit oder Verschiedenheit des Krankheitsverlaufs und des Krankheitsbildes in den einzelnen Fällen hängen, weniger von der anatomischen Form, als von der Stärke der Umschnürung und der Ausdehnung des betroffenen Darmteiles ab.

Die Wirkung der Umschnürung des Darmes und des Mesenterium ist meist so hochgradig, daß gleichzeitig mit dem Verschluß schwere, zur Gangrän führende Zirkulationsstörungen einsetzen. Bei schwachen Einklemmungen und Abschnürungen kann, ebenso wie bei den nachher zu besprechenden seitlichen Abklemmungen, die Abschließung zunächst nur zu einer einfachen Passageunterbrechung, also zum glatten Verschluß führen, während die Zirkulationsstörung im Bereich des unmittelbar betroffenen Darmteiles und ihres Mesenterium geringere Grade erreicht, also Gangrän erst bei längerem Bestehen des Verschlusses droht.

I. Morphologie.

Die Grenze zwischen den einzelnen anatomischen Formen der Inkarzerationen und Strangulationen ist nicht immer scharf zu ziehen; es gibt mannigfache Übergänge und Kombinationen zwischen ihnen, wie zwischen ihnen und den später zu besprechenden seitlichen Abklemmungen, Abknickungen, Achsendrehungen und Verknotungen.

Die Darmeinklemmungen und Darmabschnürungen lassen sich unter Berücksichtigung der Herkunft und Art in drei Hauptgruppen gliedern, nämlich in:

1. Einklemmungen in Lücken und Spalten des wandständigen Peritoneum (Brucheinklemmungen).

2. Einklemmungen in Ringen und Spalten des Bauchinnern (bruchartige Einklemmungen).

3. Abschnürungen durch Stränge, bzw. strangartig wirkende Gebilde.

1. Brucheinklemmungen.

Äußere Brucheinklemmungen.

Zu den Einklemmungen in abnormen Gewebsspalten und -lücken stellen die Brucheinklemmungen und von diesen wieder die äußeren Brucheinklemmungen das Hauptkontingent.

Die äußeren Brucheinklemmungen sollen nur soweit berührt werden, als zum Verständnis des Einklemmungsmechanismus und der anatomischen und klinischen Übergänge und Unterschiede zwischen inneren und äußeren Einklemmungen notwendig ist. Infolgedessen sind in erster Linie die Lokalisation und bestimmte Eigentümlichkeiten der in Frage kommenden äußeren Brüche und ihrer Einklemmungen zu erörtern, während hinsichtlich ihrer speziellen Anatomie und Entwicklungsgeschichte auf andere chirurgische Werke, besonders auf die Bearbeitungen von B. Schmidt, König, Tillmanns, Graser, Sultan, auf die wir uns im folgenden beziehen, verwiesen wird.

Einklemmung in Schenkelbrüchen. Am häufigsten sind die Einklemmungen von Schenkel- und Leistenbrüchen. Die Bruchpforte und die Einklemmungsstelle liegen bei den Schenkelhernien im Bereich des sog. Schenkelringes, medianwärts von den Schenkelgefäßen. Der schnürende Ring wird bei ihnen gewöhnlich von den scharfen, über das Schambein bogenförmig gespannten, medialen Teilen des Poupartschen Bandes und der Fascia transversa (fascia propria herniae), nur selten vom peritonealen Bruchsackhals gebildet. Weit seltener erfolgt die Einklemmung in Maschen der Lamina cribrosa. Bruchpforte und Einklemmungsring sind bei der Schenkelbrucheinklemmung meist sehr eng, manchmal nur bleistiftgroß. Die Bruchsäcke sind ebenfalls meist klein und eng, so daß sich für gewöhnlich nur eine einzelne kleine Darmschlinge, nicht selten nur ein Teil des Darmquerschnitts (Darmwandbruch, Littrèsche Hernie) in ihnen findet. Dann fehlt solchen Formen das wichtigste Kriterium der äußeren Brucheinklemmung, die Bruchgeschwulst.

Die Einklemmung in Leistenhernien betrifft in erster Linie die indirekten, selten die direkten Leistenhernien. Die eingeklemmte Darmpartie kann, wie bei den Schenkelbrüchen, durch gleichzeitig im Bruchsack befindliche Netzklumpen, durch präperitoneale Fettmassen oder durch cystische Hohlräume (Hernia encystica, Hydrocele) verdeckt werden, so daß sie nicht ohne weiteres erkennbar wird, praktisch also die Einklemmung als innerer Verschluß zu betrachten ist. Der einklemmende Ring wird bei den Leistenhernien entweder von den sehnigen Schenkeln der Bruchpforte oder von der peritonealen Einschnürung am Bruchsackhals in der Ebene des inneren Leistenringes oder von pathologischen Strängen im Innern des Bruchsackes gebildet. Die Inkarzerationsringe sind bei den Leistenhernien durchschnittlich etwas weniger scharf und eng als bei den Schenkelhernien. Wir begegnen Bruchpforten vom Umfang eines oder mehrerer Finger. Die normalen anatomischen Beziehungen zwischen den Bruchpfeilern und dem Bruchsackhals werden nicht selten dadurch gestört, daß sich der peritoneale Schnürring mit dem Bruchsackhals und dem Bruchsack verschiebt. Der Ring kann unter der Wirkung des intraabdominellen Druckes oder der Schwere des Bruchsackinhalts nach außen und unten gegen das Scrotum vorrücken. Durch entzündliche oder mechanische Reize, z. B. durch Druck des Bruchbandes, entstehen narbige Schrumpfungen und weitere Einschnürungen im Bruchsackhals.

Scheinreduktion. Bei energischen, fehlerhaften Taxisversuchen kann ein nur locker mit seiner Umgebung verbundener Bruchsack samt

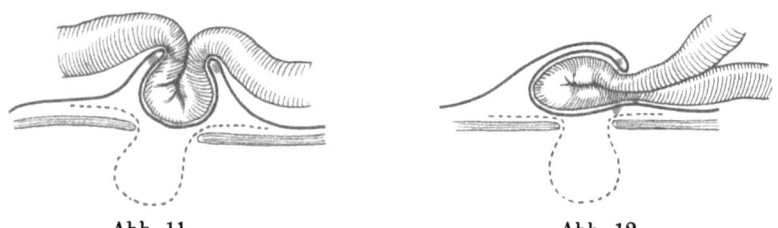

Abb. 11.   Abb. 12.
Scheinreduktion (schematisch nach Roser).

Inhalt — und zwar nicht nur bei Leisten-, sondern auch bei Crural- und Nabelhernien — ganz oder teilweise nach dem Abdomen zu disloziert werden, ein Vorgang, der als Schein-, bzw. Massenreduktion oder als „réposition en bloc" einer Hernie bezeichnet wird.

Neben den vollständigen kommen unvollständige, nur den locker mit der Umgebung verbundenen Bruchsackhals betreffende Scheinreduktionen —

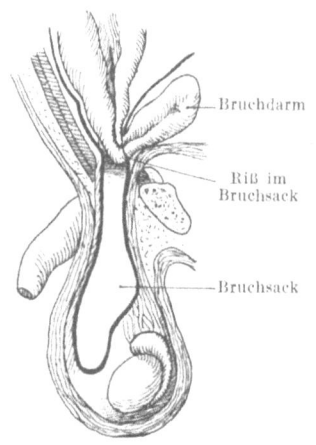
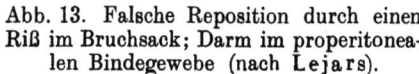
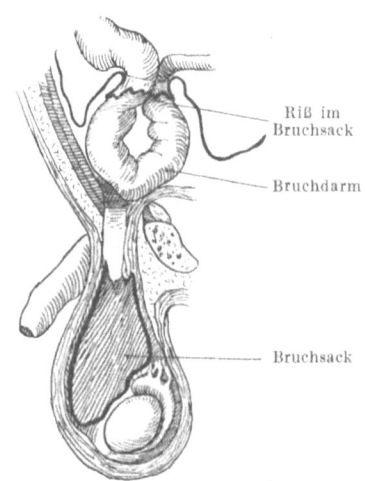

Abb. 13. Falsche Reposition durch einen
Riß im Bruchsack; Darm im properitonealen Bindegewebe (nach Lejars).

Abb. 14. Réposition en bloc
(nach Lejars).

bei der unblutigen wie bei der operativen Taxis — vor, bei der Operation besonders leicht dann, wenn mehrere Schnürringe oder mehrere Bruchsackkammern und -taschen vorhanden sind und wenn der oberste, tatsächlich eingeklemmte Schnürring übersehen wird und uneröffnet bleibt.

Es betreffen solche Zufälle durchaus nicht nur kleine, sondern auch recht große Brüche, zumal Skrotalbrüche, in denen oft die verhältnismäßig große

Weite der Bruchpforte und ein lockerer Zusammenhang von Bruchsack und umgebenden Gewebsschichten die Verschiebung des Bruchsackes begünstigen.

In den typischen Fällen von Massenreduktion wird der Bruch entweder gegen die Peritonealhöhle vorgestülpt (Abb. 11) oder er legt sich, wie bei der interparietalen Hernie (Abb. 15 f.), seitlich zwischen Peritoneum parietale und Fascia transversa, bzw. zwischen oberflächlichere Schichten der Bauchwand. Ein ähnliches Bild geben die Fälle, in denen bei der Taxis oder Herniotomie der Darm durch seitliche Öffnungen (Einriß oder Einschnitt, Abb. 13) oder Ausstülpungen des Bruchsackes in das subperitoneale Gewebe zurückgedrückt wird und hier liegen bleibt, ohne daß an der Einklemmung im Bruchsackhals und an dessen Verhältnissen sich etwas änderte. Von den zahlreichen Möglichkeiten einer falschen Reposition sei nur noch das Abreißen des schnürenden Bruchsackhalses von seiner peritonealen Umgebung und das Hereinrutschen des nach wie vor im Bruchsackhals eingeklemmten Darmes in die freie Bauchhöhle erwähnt (Abb. 14 [vgl. auch Hernia properitonealis und juxtavesicalis]).

Eigene Beobachtung. 23 jähr. Mann mit seit 12 Jahren bestehendem, rechtsseitigem Leistenbruch erkrankt kurz nach der — wie gewöhnlich selbständig ausgeführten — Reposition des Bruches unter stürmisch auftretenden Verschlußerscheinungen. Bei der sofortigen Operation — Mittelschnitt unterhalb des Nabels — zeigt sich, daß bei der Reposition mit dem Processus vaginalis peritonei zugleich eine am Bruchsackhals eingeklemmte Dünndarmschlinge in den Bauchraum hinein verlagert ist. Scharfe Erweiterung des einschnürenden Ringes und Befreiung der 10 cm langen, mit einer deutlichen Schnürfurche versehenen Dünndarmschlinge. Durch Verschiebung der Haut vom Mittelschnitt aus wird der rechtsseitige äußere Leistenring freigelegt und die Bruchhüllen in den Leistenkanal zurückverlagert. Danach übliche Versorgung der Bruchhüllen und der Bruchpforte nach Girard. Heilung.

Einklemmung in kompletten und interparietalen Leistenbrüchen.

Wichtig ist für unsere Frage die Kenntnis einiger Abarten der Leistenhernien, die sich der äußeren Betastung entziehen können, nämlich die der inkompletten und der interparietalen Leistenhernien (siehe schematische Abbildungen 15 u. 16). Sie bilden den Übergang zu den inneren Darmverschlüssen.

Der sogenannte inkomplette Leistenbruch ist anatomisch normal im Leistenkanal gelagert, rückt aber nicht über den äußeren Leistenring nach außen; die interstitielle oder interparietale Hernie (Hernia inguinalis interparietalis) entwickelt sich nicht gegen den äußeren Leistenring und über denselben hinaus, sondern bildet sich an abnormer Stelle zwischen den einzelnen Schich-

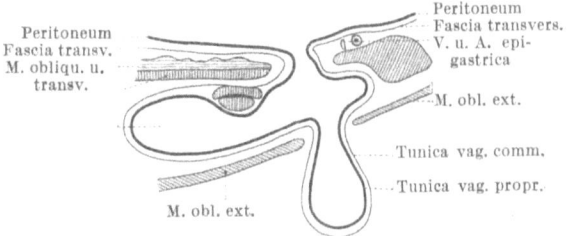

Abb. 15. Hernia inguinalis interstitialis bilocularis (nach Göbell).

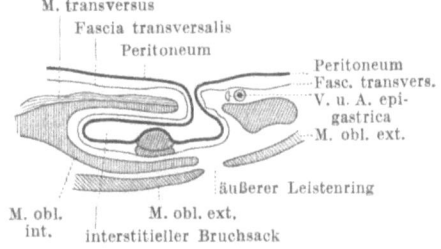

Abb. 16. Hernia interstitialis monolocularis (nach Göbell).

ten der Bauchwand, vor allem zwischen M. obliquus externus und M. transversus, bzw. Fascia transversa — aber auch oberflächlicher und tiefer —
aus (vgl. Abb. 15ff.).

Sehr oft ist die interstitielle Hernie mit einer normalen äußeren Inguinal-,
bzw. Skrotalhernie kombiniert; es bestehen dann zwei, häufig nur durch
eine schmale Brücke von-
einander getrennte Bruch-
säcke (Hernia interparietalis
bilocularis im Gegensatz zu
der Hernia interstitialis monolocularis). Gerade unter
solchen Verhältnissen kann
die erwähnte en bloc-Re-
position einer Hernie vorkommen, bzw. wird bei der
Taxis oder bei der Operation
nur der ungefährliche äußere
und nicht der eingeklemmte
interparietale Bruch reponiert.

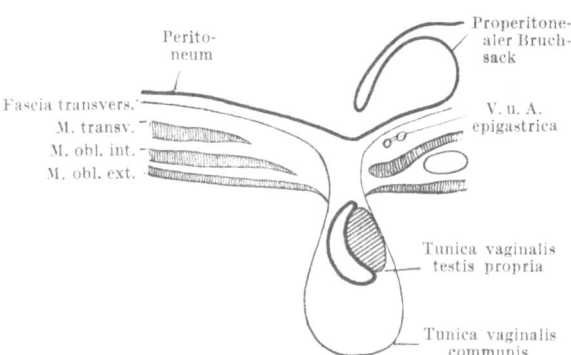

Abb. 17. Hernia monolocularis antevesicalis
(nach Göbell).

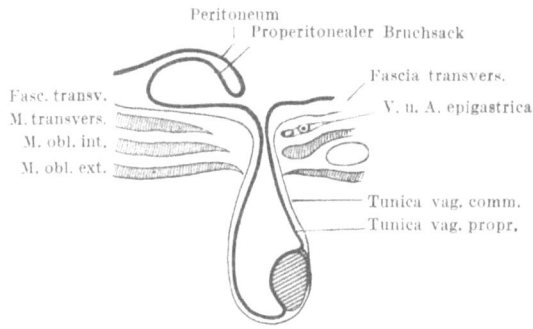

Abb. 18. Hernia bilocularis iliaca congenita
(nach Göbell).

Einklemmung
in Nabel- und Parum-
bilikalbrüchen.

Recht häufig, wenn auch
schon wesentlich seltener wie
die Leisten- und Schenkel-
brucheinklemmungen, sind
die Einklemmungen in
Nabel- und Parumbili-
kalbrüchen, die meist im
späteren Alter bei fetten Individuen oder nach starker
Abmagerung vorher fetter
Personen erfolgen. Auch hier
spielen sehnige und peritoneale Inkarzerationsringe
eine Rolle. Infolge der bei
der Entwicklung dieser Brüche häufig stattfindenden
gitterartigen Perforation und
mehrfachen Lückenbildung
in der für gewöhnlich fest
verfilzten Linea alba und der
angrenzenden Sehnenplatte
in der Nähe des Nabels sind
die sehnigen Inkarzerationsringe durchaus nicht immer

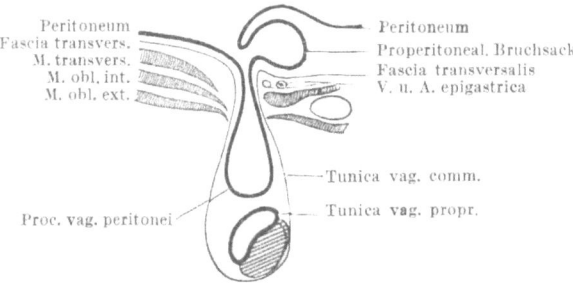

Abb. 19. Hernia bilocularis antevesicalis acquisita
(nach Göbell).

an den Nabel selbst gebunden, sondern auch einen bis mehrere Zentimeter
von ihm entfernt. Ganz regellos ist wegen der bei Nabelbrüchen vorkommenden, hauptsächlich durch den Zug extra- und intraperitonealer Fettmassen

verursachten, komplizierten Kammer- und Taschenbildung die Lokalisation der peritonealen Inkarzerationsringe. Nicht selten bilden sie sich weit draußen im Bruchsack, in anderen Fällen decken sie sich genau mit dem sehnigen Ring. Ganz besonders häufig sind in Nabelbrüchen ausgedehnte, sekundäre Ring- und Strangbildungen auf dem Boden chronisch entzündlicher Reizzustände. Hierdurch entstehen komplizierte Bruchsackverhältnisse. Wo starke präperitoneale Fett- bzw. Netzmassen die eingeklemmten Schlingen überlagern, können sie bei der Untersuchung übersehen werden. Ebenso wie bei den Schenkelhernien sind bei den Nabelhernien oft scharfe und enge Einklemmungsringe vorhanden.

Einklemmungen in Bauchnarben und Bauchnarbenbrüchen können in jeder Bauchnarbe vorkommen; besonders häufig sind sie in den Narben des Unterbauches. Neben den Einklemmungen in allmählich entstandenen Bauchnarbenbrüchen sind die besonders leicht zu übersehenden Einklemmungen in Lücken frisch vernähter Bauchwunden beachtenswert. Mit ihnen stehen die seltenen Einklemmungen in Stich- und Schußwunden und die nach subkutaner Zerreißung der Bauchwand oder des Zwerchfells auftretenden Einklemmungen auf einer Stufe.

Nichttraumatische Darmeinklemmungen in der Linea alba, ober- und unterhalb des Nabels, ferner solche im Bereich epigastrischer Hernien, sind sehr selten. Öfter werden hier kleine Netzeinklemmungen beobachtet. Ebenso

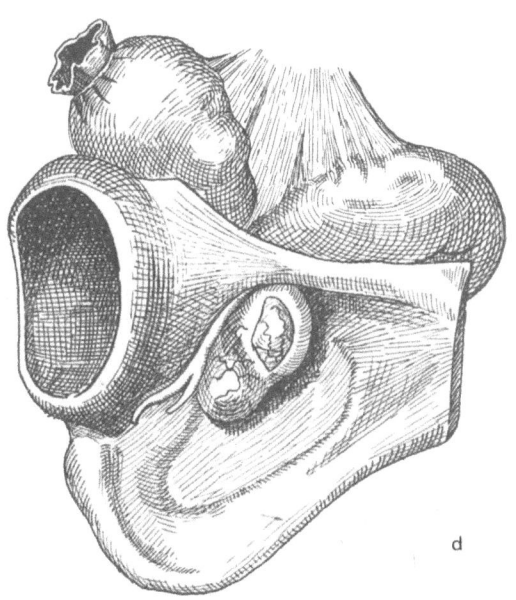

Abb. 20. Hernia obturatoria (nach Fr(
Außenansicht.

sind Einklemmungen im Bereich der Hernia lumbalis, ischiadica, perinealis, pectinea, schließlich bei der Hernie der Linea semicircularis Spiegelii größte Seltenheiten.

Größte praktische Bedeutung haben die Einklemmungen der Hernia obturatoria, die oft wegen der Kleinheit der eingeklemmten Darmpartie (Darmwandbrüche!) und ihrer versteckten Lage äußerlich gar nicht oder nur unbestimmt erkennbar sind. Sie betreffen wohl immer den Dünndarm und hier fast immer das Ileum. Der Bruch tritt gewöhnlich im oberen äußeren Winkel des Foramen obturatum durch das lockere Bindegewebe vor den Vasa obturatoria nach außen (Abb. 22). Wegen der Enge der Bruchpforte und der Schärfe ihrer Umrandung führen sie leicht zur Gangrän. Sie sind besonders häufig bei alten, abgemagerten Frauen. Der Fettschwund und die starke Neigung des Beckens und des Foramen obturatum schaffen die günstigen Vorbedingungen für das Zustandekommen des Bruches und der Einklemmung (Abb. 20—22).

Eigene Beobachtung: 74jährige Frau, Aufnahme in verfallenem Zustand wegen plötzlich aufgetretener Verschlußerscheinungen. Bei der Operation — Mittelschnitt unterhalb des Nabels — wird eine stark geblähte Dünndarmschlinge gefunden, die zum linken Foramen obturatum führt. In diesem ist ein etwa 2 cm langer, ausgezogener Teil der Darmwand eingeklemmt. Stumpfe Befreiung des eingeklemmten Darmwandteiles, Heilung.

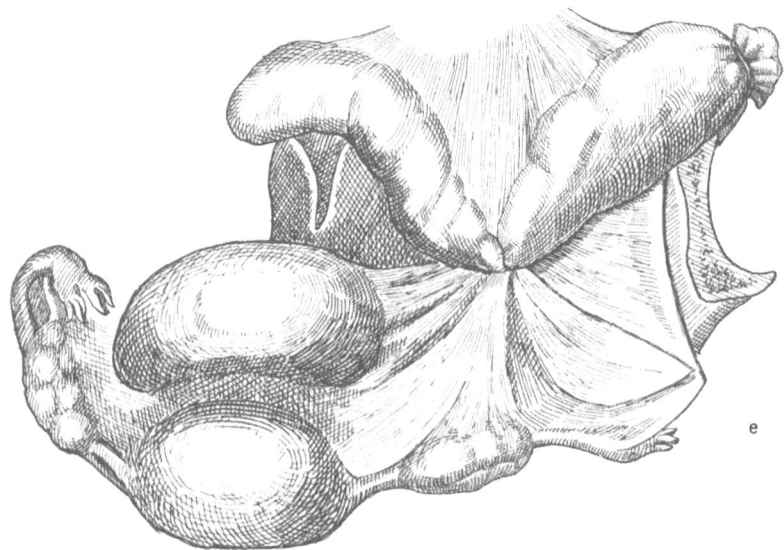

Abb. 21. Hernia obturatoria. Innenansicht (nach Froriep).

Innere Brucheinklemmungen.

Im Vergleich zu den äußeren Brucheinklemmungen sind innere Brucheinklemmungen in vorgebildeten Bruchsäcken, bzw. in Bauchfelltaschen sehr selten.

Bei der Abgrenzung der beiden Bruchformen halte ich mich ebenso wie Nothnagel an die alte Definition Leichtensterns, der unter den inneren Hernien solche Brüche verstand, „die entweder ganz in der Bauch-, resp. Brusthöhle liegen oder die sub-, bzw. retroperitoneal, parallel der Bauchwand gelagert sind und in die Bauchhöhle hineinragen, ohne jemals auch bei fortgesetztem Wachstum die Richtung nach außen einzuschlagen". Diese anatomische Definition deckt sich mit dem wesentlichsten praktischen Unterscheidungsmerkmal gegenüber den äußeren Hernien, nämlich dem Fehlen äußerer lokaler Symptome, vor allem der Bruchgeschwulst außerhalb des Bauchraumes. Die erwähnten interstitiellen, die en bloc reponierten und andere Hernien bilden den Übergang zu den inneren Hernien im engeren Sinne. Die inneren Hernien verdanken angeborenen oder während des Lebens erworbenen, an bestimmte Stellen gebundenen Peritonealausstülpungen ihre Entstehung; es handelt sich meist um abnorme Bruchsackbildungen; seltener dienen normale, aber für gewöhnlich leere Recessus der Bauchhöhle (Hernia bursae omentalis) als Bruchsack. Nicht immer handelt es sich bei den Verschlüssen in inneren Brüchen um reine Einklemmungen, vielmehr spielen öfters Abknickungen, Abklemmungen und Achsendrehungen dabei eine Rolle (vgl. Verschlüsse in weiten Ringen S. 126f.).

Folgende Arten der inneren Hernien kommen für Verschlüsse in Betracht:
1. Die Hernia praeperitonealis anterior. Sie betrifft fast stets
Männer im mittleren Alter. Meist handelt es sich nur um eine präformierte,

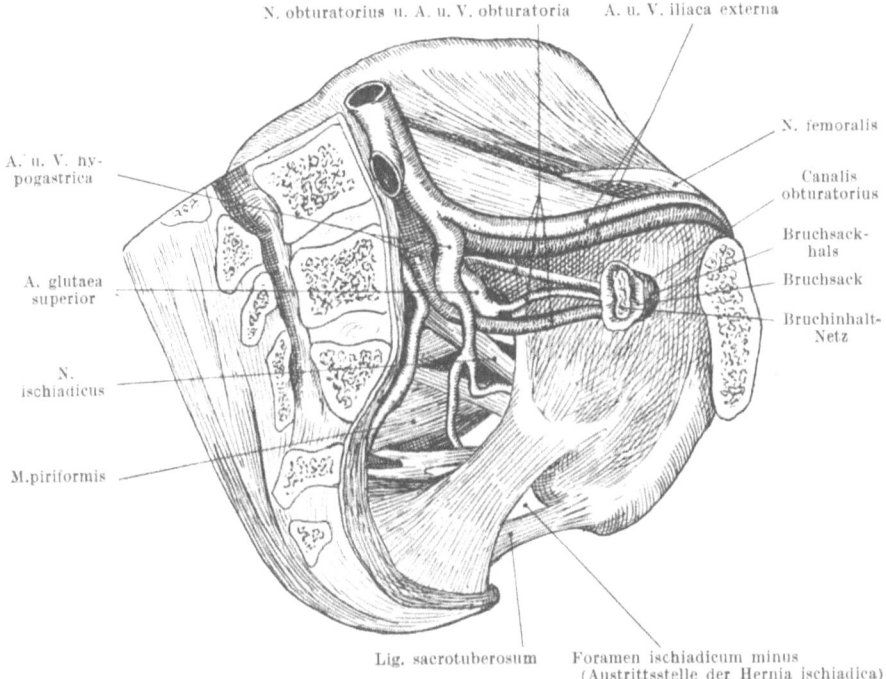

N. obturatorius u. A. u. V. obturatoria   A. u. V. iliaca externa

N. femoralis

A. u. V. hy-
pogastrica

Canalis
obturatorius

Bruchsack-
hals

A. glutaea
superior

Bruchsack

Bruchinhalt-
Netz

N.
ischiadicus

M.piriformis

Lig. sacrotuberosum   Foramen ischiadicum minus
(Austrittsstelle der Hernia ischiadica)

Abb. 22. Hernia obturatoria (nach Wullstein-Wilms).

anormale Ausstülpung des Peritoneum; sie trifft häufig mit Entwicklungsstörungen im Bereich des Hodens (mangelhafter Descensus des Processus
vaginalis usw.) zusammen.

Ihre wichtigste Form
ist die Hernia properito-
nealis inguinalis (inguino-
properitonealis) der seitlichen Unterbauchwand.
Sie stülpt sich meist aus
einer besonderen, im Be-
reich der Fovea inguinalis
medialis oder lateralis gelegenen Bruchpforte aus
und entwickelt sich un-
abhängig vom Leisten-
kanal medial- oder la-
teralwärts subperito-
neal als Hernia antevesi-
calis, Hernia juxtavesi-
calis und Hernia iliaca
(vgl. Abb. 23 u. 24). Die

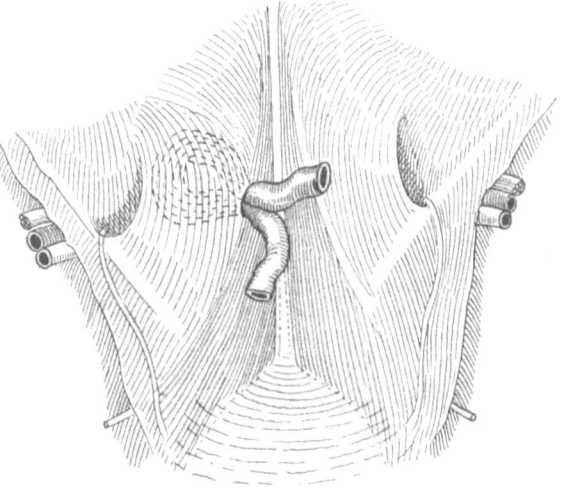

Abb. 23. Hernia antevesicalis (nach Aschoff).

Bruchpforte ist bei diesen Bruchformen oft ziemlich eng, der Bruchsack bietet meist nur Raum für eine Darmschlinge. Außerdem finden sich einige seltenere Abarten in dieser Gegend des Abdomens. Viele der hier hergerechneten Fälle sind nach Anamnese und Befund aber nicht Hernien von so seltener Lokalisation, sondern es sind künstliche oder spontane Scheinreduktionen von äußeren Hernien (Haim).

Auch in der Nähe des Nabels, in Nabelbrüchen und in Bauchnarben, finden sich properitoneal entwickelte Brüche und in ihnen Einklemmungen. Die bisher erwähnten Formen verdienen deshalb besondere Beachtung, weil neben ihnen häufig normal gelagerte, gewöhnliche, freie Hernien vorhanden sind, so daß sie bei freier Bruchpforte leicht übersehen werden können. Ein derartiger Fall, in dem die Verschlußerscheinungen zunächst

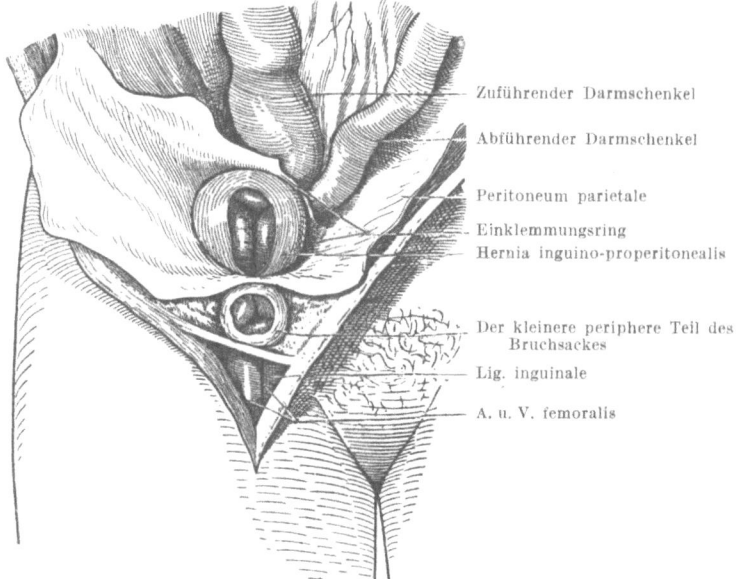

Abb. 24   Hernia inguino-properitonealis dextra bilocularis iliaca incarcerata
(nach Sultan, Präparat von Nauwerck).

nur auf eine Einklemmung im Bereich einer Leistenhernie bezogen wurden und bei dem wegen zunehmender Erscheinungen erst am nächsten Tage die Lösung des in einer Hernia properitonealis eingeklemmten Darmes vorgenommen wurde, kam auf meiner Abteilung zur Beobachtung:

Bei einem 38jährigen Arbeiter mit einem seit 19 Jahren bestehenden, 7 Stunden vorher eingeklemmten, linksseitigen Leistenbruch Herniotomie, weil trotz der außerhalb des Krankenhauses gemachten Taxisversuche die Verschlußerscheinungen nicht verschwanden. Im Bruchsack findet sich ein 8 cm langer anämischer Netzzipfel. In der Nacht nach der Operation zeigt Patient verfallenes Aussehen und erbricht grünliche Massen; Magenspülung (8 Stunden nach der Operation) fördert reichlich braunen Darminhalt zutage. Bei der Laparotomie in der Mittellinie unterhalb des Nabels fühlt man nach links unten seitlich gegen die Leistenbeuge eine stark hyperämische, aufgetriebene, verdickte und mit einem deutlichen Schnürring versehene Dünndarmschlinge, die in einer lateralwärts vom Leistenbruchsack gelegenen Bauchfelltasche eingeklemmt ist (Hernia inguino-properitonealis). Von der wiedereröffneten Herniotomiewunde aus wird der Peritonealring gespalten und der Darm reponiert. Verschluß des Peritoneum. Radikaloperation der Leistenhernie. Heilung.

2. Herniae retroperitoneales (H. retroperitoneales mesenterico-parietales).

Die Einklemmungen im Bereich dieser Hernienarten, die von Brösicke, Jonnesco, Waldeyer, A. Neumann und anderen vom anatomischen und entwicklungsgeschichtlichen Standpunkt eingehend studiert sind, haben

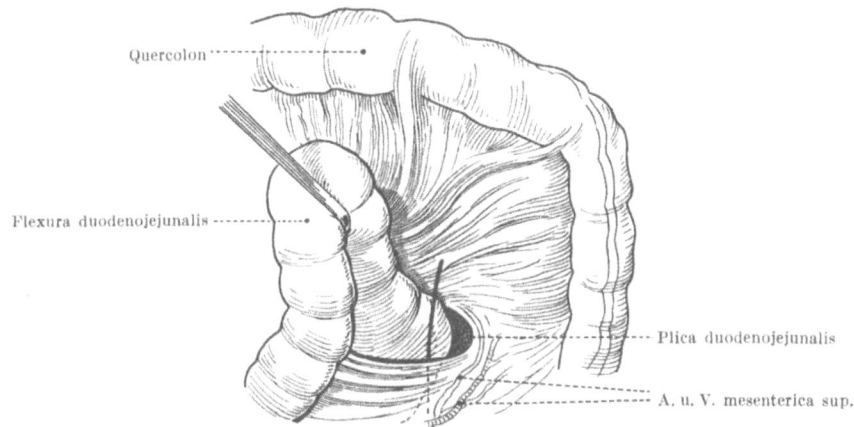

Abb. 25. Fossa duodenojejunalis (nach Treitz).

bei Leichtenstern und Wilms eine ausführliche und übersichtliche Darstellung erfahren. Ich beschränke mich hier wegen ihrer großen klinischen Seltenheit auf eine knappe Übersicht.

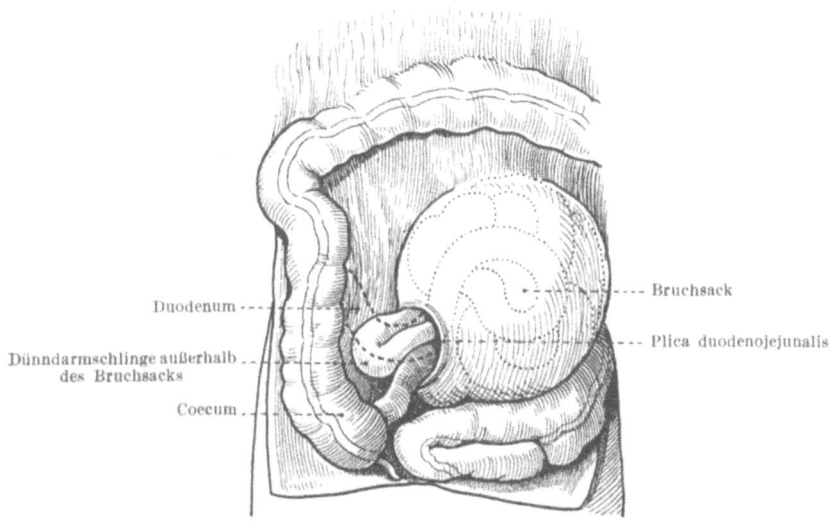

Abb. 26. Hernia duodenojejunalis (nach Treitz).

a) Hernia duodeno-jejunalis (Treitzsche Hernie). Von den Brüchen im Bereich der mannigfaltig lokalisierten Recessus der Fossa duodenojejunalis haben bisher nur die im Recessus venosus, auch diese nur in etwa sechs sicheren mitgeteilten Fällen, Darmeinklemmungen gezeitigt.

7*

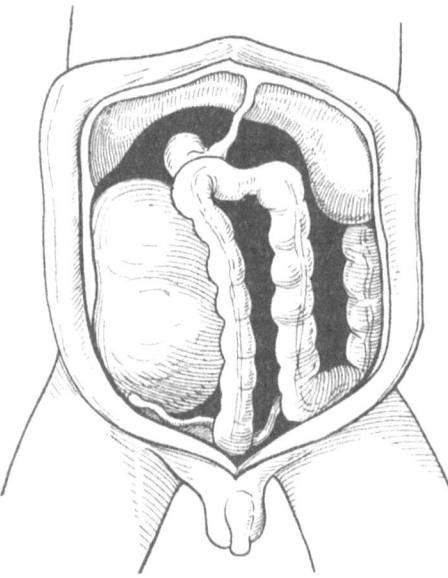

Abb. 27. Hernia mesenterico-parietalis.
Beteiligung des Mesocolon ascendens an
der Bildung des Bruchsackes
(nach Brösike).

Die topographischen Beziehungen dieses Recessus, der nach Waldeyer der
faltigen Abhebung des parietalen Peritoneum von der hinteren Bauchwand
durch die Vena mesaraica inf. seine
Entstehung verdankt, werden ohne
weiteres durch die beifolgenden Abbildungen (Abb. 25, 26, 28) verständlich. Anatomische Anomalien,
insbesondere die starke Entwicklung der erwähnten Peritoneal-
falte vor der Flexura duodenojejunalis, und mechanische Faktoren,
z. B. Zugwirkung und Stauung innerhalb des vor ihr und in ihrem Bereich gelegenen Duodenal- und Je-
junalabschnitts, führen zur allmählichen Vergrößerung des Recessus,
damit zur Bildung großer Bruchsäcke. Diese können schließlich
Raum für den ganzen Dünndarm
bieten (s. Abb. 26). Nach Wilms
wird dies dadurch ermöglicht, daß sich
der Darm hinter die überhängende

Plica, wie hinter eine Kulisse, lagert und diese sich dann unter dem Druck
des Darmes von hinten her ausdehnt. Infolge der Lagerung des Dünndarmes

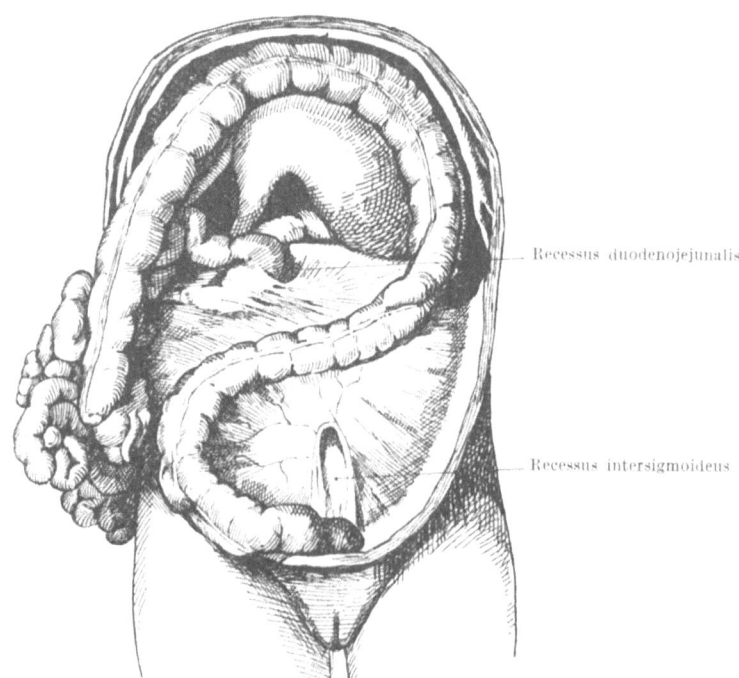

Recessus duodenojejunalis

Recessus intersigmoideus

Abb. 28. Recessus duodenojejunalis und intersigmoideus (nach Sultan).

im Bruchsack, bzw. in seiner Wandung, führt bei dieser Bruchform nur ein Darmschenkel, nämlich der untere, aus der Bruchpforte in die freie Bauchhöhle. Eigenartige, gewissermaßen retrograde Einklemmungen können bei diesen wie bei anderen inneren Hernien dadurch entstehen, daß eine oder mehrere Darmschlingen, die bereits längere oder kürzere Zeit in einem solchen Bruchsack gelegen haben, in die freie Bauchhöhle zurückfallen und nun, bei hinreichender Enge der Bruchpforte, eine Einklemmung erfahren.

Beobachtung A. Neumann: 35jähriger Mann wird wegen starker dyspeptischer Beschwerden — große Rückstände — laparotomiert. Fehlen der Dünndarmschlingen in der freien Bauchhöhle. Bis auf den 15 cm langen Endteil des Ileum, von den linksgelegenen zwei Dritteln der Pars ascendens duodeni an, liegt der ganze Dünndarm hinter einer graurötlichen Membran an der hinteren Bauchwand. Die Membran erstreckt sich von der linken Seite des ersten Lendenwirbels bis zum Eintritt des Ileum in das Coecum nach rechts unten, links entlang dem inneren Rande des Colon descendens bis zu einer Linie, die vom Übergang des Colon descendens in das S romanum dicht oberhalb des Promontorium die Wirbelsäule kreuzt und quer zur Bauhinschen Klappe verläuft. Spaltung der Vorderfläche des Bruchsackes und Annähen der so gebildeten beiden Bruchsacklappen an das Mesenterium. Heilung.

Beobachtung v. Haberer: Bei der Operation eines mit klassischen Verschlußsymptomen erkrankten 23jährigen Mädchens zeigt sich der ganze Dünndarm bis auf einige völlig leere Schlingen als ein vom Peritoneum überzogener, nach links von der Wirbelsäule sich ausdehnender und die übrigen Bauchorgane verdrängender Tumor. Der incarcerierende Ring ist die Plica duodeno-jejunalis, in ihrem freien Rande verläuft die Vena mesenterica inf. Stumpfe Entwicklung der Darmschlingen ist unmöglich, daher Incision des Bruchsackringes mit Verletzung der Vena mesenterica inf. Beseitigung des Recessus duodenojejunalis durch Abtragen der ventralen Bruchsackwand.

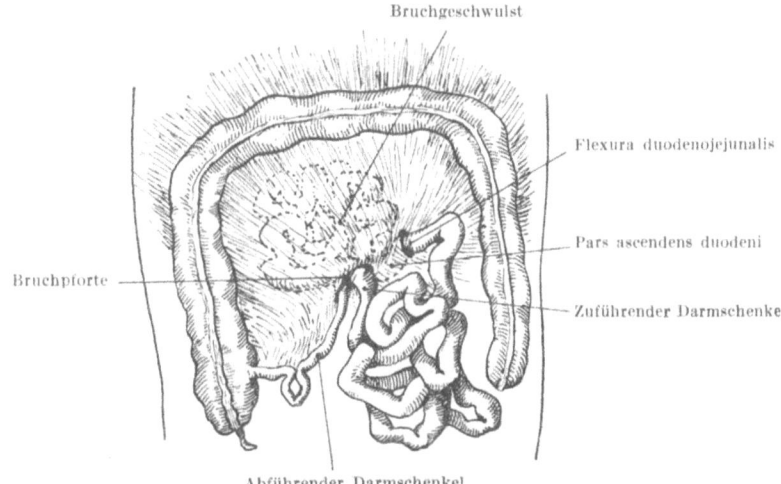

Abb. 29. Hernia retroperitonealis mesenterica (nach A. Neumann).

b) Hernia parajejunalis. Ist der oberste Teil des Jejunum mit der hinteren Bauchwand verlötet, so können sich auch in dessen Bereich derartige Recessus ausbilden, ohne daß immer ein strenger Gegensatz gegenüber der erwähnten Treitzschen Hernie trotz der verschiedenen Lage der Bruchpforte (rechts und links von der Wirbelsäule) zu ziehen wäre. Praktische Bedeutung bei Einklemmungen scheint bisher aber von den hier in Betracht kommenden Recessus nur die von A. Neumann beschriebene und erfolgreich behandelte Form gefunden zu haben, die einer unvollständigen Anheftung des Mesenterium an der hinteren Bauchwand während der Foetalzeit ihre Entstehung verdankt (vgl. Abbildung 29).

Beobachtung A. Neumann: Bei der Operation einer seit 5 Tagen mit klassischen Verschlußzeichen erkrankten Patientin findet sich eine Masse von Dünndarmschlingen in einem rechts von der Wirbelsäule in der oberen Bauchhälfte gelegenen Bruchsack. Die etwa 10 cm lange Bruchpforte dieses Retroperitonealbruches wird gebildet durch einen Schlitz in der Radix mesenterii, der oben bis an den unteren, horizontalen Teil des Duodenum (Höhe des zweiten Lendenwirbels) und unten bis zum rechten Rand des vierten Lendenwirbelkörpers reicht. Der allseitig serös ausgekleidete, retroperitoneale Bruchsack, in den der Schlitz führt, und der durch die Füllung mit dem Darm eine über kindskopfgroße Geschwulst bildet, wird rechts und oben vom Colon umkreist. Ihre Vorderwand bildet die Platte des Gekröses, ihre hintere das Niere und Pankreas bedeckende Bauchfell. Der Darm, der eine Achsendrehung zeigt, kann aus dem Bruchsack entwickelt werden; an ihm stellenweise Zirkulationsstörungen. Teilweiser Verschluß der Bruchpforte. Im vorderen freien Rand findet sich eine starke, abwärts laufende Arterie, jedenfalls die Mesenterica superior. Heilung.

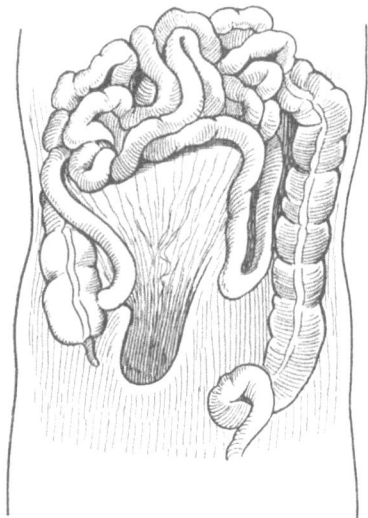 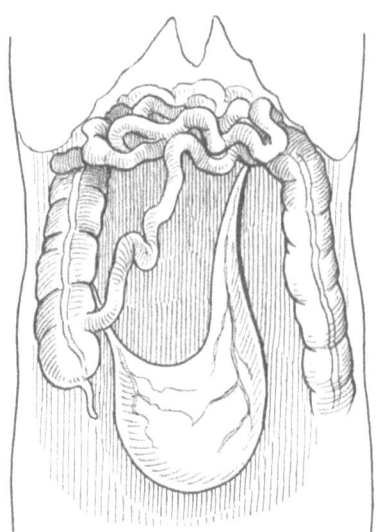

Abb. 30. Retroperitoneale innere Hernie, rechts oben fixierte Jejunumschlinge (nach Meyer).   Abb. 31. Intraperitoneal gelegene Bauchfelltasche (nach Meyer).

Eine abnorme Entwicklung des Bruchsackes einer parajejunalen Hernie nach unten, unterhalb der Mesenterialwurzel beobachtete Meyer (Abb. 30 u. 31):

Die Laparotomie ergab einen in der rechten Bauchhöhle gelegenen derben Strang, der von der Übergangsstelle des Ileum ins Coecum nach oben in konkavem Bogen nach der Radix Mesenterii hinzog und den vorderen Rand einer bis ins kleine Becken hineinhängenden Peritonealtasche von der Größe zweier Fäuste bildete. In dem Strang verliefen große Gefäße. Die in der Tasche befindlichen Darmschlingen ließen sich gut hervorziehen, an einer derselben deutliche Schnürringe.

Im allgemeinen findet sich bei den Hernien der oben erwähnten Bruchformen ein weiter Bruchring und ein großer Bruchsackhals, dementsprechend wenig scharfe Einklemmungen, aber große Mengen von Darm als Inhalt.

3. Herniae retrocoecales: Einklemmungen im Bereich des Coecum sind bisher nur in den zwischen Bauchwand und hinterer Coecalwand gelegenen Recessus — auch hier nur in seltenen Fällen — beobachtet worden. Die Bruchpforte der hier entstehenden Hernien wird lateral von der Plica parieto-coecalis, medialwärts von der Verlötungslinie des Mesenterium mit

der hinteren Bauchwand gebildet. Die Verhältnisse werden durch Abb. 32 u. 33 illustriert. Hier handelt es sich meist um kleine Brüche.

Beobachtung Aschoff-Körte. 48jährige, stark abgemagerte Frau wird am 21. Krankheitstage nach vorübergehender Besserung mit schweren Verschlußsymptomen aufgenommen und operiert. Eröffnung des Abdomens in der rechten Bauchseite. Oberer Dünndarm stark gebläht. Die zusammengefallenen unteren Dünndarmschlingen lassen sich in eine Tasche verfolgen, die hinter dem Coecum und Colon ascendens liegt. Am Übergang vom geblähten in den kollabierten Darm eine Schnürfurche. Stumpfe Befreiung des Dünndarmes aus der Tasche. Heilung.

Äußerst selten sind Inkarzerationen an der medialen Seite des Coecum.

Beobachtung Geißler. Als Ort der Einklemmung erscheint bei der Operation eine klaffende Tasche neben dem Coecum. Den Eingang der Tasche bildet nach rechts außen der Wurmfortsatz, nach vorn und oben die Plica ileo-coecalis, nach unten das Mesenteriolum, nach links das Ileum. Den Grund der Tasche bildet das Mesenteriolum und die Wand des Ileum und Coecum.

4. **Hernia bursae omentalis.** Die ebenfalls nur seltenen Einklemmungen von Darmschlingen im Bereich des Foramen Winslowii kommen am ehesten bei abnormer Größe des Foramen Winslowii und bei frei beweglichem Mesenterium, zumal bei Mesenterium commune, vor. Über ihre Form und Lokalisation gibt die Abbildung eines von Delkeskamp beobachteten Falles eine gute Vorstellung (Abb. 34). Die Darmschlingen können bei dieser wie bei den übrigen, gleich zu erwähnenden Hernien der Bursa omentalis entweder in der normal begrenzten Bursa

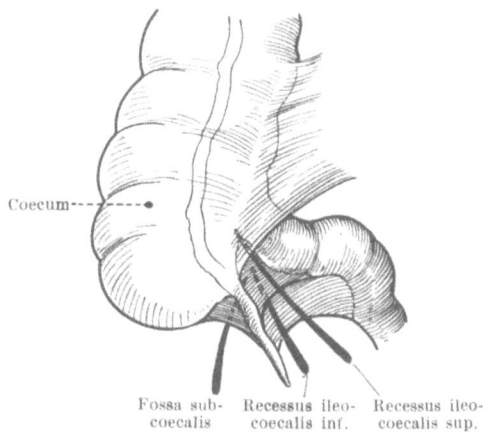

Coecum --- ---

Fossa sub-   Recessus ileo-   Recessus ileo-
coecalis   coecalis inf.   coecalis sup.

Abb. 32. Die Bauchfelltaschen in der Umgebung des Blinddarmes (nach Luschka).

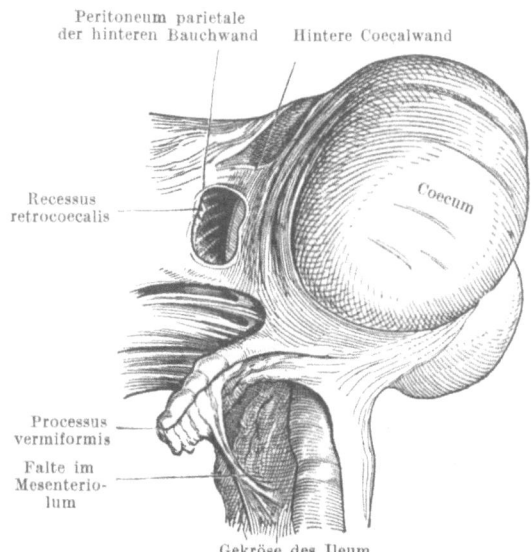

Peritoneum parietale
der hinteren Bauchwand   Hintere Coecalwand

Recessus
retrocoecalis

Coecum

Processus
vermiformis

Falte im
Mesenterio-
lum

Gekröse des Ileum

Abb. 33. Einklemmung im Recessus retrocoecalis (nach Funkenstein).

omentalis allein oder, bei offenem großem Netzbeutel, in diesem und in der übrigen Bursa omentalis gelegen sein. In den Netzbeutel können Darmschlingen, außer durch das Foramen Winslowii, noch durch mehrere andere, teils kongenitale, teils später entstandene Lücken eindringen und zwar nach Hilgenreiner 1. durch das Omentum minus, 2. durch das Mesocolon transversum, 3. durch das Lig. gastrocolicum und 4. durch das Omentum majus

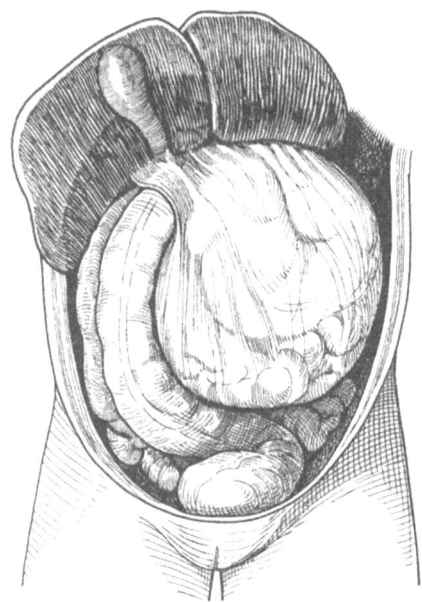

Abb. 34. Hernie des Foramen Winslowii.
Dünndarm und Dickdarm im Netzbeutel
gelagert (nach Delkeskamp).

(s. schematische Abbildungen 35 u. 36,
nach Hilgenreiner).

Beobachtung Delkeskamp: Kurz nach
einer normal verlaufenen Entbindung bei
einer 22jährigen Patientin unter heftigen
kolikartigen Schmerzen 6 Tage lang Verschlußerscheinungen. Pat. kollabiert, halbmondförmige Vorwölbung im Epigastrium.
Alle 10 Minuten lebhafte Kontraktionen mit
Einschnürung der Vorwölbung links neben
dem Magen.

Bei der Laparotomie wurde festgestellt,
daß der magenähnliche Tumor aus kollabierten Dünndarmschlingen und aus dem
stark geblähten Dickdarm mit Proc. vermiformis bestand und vom Netzblatt überzogen
war. Der untere Dickdarm ließ sich ins
Foramen Winslowii hinein verfolgen. Die
Därme wurden stumpf befreit. Heilung.

Beobachtung Hilgenreiner: Bei der Laparotomie eines 31 Jahre alten und seit
6 Tagen Verschlußerscheinungen zeigen-
den Mannes stellt sich ein fast den ganzen
Dünndarm enthaltender Peritonealsack ein.
Es ist der große Netzbeutel, in dessen hin-
terem Blatte, nahe der Umschlagstelle ins
vordere Blatt, die für 3 Finger durchgängige,
ringförmige Bruchpforte liegt. Spaltung
der Bruchpforte, Reposition des Darmes.
Heilung.

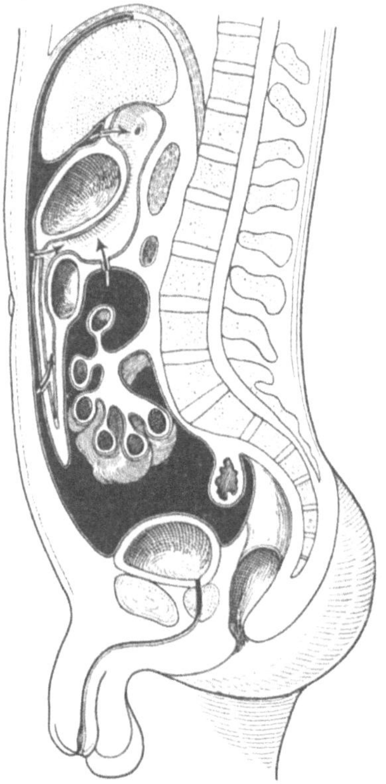

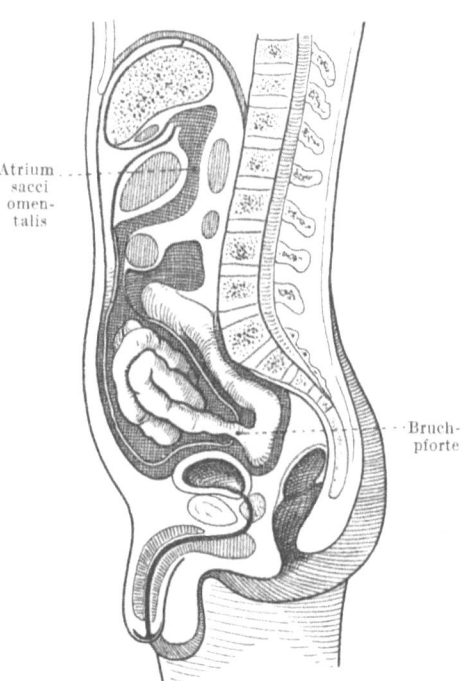

Abb. 35. Mögliche Bruchpforten der
Hernia bursae omentalis
(nach Hilgenreiner).

Abb. 36. Hernia bursae omentalis
(nach Hilgenreiner).

Schon Leichtenstern und neuerdings wieder Wilms haben betont, daß
es sich in manchen der als Hernien des Netzbeutels gedeuteten Befunden
weniger um ein wirkliches Offenbleiben des Netzbeutels und um Eintritt
von Darm in denselben, wie um eine sekundäre Umschließung des
Darmes durch das ausgebreitete und zarte Netz oder um eine sekundäre
Beutelbildung des großen Netzes auf dem Boden entzündlicher oder mechanischer Reizung gehandelt hat.

Man begegnet auch bei dieser Form meist einem weiten Bruchsackhals, so daß die Vorbedingung für eine Einklemmung nicht immer vorhanden
ist. Von Treves und Narath sind Fälle beschrieben, in denen die Darmschlingen an einer zweiten Stelle wieder aus dem Netzbeutel heraustraten
(bei Treves durch das Foramen Winslowii, bei Narath durch das Om.
minus) und hier erst eingeklemmt wurden.

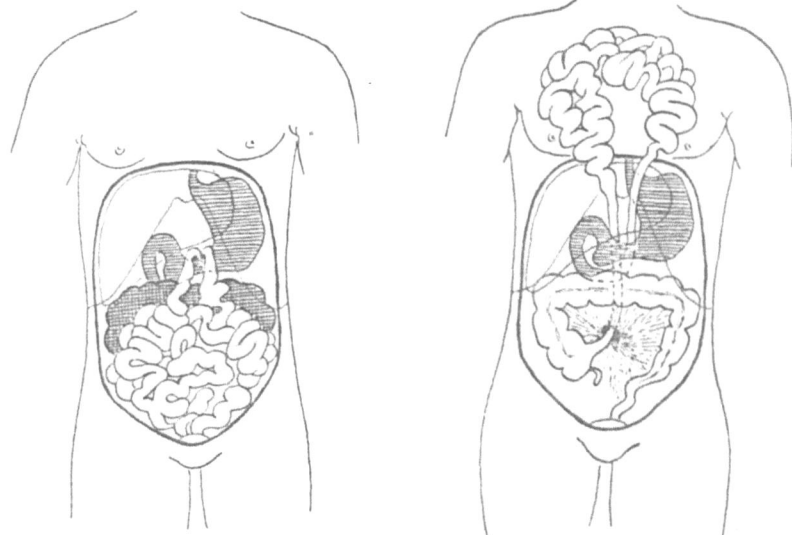

Abb. 37. Vorfall des gesamten Dünndarmes
durch das Omentum minus (nach Narath).

Abb. 38. Situs nach Hochschlagen des Dünndarmes: Eintritt des Dünndarmes in den Recessus duodenojejunalis (nach Narath).

Beobachtung Treves: Nur ein Teil der Dünndarmschlingen konnte aus dem einschnürenden Ring befreit werden. Der inkarzerierende Ring war das Lig. hepatoduodenale, darin deutlich die pulsierende Art. hepatica. Bei der Autopsie fanden sich
Coecum, Colon ascendens und Teile des Transversum durch das Foramen Winslowii
hindurchgetreten, in der Öffnung eingeschnürt und bereits zum Teil gangränös.

Beobachtung Narath: Bei der Eröffnung der Bauchhöhle eines wegen Verdachts eines
Pylorus- oder Gallenblasentumors operierten 34 jährigen Mädchens fanden sich einige
Dünndarmschlingen parallel dem Mittelschnitt vor dem Omentum majus, vor dem Colon
transversum und vor dem Magen (Abb. 37). Nach Klarstellung des Situs stellte sich
heraus, daß fast der ganze Dünndarm bis zum Coecum durch die Plica duodenojejunalis
retroperitoneal hinter das Colon transversum und den Magen gelangt, an der kleinen
Curvatur des Magens wieder nach vorn gefallen und vor den Magen und den gesamten
Dickdarm gesunken war. Verengung der Plica duodenojejunalis und Fixierung an den
benachbarten Dünndarm. Heilung.

5. Hernia intersigmoidea: Auch in einer zwischen dem Mesosigma
und der hinteren Bauchwand nach aufwärts sich trichter- bzw. kanalförmig

entwickelnden Tasche kommen Brüche vor. Die Eingangsstelle ist nach Wilms meist spaltförmig und hat kallöse, verdickte Ränder (Abb. 28).

Beobachtung Krall-Wilms: Bei der Operation eines seit 4 Tagen mit Verschluß-symptomen erkrankten Patienten zeigte sich die Kuppe der Flexura sigmoidea in dem eigroßen Recessus intersigmoideus inkarzeriert, die Flexurkuppe selbst war um 180° gedreht.

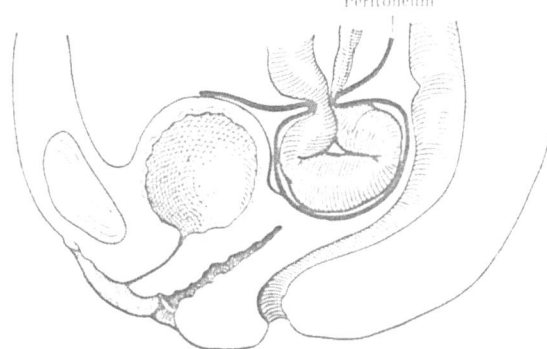

Abb. 39. Einklemmung im Douglasschen Raum nach lange vorangegangener Uterusexstirpation (eigene Beobachtung).

6. Einklemmungen im Douglas (Hernia retrovesicalis): Bei zwerch-fellartigem Abschluß des unteren Douglas können sich in seltenen Fällen bei Mann und Weib Einklemmungen in diesem entwickeln. Instruktiv ist eine Abbildung von Saniter (s. Abb. 40). Ich habe in zwei Fällen eine gleiche Taschenbildung konstatieren können, die auf ringförmige Adhäsionen

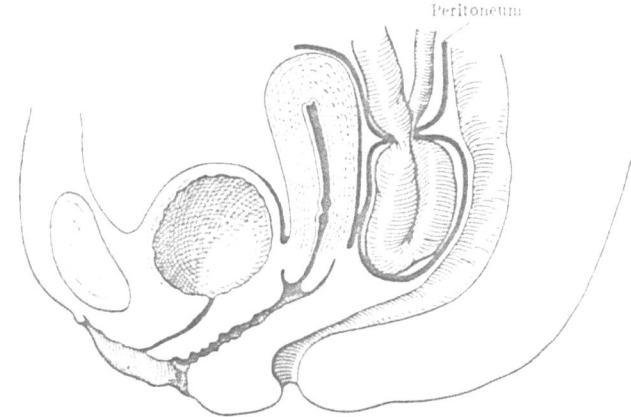

Abb. 40. Einklemmung im Douglasschen Raum (nach Saniter).

zurückzuführen war (Abb. 39). Sie ist von der die Muskulatur durch-setzenden Hernia perinealis (s. Abb. 41) zu unterscheiden, hat aber Be-ziehungen zur Enterocele vaginalis (s. Saniter und Wilms).

Beobachtung Saniter: Bei der Obduktion eines in hoffnungslosem Zustand ein-gelieferten 62jährigen Mannes fand sich im Douglas ein mannsfaustgroßer, kugliger Sack mit geröteter Oberfläche, der nach hinten oben eine ringförmige, Dünndärme enthaltende Öffnung zeigte. Die schwer herauszuziehenden Dünndarmschlingen waren blaurot.

Eigene Beobachtung: 45jährige Frau, vor 8 Jahren Uterusexstirpation, jetzt wegen Darmverschluß in verfallenem Zustand eingeliefert. Die Operation zeigte an der Stelle

des exstirpierten Uterus eine kugelförmige Verwölbung, dadurch entstanden, daß das Peritoneum eine
mit mehreren Dünndarmschlingen gefüllte Höhle mit engem Eingang bildete. Durch Strangbildungen zwischen
zu- und abführendem Darm einerseits
und Bruchpforte andererseits teils Abklemmung, teils Abknickung. Stumpfe
Befreiung des inkarzerierten Darmes,
dessen Wand derb infiltriert, dessen
Mesenterium infarciert war. Wegen
schlechten Allgemeinzustandes Abstand von der Resektion. Ileocolostomie. Tod.

7. Hernia diaphragma ti-
ca. Man unterscheidet die Hernia diaphragmatica vera mit
einem Bruchsack aus Peritoneum parietale, bzw. Pleura diaphragmatica und die Hernia diaphragmatica spuria mit freier
Verbindung von Brust- und
Bauchhöhle. Im strengen Sinne
handelt es sich also bei dieser
zweiten Form um einen Prolaps

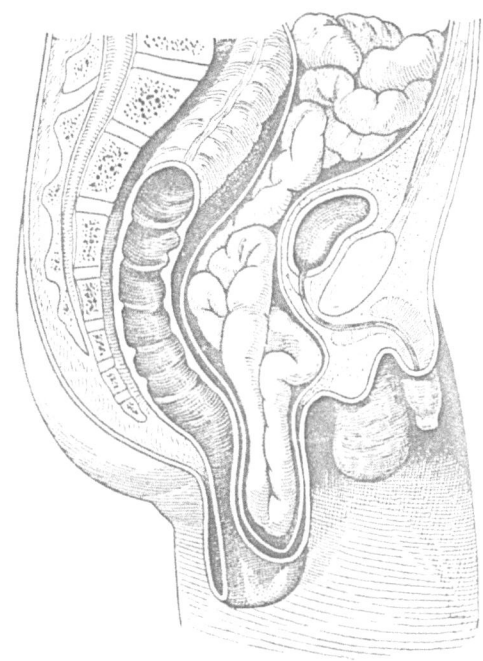

Abb. 41. Halbschematischer Sagitalschnitt durch
das männliche Becken bei Hernia perinealis.
Großer Mastdarmprolaps. In der Excavatio rectovesicalis
ein Convolut von Dünndarmschlingen (nach Sultan.

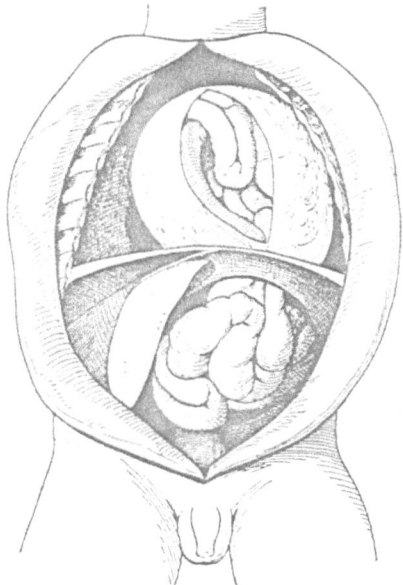

Abb. 42. Hernia diaphragmatica vera
sinistra congenita.
Bruchinhalt des halbfaustgroßen Bruchsackes:
Magen, Milz u. der größte Teil des Dünndarmes.
Bruchpforte 1½ cm links vom Foramen oesopha-
geum für einen Finger durchgängig. Coecum
u. Proc. vermiformis links von der Wirbelsäule
(nach Sultan, Präparat pathol. Institut
Göttingen).

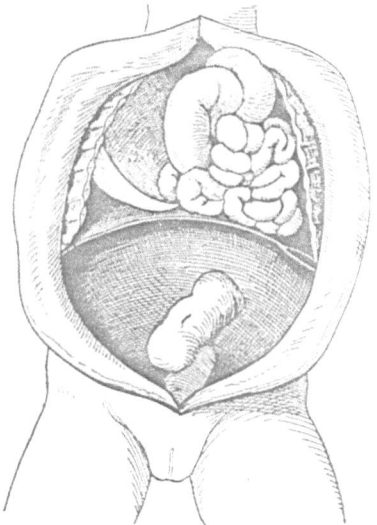

Abb. 43. Hernia diaphragmatica spuria
sinistra congenita.
Bruchinhalt: Leber, Dünndarm, größter Teil des
Dickdarmes mit Coecum und Proc. vermiformis.
Zwerchfelloch: hintere untere muskulöse Partie
der linken Zwerchfellhälte
(nach Sultan, Präparat patholog. Institut
Göttingen).

von Bauchorganen in die Brusthöhle. Zu den wahren Zwerchfellbrüchen stellen die angeborenen Defekte des Zwerchfells die größere Zahl, zu den falschen hauptsächlich die durch Trauma entstandenen Zwerchfellücken. Infolge der Häufung der Zwerchfellschußverletzungen im Weltkriege hat die Zahl der Hernia diaphragmatica sehr erheblich zugenommen, nimmt doch Wieting sogar an, daß 15 $^0/_0$ aller Bauchschußverletzungen auch Verletzungen des Zwerchfells her-beiführen. Es gibt eine umfang-reiche Literatur über die trauma-tischen wie über die nicht trauma-tischen Hernien. (Leichten-stern, Iselin, Vayhinger, Aue, Hoffmann, Schlößmann.)

Die Einklemmung der Zwerchfellhernien erfolgt ziem-lich häufig, nach Leichtenstern in 15$^0/_0$ aller Fälle. Nach Lacher sind von 115 traumatischen Zwerchfellhernien 60, nach Frey von 33 nach Stichverletzungen auf-getretenen 22 an der Incarceration des Bruches gestorben. Der Pro-zentsatz der Verschlüsse in Zwerch-fellhernien dürfte bei Einbeziehung der andersartigen, sich von selbst lösenden Verschlüssen gegenüber der von Leichtenstern angegebenen Zahl noch erheblich höher sein

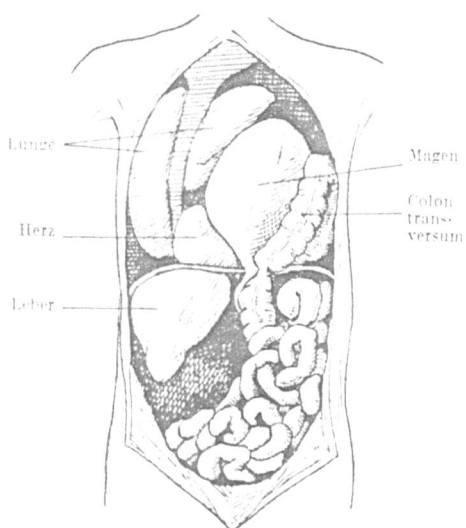

Abb. 44. Eingeklemmte Zwerchfellhernie (Magen und Colon transversum eingeklemmt) (nach einer eigenen Beobachtung).

Die Bruchpforten für die angeborenen Hernien sind an be-stimmte, angeborene Prädilektionsstellen gebunden; sie finden sich da, wo die einzelnen Muskelabschnitte zusammenstoßen. An der Stelle, wo vorn die Portio sternalis und die Portio costalis des Muskels zusammentreffen, findet sich die Bruchpforte für die Hernia diaphragmatica sternalis; dort, wo die Portio lumbalis und costalis hinten zusammentreffen, die Bruchpforte für die Hernia diaphragmatica foraminis Bochdalecki. Ferner finden sich Bruchpforten dort, wo der Zwerchfellmuskel von Organen durchsetzt wird: so sind die Durch-trittsstellen des N. sympathicus und des Oesophagus als Bruchpforten be-schrieben. Bei den traumatischen Hernien entspricht die Bruchpforte der Lage der Verletzung. Aber auch hier, wie bei den angeborenen Hernien, finden sich die Bruchpforten und Brüche hauptsächlich auf der linken Seite des Zwerchfells, weil die Leber auf der rechten Seite den Defekt leichter deckt und die rechtsseitigen Zwerchfellschüsse wegen der gleichzeitigen Leber-verletzung häufiger tödlich sind. Bei gleichzeitiger angeborener Verlagerung der Leber und anderer Eingeweide sind die Früchte meist nicht lebensfähig. Nach Lacher verhält sich die Zahl der Hernien der linken und rechten Seite wie 5:1.

Die Größe der Zwerchfellücken ist sehr verschieden. Nach Orth und Rochs kommen die kleinen und die großen Defekte im Zwerchfell verhältnismäßig selten für die Einklemmung in Betracht, weil bei den ersteren der Durchtritt der Eingeweide schwer möglich ist und weil bei den letzteren das Zurückschlüpfen der Baucheingeweide aus der Bauchhöhle keine Schwierig-keiten macht, wenn Verwachsungen fehlen. Dagegen sind die Lücken von

3—6 cm Größe für die Einklemmung sehr günstig. In der ersten Zeit nach der Verletzung läßt der elastische Rand des Muskeldefektes den Eingeweideteil zwar noch in die Bauchhöhle zurückschlüpfen; beginnt aber am Rande des Muskeldefekts die narbige Schrumpfung, so wird der Rand des Defektes hart und unnachgiebig und der Defekt selbst durch diese Schrumpfung immer kleiner.

Die Größe des Defektes ist zum Teil mit ausschlaggebend für die Menge der durchtretenden Eingeweideteile, denn nur durch größere Löcher kann neben dem Dickdarm noch der verhältnismäßig dickwandige Magen in die Brusthöhle gelangen. Nach A. Hoffmann finden sich der Reihe nach am häufigsten Netz, Colon transversum, Magen, Dünndarm und Milz in die Brusthöhle verlagert. Nach Leichtenstern sind in $80^0/_0$ zwei oder mehr Darmteile verlagert. Die Zwerchfellhernien liefern die Hauptzahl der sonst so seltenen Dickdarmeinklemmungen. Bei der traumatischen Zwerchfellverletzung erfolgt die Verlagerung der Baucheingeweide in die Brusthöhle meist nicht im Augenblick der Verletzung selbst, vielmehr zieht das große Netz erst etwas später schützend in den Defekt hinein und verhindert auf diese Weise die Heilung desselben. Beim Durchtritt des Dickdarmes durch die Zwerchfellücke, dem Netz als Leitband (Wieting) folgend, kommt es zu Torsionen des Dickdarmes um seine Längsachse, zu Überlagerungen der Schenkel und zu Abknickungen an dem Schnürring. Bei der Verlagerung des Magens in den Brustraum tritt zuerst die große Curvatur des Magens hindurch, so daß ein Volvulus des Magens um die Längsachse entsteht, bei dem die hintere Magenwand vorn liegt, wenn die Zwerchfellücke vorn ist. Bei anderer Lokalisation der Lücke kann auch ein Volvulus ventriculi posterior zustandekommen (vgl. S. 252 f., Magenvolvulus). Ferner können sich diese Drehungen mit solchen um die Querachse vergesellschaften. Für die Verlagerung von Baucheingeweiden in die Brusthöhle kommt außer dem Netzzug noch der Umstand in Betracht, daß im Brustraum gegenüber dem Abdomen ein negativer Druck herrscht und daß somit Eingeweide in den Brustraum angesaugt, bzw. beim Inkrafttreten der Bauchpresse hineingepreßt werden.

Der Mechanismus der Einklemmung erfolgt auf die für die Einklemmung in weiten Ringen (S. 126 f.) angegebene Art, besonders bei kleineren Zwerchfellücken. Bei größeren Defekten sind günstige Bedingungen für Ventilverschlüsse durch Abknickung an der Bruchpforte und für den Volvulus des Magens gegeben. Häufig treten Verschlüsse bei Verwachsungen des Netzes im Brustraum dann ein, wenn Blähungsvorgänge in dem verlagerten Darm sich einstellen, weil der Darm selbst bei sehr ausgedehnter Lücke dann nicht mehr in den Bauchraum zurückschlüpfen kann. Es handelt sich also nicht allein um Einklemmungen, sondern auch um Abknickungsverschlüsse und um Volvuli.

Beobachtungen siehe S. 154 u. 485 ff.

8. **Darmwandbrucheinklemmungen** (Littrèsche Hernien). Eines besonderen Hinweises bedürfen die Darmwandbrucheinklemmungen. Sie kommen hauptsächlich in engen Bruchringen und in kleinen Bruchsäcken der Hernia femoralis, obturatoria und inguinalis, sehr selten in engen Ringen und Spalten des Bauchinnern vor. Da auch bei jenen Bruchformen eine äußere Bruchgeschwulst und eindeutige sonstige lokale Erscheinungen häufig vermißt werden, so sind sie in diagnostischer und therapeutischer Hinsicht

vielfach den inneren Verschlüssen gleich zu bewerten. Ihre große praktische
Bedeutung erhellt daraus, daß z. B. unter 321 Brucheinklemmungen der
Jenaer Klinik (Thiemann) 36 Darmwandbrucheinklemmungen waren.

Unter Darmwandbrucheinklemmungen verstehen wir Einklemmungen
eines größeren oder kleineren Teiles des dem Mesenterium gegenüberliegen-

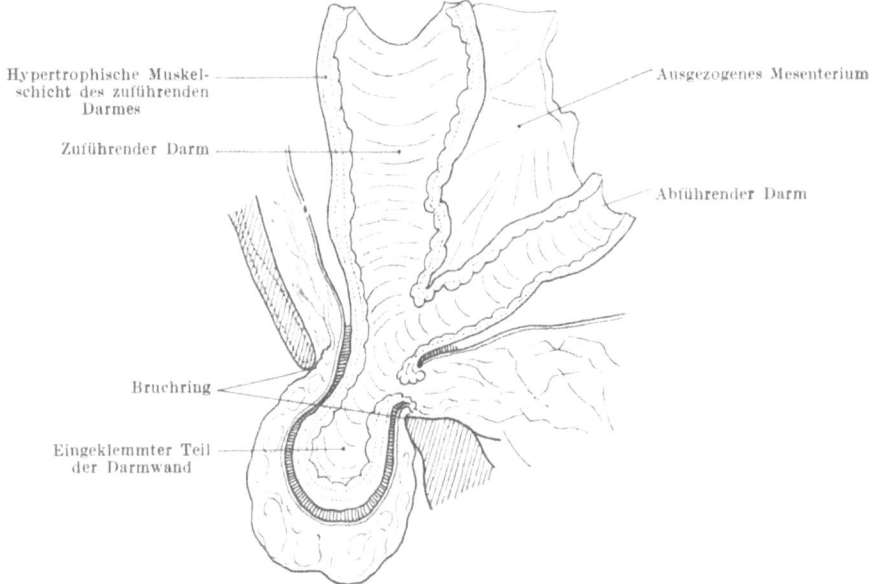

Abb. 45. Eingeklemmter Darmwandbruch (nach Froriep).

den normalen Darmes ohne Miteinklemmung des dazugehörigen Mesenterium.
Sie betreffen meist die untersten Teile des Dünndarmes (Abb. 46), selten
Teile der Coecalwand allein oder zusammen mit der Appendix. Der von
der Einklemmung betroffene Darmwandteil macht dabei oft den Eindruck
einer Ausbuchtung oder geradezu den
einer divertikelartigen Ausstülpung.
Tatsächlich handelt es sich dabei aber
meist um Einklemmung vorher völlig

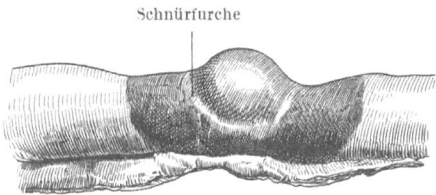

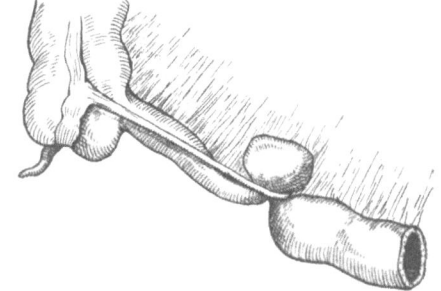

Abb. 46. Gangränöser Darmwandbruch   Abb. 47. In einen engen Ring des Bauch-
(eigene Beobachtung).   innern eingeklemmter Darmwandbruch
                                             (eigene Beobachtung).

normaler Darmwandabschnitte, die ohne Einklemmung nicht in einem Bruche
festgehalten werden können. Wahre Divertikelbrüche mit Einklemmungen
des Meckelschen Divertikels und des an dieses angrenzenden Dünndarm-
wandteiles, wie sie von Littrè zuerst beschrieben und fälschlich später

als Grund aller Darmwandbrucheinklemmungen angenommen wurden, sind sehr selten. Einige eigene Beobachtungen von Darmwandbrucheinklemmungen des Bauchinnern seien hier angeführt:

1. Einklemmung der Hernia obturatoria:

74 jährige, im Krieg stark abgemagerte Frau erkrankt vor 5 Tagen mit heftigen Leibschmerzen, hat in der folgenden Nacht noch reichlich Stuhlgang und erbricht seitdem alles Genossene.

Der Leib der kachektischen Frau ist gleichmäßig aufgetrieben, mäßig gespannt, Plätschergeräusche im linken Unterbauch, Darmsteifungen.

Bei der Laparotomie sieht man in der linken Inguinalgegend eine stark geblähte Dünndarmschlinge zum Foramen obturatum hinziehen. In diesem ist ein 2 cm langer, ausgezogener Teil der Darmwand eingeklemmt. Stumpfes Einreißen des Bruchringes. Lösung der nicht gangränösen Darmwandpartie. Heilung.

2. Einklemmung in einer Strangschleife des Bauchinnern (Abb. 47).

Von der 66 jährigen benommenen Patientin erfährt man allmählich, daß sie seit 6 Tagen an heftigen Leibschmerzen leide, daß seitdem weder Stuhl noch Winde abgingen und daß in den letzten Tagen kotiges Erbrechen aufgetreten sei.

Der stark beschleunigte Puls der sehr elenden Frau ist regelmäßig und verhältnismäßig kräftig. Abdominalzunge. Durch die dünnen Bauchdecken des stark aufgetriebenen Leibes sieht man deutlich eine Reliefzeichnung der Därme, die sich wenig und sehr langsam verändert. Bauchdeckenspannung mäßig; keine Druckschmerzhaftigkeit des Leibes, keine Resistenz palpabel. Im Urin Indikan. Die Operation ergibt, daß ein dem Mesenterialansatz benachbarter Darmwandteil des Ileum 6 cm oberhalb des Coecum durch einen Strang eingeklemmt ist, der, vom geschrumpften Wurmfortsatz ausgehend, am Mesenterium des Ileum doppelt inseriert. Über dem auf diese Weise gebildeten Ring sitzt haselnußgroß der zyanotische und verdickte Darmwandteil. Im zuführenden Schenkel starke Aufstauung. Durchtrennung des Stranges. Darmwand nicht nekrotisch. Schluß der Bauchwunde.

3. Einklemmung in einem Glasdrain (Abb. 48).

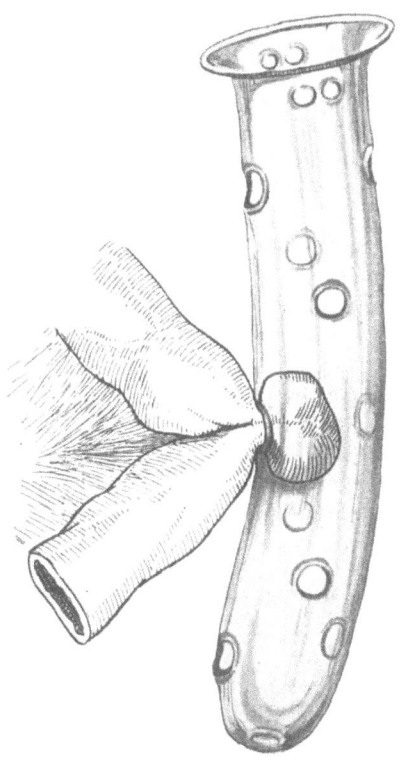

Abb. 48. Einklemmung eines Darmwandbruches in der Öffnung eines Dreesmannschen Rohres (eigene Beobachtung).

18 jähriger Mann, wegen Appendicitisperitonitis operiert. Dreesmannsches Rohr im Douglas. Beim Versuch der Entfernung des Glasdrains zeigte sich der in ein Loch des Drains hineingezogene, zweimarkstückgroße Wandteil einer Dünndarmschlinge gangränös. Befreiung des eingeklemmten Darmteiles durch Abkneifen des Glases. Achsendrehung im Bereich einer höher gelegenen Ileumschlinge, vermutlich durch Zerrung der Hernie. Lösung desselben. Witzelsche Fistel am zuführenden Darmschenkel. Wegen Brüchigkeit der Darmwand Vorlagerung des gangränösen Darmteils. Nachträgliche Verengerung der Fistel, Anlegen einer zweiten an einer enorm gefüllten und geblähten höheren Schlinge, danach reichliche Inhaltsentleerung. Trotz Exzitantien erholte sich Pat. nicht mehr. Sektionsdiagnose: Fibrinöse allgemeine Peritonitis. Embolie der linken Lungenarterie.

2. Einklemmungen in Ringen und Spalten des Bauchinnern.
(Bruchartige Einklemmungen.)

a) Einklemmung bei Adhäsionsbildungen.

a) Herkunft und Entstehung einklemmender und strangulierender Gewebsstränge.

Die Frage nach der Herkunft einklemmender und strangulierender Gewebsstränge deckt sich mit der Frage nach der Herkunft intraperitonealer Verwachsungen überhaupt. Infolgedessen gelten die folgenden Bemerkungen auch für die übrigen Formen des Darmverschlusses, soweit Adhäsionen oder Stränge dabei von Bedeutung sind.

Entzündliche Strang- und Adhäsionsbildungen. Die große Mehrzahl der intraperitonealen Adhäsionen entsteht auf dem Boden entzündlicher Vorgänge im Abdomen. Während man früher die Bedeutung akuter Entzündungen für das spätere Zustandekommen mechanischer Darmverlegungen, im Vergleich zu der chronischen Peritonitis, gering einschätzte, wissen wir heute, daß die meisten Adhäsionen auf akute, umschriebene oder diffuse Peritonitiden zurückzuführen sind (Perityphlitis, Perimetritis, Pericholecystitis, Organperforationen usw.). Von den chronischen Formen kommt hauptsächlich die Tuberkulose des Bauchfelles in ihren verschiedenen Arten und die chronische Appendicitis in Betracht.

Neben den mannigfachen Formen bakteriell entstandener Peritonitiden können auch leichtere, akute oder chronische Reizzustände des Peritoneum, wie sie bei Retroflexio uteri, Adnextumoren u. a. im Bereich der Serosa der Geschlechtsorgane, bei Ulcus ventriculi, Cholecystitis calculosa, bei Milzerkrankungen im Oberbauch, nach akuter und chronischer Enteritis (Durchwanderungsperitonitiden), bei intraperitonealen Tumoren jeder Art an beliebiger Stelle des Bauches sich abspielen, zu peritonealen Adhäsionen Anlaß geben. Vor allem wird auch die chronische Obstipation für Adhäsionsbildungen, speziell im Bereich des Dickdarmes (Flexura lienalis und sigmoidea) und im Bereich des untersten Ileum, mit Recht verantwortlich gemacht.

Treves hat darauf hingewiesen, daß oft vom Darminnern ausgehende, zu den Mesenterialdrüsen fortgeleitete Entzündungen auf die umgebenden Peritonealblätter des Mesenterium übergreifen und hier zu Adhäsions- und Strangbildungen Veranlassung geben. Wichtig sind derartige Vorgänge auch für die, beim Volvulus genauer zu besprechenden, narbigen Schrumpfungen des Mesosigma und des untersten Mesoileum.

In seltenen Fällen tragen intrauterine Peritonitiden und Entwicklungsstörungen die Schuld an Strangbildungen.

Eine große Bedeutung für Strang- und Adhäsionsbildungen haben weiter mechanische Läsionen des Peritoneum bei operativen Eingriffen. Die Tamponade des Peritoneum ist ein besonders verhängnisvoller Reiz; aber auch alle sonstigen operativen Schädigungen des Peritonealüberzugs, wie die Verunreinigung der Peritonealhöhle mit Blut oder Quetschungen der Serosa, peritoneale Defekte (Mesenterial- und Adnexstümpfe) und vieles andere mehr geben genügende Vorbedingungen für das Zustandekommen derselben. Durch die Joddesinfektion der Bauchdecken ist zu den früheren adhäsionsbildenden künstlichen Momenten noch der chemische Reiz der

Jodtinktur getreten. Die unvorsichtige Berührung der Därme mit jodierter Haut ist für die Zunahme der postoperativen Strang- und Adhäsions-verschlüsse mit verantwortlich zu machen.

Mechanisch-entzündlich bedingte Adhäsionsbildungen finden sich nach operativer wie nichtoperativer Reposition von inkarzerierten Darm-schlingen. Stränge, Leisten, narbige Ringe mannigfachster Art, ein- und mehrkammerige Höhlen bilden sich auf Grund chronischer, mechanischer Schädigung und Reizwirkung (z. B. durch Druck des Bruchbandes, durch Zug präperitonealer Fettmassen in Nabelbrüchen usw.) aus.

Schließlich seien noch Adhäsionen als Folge von subkutanen Bauch-kontusionen, mit und ohne Organverletzungen, nach penetrierenden Wunden des Abdomens, bei intraperitonealen Blutungen (geplatzte Extrauterin-gravidität, Milz-, Leberruptur, Gallenblasen-, Blasen- und Darmruptur) ge-nannt. Es kann eben jeder abdominelle Prozeß, der überhaupt einen entzündlichen Reizzustand der Serosa hervorrufen kann, auch die Quelle von Adhäsionen und Strängen werden.

β) Umbildung der Adhäsionen zu Strängen.

Auch da, wo mit Sicherheit eine ausgedehnte eitrige Exsudation wäh-rend einer Peritonitis erfolgt ist, kann die Rückbildung der im Verlaufe der akuten Entzündung entstandenen Verlötungen und Verklebungen zwischen

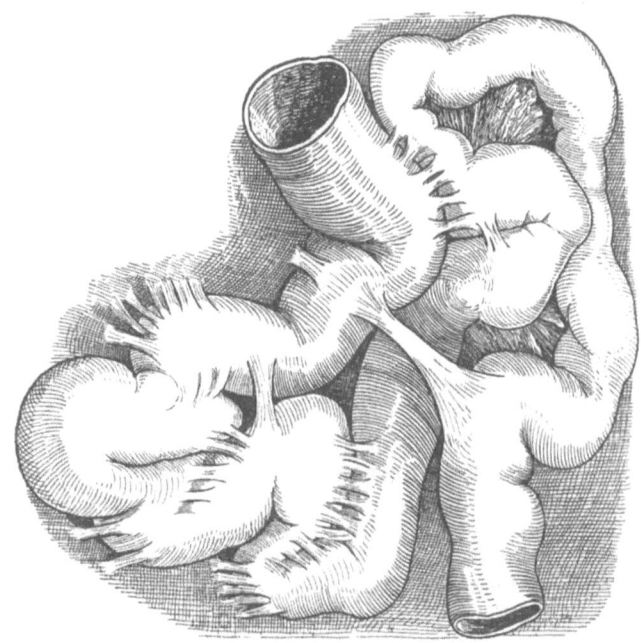

Abb. 49. Zahlreiche strangförmige Verwachsungen der einzelnen Dünndarmschlingen untereinander (nach Froriep).

den einzelnen Darmschlingen usw. in geradezu erstaunlicher Weise vor sich gehen, so daß nur ganz zarte Adhäsionen oder überhaupt keine Residuen der Entzündung übrig bleiben. In anderen Fällen bleiben trotz erheblich

geringfügigerer Peritonitis breite, flächenhafte, multiple oder solitäre Adhäsionen, Exsudatreste oder Abszesse zwischen den verschiedenen Darmschlingen, zwischen Darm und Mesenterium, Peritoneum parietale oder
anderen Organen der Bauchhöhle (Gallenblase, Genitalien, Blase usw.) zurück;
ja es können fast die gesamten Organe der Peritonealhöhle durch entzündliche Adhäsionen, unter Verlust eines offenen Cavum peritonei, aneinander fixiert sein. Solche allerdings seltenen diffusen Adhäsionsbildungen
finden sich z. B. bei gewissen Formen der chronischen Appendicitis, bei
der tuberkulösen Peritonitis usw. (Abb. 49 f.).

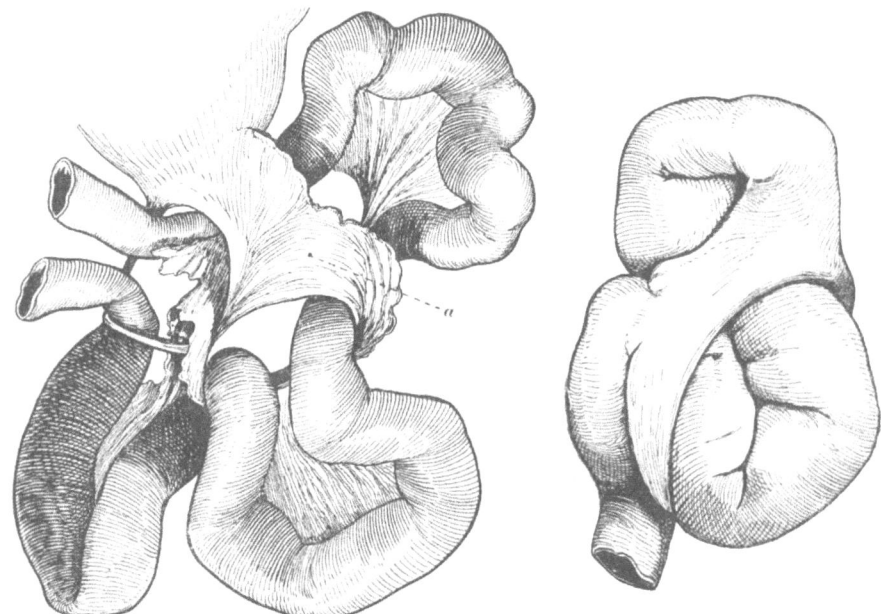

Abb. 50. Zahlreiche Strangbildungen (a) durch Verwachsungen zwischen Uterus und Adnexen
(nach Treves).

Abb. 51. Inkarzeration durch ein
Peritonealband (nach Treves).

Aus den flächenhaften Adhäsionen oder aus nicht resorbierten
Exsudatresten entwickeln sich durch die dauernde Verschiebung
und das Auseinanderweichen der aneinander haftenden Gebilde,
unter gleichzeitiger Schrumpfung der mangelhaft ernährten Adhäsionen, die Gewebsstränge. Die hierbei entstehenden Stränge gewinnen
bald eine mehr bandartige Form, bald formieren sie sich zu festen, fibrösen
Fäden von ganz verschiedener Länge und Stärke. Für die Strangulationen
und Inkarzerationen kommen besonders 3 bis 4 cm lange, feste Fäden von
der Stärke eines starken Seidenfadens in Betracht; jedoch kommen ebensowohl erheblich längere (bis 45 cm) als kürzere Stränge von verschiedener
Stärke vor (Abb. 53 f., 63 f. u. 75 f.).
    In manchen Fällen werden die Einklemmungsringe und -spalten
durch die Entzündungsprodukte des Peritoneum allein bedingt; in
der Mehrzahl der Fälle beteiligen sich Bauchorgane (Darmschlingen,
Uterus und Adnexe, Gallenblase, das große Netz, Appendices epiploicae,
Appendix, Meckelsches Divertikel) sowie das Peritoneum parietale daran.

Beobachtung Polacco und Neumann (Abb. 52 u. 53).

Zwei mit erbsengroßen Knöpfen am Ende versehene, von zwei benachbarten Ileumschlingen ausgehende, schwächere Stränge bildeten eine Schleife, in der sich die Spitze einer Jejunumschlinge gefangen hatte und abgeschnürt war. Mikroskopisch zeigten die Verwachsungen junges Bindegewebe mit reichlichen Fibroblasten und reichgefüllten Capillaren; die Kolben waren hyalin entartet.

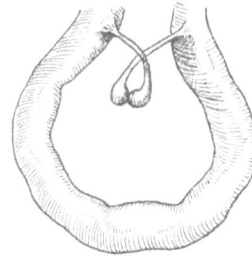

Abb. 52. Ringbildung durch Verwachsung zweier, vom Dünndarm ausgehender, entzündlicher Stränge (nach Polacco u. Neumann).

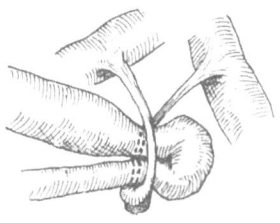

Abb. 53. Einklemmung des Jejunum in dem Abb. 52 abgebildeten Ring (nach Polacco u. Neumann).

Die Appendix, das Mekkelsche Divertikel und das Netz können (Abb. 54 und 59) als längere oder kürzere Stränge an allen möglichen Punkten der Bauchwand oder anderer Bauchorgane (Darm, Blase, Uterus usw.) fixiert werden und auf diese Weise Ringe bilden. Das entzündlich oder mechanisch fixierte Netz kann ebenso wie eine breite entzündliche Adhäsion durch allmählichen Zug, Drehung und andere Einwirkungen (Abb. 117) der Schrumpfung und Atrophie verfallen und sich zu einem einzigen, dann meist noch ziemlich kräftigen, bis fingerdicken, oder zu mehreren zarteren Strängen ausziehen. Durch gleichzeitigen Gewebsschwund zwischen den einzelnen Strängen können einzelne oder mehrere Löcher im Netz selbst entstehen, die ihrerseits wieder zu Einklemmungen Anlaß geben. Solche Netzadhäsionen und -stränge entstehen mit Vorliebe in der Nähe von Bruchpforten und in lange bestehenden, großen Brüchen im Bereich des Coecum, der Appendix und der weiblichen Sexualorgane. Das Netz verwächst oft an mehreren Punkten, so daß mehrere Einklemmungsmöglichkeiten geschaffen werden.

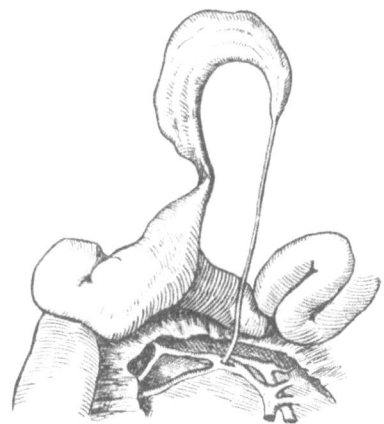

Abb. 54. Ringbildung des Meckelschen Divertikels mit persistierenden Dottergefäßen (Boström, Path. Inst. Gießen, nach Wilms).

γ) Bildungsdauer und Zeitraum bis zur Einklemmung.

Der Zeitraum, der von der ursächlichen Erkrankung bis zur Ausbildung der Inkarzerationsringe und -stränge vergeht, ist wechselnd; er schwankt zwischen Tagen, Wochen und Monaten, vielleicht auch Jahren. Noch größer ist der Zeitraum zwischen der Entwicklung der erwähnten Gebilde und der Einklemmung und Strangulation selbst. Es kann auch hier eine Frist von Tagen und Wochen, aber auch von vielen Jahren und Jahrzehnten vergehen. Die Hauptgefahr scheint im Bereich der nächsten zehn Jahre zu liegen.

Oft kommt es noch während des Verlaufs akuter oder chronischer intraperitonealer Entzündungsprozesse zur Bildung von Inkarzerationen und

Strangulationen, häufiger etwas später im Stadium der Schrumpfung, Verlötung und beginnenden Verwachsung.

Über die Häufigkeit der durch entzündliche Prozesse im Abdomen, bzw. durch
ihre Folgen verursachten Verschließungen gibt ein gutes Bild das Material einiger
Abteilungen:

Ruge hat die im Urbankrankenhause Berlin im Laufe von 20 Jahren beobachteten,
durch Verwachsungen bei und nach 2385 Perityphlitiden hervorgerufenen Verschlüsse
zusammengestellt. Es waren 28, gleich etwa 1,2%. Davon waren 6 Frühverschlüsse bei
frischem Abszeß. 22 Spätverschlüsse waren bedingt: 4 mal durch flächenhafte Adhäsionen,
10 mal durch solide Peritonealstränge, 2 mal durch Netzstränge und 6 mal durch die an der
Spitze adhärente Appendix. Turner sah bei 2500 Appendicitiden 45 hier in Betracht
kommende Verschlüsse des Dünndarmes, gleich etwa 1,9%. Von ihnen waren 3 durch
die Entzündung im Anfall, 23 nach der Operation, bzw. im Verlauf der Genesung
zwischen dem 2. und dem 35. Tag durch schrumpfenden Abzeß oder durch breite Verklebungen, 19 später — zwischen 4 Monaten und 17 Jahren — aufgetreten.

Winternitz und Baisch sahen nach 2000 Operationen der Tübinger Frauen-
klinik [1100 Laparotomien und 900 vaginale Köliotomien] 19 Fälle von mechanischem
Darmverschluß.

Flesch-Thebesius (Chirurgische Klinik zu Frankfurt a. M.) stellte die Beobachtungen von 15 Jahren zusammen. Von 368 Fällen von Darmverschluß waren 162
= 44% durch Adhäsionen bedingt.

A. 113 Fälle von postoperativem Adhäsionsverschluß bei 6500 Laparatomien.
  a) 69 Fälle nach Appendixoperationen [25 in den ersten 4 Wochen nach der Operation,
    20 innerhalb des ersten Jahres, 8 im zweiten, 5 im dritten, 5 im vierten und fünften,
    5 im sechsten bis zehnten Jahre und 2 noch später].
  b) 14 Fälle nach gynäkologischen Operationen [10 Fälle nach alter Parametritis,
    2 Fälle nach Uterusexstirpation, 1 Fall nach Exstirpation einer Ovarialcyste,
    1 Fall nach Kaiserschnitt].
  c) 12 Fälle nach sonstigen Operationen [7 Fälle nach Herniolaparotomie, 4 Fälle
    nach Laparotomie wegen Bauchtrauma ohne Darmverletzung, 1 Fall nach früherer
    Nephrektomie mit Anreißen des Bauchfelles].
  d) 18 Fälle nach sonstigen, nicht aseptischen Operationen [2 Fälle nach früherer
    Cholecystektomie, 2 Fälle nach früherer Laparotomie wegen Bauchfelltuberkulose,
    5 Fälle nach früher wegen Magen- oder Duodenalulcus angelegten Gastroentero-
    stomosen, 4 nach traumatischer Perforation des Darmes, 5 Fälle, bei denen der
    Grund für die Laparotomie nicht bekannt ist.
B. 49 Fälle von Adhäsionsverschluß ohne voraufgegangene Operation.
  a) 15 Fälle im Anschluß an parametritische Prozesse [7 von ihnen hatten bei der
    Operation noch eine eitrige Salpingitis].
  b) 5 Fälle bei bestehender oder spontan geheilter Perityphlitis.
  c) 29 Fälle verschiedener, z. T. unklarer Herkunft [10 Fälle von Adhäsionen durch
    tuberkulöse Verwachsungen, 2 Fälle von Dickdarmverschlüssen (Strangabschnürung)
    durch cholecystitische Verwachsungen, 4 Fälle von Strangabschnürungen im Bruch-
    sack, 1 Adhäsionsileus nach fötaler Peritonitis, 12 mal fehlte die Erklärung für
    die Adhäsionen].

b) Einklemmungen anderer Art.

Bruchartige Einklemmungen in Lücken und Spalten des Mesenterium, des Netzes und der Ligamenta lata.

Gewebslücken in den erwähnten Gebilden sind entweder durch Entwicklungsstörungen und traumatische Vorgänge oder durch entzündliche
Schrumpfungsvorgänge bedingt (Abb. 55 ff.). Die meist angeborenen Mesen-
terialspalten finden sich am häufigsten im Bereich der untersten Ileumschlingen in wechselnder Gestalt und Größe. Ausnahmsweise liegen sie im
Bereich des oberen Dünndarmabschnittes und des Mesocolon; in seltenen
Fällen sind sie im Mesenteriolum des Processus vermiformis, ja auch in dem
des Meckelschen Divertikels gefunden worden. Hier hat Körte einmal eine
zur Einklemmung führende Taschenbildung beobachtet. Die meist auf

entzündliche oder mechanische Schädigungen und auf Atrophie zurückzuführenden Lücken im Omentum maius sind oben bereits erwähnt. Als reine Entwicklungsanomalien gehören Netzlücken zu den großen Seltenheiten. Von Einklemmungen im Bereich des Ligamentum latum liegen nur wenige Beobachtungen vor (Honsell und Burianek), so daß sich eine genauere Beschreibung erübrigt. Eine Einklemmung vor dem ventrofixierten Uterus sah ich ebenso wie Oehlecker. Lübke sah eine Abklemmung der untersten Ileumschlinge unter einer möglicherweise fötal entstandenen Peritonealplatte der Coecalgegend.

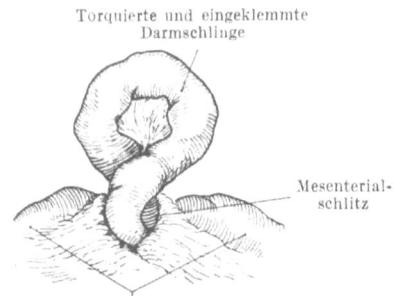

Torquierte und eingeklemmte Darmschlinge

Mesenterialschlitz

Abb. 55. Torsion und Einklemmung einer Darmschlinge in einem Schlitz ihres Mesenterium (Fall Morestin nach Lejars).

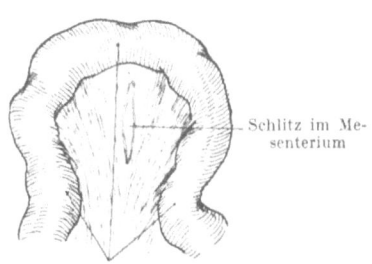

Schlitz im Mesenterium

Die ausgebreitete, von der Einklemmung befreite Darmschlinge

Abb. 56. Die in Abb. 55 dargestellte Schlinge nach der Reposition mit dem Mesenterialschlitz.

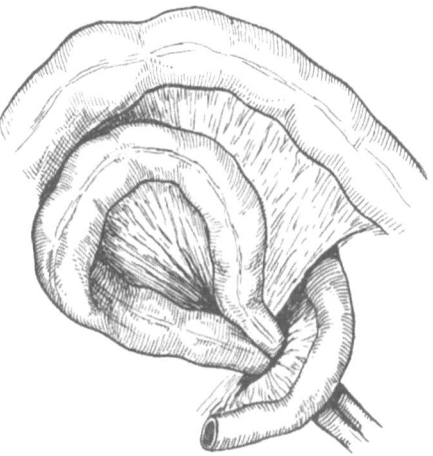

Abb. 57. Dickdarmeinklemmung (Flexura sigmoidea) in einem Mesenterialschlitz (nach Schäfer).

Selten sind Ringbildungen infolge rein mechanischer — nicht entzündlicher — Fixation von Organen (Meckelsches Divertikel, Processus vermiformis, Netz, Tube) in Bruchpforten. Eine besondere Stellung nehmen die angeborenen Ringbildungen des Meckelschen Divertikels ein. Seine Spitze oder ein, seiner Spitze anhängender, auf mangelhafte Rückbildung des Ductus omphalo-mesentericus zurückzuführender Strang kann an verschiedenen Stellen des Bauchinnern (Nabelgegend, Leistenkanal, eigenes Mesenterium, Dünndarmmesenterium usw.) fixiert sein (Abb. 54 bis 59). Auch der obliterierte Gefäßstrang der Vena omphalo-mesenterica allein kann durch mannigfache Fixation Ringe bilden.

Mehrfach sind schließlich bei der Darmresektion oder auch bei Darmanastomosen künstlich geschaffene Gewebslücken im Mesenterium oder zwischen Darmschlingen Veranlassung zu Einklemmungen geworden (Fälle von Braun-Prutz, Ledderhose, Gütig u. a.). Besonders leicht

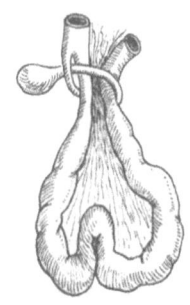

Abb. 58. Ringbildung des Meckelschen Divertikels (nach Leichtenstern).

können solche Einklemmungen zwischen der kurzen Jejunumschlinge und der hinteren Bauchwand und in weiten Mesocolonöffnungen nach der Hackerschen Gastroenterostomia retrocolica posterior erfolgen (Petersen u. a.), ferner nach völliger Magenresektion hinter der Anastomosenstelle zwischen Oesophagus und Jejunum. Die Gefahr einer solchen Einklemmung liegt nach allen intraabdominellen Operationen (Magen-, Darm- und gynäkologischen Operationen) vor, in denen künstliche intraperitoneale Gewebslücken geschaffen werden. Ihr Sitz richtet sich nach dem Orte des früheren Eingriffs und dem Sitz der vorangehenden Entzündung.

Auf die Möglichkeit des Vorkommens von Inkarzerationen im perforierten Uterus und im Scheidengewölbe, in dem perforierten Rektum, in der geplatzten Blase, im Ring einer Massenligatur usw. sei hingewiesen.

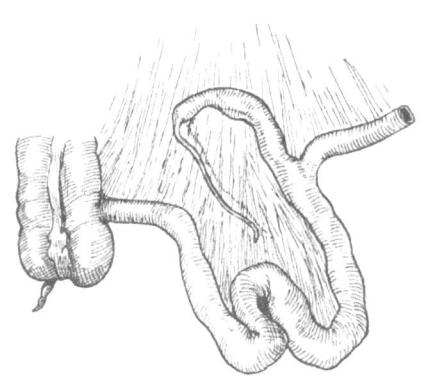
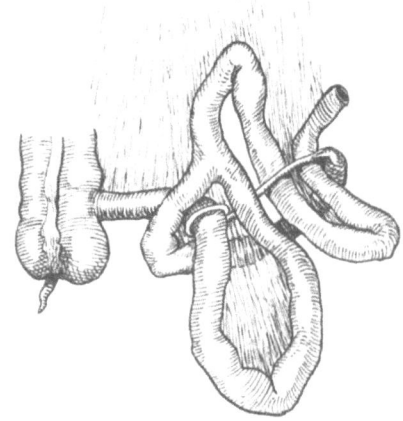

Abb. 59. Ringbildung durch Ansatz des Gefäßstranges des Meckelschen Divertikels am Mesenterium (nach Wilms).

Abb. 60. Verfangen zweier Darmschlingen in dem entstandenen Divertikelring (Abb. 59) (nach Wilms).

Ich sah bei einer mit Spülung behandelten Appendixperitonitis eine wandständige Dünndarmeinklemmung mit Gangrän in der 3 mm weiten Öffnung eines Dreesmannschen Glasdrains (s. S. 111). Bei den mehrfach beobachteten Verschließungen des Darmes durch einen Tampon oder ein Gummidrain handelt es sich meist um seitliche Abklemmung oder Kompression, selten um reine zirkuläre Einklemmung.

Bei den bruchartigen Einklemmungen finden sich Kombinationen mit anderen Formen des Darmverschlusses (Achsendrehungen, Abknickungen über einem Strang usw.), auf die ich später noch zurückkommen werde.

c) Die Formen der Inkarzerationsringe und Spalten.

Die Bildung von Inkarzerationsringen und -spalten durch die auf so verschiedenen Wegen entstandenen Adhäsionen und Stränge erfolgt im großen und ganzen auf zweierlei Weise, einmal durch Überbrückung, bzw. bogenförmige Überspannung kleinerer intraperitonealer Räume, zweitens durch Bildung selbständiger, in sich geschlossener Ringe oder Schleifen (Treves).

Durch die direkte, entzündliche Verlötung verschiedener Bauchorgane untereinander oder mit der Bauchwand können sich naturgemäß Gewebslücken und diese umschließende Gewebsringe von ganz verschiedener Größe, Weite und Tiefe entwickeln. Die Wandung solcher Inkarzerationsringe bilden also normale Gewebe, die nur pathologisch miteinander verbunden sind. Ebenso gut kann aber ein solcher Gewebsring zu einem größeren oder kleineren Teil seiner Zirkumferenz aus mehr oder weniger brücken- oder bogenförmig ausgespannten Adhäsionssträngen bestehen.

Besonders zu erwähnen sind kurze, nur etwa 4 bis 5 cm lange, in Form eines schmalen engen Bogens über eine feste Unterlage (hintere Bauchwand im Bereich des Beckens und der Fossa iliaca, Mesenterium, Uterus usw.) ausgespannte Stränge, die zu der sog. Einklemmung oder Abklemmung unter einem Band (vgl. Abb. 94, 95, 104 u. a.) Anlaß geben. Einklemmungen unter weiteren Bögen sind seltener. Je länger und weniger straff gespannt sich ein solcher Strang durch die Bauchhöhle zieht, um so leichter kann er sich in einen richtigen Ring oder eine Schleife legen. Eine größere Bedeutung als für die eigentlichen Einklemmungen haben jedoch derartige Ring- und Schleifenbildungen für das Zustandekommen von Abschnürungen. Solche primäre Ring- und Schleifenbildungen sind wegen der dazu notwendigen, größeren Länge der Stränge an den fixierten Organanhängen und am Netz häufiger wie bei rein entzündlich entstandenen Strängen.

Damit eine reine Inkarzeration zustande kommen kann, ist Voraussetzung, daß der Inkarzerationsring nicht zu weit ist; als Optimum dürfte für die intraperitoneale Stranginkarzeration eine Weite vom Querschnitt eines bis mehrerer Finger anzusprechen sein, doch kommen auch unter langgestreckten Bögen Inkarzerationen vor. Sehr enge Inkarzerationsringe spielen bei den intraperitonealen Strangeinklemmungen ebenso selten wie bei den inneren Brucheinklemmungen eine Rolle.

Die so gebildeten Hohlräume können jede beliebige Form annehmen, vom kreisrunden Oval bis zum schlitzförmigen, zackig begrenzten Spalt.

3. Abschnürung durch Stränge.

a) Die Herkunft der Stränge.

Die Herkunft der abschnürenden Stränge ist im wesentlichen die gleiche, wie die der Einklemmungsstränge. Sie haben im allgemeinen ein etwas dünneres Kaliber; besonders gefährlich sind kurze, d. h. 3—5 cm lange, vom Darm zum Mesenterium oder von Darmschlinge zu Darmschlinge, bzw. vom Darm zu anderen Organen des Bauches (Appendix, Adnexe, Peritoneum parietale usw.) verlaufende Stränge von der Dicke eines starken Seidenfadens, sofern bei ihnen der eine Ansatzpunkt beweglich ist. Neben diesen sind die am Darm adhärenten, kürzeren oder längeren Netzstränge, schließlich Stränge, an denen Appendix und Meckelsches Divertikel beteiligt sind, Ursache von Abschnürungen. Es können den Bauchraum in irgendeiner Richtung, von Organ zu Organ, oder von Organ zu Peritoneum, durchziehende Stränge Anlaß zu Strangabschnürungen geben, wenn sie verschieblich und lang genug sind, eine Schleife zu bilden. Solche Schleifen kann auch das Meckelsche Divertikel mit dem obliterierten Ductus omphalomesentericus, die Tube oder die Appendix, allein oder mit entsprechender Verlängerung durch Stränge, bilden. Sie waren bereits Froriep, Leichtenstern und Treves bekannt und sind von Wilms ausführlich besprochen (Abb. 63 ff.). Ganz eigenartige Bildungen bringt das freie Meckelsche Divertikel zustande, wenn es eine

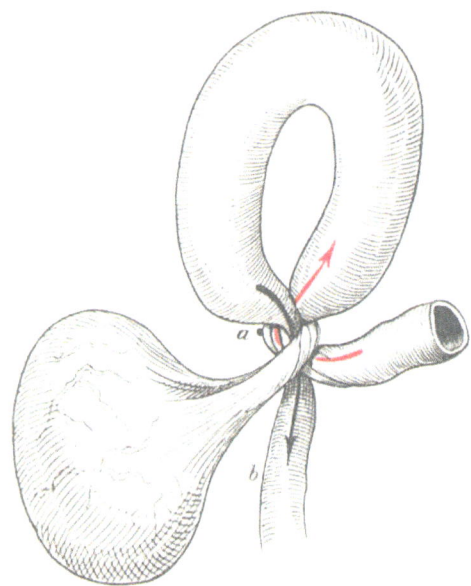

Schleife bildet und durch kolbige Anschwellung seines Endes die Lösung derselben unmöglich ist (Leichtenstern, Abb. 58 u. 65), oder wenn sein freies Ende durch Entzündungen an irgendeiner Stelle verwachsen ist.   Abschnürungen durch gestielte Enterocystome und gestielte Adnextumoren und ähnliche Bildungen sind große Seltenheiten (Abb. 61 und 62 [eigener Fall]).   Von diesen Schleifenbildungen wohl zu unterscheiden sind die den Abschnürungen wie dem Volvulus verwandten Verknotungen zweier Darmteile, die später besprochen werden.

Abb. 61. Abschnürung der Sigmaschlinge durch ein gestieltes, mit ihr durch eine Adhäsion verbundenes Ovarialcystom. Herumschlagen der Cyste um den Rektumschenkel (*a*) der Flexur (eigene Beobachtung).

b) Sitz der Strangeinklemmungen und Strangabschnürungen.

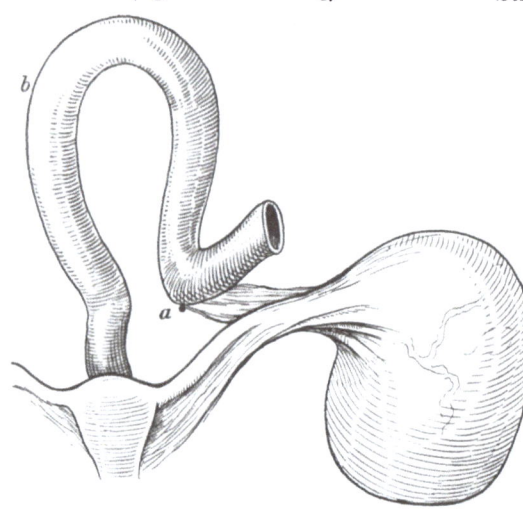

Abb. 62. Befund nach Lösung der Abschnürung durch Rückdrehung der Cyste (Abb. 61). Der Strang zieht von der Ovarialcyste zu Punkt *a* des Colonschenkels.

Aus der vorstehenden Darstellung geht hervor, daß bei den Stranginkarzerationen und Strangabschnürungen mit einer so bestimmten Lage wie bei den Brucheinklemmungen nur in seltenen Fällen zu rechnen ist. Naturgemäß entwickeln sich die Inkarzerationsringe und -stränge meist in der Nähe früherer Entzündungsherde; die eingeklemmten Darmteile liegen entsprechend. Aber es gibt viele Ausnahmen von dieser Regel; auch bei anscheinend lokaler Entzündung kann eine Adhäsion sich in ganz entfernten Teilen der Bauchhöhle bilden. Entsprechend der großen Häufigkeit appendicitischer, perimetritischer und herniärer Prozesse finden sich die erwähnten Bildungen am

häufigsten im Becken und im Unterbauch, in diesem rechts häufiger als links.

Auch die durch die Appendix und das Meckelsche Divertikel bedingten Einklemmungen und Abschnürungen bevorzugen wegen der Beziehungen zum unteren Ileum diese Gegend. Aber schon Treves hat betont, daß es überhaupt kaum eine denkbare Kombination von Verbindung zweier Punkte des Bauchraumes gäbe, die nicht der Sitz eines Inkarzerationsrings oder -strangs gewesen wäre. Der von Inkarzerationsringen und -strängen umschlossene und umschnürte Darmabschnitt ist meist der Dünndarm, doch sind auch alle übrigen frei beweglichen Darmteile, das Colon transversum,

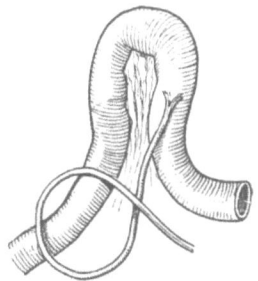 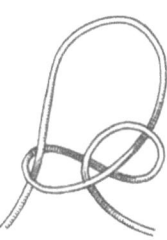 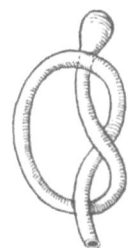 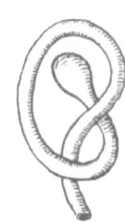

Abb. 63. Einklemmung durch Bildung eines einfachen Knotens (nach Leichtenstern).

Abb. 64. Einklemmung durch komplizierte Schleifen- und Knotenbildung (nach Leichtenstern).

Abb. 65. Divertikelknoten (nach Leichtenstern).

Abb. 66. Schleifenbildung des Meckelschen Divertikels (nach Wilms).

das Coecum, die Flexur, der Processus vermiformis, das Meckelsche Divertikel — neben den Netz- und den Fettanhängen und den weiblichen Adnexen — in zahlreichen Fällen Gegenstand der Abschnürung oder Einklemmung gewesen. In Nabelbrüchen klemmt sich mit Vorliebe der Dickdarm mit ein. Erwähnt seien noch die Einklemmungen im Bereich sogenannter Gleitbrüche, von denen das Coecum, bzw. das Colon descendens in erster Linie betroffen werden. Vom Dünndarm wieder ist, einmal wegen der in seinem Bereich sich abspielenden Entzündungsvorgänge und wegen der hier gelegenen Darmanhänge, dann aus den weiter unten zu erwähnenden Gründen der unterste Teil des Ileum am meisten gefährdet.

Schmieden gibt noch folgende weitere Prädilektionsstellen der Adhäsionsbildungen an:

1. Mesocolische Adhäsionen zwischen oberstem Jejunum und Unterfläche des Colon transversum. (Gastroenterostomietyp der hohen Dünndarmadhäsionen.)

2. Lanes Knick etwa 12 cm oberhalb der Ileocöcalklappe.

3. Jacksons Membran. Sie kommt vom Peritoneum parietale der lateralen Bauchwand und umfaßt das Colon ascendens oberhalb des Blinddarmes bis zur Flexura hepatica.

4. Fixierte Koloptose (Payr). Starre Fixation des Colon transversum in starker Senkung durch Netzverwachsung.

5. Doppelflintenstenose der Flexura lienalis coli (Payr).

6. An der Flexura sigmoidea kommen Verwachsungen zwischen beiden Schenkeln und mit anderen Darmteilen vor.

7. Gersunysche Adhäsion (Verwachsung der absteigenden Sigmaschlinge mit dem Peritoneum parietale).

8. Letzter Knick Lanes (Peritoneale Bänder am distalen Fußpunkt der Sigma schlinge).

c) Größe des eingeklemmten Darmteils.

Die Größe des eingeklemmten Darmteils schwankt sehr; es können mehrere Meter des Dünndarmes, der ganze Dünndarm, aber ebensogut auch nur einzelne kleine Schlingen, ja nur Teile der Darmwand abgeschnürt sein. Die Größe der eingeklemmten Partie ist von vielen Zufälligkeiten, dann aber von dem Mechanismus der Einklemmung, der Weite oder Enge des Ringes und von dem peripher vom Ringe oder Spalt für die eingeklemmte Masse verfügbaren Raum abhängig. Auch der Gegendruck der extraperitonealen Gewebe, die Spannung der Bauchdecken, umgekehrt die Schlaffheit der Bauchdecken u. a. sind hier von Bedeutung. Im einzelnen auf alle Möglichkeiten einzugehen, würde zu weit führen und höchstens die Übersicht erschweren, da prinzipiell wichtige praktische Folgerungen im konkreten Fall doch nicht daraus abgeleitet werden können.

Neben Darmeinklemmungen und Abschnürungen kommen auch Einklemmungen und Abschnürungen anderer Organe, insbesondere des Netzes, der Fettanhänge und der Adnexe vor. Auf sie werden wir bei den reflektorisch bedingten Formen des Darmverschlusses noch einzugehen haben. Weiter sind gleichzeitige Einklemmungen von Netz und Darm, sowie von zwei verschiedenen Darmteilen, das gleichzeitige Vorhandensein von freien und inkarzerierten Darmschlingen im Bereich desselben Bruches und anderes mehr zu erwähnen. Bei den Einklemmungen im Bereich von Strängen und vor allem auch bei der Selbststrangulation (s. S. 131) begegnen wir sowohl großen wie kleinen abgeschnürten Darmteilen, doch ist die Strangulation einer einzelnen Schlinge von nicht mehr wie 20 cm Länge das häufigere.

II. Der Vorgang der Einklemmung und Abschnürung.

Es finden sich bei den Darmeinklemmungen und Darmstrangulationen so oft die gleichen Vorbedingungen, so viele Berührungspunkte und Übereinstimmungen in kardinalen Punkten, daß die Besprechung des Verschlußvorgangs bei beiden Krankheitsgruppen zweckmäßig nach einheitlichen Gesichtspunkten erfolgt. Eine getrennte Besprechung der äußeren und inneren Einklemmungen verbietet sich, da der Mechanismus derselben nur in Fragen von sekundärer Bedeutung verschieden ist, die prinzipiell wichtigen Momente aber beiden erst recht gemeinsam sind.

Kocher hat durch klassische, den physikalischen wie biologischen Vorgängen im gleichen Maße Rechnung tragende Untersuchungen im Jahre 1877 die wichtigsten Grundlagen für die moderne Auffassung vom Mechanismus der Brucheinklemmungen geschaffen. Durch spätere experimentelle Arbeiten — Buchbinder, Ritter u. a. — und durch die vorurteilslosere Beurteilung der klinischen und anatomischen Verhältnisse beim kranken Menschen wurden die früher strittigen, meist einseitig physikalisch erklärten Vorgänge weiter verständlich gemacht.

Den Mechanismus der Darmabschnürungen beurteilte bereits Leichtenstern und nach ihm Treves in vielen Punkten richtig. Ergänzende Untersuchungen haben in neuerer Zeit zu dieser Frage besonders Wilms und v. Kertecz angestellt. Um dabei aufgetauchte Unklarheiten und Widersprüche zu beseitigen, habe ich selbst zahlreiche, ergänzende Experimente ausgeführt.

1. Vorbereitende und auslösende Momente der Einklemmung und Abschnürung.

Der Einklemmungs- und Abschnürungsmechanismus kann nur dann in Kraft treten, wenn Darmschlingen durch Verschiebung oder Verlagerung in den Bereich einklemmender Spalten und Ringe oder abschnürender Stränge geraten.

Durch enge Ringe und Spalten[1]) können Darmschlingen nur dann hindurchgleiten, wenn eine erhebliche Druckwirkung auf sie ausgeübt wird. Es ist dazu eine plötzliche stärkere Anspannung der Bauchpresse und eine damit verbundene, intraabdominelle Drucksteigerung notwendig, wie sie z. B. bei Hustenstößen, beim Erbrechen, bei der Stuhlentleerung, bei der Geburt, beim Heben schwerer Lasten, bei Erschütterungen des Körpers (Fallen, Springen usw.) und bei äußeren Gewalteinwirkungen (Hufschlag, Überfahrung) zur Entfaltung kommen. Die Bedingungen sind besonders günstig im Bereich enger Bruchpforten der vorderen Bauchwand und des Beckens, da hier die Druckwirkung besonders stark ist. Bei inneren Einklemmungen sind die Bedingungen für eine vollständige Auswirkung des Bauchdruckes weniger günstig als bei den äußeren Brüchen. Außerdem sind die intraabdominellen Ringe oft weniger straff gespannt als die äußeren Bruchpfeiler, sie erfassen den andrängenden Darm eher wie diese. Es ist erstaunlich, wie kleine Ringe unter günstigen Bedingungen (z. B. bei Schenkelhernien und bei der Hernia obturatoria) von leeren Dünndarmschlingen oder von Darmwandteilen passiert werden können. Hier überschreitet der Querschnitt des Einklemmungsringes oft kaum Bleistiftstärke.

Zur Überwindung weiterer Spalten und Ringe von etwa Kleinfingerstärke an genügen schon geringere Druckwirkungen gleicher oder ähnlicher Art. Es können alle Vorgänge verhängnisvoll werden, die überhaupt nennenswerte und vor allem plötzliche Verschiebungen oder Verlagerungen von Darmteilen bedingen: z. B. die angestrengte Atmung (Ansaugung), stärkere Körperbewegung, plötzliche Entleerung von Bauchorganen (Magen, Mastdarm, Blase, Uterus), Füllungs- und Querschnittsänderungen des Dünn- und Dickdarmes während der Verdauung oder der Ruhe. Ein wichtiges Moment ist die lebhafte Peristaltik mit der durch sie bedingten beschleunigten und gewaltsamen Fortbewegung des gasförmigen und flüssigen Darminhalts in den hin und herwogenden Darmschlingen. Dies macht es verständlich, daß häufiger Einklemmungen und Abschnürungen nach Genuß reizender, schwer verdaulicher und blähender Speisen, die den Darm in starke peristaltische Erregung versetzen, und ebenso bei Darmkatarrhen beobachtet werden. Die Häufung der Einklemmungen und Abschnürungen in den letzten Kriegsjahren findet hierin — d. h. in der unrationellen Ernährung — zum Teil ihre Erklärung, zum anderen Teil allerdings in dem gleichzeitig eingetretenen, hochgradigen Fettschwund der Baucheingeweide und der Bauchdecken, durch welche die bis dahin durch Fettpolster geschützten Abschnürungsstränge und Einklemmungsringe geradezu geschaffen werden. Wir stehen hier den gleichen Bedingungen gegenüber, welche in Ost- und Südosteuropa schon längst zu einer uns in Deutschland früher unbekannten Häufung von Darmverschlüssen führten.

---

[1]) Im folgenden ist die Bezeichnung „Ring" und „Spalt" auch auf Gewebslücken anderer Art und Form sinngemäß zu beziehen.

Länge des Einklemmungsdarmes: Bei engem Einklemmungsspalt finden wir meist nur eine einzige kurze Darmschlinge abgeschnürt. Eine Vergrößerung der Einklemmungsmasse ist bei sofortiger, fester Umschnürung des Darmes infolge der Größe der Reibungswiderstände ausgeschlossen. Daß in seltenen Fällen auch noch erhebliche Widerstände durch den Zug der zuerst eingeklemmten Schlingen überwunden werden können, lehren Beobachtungen von Gruber und Wilms, in denen sich mehrere Schnürfurchen von verschiedener Schwere in gewissen Abständen am Darm fanden.

Ist die Gewebslücke, in deren Bereich die Einklemmung oder Abschnürung erfolgt, weit, so kann der nachher zu erörternde Einklemmungsmechanismus überhaupt erst vor sich gehen, wenn der Querschnitt der Lücke durch einen größeren Darmabschnitt und sein Mesenterium einigermaßen ausgefüllt ist. Beschränkungen ergeben sich aus dem jenseits des Spaltes zur Verfügung stehenden Raum (kleine wandständige Bruchsäcke oder Spalten) und aus sonstigen, dem Nachrücken von Schlingen außerhalb der Ringe entgegenstehenden Widerständen (Fixation des Dünndarmes am Coecum oder durch Adhäsionen). Bei freien intraperitonealen Spalten und Strängen liegen besonders günstige Bedingungen für Einklemmungen und Abschnürungen großer Darmabschnitte vor. Wir haben infolgedessen, ebenso wie bei großen Bruchsäcken, beim Hindurchgleiten eines größeren Darmabschnittes mit derartigen Vorgängen zu rechnen. Der Durchtritt kann sich in kürzester Frist aber auch in längeren Zeiträumen vollziehen. Es kann ein großer Teil des frei beweglichen Dünndarmes z. B. durch wiederholte Hustenstöße, mehrfache Bauchbewegungen, stürmische peristaltische Wellen Schlag auf Schlag durch den Ring geschleudert oder gezogen werden und unmittelbar danach, unter der Einwirkung der gleichen oder ähnlich wirkenden Kräfte, sich die Einklemmung und Abschnürung vollziehen.

In anderen Fällen tritt der Darm zunächst in mehreren Schüben durch den Ring, liegt hier aber längere oder kürzere Zeit, ohne daß nennenswerte Passagestörungen oder Einklemmungserscheinungen eintreten.

Bei hinreichend weitem Ring können die gleichen Kräfte den durchgetretenen Darm wieder zurückholen, also die Lösung der eingeleiteten Einklemmung herbeiführen. Je gefüllter und schwerer und je geblähter die durchgetretenen Schlingen sind, je mehr sie abgeknickt sind, um so seltener wird dies der Fall sein. Ein solcher Vorgang kann sich mehrfach wiederholen, ohne daß es zu einem Verschluß oder einer Einklemmung kommt.

In einer dritten Gruppe von Fällen werden weitere Darmteile durch den Zug der zuerst durchgetretenen Schlingen nachgeholt. Es kann ein derartiger Zug einmal rein passiv, durch das Gewicht flüssigkeitgefüllter, nach unten hängender, wie durch den Auftrieb gasgefüllter, sich blähender Schlingen, ausgeübt werden. Es kommen hier aber auch aktive vergebliche Versuche der vom Ring bereits umfaßten Schlingen, sich durch eigene peristaltische Kraft von der Überlastung oder Überdehnung zu befreien, in Betracht.

Daß der Vorgang sich in so regelmäßiger und gesetzmäßiger Weise vollzieht, wie Wilms meint, erscheint mir fraglich. Da wo der Querschnitt des zuführenden Darmes nicht wesentlich den des abführenden Darmes übertrifft, können sicherlich durch einen solchen Vorgang auch vom zuführenden Darm weitere Schlingen nachgeholt werden. Wenn dies häufiger vom abführenden Schenkel aus geschieht, so dürfte dies auf den meist geringeren Querschnitt des abführenden freien Schenkels zurückzuführen sein.

Im Experiment an Hund und Kaninchen habe ich aber auch dann ein solches Nachrücken von Darm nicht beobachten können, wenn ich durch Hormonal- und Physo-
stigmininjektionen die Peristaltik sehr energisch steigerte. Dagegen war die gesteigerte
Peristaltik stets imstande, den gestauten Inhalt der stenosierten Darmpartie in den
abführenden Darmteil fortzubewegen. Ich komme auf diese Versuche nochmals bei
dem Mechanismus der Achsendrehungen zurück (S. 213).

2. Einklemmung in engen Ringen und Spalten ("elastische Einklemmung").

Bei engem Ring oder Spalt ist der Durchtritt einer Darmschlinge durch
die Gewebslücke gleichbedeutend mit ihrer Einklemmung, d. h. mit ihrer
unlöslichen Umschnürung und Verschluß an beiden Enden (sogen. bileptischer
Verschluß). Beim Durchtritt der Schlinge durch den Ring werden Darmwand und Mesenterium komprimiert und anämisch, ihr Querschnitt ver-

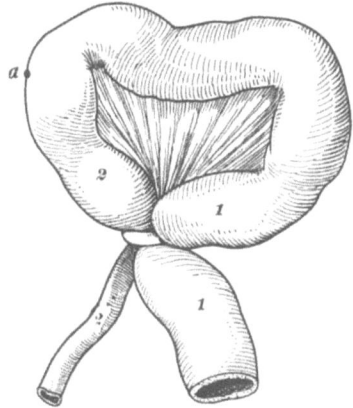 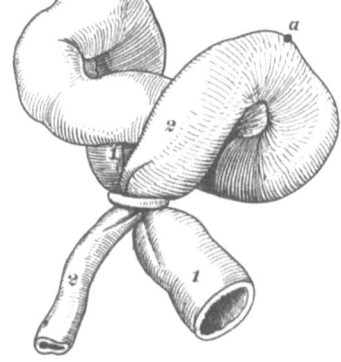

Abb. 67. Einklemmung im engen Ring.   Abb. 68. Einklemmung im engen Ring
  1 zuführender, 2 abführender Darm   mit Kreuzung der Schenkel um 180°
          (schematisch).   (schematisch).

kleinert sich. Sofort nach dem Durchtritt schießt aber das arterielle Blut
in die Schlinge wieder hinein, während der venöse Abfluß behindert bleibt.
Infolgedessen erfährt sie eine Querschnittszunahme, die mangels gleichwertiger antagonistischer Kräfte ihr Zurückschlüpfen unmöglich macht. Es
handelt sich hier um einen ähnlichen Vorgang wie beim Überstreifen eines
zu engen Ringes über den Finger oder bei der Paraphimose. Die einmal
in Kraft getretene Zirkulationsstörung schreitet gesetzmäßig fort. Ödem
und Stase führen zu einer weiteren Querschnittszunahme am Darm und
Mesenterium, also zu einem wachsenden zentrifugalen Druck ihrer Gewebe
gegen den Schnürring und damit zu einem weiteren Mißverhältnis zwischen
dem Querschnitt des Ringes und dem des eingeklemmten Darmes. Frühzeitig einsetzende Transsudation und Zersetzungsvorgänge im Darminnern
begünstigen das Zustandekommen einer starken Blähung und Spannung
vorher leerer Schlingen. Da es sich bei den inneren Einklemmungen meist
um starre Einklemmungsringe handelt, kommt hier die bei den äußeren
Brucheinklemmungen (Leisten-, Schenkel- und Nabelbrüche) bedeutsame
zentripetale, fortdauernde — durch das Zurückfedern der Bruchpfeiler bedingte — **elastische** Einschnürung des Darmes durch den Ring selbst
weniger in Betracht. Welche große Bedeutung dieser Vorgang bei den Abschnürungen hat, werden wir später sehen (S. 129 ff.).

3. Einklemmung in weiten Ringen und Spalten („Ventilverschluß").

Der häufigste Vorgang ist hier der, daß durch die Kraft der Bauchpresse oder durch die Peristaltik gasförmiger oder flüssiger Inhalt im
Übermaß plötzlich mit der Schlinge durch den stenosierenden Ring hindurchgetrieben oder in die be-
reits vom Ring umfaßte Schlinge
hineingepreßt wird. Die Schlinge
bläht sich infolgedessen auf und
erleidet einen Ventilverschluß.
Die letzterwähnten Vorgänge
können besonders leicht da eintreten, wo es sich nicht um einfache Einklemmungsringe, sondern, wie z. B. bei den äußeren
Brüchen, um Einklemmungen in

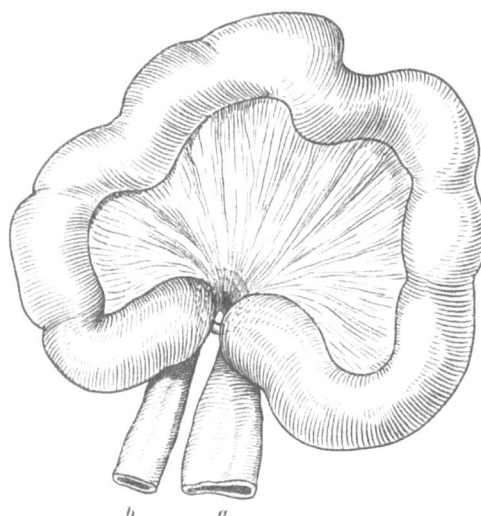

Abb. 69. Einklemmung im weiten Ring.
a geblähter zuführender, *b* kollabierter
abführender Schenkel (schematisch).

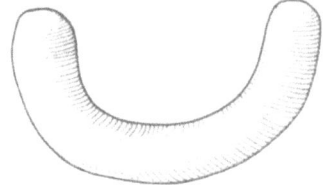

Abb. 70. Anpassung einer geblähten
Darmschlinge an die Innenspannung
(schematisch, nach Busch).

Kanälen handelt. Es ist zu beachten, daß es sich hier vielfach bereits um
Übergänge zwischen reinen Einklemmungen und seitlichen Abklemmungen
handelt (Abb. 69, 70f.).

Zum Verständnis dieses Vorganges sei bemerkt, daß nach physikalischen Gesetzen eine
Darmschlinge bei Eintritt gesteigerter Gasspannung sich in der Richtung des geringsten Druckes
auszudehnen und damit gleichzeitig zu strecken

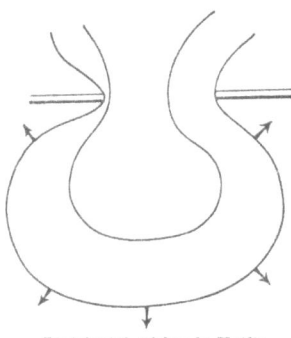

Zentripetal wirkende Kräfte

Abb. 71. Spannungsausgleichversuch
einer im weiten Ring fixierten Darmschlinge bei der Blähung (nach Busch).

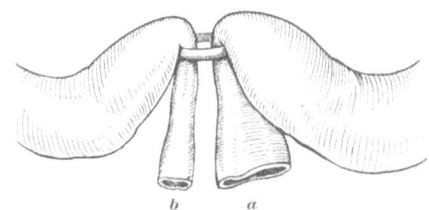

Abb. 72. Bandartige Ausziehung der Schenkel
und Abplattung im Ring einer geblähten Schlinge.
a zuführender, *b* abführender Schenkel
(schematisch).

versucht (Abb. 70). Diese Ausgleichsbestrebungen werden aber, wie schon Busch betonte,
durch den stenosierenden Ring unmöglich gemacht. Es werden statt dessen die beiden
Darmschenkel durch den Gasdruck fest gegen den Ring gepreßt und hier mehr oder
weniger abgeplattet und komprimiert (Abb. 71). Gleichzeitig aber werden die beiden auf
diese Weise abgeplatteten Schenkel infolge einer starken Zugwirkung der gespannten,

bzw. überfüllten Schlingen bandartig ausgezogen (Kocher, Buchbinder). Dabei kann nach den Beobachtungen von Roser und Kocher gleichzeitig eine stärkere Verschiebung der Mukosa, ja eine direkte Falten- oder Klappenbildung derselben erfolgen, die das Zustandekommen einer völligen Verlegung des Lumens erleichtert.

Bei sehr weitem Ring kann der Verschluß überhaupt erst dann zustande kommen, wenn ein großes Stück des Dünndarmes mitsamt seinem Mesenterium durch den Ring hindurchgetrieben und nun infolge der Zunahme des Mesenterialquerschnittes der Ring wenigstens einigermaßen vollständig ausgefüllt ist. Die gleiche Wirkung hat die Verringerung der Ringweite durch den gleichzeitigen, selbständigen Vorfall von Netz- oder anderen Bauchorganen, speziell von weiteren, von der ersten unabhängigen Darmschlingen. Meist handelt es sich dann aber nicht mehr um reine zirkuläre Einklemmungen, sondern um Mischverschlüsse, die dadurch zustande kommen, daß beim vergeblichen Versuch des Ausgleichs der Innenspannung und infolge des Gegenzuges der außerhalb des Ringes gelegenen angespannten Darmschlingen und ihres Mesenterium Drehungen um die Quer- und Längsachse des Darmes

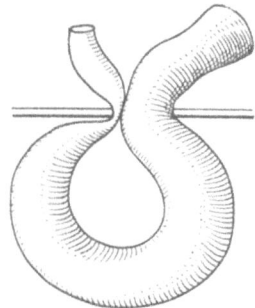 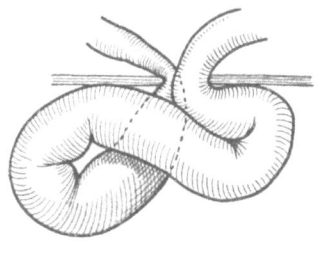

Abb. 73. Einklemmung in einem Ring mit starker Blähung des zuführenden Schenkels und strangförmiger Ausziehung des abführenden, kollabierten Schenkels am Schnürring (schematisch, nach Lossen).

Abb. 74. Einklemmung im weiten Ring mit sekundärer Drehung der Schlinge um Längs- und Querachse (schematisch).

(Abb. 68 und 74) eintreten. Die dadurch verursachte Abknickung oder Kreuzung der beiden bandartig ausgezogenen Darmschenkel, das Umsinken oder die Aufstellung des Einklemmungsdarmes erleichtert das Zustandekommen der Einklemmung und des Verschlusses an beiden Enden. Zu den Einklemmungen in weiten Ringen gehören auch die früher viel diskutierten sogenannten Koteinklemmungen (Lossen u. a.).

Man verstand darunter vornehmlich die Verschließung des Einklemmungsdarmes am abführenden Ende durch den Druck der gespannten oder mit Darminhalt (Kot im weiteren Sinne) gefüllten zuführenden Schlinge (Abb. 73). In Wirklichkeit liegen aber hier die Verhältnisse so, daß zuerst durch die plötzliche Aufblähung des Einklemmungsdarmes ein Ventilverschluß am abführenden Darmschenkel, infolge scharfer Anspannung (unterstes Ileum) und Abknickung über dem Spalt, eintritt und daß durch die weitere Auftreibung oder Füllung des eingeklemmten und des zuführenden Darmes dieser Abknickungsverschluß ein dauernder bleibt. Auch hier kann es dadurch wieder zu Zirkulationsstörungen und Gärungsvorgängen in der eingeklemmten Darmmasse mit allen ihren Folgen kommen. Die Kombination von Kotobturation des Bruchdarmes und Abknickung des abführenden Schenkels in Bruchspalten und Ringen gehört nicht mehr zu den Einklemmungen.

Der Verschluß und die Einklemmung kann sich bei mittelweiten und weiten Ringen unter Einwirkung gleichwertiger, antagonistischer Kräfte leichter lösen. Genannt seien als solche Faktoren: Zug am Mesenterium, Taxis, Entspannung der Bauchdecken, vor allem aber die Peristaltik. Eine kräftige, als Folge des Dehnungs- und Inhaltsreizes oder als Folge einer dauernden, mechanischen Erschwerung der Passage (chronische innere Hernie) im zuführenden Darm einsetzende Peristaltik vermag gelegentlich den Verschluß noch zu sprengen und den Inhalt durch die Stenose am abführenden Schenkel hindurchzupressen. Dies ist allerdings nur solange möglich, als die Innenspannung oder die Schwere der vom Ring umfaßten, mit Gas oder Flüssigkeit überfüllten Schlingen eine gewisse Höhe nicht übersteigt. Überschreitet die Zufuhr gasförmiger oder flüssiger Inhaltsmassen und die Gasbildung in der Schlinge selbst dauernd die von der Peristaltik zu bewältigende Menge, dann nimmt die Dehnung der Wandung immer höhere Grade an. Einer solchen dauernden Dehnung gegenüber versagt aber die Kraft der Peristaltik, die Muskulatur ermüdet, die Auftreibung geht weiter und eine spontane Lösung wird völlig unmöglich.

Der Mechanismus der Darmwandbrucheinklemmung deckt sich im wesentlichen mit dem der Einklemmung ganzer Darmschlingen in engen Ringen. In den eingeklemmten Darmwandzipfeln treten meist schon früher die gleichen schweren Zirkulationsstörungen und Darmwandschädigungen bis zur Totalgangrän auf, wie bei diesen. Häufig zeigt der, vor dem Durchtritt durch die meist sehr engen Bruchpforten leere Darmwandteil schon nach kurzer Zeit infolge der Zirkulationsstörung eine halbkugelige oder pilzförmige Auftreibung. Es kann aber auch dann zur Einklemmung eines Darmwandstückes kommen, wenn der Bruchsack selbst eine platte, schmale Tasche bildet, ohne daß gleichzeitig eine besonders enge Umschnürung seiner Basis vorhanden ist. In einer solchen Tasche kann sich die Darmwand fangen und zwischen den beiden Bruchsackwänden flächenhaft komprimiert werden. Zirkulationsstörungen und ihre Folgen treten unter solchen Bedingungen manchmal erst sehr langsam ein. Es kommt nur zu schleichender Nekrose mit Verklebungen und Verbackungen zwischen Darm und Bruchsackwandung und zur sekundären Perforation und Kotabsceßbildung im Bruchsack. Es sind dies die Fälle, bei denen, mangels einer gleichzeitigen Auftreibung des eingeklemmten Darmwandteiles und mangels erheblicher Transsudation in den Bruchsack, auch im Schenkel- und Leistenbruch eine äußere Bruchgeschwulst und sonstige lokale Erscheinungen längere Zeit völlig fehlen können.

Bei Beteiligung des größten Teiles der Darmwand an der Einklemmung ist die mechanische Unterbrechung des Kotstromes eine vollständige. Sind nur Teile des Querschnittes verlegt, so kann die Passage für den Darminhalt frei bleiben, wenn nicht infolge spornartigen Vorspringens des mesenterialen Darmwandteiles oder durch gleichzeitige Abknickung oder Torsion des zuführenden oder abführenden Schenkels eine Stenosierung oder totale Verlegung des Darmrohres erfolgt. Letzteres ist besonders der Fall bei Einklemmung der straff gespannten untersten Ileumschlinge. Die hierbei stattfindende Zerrung der Mesenterialnerven kann gleichzeitig starke, allgemeine reflektorische Wirkungen und eine reflektorische Hemmung der Darmbewegung auslösen und infolgedessen — selbst bei Beteiligung kleiner Teile der Darmwand — eine völlige Unterbrechung des Kotstromes hervorrufen.

4. Der Abschnürungsvorgang.

Die Verschiedenheit des Verschlußmechanismus bei den Darmeinklemmungen und Darmabschnürungen beruht in erster Linie auf dem Umstand, daß bei den Einklemmungen der umschließende Ring oder Strang seine ursprüngliche Weite behält, während sich bei den Abschnürungen ein um den Darm gelegter Strang schlingenartig zuzieht und dadurch die Abschnürung herbeiführt und verschärft.

Für die hierbei nötige Zugwirkung kommen genau die gleichen Kräfte, einzeln oder in mannigfachster Kombination, in Betracht, die wir als bedeutsam für das Zustandekommen der Einklemmungen und für das Nachrücken von Darm vorher kennen gelernt haben. Wenn der Effekt einer solchen Zugwirkung zu ganz verschiedenen pathologischen Formen und klinischen Bildern der Strangulation führt, so liegt das nicht an der verschiedenen Art der Zugwirkung, sondern an der Verschiedenheit der strangulierenden Gebilde und an ihren anatomischen wie mechanischen Beziehungen zur Strangulationsschlinge. Es würde zu weit führen, wenn ich hier alle möglichen Variationen und Spezialitäten einzeln beschriebe. Ich beschränke mich auf die Skizzierung einiger der wichtigsten Typen, deren Kenntnis die wesentlichsten Vorgänge bei den übrigen Formen ohne weiteres verständlich erscheinen läßt (Abb. 75 ff.).

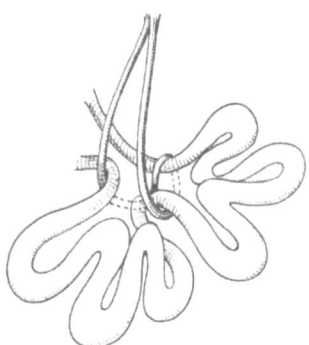

Abb. 75. Doppelte Abschnürung
innerhalb einer Achtertour
(nach Wilms).

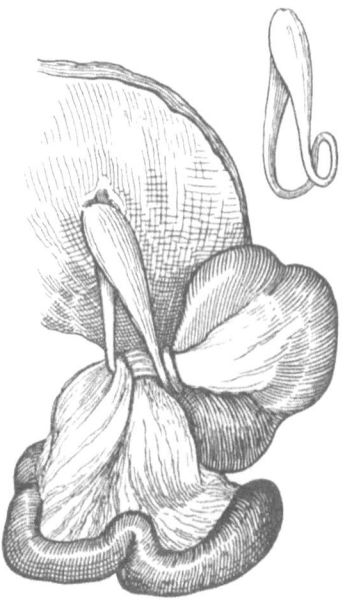

Abb. 76. Abschnürung in der Schleife eines
vom Bruchsack ausgehenden und an ihm
wieder ansetzenden Bandes
(nach Astley Cooper).

Am einfachsten verständlich ist der Mechanismus einer Abschnürung da, wo ein Strang sich schlingenartig um eine Darmschlinge legt, bzw. eine Darmschlinge in die Schleife eines Stranges hineinschlüpft. Sobald sich die Fußpunkte des Stranges verschieben oder die Kuppe der Schleife sich von den Fußpunkten desselben entfernt, zieht sich die Schleife zu und tritt die Abschnürung in Kraft. Im ersten Fall wird die Zugwirkung meist durch eine plötzliche oder allmähliche Füllungs- oder Lageänderung eines Abdominalorgans, an dem der Strang adhäriert (Darm, Uterus, Blase, Magen usw.), erfolgen, im zweiten Fall meist durch die Dehnung oder das Gewicht der durchgeschlüpften Schlinge bedingt sein. Dazu kommt häufig noch eine gleichzeitige Achsendrehung, Abknickung oder Torsion, eine durch Aufrichtung oder Umfallen der Schlinge bedingte Anspannung der Fußpunkte und anderes mehr. Die Lösung einer derartigen Abschnürung kann infolgedessen

manchmal bei Nachlassen der Zugwirkung, ebenso wie bei den Einklemmungen in weiteren Ringen, spontan erfolgen. Es kann aber auch der Abschnü-

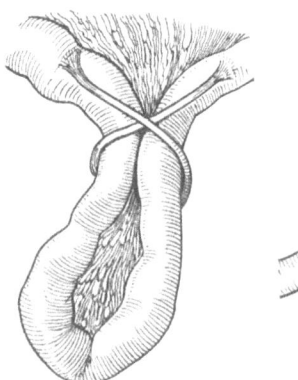

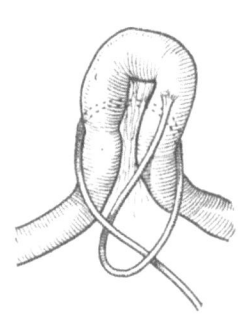

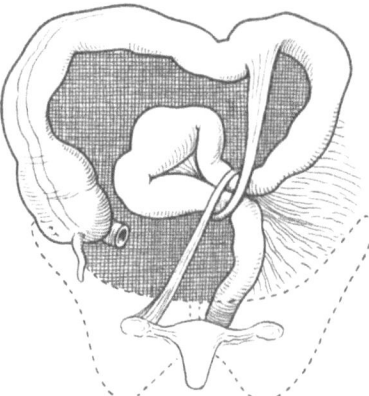

Abb. 77.   Abb. 78.
Abschnürungen bei vorheriger Schleifenbildung (nach Leichtenstern).

Abb. 79. Abschnürung des Colon descendens in der vorher gebildeten Schleife
eines von der linken Seite des Colon
transversum zum rechten Ovarium
ziehenden Stranges (nach Froriep).

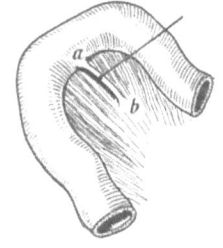

Abb. 80. Spaltbildung durch
einen kurzen, vom Darm zum
Mesenterium verlaufenden
Strang.

rung eine Abklemmung, eine Abknickung (s. Abb. 81
und 82) oder auch eine Einklemmung voraufgehen.
Meist wird nach Anziehen der Schlinge die Lösung
wegen der folgenden Zirkulationsstörung und wegen des Fehlens entsprechender antagonistisch wirkender, lösender Kräfte völlig unmöglich, zumal
der anfängliche Zug zumeist noch durch die späteren Vorgänge verstärkt wird.

Nach meinen Erfahrungen ist der prinzipiell
wichtigste und charakteristischste Abschnürungs-

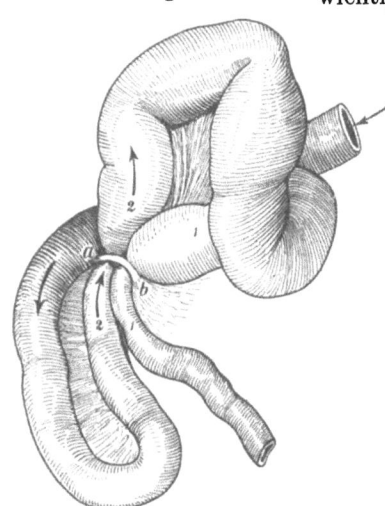

Abb. 81. Durchtritt des zuführenden
Darmes durch den Spalt des Stranges.

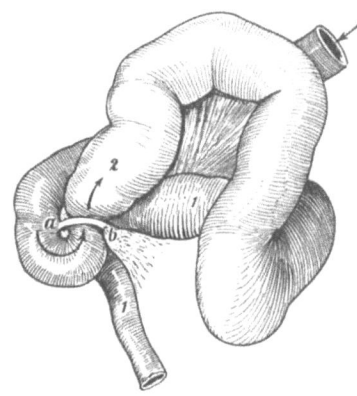

Abb. 82. Weiterrücken des zuführenden
Darmes fast bis zum Insertionspunkt des
Stranges (a), Drehung der Darmschenkel
um einander. Beginnende Spiralbildung des
Stranges (a—b).

typus die Selbststrangulation einer Darmschlinge mit nachträglicher Schleifenbildung des Stranges (Abb. 80 ff.).

Gerät eine Schlinge in den Bereich eines vom Mesenterium zum Darm
gespannten Stranges, so kann der Strangulationsmechanismus erst dann in
Kraft treten, wenn der Darm bis zum Insertionspunkt des Stranges am
Darm durchgetreten ist und jetzt infolge Anspannung des Stranges der Darm
mit diesem nicht weiter vorrücken kann. Wird nun durch eine der oben
geschilderten Bedingungen (Aufblähung, Füllung, Zirkulationsstörungen) eine
Drehung der durchgeschlüpften Schlinge herbeigeführt, so bewegt sich die
vom Strang umfaßte Schlinge spiralig um den Insertionspunkt am Darm
als festen Punkt, bis sie samt ihrem Mesenterium infolge Raumbeengung
oder anderer Widerstände (Fixation des untersten Ileum am Coecum) nicht
mehr folgen kann. Dabei kann der mesenteriale Ansatzpunkt des Stranges
mit in die Strangulationsmasse hineingezogen werden. Infolge der un-
weigerlich einsetzenden Zirkulationsstörungen im
Darm und Mesenterium wird das Volumen der
abgeschnürten Schlinge und der Querschnitt ihres
Mesenterium immer größer und der verhängnisvolle Zug an den Endpunkten des Stranges noch
stärker. Bei diesem Vorgang müssen mehrfache
Drehungen des Darmes und seines Mesenterium um
die Quer- und Längsachse zwangsläufig erfolgen.

Die Folge ist eine weitere spiralige Drehung
des Stranges, die ihrerseits zu einer Verengerung des Schnürringes und zur Annäherung, bzw.
Kreuzung der Fußpunkte führt. Die Schlinge
des Stranges wird hierdurch fest zugezogen, der
Darm völlig abgeschnürt.

Eine Lösung des Schnürringes ist in den
letzten Phasen nicht mehr möglich.

Bei den vergeblichen Ausgleichsbestrebungen
der Spannung in der strangulierten Schlinge kann
gleichzeitig ein Aufsteigen der gasgefüllten oder
ein Umsinken der flüssigkeitgefüllten, blutdurch-

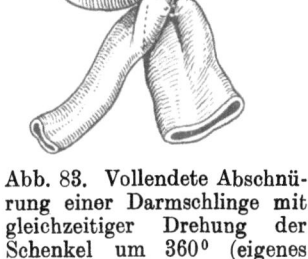

Abb. 83. Vollendete Abschnürung einer Darmschlinge mit
gleichzeitiger Drehung der
Schenkel um 360° (eigenes
Präparat).

tränkten Schlinge mit gleichzeitiger Achsen-
drehung ihres Mesenterium erfolgen, Momente, durch welche der Ablauf
stürmischer, die Abschnürung noch schärfer werden kann.

**Dieser Selbststrangulation einer Darmschlinge mit nachträglicher
Schleifen- oder Spiralbildung steht ein anderer Typ gegenüber, in dem
die Schleifenbildung von vornherein erfolgt** und die Darmschlinge dann
erst von dieser Schleife umfaßt wird (vgl. Abb. 75 ff.). Derartige Schleifenbildungen sind von Froriep, Leichtenstern und Treves bereits beschrieben worden. Der Ablauf des Mechanismus in den weiteren Phasen
ist der gleiche wie bei dem vorerwähnten Typ. Während der erste
Typ besonders bei kurzen Strängen (d. h. von höchstens 2—3 cm Länge)
erfolgen kann, ist die Vorbedingung für die vorangehende Schleifenbildung das Vorhandensein eines längeren Stranges von nicht unter 4 cm
(Ringweite von 1,2 cm); je länger der Strang, je weiter die Schleife, um so
mehr Darmschlingen mit ihrem Mesenterium müssen in den Strangbereich
eintreten, damit der Mechanismus ablaufen kann; bei kurzen Strängen findet
sich umgekehrt meist nur eine einzige Schlinge abgeschnürt.

Eine unbefangene Betrachtung der Abbildungen 81 und 82 zeigt, daß die Vorläufer der Abschnürung vielfach Strangabklemmung oder Strangkompression (Strangobturation nach Wilms) und Strangeinklemmung ist, und daß die Abschnürung hier nur eine weitere Entwicklungsstufe vorstellt. Die Tatsache, daß man bei kurzem Strang so selten Strangabklemmungen sieht, spricht dafür, daß der Mechanismus, wenn er erst einmal in Gang gekommen ist, auch schnell bis zur Endphase abläuft. Daß in den Anfangsstadien — aber vor Einsetzen von Zirkulationsstörungen in der Darmschlinge — bei langem Strang eine Rückbildung möglich ist und vorkommt, halte ich für zweifellos. Die Zartheit der Stränge legt sogar die Vermutung nahe, daß derartige Stränge unter günstigen Umständen auch einmal durch eine peristaltische Welle, bzw. durch Dehnung oder Drehung der durchgeschlüpften Darmschlinge zerrissen werden und daß hierdurch eine Wiederherstellung normaler Verhältnisse herbeigeführt werden kann.

Für die Größe des abgeschnürten Darmabschnitts bei der Selbststrangulation ist von prinzipieller Bedeutung, ob der Zug am Strang früh oder spät ausgeübt wird. Liegen Insertionspunkt des Stranges und Führungspunkt der durchgetretenen Schlinge nahe zusammen, so kann die strangulierte Schlinge sehr kurz sein; immer aber wird sie mindestens die doppelte Länge des Abstandes des Insertionspunktes von dem zuerst durchgetretenen Schlingenabschnitt (Führungspunkt) haben.

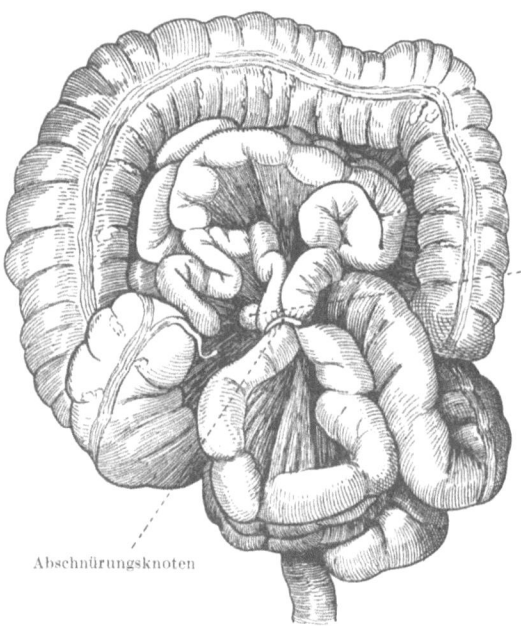

Abb. 84. Abschnürung durch Divertikelknoten (nach Gruber).

In dem Moment, wo die Schlinge des Stranges sich zuzieht, dürften, ebenso wie bei der Einklemmung, meist auch kräftige aktive Bewegungsvorgänge nicht mehr genügen, um den Darm durch den schnürenden Ring weiter hindurchzuschieben. Ich möchte glauben, daß da, wo Darm bis zum Coecum im Bereich einer Abschnürung liegt, dies der Regel nach auf Vorgänge im vorbereitenden Stadium, nicht auf solche im eigentlichen Abschnürungsstadium zurückzuführen ist. Der Zeitraum zwischen beiden kann bei stürmischer Erregung im Dünndarm ein sehr kurzer sein.

Durch komplizierte Schleifen- und Schlingenbildung, durch stärkere Verlagerung der strangulierten Schlinge, weiter durch ihr Umsinken, ihre Aufstellung oder Achsendrehung wird der Ablauf der Strangulation und der Mechanismus im einzelnen in mannigfachster Weise beeinflußt.

Ob sich ein Strang zwischen Darm und Mesenterium, zwischen Bauchwand und Darm usw. anspannt, ob es sich um eine peritonitische Adhäsion, um ein fixiertes Meckelsches Divertikel, um den adhärenten Processus vermi-

formis, um fixiertes Netz oder die Tube handelt, ist prinzipiell gleichgültig. Je
schmaler und kürzer der Strang, um so schärfer ist (Abb. 86 und 87) meist
die Schnürung; bei Schnürungen durch das Meckelsche Divertikel kommen
ganz besonders schwere
und ausgedehnte Strangu-
lationen vor. Verhältnis-
mäßig milde Abschnü-
rungen werden in der
Schleife eines längeren
Stranges beobachtet. Auf
die besondere Form der
Strangulation durch Ver-
schlingung oder Verkno-
tung zweier Darmteile
wird später (S. 256 f.)
näher eingegangen. Hier
sei bemerkt, daß die
schnürenden Kräfte die
gleichen sind wie bei
den eben besprochenen
Formen der Strangula-
tion. Bei dem freien
Meckelschen Divertikel
wird die Abschnürung
und Verknotung manch-
mal dadurch bedingt, daß
das knopfförmig verdickte
Ende sich nicht zurück-
ziehen kann (Abb. 84 f.).

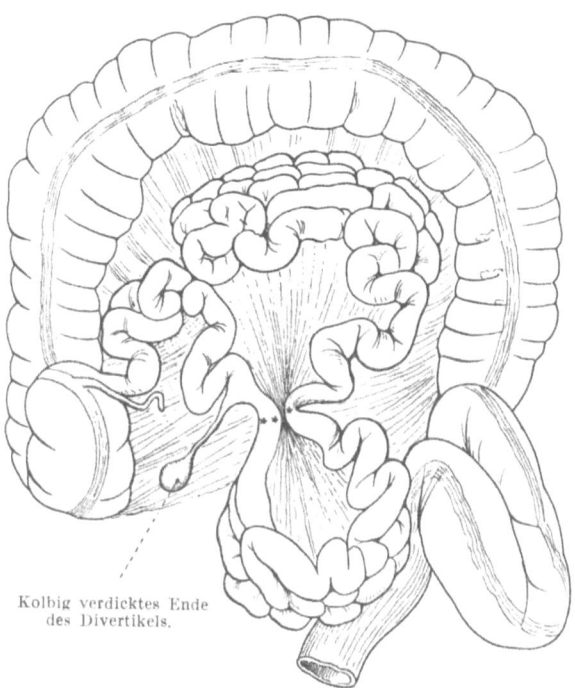

Kolbig verdicktes Ende
des Divertikels.

Abb. 85. Der in Abb. 84 dargestellte Situs nach Lösung
der Abschnürung (nach Gruber).

III. Folgen der Einklemmung und Abschnürung.

Zirkulationsstörungen: Durch die Einklemmung und Abschnürung
werden fast immer — abgesehen von ganz schwachen Umschließungen —
schwere Zirkulationsstörungen im abgeschnürten und eingeklemmten Darm
ausgelöst. Sie bedingen den Untergang der eingeschnürten Schlinge und
geben damit dieser Verschlußform den unheimlichen, absolut lebensgefährlichen Charakter (Abb. 86 ff.). Bei scharfer Schnürung kann es schon in
8—10 Stunden zu Gangrän führen, nach 24—36 Stunden ist beinahe
mit Sicherheit damit zu rechnen. Je größer die eingeklemmte Darmmasse
bei gleicher Intensität der Einklemmung ist, um so gewaltiger und schneller
ist die Reaktion in den Schlingen. Bei großer Strangulationsmasse ist die
dem allgemeinen Kreislauf entzogene Blutmenge ganz gewaltig, ebenso wie
bei der Dünndarmstrangulation des Hundes (vgl. S. 46). Bei weniger scharfer
Einklemmung oder Abschnürung dauert der Eintritt der Gangrän länger. Daß
sich öfter auch in Fällen, in denen die Schnürung durch einen Ring oder Strang
zunächst nicht zu einer wesentlichen Erschwerung der Zirkulation in den Mesenterialgefäßen führt, doch schon frühzeitig erhebliche Grade von Auftreibung,
Ödem, Hyperämie und Zyanose (venöse Stase) in der Strangulationsmasse
finden, ist auf den mechanischen Insult des Darmes und seines Mesenterium

beim Passieren des Ringes oder Stranges zurückzuführen. Schließlich tragen
Gärungsvorgänge in den geblähten, bzw. gefüllten Schlingen und der Verlust an
Tonus und peristaltischer Kraft dazu bei. Diese Vorgänge führen ihrerseits

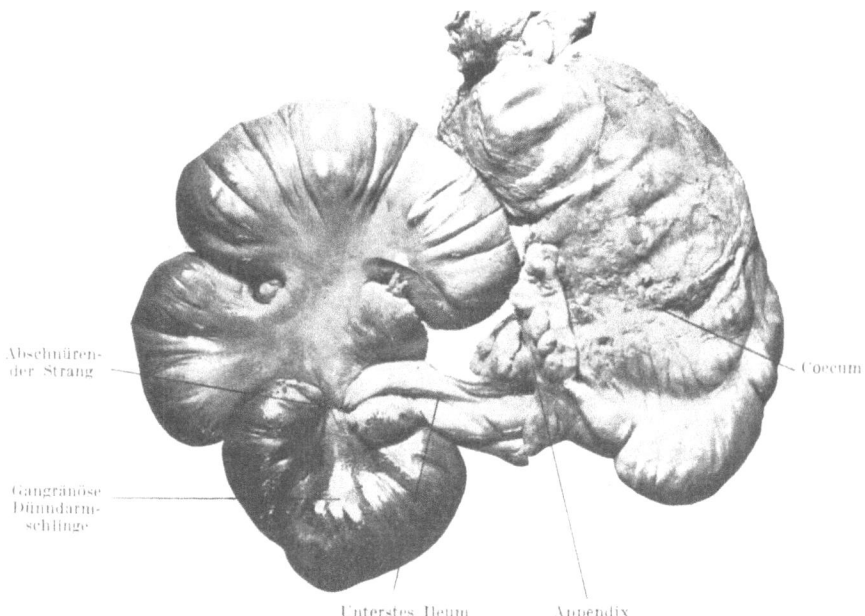

Abb. 86. Dünndarmabschnürung (Rückansicht) (eigenes Präparat).

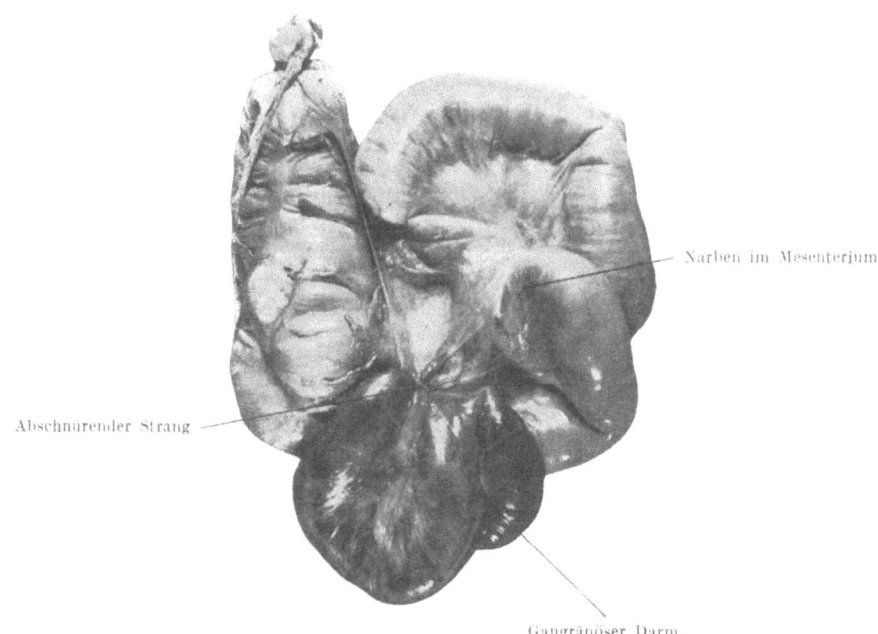

Abb. 87. Dünndarmabschnürung (Vorderansicht) (eigenes Präparat).

wieder infolge der Vergrößerung des Querschnittes der ödematösen und hyperämischen Darm- und Mesenterialmasse zu einer Verschärfung der Einklemmung und Abschnürung, weiter aber infolge der lokalen Zirkulationsstörung in den Gefäßen an der Schnürstelle zu einer mechanischen Erschwerung des venösen Abflusses mit all ihren weiteren Folgen. Nur bei schwacher Abschnürung bleibt eine Zirkulationsstörung aus, oder sie beschränkt sich auf den Schnürring, bzw. auf die Konvexität der Schlinge. Hier kann es auch zum nachträglichen Ausgleich von Zirkulationsstörungen kommen, so daß ihre Auswirkungen sich auf eine leichte hämorrhagische Infarzierung oder Thrombosierung des Mesenterium, bzw. auf Drucknekrosen in den Schnürfurchen, an der Insertionsstelle des abschnürenden

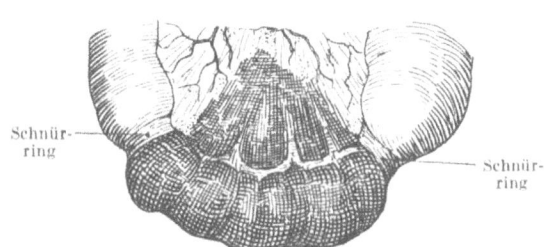

Abb. 88. Gangrän des Darmes und Mesenterium durch Abschnürung (nach Sultan).

Stranges, bzw. an umschriebener Stelle der Konvexität der Schlinge bebeschränken. Hinsichtlich pathologisch-anatomischer Einzelheiten verweise ich auf S. 45 ff.

Nur sehr selten ist die Abschnürung oder Einklemmung so stark, daß sofort die ganze Zirkulation — also auch die arterielle Zufuhr — in dem eingeklemmten Darm unterbrochen wird, und es infolgedessen zu einer anämischen Gangrän kommt.

Ergänzend sei bemerkt, daß man bei Darmwandbrüchen manchmal noch nach längerer Zeit (bis zu 10 Tagen von mir beobachtet) trotz hochgradiger Verschluß- und Einklemmungserscheinungen auffallend geringe Zirkulationsstörungen und Schädigungen der Darmwand finden kann, wenn der vorgetretene Darm weniger zirkulär im Schnürring, als flächenhaft in der Einklemmungstasche komprimiert wird und gleichzeitig ein enger Bruchsack seine Dehnung verhindert.

Bei Individuen mit hohem Blutdruck (Arteriosklerose, ältere Individuen) oder bei Individuen mit chronisch schlechten Zirkulationsverhältnissen (schweres Vitium cordis, Myokarditis, Adipositas cordis) muß man mit ganz besonders frühzeitigem Eintritt irreparabler Zirkulationsstörung und Gangrän rechnen.

Ein niedriger Blutdruck (Kollaps, Blutung, Herzfehler, allgemeine Erschöpfung) erschwert in manchen Fällen das Zustandekommen der arteriellen Hyperämie und damit eine energische Reaktion in der Schlinge; es wird dadurch der Eintritt der Gangrän verlangsamt, wie wir es ebenso bei experimentellen Abschnürungen nach Splanchnicusdurchschneidung beobachteten.

Die übrigen pathophysiologischen und anatomischen Folgeerscheinungen der Einklemmung und Abschnürung auf den Darm sind im 1. Abschnitt eingehend besprochen.

Die Gefahr der Gangrän ist bei der Einklemmung oder der Achsendrehung einer Dickdarmschlinge besonders groß in einer Hernia diaphragmatica, weil es meist sehr rasch zu bedeutenden Zirkulationsstörungen der Darmwand und zu Zersetzungsvorgängen im Innern kommt. Im Verlauf der Einklemmung und des Unterganges der eingeklemmten Schlinge bildet sich außerdem ein entzündliches, in späteren Stadien jauchiges Exsudat in der Brusthöhle. Dabei liegt die verlagerte Schlinge entweder frei in der Brusthöhle oder ist durch Entzündungen mit den Brustorganen verbacken. Zusammen mit der starken Auftreibung des Darmes wird die Verdrängung der Brustorgane dadurch eine sehr hochgradige.

Anhang: Retrograde Inkarzeration.

Eine seltene Form der Einklemmung ist die „retrograde Inkarzeration". Man hat sie fast nur in größeren äußeren Brüchen (Nabel- und Leisten-brüchen), ausnahmsweise bei inneren Brüchen und bruchartigen Einklem-mungen beobachtet. Nach Maydl besteht das Wesen der retrograden Inkarzera-tion darin, daß der eingeklemmte Teil eines Bauchorgans (Dünndarmschlinge, Appendix, Netz, Tube usw.) bauchwärts vom Einklemmungsring liegt, während im Bruchsack selbst sich ein verhältnismäßig normal beschaffener Teil der Därme befindet. Bei der retrograden Inkarzeration einer Darmschlinge, die uns im folgenden nur beschäftigen soll, müssen sich also 2 Schlingen eines Darmkonvoluts im Bruchsack befinden, während die Verbindungs-schlinge im Bauchraum liegt (vgl. Abb. 89). Dementsprechend hat man diese Einklemmungsform mit dem Namen „2 Schlingen im Bruchsack" (Lauenstein) oder Hernie „en W" (de Beule) bezeichnet. Dieser Zustand kann dadurch bedingt sein, daß eine mittlere, zu einer größeren Bruchdarmmasse gehörige Schlinge aus dem Bruchsack in den Bauchraum zurücktritt und ihr umge-schlagenes, zweimal den Schnürring passierendes Mesenterium mit einge-klemmt wird. Die Voraussetzung ist in diesem Falle das Vorhandensein eines langausgezogenen Mesenterium. Die doppelte Abschnürung des Mesenterium, die starke Abknickung über die Fläche und die damit Hand in Hand gehende starke Knickung und Zerrung der Gefäße der Mittelschlinge begünstigen das Zustandekommen von Zirkulationsstörungen, Thrombosen und Gangrän in dieser Verbindungsschlinge, häufig schon zu einer Zeit, wo die Schlingen im äußeren Bruch erst geringe pathologische Veränderungen zeigen.

Nur noch für eine andere Gruppe von Fällen scheint uns die Be-zeichnung „retrograde Inkarzeration" anwendbar. Die retrograde Inkarzeration der Mittelschlinge eines Darmkonvoluts ist nämlich umgekehrt auch dann möglich, wenn es sich um ein abnorm kurzes (geschrumpftes, pathologisch verändertes) Mesenterium handelt, bei dem der Eintritt der zugehörigen Schlinge in den Bruchsack unmöglich ist. Tritt nun infolge von Blähung ein Ventilverschluß im Bereich des Schnürringes ein und streben die peri-pher und zentral vom Ring gelegenen, geblähten Schlingen auseinander, so wird auch hier wieder die Zirkulation im Darm und Mesenterium der Ver-bindungsschlinge am frühsten gestört werden können. Besonders günstige Bedingungen hierfür werden geschaffen, wenn sich bei eintretender Blähung die Verbindungsschlinge aufstellt oder umschlägt und ihr Mesenterium da-durch eine spitzwinklige Abknickung gegen die Fläche des Mesenterium (Zugarkade Lauenstein) erfährt.

Die retrograden Einklemmungen anderer Organe als die des Darmes haben uns hier nicht zu beschäftigen; die durch sie hervorgerufenen Verschluß-erscheinungen sind reflektorischer Natur.

Fälle, in denen die beiden äußeren Schlingen eines Darmkonvoluts im Bruchsack liegen, die im Innern des Bauches gelegene Verbindungs-schlinge jedoch gangränös ist, ohne daß infolge der Weite des Bruchringes eine Einklemmung in ihrem Bereich stattgefunden hat, dürfen wir nicht zu den retrograden Inkarzerationen rechnen. Zirkulationsstörungen und Gangrän der Verbindungsschlinge, sind z. B. bei Achsendrehung und Torsion sowie bei Stenose und Abknickung derselben beobachtet worden. Hier kommt dem Bruchring nur die Rolle des Drehpunktes zu. Es kann auch gerade in einer solchen Verbindungsschlinge, ohne daß eine Einklemmung vorliegt, eine reine Mesenterialthrombose infolge der dauernd ungünstigen Zirkulationsverhältnisse entstehen. An die eben beschriebenen Fälle schließen sich zwanglos die Fälle an, bei denen infolge unvollständiger Taxis nur die schwer geschädigte Verbindungsschlinge in den Bauchraum zurückgebracht wurde. In einem Falle von Lorenz war der Bruchring durch einen Strang in zwei Hälften geteilt; die Verbindungsschlinge war mit dem übrigen Bruch-

darm zusammen durch die eine Hälfte ausgetreten, aber allein durch die zweite in den Bauchraum zurückgeschoben; hier hatte also das Mesenterium der Verbindungsschlinge zweimal die Bruchpforte passiert. Das Gegenstück zu den eben genannten Formen bilden die von B. Schmidt, Jenckel u. a. beschriebenen Fälle, in denen zwei Schlingen im Bruchsack nekrotisch waren, während das aus dem Zusammenhang gelöste, bzw. obliterierte Verbindungsstück nicht der Nekrose verfiel. Man muß auch an diese Möglichkeit denken, wenn vier Darmlumina nach Abstoßen eines großen gangränösen Darmteiles in einem äußeren Bruchsack liegen. In einem eigenen Fall von lange bestehender links-

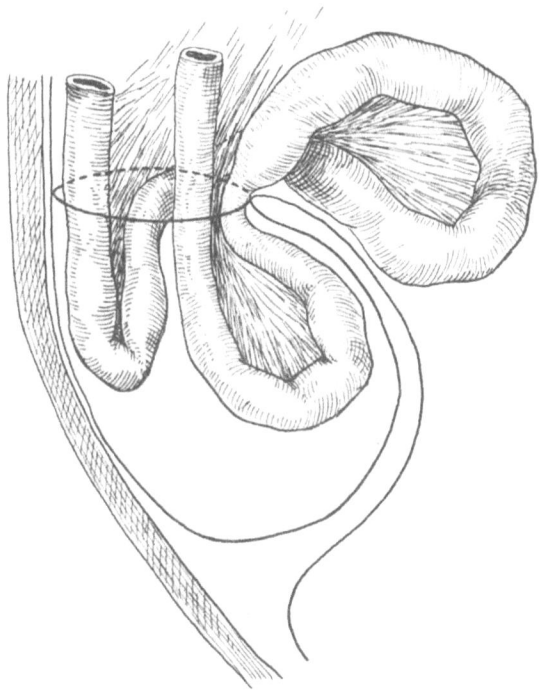

Abb. 89. Retrograde Inkarzeration (nach Sultan).

seitiger Leistenhernie fanden wir zwei durch langes Tragen eines drückenden Bruchbandes und mehrfache Einklemmungen verwachsene und infolge gewaltsamer Taxisversuche schwer infarcierte Schlingen ohne gröbere Wandveränderung der Verbindungsschlinge.

Beobachtung Klauber: 57jähriger Mann. Vor 3 Stunden vergebliche Repositionsversuche bei einem bis dahin durch ein Bruchband gut zurückgehaltenen, linksseitigen Leistenbruche. Leichte Auftreibung des Abdomens, keine Druckempfindlichkeit, aber sichtbare Darmsteifungen. Mannsfaustgroße, linksseitige Leistenhernie mit scharfer Einschnürung entsprechend dem äußeren Leistenringe. Nur die Gegend des Leistenringes ist empfindlich. Herniotomie. Als Bruchinhalt werden zwei nicht miteinander in Zusammenhang stehende Dünndarmschlingen gefunden. Beim Hervorholen der Schlingen zur Besichtigung der Schnürringe zeigt sich die angrenzende Darmpartie blaurot verfärbt. Es ist die 25 cm lange Verbindungsschlinge der beiden im Bruchsack liegenden Schlingen, deren Mesenterium zweimal den Bruchring passieren mußte. Das Mesenterium ist verdickt, die Venen in ihm sind thrombosiert. Resektion der Schlinge. Heilung.

Beobachtung A. Neumann: 75jährige Frau mit einem doppelseitigen Schenkelbruch, der rechtsseitige ist seit einem Tage irreponibel. Heftige Schmerzen, Aufstoßen und Erbrechen. Der Leib ist etwas aufgetrieben, der rechte Unterbauch sehr schmerzhaft, in der rechten Schenkelbeuge eine kindskopfgroße, nicht reponible Hernie. Bei der Herniotomie zeigen sich als Bruchinhalt zwei Dünndarmschlingen und ein Netzzipfel. Die Dünndarmschlingen haben außerhalb der Bauchhöhle kein Verbindungsstück, Bruchwasser übelriechend, serös hämorrhagisch. Laparotomie. Verbindungsstück der beiden im äußeren Bruch liegenden Schlingen gangränös; die Umschlagstelle ihres Mesenterium verläuft nach unten in konkavem Bogen. Durch ein Band, das von der Konvexität des Mesenterium der Verbindungsschlinge nach hinten oben gegen die Radix mesenterii zieht, wird die Schlinge nach hinten und oben gehalten. Resektion von 130 cm Dünndarm. Heilung.

Beobachtung Lauenstein: 58jähriger Mann, Aufnahme im Krankenhaus, weil sich zu einem alten, keine Beschwerden verursachenden „Wasserbruch" eine Brucheinklemmung hinzugesellt hatte. Kindskopfgroße rechtsseitige, irreponible Leistenhernie, Druckempfindlichkeit des Abdomens, kleiner Puls, ängstlicher Gesichtsausdruck. Herniotomie: Bruchwasser trübe, riechend Der Bruchinhalt bestand rechts und hinten aus dem Coecum, links und vorn aus einer Dünndarmschlinge, an der es bei der Spaltung des Bruchsackes zu einer Eröffnung gekommen war, die sofort übernäht wurde. Bei der Verfolgung des Ileum in die Bauchhöhle zeigte sich die 65 cm lange Verbindungsschlinge zwischen den beiden im Bruchsack liegenden Schlingen gangränös und ihr Mesenterium, bis 10 cm vom Darm entfernt, hämorrhagisch infarciert. Resektion der Verbindungsschlinge. Noch an demselben Tage Exitus.

IV. Statistische Bemerkungen.

Die ältere Literatur liefert wenig brauchbares statistisches Material zur Beurteilung der Häufigkeit innerer Einklemmungen und Abschnürungen. In Uhdes Bearbeitung der chirurgischen Behandlung innerer Einklemmungen (Pitha-Billroths Handbuch 1882) sind unter inneren Einklemmungen außer den Strangabschnürungen und den Verschlüssen in inneren Brüchen, auch noch die Achsendrehungen, sowie die gangräneszierenden Invaginationen und die Kompressionen des Darmes zusammengefaßt. Für die versteckt liegenden, kleinen eingeklemmten Herniae crurales, ischiadicae und obturatoriae lehnte Uhde die Bezeichnung „innere Einklemmung" „als der Herniologie widersprechend" ab, während er die Scheinreduktion äußerer Brucheinklemmungen hinzurechnete. Als einzige brauchbare Statistiken jener Zeit bezeichnete Uhde die von Duchaussoy, Phillips und Besnier.

Duchaussoys Statistik enthält:
22 Einklemmungen durch Druck, 21 durch Achsendrehung,
127 durch Einschnürung (darunter 16 durch Einschnürung des Proc. vermiformis,
    21 durch Darmdivertikel),
7 in Mesenteriallücken, 7 durch das Omentum majus,
65 durch Stränge und Adhärenzen,
11 in abnormen Öffnungen des Mesenterium oder Omentum,
135 durch Darmeinschiebung.

Phillips Statistik enthält:
16 Einklemmungen durch Druck,
60 durch Constriction mit Einschluß der Achsendrehungen,
63 durch Invagination.

Besnier fand unter 183 Fällen von innerer Einklemmung 69 durch Stränge oder strangartig wirkende Appendices.

Unter den etwa 320 in den Jahren 1903—1922 von mir im Friedrichshain operierten Darmverschlüssen finden sich allein 54 Strangabschnürungen und -einklemmungen. Nicht selten sind Kombinationen und Übergangsformen zum Volvulus und zu den Strangabklemmungen, so daß eine genaue Eingruppierung oft Schwierigkeit macht. Die Strangabschnürungen machen nicht ganz ein Drittel sämtlicher durch Verwachsungen bedingter Verschlüsse aus. Ihre große Zahl erklärt sich erstens durch die S. 112 f. bereits berührte Zunahme der operativen Heilungen von früher tödlich verlaufenen entzündlichen Abdominalerkrankungen, zweitens durch das gewaltige Anschwellen der Laparotomien und die mit ihnen verbundene Zunahme der Adhäsionsbildungen, drittens ist in den letzten Kriegsjahren und in der Nachkriegszeit infolge des Schwindens schützender Fettpolster im Bauchraum und infolge der Häufung von Darmstörungen bei der unterernährten Bevölkerung ihr Zustandekommen ebenso wie das der äußeren Brucheinklemmungen leichter möglich. Unsere Erfahrungen decken sich mit denen anderer großer Krankenabteilungen des In- und Auslandes (s. S. 116). Die großen, neueren Zusammenstellungen lassen aber meist keine zuverlässige Schätzung über die Häufigkeit von Strangeinklemmungen und Strangabschnürungen zu, weil diese Verschlußformen meist mit den übrigen, durch Adhäsionen bedingten Verschlüssen (Abklemmungen, Abknickungen, Adhäsionsvolvuli) zusammen aufgeführt und mit ihnen den übrigen Verschlußformen gegenübergestellt werden. Erwähnt sei neben dem bereits auf Seite 116 berücksichtigten Material der Frankfurter Klinik und des Berliner Städt. Krankenhauses am Urban das Material der Breslauer Klinik. Hier wurden nach Abzug der inkarzerierten Hernien, der hoch sitzenden Rektumkarzinome mit Verschlußerscheinungen und der diagnostizierten diffusen Peritonitiden unter 456 Gesamtfällen 40 durch alte peritonitische Stränge und Adhäsionen bedingte Strangulationen behandelt. Außerdem sei noch das im St. Thomas-Hospital zu London in den Jahren 1888—1902 beobachtete Material erwähnt. Nach Guillaume (Buchard) waren hier von 400 inneren Verschlüssen (wieder nach Abzug der neoplasmatischen Verschlüsse und äußeren Brucheinklemmungen) 65 durch Stränge und strangartige Gebilde verursacht, gegenüber 60 durch breite peritonitische Adhäsionen bedingten. Die Strangeinklemmungen und -abschnürungen betreffen fast ausschließlich den Dünndarm. Spärlich sind im Vergleich dazu in der Literatur Mitteilungen über gleichartige Verschließungen des Dickdarmes (Schäfer, Hilgenreiner). Auch bei uns kamen gegenüber 52 Dünndarmabschnürungen nur 2, nicht einmal reine Fälle von Dickdarmabschnürung bzw. -einklemmung vor. Die Verschlüsse in inneren Brüchen sind um ein Vielfaches seltener wie die Strangabschnürungen und -einklemmungen und wie die äußeren Brucheinklemmungen, noch seltener die reinen inneren Brucheinklemmungen. In den Jahren 1903—1922 gelangten auf beiden Abteilungen unseres Krankenhauses 1795 äußere Brucheinklemmungen zur Operation. Die Zahl der Verschlüsse in inneren Brüchen betrug im gleichen Zeitraum nur 21 Fälle, davon 8 auf meiner Abteilung. Praktisch ihnen gleich zu bewerten sind die Einklemmungen der Hernia obturatoria und die Darmwandbrucheinklemmungen, soweit sie keine äußerlich erkennbaren Erscheinungen zeigten.

Auch bei den inneren Brucheinklemmungen handelt es sich meist um den Dünndarm. Eine Sonderstellung nimmt die Hernia diaphragmatica ein, bei der der Dickdarm bevorzugt ist (2 eigene Fälle).

Die geringe Zahl der Verschlüsse in inneren Brüchen gegenüber den Strangabschnürungen geht auch aus dem Material des St. Thomas-Hospitals zu London hervor, wo unter 400 Gesamtverschlüssen nur 4 in inneren Hernien entstanden waren. Erheblich größer ist ihre Zahl im Breslauer Material, nämlich 23 unter 456 Gesamtfällen. Im übrigen sei auf die einschlägigen Bemerkungen bei den einzelnen Formen der inneren Brucheinklemmungen verwiesen.

Alter und Geschlecht: Der Verschluß durch Einklemmung und Abschnürung ist vor allem eine Erkrankung der Erwachsenen und des höheren
Alters. Nach Treves werden besonders Menschen im Alter von 20 bis
40 Jahren befallen. Von 52 eigenen Kranken mit Dünndarmabschnürung
befanden sich:

3 im Alter von 0 bis 10 Jahren,
2   „   „   „   11 „ 20   „ ,
12 „   „   „   21 „ 40   „ ,
17 „   „   „   41 „ 60   „ ,
15 „   „   über 60   „ ,
3 nach „ unbekannt.

Nach dem Geschlecht verteilen sich diese Fälle auf 27 Männer und
25 Frauen. Ebenso wie bei den Angaben über das Alter ist die Zusammensetzung der Belegung der betreffenden Abteilungen maßgebend.

In der Sammelstatistik von Leichtenstern betrafen von 169 „Inkarzerationen durch Pseudoligamente und Netzstränge" 74 Fälle Frauen und
95 Fälle Männer, während Treves die Einklemmung durch falsche Bänder
häufiger bei Frauen als bei Männern fand.

Kurz gesagt, besteht bei jedem Menschen, gleichgültig welchen Alters
und Geschlechts, nach entzündlichen Erkrankungen, Verletzungen und
operativen Eingriffen in der Bauchhöhle die Gefahr der Bildung von Adhäsionen und damit die Gefahr der Strangulation. Diese Gefahr ist am
größten in den ersten Wochen nach dem Insult oder der Infektion, nimmt
dann im Laufe der Jahre ab, um im höheren Alter bei stärkerer Abmagerung und zunehmender Neigung zu Blähungsvorgängen und zu Erkrankungen der Atmungsorgane erneut zu steigen.

V. Klinik der Darmeinklemmungen und Darm-abschnürungen.

Wegen der großen Seltenheit der Dickdarmabschnürungen werden bei
den folgenden Ausführungen zunächst nur die Dünndarmeinklemmungen
und -abschnürungen berücksichtigt. Die Eigenheiten der Dickdarmstrangula-
tionen werden an geeigneter Stelle angefügt. Der klinische Charakter der Erkrankung hängt in erster Linie davon ab, ob die Wirkung der Einklemmung
oder Abschnürung sich in einer einfachen Absperrung der Kotpassage, also
in den Erscheinungen des glatten Darmverschlusses erschöpft, oder ob sie außerdem in dem inkarzerierten Darmteil schwere nervöse Reizwirkungen und
frühzeitige Zirkulationsstörungen, d. h. die pathologisch-physiologischen Voraussetzungen des klinischen Begriffs der „Strangulation", hervorruft. So
kommt es, daß wir Fällen mit stürmischem Eintritt und Verlauf ebenso wie
Fällen mit schleichendem Anfang und Ablauf begegnen, ohne daß wir in
jedem Falle sichere Rückschlüsse auf die pathologisch-anatomischen Vorgänge im Abdomen ziehen könnten. Nur bis zu einem gewissen Grade
besteht eine Proportion zwischen den einzelnen pathologisch anatomischen
Formen der Einklemmungen und ihrem klinischen Charakter. Bestimmend
für den Krankheitstypus ist vor allem die Intensität der Einklemmung;
von der größeren oder geringeren Schärfe der Einklemmung hängt bei
der Mehrzahl der Fälle die Stärke des nervösen Okklusionsreizes und der Zeitpunkt des Eintritts der Gangrän ab. Die Wahrscheinlichkeit des Auftretens

stürmischer Strangulationserscheinungen und eines schnellen Verlaufs ist am größten bei den festen Abschnürungen und den Einklemmungen in engen Ringen, während bei weiten Bruchringen, in weiten Gewebsspalten und Lücken, bei Einklemmung des Darmes unter brückenförmig gespannten Strängen usw., die reinen Okklusionserscheinungen vorherrschen. Diese Regel zeigt viele Ausnahmen. Schon eine anscheinend unbedeutende Verschiedenheit des Mechanismus oder der Intensität der Inkarzeration kann von großem Einfluß auf die Erscheinungsform und den Ablauf sein. Außer der Stärke der Abschnürung ist in vielen Fällen eine Reihe anderer, oft ganz zufälliger Momente von Bedeutung, z. B. der Sitz der Einklemmung (höherer oder tieferer Dünndarmabschnitt, Dickdarm), individuelle Eigentümlichkeiten, Größe der inkarzerierten Darmstrecke, früher oder später Eintritt der Gangrän, der Sepsis und der Peritonitis. Bei den inneren Einklemmungen und Abschnürungen ist der Eintritt der Gangrän wegen der Lage der inkarzerierten Schlingen im freien Peritonealraum fast immer gleichbedeutend mit dem Einsetzen der Peritonitis oder peritonealen Sepsis, also der Katastrophe, während trotz gleicher Inkarzerationsschärfe bei den äußeren Brucheinklemmungen weit eher die Möglichkeit einer Lokalisation des Gangränherdes besteht. Bei besonderer Empfindlichkeit des Individuums kann auch eine einfache Strangabklemmung schwere initiale Inkarzerationserscheinungen trotz geringer Gefährdung der Lebensfähigkeit des Darmes hervorrufen.

Eine Übersicht über die klinischen Wirkungen der Einklemmungen und Abschnürungen im einzelnen ist am besten bei getrennter Betrachtung der verschiedenen Phasen der Erkrankung zu gewinnen. Es ist allerdings nur eine schematische Darstellung möglich, die der Ergänzung durch eine Reihe von Einzelbeispielen bedarf.

1. Frühere Anfälle. Während bei den äußeren Brüchen dem spontan unlöslichen Anfall häufig leichte, von selbst zurückgehende Inkarzerationen vorausgehen, ist bei den reinen inneren Einklemmungen und Abschnürungen ein solches Vorkommnis verhältnismäßig selten. Immerhin lassen sich in einer Reihe von Fällen bei sorgfältiger Prüfung der Vorgeschichte Angaben über Krankheitserscheinungen gewinnen, die nur als Vorläufer der definitiven Erkrankung angesprochen werden können. Solche Krankheitserscheinungen liegen manchmal nur Tage, in anderen Fällen Jahre, ja Jahrzehnte zurück. Nicht immer ist bei Fehlen einer pathologisch-anatomischen Kontrolle mit Sicherheit zu sagen, ob es sich wirklich um den gleichen Vorgang, speziell auch um den gleichen Verschluß gehandelt hat. Z. B. ist anzunehmen, daß es sich bei den Vorläufern einer festen Strangulation meist nur um Strangabklemmungen oder gar nur um Darm-, bzw. Adhäsionsbeschwerden gehandelt hat, da das Inkrafttreten des Strangulationsmechanismus hier fast immer mit einer spontanen Unlöslichkeit der Abschnürung gleichbedeutend ist. Da, wo mehrere Inkarzerationsmöglichkeiten (verschiedene Stränge und Bruchpforten) bei demselben Individuum vorhanden sind, kann es sich bei früheren Anfällen auch um Einklemmungen, eventuell auch um Abknickungen an anderen Stellen gehandelt haben. Unter welchen mechanischen und anatomischen Voraussetzungen solche spontanen Lösungen überhaupt möglich sind, habe ich auf S. 124—127 auseinandergesetzt. Treves, der in der Vorgeschichte von 50 Kranken genauer nachforschte, fand in 12 $^0/_0$ Angaben über frühere Verschlußerscheinungen. Unter 45, in der gleichen Weise analysierten

Fällen von Dünndarmabschnürungen und -einklemmungen meines Materials,
sind 2 Patienten wegen Verschlußerscheinungen, in einem Intervall von Jahren,
je zweimal operiert worden; allerdings waren die Stränge, die den Verschluß
bedingten, an verschiedener Stelle lokalisiert; bei weiteren 5 sind voraufgegangene Anfälle von verschlußähnlichen Erscheinungen verzeichnet. Dies
würde auf 45 Fälle berechnet, etwa $13^0/_0$ ergeben.

Prodromalerscheinungen. Bei der großen Mehrzahl der Fälle erfolgt
die Darmeinklemmung bei anscheinend völligem Wohlbefinden. Das kann
nicht wundernehmen, da es sich bei den S. 123 f. genauer besprochenen
auslösenden Momenten zum großen Teil um physiologische, Hunderte
von Malen im Leben des Menschen sich wiederholende Vorgänge und
Erscheinungen handelt. Nur in etwa einem Drittel der von Treves genauer analysierten 50 Beobachtungen verschiedener Autoren ließ sich die
Inkarzeration in unmittelbare Beziehung zu einem ungewöhnlichen Vorgang,
bzw. zu einer schwereren intestinalen Störung bringen. Bei Treves bestand
die äußere Ursache in reichlicher Mahlzeit, im Genuß schwer verdaulicher
Speisen, in Durchfällen, Stuhlgangsbeschwerden, körperlicher Anstrengung
und abnormen Füllungszuständen des Magens. Bei uns waren in der Vorgeschichte 4 mal Obstipation, 2 mal Diarrhöen als auslösende Momente verzeichnet.

2. Beginn und Entwicklung der Erscheinungen. Charakteristisch für
die große Mehrzahl der Fälle ist die, durch den Mechanismus des Zustandekommens ohne weiteres verständliche Plötzlichkeit des Auftretens. Treves
konnte in 35 (70 Proz.) von 50 Fällen einen plötzlichen Beginn nachweisen,
während in den übrigen Fällen der Beginn ein allmählicher war. Das gleiche
Verhältnis besteht bei meinem Material. Der plötzliche Beginn ist die Regel
bei den scharfen Einklemmungen und Abschnürungen, also bei den prognostisch ernstesten Fällen mit frühzeitiger Gangrän; jedoch werden auch bei
Einklemmungen unter Strängen und Bändern plötzlich einsetzende, heftige
Initialerscheinungen beobachtet. Anfänglich ganz unbestimmte und schwache
Krankheitsempfindungen werden nicht selten nach kurzer Zeit von heftigen
Erscheinungen abgelöst. Das beobachtet man besonders da, wo die Inkarzeration oder Strangulation einen gewissen Zeitraum bis zu ihrer Vollendung
oder bis zur Ausbildung von Zirkulationsstörungen, bzw. von Dehnungs- und
Spannungszuständen in der eingeklemmten Darmpartie braucht.

Eigene Beobachtung: 20 Jahre alter Mann, 6 Tage vor der Krankenhausaufnahme starke Reizerscheinungen, dann Nachlassen des anfänglichen Aufstoßens und
Erbrechens, in der letzten Nacht plötzlich kotiges Erbrechen, Schmerzen im Kreuz
und in der Magengegend steigerten sich zu größter Heftigkeit. Es handelte sich um
eine Strangulation, bedingt durch einen 15 cm langen und 3 mm dicken, vom untersten
Ileum zur vorderen Bauchwand ziehenden Strang, ohne Darmgangrän.

Bei den Verschlüssen in inneren Brüchen entwickelt sich die Einklemmung häufig symptomlos. Da, wo die Inkarzeration sich an ein anderes
Leiden (Appendicitis, Peritonitis), oder an eine Operation unmittelbar anschließt, heben sich die initialen Inkarzerationserscheinungen nicht immer
scharf von den übrigen Krankheitserscheinungen ab.

—— Eigene Beobachtung: Während der Nachbehandlung eines an gangränöser
Appendicitis operierten 14 jährigen Knaben traten im Anschluß an reichlichen Genuß
von Apfelmus Verschlußerscheinungen auf, die sich von den sonstigen peritonealen
Reizerscheinungen nicht scharf abhoben. Abschnürung einer Dünndarmschlinge durch
einen vom Dünndarm zum Mesenterium ziehenden Strang, Gangrän der Schlinge. Exitus.

In den Fällen von akutem Beginn wird die Situation von vornherein durch schwere zentrale und reflektorische Reizwirkungen der Einklemmung und Abschnürung, vor allem durch das sinnfälligste Strangulationssymptom, den Inkarzerationsschmerz, beherrscht. Wie bei Treves ist er auch in meinen Beobachtungen das konstanteste Symptom, nur viermal ist er nicht verzeichnet. Oft setzt er sofort mit größter Stärke ein, in anderen Fällen schwillt er im Verlauf weniger Stunden zu fürchterlicher Höhe an. Zu ihm gesellen sich die Erscheinungen des abdominellen Schocks, allein oder zusammen mit denen des Kollapses — Apathie, große Unruhe, verfallener Gesichtsausdruck, kühle Nase und kalte Glieder —, Veränderungen des Pulses, reflektorischer Singultus und Erbrechen, Hemmung und Stillstand der Darmtätigkeit (Fehlen von Stuhl und Winden), manchmal Tenesmen.

Unter 25 eigenen Beobachtungen des Frühstadiums fand sich Apathie zweimal, große Unruhe viermal, verfallener Gesichtsausdruck achtmal, kühle Nase und kühle Extremitäten sechsmal verzeichnet. Auf die Schwere des Falles weist oft der Puls hin, Veränderungen desselben wurden fünfzehnmal beobachtet, neunmal war er beschleunigt, viermal verlangsamt. Die Angabe von Treves, daß der Puls klein und fadenförmig sei, ist für das Anfangs- und Höhenstadium der Erkrankung unzutreffend und irreführend.

Sehr konstant sind die Erscheinungen der reflektorischen Erregung des Magens und des Darmes: der Singultus und das Erbrechen, die schon nach den ersten Schmerzäußerungen auftreten. Einmal war die reflektorische Erregbarkeit so stark, daß bei leichtester Berührung der Bauchdecken der Brechakt ausgelöst wurde. Das zuerst Erbrochene ist der Mageninhalt und seine Säfte ohne erhebliche gallige Beimengungen, es sieht bei fehlender Speisebeimischung anfangs grünlich aus, um erst später bei zunehmender Rückstauung des Darminhalts gelblich-gallige Farbe anzunehmen. Auch dann läßt es noch kurze Zeit fauligen Geruch vermissen.

Der Urin ist meist spärlich, in $20\,^0/_0$ meiner Fälle war er albumenhaltig, in fünf Fällen wurde Indikan schon am ersten Krankheitstage nachgewiesen. Ab und zu besteht Harndrang oder Harnverhaltung. In seltenen Fällen treten Krämpfe in den Extremitäten (vor allem Wadenkrämpfe) und in den Kiefern, ferner Zuckungen und Delirien auf. In einem solchen von Treves erwähnten Fall ist sogar Verwechslung mit Cholera vorgekommen, weil dem Verschluß schwere Durchfälle vorangegangen waren.

Diese schweren nervösen Reizerscheinungen dauern verschieden lange an. Der Inkarzerationsschock und -schmerz, sowie das reflektorische Erbrechen, also die hervorstechendsten Symptome, können durch Narcotica (Opium, Morphium) ganz erheblich gedämpft werden, während der Singultus und die Hemmung der Darmtätigkeit fortbestehen. Bleibt der Fall sich selbst überlassen, so klingt häufig der Schock bis zu einem gewissen Grade ab, die Patienten sehen wieder weniger verfallen aus, die Zirkulationsstörung ist weniger augenfällig, dagegen bleibt der Inkarzerationsschmerz meist unverändert bis zum Eintritt der Gangrän, er wird dann vom peritonitischen Schmerz und vom Dehnungsschmerz abgelöst.

Unmittelbar tödlich scheinen die nervösen Reizwirkungen nach dem vorliegenden Beobachtungsmaterial bei im übrigen normalen Individuen äußerst selten zu wirken. Jedoch dürfte in zweien meiner Beobachtungen von äußeren Brucheinklemmungen der Tod hierauf in erster Linie zurückzuführen sein.

Eigene Beobachtung: Bei einem 54jährigen Manne mit angeborenem, rechtsseitigem Leistenbruch und Kryptorchismus wird vom Arzt die Reposition des seit noch nicht ganz 24 Stunden eingeklemmten Bruches vorgenommen. Mit weiterbestehenden Einklemmungserscheinungen wird nach noch nicht vollendeten 48 Stunden der Patient pulslos, in verfallenem Zustand aufgenommmen. Es handelte sich, wie die Sektion ergab, um eine Scheinreduktion der eingeklemmten Leistenhernie ohne Gangrän und Peritonitis.

Bei sehr scharfen Inkarzerationen und Strangulationen, sowie bei der später zu besprechenden Verknotung der Därme geht der initiale Kollaps infolge der frühzeitigen Gangrän ununterbrochen, bereits im Laufe des ersten oder zweiten Krankheitstages, in den tödlichen, septischen Kollaps über. Besonders leicht tritt frühzeitig tödlicher Kollaps bei geschwächten Individuen mit labilen Zentralapparaten ein. Ebenso wie bei den experimentellen Strangulationen des Hundes kann bei ausgedehnten Verknotungen und Abschnürungen außerdem die Aufstauung des Blutes in den Gefäßen des Abdomens und die Blutextravasation in die strangulierten Schlingen hierfür von ausschlaggebender Bedeutung sein.

Wo die Erkrankung allmählich einsetzt, tritt gewöhnlich zunächst ein unbestimmter, häufig remittierender Schmerz mit leichter Übelkeit, spärlichem Aufstoßen, mäßigem Foetor ex ore und einem Gefühl der Völle ein. In manchen Fällen von Inkarzeration in weiten Spalten oder von allmählich sich vollziehender Abschnürung passieren zunächst manchmal noch einige Flatus, erfolgt auch noch zunächst etwas Stuhlgang, bis auch hier schließlich die markanten Symptome: Inkarzerationsschmerz, völliges Sistieren der Darmtätigkeit, Aufstoßen und Erbrechen in die Erscheinung treten. In meinen Krankengeschichten findet sich nur einmal verzeichnet, daß noch nach Eintritt der Inkarzeration etwas frischer Stuhl abging, obwohl fast immer, sei es aus diagnostischen oder aus therapeutischen Gründen, Einläufe verabreicht wurden.

Im Vergleich zu dem eben skizzierten, schweren allgemeinen Krankheitsbilde sind die lokalen Erscheinungen im Bereiche des Abdomens im Initialstadium sehr spärlich, falls es nicht gelingt, die inkarzerierte oder strangulierte Darmpartie direkt festzustellen. So selbstverständlich der Nachweis der Einklemmungs-, bzw. Bruchgeschwulst mit ihren hier nicht näher zu erörternden Charakteristiken bei den äußeren Brüchen ist und so selbstverständlich sich daraus die richtige Bewertung der eben geschilderten Allgemeinerscheinungen ergibt, so wenig ist der exakte Nachweis der inkarzerierten Schlingen bei den reinen inneren Einklemmungen und Abschnürungen die Regel. Nach meinen eigenen Erfahrungen ist allerdings die unmittelbare Feststellung einer Einklemmungsgeschwulst im Innern des Abdomens — wenn auch manchmal nur bis zu einem gewissen Grade — doch öfter möglich, als man früher glaubte. Im ganzen konnte in 23 Fällen meines erwähnten Materials vor der Operation eine topisch richtige Diagnose gestellt werden (vgl. S. 540). Die Patienten sind in vielen Fällen von innerer Einklemmung oder Abschnürung nicht in der Lage, die Einklemmungsstelle richtig zu lokalisieren; sie projizieren die Ausgangsstelle des Schmerzes bei freien Dünndarmstrangulationen und bei Einklemmungen an der Hinterwand des Peritoneum parietale oft in die Gegend des Nabels oder oberhalb desselben (Plexus solaris). Man findet jedoch auch bei derartigen Einklemmungen gelegentlich leidlich richtige Angaben über den Sitz des Verschlusses (z. B. über seinen Sitz im Unterbauch, in der rechten oder linken Ober- oder Unterbauchgegend, in der Beckenregion usw.). Während bei Treves etwa 33 Proz. der Patienten die Affektion einigermaßen richtig lokalisierten fand ich in 23 Proz. brauchbare Angaben. Sobald die Inkarzerationsgeschwulst in direkte oder indirekte Beziehungen zum vorderen Peritoneum parietale oder zum Beckenperitoneum tritt, — sei es durch die Insertion der einklemmenden oder abschnürenden Stränge, sei es durch den Einklemmungsring oder durch peritoneale Reizwirkungen, — lokalisieren die Patienten meist richtig.

Bei Lage der Geschwulst im Becken wird manchmal Druck auf die Blase oder den Mastdarm angegeben.

In manchen Fällen kann man ohne weiteres, in anderen erst in Narkose die Bauchdecken so weit entspannen und eindrücken, daß eine pathologische Resistenz in der Tiefe des Abdomens erkennbar wird. Vierzehnmal war unter meinen 45 Beobachtungen bei Betastung des Leibes aus lokaler Spannung, Resistenz oder Druckschmerz der Einklemmungsherd näher feststellbar. Häufiger noch kann man bei rektaler oder vaginaler Untersuchung (in neun meiner Fälle) oder durch die Pforte eines Bauchbruches oder eine Rectusdiastase hindurch die Einklemmungsgeschwulst fühlen. Die inkarzerierte Darmschlinge oder das Schlingenkonvolut imponiert dann meist als gespannte, fixierte, unbewegliche, auf Druck empfindliche Masse. Da, wo die inkarzerierte Schlinge selbst nicht erreichbar ist (z. B. bei präperitonealen Hernien, bei der Hernia obturatoria, bei Littrèscher Schenkelhernie, bei Einklemmungen und Strangulationen im oder in der Nähe des Beckens usw.), kann wenigstens die straff gespannt zur Einklemmungsstelle hinziehende zuführende Darmschlinge nachweisbar sein, ein Befund, der bei nicht fixiertem Dünndarm fehlt.

Das Abdomen läßt während des Entwicklungsstadiums öfters noch eine erhebliche Auftreibung vermissen; lokalen Meteorismus beobachtete ich fünfmal, achtmal mäßigen allgemeinen (zweimal schon am ersten Tage); manchmal waren die Bauchdecken leicht gespannt und flach. Bei der Palpation zeigt sich der Leib im ganzen meist unempfindlich; im Bereich der Inkarzerationsgeschwulst ist aber — besonders bei direkter oder indirekter Beziehung der inkarzerierten Schlingen zum Peritoneum parietale —, eine stärkere reflektorische Bauchdeckenspannung und Druckempfindlichkeit vorhanden, die bei festerem Eindrücken eher ab- wie zunimmt. Leichte Bauchdeckenspannung war in meinem Material neunmal lokal und sechsmal mehr allgemein festzustellen. Auskultatorisch ist während dieses Stadiums, möglicherweise zum Teil infolge der Hemmung der Darmbewegungen, der Befund häufig völlig negativ, der perkutorische Befund mangels einer stärkeren Gasentwicklung und -spannung ebenfalls nicht verwertbar. Manchmal findet man allerdings schon im Frühstadium Plätschergeräusche. Eine erhebliche Dämpfung ist, abgesehen von den Zonen der reflektorischen Bauchdeckenspannung, nur in den Fällen nachweisbar, wo eine größere abgeschnürte Darmpartie der Bauchwand unmittelbar anliegt oder wo durch hämorrhagische Transsudation und Infarzierung die Vorbedingungen für gedämpften Schall gegeben sind.

Einige Krankenblätter in knappster Zusammenstellung, mit besonderer Betonung der hervorstechenden Symptome, müssen die Ausführungen ergänzen. Weitere Beispiele finden sich in der speziellen Therapie (S. 581).

1. 54 jähriger Mann; abends 11 Uhr plötzlich heftige Leibschmerzen, Übelkeit, Erbrechen und Fehlen von Stuhl und Winden, am folgenden Tage Krankenhausaufnahme: Leib etwas aufgetrieben, mäßig gespannt, im Unterbauch wenig druckempfindlich, Reliefbildung gespannter Dünndarmschlingen im rechten Unterbauch. Puls 94, kräftig, regelmäßig, im Urin Indikan.

Eröffnung des Abdomens durch Mittelschnitt unterhalb des Nabels; in der Tiefe der Ileocoecalgegend ein vom Dünndarm zum Mesenterium ziehender Strang, der mehrere Ileumschlingen abgeschnürt hat, Durchreißung mit dem Finger. Schluß des Abdomens. Heilung.

2. 61 jähriger, mäßig genährter Mann, eintägige Verschlußerscheinungen, Leib etwas gespannt. Leichte Resistenz, geringe Druckempfindlichkeit und Reliefzeichnung

geblähter Dünndarmschlingen im rechten Unterbauch. Puls 52, regelmäßig, gespannt (geringe Arteriosklerose), im Urin Albumen, Eröffnung des Abdomens: eine geblähte neben einer kollabierten Schlinge. Ein von der Gallenblase herkommender Strang verursachte die Abschnürung. Lösung des Verschlusses, danach sofortige Füllung der leeren, abführenden Schlingen. Nach 11 Tagen plötzlich Exitus an Lungenembolie.

3. 27 jährige, kräftige, gut genährte Frau, seit 3 Tagen Stuhlverhaltung, seit gestern Aufstoßen und Erbrechen. Leichte Auftreibung des Leibes, Druckempfindlichkeit in der Unterbauchgegend, hier Steifungen bei sonst fehlenden Darmgeräuschen. Puls 60, regelmäßig, mittelkräftig, im Urin Indikan. Sofortige Laparotomie. Feste Abklemmung einer tiefen Dünndarmschlinge durch einen Strang, der von der Radix mesenterii zum Uterus zog. Durchtrennung des Stranges, die Abschnürungsstelle erholt sich rasch. Schluß des Abdomens, Heilung.

4. 78 jähriger Mann, in reduziertem Ernährungszustand, morgens plötzliche Erkrankung: wühlende Leibschmerzen, Aufstoßen, Verhaltung von Stuhl und Winden; nachts Krankenhausaufnahme. Leib weich, mäßig aufgetrieben, rechts eine unbestimmte Resistenz, Puls 84, unregelmäßig (Myodegeneratio cordis), Blutdruckmaximum 160 ccm Hg nach Riva-Rocci. Mittelschnitt unterhalb des Nabels: neben geblähten Schlingen kollabierte Einklemmung durch strangförmige Adhäsionen im rechten Oberbauch, stumpfe Lösung. Nach einmonatiger, normaler Darmtätigkeit Tod an Pneumonie.

5. a) 62 jährige, mittelgroße, schwächliche Frau, seit 18 Stunden Leibschmerzen, Aufstoßen, Erbrechen und Stuhlverhaltung. Leib stark aufgetrieben, gespannt und druckschmerzhaft; durch die Bauchdecken sichtbare Peristaltik geblähter Darmschlingen. Eingießungen erfolglos. Puls 124, sehr klein, im Urin Albumen und Indikan. Mittelschnitt unterhalb des Nabels: 10 cm lange, stark geblähte, blauschwarz verfärbte Dünndarmschlinge mit noch glatter Serosa ist unter einem Mesenterialstrang durchgeschlüpft und eingeklemmt, Lösung des Verschlusses. Heilung.

b) Bei Wiederaufnahme, $1^3/_4$ Jahre später, wegen Schenkelhalsfraktur, nach anfänglichem Wohlbefinden plötzlich erneute Verschlußerscheinungen.

7^h morgens: Zweimal minimaler Stuhlgang, seitdem ziehende Leibschmerzen, Leib weich, aber rechts in der Umgebung der Laparotomienarbe druckempfindlich; in dem unteren Teil der Narbe für den Finger durchgängige Bruchpforte. Zunge belegt, Puls kräftig, 92.

2^h mittags: Verfallenes Aussehen, Erbrechen von Speiseresten. Puls kräftig, 112, Leib wie um 7^h morgens, lokale Erscheinungen an der Bauchnarbe stärker, tumorartige Resistenz, Tympanie, Darmgeräusche, keine sichtbaren Steifungen.

5^h nachmittags: In der Zwischenzeit Aufstoßen. Zweitmaliges Erbrechen einer dunkelgrünen, nicht fäkulent riechenden Flüssigkeit. Urin: Albumen in Spuren. Puls wird klein, 116. Zunahme der lokalen Abdominalerscheinungen. Plätschergeräusche. Im Douglas eine geblähte Schlinge.

7^h nachmittags: Operation. Mittelschnitt unterhalb des Nabels. Im Abdomen hämorrhagisch-jauchiges Exsudat. Dem von außen palpablen Tumor rechts von der Mittellinie entspricht eine von rechts oben herkommende, geblähte, zuführende Dünndarmschlinge; eine sich daran anschließende, durch Strangeinklemmung gangräöse, prall gefüllte Dünndarmschlinge reicht bis ins kleine Becken. Beim Versuch der Vorlagerung platzt die gangräöse Schlinge. Resektion von 30 cm Darm und Vereinigung der resezierten Enden mittels Murphy-Knopfes. Spülung. 3 Tage später Tod.

6. 15 jähriger Knabe, vor 4 Wochen Operation wegen Appendicitis gangraenosa perforativa. Plötzlich, 10 Minuten nach dem Nachmittagskaffee, Auftreten heftigster, stechender Schmerzen links vom Nabel; Stuhldrang, geringe Entleerung, gleichzeitig Aufstoßen, dann Erbrechen (zuerst Mittagsmahlzeit, dann galliger Schleim), Fehlen von Winden. Trotz sofortiger Bettruhe alle 10 Minuten Schmerzanfälle. Der Umgebung fiel das blasse, eingefallene Gesicht auf. Wegen Steigerung der Schmerzanfälle und dauernden Erbrechens 11 Uhr nachts Krankenhausaufnahme. Seit Beginn der Schmerzanfälle Harnverhaltung. Links unterhalb des Nabels umschriebene, handtellergroße, stärkere Auftreibung, mäßiger Druckschmerz und deutliche Plätschergeräusche, Puls 68, regelmäßig. Mittelschnitt unterhalb des Nabels; eine geblähte Dünndarmschlinge liegt vor, im Abdomen freie seröse Flüssigkeit. Entsprechend der lokalen Auftreibung links vom Nabel Dünndarmabschnürung durch Strang von der Dicke Seide Nr. 9 derart, daß der Zeigefinger neben dem Darm in den Schnürring noch eindringen kann. Beim Her-

vorholen des umschnürten Dünndarmes (3 Schlingen des oberen Ileum von 60—70 cm Länge) Einreißen des Stranges. Deutliche Schnürfurche am Dünndarm, zipfelförmige Ausziehung der Serosa und Fortsetzung derselben in 3 çm Länge in den erwähnten Strang, der links hinten wahrscheinlich am Mesenterium ansetzt. Heilung.

7. 53 jährige, kräftige Frau, früher Operation wegen Gallensteinleidens und Eierstockgeschwulst, seit 3 Tagen plötzlich nachts einsetzende Verschlußerscheinungen, Poltern und Kullern im Leib. Mäßiger Meteorismus des Abdomens, Steifungen. Mittelschnitt unterhalb des Nabels. Von den Parametrien zum Beckenperitoneum, bzw. Dünndarmmesenterium zogen mehrere, 2 mm starke Stränge, die einige Ileumschlingen eingeklemmt hielten; Einreißen derselben mit dem Finger; sofortige Füllung der vorher kollabierten Schlingen. Heilung.

8. 34 jährige Frau, seit 2 Tagen Obstipation, seit dem frühen Morgen plötzlich krampfartige, rechtsseitige, nach der Magengegend ausstrahlende Schmerzen, Aufstoßen und Erbrechen. In der Mittellinie unterhalb des Nabels 12 cm lange Narbe von einer früheren Operation herrührend. Bretthartе Spannung und starke Druckschmerzhaftigkeit des rechten Unterbauches, im Douglas rechts teigige, sehr druckempfindliche Resistenz. Temperatur 37,5° C, Puls 88, regelmäßig. Rechtsseitiger Pararektalschnitt, dünnflüssiger Eiter im Abdomen, durch Appendicitis bedingt. Appendektomie. In der rechten Kleinbeckenhälfte eine geblähte, blaurot verfärbte Dünndarmschlinge, die durch einen vom Beckenperitoneum zur untersten Ileumschlinge ziehenden Strang abgeschnürt ist. Durchtrennung desselben, Vorlagerung der abgeschnürten Schlinge vor die Bauchdecken, dabei Perforation in der Schnürfurche des abführenden Schenkels, Resektion der 25 cm langen, gangränösen Dünndarmschlinge und Vereinigung End zu End mit doppelter Naht. Verschluß des Abdomens. Heilung.

3. Weiterer Ablauf der Erscheinungen. Diese Erscheinungen des Anfangs- und Entwicklungsstadiums der Dünndarminkarzeration und -abschnürung werden, falls nicht schon vorher der septische Zusammenbruch erfolgt (s. S. 144), am zweiten oder dritten Tage, seltener später, durch die Symptome der Inhaltsaufstauung und -zersetzung und von deren Rückwirkungen auf die allgemeine Zirkulation und den Säftehaushalt des Organismus ergänzt, bzw. abgelöst. Hier finden wir dann den klassischen Ileussymptomenkomplex — Verschluß, Meteorismus, fäkulentes Erbrechen, schlechten Allgemeinstatus — sehr oft in voller Schärfe. An Stelle der nervösen Inkarzerationswirkungen beherrschen nunmehr die Verschlußwirkungen die Situation bis zum Tode, allein oder kombiniert mit peritonitischen oder septischen Symptomen, als Folgen der Gangrän. Infolge der Auf- und Rückstauung des Darminhalts tritt auch da, wo keine weitere Nahrung genossen wird, zunächst galliges, dann bei zunehmender Inhaltszersetzung —- selten vor dem 3. Tage — fauliges Erbrechen ein. Bei Fortdauer von Übelkeit und Aufstoßen nimmt der Meteorismus allmählich mehr und mehr zu.

In 19 von 22 hierher gehörigen Beobachtungen fand sich Meteorismus, sechsmal war er ziemlich lokal. Galliges Erbrechen trat elfmal, kotiges neunmal auf.

Wo Erbrechen fehlt oder die Brechleistung ungenügend ist, findet man manchmal eine deutliche Auftreibung des Oberbauches als Zeichen der Aufstauung. Der Magenschlauch fördert dann große Mengen zersetzter Massen zutage. Dabei bleibt die Druckempfindlichkeit des Abdomens, solange keine peritonitischen Reizwirkungen hinzutreten, in mäßigen Grenzen.

In 16 Fällen war eine Druckempfindlichkeit des Abdomens nachweisbar, in 7 von ihnen war sie umschrieben, in den restlichen mit Peritonitis komplizierten Fällen diffus.

Die Bauchdeckenspannung fehlt in manchen Fällen weiter, ja sie macht sogar einer Erschlaffung der Bauchdecken Platz; in anderen Fällen ist eine mäßige lokale oder allgemeine Spannung nachweisbar. Schon bei mäßiger Aufstauung sind metallisches Klingen und Plätschergeräusche bei Schütteln des Leibes nachzuweisen.

Stärkere aktive Geräusche, das Poltern und Kollern, sowie Darmsteifungen und Koliken sind nach meiner Erfahrung erst etwa vom 3. bis 4. Tage an feststellbar. Treten sie früher ein, so ist es ein Zeichen, daß schon vor Eintritt des akuten Verschlusses Wegstörungen vorhanden waren. In den durch Peritonitis komplizierten Fällen sind aktive Geräusche oft infolge der peritonitischen Lähmung nicht nachweisbar. Oft tritt der Tod ein, ehe sie zur Entwicklung gelangen konnten.

Bei dünnen, schlaffen Bauchdecken sieht man nicht selten die Konturen der geblähten Schlingen schwach angedeutet oder eine leichte Tonusschwankung ohne ausgesprochene Steifung derselben (Röhrenbildung der Schlingen).

In den abhängigen Teilen des Abdomens tritt infolge der meist profusen Säfteabgabe in den Darm und infolge der serösen Transsudation Dämpfung auf; diese Dämpfungslinie verschiebt sich bei Lagewechsel weniger schnell wie bei freiem (rein extraintestinalem) Exsudat. Da nur der Dünndarm von der Aufstauung betroffen ist, tritt der Meteorismus öfter als kugelige Vorwölbung um den Nabel oder im Epigastrium in die Erscheinung.

Nimmt die Aufstauung von Gas und Flüssigkeit im Darm zu und wird der Darm immer meteoristischer, so tritt manchmal auch Flankenmeteorismus auf, weil der vermehrte Abdominalinhalt den ganzen Bauchraum allseitig auszudehnen bestrebt ist. Hieraus resultiert dann naturgemäß auch ein Hochdrängen von Zwerchfell und Leber. Besonders stark ist oft die Ausfüllung des linken Hypochondriums mit gefüllten Dünndarmschlingen und das Auftreten einer Dämpfung an dieser Stelle.

Der meist weiterhin spärliche Urin zeigt einen mehr und mehr, bis zu hohen Graden anwachsenden Indikangehalt. Bei tiefen Ileumverschlüssen tritt Indikan später als bei hohen Verschlüssen ein; es kann einige Tage fehlen.

Der Allgemeinstatus kann in diesem Stadium, wenn die Schockwirkung und der Schmerz von selbst abklingen oder durch Opiate gedämpft werden, einige Tage leidlich gut bleiben. Der Puls kann sogar wieder etwas langsamer werden (80 bis 100 Schläge in der Minute) und bei nicht allzu profuser Säfteabgabe an das Abdomen noch leidlich gefüllt bleiben. Der Blutdruck hält sich gewöhnlich noch in normalen Grenzen, der Hämoglobingehalt des Blutes nimmt zu (Leichtenstern) oder bleibt nach meinen Beobachtungen wenigstens hoch.

Blutdruckmessungen zeigten Werte von 150:100 ccm Hg nach Riva-Rocci am vierten Krankheitstage, 140:70 ccm Hg nach Riva-Rocci am dritten Krankheitstage und 105:85 ccm Hg nach Riva-Rocci ebenfalls am dritten Krankheitstage.

Spontane Darmentleerungen und Abgang von Winden fehlen vollständig. Auf Einläufe werden, wenn überhaupt, nur noch kleine, meist ohne weiteres als alter Kot erkennbare, ziemlich geruchlose Kotpartikel entleert.

Sind größere Darmteile von der Einklemmung oder Abschnürung betroffen, so kann auch ohne Gangrän und Peritonitis ein ausgedehnterer Reizzustand der Serosa und leichtere oder stärkere Bauchdeckenspannung und Druckempfindlichkeit des Abdomens eintreten. Meist ist aber eine diffuse, bald von einer Verschlechterung des Allgemeinbefindens und von dem definitiven Zusammenbruch des Organismus gefolgte Druckempfindlichkeit der Ausdruck der sekundären Peritonitis. Es kombinieren sich dann die vorstehend geschilderten Symptome der reinen Darminkarzeration und -strangulation mit denen der Peritonitis und Sepsis. Bei inneren Einklemmungen und Abschnürungen beruht der extreme Kollaps und der Tod weit häufiger auf kombinierter Wirkung der verschiedenen, S. 71 besprochenen Faktoren, wie auf reiner Erschöpfung und Entblutung.

Die Komplikation mit Peritonitis, bzw. Sepsis infolge Gangrän der strangulierten Schlinge kam in ungefähr ein Fünftel der Fälle zur Beobachtung.

Endstadium der Erkrankung. Wegen der hochgradigen Labilität der Zentren erfolgt ebenso wie bei der Peritonitis der tödliche Verfall häufig ziemlich plötzlich. Die Patienten, deren Puls noch wenige Stunden vorher befriedigend war, die über ihren Zustand lebhaft geklagt hatten, zeigen einen stark beschleunigten Puls, werden euphorisch, der Meteorismus wächst, das Abdomen wird wegen der eintretenden Darmlähmung schmerzlos. Mit dem Eintritt des plötzlichen Zusammenbruches ist in vorgeschrittenen, operierten wie nicht operierten Fällen von Strangulationen und Inkarzerationen stets zu rechnen; die Bedingungen seines Eintrittes sind uns heute vollständig klar.

Die Durchschnittsdauer der Erkrankung bei sich selbst überlassenen Kranken beträgt etwa 3 bis 5 Tage. In besonders schweren Fällen kann aber der Tod schon nach 24 bis 36 Stunden erfolgen, in anderen, in denen eine leidliche Gleichgewichtslage eintritt und die allgemeine Sepsis und Peritonitis ausbleibt, kann die Krankheit erheblich länger dauern. Hier kann sich dann das für subakut verlaufende glatte Verschlüsse typische Bild entwickeln. Besonders kommt dies, ebenso wie bei Einklemmungen von kleinen äußeren Hernien, speziell bei Littrèschen Hernien, bei schwachen inneren Einklemmungen und Abschnürungen vor. In diesen Fällen unterscheidet sich das Krankheitsbild und der Verlauf in den späteren Stadien in nichts von den weiter unten zu besprechenden Bildern bei subakuten Fällen von Abklemmung.

Bei Einklemmungen in inneren Brüchen finden wir besonders häufig den Übergang in ein subakutes Stadium, also auch einen protrahierten Verlauf, ja wegen der indirekten Einklemmung völlige Remissionen, dementsprechend die charakteristische Trias der Kolik, der Steifung und der verschiedenen Darmgeräusche.

Durch Opiate, regelmäßige Aushebungen, Ersatz des Wasserverlustes durch subkutane Kochsalzinfusionen läßt sich der Verlauf aufhalten, durch Abführmittel im Anfangsstadium der Eintritt des Höhenstadiums und des extremen Kollapses beschleunigen.

Im allgemeinen sieht man heute die Endstadien der Erkrankung nur noch selten, weil die Kranken in einer früheren Phase dem Chirurgen, bzw. dem Krankenhaus zugeführt werden. Die Angaben aus der älteren Literatur (Uhde) lassen sich dahin zusammenfassen, daß die Dauer der Erkrankung bei den inneren, sich selbst überlassenen Einklemmungen und Abschnürungen zwischen 8 Stunden und 12 bis 18 Tagen schwankt.

Wir finden manchmal bei Einklemmungen in inneren Brüchen einen noch protrahierteren Verlauf und Remissionen, dementsprechend die erwähnte charakteristische Trias ganz besonders ausgeprägt.

Beispiele für die späteren Stadien:

1. 8jähriger Knabe, vorübergehende Verschlußerscheinungen seit einem halben Jahre, am Tage vor der Aufnahme plötzlich heftiges Leibweh, Aufstoßen und Erbrechen. Mäßige Auftreibung und Spannung des Abdomens, Druckschmerzhaftigkeit nur in der Nabelgegend. Puls 120, unregelmäßig, Zunge trocken. Sofortige Laparotomie, gleich zu Beginn der Chloroformnarkose Synkope. Rechtsseitiger Pararektalschnitt, in der Bauchhöhle 200 cm bräunlich verfärbter, übelriechender Flüssigkeit. Unterste Ileumschlinge bis hart an das Coecum durch einen 2 cm langen, von der hinteren Mesenterialfläche der letzten Ileumschlinge zum Endteil des Ileum ziehenden Strang von der Stärke der Seide Nr. 9 abgeschnürt. Drehung der gangränösen Schlinge um sich selbst und dadurch schärfste Zugwirkung und Abschnürung (Selbststrangulation). Vorlagerung und Resektion der 30 cm langen gangränösen Ileumschlinge und Vereinigung des Ileumendes mit dem Coecum durch einen Murphyknopf. Spülung. Nach der Operation Blutdruckmaximum 130 ccm Hg (nach Riva-Rocci). Heilung.

2. 76jährige, stark verfallene Frau; seit 4 Tagen Koterbrechen zusammen mit den übrigen Verschlußerscheinungen. Starke Auftreibung des Abdomens, Druckempfindlichkeit und Steifungen links vom Nabel. Einläufe erfolglos, Laparotomie. Abschnürung eines Dünndarmpaketes durch zwei Netzstränge, Lösung der Stränge, Schluß des Abdomens. Stuhlgang erfolgte täglich. 4 Tage später Exitus an Pneumonie.

3. 66jährige, kleine, kräftige Frau; vor 3 Jahren Cholecystektomie, seit 8 Tagen allmählich einsetzende Verschlußerscheinungen, seit 3 Tagen kompletter Verschluß mit Kotbrechen. Starker Meteorismus des Oberbauches und starke Druckempfindlichkeit. Laute Plätschergeräusche. Im Oberbauch rechts Laparotomienarbe. Kotiger Mageninhalt wird durch Aushebern entleert. Allgemeinbefinden schlecht. Puls 116, regelmäßig, Arterienrohr hart, Blutdruck nach Riva-Rocci 140 : 70 ccm Hg, im Urin Albumen und Indikan, Zunge trocken, borkenbedeckt. Mittelschnitt oberhalb des Nabels; nach Wegschieben einer vorgelagerten, stark hyperämischen, geblähten Ileumschlinge Einstellung einer 30—40 cm langen, durch einen Strang von 2—3 cm Länge abgeschnürten Ileumschlinge. Befreiung der abgeschnürten Schlinge, Übernähen der gangrän-verdächtigen Schnürfurche des abführenden Schenkels und Anlegen einer Anastomose zur Ausschaltung der abgeschnürten Schlinge. Schluß des Abdomens. Temperatur subfebril, keine Besserung des Pulses trotz Exzitantien. Exitus. Sektionsdiagnose: Beginnende diffuse Peritonitis.

3. 77jähriger, mäßig genährter Mann; seit 5 Tagen Verschlußerscheinungen. Geringer Meteorismus, leichte Druckempfindlichkeit unterhalb des Nabels, Plätscher- und Darmgeräusche links. Einlauf und Magenspülung erfolglos. Temperatur 37,3⁰ C, Puls 92. Bei der Eröffnung des Abdomens durch Mittelschnitt unterhalb des Nabels Entweichen von Gas. Geblähte, leicht infarzierte Dünndarmschlingen liegen vor. In der Blinddarmgegend eine Strangschleife, durch die eine Dünndarmschlinge durchgeschlüpft ist. Beim Lösen des Stranges Einreißen des Darmes an der nekrotischen und fibrinös belegten Schnürfurche, Keilförmige Resektion des Darmes. Patient erholte sich nicht mehr. Exitus. Sektionsergebnis: Eitrige Peritonitis, besonders des kleinen Beckens.

4. 27jähriger Mann; seit 3 Tagen unvollständige Verschlußerscheinungen. Mäßiger Meteorismus und geringe Druckempfindlichkeit im Unterbauch. Puls 92; am Tage nach der Aufnahme verfallenes Aussehen, vollständiger Verschluß, Muskelspannung des Leibes, Metallklingen, Kullern, Plätschergeräusche, lokaler Meteorismus in den mittleren Partien des Unterbauches, im Urin Indikan. Mittelschnitt unterhalb des Nabels, im Abdomen gelbliches Stauungstranssudat. Unter einem, von der stark nach rechts herübergezogenen Kuppe der Flexura sigmoidea ausgehenden, am Coecum sowie am Peritoneum parietale ansetzenden, straff gespannten Strang war 1 m Dünndarm durchgeschlüpft; eine Fingerkuppe fand im Schnürring noch Platz. Starke Blähung und Injektion des zuführenden Dünndarmes. Nach Lösung des Stranges sofortige Füllung der kollabierten, abführenden Schlinge. Nach der Operation Verschlechterung des Allgemeinbefindens. Puls 140, klein, nach Physostigmin einige Flatus. Am Tage nach der Operation Puls 156, Temp. 39,0⁰ C. Exitus.

5. 67jährige, beleibte, hinfällige Frau; seit 5 Tagen Verschluß und Schmerzen im Mittelbauch. Leichte Auftreibung und Spannung des Abdomens mit geringer Druckempfindlichkeit im Oberbauch. Durch Magenaushebung wird ¹/₂ Liter fäkulent riechender Flüssigkeit entleert. Puls 96, weich, gut abgesetzt, leidlich gefüllt, im Urin Indikan. Mittelschnitt ober- und unterhalb des Nabels. Nach Auspackung und systematischer Absuchung des Dünndarmes, von dem einige Schlingen injiziert waren, wurde aus einer

Tasche des kleinen Beckens eine 10 cm lange, eingeklemmte Dünndarmschlinge mit scharfen, zirkulären Schnürfurchen hervorgeholt. Die Tasche war durch brückenförmig sich ausspannende, strangförmige Adhäsionen an der Radix mesenterii des kleinen Beckens entstanden. Beseitigung derselben durch Trennung der Stränge. Übernähung der Schnürfurchen und Rücklagerung des Darmes zwischen Jodoformgazestreifen. Schluß des Abdomens bis auf eine kleine Stelle für den Umstopfungsstreifen. Trotz Excitantien am nächsten Tage Tod.

6. 22jähriger, kräftiger Mann; vor 8 Tagen mit Aufstoßen, Erbrechen und kolikartigen Leibschmerzen erkrankt; anfangs auf Einlauf geringer Stuhlgang. Mäßiger Meteorismus, stärkere Druckempfindlichkeit rechts oberhalb des Nabels, gedämpft tympanitischer Schall im Unterbauch, Plätschergeräusche, im Douglas leicht druckempfindliche Vorwölbung, ausgeheberter Mageninhalt grünlich-schleimig. Puls 96, regelmäßig. Gesichtsfarbe fahl, Wangen eingefallen, Zunge belegt. Rechtsseitiger Pararektalschnitt. Neben zahlreichen, hyperämischen und dilatierten Dünndarmschlingen kollabierte; gegen das Becken hin eine größere Dünndarmpartie durch einen Ring abgeschnürt, dieser ist durch ein mit seiner Spitze am Mesenterium fixiertes und beginnende Gangrän zeigendes Meckelsches Divertikel gebildet. Nach Lösung der fixierten Spitze des Divertikels an seiner Basis Perforation und Kotaustritt. Die lineare Schnürfurche des inkarzerierten Darmes ist in $^2/_3$ Umfang gangränös, die Darmwand der ganzen Schlinge ödematös verdickt. Abtragung des Divertikels, 2etagige Übernähung der Schnürfurche. Streifen. Am folgenden Tage Zunahme des Meteorismus; wegen Gefahr der Nahtinsuffizienz Anlegen einer Dünndarmfistel an einer geblähten Dünndarmschlinge im linken Hypogastrium. Die Darmtätigkeit kam darauf in Gang, später spontaner Schluß der Fistel. Heilung.

4. Besondere Symptome der Einklemmungen und Abschnürungen des Dickdarmes.
Monoleptische Einklemmungen des Dickdarmes findet man in äußeren Brüchen bei den sogenannten Gleitbrüchen; Inkarzeration ganzer Schlingen in größeren Nabel-, Bauch- und Leistenbrüchen. Die Mehrzahl der inneren bileptischen Dickdarmeinklemmungen liefern die Zwerchfellbrüche.

Bei den Dickdarmeinklemmungen begegnen wir sehr divergierenden Krankheitsbildern. Manche von diesen Verschlüssen beginnen und verlaufen wie Abklemmungs- oder Abknickungsverschlüsse oder wie chronische Invaginationen.

Eine weitere Reihe von Fällen stellt auch nach ihrem ganzen anatomischen Verhalten einen fließenden Übergang zu den seitlichen Abklemmungen und Torsionen dar.

Eigene Beobachtung: 77jährige Frau; seit 5 Tagen plötzlich einsetzende, aber nicht stürmische Verschlußerscheinungen. Leib im ganzen etwas aufgetrieben, leicht gespannt und wenig druckempfindlich. Zunge trocken, belegt. Laparatomie: Dünndarmschlingen gebläht, durch mehrfache Strangbildung zu einem Knäuel zusammengeballt. Flexura sigmoidea nicht gebläht, dagegen Coecum und Colon bis zur Flexur aufgetrieben, letztere durch einen über ihre Fußpunkte gehenden Strang komprimiert und ihr Mesenterium entzündlich verkürzt. Nach Lösung des einklemmenden Stranges erfolgt noch auf dem Operationstisch Stuhlgang per vias naturales. Einen Monat später Exitus an den Folgen eines Pleuraempyems.

Schließlich zeigen einige Fälle das Bild und den stürmischen Verlauf schwerer Dünndarmeinklemmungen und Sigmavolvuli.

Beobachtung Schäfer: 74jährige Frau; seit einem halben Jahre mehrfach sich wiederholende Verschlußerscheinungen, bestehend in Leibschmerzen, Brechreiz, Meteorismus und Windverhaltung. Der letzte vor 2 Tagen plötzlich beginnende Anfall zeichnete sich durch besonders stürmische Erscheinungen aus. Lokaler Meteorismus, starke Druckempfindlichkeit und Steifungen rechts. Verfallene Gesichtszüge, Puls unregelmäßig, etwa 150 in der Minute. Mittelschnitt unterhalb des Nabels. Ascites, Dünndarm mäßig gebläht. Einklemmung der ganzen hämorrhagisch infarcierten und stark geblähten Sigmaschlinge in einem nahe am Darmansatz gelegenen, $2^1/_2$ cm langen, ovalen Mesenterialschlitz der obersten Jejunumschlinge. Durch Erweiterung des Schlitzes

Befreiung des Darmes aus der Einklemmung. Naht des Schlitzes, Reposition der noch lebensfähigen Sigmaschlinge. Heilung. (Abb. 57.)

  Eigene Beobachtung: 36 jährige Frau; seit 10 Stunden mit heftigen, kolikartigen Leibschmerzen, Erbrechen, Stuhl- und Windverhaltung erkrankt. Lokaler Meteorismus; der gespannte Darmteil zieht sich wie ein Band quer über den Unterleib in 10 cm Breite in Höhe des Nabels hin. Oberhalb der Symphyse Dämpfung. Die Auftreibung verändert nicht ihre Lage. Erbrechen brauner, nicht riechender Massen. Urin: Albumen und Zucker negativ. Laporotomie: Linksseitiges Ovarialcystom von Kinderkopfgröße, entsprechend der Dämpfung oberhalb der Symphyse. Der sichtbare lokale Meteorismus entspricht der geblähten Sigmaschlinge; er ist bedingt durch eine Abschnürung, die dadurch entstanden ist, daß das frei bewegliche, durch ein Band mit dem Colonschenkel der Flexur verbundene Ovarialcystom sich um 270° nach rechts vorn um den Rektumschenkel der Flexur herumgeschlungen hat. Entfernung des 5 Pfund schweren Cystoms und Reposition der Flexurschenkel. Heilung. (Vergleiche Abb. 61 und 62.)

  Kotiges Erbrechen tritt nur bei Schlußunfähigkeit der Ileocoecalklappe oder bei Rückstauung im Dünndarm selbst auf. Der Meteorismus betrifft die seitlichen Bauchpartien, namentlich das Coecum kann sehr hochgradige Blähung zeigen. Dann kann man an der Konfiguration des Meteorismus eine ruhende Dickdarmschlinge durch die Bauchdecken hindurch wahrnehmen. Die Aufstauungsgeräusche des Dickdarmes — der Gasklang und die Plätschergeräusche — haben einen etwas anderen Charakter; namentlich die Plätschergeräusche sind spärlicher wie im Dünndarm. Auf die Eigenheiten der Dickdarmverschlüsse im Röntgenbild wird bei der Diagnostik eingegangen. Im Urin fehlt lange Zeit der Indikangehalt.

  Wegen der geringen Zahl der Beobachtungen von bileptischen Dickdarmverschlüssen im Bauchinnern und ihrer wechselvollen Symptone hebt sich ein eigenes Krankheitsbild aus dem allgemeinen Rahmen des Verschlusses nicht ab. Nur einzelne Symptome lassen Unterschiede gegenüber den Dünndarmeinklemmungen und -abschnürungen erkennen. Das Erbrechen kann in den frühen Stadien fehlen; auch in den späteren Phasen bleibt es fast immer auf den Inhalt des Magens beschränkt.

  5. Klinisches Bild der Verschlüsse in inneren Hernien. Die Krankheitserscheinungen bei den Verschlüssen in inneren Brüchen und ihr seltenes Vorkommen bringen es mit sich, daß topisch und ätiologisch richtige Diagnosen vor dem chirurgischen Eingriff kaum gestellt werden (Deuß). Da es sich bei ihnen selten um scharfe, akute Einklemmungen, bzw. um ihnen gleichwertige Verschlüsse mit stärkerer Beteiligung des Mesenterium (z. B. Volvuli), vielmehr viel häufiger um Abknickungen, Abklemmungen, geringe Torsionen oder sogar nur um vorübergehende Verstopfungen des Darmes handelt, so ist das Krankheitsbild ein ganz wechselndes. Nur gewisse Symptome heben sich bei ihnen manchmal ab. Bei der Hernia bursae omentalis, bei der H. duodenojejunalis und bei der H. parajejunalis, bei denen häufig zahlreiche Darmschlingen schon längere Zeit im Bruchsack liegen, gehen dem endgültigen Verschluß relativ häufig intermittierende Verschlußerscheinungen Monate oder Jahre voraus. Nur da, wo der eingeklemmte Darm der vorderen Bauchwand anliegt, wie es bei den Übergängen zu den äußeren Brüchen (Hernia praeperitonealis, interstitialis praevesicalis usw.) und dem Darmwandbruch der Fall ist, kommt es zu einer tastbaren Bruchgeschwulst; hier kann man aus der Lokalisation, der Größe und der Beschaffenheit der Resistenz mit einer gewissen Wahrscheinlichkeit auf den Sitz und, bei Berücksichtigung des allgemeinen Krankheitsbildes, eventuell auch einen Schluß auf die Art des Verschlusses ziehen. Bei der Treitzschen Hernie findet man eine Resistenz um den Nabel; die parajejunale Hernie entwickelt sich öfters nach der linken Bauchseite, die um das Coecum lokalisierten Einklemmungen zeitigen eine Geschwulst der rechten Bauchseite. Die Einklemmungen vor und hinter dem Uterus sind eventuell durch die gynäkologische Untersuchung zu erkennen. Je näher der Verschlußdarm dem hinteren parietalen Peritoneum liegt, desto geringer sind die Aussichten, durch die klinischen Erscheinungen allein zu einer ätiologisch richtigen Beurteilung des Verschlusses zu kommen. Dies gilt auch für die Hernia obturatoria, wenn nicht eine charakteristische Bruchgeschwulst oder Reizerscheinungen im Bereich des N. obturatorius auf sie hinweisen.

Besondere Symptome zeigt der Verschluß bei der Hernia diaphragmatica, wenn auch Gesamtbild und Verlauf wegen der Verschiedenartigkeit der Verschlußformen und der am Verschluß beteiligten Darmteile sehr wechselnd ist. Die eigenartigen Symptome sind dadurch bedingt, daß neben den Verschlußerscheinungen noch andere, durch die Verlagerung der Baucheingeweide in die Brusthöhle hervorgerufenen Erscheinungen in den Vordergrund treten. Die Verdrängung der Brustorgane führt vor allem, wenn ein Eingeweideteil durch ein Loch im vorderen Teil des Zwerchfells vorgefallen ist und sich dann aufbläht, zu einer starken Verlagerung des Herzens nach rechts, so daß wir z. B. in einem unserer beiden Fälle die rechte Herzdämpfungsgrenze in der rechten Mamillarlinie fanden und hier am lautesten die Herztöne hörten (Abb. 44). Die meist auf einen kleinen Raum am Mittelfell zusammengepreßte, linke Lunge zeigt die physikalischen Erscheinungen des Kompressionsatmens. Bei Anwesenheit von Bruchwasser oder von flüssigem und gasförmigem Darminhalt zeigen sich am Thorax die Erscheinungen des Sero-, bzw. des Pyopneumothorax. Bei Lagerung eines geblähten Schlingenteils an der Brustwand kann es gelegentlich vorkommen, daß innerhalb einer absolut gedämpften Zone sich eine Partie mit hell tympanitischem Schall findet. Unter Umständen kann man sogar, besonders bei unvollständigen Ventilverschlüssen, aktive Darmgeräusche im Thoraxraum hören. Infolge der Raumbeengung in der Brust findet sich eine oberflächliche dyspnoische Atmung und eine starke Cyanose des Gesichtes. Durch Reiben der Darmwand an der Brustwand beim Atmen und durch die Erschütterung des Darminhalts infolge Anschlagens des Herzens können ganz eigenartige Schallphänomene wahrnehmbar werden; so hörte man in unserem ersten Fall schon von weitem ein brummendes Geräusch, vergleichbar dem Ton einer Baßgeige, das mit dem Hörrohr über der ganzen Brust und dem ganzen Bauch feststellbar war; im zweiten Fall waren die Herztöne durch den Bruchdarm sogar bis in den linken Unterbauch fortgeleitet. Bei der Einklemmung des in die Brusthöhle verlagerten Magens ist der Oberbauch öfters in den Frühstadien etwas eingesunken; es fehlt aber die reflektorische Muskelspannung in den von Kolikschmerzen freien Intervallen, solange entzündliche Erscheinungen nicht vorhanden sind. Weitere Erscheinungen können sich so äußern, daß die Magensonde bei totalem Verschluß nicht in den Magen gelangt oder bei partiellem Verschluß sich in der im Thorax befindlichen Magenblase fängt. Bei der H. diaphragmatica paroesophagea incarcerata können gelegentlich geformte Bissen die Abknickungsstelle passieren, während Flüssigkeiten den zuführenden Teil auftreiben und den absoluten Verschluß herbeiführen. Die Magenaushebern kann kurz nach dem Erbrechen erfolglos ausfallen, es kann aber einige

Zeit später wieder reiner Mageninhalt erbrochen werden, weil aus dem
aboralen Sack Inhalt in den oralen nachfließt. Schließlich kann aus der
geringen Menge von einfließender Flüssigkeit bei der Füllung des Magens
mit dem Magenschlauch unter Umständen auf einen Magenvolvulus geschlossen
werden. Es ist daher vielleicht kein reiner Zufall, wenn in Vayhingers
Statistik von 26 Verschlüssen nur 10 vor der Operation richtig erkannt
wurden und daß sich unter ihnen die 6 Kranken mit besonderen Magen-
symptomen befanden. In den Spätstadien ist der Meteorismus des Abdomens ein gleichmäßiger und mehr allgemeiner; die Bauchmuskulatur ist
reflektorisch gespannt. Bei der Inkarzeration des Dickdarmes findet man
meist einen starken Meteorismus der rechten Bauchseite. Im übrigen sind
die allgemeinen Verschlußerscheinungen die gleichen wie beim Dickdarmverschluß.

Nach Aue (Heidenhain) und Hoffmann fördert das Röntgenbild bei der
Inkarzeration der Zwerchfellhernie im allgemeinen die Diagnosenstellung nicht.

Wir sind anderer Anschauung (vgl. Seite 485). Die Überlagerung der
Darmschenkel, die Größe und Lage der Flüssigkeitsspiegel im Darm, sowie
die Flüssigkeitsspiegel des Magens können die Diagnose in manchen Fällen
doch wesentlich klären.

Beobachtung Hilgenreiner: 40jähriger Mann erkrankte 5 Tage vor seiner
Aufnahme mit stechenden Schmerzen in der Milzgegend. Stuhl- und Windverhaltung,
seit 2 Tagen zunehmende Atemnot und Erbrechen grünlicher Massen. Früher stets
gesund, kein Trauma vorausgegangen.

Verfallener Gesichtsausdruck. Herztöne rein.

Lungen: perkutorisch links hinten unten Dämpfung, auskultatorisch bronchiales
Rasseln über beiden Lungen. Atmung hochgradig dyspnoisch (Nasenflügelatmen), Puls
frequent 140, fadenförmig, aber rhythmisch. Abdomen stark aufgetrieben, namentlich
Colon ascendens und Colon transversum. Milzgegend ausgesprochen druckschmerzhaft.
Laparotomieschnitt vom Proc. xyphoideus bis handbreit unterhalb des Nabels. Flex.
sigmoidea kollabiert, Colon ascendens und transversum stark gebläht. Letzteres und
der größte Teil des Netzes lassen sich durch eine Bruchpforte im Zwerchfell gegen
den Brustraum hin verfolgen. Erweiterung des Bauchschnittes durch quere Durchtrennung des lk. Musc. rectus. Beim Versuch, die eingeklemmte Darmschlinge vorzuziehen, reißt das dünne Colon ein. Erweiterung der Bruchpforte mit dem Knopfmesser,
worauf sich der eingeklemmte Darm (Endteil des Colon transversum) samt einem
großen Teil des Netzes leicht hervorziehen läßt. Die eingeklemmt gewesenen Teile sind
gangränverdächtig, deshalb nach Naht der Zwerchfellöffnung Abtragung der suspekten
Netzpartien und Vorlagerung des eingeklemmten Dickdarmes behufs Anlegung eines
Anus praeternaturalis unter Benützung der Einrißstelle des Darmes. Bauchdeckennaht
und Drainage der Bauchhöhle durch Tampons.

Trotz reichlich angewandter Excitantien Exitus.

Eigene Beobachtung. 25jähriger Mann, vor 4 Jahren Lungensteckschuß links in
Höhe der 6. Rippe in der hinteren Axillarlinie, Aufnahme wegen eines seit 6 Tagen
bestehenden, kompletten Verschlusses, Allgemeinzustand sehr schlecht, Puls debil.

Lungen: l. h. u. Dämpfung, aufgehobenes Atemgeräusch.

Herz: Stark nach rechts verlagert, so daß seine rechte Grenze der rechten Mamillarlinie entspricht; hier laute Herztöne.

Abdomen: Allgemeiner Meteorismus, Spannung und Druckempfindlichkeit. Hochstand des Zwerchfells. Laute brummende Geräusche. Röntgenbefund s. S. 486. Operation
durch Mittelschnitt oberhalb des Nabels. Das Netz ist um 180° gedreht und nach oben
geschlagen, der vorliegende Dickdarm ist stark gebläht, die Flexura lienalis hoch nach
oben gezogen. Wegen der Blähung des Darmes ist es unmöglich, bis an die Zwerch-
felllücke vorzudringen. Wegen schlechten Allgemeinbefindens muß die Operation nach
Einstellung des Colon transversum zur Punktion abgebrochen werden.

Nach öfterer Punktion leichte Besserung. Exitus.

Sektionsdiagnose: Linksseitige eingeklemmte Zwerchfellhernie. Inhalt: Gangränöses Colon transversum und ein Teil des Magens.

Eine zweite eigene Beobachtung s. S. 285 u. f.

Darmwandbrüche können die gleichen schweren Strangulationserscheinungen zeigen, wie die bileptischen Abschnürungen ganzer Schlingen; sie können aber auch die subakuten des glatten Verschlusses infolge von Kompression, Abknickung und Torsion zeitigen; die Wirkung auf die Darmpassage kann sich schließlich auf eine reflektorische Hemmung der Darmtätigkeit, ohne stärkere sonstige Verschlußerscheinungen, beschränken. Das klinische Bild der Fälle kann infolgedessen sehr wechseln; die schweren Strangulationserscheinungen können abklingen und denen des glatten Verschlusses weichen; umgekehrt können die relativ harmlosen Erscheinungen des subakuten Verschlusses infolge nachträglicher Perforation und Peritonitis in die schwersten Formen übergehen.

Wie ernst das Krankheitsbild zu bewerten ist, beleuchten Thiemanns Angaben, daß in der Jenenser Klinik von 36 Darmwandbrucheinklemmungen 16 = 44 Proz. starben.

2. Kapitel.

Seitliche Darmabklemmungen, Darmabknickungen und Darmtorsionen.

I. Morphologie und Mechanismus.

Die Verschlüsse durch seitliche Darmabklemmung, Darmabknickung und Darmtorsion rufen wegen des Zurücktretens komplizierender Zirkulationsstörungen und Nervenschädigungen im Bereich der betroffenen Darmteile durchschnittlich weniger stürmische Reaktionen als die konzentrischen Umschnürungen des Darmes hervor. Es herrschen infolgedessen die Erscheinungen des glatten Verschlusses vor. Ihr Vorkommen an allen Darmteilen und die Verschiedenheit des Verschlußmechanismus bringt es mit sich, daß die klinischen Bilder äußerst wechselnd sind, daß plötzlich und allmählich einsetzende, vollständige und unvollständige, einmal und mehrmals sich wiederholende Wegstörungen und Verschlüsse vorkommen.

1. Vorkommen und Vorbedingungen.

a) Seitliche Darmabklemmung.

Die seitlichen Darmabklemmungen unterscheiden sich von den zirkulären Einklemmungen und Abschnürungen dadurch, daß es sich nicht um eine allseitige Umschnürung ganzer Darmschlingen samt Mesenterium, sondern nur um die lineäre, seitliche Kompression eines oder beider Darmschenkel handelt. Während die zirkulären Abschnürungen und Inkarzerationen fast immer frei bewegliche Darmteile und fast ausschließlich den Dünndarm betreffen, finden sich seitliche Darmabklemmungen ebensowohl im Bereich freier wie fixierter Darmteile, d. h. außer am Dünndarm auch im ganzen Verlauf des Dickdarmes und des Duodenum; am häufigsten aber auch wieder im Bereich der untersten Ileumschlingen.

Der Sitz der Abklemmung fixierter Darmteile richtet sich nach der Lage der einzelnen Abschnitte des Duodenum und des Dickdarmes. Die Abklemmungen des Dünndarmes finden sich ebenso wie die zirkulären Abschnürungen am häufigsten im Unterbauch und kleinen Becken. Für die Abklemmungen aller Darmteile ist Voraussetzung, daß der betreffende Darmteil leicht gegen eine feste Unterlage (Bauchwand, Beckenwand, Bauchfelltaschen), oder gegen andere intraperitoneale Organe (Darmkonvolute, gefüllte Darmschlingen, Blase, Uterus usw.) gepreßt werden kann und keine Gelegenheit zum Ausweichen hat.

Die Intensität einer solchen Abklemmung ist ganz verschieden je nach der Stärke und der Plötzlichkeit der Anspannung des Stranges, der Weite des überbrückten Raumes und dem Querschnitt des betroffenen Darmteiles.

b) Darmabknickung und Darmtorsion.

Schon beim Mechanismus der Abschnürungen und Inkarzerationen haben wir auf die Bedeutung einer gleichzeitigen Abknickung und Torsion des Darmes und die Häufigkeit derartiger Kombinationen hingewiesen. Ebenso werden wir später beim Volvulus Kombinationen von Abknickung und Drehung um die Mesenterialachse (vgl. Volvulus bei Adhäsionen) begegnen. An dieser Stelle beschäftigt uns die seitliche Darmabknickung und die Torsion des Darmrohres um die Längsachse. Der normale Darm ist Verschlüssen durch seitliche Abknickung und Torsion nicht ausgesetzt. Auch bei starker Füllung und Dehnung reichen seine physiologischen Hilfskräfte (Peristaltik, Tonus, resorptive Eigenschaften usw.) an allen Teilen aus, um einen Ausgleich herbeizuführen und eine Passageunterbrechung zu verhüten. Die freien Darmteile, insbesondere der Dünndarm, schützen sich auch bei gesteigerter Innenspannung und Füllung (Atonie, Aufstauung, Peritonitis) durch die radförmige Aufrichtung in der Mesenterialebene und zweckmäßige Verschiebung und Verteilung der Schlingen im Peritonealraum gegen Abknickungen und Verdrehungen.

Ebenso ist die Peristaltik im Bereich der fixierten Darmteile trotz ihrer beschränkten Exkursionsbreite für gewöhnlich vollständig imstande, die physiologischen Krümmungen (Duodenalwinkel, Flexura hepatica und lienalis, Übergang in die Flexur usw.) zu überwinden. Voraussetzung für das Zustandekommen von Abknickungs- und Torsionsverschlüssen ist deshalb, daß die normalen Beziehungen der Schlingen zu ihrer Umgebung und ihre normale Exkursionsbreite verändert und gestört ist. An den freien Darmteilen werden die notwendigen, pathologischen Vorbedingungen fast immer durch abnorme, pathologische Fixation des Darmes an anderen intraperitonealen Organen oder am Darm, bzw. an der Bauchwand, seltener an den belastenden Anhangsgebilden des Darmes (Enterocystom) bedingt. Beim Duodenum und Dickdarm (Duodenum einschließlich Pylorusteil, Flexura lienalis, hepatica, sigmoidea, Ileocoecalübergang) spielen die gleichen disponierenden und auslösenden Momente, außerdem aber noch Gestalt- und Lageanomalien des zuführenden Darmteils oder Magens, eine Rolle.

2. Abklemmung und Abknickung des beweglichen Dünndarmes.

a) Abklemmung. Der Verschluß wird durch die mannigfachen band- und strangförmigen Adhäsionsbildungen und durch die ihnen gleichwertigen, im vorigen Kapitel erwähnten Gebilde (Netzstränge, Appendix, Appendices epiploicae, gestielte Tumoren, Divertikel usw.) verursacht. Neben ihnen spielen bei den seitlichen Abklemmungen vor allem Mesenterialfalten (z. B. bei arterio-mesenterialem Verschluß), das straff gespannte Mesenterium des Dünndarmes selbst u. a. eine Rolle. Nicht selten sind schließlich Abklemmungen des Darmes unter fixierten Darmschlingen, sowie unter fest haftenden Gazestreifen, Gummidrains usw. Wir unterscheiden zwischen der Abklemmung ganzer Darmschlingen und Schlingenkonvolute und der Abklemmung einzelner Darmschenkel.

Da, wo ganze Dünndarmschlingen durch Stränge abgeklemmt werden, spannt sich der abklemmende Strang entweder völlig frei über den abzuklemmenden Darm hinweg oder er ist an einem oder an beiden Schenkeln des Darmes in größerer oder geringerer Ausdehnung adhärent. (Vgl. Abb. 90ff.)

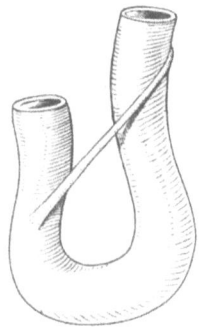 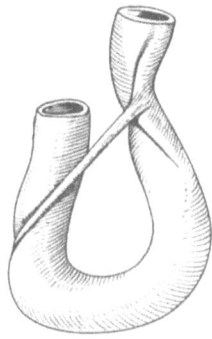 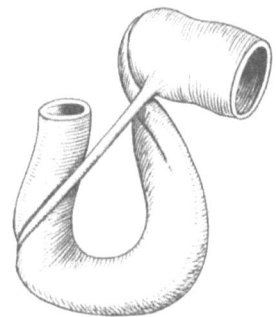

Abb. 90. Über eine Schlinge gespannter und am Darm ansetzender Strang.

Abb. 91. Bei leichter Anspannung des Stranges teilweise Verlegung der Darmlichtung.

Abb. 92. Bei stärkerer Anspannung des Stranges vollendete Darmabklemmung und Darmabknickung.

In beiden Fällen erfolgt die Abklemmung meist durch ein Anspannen des Stranges infolge Auseinanderrückens seiner Insertionspunkte. Nicht selten tragen im letzteren Falle Drehbewegungen um die Mesenterial- oder Längsachse bei plötzlicher oder allmählicher Dehnung oder Füllung der beteiligten Schlingen dazu bei, daß die Abklemmung eine scharfe und vollständige wird.

Bei längerem, lose ausgespanntem Strang kommt die seitliche Kompression erst dann zur Geltung, wenn noch weitere Schlingen unter den Strang treten und sich dadurch die nötige Unterlage für die Druckwirkung schaffen. Die Anspannung solcher Stränge erfolgt besonders leicht bei Lageverschiebungen der am Strange haftenden Organe gegeneinander, z. B. bei Füllung oder Entleerung des Magens, der Blase, des Uterus, des Darmes, weiter bei stärkerer Blähung von Darmteilen, kurz bei Inkrafttreten aller der S. 123 f. genauer erörterten Faktoren, die für die Verschiebung von Organen gegeneinander überhaupt von Bedeutung sind. Ein solcher Strang kann einen Darmschenkel oder eine Darmschlinge schon lange überlagert haben, ehe die mechanischen Vorbedingungen für seine Anspannung, z. B. durch Schrumpfungsprozesse, Drehung einer adhärenten Schlinge, Verziehung der beteiligten Organe usw., geschaffen sind. Handelt es sich um einen mehr oder weniger plötzlichen Vorgang, dann reden wir zweckmäßig von einer Abklemmung, bei allmählich zustande gekommenen Verschlüssen dieser Art richtiger von einer Strangkompression. (Abb. 94.) Die von

Wilms vorgeschlagene Bezeichnung Strangobturation möchte ich für diese
Verschlüsse nicht annehmen, vielmehr die Bezeichnung „Obturation", für die
vom Darminneren ausgehenden Wegstörungen vorbehalten.

Zwischen der einfachen lineären Abklemmung und der Einklemmung
ganzer Darmschlingen gibt es mannigfache Übergänge. Sobald ein Strang
die Darmschlinge so fest gegen eine Unterlage preßt, daß gleich-

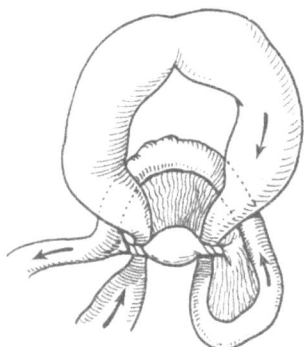

Abb. 93. Abklemmung einer Darmschlinge
durch ein am Mesenterium haftendes, tor-
quiertes Meckelsches Divertikel.

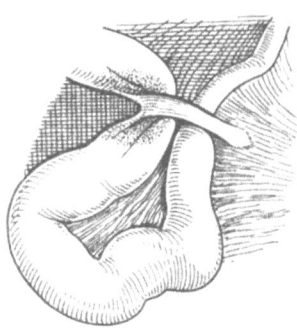

Abb. 94. Kompression durch ein adhären-
tes Meckelsches Divertikel.

zeitig Zirkulationsstörungen und Dehnungsvorgänge in der abgeklemmten Schlinge eintreten können, damit also konzentrisch,
bzw. zentrifugal wirkende Kräfte gleichzeitig zur Geltung kommen,
kann die seitliche Abklemmung in
eine Darminkarzeration übergehen.
Ebenso kann sich bei Fixation und Spannung des abklemmenden Stranges zwischen
Darmschenkel und Mesenterium aus der

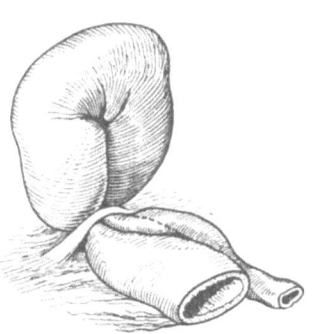

Abb. 95. Eine in Einklemmung über-
gehende Abklemmung durch einen vom
Mesenterium zum Mesenterium ziehenden Strang.

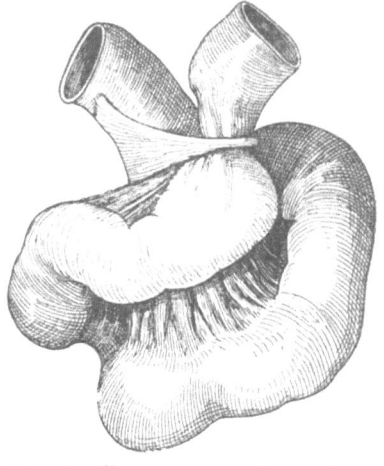

Abb. 96. Übergang von Abschnürung
und Abklemmung, bedingt durch ein
vom Mesenterium zu Mesenterium
ziehendes Band (nach Treves).

seitlichen Abklemmung einer Schlinge bei weiterem Vorrücken des Darmes
eine Selbststrangulation in der Seite 131f. besprochenen Weise entwickeln.
Hieraus ergeben sich also ohne weiteres alle Möglichkeiten zwischen glattem
Verschluß und den schwersten, destruierenden Verschlußformen.

Die Zuteilung des einzelnen Falles zu einer bestimmten Gruppe begegnet daher öfters Schwierigkeiten. Bei der S. 166f. erwähnten Abklemmung oder Abknickung einer, über ein Band infolge ihrer Schwere straff herabhängenden oder infolge ihrer Gasspannung unter einem Band nach oben gestiegenen Darmschlinge kann es, wie schon einige Fälle von Treves zeigen, zu einer direkten Kompression der Mesenterialgefäße und zu schwerer Zirkulationsstörung bis zur Gangrän kommen.

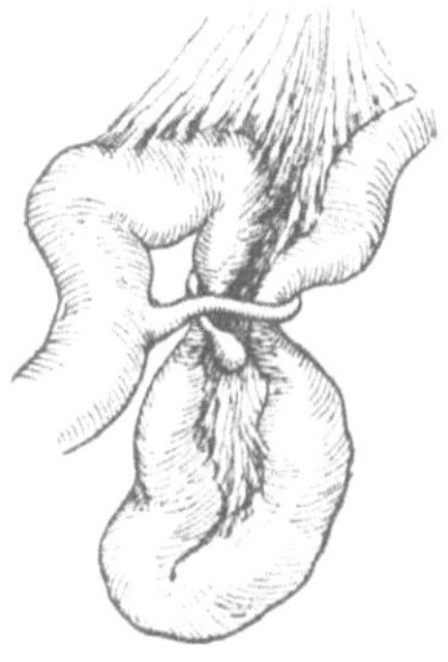

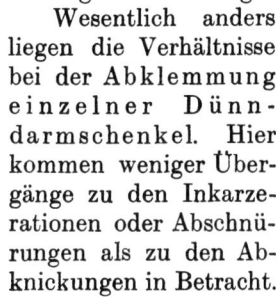

Wesentlich anders liegen die Verhältnisse bei der Abklemmung einzelner Dünndarmschenkel. Hier kommen weniger Übergänge zu den Inkarzerationen oder Abschnürungen als zu den Abknickungen in Betracht.

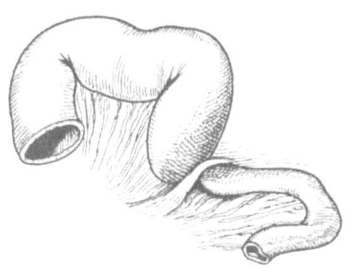

Abb. 97. Verschluß durch ein um eine Dünndarmschlinge geschlungenes Meckelsches Divertikel (nach Lejars).

Abb. 98. Abklemmung eines Darmschenkels.

Bei der seitlichen Abklemmung eines Schenkels freibeweglicher Schlingen muß der Fixationspunkt am Mesenterium oder am Darmschenkel selbst liegen. Der Wurmfortsatz kann den untersten Ileumschenkel überspannen und abklemmen, das am Mesenterium inserierende Meckelsche Divertikel kann das Ileum, unter gleichzeitiger Torsion, abklemmen. Auch bei den Abklemmungen einzelner Darmschenkel durch Stränge genügt manchmal nicht die einfache Anspannung des Stranges, sondern es ist eine gleichzeitige

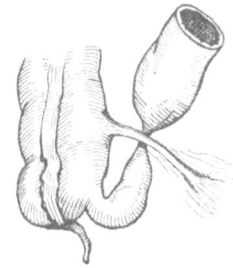

Rotation des Darmes, eventuell noch eine halbe Drehung des beteiligten Schenkels um die Längsachse notwendig. Dies ist bei frischen wie alten entzündlichen Adhäsionen dann besonders leicht möglich, wenn die adhärente Schlinge gleichzeitig abgeknickt und mehr oder minder stark verdreht ist, so daß bei der physiologischen Aufstellung der gefüllten Schlinge der Strang über den einen Schenkel fest angespannt werden kann. Die eben erwähnten Vorgänge können bei plötzlichem Auftreten zu ganz akuten Ver-

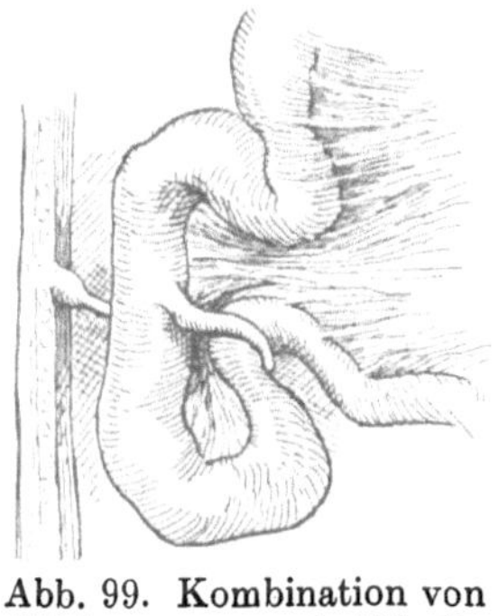

Abb. 99. Kombination von Abklemmung und Abknickung durch das an der Bauchwand fixierte Meckelsche Divertikel (nach Bérard u. Delore).

Abb. 100. Abklemmung durch eine am Mesenterium haftende Appendix epiploica (nach Wilms).

schlußerscheinungen führen. Sie führen aber nicht immer zu plötzlicher Anspannung des Stranges, also auch nicht zu akuter Abklemmung und Kompression, vielmehr erfolgt manchmal nur langsam oder ganz allmählich die Anspannung des Stranges durch narbige Schrumpfung von Adhäsionen.

Aus dem Mechanismus ergibt sich, daß solche Abklemmungen nicht immer zu einer vollständigen Verschließung zu führen brauchen, weiter, daß es bei Nachlassen der Zugwirkung (z. B. bei Wechsel der Füllung, bei Rückdrehung usw. der beteiligten Organe) zu einem Nachlassen und Aufhören der Abklemmung kommen kann; schließlich, daß bei Vorhandensein von ausgedehnten Adhäsionen im Bereich eines Schlingenkonvoluts starke Dehnung mehrfache, mehr oder minder vollständige, in ihrer Wirkung sich summierende Abklemmungen zur Folge haben kann (vgl. Abb. 114—116).

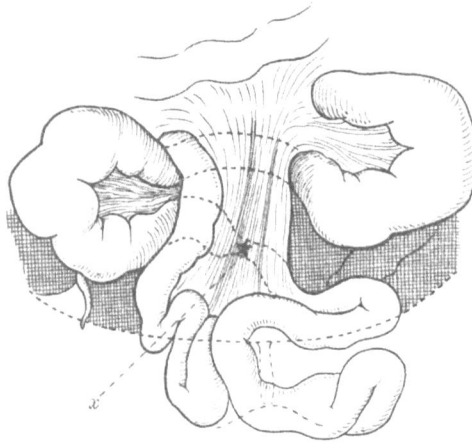

Abb. 101. Abklemmung des Dünndarmes über einem Lendenwirbel (x) durch das straffe Mesenterium des ins kleine Becken herabgefallenen Dünndarmes (nach Froriep).

Die Abklemmung einzelner Schenkel führt nur bei fester Anspannung des Stranges zu allmählicher lokaler Drucknekrose und lokaler Gangrän. Leicht kommt es zu Nekrose, Gangrän und Perforation an der Basis eines abklemmenden Divertikels. Selten ist die Auftreibung so groß, daß Dehnungs- und Druckgeschwüre mit anschließender Peritonitis oberhalb der Abklemmungsstelle eintreten.

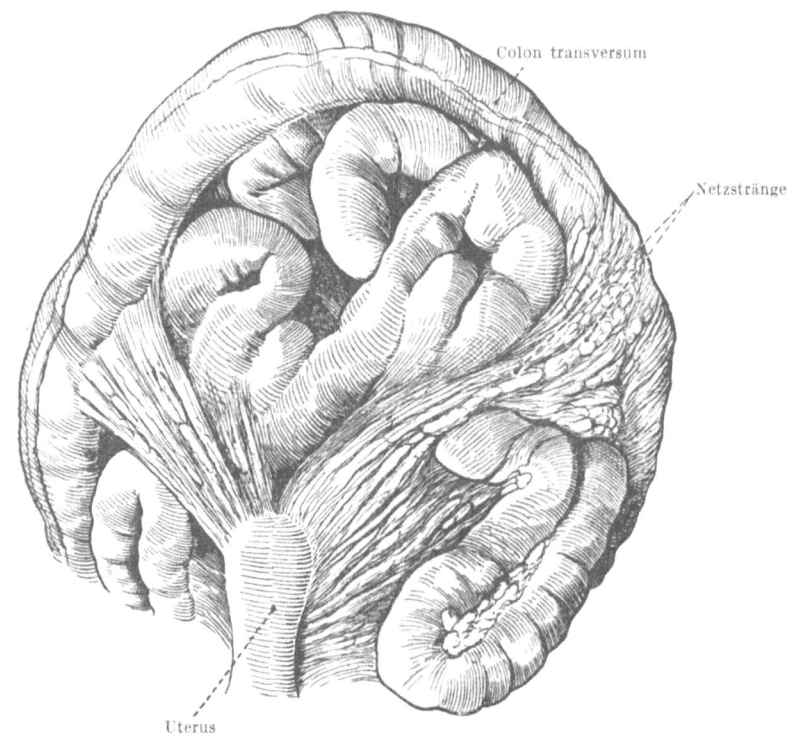

Abb. 102. Narbige Netzstränge zwischen Uterus und Colon transversum; zweite Strangbildung zwischen Uterus und Colon ascendens, weite Strecken des Dünndarms überspannend.

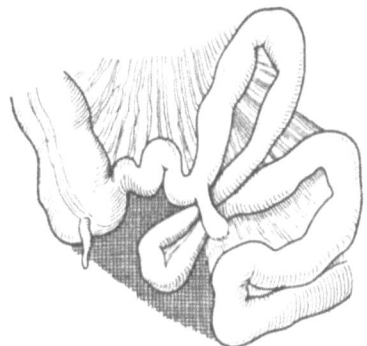

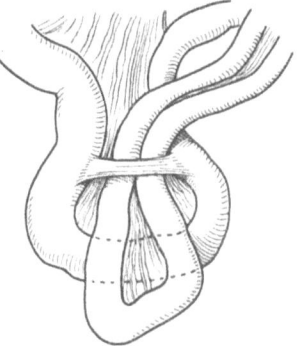

Abb. 103. Abklemmung unter einem Meckelschen Divertikel (nach Froriep).

Abb. 104. Abklemmung unter einem Strang.

b) Abknickung und Torsion.

Für die Abknickungen und Torsionen geben neben den isolierten Strängen und strangartig wirkenden Gebilden diffuse flächenhafte Adhäsionen besonders häufig die Unterlage ab. Ausnahmsweise können die abnorme Fixation und die

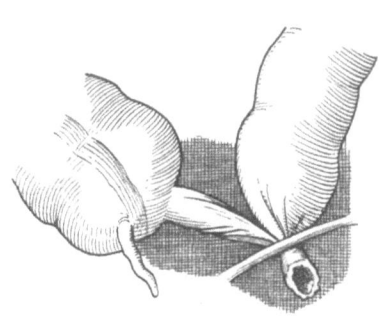

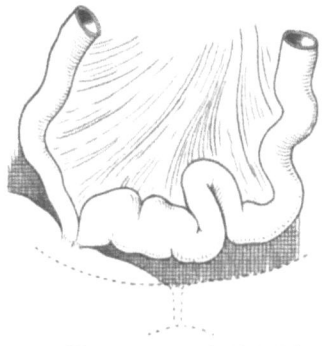

Abb. 105. Spitzwinklige Abknickung und Torsion der untersten Ileumschlinge im Bereich eines gangränösen Darmrandbruches. (Wringverschluß).

Abb. 106. Verlötung und Abknickung des Darmes am inneren Leistenringe (nach Froriep).

pathologische Lage der untersten Ileumschlingen, bandartige Bildungen (Lane) sowie narbige Schrumpfungen im Bereich der untersten Ileumschlinge Abknickungen am Übergang ins Coecum herbeiführen.

Leicht kommen Abknickungen da zustande, wo ganze Dünndarmkonvolute durch zahlreiche frische Verklebungen oder fibröse Adhäsionen untereinander, mit der angrenzenden Bauchwand oder mit anderen intraperitonealen Organen verlötet oder verbunden sind. Sehr günstig sind die Bedingungen, wenn eine derartige Verlötung die Schlingen in gedrehter Stellung oder Lage betroffen hat. Am häufigsten

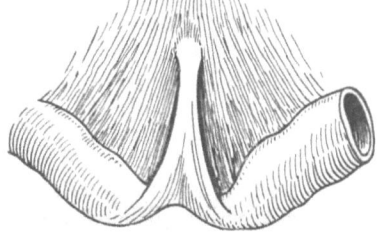

Abb. 107. Spitzwinklige Ausziehung und Torsion des Darmes durch Fixation des Meckelschen Divertikels am Mesenterium (nach von Hansemann).

sind aus den oben angeführten Gründen solche Abknickungen und Verdrehungen im Unterbauch und Becken; deshalb wird das untere Ileum in erster Linie betroffen. Als begünstigendes Moment kommt die Kürze des Mesenterium und die straffe Fixation der untersten Ileumschlinge hinzu. Doch finden sie sich auch häufig genug nach Traumen, Laparotomien, Entzündungen usw. im Bereich der übrigen Bauchabschnitte und damit auch im Bereich höherer Dünndarmteile. Nicht selten finden Abknickungen und Verdrehungen ihren Grund

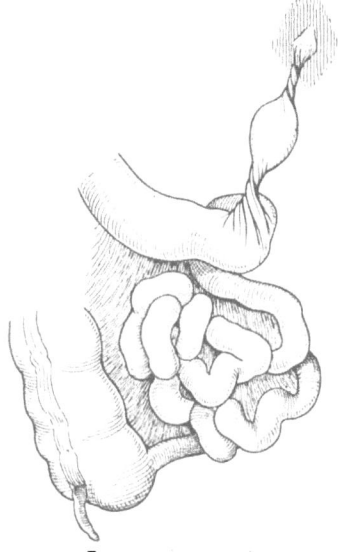

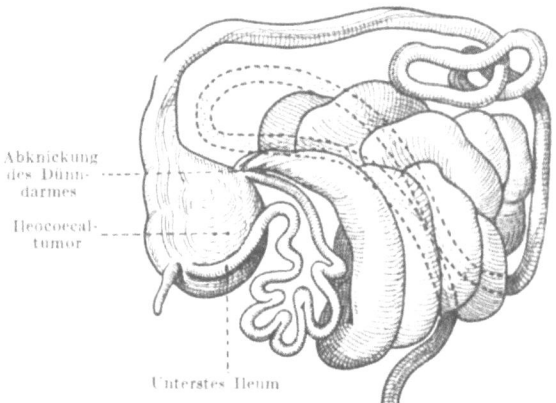

Abb. 108. Dünndarmabknickung u. Torsion durch ein fixiertes u. gedrehtes Meckelsches Divertikel.

Abb. 109. Abknickung des Dünndarmes durch Fixation an einem Ileocoecaltumor.

in der Fixation von Darmwandteilen oder von ganzen Darmschlingen in Bruchsäcken. Die Beispiele ließen sich noch weiter vermehren.

a) Am einfachsten liegen die Verhältnisse für das Zustandekommen einer solchen Abknickung da, wo Darmschlingen an andere Schlingen oder an sonstige intraperitoneale Gebilde direkt oder durch einen Strang fixiert sind. Hier kann durch die plötzliche oder allmähliche Anspannung des am Darm fixierten Stranges eine einfache seitliche, spitzwinklige Abknickung durch Anziehen, bzw. Ausziehen der Schenkel hervorgerufen werden (vgl. Abb. 111). Solche Abknickungen können bei Dislokation eines adhärenten Cy-

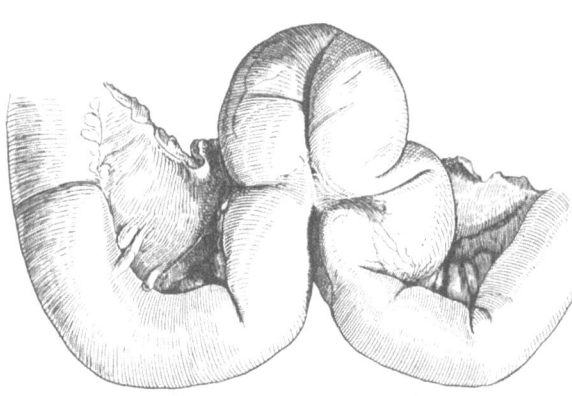

Abb. 110. Flächenhafte Verwachsung zweier Darmschlingen und dadurch bedingte Abknickung.

stoms oder Myoms, bei plötzlicher Füllung und Spannungsänderung anderer adhärenter Darmschlingen, durch das Einsinken einer Absceßwand, nach der Entleerung des graviden Uterus bei Adhärenz einer Schlinge an ihm, bei Entleerung des Dickdarmes, der Gallenblase, des Magens, der Blase, bei Lagewechsel adhärenter, größerer oder kleinerer Tumoren (Ovarialcystom usw.) und vieles andere zustande kommen.

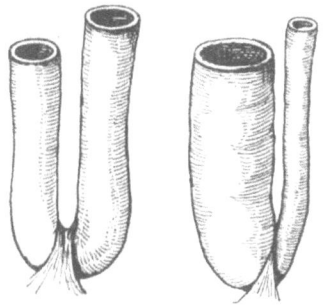 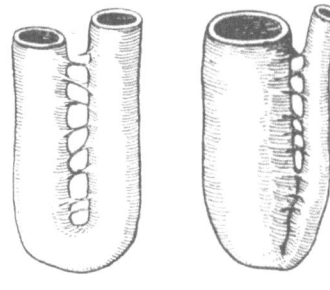

Abb. 111. Ventilverschluß durch Fixation und Knickung am Schlingenscheitel (nach Wilms).

Abb. 112. Ventilverschluß bei flächenhafter Adhäsion der beiden Schenkel einer Darmschlinge (nach Wilms).

b) Zweitens kann eine Abknickung dadurch herbeigeführt werden, daß infolge Mehrbelastung oder Dehnung der an den Fixationspunkt angrenzenden zuführenden Darmteile ein Zug in umgekehrter Richtung ausgeübt wird (vgl. Abb. 115).

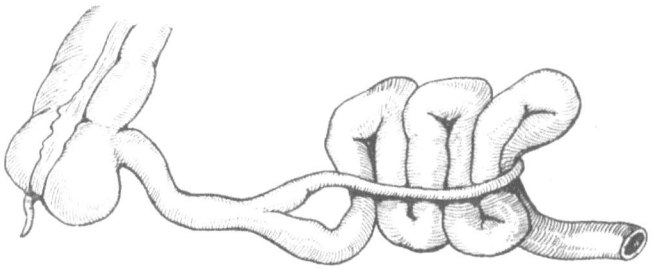

Abb. 113. Harmonikaverschluß (nach Leichtenstern).

c) Ein weiterer Typus von einfacher seitlicher Abknickung wird durch die feste, flächenhafte Verlötung zweier Darmschenkel aneinander gebildet (vgl. Abb. 112). Spannt sich eine solche Adhäsion noch über die Spitze der Schlinge aus und inseriert sie gleichzeitig noch außerhalb der Schlinge, so genügen geringe Spannungs- und Belastungsunterschiede, um an der Spitze einen kompletten Verschluß zu erzielen.

d) Ebenso wie die beiden Schenkel einer Schlinge allein, kann eine Reihe von Schlingen in dieser Weise aneinander fixiert sein und damit geradezu der Typus eines Harmonikaverschlusses erzeugt werden (vgl. Abb. 113, 114).

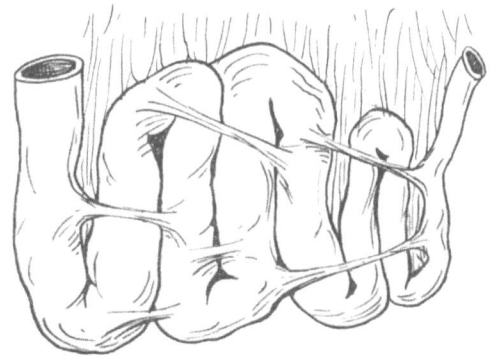

Abb 114. Harmonikaverschluß (nach Wilms).

11*

Sehr oft handelt es sich bei den erwähnten Typen nicht um bloße mechanische Abknickung oder Drehung, sondern um Ventilverschlüsse. Sind z. B. zwei Darmschenkel durch Adhäsionen fest aneinander fixiert und der eine oder beide gewissermaßen von ihnen umklammert, so genügt unter

normalen Füllungs- und Spannungsverhältnissen der an der Abknickungs- oder Drehungsstelle übrigbleibende Querschnitt zur normalen Fortbewegung des Inhalts. Tritt aber eine starke

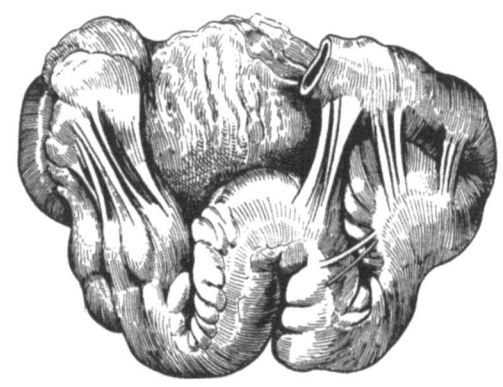

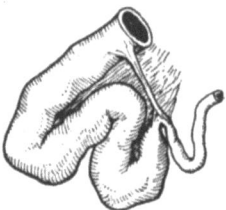

Abb. 115. Ventilverschluß durch Abknickung bei Blähung des zu[führenden Darmes (nach Wilms).

Abb. 116. Vielfache Abknickungen durch strangförmige Verwachsungen.

Spannung und Füllung des zuführenden Darmteiles oberhalb der Knickungsstelle ein, so wird der abführende Schenkel noch fester an den gespannten, zuführenden Darmteil herangezogen und damit gleichzeitig die Knickung

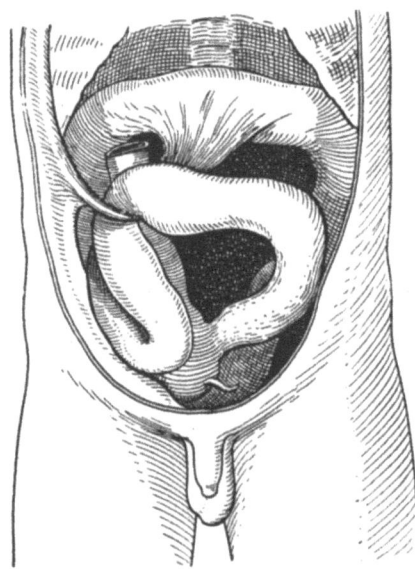

verschärft. Außerdem wird der gespannte Darmteil direkt von ihm zugedrückt. Dabei wird nicht selten der mesenteriale Teil der Wandung beider Darmschenkel samt Mesenterium wie ein Wulst, bzw. ein Keil gegen die Abknickungsstelle zu in das Lumen vorgetrieben.

Der gleiche kombinierte Verschlußmodus findet sich bei der oben erwähnten, spitzwinkligen Ausziehung des Darmes, weiter da, wo Anspannung eines an zwei entfernteren Darmschenkeln ansetzenden Stranges plötzlich bei stärkerer Füllung der zwischenliegenden Darmteile eintritt, schließlich bei der ausgedehnten flächenhaften Verlötung mehrerer Schlingen und Schenkel. (vgl. Abb. 110 u. 116).

In andern Fällen ist die Inhaltsaufstauung dadurch bedingt, daß der zuführende Darmteil nicht imstande ist,

Abb. 117. Abknickung über einem vom Netz gebildeten, zur vorderen Bauchwand verlaufenden Strang (nach König).

seinen Inhalt durch eine längere, in größerer Ausdehnung an der Bauchwand fixierte, eventuell gleichzeitig noch atrophische oder sonstwie durch vorangegangene entzündliche Prozesse geschädigte Schlinge hindurchzutreiben. Die peristaltische Welle wird in solchen Fällen nicht selten vor dem Beginn oder im Verlauf dieser Darmstrecke vollständig unterbrochen; es kommt zur Aufstauung, sekundären Abknickung und vollständigen Unterbrechung der Passage. Das gleiche kommt bei Fixation und Verlötung entzündlich oder mechanisch geschädigter Schlingen im Bereich von Tampons, Exsudaten usw.

vor. Hier kommt die entzündliche Atonie und das Fehlen von Reservekräften als erschwerendes Moment hinzu. Wir begegnen allen Übergängen von der scharfen Abbiegung und -knickung oder Winkelstellung einer Schlinge bis zu den, im einzelnen ganz unwesentlichen, nur durch Summation oder Hinzutreten funktioneller Momente bedenklich werdenden Passagestörungen.

Eine seltene Art des Ventilverschlusses erwähnt bereits Treves, nämlich die Abknickung und Kompression des abführenden Schenkels durch die plötzliche, starke Füllung eines langen, offen mit dem Darm kommunizierenden Divertikels, das bei mäßiger Füllung die Passage freiläßt. Unter solchen Bedingungen können auch intermittierende Verschlüsse und Kombinationen mit Kompression vorkommen.

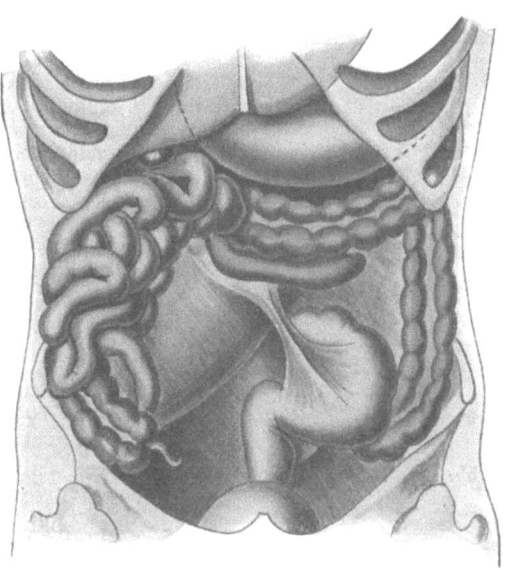

Abb. 118. Verlauf des Lig. mesentericomesocolicum (nach A. Neumann).

Die erwähnten Abknickungs- und Ventilverschlüsse erfolgen in der Mehrzahl der Fälle nicht durch einfache seitliche Abknickung, also nicht durch Zugwirkung in einer Ebene, sondern meist sind sie je nach der Angriffsfläche und Zugrichtung der Adhäsionen mit geringerer oder stärkerer Torsion, d. h. Verdrehungen des Darmes um die Längsachse, verbunden.

Komplizierte Kombinationen von Abknickungen und Torsionen mit seitlichen Abklemmungen des Darmes treten da auf, wo ganze Darmkonvolute (bis zur Hälfte des Dünndarmes

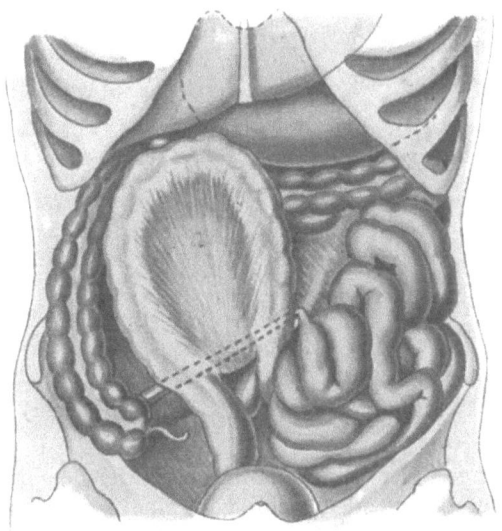

Abb. 119. Abknickung des Dünndarmes über dem Lig. mesenterico-mesocolicum.
Dünndarm hinter der aufgerichteten Sigmaschlinge nach links durchgetreten, unterstes Ileum scharf angezogen und am erwähnten Lig. abgeknickt (nach A. Neumann).

und mehr) miteinander verbunden oder von Adhäsionen umhüllt sind und sich dann blähen oder füllen. Solche Darmmassen können übrigens, wie ich selbst in einem Fall beobachtete, ganz frei im Peritonealraum, gleichsam als geschlossene Tumormasse, liegen, ohne durch Adhäsionen ihrerseits mit der Bauchwand verbunden zu sein.

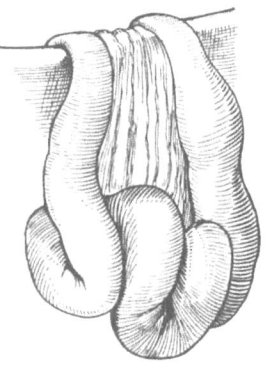

Eigene Beobachtung: 24jähriges Mädchen, Aufnahme wegen eintägiger Verschlußerscheinungen. Leichter Meteorismus und diffuse Druckschmerzhaftigkeit des Abdomens. Über dem rechten Scheidengewölbe eine hühnereigroße, teigige Geschwulst fühlbar. Puls 64, regelmäßig, im Urin Indikan. Operation: Medianschnitt von oberhalb des Nabels bis zur Symphyse. Kindskopfgroßes Konvolut von untereinander verwachsenen, geblähten und leeren Dünndarmschlingen im rechten Teil des kleinen Beckens festgesaugt. Vorholen desselben. Wegen Unmöglichkeit der Lösung der verwachsenen Schlingen Anastomose zwischen geblähtem zuführenden Dünndarm und Colon transversum. Heilung.

Abb. 120. Plaidverschluß.

Es können, wenn das Colon und die Flexur mit beteiligt sind, Verschlingungen und Knäuelbildungen von der mannigfachsten Form und Ausdehnung sich bilden. Wilms hat vorgeschlagen, reine Formen von Verschlüssen durch Darmtorsion als Wringverschlüsse zu bezeichnen. Er weist darauf hin, daß es sich auch hier häufig um Ventilverschlüsse handelt (s. Abb. 105). Da bei allen, zur Abknickung und Torsion des Darmes führenden Fixationen Drehungen um die Mesenterialachse gleichzeitig eintreten und an Bedeutung die anderen Momente sogar wesentlich übertreffen können, so ist der Übergang zum Dünndarmvolvulus ein fließender, in vielen Fällen eine scharfe Grenze daher nicht zu ziehen.

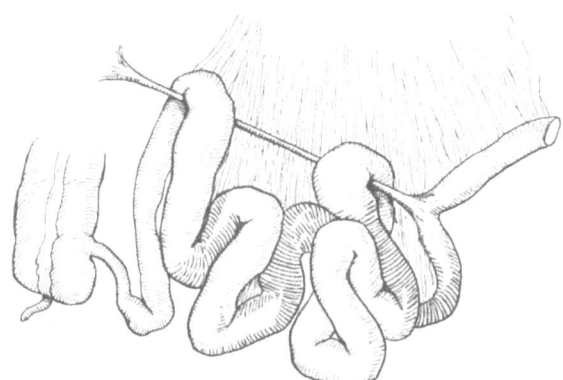

Abb. 121. Plaidverschluß (nach Wilms).

Als besonderer Typus der seitlichen Abknickungen verdienen noch die Abknickungen über, bzw. unter einem Strang Erwähnung. Sie sind in reiner Form verhältnismäßig selten, häufig dagegen ein wichtiges, unterstützendes Moment zur Vervollständigung von mechanischen Verschlüssen anderer Art, speziell auch, wie wir sahen, von Inkarzerationen (s. S. 126 f.) im Bereich weiter äußerer oder innerer Bruchringe. Der Darm kann bei hinreichender Schwere der über einen Strang herabhängenden Schlingen eine so starke seitliche Kompression und Abplattung erleiden, daß die Passage vollständig unterbrochen wird. Umgekehrt kann bei starker Blähung eine Darmpartie so stark nach oben aufsteigen, daß sie gegen ein darüber hinziehendes Band gepreßt wird. Treves und Wilms haben Fälle von Abknickung über ein Band als „Plaidverschlüsse" bezeichnet, weil, wie ein Plaid über den Arm, der Darm über den Strang herunterhängt (vgl. Abb. 115 ff.). Wenn eine sehr starke Zug- und Druckwirkung ausgeübt wird, führen solche Vorgänge mitunter zu erheblichen Störungen der Zirkulation in den Mesenterialgefäßen der abgeknickten Schlingen und können damit ihrerseits trotz der einseitigen

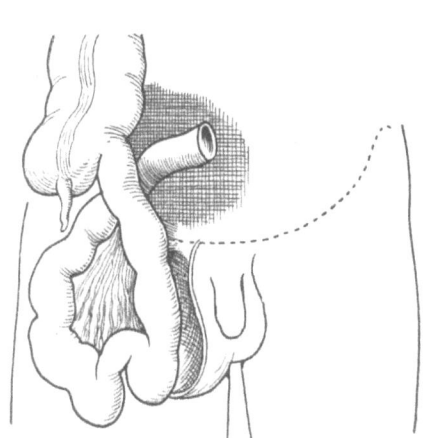

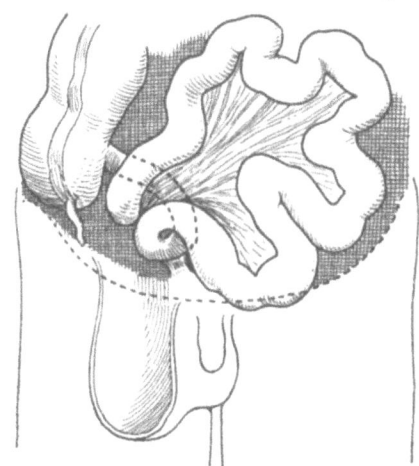

Abb. 122. Strangförmige Verwachsung des Darmes am inneren Leistenringe (nach Froriep).

Abb. 123. Nach Reposition des Bruchdarmes von Abb. 122 Abknickung und Abklemmung der untersten Ileumschlinge (nach Froriep).

Druckwirkung die gleiche Gewebsschädigung in den betreffenden Schlingen nach sich ziehen wie Inkarzerationen.

Alle die erwähnten Abknickungen und Torsionen, mit und ohne Ventilverschluß, kommen besonders leicht bei entzündlicher, mechanisch oder reflektorisch ausgelöster Darmparese und Atonie, also im Verlauf oder nach Abklingen von Peritonitiden, nach Laparo-

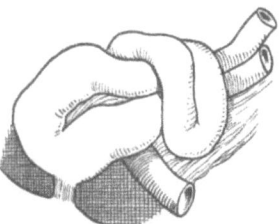

Abb. 124. Abknickung des Dünndarmes durch Fixation des Schlingenscheitels am Leistenringe und Plaidverschluß einer zweiten Schlinge über der fixierten (nach Froriep).

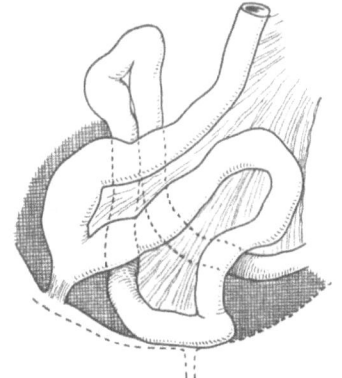

Abb. 125. Bild Nr. 124 nach Lösung des Plaidverschlusses (nach Froriep).

tomien und Traumen, sowie nach der Taxis länger eingeklemmter und stark geschädigter Bruchschlingen vor. Je größer die Störung des Tonus, der Motilität und der Gasbilanz bei diesen Zuständen ist, um so leichter werden abnorme Fixationen des Darmes verhängnisvoll. Anderseits kommen bei Vorhandensein isolierter wie diffuser Adhäsionen nicht selten akute peritoneale Reizzustände vor, welche ihrerseits abnorme Blähung und Dehnung des Darmes nach sich ziehen. Weiter kann plötzliche Füllung von Darmschlingen (Diätfehler, Abführmittel) die Verlegung eines bis dahin durchgängigen Darmes herbeiführen.

Solche Abknickungs- und Ventilverschlüsse können sich spontan lösen, sobald die Zugwirkung nachläßt. Das gleiche gilt von subakuten partiellen Verlegungen, wie von rezidivierenden vorübergehenden Verschlüssen. Es ist überraschend, daß in einem Falle Adhäsionsbildungen keinerlei Passagestörungen hervorrufen, während im anderen Falle anscheinend ganz gleichartige pathologische Veränderungen in kürzester Frist eine vollständige Passageunterbrechung bedingen. Die Selbstheilung von Strangabknickungen durch Zerreißen des Stranges dürfte zu den großen Seltenheiten gehören.

Auch bei den eben besprochenen Verschlußformen ist die Darmwand weniger gefährdet. Ebenso wie bei den Abklemmungen muß schon ein längerer Zug oder Druck ausgeübt werden, um lokale Gangrän und Perforation des Darmes mit konsekutiver Peritonitis hervorzurufen. Meist erfolgt bei nicht operierten Fällen der Tod, ehe diese Komplikation eingetreten ist. Dehnungsgeschwüre sind im Dünndarm selten, häufiger bei Dickdarmabknickungen. Stets zeigt sich bei etwas längerem Bestehen der Abknickung erhebliches Ödem und Hyperämie der zuführenden Darmteile und ein mehr oder weniger großes, seröses Transsudat in Abdomen. Gangrän und Perforation der Darmwand im Bereich der Fixationsstelle kommen dagegen öfter vor.

3. Abklemmung und Abknickung des Duodenum.

Für die Duodenalabklemmungen und -abknickungen — mit und ohne Torsion — kommen zunächst als ursächliches Moment entzündliche Adhäsionsbildungen infolge lokaler peritonitischer Vorgänge und narbiger Schrumpfungsprozesse bei Ulcus ventriculi oder duodeni und bei Gallenblasenaffektionen in Betracht. Ihnen mehr oder minder gleichwertig sind die seltenen, akuten Kompressionen und Abklemmungen des Duodenum durch feste Tamponade bei Operationen am Gallensystem, weiter die akute oder chronische Abklemmung und Anspannung von Duodenalschenkeln über intra- oder retro-peritoneal entstandenen Tumoren (Magen-Gallenblasenkarzinome, Dermoide, Pankreastumoren). Am häufigsten ist die Pars horizontalis inferior und die Regio pylorica, weniger oft sind die übrigen Duodenalabschnitte betroffen. Nur in der Minderzahl der Fälle genügt im Bereiche des Duodenum zur Erschwerung oder völligen Unterbrechung der Passage der alleinige Zug einer Adhäsion, nämlich da, wo infolge starker narbiger Schrumpfung oder Verlötung im Bereiche einer abnorm fixierten Duodenalpartie eine hochgradige, spitzwinklige Ausziehung oder Torsion des betroffenen Teiles möglich ist. Meist muß dazu, wie bei der Abknickung des freien Dünndarmes, gleichzeitig ein erheblicher Gegenzug am Fixationspunkt in Kraft treten. Dieser Zug wird dann durch den chronisch oder akut erkrankten, geblähten oder überfüllten Magen ausgeübt. Das ist der Fall bei chronischer Pylorusstenose mit hypertrophischer Magendilatation, bei chronischer, atonischer Dilatation, schließlich bei akuter Magenatonie und Magendilatation. Zu vollständigem Verschluß führt die Abknickung bei plötzlicher, akuter Blähung oder Überfüllung eines kranken oder geschwächten Magens. Weit seltener wirkt in diesem Sinne ein Zug der Leber, der Gallenblase, des Colon oder des Dünndarmes (vgl. Abb. 127 u. 128).

Außer den eben erwähnten Formen, deren Mechanismus ziemlich einfach zu deuten ist, ist noch eine Reihe von Abknickungen und Abklemmungen am unteren Ende des Duodenum, vor allem an der Duodenojejunalgrenze und im obersten Jejunum infolge strangartiger Abklemmung durch die Mesenterialwurzel beobachtet worden.

Am meisten umstritten ist die Abklemmung des Duodenum durch die in die Gekröswurzel eintretenden Vasa mesaraica superiora, der sog. arterio-mesenteriale Darmverschluß. Eine Reihe von Autoren hat bei Autopsien und Operationen eine Kompression, bzw. seitliche Abklemmung des Duodenum infolge einer Zugwirkung des mit den Vasa mesaraica nach unten ziehenden, straff gespannten Mesenterium des Dünndarmes beobachtet (so schon Rokitansky, Kundrat, Albrecht, in neuerer Zeit v. Haberer, de Quervain, Melchior, Wortmann und andere). Die Deutung der Fälle war deshalb so schwierig, weil stets mit der Abklemmung eine hochgradige Magendilatation verbunden war. Infolgedessen blieb die Frage unentschieden, ob es sich bei derartigen Befunden um eine primäre oder sekundäre Duodenalkompression handelte, oder anders ausgedrückt, ob nicht die stets gleichzeitig konstatierte akute Magendilatation das primäre, die Anspannung des Mesenterium und die Duodenalkompression zwischen den Vasa mesaraica sup. und der Aorta, bzw. der hinteren Bauchwand und der Wirbelsäule nur die Folge der Verdrängung des Dünndarmes durch den dilatierten und gesenkten Magen nach unten sei. Je nach dem Standpunkt der Autoren wurde der Abklemmung eine geringe oder weitgehende pathologische und klinische Bedeutung beigelegt.

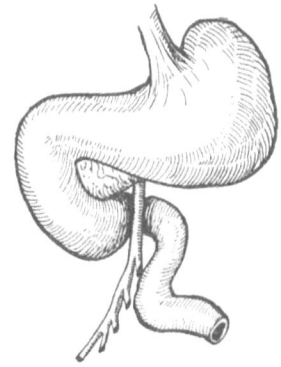

Abb. 126. Arterio-mesenterialer Verschluß durch die über das Duodenum ziehenden mesaraischen Gefäße (nach v. Haberer).

Auf Grund der neueren Beobachtungen halte ich meine frühere prinzipielle Ablehnung des primären arterio-mesenterialen Verschlusses nicht mehr aufrecht; ich erkenne an, daß sowohl die primäre wie die sekundäre Abklemmung des Duodenum durch die Vasa mesaraica pathologische und klinische Bedeutung gewinnen kann. Wir haben zu unterscheiden zwischen

1. der primären arterio-mesenterialen Duodenalabklemmung (mit und ohne sekundäre Magendilatation) und

2. der sekundären arterio-mesenterialen Duodenalabklemmung infolge der Zug- und Druckwirkung des primär dilatierten Magens.

Den ersten Typus halte ich allerdings im Vergleich zum zweiten für recht selten; aber in Fällen, wie in denen von Rokitansky, Delagénière, de Quervain, Kundrat u. a.) kann der Duodenalabklemmung tatsächlich eine primäre Bedeutung zukommen. Es sind das solche Fälle, in denen (z. B. bei kyphoskoliotischen, mageren Individuen) das leere Duodenum entweder tief unten im kleinen Becken eingekeilt oder in weit ausgezogenen Bruchsäcken fixiert ist, zumal wenn die dadurch bedingte Spannung der Mesenterialwurzel und der Vasa mesaraica noch durch den Druck anderer intraperitonealer Gebilde (Colon transversum, Netz, gefüllte Blase usw.) verstärkt wird. Die Duodenalabklemmung führt nur bei unvollkommener chronischer Erschwerung der Passage — wie im Falle v. Haberers — zu einer chronischen hypertrophischen Magendilatation (vgl. Abb. 126), in den Fällen von akuter Abklemmung mit vollständiger Verschließung aber infolge der erheblichen Intensität des Zerrungs- und Okklusionsreizes zu einer reflektorischen Störung der Magen-Duodenalmotilität und des Tonus und damit zugleich zu einer hochgradigen Steigerung der Sekretion der Verdauungssäfte. Wenn man bedenkt, daß die Aufstauung des Magendarminhalts und dessen abnorme Gärung ihrerseits wiederum einen sekretorischen Reiz schwerster Art bilden, so ist es nicht auffallend, daß in den bisher zur Autopsie und Operation gelangten Fällen stets gleichzeitig hohe Grade von Dilatation des Magens gefunden wurden. Es schließt das keineswegs aus, daß leichtere Grade von Anspannung der Vasa mesaraica über das Duodenum auch ohne eine gleichzeitige Dilatation des Magens vorkommen können; diese dürften sich aber der klinischen Beobachtung für gewöhnlich entziehen, weil bei normaler motorischer Kraft des Magens und des Duodenum eine mäßige und unvollständige Abklemmung des Duodenum ohne weiteres überwunden, bei Füllung und Aufsteigen des vorher leeren Dünndarmes aber der ganze Verschlußmechanismus von selbst hinfällig wird.

Leichter verständlich ist der Mechanismus der Abklemmungen in den Fällen von Bircher, Spisharny u. a., wo sich direkte Veränderungen der Mesenterialwurzel, Verengerung des zur Gastroenteroanastomose verlegten Mesocolonschlitzes, ein scharfer Mesenterialrand, fibröse und entzündliche Veränderungen usw. fanden. Daß in solchen Fällen auch ohne stärkere Zugwirkung Passagestörungen eintreten können, ist nicht zu bestreiten. Kein Zweifel an dem selbständigen Charakter einer Abklemmung besteht dann, wenn, wie in einem Falle Axhausens und in einem eigenen Falle, direkte Strangabschnürungen, bzw. schiefwinklige Abknickung eines Anastomosenschenkels vorliegen. In den meisten Fällen der Literatur, in denen nur auf Grund des klinischen Bildes und des Verschwindens des pathologischen Zustandes nach Lagewechsel, ohne Sicherung des Befundes durch Operation oder Sektion, die Diagnose auf Verlegung an der Duodenojejunalgrenze gestellt worden ist, muß zwar die Möglichkeit des Duodenalverschlusses zugegeben werden; die Frage, ob es sich um eine primäre oder sekundäre Verlegung gehandelt hat, muß aber ebenso offen bleiben wie die Frage nach der speziellen Ursache, dem Mechanismus und dem Ort der Abklemmung. Manchmal scheint schon eine sehr geringe Zugwirkung zu genügen, um schwere Erscheinungen hervorzurufen (Bircher, Delagénière und andere).

Häufiger wie die erwähnten primären Abklemmungen sind aber sicherlich im Bereich der Duodenojejunalgrenze die sekundären durch die Anspannung des normalen oder abnorm schmalen Mesenterium. Der Vorgang ist dann der, daß bei wachsender Dilatation der aus irgend einem Grunde insuffiziente Magen den Bauchraum mehr und mehr ausfüllt, sich dabei nach dem Unterbauch zu senkt und dabei den leeren oder, bei fehlender Zufuhr, sich bald entleerenden Dünndarm in das Becken drängt und hier festhält. Eine solche sekundäre Abklemmung kann dann ebenso wie die primäre die Absonderung und Aufstauung der Verdauungssäfte steigern und auch noch nach Beseitigung der primären Überfüllung oder Überdehnung des Magens die Passageunterbrechung und Aufstauung allein unterhalten. Durch das Ineinandergreifen der bei der Entwicklung der Magendilatation maßgebenden funktionellen und der durch die Abklemmung bedingten reflektorischen und mechanischen Wirkungen kann sich naturgemäß ein im einzelnen unentwirrbarer Kreis von Fehlern ergeben.

An der Leiche gelang es mir auch bei stärkster Zugwirkung an dem im kleinen Becken gelegenen leeren Darm fast nie, eine einigermaßen erhebliche Kompression des Duodenum durch die Gekröswurzel zu erzielen. Meist blieb die Passage im Jejunum auch bei starker Aufblähung des Magens frei. Bei solchen Aufblähungsversuchen konnte ich mich aber deutlich davon überzeugen, daß die maximale Aufblähung und Dilatation des Magens imstande ist, noch an anderen Stellen des Duodenum Abknickungen und Kompressionen hervorzurufen; derartige sekundäre Abknickungen sind tatsächlich in einer Reihe von Fällen (Meyer, Riedel, Schulz, Kausch) an verschiedenen Stellen des Duodenum — meist an der Stelle der kürzesten Fixation — beobachtet worden. In anderen Fällen bewirken der geblähte und überfüllte Magen und der gleichzeitig dilatierte oberste Duodenalteil infolge ihrer Schwere und Spannung eine direkte Kompression an der Stelle, wo der geblähte Duodenalteil infolge des Zuges des herabtretenden Magens die Pars horizontalis inferior duodeni kreuzt. Aber auch derartige Abklemmungen, Abknickungen und Kompressionen treten gegenüber der primären akuten Dilatatio ventriculi meist an Bedeutung zurück und bilden häufig nur einen klinisch gleichgültigen Obduktionsbefund. Alle die erwähnten Abklemmungen und Abknickungen kommen am ehesten bei mageren und abgemagerten Individuen zustande, während bei fettreicherem Abdomen weder die Anspannung der Gekröswurzel selbst genügend stark, noch ihre Druckwirkung wegen ihres größeren Durchmessers scharf genug werden kann. Nach wie vor glaube ich, daß die Autoren weit über das Ziel hinausgehen, die wie Albrecht und andere annehmen, daß im Verlauf aller schweren Fälle von Magenektasie arteriomesenteriale Abklemmung mit im Spiele sei. Im Vergleich zu der großen Häufigkeit der akuten Mageninsuffizienz und -dilatation treten primärer und sekundärer arteriomesenterialer Verschluß und die übrigen, zuletzt erwähnten Verlegungen des Duodenum pathologisch und klinisch sehr viel seltener in Erscheinung. Daß Abknickungen an irgend einer Stelle des Duodenum durchaus keine notwendige Folge oder Begleiterscheinung der akuten Magendilatation sind, geht schon daraus hervor, daß in manchen Fällen höchster Magenauftreibung der gesamte Dünndarm zwar bei der Autopsie im kleinen Becken lag, trotzdem aber keinerlei Abknickung oder Abklemmung am Duodenum zu erkennen war.

Ernährungsstörungen der Duodenalwand an der Abklemmungsstelle sind äußerst selten. Nur einmal hat Bäumler an der Kreuzungsstelle mit der Gekröswurzel die Andeutung eines Schnürringes gefunden. Niemals ist ferner ein Stauungstranssudat konstatiert worden, wie wir es schon nach leichter Anspannung des Mesenterium bei eingeklemmter Hernie und Volvulus ganz regelmäßig finden; niemals ist außerdem ein sekundäres Ödem oder gar eine Hyperämie im Bereich des herabgedrängten Dünndarmes gefunden worden, sondern stets nur leerer kollabierter Darm. Das alles mahnt, in jedem Fall sehr vorsichtig mit der Bewertung der Duodenalkompression oder Abknickung zu sein.

Hier müssen noch die nicht selten im Gefolge der vorderen, seltener der hinteren Gastrojejunostomie an der Anastomosenstelle auftretenden Abknickungen und Torsionen des obersten Jejunum erwähnt werden.

Auch bei korrekter Anlegung der Anastomose kann bei hinreichend starker postoperativer Magen-Darmatonie eine Aufstauung der Getränke

und Speisen wie der Verdauungssäfte im Magen und obersten Darmteil
erfolgen. Während die abführenden Schlingen sich des Inhaltes noch entleeren können, üben die im zuführenden Darmteil aufgestauten, bald in
faulige Zersetzung übergehenden und durch weitere Verdauungssäfte vermehrten Massen eine so starke Zugwirkung an der Anastomosenstelle aus,
daß der angeheftete Darm sich spitzwinklig — oft unter gleichzeitiger
Spornbildung zwischen den beiden Darmschenkeln — auszieht. Gleichzeitig
aber übt der dilatierte Schenkel auf den nunmehr leeren, abführenden
Schenkel eine so starke Druckwirkung aus, daß die Kommunikation sowohl
des Magens wie des zuführenden Schenkels mit ihm vollständig oder fast
vollständig unterbrochen wird.

Wo es nicht gelingt, in frühen Stadien durch Aushebung usw. die
Atonie zu bekämpfen und normalen Tonus und normale Muskelleistung des
Magendarmkanals wieder herzustellen, wird die Aufstauung immer größer,
die Überwindung des Passagehindernisses infolge der Einschaltung direkter
mechanischer Widerstände vollständig unmöglich. Noch ungünstiger liegen
die Verhältnisse da, wo, von vornherein oder nachträglich, infolge eines unberechenbaren Zufalls oder eines technischen Fehlers die Passage vom Magen
in den zuführenden Schenkel zwar freibleibt, der Abfluß in den abführenden Schenkel aber infolge Torsion, Abknickung oder Bildung eines Magen-
oder Darmsporns mechanisch erschwert, bzw. ganz oder teilweise unmöglich gemacht wird. Hier kann im verstärkten Maße der oben skizzierte
Mechanismus in Kraft treten. Bleibt der Pylorus durchgängig, dann kann
ein tatsächlicher „Circulus vitiosus", d. h. ein Regurgitieren der durch die
Fistel in den zuführenden Schenkel geflossenen Massen über das Duodenum
in den Magen erfolgen. Wenn die Passage in den abführenden Schenkel
zum Teil freibleibt, kann sich aus dem akuten ein chronischer Zustand entwickeln.

Eine weitere seltene Form der Passagestörung nach Gastroenterostomie
kommt dadurch zustande, daß in den engen Spalt zwischen dem Ansatz
der zur Anastomose verwandten obersten Jejunumschlinge und dem Magen
eine Dünndarmschlinge hineingerät (Pels-Leusden) und sich so alle Möglichkeiten des Verschlusses in engen, bzw. weiten Ringen darbieten.

Eigene Beobachtung. 55 jähriger Mann. Nach Laparotomie wegen Ulcus ventriculi callosum (Gastroenterostomia retrocolica posterior) trat bei anfänglich weichem,
nicht druckempfindlichem Leib täglich mehrfaches Erbrechen dunkelgrüner Massen auf,
das auch durch tägliche, mehrfache Magenspülungen nicht behoben werden konnte.
Vom 4. Tage nach der Operation an heftiger Druckschmerz in der Magengegend. Allmählicher Kräfteverfall. Eine zweite Laparotomie zeigte, daß ein großer Teil des Dünndarmes hinter die oberste Jejunumschlinge gefallen und abgeknickt war.

Bei der Gastroenterostomia anterior antecolica kann gelegentlich je nach
dem Füllungszustand das Jejunum und der Magen das Colon transversum
komprimieren oder umgekehrt das geblähte Colon das Jejunum an der
vorderen Bauchwand abklemmen.

4. Abklemmung und Abknickung im Bereiche des Dickdarmes.

Seitliche Abklemmungen, wie wir sie am Duodenum und am freien
Dünndarm kennen lernten, kommen an allen Teilen des Dickdarmes vor.
Auch hier sind wieder Adhäsionsbildungen und das Inkrafttreten der beim

Dünndarm erwähnten mechanischen Bedingungen die notwendigen Voraussetzungen. Wegen des größeren Querschnittes rufen aber die Abklemmungen in der Mehrzahl der Fälle bei Überbrückung des Coecum, des Colon transversum und der Flexura sigmoidea durch von der Seite her umfassende Narbenstränge nur eine teilweise Verschließung des betroffenen Darmteiles hervor. Es handelt sich auch hier manch-

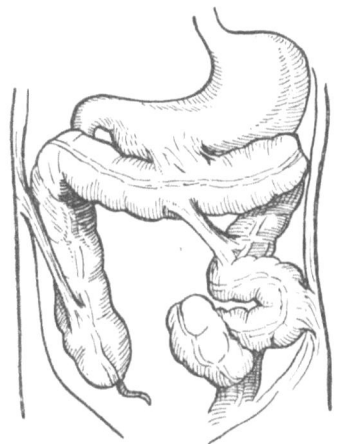

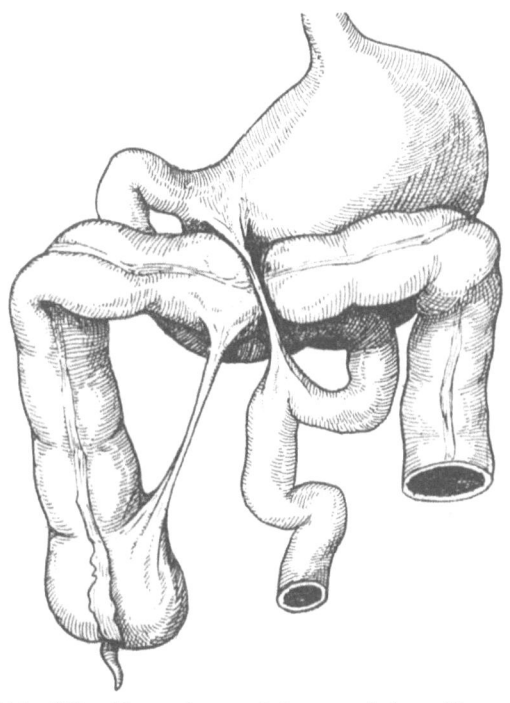

Abb. 127. Verwachsungen von Dickdarmteilen untereinander, mit dem Magen und dem wandständigen Peritoneum (nach Lauenstein).

Abb. 128. Verwachsungsstränge zwischen Magen und Dünndarm und zwischen Colon transversum und Coecum (nach Wilms).

mal um eine Art Plaidverschluß. Auf welche Art solche abklemmenden Stränge den Dickdarm kreuzen können, illustrieren einige schematische Abbildungen.

Weit eigenartiger sind im Vergleiche zu diesen seitlichen Abklemmungen die Abknickungen und Torsionen des Dickdarmes. Wie bei den Dünndarmabknickungen handelt es sich meist um ein Zusammenwirken äußerer und innerer Zugkräfte, häufig auch wieder um Ventilverschlüsse. Sie nehmen aber eine Sonderstellung ein, weil bei ihrem Zustandekommen Lage- und Gestaltveränderungen des Dickdarmes eine hervorragende Rolle spielen. Es kommen zwar auch durch spitzwinkligen Narbenzug allein bedingte Knickungen und Verschlüsse vor, meist aber handelt es sich um ein Zusammenwirken von abnormer Fixation und Belastung einerseits, Lage- und Gestaltanomalien andrerseits. In wenigen Fällen können die Störungen der Darmkonfiguration allein eine undurchgängige Abknickung hervorrufen. Die Blähung kann durch reflektorische Störungen bedingt sein.

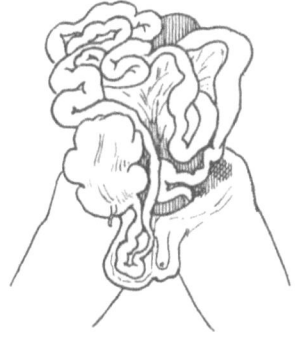

Abb. 129. Abklemmung und Kompression des Colon ascendens durch den über dasselbe ziehenden und lateral von ihm liegenden Dünndarm (nach Froriep).

Durch H. Brauns übersichtliche Bearbeitung der durch Lage- und Gestaltveränderungen im Bereiche des Dickdarms bedingten, vollkommenen und unvollkommenen Darmverschlüsse ist das Interesse für die chirurgische Bedeutung derartiger Vorgänge wachgerufen; weitere einschlägige Mitteilungen haben sich daran angeschlossen.

Jeder Operateur und Anatom weiß, wie mannigfach die Lage der einzelnen Teile des Dickdarmes im Abdomen wechselt. Es findet sich das Coecum sowohl unter der Leber, wie in der linken Bauchhälfte, ober- wie unterhalb des Nabels, die Schlingen des Colon transversum in der Fossa ileo-coecalis, wie in der Fossa iliaca sinistra, die Flexura sigmoidea im Oberbauch oder auch in der Fossa ileo-coecalis usw. Besonders oft finden sich solche Dislokationen bei Mesenterium commune. Erwähnt sei noch, daß das Ileum lateralwärts hinter dem Coecum einmünden kann, ohne daß dadurch Passagestörungen bedingt zu sein brauchen. Als Nebenbefund be einer Abschnürung beobachtete ich dies selbst.

Wegen dieser wechselnden Lage ist die Unterscheidung geblähter Dickdarmteile voneinander häufig schwierig; nicht selten sind bei den Operationen Verwechslungen zwischen Coecum, Flexur, Colon transversum usw. vorgekommen.

Leichtenstern unterscheidet angeborene und erworbene Ursachen für die abnorme Länge und Gestalt des Dickdarmes. Von ersteren sind die wichtigsten: unvollständiger Descensus coeci, abnorme Länge des Mesocolon mit und ohne Mesenterium commune, mangelhafte Entwicklung der muskulösen Ligamenta coli, ein im Verhältnis zum übrigen Darm abnorm gesteigertes Längen- und Dickenwachstum des Dickdarmes; von den erworbenen sind die wichtigsten die ungenügende Defäkation mit Kotaufstauung in der Mastdarmampulle und dadurch bedingte sekundäre motorische Insuffizienz und Atonie der Darmmuskulatur, bzw. eine Schwächung der Colon-Peristaltik und Darmatonie bei habitueller Obstipation.

a) Allgemeines über Lage- und Gestaltveränderungen des Dickdarmes.

Ebenso wie bei normal gelagertem Dickdarm genügen auch bei dem verlagerten und abnorm verlängerten und dadurch in eine Reihe akzessorischer Schlingen zerfallenden Dickdarm vielfach die normalen peristaltischen und regulatorischen Kräfte, um die Inhaltsmassen über die Krümmungsstellen des Darmes — und zwar über die normalen wie über die sekundären — hinwegzutreiben. Das ist überraschend, wenn man bedenkt, welchen komplizierten Gestaltveränderungen wir in solchen Fällen begegnen (vgl. Abb. 130 u. 131).

In vielen Fällen sind diese Anomalien dennoch die Ursache von Störungen der Darmentleerung, von leichter Stuhlträgheit bis zur hartnäckigsten Koprostase. Die chronische

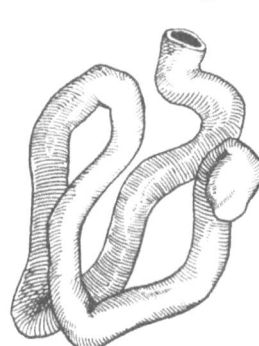

Abb. 130. Lange Flexurschlinge (nach Curschmann).

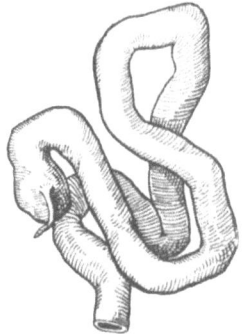

Abb. 131. Schlingenbildung des Colon ascendens (nach Curschmann).

Reizwirkung des stagnierenden Inhalts und die chronische Zugwirkung des gefüllten, schwer nach unten hängenden Darmes begünstigen an den verschiedenen Knickungsstellen die Entwicklung von Adhäsionen und narbigen Schrumpfungsprozessen. Kommt noch ein weiteres Mißverhältnis zwischen der Größe des Widerstandes an den Knickungsstellen und der peristaltischen Kraftleistung des Darmes durch Nachlassen der nervösen Impulse für die Darmbewegung, durch myogene Atonie, durch abnorme Gasbildung im Darm hinzu, so sind besonders günstige Bedingungen für das Zustandekommen von kompletten Abknickungsverschlüssen gegeben. Schon Leichtenstern betonte, daß, je zahlreicher und spitzwinkliger die Abknickungsstellen und je länger die abnormen Schlingen wären, um so leichter schwere Störungen der Fortbewegung des Darminhalts zustande kämen. Auf die Hirschsprungsche Krankheit sei ferner verwiesen.

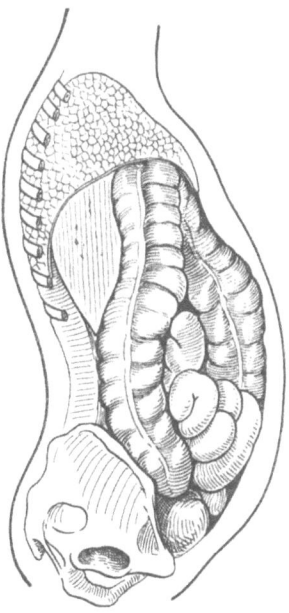

Abb. 132. Überlagerung der vorderen Fläche der Leber durch das abnorm liegende Colon transversum (nach Curschmann).

Um einen Überblick über die hauptsächlichsten Typen und Lokalisationen derartiger Abknickungen zu bekommen, betrachten wir zweckmäßig die einzelnen Abschnitte des Colon getrennt. Dabei sehe ich vollständig von den im nächsten Kapitel zu besprechenden Volvuli ab.

b) Coecum und Colon ascendens.

Für das Zustandekommen von Abknickungen und Drehungen des Coecum ist nötig, daß es eine beträchtliche Länge und ein abnorm langes Mesocoecum hat und dadurch eine abnorme Beweglichkeit um die Längs- und Querachse gewinnt. Unter solchen Umständen sieht man nicht selten (z. B. bei entzündlicher oder durch abnorme Gärung bedingter Blähung im Verlauf einer Colitis, Perityphlitis, Perimetritis usw.) eine starke Drehung oder Abknickung des Coecum um die Längsachse von der Art des oben erwähnten Wringverschlusses (Wilms).

Leichtere Grade von Abknickung und spiraliger Drehung des Coecum im Sinne des Wringverschlusses (Wilms), wie sie auch bei weniger beweglichem Coecum vorkommen, sind meist für sich allein nicht imstande, eine erhebliche, dauernde Passagestörung hervorzurufen. Vielmehr erfolgt hier meist, solange der Darm nicht überdehnt ist, durch das Einsetzen und das Übergewicht der peristaltischen Kräfte ein Ausgleich. Wo die Überdehnung durch die

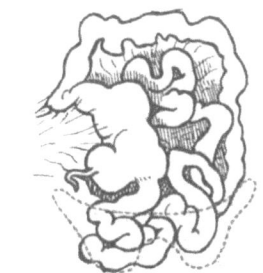

Abb. 133. Achsendrehung des Colon ascendens durch Parallellagerung zum Colon transversum, bei langem Mesenterium des Coecum und Colon ascendens (nach Froriep).

Peristaltik nicht kompensiert wird, kann, besonders bei gleichzeitiger Atonie auch trotz unvollkommener, mechanischer Verschließung der Lichtung die Passageunterbrechung vollständig werden.

Gelegentlich wird die Situation dadurch verschärft, daß das gedrehte und abgeknickte Coecum durch Adhäsionen oder infolge der starken — bis zu Armdicke und mehr wachsenden — Ausdehnung an der Rückdrehung verhindert wird. Außer den Torsionen sind auch Abknickungen des Coecum

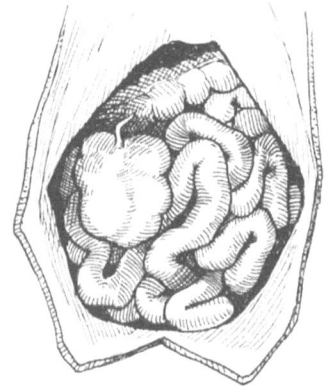
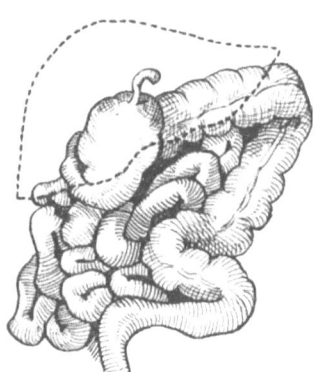

Abb. 134. Verlagerung des Coecum nach oben gegen das Colon ascendens (nach Curschmann).

Abb. 135. Überlagerung des Colon ascendens, das nach oben geklappte und vom rechten Leberlappen bedeckte Coecum (nach Curschmann).

nach oben und nach der Seite mit völliger Verschließung des Darmes (z. B. nach Traumen, plötzlicher Drehung des Körpers, bei plötzlichen intraintestinalen Störungen [Gärungsvorgängen usw.]) beobachtet worden. Die Grenze zum Coecalvolvulus ist dann manchmal nicht mehr scharf.

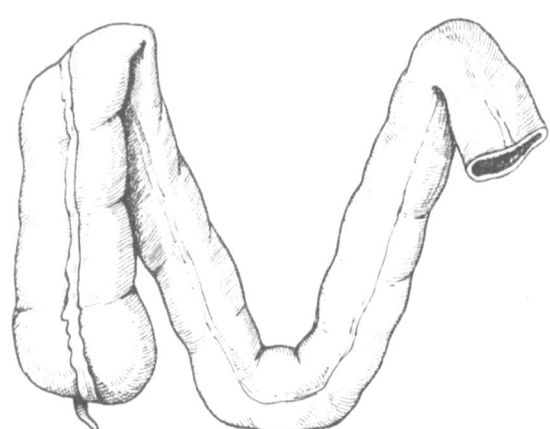

Abb. 136. Knickung des Dickdarmes an der Flexura hepatica durch starke Senkung des angrenzenden Colon transversum (nach Wilms).

c) Flexura hepatica.

Völlige Verschließung des Dickdarmes im Bereich der Flexura hepatica durch reine Abknickung oder Torsion ist wegen der tiefen Lage und der nur stumpfwinkligen Krümmung verhältnismäßig selten. Es sind schon stärkere Verziehungen und Verdrehungen durch Schrumpfungsprozesse im Bereich des Magens und der Gallenblase oder ein steiles Herabtreten des proximalen Colon transversum-Schenkels notwendig, wie das H. Braun z. B. bei einem im Unterbauch fixierten Karzinom des mittleren Colonabschnittes gesehen hat.

Verhältnismäßig oft finden wir Abknickungen und Verdrehungen und daraus folgende, rein mechanische oder Ventilverschlüsse infolge von Veränderungen der Wandung und der Lage bei Tumoren der Flexura hepatica, auch ohne wesentliche gleichzeitige Stenosierung. Daß der Tumor in solchen Fällen nur mittelbar die Ursache des Verschlusses ist, geht daraus hervor, daß nach Rückdrehung oder Beseitigung der Blähung (durch Coecostomie oder Punktion) wieder die geordnete Fortbewegung des Inhalts erfolgen kann. Die vordere Tänie verläuft in solchen Fällen häufig wie ein straff gespanntes Band spiralig über die Wand des Coecum und Colon ascendens nach links.

d) Flexura lienalis.

Die Voraussetzungen für mechanische Abknickungen im Bereich der Flexura lienalis sind günstiger wie an der Flexura hepatica, denn sie reicht bis in die Höhe der 9. bis 10. Rippe in der Achsellinie nach oben. Seit man darauf achtet, findet man Abknickungen hier ziemlich häufig. Adinots Annahme, daß ein großer Teil der postoperativen Darmverschlüsse darauf zurückzuführen sei, daß sich der geblähte Dünndarm in den spitzen Winkel zwischen gesenktem Colon transversum und Colon descendens lege und dadurch einen Kompressionsverschluß hervorrufe, ist nicht ernstlich zu diskutieren. Die Abknickungen an dieser Stelle kommen am häufigsten dann zustande, wenn der Scheitel des Darmes am Ligamentum phrenicocolicum durch Adhäsionen straff hoch oben fixiert ist und gleichzeitig das Colon transversum infolge einer Gestaltanomalie, Mehrbelastung oder starker Blähung weit nach unten gesunken ist, so daß der distale Schenkel steil nach oben aufsteigt. Wenn die Schenkel des Colon transversum und des Colon descendens durch Narbenzug flächenhaft nach Art eines Doppelrohres (Payr) aneinander gepreßt liegen, sind die Bedingungen besonders günstig. In vielen Fällen handelt es sich auch hier um einen Ventilverschluß.

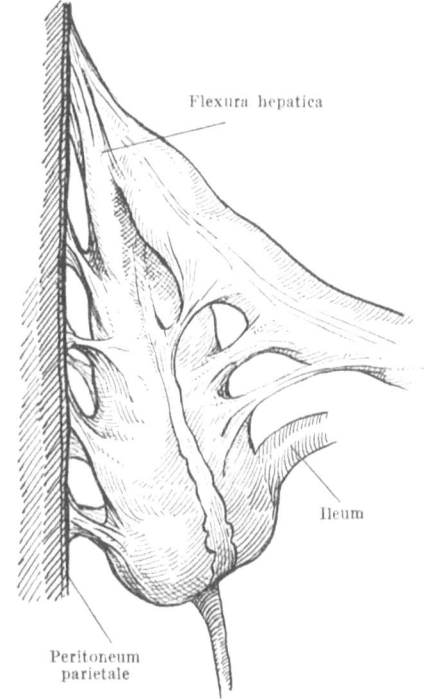

Abb. 137. Abknickung und Torsion an der Flexura hepatica durch bandartige Adhäsionen zwischen Colon transversum, Colon ascendens und dem wandständigen Peritoneum.

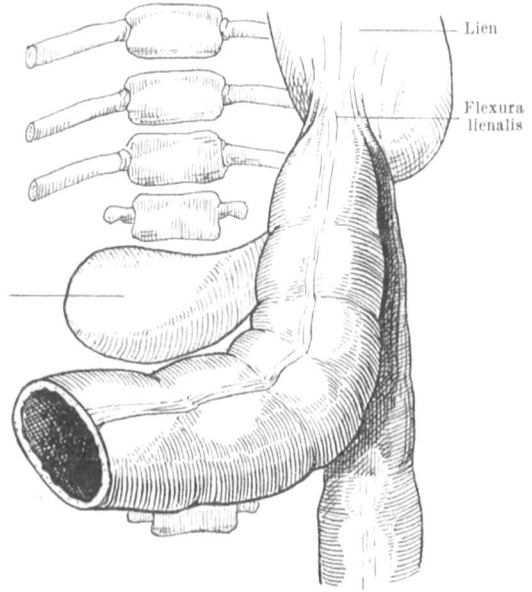

Abb. 138/39. Abknickung an der Flexura lienalis durch Adhäsionen.

So zeigte H. Braun, daß durch die erwähnte Fixation der beiden Dickdarm-
schenkel aneinander direkt eine Klappenbildung verursacht wurde (vgl. Abb. 144).

e) Das Colon transversum,

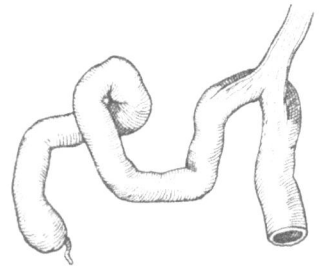

Abb. 140. Spitze Winkelbildung
an der Flexura lienalis durch das
Lig. phrenico-colicum, dessen in-
konstanter Teil am Colon transversum und dessen konstanter
Teil an der Flexura lienalis ansetzt (nach H. Braun n. Bérard
und Patel).

das innerhalb physiologischer Grenzen an
Länge, Querschnitt und Lage sehr variiert,
kann ebenfalls Abknickungen zeigen, besonders wenn ein Teil tief unten fixiert
ist. Eine M-förmige Senkung und die Bildung mehr- oder vielfacher Schlingen und
S-förmiger Krümmungen begünstigt das Zustandekommen der Abknickungen. In letzterem Falle kann der Dickdarm so ausgedehnt
sein, daß er den Bauchraum großenteils ausfüllt und den Dünndarm stark verdrängt.
Völlige Verschließungen durch Abknickungen
sind trotzdem ziemlich selten. H. Braun
beobachtete die doppelte Abknickung einer

akzessorischen Schlinge zwischen Flexura dextra und distalem Ende des
Colon transversum. Weiter seien Verlötungen des rechten oder linken
Schenkels des Colon transversum mit dem Colon descendens und der Flexura

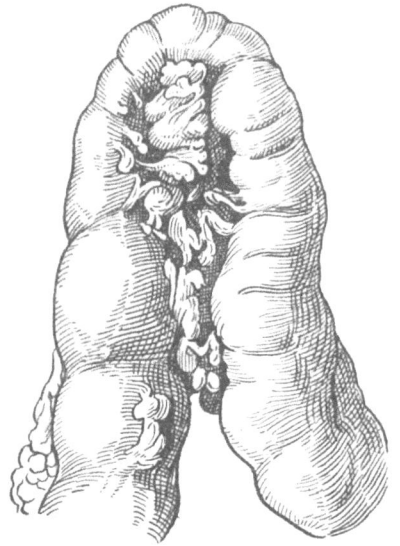

Abb. 141. Die Schenkel der Flexura lienalis in 10 cm
Länge miteinander verwachsen, Lagerung der Schenkel wie die Läufe einer Büchse; kein Verschluß
(nach H. Braun).

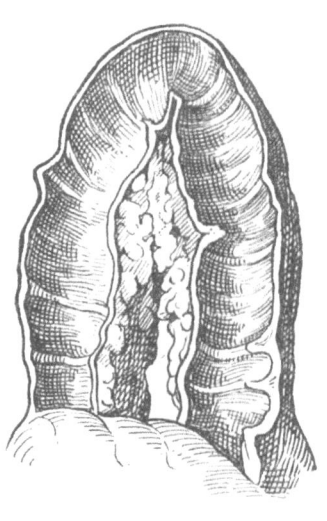

Abb. 142. Abb. 141 im Längsschnitt
(nach H. Braun).

sigmoidea erwähnt, auf die bereits Treves hinwies. Schließlich seien noch
Torsionen des ganzen Colon transversum, z. B. durch den Zug des in die
Höhe geschlagenen Netzes und infolge Umschlagens bei Beckenhochlagerung
neben anderem erwähnt.

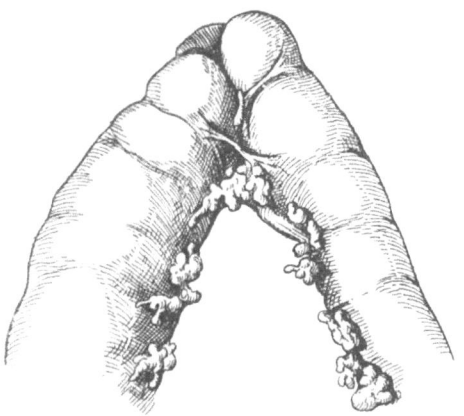

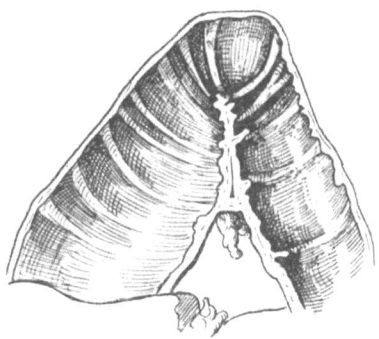

Abb. 144. Auf dem Längsschnitt des in Abb. 143 abgebildeten Darmes Sporn-bildung und Schleimhautfalten (nach H. Braun).

Abb.143. Abknickung der Flexura lienalis durch Verwachsung ihrer Schenkel (nach H. Braun).

Am Übergang des Colon descendens in die Flexur, ferner am Übergang der Flexur in das Colon pelvinum kommen mannigfache Adhäsions-bildungen und Schrumpfungsprozesse (z. B. in-folge Schrumpfung des Mesosigma, durch Ver-wachsungen mit Blase und Bauchwand, Uterus und Adnexen) vor, durch die vollkommene oder un-vollkommene Verschlüsse hervorgerufen werden können. Meist sind an diesen Stellen Verlegungen durch reine Abknickung ziemlich harmlos; sie ver-laufen unter dem Bilde der einfachen Koprostase und bilden sich häufig spontan wieder zurück. Bei dem Verschluß durch Tumoren und beim Dick-darmvolvulus kommen wir noch einmal darauf zurück.

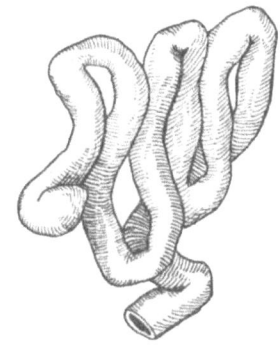

Abb. 145. Sehr langes Colon transversum in mehreren Win-dungen (nach Curschmann).

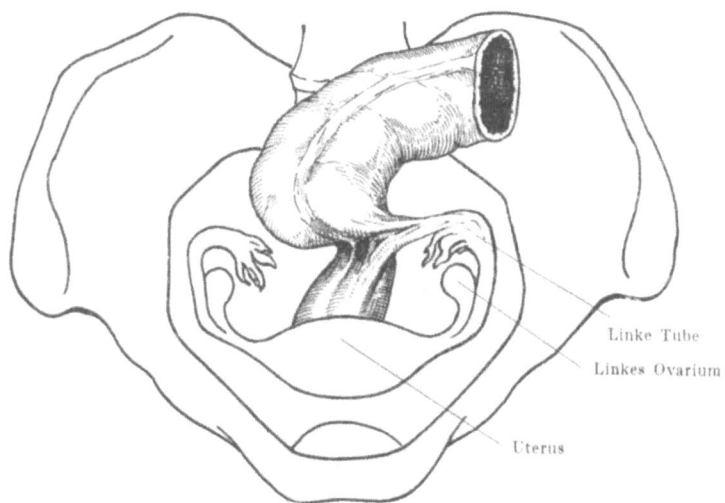

Linke Tube

Linkes Ovarium

Uterus

Abb. 146. Abknickung und Torsion der Flexura sigmoidea durch Verwachsung mit der linken Tube.

12*

Die Querschnittszunahme der oberhalb solcher Abknickungen gelegenen Dickdarmteile kann besonders am Coecum eine ganz kolossale werden. Infolge des stark gesteigerten Innendruckes und der Zersetzungsvorgänge im Innern kann es hier zu schweren Wandschädigungen, Nekrose, Gangrän, Dehnungsgeschwüren und Perforationen kommen. Da wo die Passageunterbrechung unvollständig bleibt, kann sich der Prozeß über Jahre mit Remissionen hinziehen; hier kommt es auch zu Hypertrophie oberhalb der Stenose; weit häufiger ist aber die atonische Dilatation dieses Darmteiles.

5. Statistische Bemerkungen.

Da die Verschlüsse durch Abklemmung und Abknickung zum allergrößten Teil auf Adhäsionsbildungen beruhen, sei in erster Linie auf die Ausführungen S. 112—116 verwiesen. In der Literatur finden sie sich meist statistisch unter der Gesamtzahl der Adhäsionsverschlüsse aufgeführt, ohne daß dabei eine strenge Trennung gegenüber den Strangabschnürungen und den Strangeinklemmungen einerseits, den Adhäsionsvolvuli und den entzündlichmechanisch bedingten Adhäsionsverschlüssen andererseits durchgeführt wäre. In meinem Material finden sich unter 350 Gesamtverschlüssen gegenüber 54 Strangeinklemmungen und Abschnürungen und 17 Adhäsionsvolvuli 104 Fälle, die durch rein mechanische Abklemmung und Abknickung bedingt waren. Die Abklemmungen und Abknickungen machen also bei uns etwa $60^0/_0$ des gesamten Adhäsionsverschlußmaterials aus. Es sei dabei betont, daß die Grenze gegenüber den zirkulären Einklemmungen, den Adhäsionsvolvuli und den Abknickungen mit gleichzeitiger entzündlicher Schädigung von Tonus und Peristaltik tatsächlich häufig recht schwierig ist und manchmal die Zuteilung zu einer dieser Formen von der subjektiven Einstellung des Beobachters abhängt. Es stecken also in den erwähnten Zahlen eine Reihe von Grenzfällen. A. Neumann z. B., mit dem ich öfter über diese Frage diskutierte, legte bei gleichzeitiger mäßiger Achsendrehung des Dünndarmes den Hauptwert auf die mechanische Störung der Passage an der Adhäsionsstelle. Infolgedessen finden sich seine einschlägigen Fälle unter der Gesamtzahl der Adhäsionsverschlüsse ohne weitere Differenzierung gegenüber den sonstigen Abknickungen aufgeführt. Ich habe die Fälle mit gleichzeitiger Achsendrehung — auch wenn sie nur 180^0 betrug — den Volvuli zugerechnet, weil die Achsendrehung nach meinem Dafürhalten ein wichtiges funktionell-mechanisches Moment für das Zustandekommen und das Fortbestehen eines Abknickungsverschlusses bildet. Die Dünndarmabklemmungen sind um ein Vielfaches seltener als die Abknickungen, auch wenn man die Übergangsfälle zu den Einklemmungen und Abschnürungen hinzurechnet. Wenn es schon bei der Operation im Einzelfall oft schwierig ist, die Zugehörigkeit zu einer bestimmten Verschlußform (Abklemmung, Abknickung, Einklemmung, Volvulus usw.) festzustellen, so ist es nachträglich auf Grund der Krankengeschichte manchmal ganz unmöglich.

Gegenüber den Abklemmungen und Abknickungen des freien Dünndarmes sind die gleichartigen Duodenal- und Dickdarmverschlüsse selten. Im Material der eigenen Abteilung finden sich 2 Abklemmungen und 8 Abknickungen des Dickdarmes erwähnt. Vergleichszahlen über ihre Häufigkeit zu bringen, erübrigt sich.

Hinsichtlich des Alters und Geschlechts der hier in Frage kommenden Kranken sei wieder auf das S. 140 Gesagte hingewiesen.

II. Klinisches Bild der Abklemmungen und Abknickungen.

1. Dünndarmabklemmungen und -abknickungen.

a) Seitliche Dünndarmabklemmungen und -abknickungen mit vollständigem Verschluß.

Scharfe, seitliche Dünndarmabklemmungen und -abknickungen mit plötzlichem völligem Darmverschluß unterscheiden sich klinisch im Anfangsstadium oft in nichts von Dünndarminkarzerationen und -strangulationen. Häufiger aber als bei den Einklemmungen und Abschnürungen sind dem vorliegenden schweren Anfall von Darmverschluß im Laufe von Jahren, Monaten oder Wochen leichtere Verschlußattacken, andere Verdauungsstörungen oder Stuhlbeschwerden, abdominelle Reizerscheinungen usw. bereits vorangegangen und haben darauf hingewiesen, daß im Abdomen nicht alles in Ordnung ist. Sehr häufig wird bei völliger Gesundheit, mit und ohne Voraufgang der erwähnten Peritonealerscheinungen, der Verschluß durch einen Diätfehler, ein Abführmittel oder durch einen leichten peritonitischen Reizzustand (z. B. während der Menstruation, bei exazerbierender Perimetritis) oder durch ähnlich wirkende, intraperitoneale oder intestinale Vorgänge und Krankheitserscheinungen eingeleitet. Besonders bei den scharfen Abklemmungen des Dünndarmes beobachten wir heftige initiale Reiz- und Reflexwirkungen des Verschlusses bis zu Kollapserscheinungen, die plötzlich im Moment der Abklemmung einsetzen und Stunden oder Tage fortbestehen. Je schärfer und höher die Dünndarmabklemmung oder -abknickung und je ausgedehnter die abgeklemmte Darmpartie, um so intensiver sind sie meist. In anderen Fällen vergehen die ersten Tage unter unbestimmten Verdauungs- und Darmbeschwerden. Klagen über kontinuierlichen, intermittierenden oder an- und abschwellenden Leibschmerz von mittlerer oder geringerer Stärke sowie über das Fehlen von Stuhl und Winden werden geäußert; dabei sind die Bauchdecken meist gar nicht oder nur wenig gespannt, eindrückbar und die Betastung des Abdomens so gut wie unempfindlich; höchstens da, wo der abklemmende Strang mit dem vorderen Peritoneum parietale oder dem Beckenperitoneum zusammenhängt, findet sich lokaler Zerrungs- und Druckschmerz, sowie eine gewisse Spannung des Bauches. In der Mehrzahl der Fälle tritt im Verlaufe von etwa 2 Tagen ein langsam zunehmender Meteorismus der Dünndarmschlingen, manchmal nur in einer bestimmten Bauchregion, manchmal auch im Bereich des ganzen Leibes auf. Darmgeräusche fehlen häufig infolge der reflektorischen Hemmung des Darmes zunächst, in anderen Fällen treten die der Aufstauung entsprechenden physikalischen Veränderungen und Erscheinungen (Plätschergeräusch, Gasspannung usw.) schon jetzt hervor. Erbrechen und Aufstoßen sind bis dahin ziemlich selten oder fehlen ganz. Wo eine Enteritis rasche Zersetzung des Inhalts und raschere Entwicklung schwerer Auf- und Rückstauungserscheinungen bedingt oder wo eine Atonie des Darmes vorliegt, ist der frühzeitige Meteorismus besonders auffallend. Aus dem gleichen Grunde ist das subjektive Spannungsgefühl und die Druckempfindlichkeit des Abdomens häufig ziemlich beträchtlich. Allgemeinbefinden und Puls verschlechtern sich bei rascher Entwicklung des Meteorismus und bei der Überfüllung des Darmes ziemlich schnell. Nachdem dieser Zustand manchmal 3 bis 5 Tage angehalten hat, treten nun mehr oder weniger plötzlich die klassischen Erscheinungen der Dünndarmaufstauung, einschließlich fäkalen Erbrechens und

Indikanurie, sowie Darmsteifungen mit ihren physikalischen Erscheinungen ein. Auch jetzt sind häufig Gesamtstatus und Zirkulationsverhältnisse noch wenig in Mitleidenschaft gezogen; der Puls kann ziemlich unverändert bleiben, in anderen Fällen aber setzt nun, manchmal unter Auftreten einer erheblichen abdominellen Empfindlichkeit und eines leichten peritonealen Reizzustandes, rasch der Verfall ein. Bei längerem Verlauf tritt schließlich ein starker Meteorismus des Bauches, gelegentlich auch, bei gleichzeitiger Schmerzlosigkeit und Euphorie, Darmparalyse ein, so daß der abdominelle Befund und das Gesamtbild sich dann nur durch die geringe Druckempfindlichkeit des Abdomens von einer Peritonitis unterscheidet. Der Tod erfolgt durchschnittlich etwa 3 Tage nach Eintritt des fäkulenten Erbrechens; die Gesamtdauer der Krankheit beträgt etwa 8, aber auch 10 bis 14 Tage. Sie kann durch Opium, infolge der durch dieses erzielten Beruhigung der nervösen Apparate und der Peristaltik, noch verlängert werden.

Im großen und ganzen dürfte der Verlauf der Abknickungen etwas langsamer sein wie der der Abklemmungen. Weit öfter als bei den Abklemmungen erfolgt bei den Abknickungen, besonders bei den Ventilverschlüssen, eine spontane Rückbildung der Krankheitserscheinungen und dauernde Heilung, sogar noch in anscheinend extremem Stadium, wie ich selbst beobachten konnte. Vielfach folgen aber der spontanen Lösung des Verschlusses nach kürzerer oder längerer Zeit ein oder mehrere weitere Verschlüsse, bis schließlich doch in einem solchen Anfall der Tod erfolgt, falls nicht operativ die Bedingungen des Verschlusses beseitigt werden.

Beispiele von Abklemmung und Abknickung mit plötzlichem Beginn.

Beobachtung 1. 16jähriger Bursche. Aufnahme wegen Überfahrung des Leibes. I. Laparotomie durch Medianschnitt wegen Blutung aus der Leber, Tamponade. Schluß des Abdomens. Nach 2 Wochen, bei allgemeiner Besserung, plötzlich einsetzende Verschlußerscheinungen: II. Laparotomie links vom Nabel; Abklemmung einer flächenhaft adhärenten Dünndarmschlinge. Lösung der Schlinge; zur Entlastung Anlegen einer Schrägfistel. Weitere 14 Tage später plötzlicher Kollaps (Puls 160); Verschluß durch Abknickung. III. Laparotomieschnitt in der Mittellinie unterhalb des Nabels: Neben stark geblähten, kollabierte Schlingen. Enteroanastomose zwischen ihnen; danach wesentliche Besserung des Allgemeinbefindens. Fistel 2 Monate später durch gestielten Hautlappen gedeckt. Heilung.

Beobachtung 2. 51jährige Frau in gutem Ernährungszustand; vor mehreren Jahren Herniotomie (Hernia inguinalis dextra incarcerata), jetzt Verschlußerscheinungen seit einem Tage. Laparotomie oberhalb des rechten Leistenkanals, keine Einklemmung, aber Strangverwachsungen zwischen den Schenkeln einer hufeisenförmig gelagerten Darmschlinge; Lösung der Stränge. Heilung.

Beobachtung 3. 72jährige Frau; vor 2 Jahren wegen Adenokarzinom des Coecum und Colon ascendens Resektion des Dickdarmes bis zum mittleren Drittel des Colon transversum. Ileocolostomie End-zu-Seit. Kleine Kotfistel an dem in die Bauchhaut eingenähten Colonstumpf. Nach 14 Monaten Wiederaufnahme: Seit 2 Tagen kein Stuhlgang, keine Kotentleerung, auch nicht mehr aus der Fistel, Meteorismus, aktive Darmgeräusche, Aufstoßen und Erbrechen. Mittelschnitt unterhalb des Nabels; scharfe Abknickung des Dünndarmes dicht an der Anastomose durch einen Strang. Lösung. Heilung.

Beobachtung 4. 15jähriges, gut genährtes Mädchen, Aufnahme auf die innere Abteilung wegen 2tägiger Verschlußerscheinungen. Geringer Meteorismus des Leibes, leichte Druckempfindlichkeit im l. Epigastrium, Dämpfung in den abhängigen Partien und Schallwechsel bei Lageänderung, Plätschergeräusche. Im Urin Indikan, Puls 104; auf hohen Kochsalzeinlauf stinkender Stuhl, dann wieder kotiges Erbrechen. Verlegung auf die äußere Abteilung. Abdomen trommelförmig aufgetrieben, links vom Nabel Druck-schmerzhaftigkeit und Plätschergeräusche. Mäßige Unruhe. Nach Eingießungen zwei dünne, stinkende Stühle. Meteorismus geschwunden, Leib weich; in den folgenden Tagen noch mehrere Stuhlgänge, Verschwinden der Plätschergeräusche. Geheilt.

Beobachtung 5. 58jährige, stark verfallene, kachektische Frau, seit 4 Tagen Aufstoßen und Erbrechen, Verhalten von Stuhl und Winden. In beiden Inguinal-beugen je ein reponibler Leistenbruch, im Unterbauch Plätschergeräusche, links Darm-steifungen; leichte Spannung und Meteorismus des ganzen Abdomens. Mageninhalt: dünnflüssige, kotige Massen. Puls 100. Laparotomie durch Mittelschnitt: Dünndarm-schlingen in der linken Unterbauchgegend stark injiziert und gebläht, leichte Drehung ihres Mesenteriums nach links; die Schlingen in der rechten Unterbauchhälfte kollabiert. Reichliche Verwachsungen der Dünndarmschlingen untereinander. Richtige Lagerung des Dünndarmes und Anlegen einer Kotfistel. Schluß des Abdomens. Gutes Funktionieren der Fistel. 4 Tage später Exitus an Herzschwäche. Sektionsdiagnose: Dünndarmschlingen chronisch entzündlich verwachsen, keine Peritonitis.

Beobachtung 6. 43jährige, mäßig genährte, nervöse Frau; vor 13 Jahren Ope-ration wegen Geschwulst im Leibe; seit 3 Monaten rechtsseitige Unterleibsschmerzen. Inzision wegen Douglas-Abszesses. 3 Tage später Aufstoßen und Erbrechen. Am 5. Tage Ansteigen des Pulses auf 96. Abdomen rechts unten schmerzhaft, links gespannt; kotiges Erbrechen. Laparotomie durch Mittelschnitt unterhalb des Nabels. Am Über-gang der vorliegenden, stark geblähten Dünndarmschlinge in die im kleinen Becken liegenden, kollabierten Schlingen-Verwachsungen; nach deren Lösung sofortige Füllung und lebhafte Peristaltik der kollabierten Schlingen. Schluß des Abdomens. Heilung.

Beobachtung 7. 48jähriger Mann; vor $^1/_4$ Jahr Ruhr in den letzten Monaten erhebliche Abmagerung. Aufnahme wegen Verschlußerscheinungen in schwer kachek-tischem Zustand. Leichter Meteorismus, zeitweise ausgesprochene, schmerzhafte Darm-steifungen. Rektal: vor dem Promontorium ein unbeweglicher Tumor. Operation: die freigelegte Flexura sigmoidea ist nicht gebläht, Mittelschnitt unterhalb des Nabels: Unterbauch von geblähten Dünndarmschlingen ganz ausgefüllt, die unterste an einem im kleinen Becken befindlichen Tumor fest fixiert, der zuführende Schenkel an dieser Stelle um die Längsachse gedreht und abgeschlossen. Enteroanastomose zwischen ge-blähtem zuführenden und leerem abführenden Dünndarm. Geregelte Darmtätigkeit. 1 Monat später unter zunehmendem Kräfteverfall Exitus.

Beispiele von Abklemmung und Abknickung mit allmählichem Beginn.

Beobachtung 1. 40jährige kräftige Frau; vor 7 Wochen erstmaliger, sich nach einigen Tagen wieder lösender Verschluß, vor 3 Wochen zweiter Verschluß mit vorüber-gehender Besserung nach Eingießung; jetzt Aufnahme wegen Erbrechens und heftiger Leibschmerzen. Mäßiger Meteorismus des Leibes, Plätschergeräusche im l. Unterbauch, im Urin Albumen, Puls 100. Auf wiederholte Eingießungen stinkender, weicher Stuhl, Ein-setzen aktiver Darmgeräusche. 5 Tage nach der Aufnahme wieder Verschlußerscheinungen, leichter Meteorismus, Puls 104, im Urin Indikan. Operation durch Mittelschnitt unterhalb des Nabels. Geblähter vorliegender Dünndarm ödematös und hyperämisch. Eine der untersten Ileumschlingen ist spitzwinklig ausgezogen, an den linken Adnexen fixiert, eine zweite straff ausgezogene Schlinge in der Ileocoecalgegend. Lösung der ersteren. Anastomose zwischen geblähtem Dünndarm und Colon transversum. Schluß des Ab-domens. Heilung.

Beobachtung 2. Am 10. Tage der Nachbehandlung eines wegen abszedierender Appendicitis perforativa operierten 24jährigen, kräftigen Mannes starker Meteorismus; deshalb Eingießung, danach Wohlbefinden. Weitere 10 Tage später heftige Leibschmerzen, wieder starker Meteorismus, diesmal Darmsteifungen. Ausgeheberter Mageninhalt: Speise-reste. Auf Klistiere Besserung. In den folgenden zwei Monaten noch öfteres Auftreten dieser Erscheinungen. Bei einem längeren derartigen Anfall, 14 Wochen nach der Operation, Erbrechen von $^3/_4$ Liter Dünndarminhalt; im l. Unterbauch Plätschergeräusche, Darm-steifungen. Laparotomie in der Mittellinie. Im l. Unterbauch stark geblähte und ge-füllte Dünndarmschlingen, kollabierte in der r. Unterbauchseite. Zahlreiche Verwach-sungen der kollabierten Schlingen untereinander, mit den geblähten Dünndarmschlingen und mit dem Dickdarm; Unmöglichkeit der vollständigen Lösung, daher Enteroanasto-mose zwischen geblähtem und kollabiertem Darm mittelst Murphy-Knopfes. Schluß des Abdomens. Heilung.

Beobachtung 3. 32jährige, blasse Frau; seit 4 Tagen sich allmählich steigernde Verschlußerscheinungen. Leichte Auftreibung des Bauches, Spannung und Druckempfindlichkeit oberhalb der Symphyse im Bereich einer 6 cm langen Narbe (alte Ventrofixatio). Links Reliefzeichnung geblähter Schlingen durch die Bauchdecken erkennbar. Gynäkol. Bef.: Im l. Parametrium straffe, mit Uterus und Bauchwand zusammenhängende Narbenzüge. Ausgeheberter Mageninhalt fäkulent. Puls 120. Operation. Eröffnung des Abdomens neben der alten Narbe, zahlreiche Netzverwachsungen mit derselben. An der Grenze zwischen geblähtem (links liegendem) und kollabiertem (rechts liegendem) Dünndarm eine auf einem Netzstrang reitende und dadurch völlig abgeknickte und verschlossene Schlinge mit deutlichem Schnürring, Entfernung des Stranges. Heilung.

Beobachtung 4. 22jähriges Mädchen; im Anschluß an die letzten Menses von rechts nach links ziehende Leibschmerzen, vor 4 Tagen letzter Stuhlgang, heute Erbrechen. Abdomen leicht aufgetrieben, wenig druckempfindlich, am stärksten um den Nabel. Keine aktiven Darmgeräusche, aber Plätschergeräusche. Darmsteifungen angedeutet. Magenaushebung: keine erheblichen Rückstände. Auf Einlauf sehr reichlicher, dünnflüssiger Stuhlgang, danach Wohlbefinden. Heilung.

b) Einmalige und wiederholte unvollständige Darmverschlüsse durch Abklemmung und Abknickung.

Die unvollständigen Darmverschlüsse durch Abklemmung und Abknickung zeichnen sich durch einen erheblich langsameren, ja chronischen Verlauf aus. Ihnen begegnet man häufig da, wo es sich um diffuse flächenhafte Verwachsung zweier Darmschenkel oder ganzer Schlingenkonvolute handelt. Ein bestimmter Anfangstermin der Krankheit ist manchmal überhaupt nicht anzugeben; die erwähnten Vorläufer der dauernden Passageerschwerung des Darmes, besonders Darmkoliken, sind lange Zeit vorher, manchmal Jahre lang, in gewissen Intervallen beobachtet worden. Abdominelle Schmerzen der Zwischenzeit werden von den Patienten nach Intensität und Charakter verschieden geschildert; bald sind sie mehr kolikartig, remittierend, bald kontinuierlich. Erbrechen und Aufstoßen treten meist nur vereinzelt während heftigerer Krisen auf. Totale Obstipation wechselt mit Entleerung spärlicher, bandartiger Cybala oder diarrhöischer, stinkender, aufgestauter Inhaltsmassen ab. Flatus gehen meist sehr spärlich ab. Nach einiger Zeit bilden sich die typischen Erscheinungen der Darmstenose (Darmsteifungen, polternde Darmgeräusche, Schmerzparoxysmen) infolge der dauernden Aufstauung und der gesteigerten Arbeitsleistung der Darmmuskulatur aus. Durch die schlaffen Bauchdecken der meist mehr und mehr abmagernden, unterernährten Patienten kann man deutlich die pathologischen Darmbewegungen erkennen und die charakteristischen Plätschergeräusche auslösen. Seltener gelingt es, ein verbackenes Darmkonvolut als geschlossene, verschiebliche Tumormasse nachzuweisen. Schließlich können die Darmsteifungen ebenso stark werden wie bei chronischen Dünndarmstrikturen (cf. diese). Wegen der langen Dauer sind sie stärker als bei den akuten Abklemmungen. Dieser Zustand kann sich mit Remissionen über Monate und Wochen erstrecken. Schließlich kommt es infolge Insuffizienz der überanstrengten, ödematösen, hyperämischen und brüchigen Darmwand oder infolge allzu starker Aufstauung und Auftreibung zu völligem Verschluß mit rapid sich steigernden Schmerzattacken und in kurzen Intervallen sich wiederholendem Erbrechen von jetzt rasch fäkulent werdenden Massen. Aber auch dieser Zustand kann noch, wenigstens am untersten Ileum, längere Tage anhalten. Es können auch dann noch Remissionen, ja die Rückbildung der ganzen Krankheitserscheinungen eintreten. In manchen Fällen gelingt die Kompensation der unvollständigen Passagestörung soweit, daß durch Jahre hindurch, trotz dauernder erheblicher Stenose, insbesondere bei vorsichtiger Diät, ein erträglicher Zustand besteht. Meist gehen die Patienten aber an Inanition und Erschöpfung zugrunde.

In seltenen Fällen führt die dauernde Abknickung und Zerrung des Darmes an umschriebener Stelle infolge chronisch entzündlicher Vorgänge in der Darmwand zu einer Striktur oberhalb der Insertion eines fixierten Divertikels oder eines Stranges und erst, nachdem die Stenose längere Zeit mehr oder weniger symptomlos bestanden hat, treten die erwähnten Erscheinungen des vollständigen oder unvollständigen Verschlusses auf. Einige derartige Fälle sind bereits von Treves mitgeteilt.

Verhältnismäßig häufig wird der Verlauf durch Peritonitis oder Sepsis infolge lokaler Druck- oder Dehnungsgangrän an der Insertionsstelle eines abklemmenden Stranges oder durch Dehnungs- und Decubitalgeschwüre im zuführenden Darm kompliziert. Die charakteristischen peritonitischen Erscheinungen: diffuser Meteorismus, heftiger Perforationsschmerz u. a. bei raschem Verfall der Kräfte, weisen auf ihr Eintreten hin.

Beispiele.

Beobachtung 1. 61jährige, gute genährte Frau. Hernia cruralis incarcerata dextra, Herniotomie. Heilung per primam. 7 Wochen nach der Operation zweite Aufnahme wegen allmählich sich entwickelnder, rechtsseitiger Leibschmerzen, Meteorismus und Appetitlosigkeit. Stuhlgang erst auf Abführmittel. Objektiv starke Darmsteifungen, häufig Plätschergeräusche, im Urin Indikan, Puls 84. Auf Eingießungen Stuhlgang, danach Schwinden des Indikans im Urin. Wohlbefinden. 9 Wochen nach der Operation ein erneuter derartiger Anfall; wieder auf interne Therapie Besserung. Wegen starker Schmerzen, häufigen Erbrechens, unvollständiger Stuhlverhaltung und gewaltiger Darmsteifungen nach 10 Wochen Laparotomie. An der Stelle der alten Operationsnarbe Verklebung des Darmes mit der Bauchwand und spitzwinklige Ausziehung desselben. Verdickung der Darmwand, Verengerung der Lichtung, Ablösung des Darmes; 10 cm oberhalb und unterhalb dieser Stelle Vereinigung des Darmes durch Anastomose. Schluß des Abdomens. Heilung.

Beobachtung 2. 74jährige Frau; seit vielen Jahren an Schmerzen in der rechten Bauchseite leidend, zeitweise Schwellung des Leibes und Erbrechen; ein heftiger Anfall dieser Art seit 9 Tagen, zuletzt vor der Aufnahme keine Blähungen mehr. Früher gelegentlich Durchfall. Hochgradiger Meteorismus des Leibes, leichte diffuse Druckempfindlichkeit, kotiges Erbrechen, Puls 76, im Urin Indikan. Laparotomie. Wegen starker Blähung und Injektion der vorliegenden Dünndarmschlingen zur Orientierung Eventration von 1 m Dünndarm. Fibrinöse Verlötung und Abknickung einer Ileumschlinge an einem kleinfaustgroßen Coecaltumor und Achsendrehung derselben um 180° nach links. Abführendes Ileum und der ganze Dickdarm kollabiert. Verdrängung des Colon transversum samt Netz nach links oben in einer nach links gedrehten Spirale. Flex. sigmoidea rechts von der Mittellinie neben dem Colon ascendens. Lösung der Verwachsungen. Schluß des Abdomens. Nach Excitantien, Magenspülung, Physostigmin Wiedereinsetzen normaler Darmtätigkeit. Geheilt.

Beobachtung 3. 52jährige Frau, vor 6 Jahren wegen gangränösen Bauchnarbenbruches operiert, seit der Zeit öfters Stuhlverhaltung, letzter, schwerster Anfall seit 3 Tagen mit heftigsten Schmerzen, Kullern und Poltern im Leibe. Mäßiger Meteorismus des Leibes, Plätschergeräusche um den Nabel. Über dem reponiblen Bauchbruch bei Reizung träge peristaltische Wellen. Im Urin Indikan. Auf konzentrierten Einlauf 3maliger reichlicher Stuhlgang. Einige Tage später nach Genuß stark blähender Speisen (Bohnen) wieder ein unvollständiger Verschluß, der durch Einguß behoben wird. Heilung.

Weitere Beispiele von Abklemmungen und Abknickungen siehe bei spezieller Therapie.

2. Klinisches Bild der Duodenalverschlüsse.

Die mannigfachen, zum Teil ganz eigenartigen Wechselbeziehungen zu akuten und chronischen Magenstörungen, insbesondere zur akuten und chronischen Magenerweiterung, sind die Ursache, daß das klinische Bild des

Duodenalverschlusses, bzw. des hohen Dünndarmverschlusses ein ganz verschiedenartiges sein kann und sehr oft durch gleichzeitige, vorangehende oder nachfolgende Magenerscheinungen überdeckt wird. Immerhin haben sich unsere Kenntnisse und Vorstellungen auf diesem Gebiet hinreichend erweitert, daß heute ein, wenigstens in seinen allgemeinen Zügen, richtiges Bild entworfen werden kann.

Zweckmäßig unterscheiden wir zwischen den Wegstörungen oberhalb und unterhalb der Papilla Vateri, weiter zwischen den akuten Verschlüssen und den chronischen Verschlüssen und Verengerungen.

a) **Verschlüsse oberhalb der Papille.** Die akuten, vollständigen Verschlüsse oberhalb der Papille betreffen fast immer den Anfangsteil des Duodenum, bzw. noch den Pylorus selbst; sie sind die Folge narbiger Schrumpfung oder pathologischer Fixation der betreffenden Duodenalregion und nachfolgender Zugwirkung des überfüllten oder gedehnten Magens; selten sind sie die Folge einer seitlichen Abklemmung durch Stranganspannung. Die nach fester Tamponade mehrfach beobachteten, akuten Abklemmungen, bzw. Kompressionen des Duodenum betreffen besonders die Pars superior und die Pars descendens. Das klinische Bild hoher Duodenalverschlüsse zeigt lokal vollständig die Symptome der primären oder sekundären akuten Mageninsuffizienz mit völliger Magenaufstauung. Es tritt bei ungenügender Brechleistung eine starke Magendehnung und -erweiterung durch Aufstauung der genossenen, rasch in Gärung und Fäulnis übergehenden Speisen und Flüssigkeiten ein. Bei starkem Erbrechen bleibt die Auftreibung aus; doch können bei völliger Entziehung der Nahrung trotzdem große Mengen von mit Schleim vermischtem, schwärzlichgrünem, von Galle und Bauchspeichel freiem Magensaft erbrochen oder ausgehebert werden. Häufig sind die Massen schwarz, selten blutvermischt. Schmerz- und Oppressionsgefühl im Oberbauch sowie Magenkrämpfe sind häufig vorhanden. Hervorstechend ist der quälende Durst. Schon nach einigen Tagen, manchmal noch schneller, setzt der Kräfteverfall infolge der starken Säfteeinbuße und der Inanition ein, zumal es sich meist um elende, magenleidende oder durch Operation und Narkose geschwächte, wenig widerstandsfähige Individuen handelt, so daß die Prognose sehr ernst ist. Nach dem Verschlußmodus ist es verständlich, daß durch die Entleerung des Magens der Verschluß sich lösen, aber ebenso verständlich, daß er sich wiederholen kann.

Unvollständige Abknickungen oder Abklemmungen bieten das Bild der chronischen hypertrophischen Pylorusstenose, auf die hier nicht weiter eingegangen werden soll. Der chronischen Passageerschwerung kann bei Inkrafttreten des oben erwähnten Mechanismus jederzeit sekundär ein akuter kompletter Verschluß folgen.

b) **Verschlüsse unterhalb der Papille und im obersten Jejunum.** Nach den bis jetzt vorliegenden Beobachtungen läßt sich weder in pathologischer noch klinischer Richtung ein prinzipieller Unterschied zwischen den Verschlüssen im unteren Duodenalabschnitt und den angrenzenden obersten Jejunumschlingen feststellen. Das ist nicht auffallend, da die meisten der einschlägigen Beobachtungen von Verschlüssen und Verengungen durch Abklemmung oder Abknickung die Duodenojejunalgrenze oder den unmittelbar darauf folgenden Jejunalabschnitt betreffen. Es handelt sich dabei, wie erwähnt, um Abklemmungen durch die Vasa mesaraica, durch die fibrös entartete Mesenterialwand, durch entzündliche Adhäsionsbildungen oder um die Abknickung des abführenden Anastomosenschenkels nach

Gastroenterostomie. Alle die oben erwähnten, kausalen Momente kommen sowohl bei den primären wie bei den sekundären Verlegungen in Betracht. Die primären akuten Verschlüsse durch Abknickung oder Abklemmung rufen einen verschiedenartigen Symptomenkomplex hervor, je nachdem sie mit schwerer Magendilatation kombiniert sind oder nicht.

In der Mehrzahl der Fälle von akuter Abklemmung oder Abknickung aus einem der erwähnten Gründe ist die unmittelbare Folge der Abklemmung eine schwere, reflektorische Störung der Zentren und der lokalen Magen- und Duodenalfunktionen. Es kommt schnell zur Entwicklung des klassischen Bildes der akuten Magendilatation: Collapserscheinungen und Prostration kombinieren sich mit plötzlich einsetzendem, heftigem, dauerndem oder kolikartigem Schmerz, mit Oppressionsgefühl und quälendem Durst. Flatus und Stuhl sind angehalten. Bald treten die Magenerscheinungen in den Vordergrund. Es erfolgt Erbrechen der profus sezernierten Verdauungssäfte als galliggefärbte Massen. Trotz starker Brechleistung kommt es — vor allem bei gleichzeitiger Flüssigkeitszufuhr — zu einer starken Inhaltsaufstauung in dem atonischen Magen und im Duodenum. Infolge der fauligen Gärung nimmt der aufgestaute Inhalt bald üblen Geruch, ja fäkalen Charakter an, der Magen wird aufgetrieben, überfüllt; es kommt zu den höchsten Graden des Oberbauchmeteorismus. Je nach der Menge der aufgestauten Flüssigkeitsmassen ist der Perkussionsschall in den abhängigen Teilen gedämpft, im Oberbauch aber meist hochtympanitisch. Zudem werden Plätschergeräusche, Veränderungen des Klopfschalls bei Lagewechsel usw. leicht nachweisbar. Der Urin ist spärlich, hochgestellt. In späteren Stadien hören wegen der völligen Mageninsuffizienz und -paralyse Brechbewegungen und Brechleistung völlig auf; in manchen Fällen kommt es infolge Schädigung des Brechreflexes überhaupt nicht zum Aufstoßen und Erbrechen. Bei fortschreitender Auftreibung kommt es zu hochgradiger Dyspnoe infolge der mechanischen Behinderung des Blutabflusses aus dem Abdomen und des enormen Säfteverlustes, gleichzeitig zu kleinem, leerem und frequentem Puls, zu Cyanose und endlich zum Versagen der Herzleistung. Die Patienten verfallen und gehen schließlich an Erschöpfung zugrunde.

Da wo keine Gegenmaßnahmen getroffen werden, erfolgt in schweren Fällen der Tod schon nach einigen Tagen. Besonders gefährdet sind Individuen mit bereits vorher geschwächter und geschädigter Magenfunktion.

Außer den primären und sekundären akuten Verschlüssen an der Duodenojejunalgrenze sind wenige Fälle von chronischer, bzw. chronisch rezidivierender Abklemmung dieses Darmteiles bekannt geworden. Es seien zwei Fälle von v. Haberer, je ein Fall von Spirharny und Seidel erwähnt. In beiden Fällen von v. Haberer (arteriomesenteriale Abklemmung und Treitzsche Hernie) bestand eine, das klinische Bild völlig beherrschende, hochgradige, hypertrophische Magendilatation. In dem einen Fall von Treitzscher Hernie wurde nach Aushebung des 4 Liter betragenden Mageninhalts eine deutliche Magenperistaltik als Zeichen der chronischen Passagestörung konstatiert. In dem anderen Fall handelte es sich um eine Patientin mit großer Nabelhernie und seit $1^1/_2$ Jahren in gewissen Zeiträumen rezidivierender Abklemmung, die mit reichlichem Erbrechen galliger Massen einherging, während in der Zwischenzeit die Magenfunktion völlig normal war. Hier wurde neben einer hypertrophischen Magendilatation eine Überdehnung des Pylorus und eine starke Erweiterung des Duodenum bis zur Duodenojejunalgrenze konstatiert. Es dürfte also tatsächlich hier eine chronische Passagestörung und Kompression des Duodenum vorgelegen haben, aus der sich bei bestimmten Füllungszuständen oder Lageverhältnissen des Darmes und durch andere Momente (Hernie usw.) ein völliger Verschluß entwickelte.

Im Falle von Spirharny, wo eine teilweise Verlegung durch das entzündlich sklerosierte Mesenterium und durch ein gleichzeitig bestehendes Aortenaneurysma verursacht wurde, war das Bild ebenfalls durch heftige Schmerzanfälle in der rechten Bauchseite, hochgradige Verstopfung, verstärkte Duodenalperistaltik, mit nachfolgender Erweiterung und Hypertrophie des Magens und Duodenum, charakterisiert; Übelkeit und Erbrechen hatten nicht bestanden.

Neben dem erwähnten Typ der primären akuten Duodenojejunalabklemmung mit Magendilatation gibt es zweifellos noch einen Typ des primären Duodenojejunalverschlusses ohne Magendilatation. Das klinische Bild ist in diesen Fällen ein ganz anderes wie das eben geschilderte. Während des ganzen Krankheitsverlaufs tritt der Meteorismus vollständig zurück; ja es ist umgekehrt eine direkte Einziehung des Abdomens, speziell des Unterbauches, infolge der vollständigen Leere des Darmes zu beobachten. Die Magenauftreibung bleibt in solchen Fällen ganz aus oder bewegt sich in geringen Graden. Infolgedessen ist es dann gelegentlich möglich, den direkten Nachweis des durch die Aufstauung der Inhaltsmassen gedehnten und erweiterten Duodenum rechts vom Nabel palpatorisch, auskultatorisch und perkutorisch zu führen. Der Ablauf in solchen Fällen ist der, daß nach plötzlichem Einsetzen der Schmerzen, bei Druckgefühl, dauerndem Brechreiz mit bald folgendem, nicht zu bekämpfendem Erbrechen, spärlicher Urinentleerung, Fehlen von Flatus und Stühlen, sehr bald unter quälendem Durst eine bedrohliche Verschlechterung des Allgemeinstatus durch den Säfteverlust erfolgt. Wenn keine Hilfe gebracht wird, tritt auch hier trotz Fehlens der hochgradigen Magenerscheinungen der Tod ein.

Neben diesen, ohne Kunsthilfe unaufhaltsam zum Tode führenden Formen gibt es aber, wie z. B. die Mitteilungen Birchers, Stavelys und anderer zeigen, auch gutartige Formen. In den Fällen von Bircher traten schwere Reflexwirkungen, insbesondere unstillbares Erbrechen von 1 bis 2 tägiger Dauer mit abdomineller Auftreibung infolge Abklemmung durch einen abnormen, derben Strang am Mesenterialschlitz auf; diese Erscheinungen verschwanden ganz plötzlich, um nach einiger Zeit wieder in gleicher Weise aufzutreten. Bei der Operation fand sich regelmäßig der Magen von normaler Größe, Jejunum und Ileum leer, das Duodenum wesentlich erweitert. Die Gastroenterostomie führte stets zur Heilung, so daß daraus die Richtigkeit des von Bircher angegebenen, ursächlichen Zusammenhangs hervorgeht. Anscheinend kommen solche Formen auch wieder besonders leicht bei chronischen Störungen der Magenfunktion und des übrigen Verdauungsapparates (Ulcus duodeni, Cholelithiasis) vor. Wenn in einem Falle von Stavely, in dem sogar 20 Rezidive eines „gastromesenterialen Ileus" erfolgten, gleichzeitig hochgradige Magendilatation konstatiert werden konnte, so ist natürlich auch wieder die Frage, welcher von beiden Affektionen die größere und die primäre Bedeutung zukommt, offen.

Die sekundäre akute Abknickung im Verlaufe der chronischen oder akuten Magendilatation an der gleichen Stelle kann, wie wir bei der Besprechung des Mechanismus des arteriomesenterialen Verschlusses sahen, ihrerseits zweifellos verhängnisvoll auf den Krankheitsverlauf einwirken. Die zur Magendilatation hinzutretende Zerrung, bzw. der Kompressionsreiz an der Duodenojejunalgrenze verursacht wieder eine ungünstige Reflexwirkung im obenerwähnten Sinne auf den Magen, gleichzeitig aber wird die bis dahin manchmal trotz der Atonie noch freie Darmpassage nun vollständig unterbrochen, also die Aufstauung im Magen und Duodenum eine absolute und eine spontane Lösung des Zustandes unmöglich. Magendilatation und Abklemmung üben infolgedessen eine unheilvolle Wechselwirkung aufeinander aus. Ein selbständiges, klinisches Bild läßt sich von der sekundären Duodenalabklemmung im Gefolge der Magenektasie nicht entwerfen, da tatsächlich nur die Symptome der akuten Magendilatation vorliegen. Der Wahrscheinlichkeitsschluß, daß nicht eine reine Magendilatation, sondern gleichzeitig eine solche sekundäre Abklemmung besteht, ist nur aus der Nutzlosigkeit der Magenaushebung und der erfolgreichen Beseitigung der Magendilatation durch mechanische Mittel (Lagewechsel) zu führen.

Beispiel für hohen Verschluß am Duodenum und Jejunum.

Beobachtung 1. Nach einer Operation am Gallensystem traten, offenbar infolge von Druck der Tampons auf das Duodenum, Erscheinungen von akuter Magenektasie auf, welche nach Entfernung der Tampons sofort zurückgingen.

Beobachtung 2. 26jähriger Mann erkrankt bei fast abgeheiltem Erysipel mit Leibschmerzen, Druckempfindlichkeit im Epigastrium und andauerndem Erbrechen. Kein Fieber, verfallenes Aussehen bei gutem, nicht beschleunigtem Puls, im Urin Indikan und Urobilin. Plätschergeräusche um den Nabel herum, polternde und kollernde Geräusche auch einige Meter vom Kranken entfernt hörbar. Blut im Stuhl. Bei Flüssigkeitszufuhr per os über dem Magen glucksende Geräusche und Steifungen im rechten Unterbauch. Deutung des Röntgenbefundes: Abknickung einer hohen Dünndarmschlinge (s. Abb. 258). Trotz Diät dauerndes Erbrechen. Operation. Starke Erweiterung mehrerer oberer Jejunumschlingen infolge Abknickung durch breite strangförmige Verwachsungen mit der narbig veränderten Umgebung der Milz. Durchtrennung der Stränge und Anastomose einer erweiterten Jejunumschlinge mit einer Ileumschlinge. Schluß des Abdomens. Heilung. (S. S. 464).

Beispiele für arteriomesenterialen Verschluß.
(Vgl. die S. 187 erwähnte Beobachtung von v. Haberer.)

Beobachtung Wortmann. Bei der Überführung eines Soldaten in das Lazarett nach Minensplitterverletzung am r. Oberarm mit Verletzung des Plexus brachialis starkes galliges Erbrechen. Abdominalbefund: mäßiger Druckschmerz in der Gallenblasengegend. 6 Tage nach der Verletzung wieder galliges Erbrechen, Unterbauch eingesunken. Exartikulation des Stumpfes des r. Unterarms, rechtsseitige Pneumonie. In den folgenden 4 Tagen bei allgemeiner Besserung öfters galliges Erbrechen, Auftreibung der Magengegend, dann tumorartige Vorwölbung in der Nabelgegend. Poltergeräusche über dem Duodenum auch noch nach Aushebung des Magens. Änderung der Seitenbauchlage in Beckenhochlage. Am 15. Tage nach der Verwundung Laparotomie in Lokalanästhesie. Magen leer, Duodenum bis zur Kreuzungsstelle mit dem gestrafften Mesenterium enorm erweitert, bei Palpation Plätschergeräusche. An der Kreuzungsstelle keine Strangulationsmarke. Dünndarm im kleinen Becken. Hintere Gastroenterostomie. Schluß des Abdomens. 9 Tage post operationem Exitus letalis. Sektion: Magen gebläht, nicht vergrößert, Duodenum bis nahe ans Jejunum mächtig aufgebläht. Bildungsanomalie am Magen und Duodenum: Vertikaler Teil der Duodenalschlinge abnorm kurz, Pankreaskopf wölbt sich stark in die Lichtung des Duodenum vor. Dünndarmmesenterium sehr kurz.

Beobachtung A. Wagner. 25jähriger Soldat; durch Granatverletzung linksseitiger, komplizierter Oberschenkelbruch. 7 Wochen später plötzlich starker Schmerz und Muskelspannung im Oberbauch, Leib sonst kahnförmig eingezogen. Puls klein und frequent. Erbrechen galliger Massen. Durch Magenspülung und Diät Besserung.

Eine weitere Woche später zweiter derartiger Anfall. Darauf Wunderysipel, Amputation des l. Beines. 170 Tage nach der Verletzung dritter Anfall, Kollaps mit heftigsten Leibschmerzen. Magen- und Darmsteifungen oberhalb des Nabels, galliges Erbrechen. Sektionsdiagnose: Dilatation des Magens und Duodenum — letzteres von der Weite eines normalen Magens — reicht bis zur Kreuzung mit der Radix mesenterii, Darm unterhalb wesentlich enger, ohne Darmwandschädigung an der Überkreuzungsstelle. Dünndarm kontrahiert, größtenteils im kleinen Becken. Im fettarmen, bandartig ausgezogenen Mesenterium verläuft die Art. mesenterica sup. wie eine straffe Schnur; hierdurch war eine Abklemmung hervorgerufen.

Beispiele für akute Magendilatation.

Beobachtung 1. Bei der Nachbehandlung einer wegen Tubargravididät in fast moribundem Zustand in Äthernarkose operierten und mit Beckentamponade behandelten, 30 jährigen Frau werden am 4. Tage die Tampons bis auf einen kleinen Rest entfernt. Wohlbefinden bis auf einen leichten Meteorismus. Abends Verschlechterung des Befindens, Brechneigung, stärkerer Meteorismus und Druckempfindlichkeit in der Magengegend. Am folgenden Tage Puls 134, keine Flatus, abends Erbrechen schwärzlicher, geruchloser Massen, in der Nacht Zunahme des Erbrechens; das Erbrochene riecht übel. Am zweiten Tage starker Meteorismus, besonders des Oberbauches. Magenspülung. Entleerung reichlicher, stinkender Massen, danach Einsinken des Abdomens und sofortige Erleichterung. Puls sinkt von 132 auf 100. Weiterer Wundverlauf ungestört.

Beobachtung 2. 28 jährige, fast verblutete Frau, in Chloroformnarkose wegen Tubenschwangerschaft operiert, dabei Beckentamponade. 3 Tage post operationem Erbrechen schwärzlicher, nicht übelriechender Massen, das sich nachts mehrfach wiederholt. Nahrungsentziehung. Am folgenden Tage bedrohlicher Zustand. Erbrechen sauer riechender Massen. Trommelförmige Auftreibung des unempfindlichen Leibes, Druckgefühl im Epigastrium, quälender Durst. Abends übelriechendes, schwärzliches Erbrechen. Puls 120. Abgang von Flatus. Gesamtzustand sehr bedrohlich. Am 5. Tage nach der Operation fäkulentes Erbrechen, tonnenförmige Auftreibung des Abdomens, besonders des Oberbauches. Dyspnoë. Abgang von Flatus. Durch Magenaushebung Entleerung stinkender, dünner, gelbbrauner Massen. Bei der anschließenden Spülung kommen schußweise, nach zeitweise klarem Spülwasser, wieder fäkulente Massen, die aus dem Dünndarm nachlaufen. Einsinken des Oberbauches, wesentliche Erleichterung. Abdomen weich, leicht eindrückbar, kein Erbrechen oder Aufstoßen mehr. Schon in der nächsten Stunde Besserung des Pulses. Heilung.

Beobachtung 3. 18 jähriger Jüngling. In den 3 ersten Tagen nach Operation wegen diffuser Appendixperitonitis schwere Magendarmatonie. Trotz häufigeren Erbrechens reichlicher Mengen von Mageninhalt starke Auftreibung des Oberbauches. Durch 2- bis 3 mal täglich vorgenommene Aushebung des Magens Verhütung einer Zunahme des Meteorismus. Rückstände bis zu 800 ccm trotz äußerster Beschränkung der Flüssigkeitszufuhr per os. Am 4. Tage post operationem völlige Nahrungsentziehung. Darauf Verminderung der Rückstände. Abgang von Blähungen. Vom 5. Tage an keine Rückstände mehr, Stuhlgang.

Beobachtung 4. 29 jährige, stark ausgeblutete Frau wird wegen geplatzter Tubargravidität laparotomiert. Am folgenden Tage heftige Schmerzen in der Magengegend. Meteorismus und Druckempfindlichkeit des Epigastrium. Bei der Magenspülung reichliche Rückstände, darauf Erleichterung. Am zweiten Tage nach der Operation erneute Magenspülung, danach Wohlbefinden.

3. Klinisches Bild der Passagestörungen nach Gastroenterostomie.

Anzuschließen ist hier noch ein kurzer Hinweis auf das klinische Bild und die Symptome des sogen. Circulus vitiosus bei Abknickungen im Bereich der Gastrojejunostomie. Es handelt sich um einen Abknickungs- oder Ventilverschluß. Die Erscheinungen der Aufstauung im Duodenojejunalschenkel der Anastomose beginnen zu verschiedener Zeit, meist 2—3 Tage nach der Operation, selten nach dem 10.—14. Tage. Ehe die Aufstauung besondere klinische Symptome verursacht, muß sich der zuführende Schenkel maximal füllen und dehnen; dies erfolgt meist zu einer Zeit, wo die Nachwirkungen der Narkose und Operation und die Erscheinungen der postoperativen Mageninsuffizienz noch nicht zurückgegangen sind. Anfangs sind es Klagen über Druckgefühl, Spannung und Übelkeit. Objektiv ist auffallend, daß die Patienten sich schwer erholen. Bei vollständigem Verschluß des abführenden Schenkels fehlen Stuhl und Winde.

Es tritt reichliches Erbrechen meist zersetzter Massen ein. Bei der Magenspülung wird die Spülflüssigkeit immer wieder trübe, ja der zuletzt ausgespülte Duodenalinhalt kann durch erheblich übleren Geruch und bräunliche Färbung gegenüber dem Mageninhalt auffallen. Nach einiger Zeit ist bei vollständiger Verschließung des abführenden Schenkels der Zustand wieder derselbe. Der Magen füllt sich — auch bei Entziehung der Nahrung — wieder vom Duodenum aus. Die Patienten werden rasch entkräftet, der Urin spärlich. Qualvoller Durst besteht infolge des hochgradigen Säfteverlustes. Wird durch Erbrechen oder Spülung überhaupt keine oder nur ungenügende Beseitigung der Aufstauung erreicht, so entwickelt sich eine starke Magendilatation, der Oberbauch wird luftkissenartig aufgetrieben; bei leerem Magen können manchmal in der Duodeno- und Jejunalschlinge Plätschergeräusche als Zeichen der Aufstauung nachgewiesen werden. Der Unterbauch ist häufig eingesunken; die völlige Verlegung führt durchschnittlich in 5—10 Tagen zum Tode.

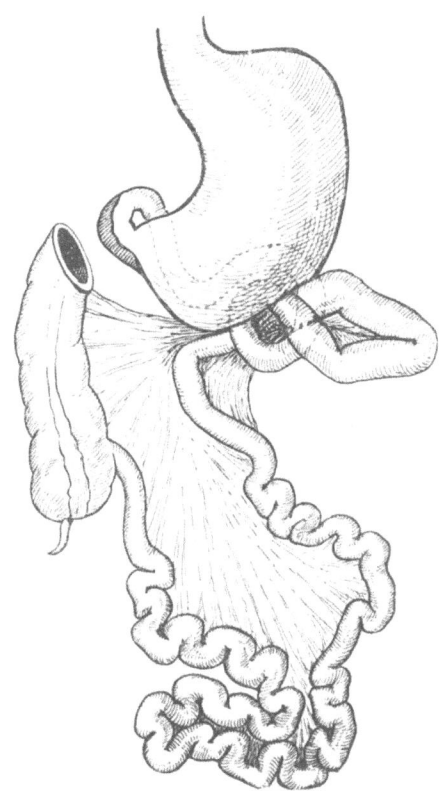

Abb. 147. Dünndarmabklemmung nach v. Hackerscher Gastroenterostomie in dem Ring zwischen hinterer Magenwand, den Schenkeln der Anastomose und der hinteren Bauchwand, bei falscher Fixation der Schlinge, Mesenterialachsendrehung um 180° (nach Petersen-Wilms).

Selten beginnt der Verschluß akut mit schweren Kollapserscheinungen, meist schleicht er sich allmählich ein. Manchmal bilden sich die stürmischen Erscheinungen zurück, es entwickelt sich aber eine chronische Duodenalstenose mit typischen Steifungen, aktiven Darmgeräuschen, Koliken, mehr oder minder heftigen Magen-Darmbeschwerden und Duodenalschmerzen, mit wechselnder Rückstauung und Erbrechen in Intervallen, bei Entleerung von Stuhl und Flatus und bei leidlichem Gesamtstatus.

Schließlich kommt es in anderen Fällen niemals zu vollständiger Passageunterbrechung, sondern es entwickeln sich von vornherein nur die Erscheinungen der Passageerschwerung. In seltenen Fällen erfolgt keine Aufstauung im zuführenden Schenkel, sondern es entleert dieser seinen Inhalt in den Magen oder bei gleichzeitiger Enteroanastomose tiefer unten in den Darm. Die Aufstauung betrifft dann nur den Magen, weil der Weg in den abführenden Schenkel gestört ist. Ein solcher Zustand kann gelegentlich monate-, ja jahrelang ertragen werden.

Beobachtung. Bei der Nachbehandlung eines wegen Pylorustenose in Chloroform-Äthertropfnarkose mit Gastroenterostomia retrocolica posterior operierten, kachektischen, 51jährigen Mannes Magenaufstauung am Tage nach der Operation. Durch Magenaushebung Entleerung reichlicher blutiger Flüssigkeit. Kochsalzinfusion subkutan, Tropfeinläufe. Am 2. Tage nach der Operation durch Magenaushebung Entleerung reichlicher, galliger Flüssigkeit. Physostigmin, Nährklysmen. Kochsalzinfusion. Da in den folgenden 6 Tagen trotz häufiger Magenspülungen immer wieder Rückstände im Magen vorhanden sind, Anlegen einer Enteroanastomose zwischen zu- und abführendem Schenkel. Trotzdem Fortbestehen der Rückstauung, die durch nichtoperative Maßnahmen nicht zu beheben ist; daher 6 Tage nach der 2. Laparotomie Wiedereröffnung des Abdomens. Der Magen und die Anastomosenstelle mit der vorderen Bauchwand verwachsen. Lösung. Unterhalb der Anastomose Verwachsung der abführenden Schlinge mit der Anastomosenstelle und dadurch bedingte Abknickung der Schlinge. Behebung der Abknickung durch Lösung der Verwachsungen. Übernähung der Anastomosenstelle, soweit die Serosa durch die Loslösung verletzt ist. Schluß des Abdomens. Abends nach der Operation Delirien. 3 Tage nach der letzten Operation immer noch Rückstände von einem Liter am Tage. Allgemeinbefinden schlecht, daher in Chloräthylrausch Jejunostomie und Ernährung durch die Fistel. Hebung des Allgemeinbefindens. Abendliche Delirien haben auf-

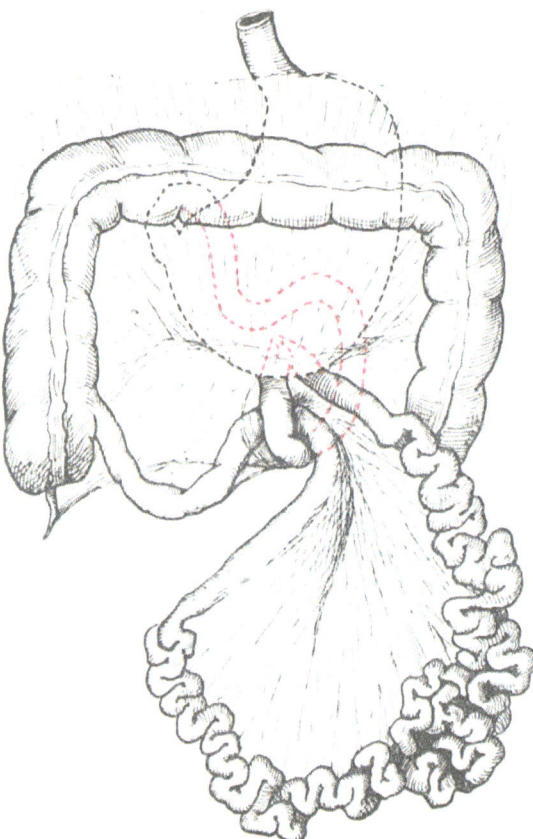

Abb. 148. Der Darm aus Abb. 147 ist ganz durchgetreten (nach Petersen-Wilms).

gehört. Durch Magenspülung Entleerung von 300—500 ccm trüben galligen Inhalts täglich, dann allmählich Besserung. 4 Tage nach Anlegen der Fistel Zuführung von Flüssigkeit per os; in den folgenden Tagen wieder Auftreten von Erbrechen, die Rückstauung nimmt zu, der Puls verschlechtert sich wieder. 12 Tage nach dem letzten Eingriff Exitus letalis.

4. Abknickungsverschluß nach Operationen und bei Peritonitis.

Mit einigen Worten sei noch auf den Verlauf und den Charakter der Abknickungsverschlüsse bei und nach Entzündungen, nach Operationen und Traumen eingegangen. Sie haben eine hervorragend praktische Bedeutung (s. S. 423 ff.). Die Fälle, die sich erst in der zweiten Woche und später nach einer Operation oder nach Beginn einer Peritonitis entwickeln, nachdem die Darmfunktion wieder regelrecht geworden ist, zeigen in ihrem klinischen Verhalten keinen Unterschied gegenüber den oben beschriebenen Formen der Dünndarmabknickungen.

Neben diesen Spätformen postoperativer und peritonitischer Adhäsionsverschlüsse gibt es Frühformen, die wegen gleichzeitiger, anderweitiger Störungen des Allgemeinbefindens und der Darmfunktion leicht übersehen werden können. Noch ehe überhaupt Stuhl und Flatus nach einer Operation oder während einer Peritonitis abgegangen sind, bildet sich hier der Verschluß im unmittelbaren Anschluß an die noch bestehende Darmatonie aus. Die mechanische Bedingung wird gewöhnlich durch alte Adhäsionen, durch frische Verklebungen oder durch Druck von Tampons geschaffen; in einer anderen Gruppe wirkt die mechanische oder entzündliche Schädigung einer längeren oder kürzeren Darmstrecke als Passagehindernis; oberhalb dieser Stelle erfolgt die Abknickung und Auftreibung. Funktionelle und mechanische Momente wirken also im Sinne des Ventilverschlusses zusammen. Statt der erwarteten Rekonvaleszenz bildet sich in solchen Fällen in 3 bis 4 Tagen ein allmählich zunehmender Meteorismus des atonischen Darmes, zunächst ohne erhebliche Rückstauung, aus. Tympanie und Meteorismus können, da kein Gegendruck seitens der Darmmuskulatur und der schlaffen Bauchdecken vorhanden und deshalb viel Platz im Abdomen ist, so hochgradig werden, daß das Bild zunächst dem der peritonitischen Darmlähmung gleicht. Zwerchfell und Leber werden nach oben gedrängt (röntgenologisch nachweisbar), die Atmung wird angestrengt, dyspnoisch, und die Zirkulation dadurch noch weiter gestört. Jedoch ist der Gesamtzustand und vor allem der Puls oft besser als bei peritonitischer Darmlähmung und die Empfindlichkeit des Abdomens erheblich geringer als bei der Peritonitis. Die Kranken klagen meist über ein starkes Völlegefühl und Spannungsschmerz, seltener über heftige Schmerzanfälle. An dieses Stadium kann sich der Verfall bei geschwächten Patienten plötzlich anschließen; bei anderen kommt es zu immer stärkerer Aufstauung, zu fäkalem Erbrechen und nach mehrtägigem Bestehen zu tödlichem Kollaps.

Je früher eine solche postoperative oder peritonitische Komplikation sich ausbildet, um so ernster ist meist die Situation; doch können auch durchaus rückbildungsfähige, reine Darmatonien und Kombinationen von mechanischer Abknickung und Atonie sehr frühzeitig auftreten; aus dem frühzeitigen Auftreten darf also durchaus nicht ohne weiteres auf eine ungünstige Prognose geschlossen und auf therapeutische Maßnahmen verzichtet werden. Auch hochgradige Atonien können manchmal noch künstlich zur Heilung gebracht werden, selbst wenn der Darm nicht mehr in der Lage ist, kleine Hindernisse aus eigener Kraft zu überwinden. In anderen Fällen treten etwas später, vom 5. bis 6. Tage an, nachdem schon Flatus und Stuhlgang abgegangen sind und die Patienten sich wohl gefühlt haben, unbestimmte Verschlußerscheinungen hervor. Hier ist der Meteorismus wegen des besseren Tonus meist weniger hochgradig; das Befinden hält sich; es tritt intermittierender Kolikschmerz ein. Der Darm ist imstande, durch gesteigerte Muskeltätigkeit wenigstens etwas Inhalt über das Hindernis hinwegzutreiben. Es erfolgen ab und zu spärliche Entleerungen von kleinen, geformten, weichen oder harten Kotstücken oder von zersetzten, dünnflüssigen, über das Hindernis beförderten Massen; schließlich treten, durch die völlig entspannten Bauchdecken erkennbar, Darmsteifungen und aktive und passive Darmgeräusche auf.

Die Aufstauung nimmt dann erhebliche Grade an; fäkales Erbrechen erfolgt, so daß das Bild wieder völlig dem oben gezeichneten
gleicht. Daß es sich hier in erster Linie um eine mechanische Abknickung an einer oder mehreren Stellen handelt, geht aus dem baldigen Auftreten aktiver Darmgeräusche neben dem Plätschergeräusch hervor.
Natürlich kann unter solchen Umständen auch ein schon abgeklungener
peritonitischer Prozeß wieder aufflammen und das Zusammenwirken beider
Momente rasch zum Tode führen.

Beispiele. Beobachtung 1. 19jähriger Mann, seit 2 Tagen Erkrankung an Appendicitis. Wegen Nachlassens der lokalen Erscheinungen Zuwarten mit der Operation.
7 Tage nach der Aufnahme plötzlich starke Auftreibung und Druckempfindlichkeit des ganzen
Leibes. Puls 88, klein, regelmäßig. Laparotomie durch Mittelschnitt zwichen Nabel
und Symphyse. Eiter in der Bauchhöhle. Darmschlingen gebläht, injiziert, teilweise
verbacken, besonders nach dem Wurmfortsatz hin. Tamponade. Am 3. Tage post operationem erstmaliger frischer Stuhlgang. Am 5. Tage post operationem Darmsteifungen,
Leibschmerzen, Fehlen von Winden. Punktion einer vorliegenden Dünndarmschlinge
und Wiederholung an den folgenden Tagen. Schwinden des Meteorismus. Heilung.

Beobachtung 2. 19jähriger Mann, seit 2 Tagen Perityphilitis. Bei der Operation serös-eitriges Exsudat im Unterbauch, fibrinöse Beläge am Coecum und Ileum,
ferner in der Umgebung des an der Spitze perforierten Wurmfortsatzes. Appendektomie; in
den Douglas ein Drän, auf das Wundbett Jodoformgazestreifen. Schluß des Abdomens.
Am Tage danach leichter Meteorismus, mehrfaches Erbrechen, auf Einlauf wenig Stuhlgang, Magenspülung, Puls 128, Temperatur 38,0 °C. Am 2. Tage nach der Operation Flatus;
am 6. Tage post operationem, nach anfänglicher Besserung, starker Meteorismus des Oberbauches, klingende, metallische Geräusche in der rechten Bauchseite, Mageninhalt reichlich,
sauer riechend; wenig Stuhl und Winde, im Urin Indikan; Tropfeinlauf, Physostigmin,
Heißluft. 8 Tage post operationem Zustand wenig verändert, Mageninhalt kotig. 14 Tage
post operationem deutliche Reliefzeichnung gespannter Schlingen besonders im l. Unterbauch, Darmsteifungen, Plätschergeräusche, Anlegen einer Witzelschen Schrägfistel an
einer Jejunumschlinge. Am 4. Tage nach der 2. Operation reichlich Stuhlentleerung auf
natürlichem Wege und Schwinden aller Verschlußerscheinungen, Entfernung des Katheters.
Heilung.

Beobachtung 3. 30jährige Frau, vor einem Jahre wegen eitriger Appendixperitonitis in schwerem Zustand operiert. Dränage des Beckens von der linken und
rechten Unterbauchseite aus. Heilung. 3 Tage vor der Wiederaufnahme plötzlich Erbrechen zuletzt galliger Massen und heftigste Leibschmerzen bei Fehlen von Stuhl.
Abdomen nur in der Magengegend druckempfindlich, im Urin Indikan. Einläufe
erfolglos. Laparotomie durch Mittelschnitt unterhalb des Nabels. In der Bauchhöhle seröse, leicht getrübte Flüssigkeit, kein mechanisches Hindernis für die Absuchung
des nicht geblähten Dünndarmes feststellbar. Schluß des Bauches. 4 Tage später trotz
Abgang von Stuhl und Winden wieder Aufstoßen und Erbrechen mit Schmerzen um
den Nabel. 14 Tage später erneut 3tägige Verschlußerscheinungen; nachdem die Darmtätigkeit wieder einigermaßen in Gang gekommen war, mittlerer Meteorismus und Darmsteifungen links vom Nabel. Zweite Laparotomie: Enteroanastomose zwischen einer
geblähten Dünndarmschlinge und Quercolon. Nachmittags plötzlich Tod nach vor-
herigem Abgang von Stuhl und Winden. Sektionsdiagnose: Abklemmung des einen
Schenkels einer hohen Ileumschlinge durch einen zum anderen Schenkel ziehenden,
narbig geschrumpften Strang.

Beobachtung 4. 49jährige Frau, seit 8 Tagen Meteorismus und Leibschmerzen,
auf Einlauf wenig Stuhl, seit 4 Tagen häufig galliges Erbrechen. Gynäkologischer Befund: Douglas besonders rechts stark vorgewölbt. Nach Eingießung reichliche Stuhlentleerung und Besserung des Allgemeinbefindens. 3 Tage später Inzision eines Douglas-
Abszesses. 3 Wochen post operationem krampfartige, linksseitige, nach rechts ausstrahlende Leibschmerzen, Zunahme in den folgenden Tagen, mehrfaches Erbrechen,
Fehlen von Stuhl. Beginnender Verfall; anfangs auf Eingießung spärliche Stühle, später
Einläufe erfolglos, im Urin Indikan. Plätschergeräusche im ganzen Leib, Steifungen und
metallisches Klingen im Unterbauch. Laparotomie durch Mittelschnitt unterhalb des
Nabels. Das Netz ist mehrfach mit den Darmschlingen verklebt. Lösung. Ileum kollabiert,
der übrige Dünndarm stark gefüllt. Die Dünndarmschlingen vielfach miteinander verbacken, zum Teil bereits zwischen ihnen Strangbildungen. Enteroanastomose zwischen

kollabiertem Ileum und oberer gefüllter Dünndarmschlinge. Schluß des Abdomens. Wohlbefinden. In der Nachbehandlung noch einmal unvollständige Verschlußerscheinungen. Behebung durch Magenspülung und Physostigmin. Heilung.

Beobachtung 5. 11jähriger Knabe, Perityphlitis seit 5 Tagen, in den letzten Tagen Besserung. In den folgenden 14 Tagen Einstellung eines perityphlitischen Abszesses, dann plötzlich nach Kollaps heftige Leibschmerzen, Erbrechen und Plätschergeräusche; stündlich Kampfer. Abdomen weich, nirgends druckempfindlich, zirkumskripte Resistenz des Abszesses geschwunden. Darmsteifungen. Laparotomie: Spitze der Appendix an einer Dünndarmschlinge, 20 cm oberhalb der Coecalklappe adhärent, die Dünndarmschlinge selbst mit der vorderen Bauchwand verwachsen und abgeknickt. Lösung und Übernähung der Verwachsungsstelle. Appendektomie. Teilweiser Schluß des Abdomens. Heilung.

Beobachtung 6. 11jähriger Knabe, Aufnahme wegen Perityphlitis. Meteorismus und Druckempfindlichkeit des Abdomens; in den abhängigen Partien Dämpfung. Rektal in Narkose eine stark gespannte Dünndarmschlinge und durch die nun erschlafften Bauchdecken Konturen stark geblähter Darmschlingen feststellbar. Laparotomie. Dünndarm stark gebläht und bis auf den 50 cm langen Endteil gefüllt. An der Grenze des geblähten Teiles spitzwinklige Ausziehung des mit seiner Rückwand den appendizitischen Abszeß deckenden Dünndarmes. Stumpfe Lösung der etwa 5-markstückgroßen Stelle der Ileumwand und Bedecken mit Gazestreifen. Entfernung der gangränösen Appendix. Tamponade. Nach der Operation, durch Magenspülung, Physostigmin und Einläufe nicht zu behebender Meteorismus, spontane Kotfistel, sofortige Entfieberung und Besserung des Allgemeinbefindens, Gewichtszunahme bei allmählich abnehmender Entleerung durch die Fistel. 11 Wochen später Schluß der Fistel. Heilung.

Zusammen mit den Übergängen zu den Inkarzerationen und Strangulationen bieten uns also die Abklemmungen und Abknickungen des Dünndarmes ein Bild sämtlicher Formen des mechanischen Darmverschlusses, vom schweren Inkarzerationstypus bis zum Stenosentypus.

5. Klinisches Bild der Abklemmungen und Abknickungen des Dickdarmes.

Das klinische Bild der Abklemmungen und Abknickungen des Dickdarmes ist kein einheitliches. Wir begegnen mannigfachen Verschiedenheiten des Verlaufes, je nachdem höhere oder tiefere Dickdarmabschnitte befallen sind und je nachdem es sich um eine akute oder allmähliche Entwicklung der Passagestörung, schließlich, je nachdem es sich um einen vollständigen Verschluß oder nur um eine Passageerschwerung handelt.

In der Mehrzahl der Fälle tragen die Passagestörungen des Dickdarmes durch Abknickung einen chronischen Charakter. Man kann feststellen, daß bereits jahrelang ziemlich unbestimmte abdominelle Beschwerden vorhanden gewesen sind. Solche Patienten haben dauernd oder in größeren Zwischenräumen das Gefühl der Völle und eines mehr oder minder lokalen Schmerzes, Verdauungs- und Obstipationsbeschwerden; sie verspüren eine Herabsetzung ihrer Arbeits- und Lebensfreudigkeit, Kreuz- oder Lendenschmerzen. In anderen Fällen treten Schmerzen ganz verschiedenen Charakters (fixe lokale Schmerzen, kontinuierlicher Spannungsschmerz, Koliken) mit starkem Gefühl der Völle im Leibe und Meteorismus, unter vollständiger oder unvollkommener Retention des Darminhaltes vor der pathologisch veränderten Darmstelle, auf. Die Kotaufstauung, sowie die Auftreibung des Abdomens kann Tage, ja Wochen anhalten, während die Patienten über lebhaftes Wühlen und Schmerzen im Leibe klagen, um dann auf Einläufe oder nach spontaner Stuhlentleerung zurückzugehen. Dabei können die Patienten manchmal den Ort der Passagestörung aus dem Gefühl der Schmerzen und des Widerstandes an der Verschlußstelle richtig angeben.

Treten solche Anfälle plötzlich auf, so beobachtet man Aufstoßen, Erbrechen und Übelkeit, doch meist nicht von erheblicher Intensität. Nach einem solchen Anfall kann der Stuhlgang schleimig, membranös oder bluthaltig sein. Der Gesamtstatus leidet trotz dauernder Störungen häufig lange Zeit wenig, andere Male tritt erhebliche Abmagerung ein.

Da wo sich schließlich dauernd der Fortbewegung des Darminhaltes über die Abknickungsstelle erhebliche Widerstände entgegenstellen und die Lichtung des Darmes dauernd erheblich verringert ist, bilden sich auch vor Einsetzen des völligen Verschlusses die charakteristischen Stenosenerscheinungen des Dickdarmes aus. Nachdem sich solche Erscheinungen kürzere oder längere Zeit gezeigt haben, kommt es plötzlich oder allmählich zum vollständigen Verschluß.

Weniger oft treffen solche Verschlüsse die Patienten plötzlich ohne die geschilderten Prodromalerscheinungen; sie treten da auf, wo für jähe stärkere Verschiebungen des Colon transversum, des Coecum oder der Flexur, wie z. B. post partum, nach Punktion eines Ascites usw., weiter Spielraum gegeben ist.

Am wenigsten stürmisch sind die akuten Verschlußerscheinungen bei den tiefsitzenden Verschlüssen. Es tritt Brechreiz, Aufstoßen und Erbrechen von Mageninhalt ein, sowie ein starkes Gefühl von Völle infolge von rasch zunehmendem Meteorismus des zuführenden Dickdarmschenkels. Die Auftreibung des Dickdarmes zeigt sich bei abnormer Schlingenbildung bald nur als diffuse Abdominalauftreibung, bald als Flankenmeteorismus. In vielen Fällen gelingt es durch die schlaffen Bauchdecken direkt, die bis armdicken Dickdarmschlingen als pralle Wülste durchzufühlen; schließlich heben sich ganze Schlingen oder umschriebene Teile, z. B. das leicht dehnbare Coecum oder auch der vor dem Hindernis gelegene Endteil des Colon transversum, als umschriebene, ballonartige Tumoren aus dem Niveau der übrigen Darmschlingen ab. Perkutorisch geben die gespannten Darmteile dumpf tympanitischen Klang, bei normal gelagertem Darm läßt sich die Blähung des Dickdarmes hierdurch bis zur Verschlußstelle verfolgen. Bei Nagel-Fingerperkussion geben die geblähten Dickdarmteile mit dem Hörrohr einen hohen Metallklang, und zwar einen um so höheren, je gespannter die Wandung des Darmes und je schlaffer und dünner die Bauchdecken sind. Bleibt der Klopfschall an einer Stelle konstant besonders hoch, so ist daraus in manchen Fällen ein Schluß auf den Sitz des Hindernisses berechtigt. Aktive Darmgeräusche fehlen meist wegen vollständiger reflektorischer Hemmung der Darmtätigkeit. Sehr oft wird ganz präzise ein heftiger Zerrungsschmerz an der Stelle der pathologisch fixierten Knickungsstelle, im übrigen ein allgemeines Spannungsgefühl im Leibe angegeben.

Das Abdomen selbst ist fast stets wenig empfindlich gegen Druck; selten ist eine peritoneale Empfindlichkeit infolge chronischer Serosareizung vorhanden. Manchmal läßt sich durch Druck auf entferntere, zuführende Dickdarmteile an der Fixationsstelle indirekt ein Schmerzgefühl auslösen. Mit Hilfe von Wismuteingießungen läßt sich gelegentlich röntgenologisch die Stelle der Passageunterbrechung, ja die Knickungsstelle einer hoch unter dem Rippenbogen fixierten Flexura lienalis oder sogar die Doppelrohrbildung direkt nachweisen (s. Röntgenogramme). Hatte sich vor Einsetzen des akuten Anfalles keine Hypertrophie der Darmmuskulatur ausgebildet, dann geht — besonders bei atonischem, atrophischem Darm alter Individuen — die Auftreibung des Dickdarmes rapide weiter und erreicht bei starker

Gasbildung schon am 1. oder 2. Tage hohe Grade. Bei vorangegangener Stenosierung bildet die Hypertrophie der Wandung gegen die höchsten Grade der Dehnung und Auftreibung des Dickdarmes ein Gegengewicht. Die hochgradige Tympanie führt zu erschwerter Atmung, starkem Dyspnoegefühl und schließlich auch zu Störungen der Zirkulation und des Pulses. In solchen Fällen ist eine reflektorische Pulsverlangsamung bis auf 40—50 Schläge zu beobachten. Der Urin bleibt auch bei langer Dauer von Verschlüssen des mittleren und unteren Dickdarmabschnittes frei von Indikan oder enthält höchstens geringe Mengen.

Die eben geschilderten Symptome und Verlaufstypen finden wir zwar in allen Dickdarmabschnitten wieder, besonders charakteristisch sind sie aber für die mittleren Partien, während die Verschlüsse durch Abknickung im Bereich des obersten und untersten Dickdarmteiles nicht selten erhebliche Abweichungen und Eigentümlichkeiten zeigen. Diese sollen infolgedessen noch kurz berührt werden.

Wegen der Dünnheit der Wandung kann bei Abknickung des Coecum, bzw. beim Heraufschlagen des Coecum das gleiche klinische Bild und der gleiche stürmische Verlauf wie bei schwerstem Coecumvolvulus (s. unten S. 244 ff.) hervorgerufen werden und infolge frühzeitiger Gangrän des dünnwandigen, überdehnten Coecum der Tod schon am 3. Tage oder noch früher an den Folgen der Coecalgangrän oder Perforation eintreten. Auch hier gehen schweren Attacken nicht selten flüchtige Verschlußanfälle und die oben erwähnten Stuhlstörungen voraus. Die hier besonders scharf hervortretende umschriebene Coecalblähung (lokaler Coecalmeteorismus) findet sich oft nicht an normaler Stelle, sondern infolge Verlagerung des abgeknickten Coecum z. B. unter der Leber, mehr nach der Medianlinie zu und anderwärts.

Umgekehrt zeigt sich bei subakuten und chronischen, dauernden oder intermittierenden Verschlüssen, die durch Stenosenerscheinungen eingeleitet wurden, nicht selten eine erhebliche Mitbeteiligung des Dünndarmes an dem Prozeß. Bei Abknickungen an der Flexura hepatica beobachten wir häufiger ausgedehnte Darmsteifungen des Dünndarmes, Rückstauung von zersetztem Dünndarminhalt in den Magen, fäkulentes Erbrechen und Indikan in größerer Menge. Solche Fälle zeigen also die Erscheinungen der subakuten oder chronischen Dünndarmabknickung kombiniert mit lokalen Symptomen von seiten des in der rechten Flanke gelegenen Dickdarmabschnittes. Die Krankheitsdauer dieser Abknickungen scheint durchschnittlich etwas kürzer zu sein als die der tiefen; jedoch beträgt die Krankheitsdauer bei völligem Verschluß doch auch hier gewöhnlich mehr als eine Woche. Bei Verschlüssen am untersten Ende des Colon descendens und der Flexur, seltener bei höheren Verschlüssen, werden Tenesmen oder Schlaffheit des Sphincter ani beobachtet. Hier ist die Entwicklung des Meteorismus oft infolge der geringen Störung der Gasresorption und der Eindickung des Darminhaltes langsam. Manchmal ist die aufgestaute Kotsäule perkutorisch nachweisbar. Schließlich gerät aber auch in solchen Fällen der Inhalt in stärkere Fäulnis; der Meteorismus wächst mehr und mehr in ganzer Ausdehnung des zuführenden Dickdarmabschnittes. Nicht selten kommt es auch bei den tiefen Abknickungen zu einer akut einsetzenden, starken Tympanie.

Meist erstreckt sich der akute, spontan irreparable Verschluß des Dickdarmes auf eine Reihe von Tagen. Es sind aber Fälle bekannt, wo die Patienten schon nach 1—2 Tagen infolge reflektorischer Schädigung des

zentralen Mechanismus, an Insuffizienz des Herzens, an Kollaps oder infolge
Gangrän zugrunde gingen.   In Spätstadien mit Meteorismus stellt sich
nach und nach Erbrechen und Aufstoßen ein; aber nur selten werden bei
mittleren oder tiefen Abknickungen rückgestaute Massen erbrochen. Schließlich verfallen die Patienten unter zunehmender Auftreibung des Abdomens,
Abmagerung, Schwäche und Verschlechterung der Zirkulationsverhältnisse; sie
gehen unter starker Unruhe und erschwerter Atmung zugrunde.   In anderen
Fällen treten stärkere, peritonitische Reizerscheinungen hinzu, besonders da,
wo sich Dehnungs- und Druckgeschwüre entwickelt haben.   In einem erheblichen Bruchteil der Fälle treten schließlich infolge Durchbruches eines
solchen Prozesses oder infolge Dehnungsgangrän größerer Darmstrecken
Perforationserscheinungen auf, an denen die Patienten sterben.

1. Beobachtung H. Braun. Bei der Laparotomie einer 42 jährigen Frau, die mit
Magenschmerzen, häufigem Erbrechen nach der Mahlzeit, mit starker, etwa 8 Tage
anhaltender Verstopfung und starker Abmagerung erkrankt war, zeigte der Magen eine
sehr starke Erweiterung, aber sonst keinen Befund. Gastroenterostomie. Das Colon
transversum vor der Flexura coli sinistra war sehr stark erweitert, das Colon descendens leer, die linke Flexur des Dickdarmes lag hoch oben hinter den Rippen, durch
straffe Adhäsionen fest fixiert. Lösung. Heilung.

2. Eigene Beobachtung. 32 jähriges, nervöses Mädchen, in mäßigem Kräftezustand; vor 2 Jahren längeres Krankenlager wegen Lungentuberkulose, vor 8 Monaten
vorübergehende Anschwellung des Leibes, seit 14 Tagen Leibschmerzen, Atemnot und
Meteorismus. Leib prall aufgetrieben, gespannt und druckschmerzhaft im r. Unterbauch. Auf Einguß reichlich Stuhlentleerung; am folgenden Tag wieder dieselben Erscheinungen, ferner gurrende Geräusche, in der Ileocoecalgegend geblähte Schlingen.
Verlegung auf die chirurgische Abteilung. Rechte Unterbauchgegend gespannt, aufgetrieben und druckempfindlich, allmähliches Schwinden der Erscheinungen nach dem
r. Mittel- und Oberbauch hin. Coecum palpabel, armdick; auf Druck entweicht der
Inhalt unter glucksendem und gurrendem Geräusch, danach vorübergehendes Verschwinden der Coecalblähung. Röntgenbefund: Ventilstenose an der Flexura hepatica
durch Verwachsungen (s. S. 479). Operation: Rechtsseitiger Pararektalschnitt. Coecum stark gebläht, Appendix im
kleinen Becken fixiert, oberer Teil des Coecum und Colon ascendens 15 cm breit,
an der lateralen Becken- und Bauchwand adhärent und leicht gedreht, so daß
der mediale Abschnitt des Colon ascendens mehr nach lateral und hinten verzogen
ist. Die Torsion wird durch Kotstauung und Gasbildung noch insofern vermehrt, als
sich das sehr bewegliche Coecum in entgegengesetztem Sinne bewegt. An der Flexura
hepatica spitzwinklige Abknickung dadurch, daß das Colon ascendens fixiert ist und
das Colon transversum tief herabhängt. Die spitzwinklige Abknickung an der Flexura
hepatica ist eine bleibende, weil das angrenzende Colon transversum im Sinne des
Uhrzeigers gedreht ist und durch das mit dem Coecum verwachsene Netz in dieser
Stellung gehalten wird (s. Abb. 137). Die Verwachsungsstränge sind 20 cm breit, 5—8 cm
lang. Nach Lösung der Verwachsungen zur Umgehung der Abknickungsstelle Anastomose zwischen Jejunum und Colon transversum. Schluß des Abdomens, Heilung.

3. Eigene Beobachtung. 37 jähriger Mann, an dauernder Stuhlverstopfung
leidend, daher schon einmal vor 11 Jahren Krankenhausbehandlung; vor 2 Tagen Erbrechen und Übelkeit. Leichte Spannung des Abdomens und Druckempfindlichkeit an
den Seiten; im Urin Indikan, nach Einguß Stuhlentleerung. In den folgenden 10 Tagen
dauernder Wechsel der Beschwerden, gelegentlich Aufstoßen und Fehlen von Winden.
Magenaushebung ergibt keine Rückstände, auf Einlauf stets Stuhlgang. Laparotomie:
Colon transversum nach oben gegen die Gallenblase durch Verwachsungen verzogen,
ebenso der Magen. Lösung der Verwachsungen. Gallenblase prall gefüllt, im Ductus
cysticus ein Stein. Cholecystektomie. Heilung.

4. Beobachtung H. Braun. 40 jähriger Mann, schon mehrfach Magendarm-
störungen; bei dem letzten, vor 14 Tagen beginnenden Krankheitsanfall Verschlußerscheinungen. Rechts vom Nabel zwei nebeneinanderliegende, stark geblähte Darmschlingen
nachweisbar; am folgenden Tage liegen sie voreinander. Laparotomie: Schlingenbildung
des geblähten Anfangsteiles des Colon transversum, Abknickung der nirgends adhärenten
Schlinge sowohl gegen die Flexura coli dextra, als auch gegen den folgenden Teil des

Colon transversum. Annähen des Anfangsteiles des Colon transversum an die vordere Bauchwand. Schluß des Abdomens. Heilung.

5. Eigene Beobachtung. 39jährige Frau, während der Schwangerschaft häufig Aufstoßen und Erbrechen, gleich nach der Entbindung lebhafte Schmerzen im Leibe, an demselben Abend galliges Erbrechen und Fehlen von Stuhl und Winden. Krankenhausaufnahme. Abdomen ziemlich weich, in der Magengegend und in beiden Hypochondrien druckempfindlich; von der Mitte des linken Rippenbogens schräg nach unten, hart rechts am Nabel vorbeiziehender, straffer Strang fühlbar; im rechten Hypochondrium Steifungen des stark geblähten Dickdarmes, Puls 72, im Urin Indikan. Laparotomie. Mittelschnitt oberhalb des Nabels und Hilfsschnitt vom oberen Wundwinkel schräg ins linke Hypochondrium. Quercolon in großer, stark gespannter, nach unten U-förmiger Schleife nach abwärts gesunken, sein Endteil steil zur Flexura lienalis aufsteigend; Colon descendens kollabiert. Die Abschnürung des Quercolon ist nicht durch den vor der Operation durch die Bauchdecken gefühlten Netzstrang hervorgerufen, sondern durch derbe peritoneale Stränge an der Flexura lienalis; Lösung, bzw. Durchschneidung der Stränge, nun Füllung des Colon descendens; nach Einführung eines Darmrohres Abgang von dünnem, stinkendem Stuhl und Gasen per vias naturales. Quercolon außergewöhnlich lang; Einnähen desselben in die Haut zur Punktion. Schluß des Abdomens. Am folgenden Tage Punktion des noch immer geblähten Quercolon, am 2. Tage nach der Operation Flatus, am 3. Tage auf zwei hohe Einläufe erster, weicher Stuhlgang. Heilung.

6. Beobachtung. 47 Jahre alter Mann in mäßigem Ernährungszustande, vor 4 Jahren linksseitige Empyemoperation, seit 14 Monaten im Anschluß an die Mahlzeiten krampfartige Leibschmerzen und Angstgefühl, zunehmende Schwäche, seit 4 Monaten 40 Pfund Gewichtsverlust, Stuhlgang verhalten, gelegentlich schwärzlich aussehend. Bei Ulcuskur anfänglich subjektives Wohlbefinden, dann zweimaliges Auftreten krampfartiger Leibschmerzen, das letzte Mal mit Aufstoßen und Erbrechen grünlicher Massen vergesellschaftet. Verlegung auf die äußere Abteilung. Sehr starker Meteorismus des Leibes, im Oberbauch und l. Hypogastrium Tympanie und Metallklang, im rechten Dämpfung. Aufgehobene Leberdämpfung, Druckempfindlichkeit rechts vom Nabel. Im Douglas bei der Palpation schmerzhafte Vorwölbung. Ausgeheberter Mageninhalt: schleimig-grünliche Massen, im Urin Indikan und Albumen in Spuren. Anlegen einer Coecumfistel. Reichliche Entleerung von dünnem Kot aus derselben. Röntgenbefund: Stenose an der Flexura lienalis durch malignen Tumor. Operation: 10 cm langer Schnitt in der Mamillarlinie und Erweiterung desselben nach innen und außen entlang dem linken Rippenbogen. Unlösliche Verwachsung der Flexura lienalis mit Magen, Pankreas und Milz. Perisplenitis. Beim Lösungsversuch Einreißen der Milz mit stärkerer Blutung. Beseitigung der Stenose wegen der Schwierigkeit der Lösung der Verwachsungen in der großen Tiefe ausgeschlossen. Verzicht auf die Radikaloperation. Anlegen einer seitlichen Anastomose nach Mobilisieren des Colon transversum zwischen diesem und der Flexura sigmoidea. Tamponade des blutenden Milzrisses. Schluß des Abdomens. Kochsalzinfusion, Kampfer, Digalen. Nach Physostigmin Stuhlgang per vias naturales, wenig Kot aus der Coecalfistel. Darmtätigkeit geregelt. Tod 4 Wochen später an Lungengangrän. Sektionsdiagnose: Abknickung an der Flexura lienalis durch so starke Verwachsungen mit Pankreas und Milz, daß sie, wegen ihrer Einbettung in derbe Massen, anfangs überhaupt nicht gesehen werden kann. Kein Karzinom. Lungengangrän des r. Unterlappens und Pneumonie im l. Unterlappen. Schwere interstitielle Pankreatitis mit leicht atypischer Epithelwucherung.

3. Kapitel.

Volvulus des Darmes.

Die durch Drehung des Darmes um seine Mesenterialachse verursachten Krankheitsprozesse bezeichnen wir als „Volvulus" des Darmes. Bis vor kurzem verstand man häufig unter dem Namen Volvulus außer den durch Drehung um die Mesenterialachse entstandenen Verschlußformen auch noch die Folgezustände von Drehungen um die Längsachse und die Querachse des Darmes und die Verknotungen und Verschlingungen zweier Darmabschnitte

miteinander. Neuerdings ist es im Interesse einer schärferen Unterscheidung der einzelnen pathologischen Formen Brauch geworden, diese als
Torsionen, bzw. Knotenbildungen von den reinen Mesenterialachsendrehungen und vom Volvulus abzugrenzen und zu unterscheiden. Früher
wurde der Begriff „Volvulus" zeitweise erheblich weiter gefaßt (s. S. 4).

Passagestörungen und Verschlüsse des Darmes durch Drehung von
Darmteilen um ihre Mesenterialachse kommen an allen beweglichen Ab-

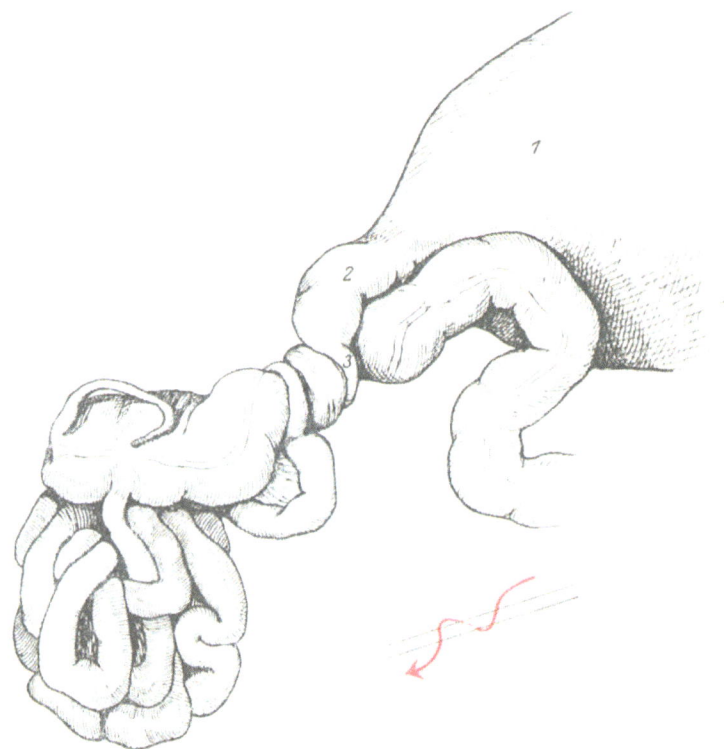

Abb. 149. Volvulus von der obersten Jejunumschlinge bis zum Anfangsteil
des Colon transversum, um 360° im Sinne des Uhrzeigers
(eigene Beobachtung).

schnitten des Darmes vor, vor allem am Ileum und an der Flexura
sigmoidea, weiter aber auch am Coecum und am Colon transversum,
schließlich im Bereich abnormer Schlingenbildungen, z. B. der Flexura duodenojejunalis, des Colon ascendens und descendens. Nicht selten umfaßt eine
Achsendrehung mehr oder weniger ausgedehnte Abschnitte des Dünndarmes
und Dickdarmes zugleich (s. Abb. 149); seltener ist das gleichzeitige Vorkommen von zwei voneinander unabhängigen Achsendrehungen an auseinander
liegenden Teilen des Dünn- und Dickdarmes, z. B. am Jejunum-Ileum
einerseits, am Ileum oder der Flexura sigmoidea andererseits.

Häufigkeit und Vorkommen.

Seltener als im Osten, Nord- und Südosten Europas sind in Deutschland die Volvulusfälle bis zum Kriege gewesen. Bei der zunehmenden Verelendung der deutschen Bevölkerung nach dem Kriege ist zu befürchten, daß auch in Deutschland diese Verschlüsse häufiger werden.

Leichtenstern fand bei einer Sammelforschung unter 1553 Verschlüssen, unter denen allerdings 178 Karzinome des Darmes mit verrechnet sind, 76 Volvulusfälle, d. h. 4,9 $^0/_0$ (23 Achsendrehungen einer Ileumschlinge, 8 Achsendrehungen des gesamten Jejuno-Ileum und 45 Achsendrehungen des S romanum).

Richter, der die Literatur über Dünndarmvolvulus bis zum Jahre 1901 zusammenstellte, konnte unter 94 Fällen von Dünndarmvolvulus nur 39 in Deutschland und Deutschösterreich beobachtete erwähnen. Die überwiegende Mehrzahl stammte aus Rußland, Galizien und Schweden, trotzdem anzunehmen ist, daß bei der umfangreicheren Literatur Deutschlands hier verhältnismäßig mehr Fälle veröffentlicht wurden als in den anderen Ländern.

Zur Veranschaulichung der Häufigkeit des Volvulus unter den Darmverschlüssen seien die Zahlen einiger Krankenabteilungen erwähnt:

1. Deutschland. Tietze (Breslau): bei einem Gesamtmaterial von 113 Verschlüssen 7 Volvulusfälle (4 Dünndarm-, 3 Dickdarmvolvuli). Küttner (Breslau): bei 456 Verschlüssen 42 Beobachtungen von Volvulus.

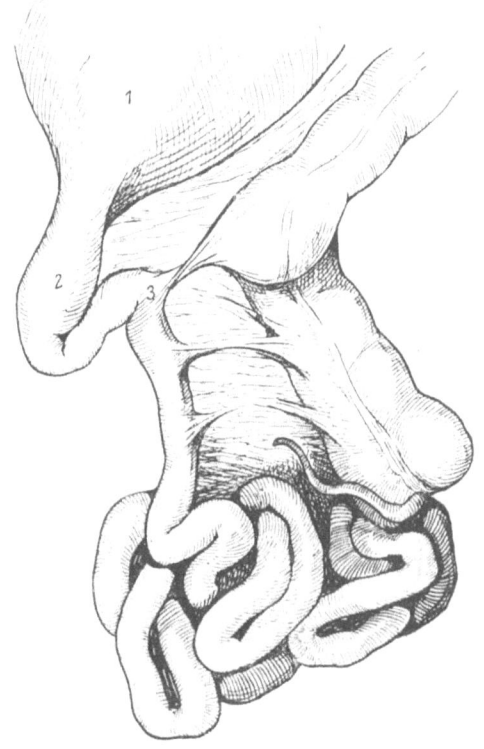

Abb. 150. Fall Abb. 149 nach Rückdrehung. Verwachsungen zwischen oberster Jejunumschlinge und Colon ascendens (eigene Beobachtung).

1 Magen, *2* Duodenum, *3* oberstes Jejunum.

Reusch (Würzburg): bei 113 Verschlüssen der 5 Kriegsjahre 6 Volvulusfälle.

2. Osteuropa. Obalinski: bei 110 Verschlüssen 38 Volvulusfälle (19 Dünndarmvolvuli, bei 4 davon Mitbeteiligung des Coecum, 19 Sigmavolvuli). Spassokukozki: bei 96 akuten Darmverschlüssen 47 Volvulusfälle (28 Dünndarm-, 18 Sigmavolvuli, 1 Coecumvolvulus). Philipowicz: bei 232 Beobachtungen 53, d. h. 23 $^0/_0$ von Achsendrehungen.

3. Südosteuropa. Serbische Beobachter (Adzarow, Stojanow, Subotic, Petrow, Gjurgjewic, Lilic): bei 383 Verschlüssen 127 Volvuli, analysiert davon 109 (61 Dünndarm-, 41 Sigmavolvuli, 1 Coecum-, 1 Colon ascendens-, 1 Colon transversum-Volvulus, 2 Dünndarm-Flexurvolvuli,

1 Dünndarm- und Dickdarmvolvulus, 1 Volvulus durch Meckelsches Divertikel).

4. Nordosteuropa. Faltin hat 75 Beobachtungen von Coecalvolvulus aus Schweden und Norwegen zusammengestellt. Das von A. v. Bergmann, Brehm und Jankowski bearbeitete Gesamtmaterial des städtischen Krankenhauses zu Riga von 1890—1913 umfaßt 77 Flexurvolvuli und 5 Coecalvolvuli.

Bundschuh hat in der gesamten Literatur 110 Fälle von Coecalvolvulus gefunden, von denen nur 22 aus Deutschland stammen.

Amerika. Gibson: Bei 1000 Verschlüssen, allerdings unter Einrechnung der äußeren Hernien, 121 Volvulusfälle.

England. Im St. Thomas-Hospital wurden in der Zeit von 1888 bis 1902 unter 480 mechanischen Verschlüssen 29 Volvuli operiert.

Im Krankenhause im Friedrichshain befanden sich unter etwa 750 chirurgisch behandelten mechanischen Verschließungen des Darmes beider Abteilungen (A. Neumann und W. Braun) 105 Fälle von Volvulus. Sie verteilen sich folgendermaßen:

1. Dünndarmvolvulus . . . . 56 Fälle
2. Dünndarm-Colonvolvulus . . . . 4 „
3. Coecumvolvulus (einschließlich der Drehungen um die Längsachse) . . . . 7 „
4. Coecum-Colon ascendens- und transversum Volvulus bei Mesenterium commune . . . . 2 „
5. Colon transversum-Volvulus . . . . 1 „
6. Sigmavolvulus . . . . 31 „

zusammen 101 Fälle

7. Dazu Magenvolvulus . . . . 1 Fall

Das Alter der Erkrankten zeigt eine Häufung im 3. und 4. Dezennium; eine Ausnahme machen nur die auf angeborener Basis erfolgenden Verschlüsse der Neugeborenen. Der Coecalvolvulus betrifft mehr das jüngere Alter bis zum 40. Lebensjahr. Der Flexurvolvulus häuft sich zwischen dem 40. und 70. Lebensjahr.

Das männliche Geschlecht ist viel häufiger befallen als das weibliche. Nach Richter sind beim Dünndarmvolvulus $^2/_3$ aller Erkrankten männlichen Geschlechts, nach A. v. Bergmann erkranken an Flexurvolvulus viermal so oft Männer als Frauen.

I. Dünndarmvolvulus.

Wir unterscheiden vom anatomischen Standpunkte zweckmäßig drei Gruppen von Achsendrehungen:

1. Achsendrehungen bei normalem Darm und Mesenterium,
2. Achsendrehungen bei Bildungs- und Insertionsanomalien des.Darmes und des Mesenterium,
3. Achsendrehungen auf erworbener, pathologischer Grundlage.

1. Anatomische Prädispositionen der Achsendrehungen des normalen und des abnorm entwickelten Darmes.

Es ist eine Eigentümlichkeit der Achsendrehungen überhaupt, daß sie nicht nur abnorm entwickelte oder pathologisch veränderte Darmteile, sondern auch normale Darmteile befallen. Wo sich keinerlei anatomische Anomalien oder pathologische Veränderungen zur Erklärung für das Zustandekommen einer Achsendrehung ausfindig machen lassen, finden sich häufig immerhin gewisse, ihr Zustandekommen begünstigende, anatomische oder mechanische Momente. Besonders leicht erfolgen Achsendrehungen, wenn die Vorbedingungen für eine leichte Verschieblichkeit und Drehbarkeit eines Darmabschnittes vorliegen. Fettreiches Mesenterium und geblähter oder gefüllter Darm erschweren das Zustandekommen einer Achsendrehung, während Schmalheit, Fettarmut und Länge des Mesenterium, Leere und tiefe Lage des Darmes, Herabhängen von Darmschlingen in das Becken ihr Auftreten begünstigen. Leichtenstern wies darauf hin, daß die Verlängerung des Dünndarmgekröses

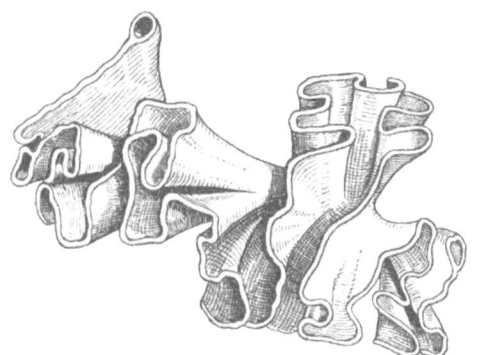

Abb. 151. Verlauf des Mesenterium
(nach Prutz-Monnier).
(Ileum links, Jejunum rechts.)

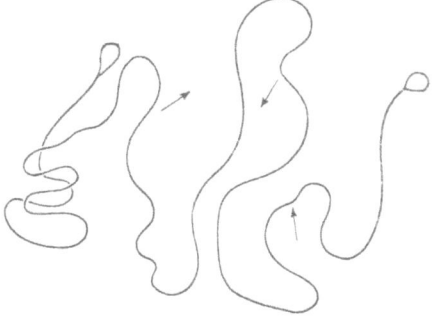

Abb. 152. Schematische Darstellung des Mesenterialansatzes am Darm mit Überkreuzung des untersten Dünndarmes
(nach Toldt).
(Ileum links, Jejunum rechts.) Die Pfeile zeigen die Hauptverlagerungsrichtungen der Darmschlingen.

im hohen Alter auf Fettschwund und sonstigen senilen Veränderungen, aber auch auf dem Langzerren einzelner Abschnitte des Darmes (bei erschlafften Bauchdecken, großen Hernien und dadurch bedingter Eventration) beruht.

Ein weiteres disponierendes Moment bildet die pathologische Annäherung der Fußpunkte zweier Darmschenkel; dies kommt bei langem (hohem), wie bei kurzem (niedrigem) Mesenterium zur Beobachtung. Schon normalerweise kann die Anordnung der Dünndarmschlingen eine derartige sein, daß sich aus dem Verlauf ihres Mesenterialansatzes Kreuzungen und leichte Achsendrehungen ergeben (vgl. Abb. 151 u. 152).

Die leichte Verschieblichkeit, Länge und Schmalheit des Mesenterium bei Mesenterium commune und bei Mesenterium ileo-coecale, sowie Insertionsanomalien der untersten Ileumschlinge begünstigen das Zustandekommen von Achsendrehungen ausgedehnter Dünndarmabschnitte (Jejunum-Ileumvolvulus). Sie sind gleichzeitig die Voraussetzung für Volvuli, die den Dünndarm und das Coecum, bzw. größere Abschnitte des Colon gleichzeitig betreffen (Ileum-Colon- bzw. Ileum-Coecumvolvulus). Diese Formen des Volvulus sind nicht nur bei Erwachsenen, sondern auch bei Neugeborenen beobachtet worden.

Mit wenigen Worten seien unter Bezugnahme auf die Darstellung von de Quervain und Wilms die beim Mesenterium commune in Frage kommenden Entwicklungs-
vorgänge berührt:

Der untere, dem späteren Dickdarm entsprechende Schenkel der zuerst sagittal
gestellten Darmschleife, schlägt sich (vgl. Abb. 153 ff.) normalerweise allmählich im
umgekehrten Sinne des Uhrzeigers von links nach rechts vorn über den später zum
Duodenum und Dünndarm werdenden oberen Schenkel herum. Infolge dieser Kreuzung
liegt das Colon transversum hernach vor dem Duodenum und der Radix mesenterii.
Nicht selten erfolgt diese Drehung der Nabelschlinge unvollständig; der Dickdarm
bleibt dann überhaupt entweder links (Sinistropositio des Dickdarms) oder das Coecum
und das in solchen Fällen mangelhaft entwickelte Colon ascendens erreichen
allein nicht die ihnen normalerweise zukommende Lage. Unter solchen Umständen
bleibt besonders leicht die normale Fixation der unvollständig gewanderten Dickdarmteile, ja die des ganzen Dickdarmes aus. Im ersteren Falle behalten Coecum

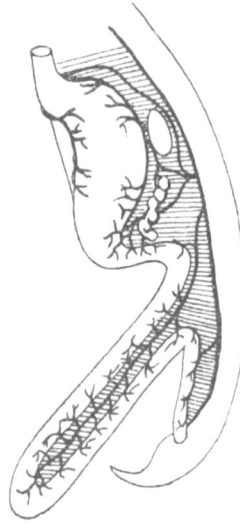

Abb. 153. Darmkanal einer sechs-
wöchigen menschlichen Frucht
(schematisch, nach Toldt).
Die Darmschleife, deren oberer Teil zum
Dünndarm und deren unterer Teil zum
Dickdarm wird, steht sagittal.

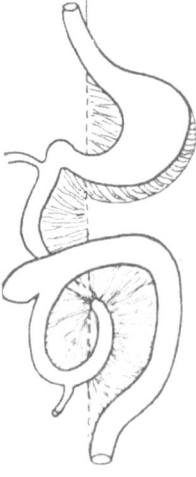

Abb. 154. Entwicklung des menschlichen Darmkanals und seines Gekröses (schematisch, nach Hertwig).
Die Darmschleife hat sich in Dünndarm
und Dickdarm geschieden. Der Dickdarm
hat auf der Wanderung von der linken
Seite der Bauchhöhle nach der rechten
den Dünndarm überkreuzt. Mesenterium
schraffiert.

und Dünndarm ein einheitliches, freibewegliches Mesenterium: Mesenterium ileo-coecale
commune; im letzteren Falle hängt der ganze Darm an einem einzigen, freien, meist
zunächst schmalen Mesenterialstiel herunter (Mesenterium commune).

Dünndarmvolvulus kommt in sehr seltenen Fällen auch dann zustande, wenn die
eben erwähnte Wanderung der Darmschlingen ganz ausgeblieben (Retropositio des Dickdarmes, Abb. 156) oder in abnormer Richtung (Sinistropositio des Dickdarmes, bzw.
Situs inversus) erfolgt ist. Um die topographischen Verhältnisse in solchen Fällen
verstehen zu können, ist es notwendig, sich dieser Tatsachen zu erinnern.

Die für das Zustandekommen von Achsendrehungen wichtigsten Insertionsanomalien des Mesenterium des Dünndarmes hat schon Leichtenstern in so klarer Weise dargestellt, daß ich ihn wörtlich zitieren kann:

„Ist das gesamte Jejunoileumgekröse an seiner Wurzel ungewöhnlich
kurz bei normaler Dünndarmlänge und normaler Gekröshöhe, verläuft die
Radix mesenterii mehr senkrecht als gewöhnlich, steigt die Höhe des Me-
senterium am Jejunum rasch an und fällt sie ebenso steil in der Nähe des
Coecum ab, so wird der Dünndarm befähigt, in seiner Gesamtheit eine
Achsendrehung um die Mesenterialachse einzugehen. Die Drehung geschieht

meist nur um 180⁰ in der Art, daß das obere Dünndarmende in der Richtung nach links unten, das untere in der Richtung nach rechts oben bewegt wird. Die rechtsseitige Gekrösfläche kommt nach links zu liegen, die linke nach rechts. Nicht immer ist mit der Achsendrehung absoluter Verschluß, häufig nur Verengung verbunden, die an den beiden Fußpunkten des gedrehten Konvolutes — dem Jejunumanfang und Ileumende — ihren Sitz hat. Letztere werden bei Verschluß oft gleichzeitig um ihre eigene Achse torquiert. Achsendrehungen dieser Art sind schon im frühesten Kindesalter beobachtet worden und es scheint besonders jener Bildungsfehler des Mesenterium dazu zu disponieren, wo Ileum, Coecum und Colon ascendens ein gemeinschaftliches Mesenterium besitzen."

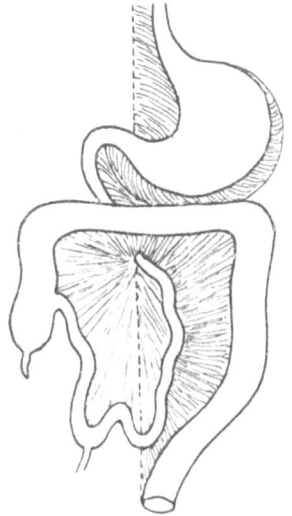

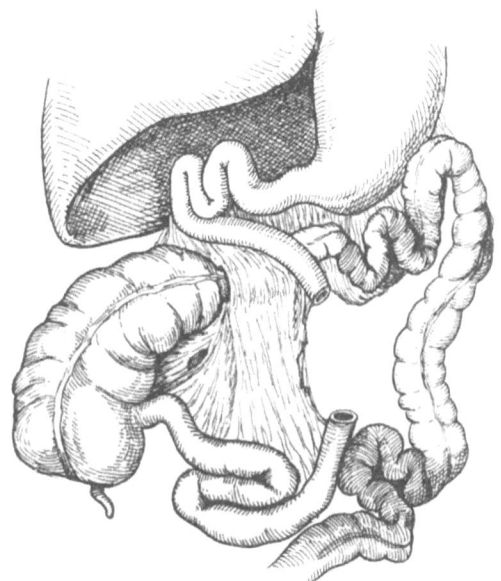

Abb. 155. Entwicklung des menschlichen Darmkanals und seines Gekröses (schematisch, nach Hertwig).
Ein späteres Stadium wie in Abb. 154. Der Dickdarm mit seinem Mesocolon kreuzt das Duodenum.

Abb. 156. Retropositio des Dickdarmes (nach Strehl).

Schmalheit des Mesenterialstiels kann auch dadurch hervorgerufen werden, daß die unterste Ileumschlinge in größerer Ausdehnung von oben links nach unten rechts fixiert ist und der freie linke Mesenterialrand erheblich weiter medianwärts anfängt als gewöhnlich.

Günstig liegen die anatomischen Vorbedingungen für das Zustandekommen von harmlosen Achsendrehungen wie für ihre Umwandlung in einen schweren Volvulus im Bereich des unteren Ileum. Denn diese Schlingen haben von allen Dünndarmabschnitten durchschnittlich das längste und schmälste Mesenterium und, im Vergleich zur Höhe des Mesenterium, den geringsten Abstand der Fußpunkte; dazu kommt, daß sie schon normalerweise häufig ins Becken herabhängen oder am leichtesten unter dem Einflusse der nachher zu besprechenden verschiebenden und drehenden Kräfte unter einer spiraligen Drehung um ihre Mesenterialachse in das Becken herabgleiten können.

In dem großen ost- und südosteuropäischen Material, insbesondere bei Philipowicz und Obalinski, treten die auf Bildungs- und Insertionsanomalien beruhenden Achsendrehungen ganz zurück gegenüber den durch

Schrumpfung bedingten, erworbenen Veränderungen des Mesenterium (Verkürzung und Verschmälerung der Basis des Mesenterium). Philipowicz konnte in seinem Material gesetzmäßig die Narbenbildung des Mesenterium am häufigsten in der Radix der untersten Ileumschlinge feststellen. Mit Leichtenstern, Philipowicz und anderen Autoren nehmen wir an, daß sie auf eine Mesenteriitis, bzw. Mesenterialperitonitis zurückzuführen ist, welche die Folge chronischer Ernährungsfehler (langes Fasten, unrationelle Ernährung) und dadurch bedingter Reizzustände und Entzündungsvorgänge der Darmschleimhaut sind. Vor allem entwickeln sich diese Störungen im Mesenterium der untersten Ileumschlinge, in deren Bereich sich die Mehrzahl der erwähnten Entzündungsvorgänge abspielt und gleichzeitig mechanische Zerrung den Reizzustand am ehesten steigern kann. Dadurch, daß in vielen Fällen das hintere Blatt des Mesenterium stärker als das vordere Blatt der narbigen Schrumpfung anheimfällt, kommt es gleichzeitig zu einer Torsion der untersten Ileumschlinge um die Längsachse. Dadurch rollt sich das freie Darmende gegen das Mesenterium nach hinten, ohne daß die Kotpassage zunächst nennenswert beeinträchtigt ist.

Göbell nimmt an, daß die im Mesenterium befindlichen weißen Narben das Endresultat einer in der Kindheit durchgemachten Peritonitis darstellen, während dies Luksch auf Grund seines Materials ablehnt.

Ebenso sind die nötigen Vorbedingungen für Achsendrehungen dann gegeben, wenn im Anschluß an eine akute oder chronische Peritonitis größere oder kleinere Darmabschnitte unter Schrumpfung des Mesenterium sich von der übrigen Dünndarmmasse absetzen.

Beobachtung Philipowicz: Bei der Laparotomie einer 21 jährigen Frau wegen Volvulus mußte der ganze Dünndarm bis kurz vor das Coecum vorgelagert werden. Hier zog die unterste, contrahierte Ileumschlinge hinter das Mesenterium des ausgepackten Darmes. Detorsion um 540⁰ im verkehrten Sinne des Uhrzeigers. Am Ileum, 3 Querfinger vor dem Coecum, eine Schnürfurche. Auf der Hinterfläche des unteren Ileum zahlreiche ausgedehnte, bis auf das Coecum und das freie Mesenterium des Ileum reichende Narben. Ferner allerwärts umschriebene, zehnpfennigstückgroße Trübungen der Darmserosa. Heilung.

Beobachtung Philipowicz: Die Operation eines 25 jährigen Mannes wegen starker, seit 4 Tagen bestehender Verschlußerscheinungen ergab, daß der ganze vorgelagerte Dünndarm, bis 8 cm vom Coecum, stark gebläht und injiziert war. Der Rest des Ileum und Coecum war blaß und contrahiert. Beim Anheben der spitzwinklig ausgezogenen untersten Ileumschlinge füllte sich das unterste, bis dahin leere Ileum und das Coecum. Die Knickung war verursacht durch strangartige Narben an der Hinterfläche der untersten Ileumschlinge, die das Ileum am wandständigen Peritoneum des Beckens festhielten und es gleichzeitig 90⁰ um die Längsachse gedreht hatten. Die Narben griffen auch auf das Coecum über.

Beobachtung Braun-Prutz: 38 jähriger, sehr elender Mann, früher wegen gangränöser Hernie operiert. Anus praeternaturalis später durch Resektion und Enteroanastomose zum Verschluß gebracht. In Abständen von $^1/_4$—$^1/_2$ Jahr im Anschluß an Diätfehler zwei Tage dauernde Schmerzattacken. Aufnahme während eines schweren Anfalls, bei dem es zum ersten Male zu absolutem Darmverschluß kam. Temperatur normal, Puls 120, kolikartige Schmerzen, dauernder Singultus, große Erregtheit. Bauchdecken mäßig gespannt. Großer Bauchbruch mit sichtbarer, aber im Verlauf des Tages allmählich abnehmender Peristaltik, geringe Druckempfindlichkeit links unterhalb des Nabels. Fäkulenter Mageninhalt. Laparotomie durch Mittelschnitt unterhalb des Nabels. Die sich einstellende, stark geblähte und injizierte Schlinge ist an ihrem Scheitel durch einen 3 cm langen, federkieldicken Strang an der Bauchnarbe fixiert und hält die darunterliegende, auch noch geblähte Dünndarmschlinge in ihrer Lage fest. Nach Durchtrennung des Stranges Absuchen des Dünndarmes. In der Höhe des Promontorium die Seite zu Seite ausgeführte Anastomose. Die beiden Lefzen des Mesenterium bilden einen faustgroßen Spalt, durch den 2$^1/_2$ m des um 180⁰ gedrehten Dünndarmes von oben her durchgetreten sind. Kein Schnürring am Darm. Befreiung des Darmes, Verschluß des Mesenterialschlitzes. Heilung.

Die gleiche Wirkung können alle anderen peritonealen Adhäsionen oder Mesenterialnarben, die die Fußpunkte von Schlingen gegeneinander fixieren, hervorrufen. Hier sind neben den akut entzündlich entstandenen Adhäsionen Verwachsungen bei tuberkulöser Peritonitis, dann Adhäsionsbildungen und Schrumpfungsvorgänge am Fußpunkt eingeklemmter, spät oder gewaltsam reponierter Bruchschlingen zu nennen. Es handelt sich dabei um kleinere Darmstrecken oder um eine einzige Schlinge, also um Bildungen, wie sie uns beim Flexurvolvulus begegnen, oder um festverbackene, größere Konvolute von in mannigfaltigster Weise verworfenen Darmschlingen.

Zusammenfassend sind die Fälle zu besprechen, wo eine Darmschlinge an einer Stelle ihrer Konvexität durch Adhäsionen oder Darmanhänge (Divertikel) an die Bauchwand, bzw. an andere Bauchorgane fixiert ist. Hier gibt diese Fixationsstelle den Drehpunkt für die Achsendrehung ab, besonders leicht dann, wenn der Darm bereits in etwas gedrehter Lage fixiert und wenn das Mesenterium gleichzeitig angespannt und ausgezogen ist.

Eine besondere Stellung nehmen die Achsendrehungen kleinerer oder größerer Darmabschnitte ein, deren Zustandekommen durch Annäherung oder Kreuzung der Fußpunkte in äußeren oder inneren Bruchringen und Gewebslücken oder durch Herabhängen über einen Strang bzw. den Rand eines Bruchringes hervorgerufen wird.

Der weite Spielraum, den solche durch Öffnungen getretene Pakete jenseits der Gewebslücken und -ringe haben, macht es verständlich, daß oft sehr große Darmmassen beteiligt sind.

In anderen Fällen bildet die Drehung eines an Darm und Mesenterium zerrenden Divertikels oder einer Mesenterialcyste den Ausgangspunkt der Achsendrehung ausgedehnter Darmpartien. Die Drehung und Verschiebung einer solchen Cyste erfolgt unter dem Einfluß der mannigfaltigen, früher besprochenen Kräfte; der Vorgang ist, ebenso wie bei der Stieltorsion einer Ovarialcyste, ein rein passiver.

In ganz gleicher Weise kann die Fixation einer kleinen Darmschlinge oder eines Darmwandteiles in einem Bruchring oder in einer Gewebslücke einen Volvulus verursachen. Eine besondere Gruppe mit vielfachen Übergängen zu den entzündlich bedingten Wegstörungen des Darmes bilden die nach Operationen und im Verlauf von Entzündungsprozessen auftretenden Achsendrehungen des durch Verklebung in seiner normalen Bewegung behinderten Darmes (entzündlich mechanischer Volvulus).

Beobachtung Obalinski: Bei der Relaparotomie eines wegen Inguinalhernie operierten, 32jährigen Mannes fand sich bei langem Mesenterium eine Torsion des Ileum nahe am Coecum und ein Teil des Darmes in einer submesenterialen Nische. Detorsion, Heilung.

Beobachtung Good: Die Sektion eines unter Verschlußerscheinungen gestorbenen, 43jährigen Mannes ergab, daß der ganze Dünndarm bis auf den 12 cm langen, untersten, kollabierten Ileumteil gebläht war. Der Übergang von geblähtem in kollabierten Darm war scharf. Ein im Becken liegendes, gefülltes Meckelsches Divertikel war die Ursache einer Achsendrehung und scharfen Abknickung des Dünndarmes.

Am leichtesten können die untersten Ileumschlingen in der pathologischen Lage durch andere Darmteile, die Blase, den graviden Uterus, Cystome usw., bzw. durch das Gewicht der flüssigen oder durch das Volumen der gasförmigen Inhaltsmassen, unter gleichzeitiger Anspannung des Mesenterium, festgehalten werden.

2. Entwicklung des Volvulus.

1. Bei beweglichem Dünndarm. Leichtere Verschiebungen des Darmes mit gleichzeitiger spiraliger Drehung um die Mesenterialachse werden durch Lagewechsel, durch die Zwerchfell- und Bauchdeckenbewegungen bei der Atmung, durch Füllungs- und Querschnittsänderungen des Darmes, Nachlassen und Steigerung der Peristaltik und des Tonus während der einzelnen Phasen der Verdauung und in der Ruhe, durch den Druck des gefüllten Magens oder durch seine zu starke Belastung u. a. verursacht. Achsendrehungen geringeren und höheren Grades können unter dem Einfluß brüsker Steigerung des intraabdominellen Druckes (Trauma, starke Anspannung der Bauchpresse, Erschütterungen und plötzlicher Stellungswechsel des Körpers, Hustenstöße) oder bei plötzlicher, starker Störung des Gleichgewichtszustandes im Abdomen (Entleerung des Darmes, der Blase, des Uterus, plötzliche Überfüllung und Auftreibung des Magens oder anderer Darmteile bei gleichzeitiger Leere der exponierten Darmteile) entstehen.

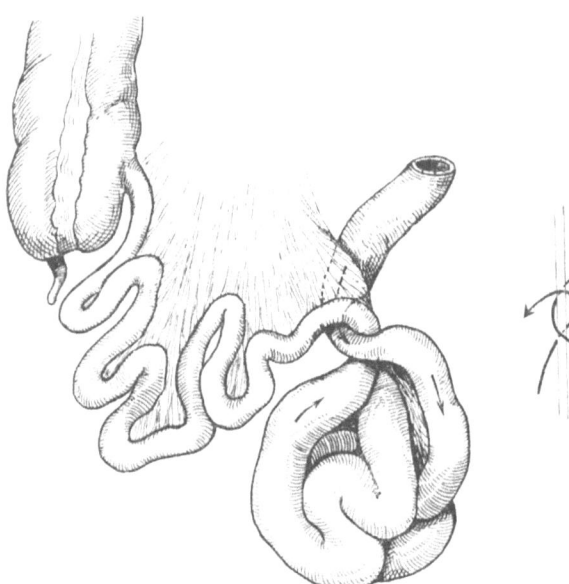

Abb. 157. Volvulus einer mittleren Dünndarmschlinge um 270°.

Spassokukozki hat darauf hingewiesen, daß der leere Darm bei plötzlicher, überreichlicher Füllung zu Verlagerungen neigt, weil der anfangs leer ins Becken hinabgeglittene untere Teil des Dünndarmes durch die oberen, schweren Jejunumteile aus seiner Lage gebracht und in den oberen Teil des Abdomens gedrängt wird. Bei nun folgender Peristaltik kann nach Sp. der einmal nach einer Richtung hin verschobene Darm

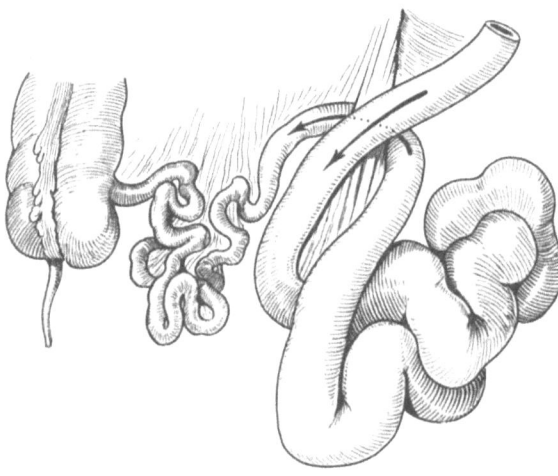

Abb. 158. Volvulus einer oberen Dünndarmschlinge um 180° bei frei beweglichen Schenkeln. Verschluß am abführenden Darm.

sich weiter in gleichem Sinne bewegen und so eine kreisförmige oder spiralige Drehung erfahren. Begünstigend wirkt leichte Abknickung des leeren Darmes am Übergang in den gefüllten.

Achsendrehungen leichteren Grades brauchen keinerlei erhebliche pathologische Folgeerscheinungen hervorzurufen und können ebenso symptomlos wieder vergehen, wie sie zustande gekommen sind. Ich glaube in Übereinstimmung mit Wilms, daß gedrehte Darmteile längere Zeit in der veränderten Lage verharren können, ohne jemals schwerere Störungen der Darmfunktion nach sich zu ziehen. Bei der Leiche findet man häufig im Becken große Abschnitte des leeren normalen wie des entzündlich verlöteten Dünndarmes gewissermaßen zu einem Bukett gewunden, um mehr als 180° spiralig um die Mesenterialachse gedreht, ferner Insertionsverhältnisse des Mesenterium, aus denen geradezu „physiologische" Achsendrehungen sich ergeben müssen. Wie ich mit v. Kertecz, zum Teil auch mit Wilms, betonen möchte, ist die **Füllung und Dehnung**

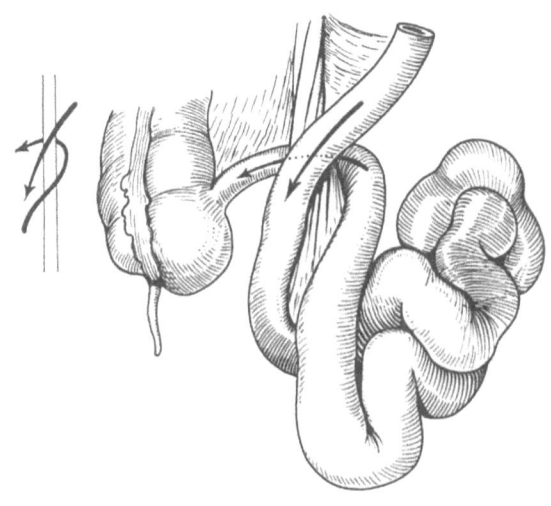

Abb. 159. Volvulus der untersten Ileumschlingen um 180°. Verschluß am abführenden Darm.

bereits gedrehter Darmabschnitte das wichtigste auslösende Moment für die Umwandlung einer bis dahin latenten Achsendrehung in einen Volvulus. Schon Leichtenstern war die Bedeutung der abnormen Füllung und Belastung der gedrehten Darmschlingen als wesentlicher Faktor beim Zustandekommen eines Volvulus bekannt. Ein solcher Entstehungsmodus des Volvulus findet sich nach Diätfehlern, bei Diarrhöen, nach Abführmitteln, bei Blähungszuständen, bei reflektorisch, bzw. entzündlich ausgelöster Darmatonie und bei schlecht genährten Individuen. **Vielfach leitet schon die erste Achsendrehung den Volvulus ein.**

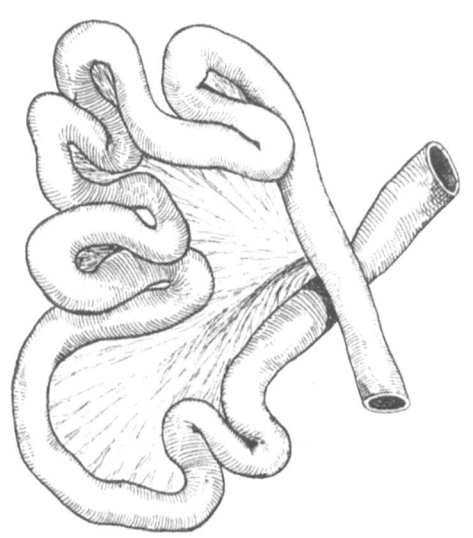

Abb. 160. Physiologische Achsenkreuzung (schematisch).

Um den Volvulus zu vollenden, greift häufig eine Reihe von verhängnisvoll wirkenden Faktoren in überaus komplizierter Weise ineinander.

Die funktionelle und mechanische Störung der Peristaltik und des
Tonus durch Darmfüllung und Blähung, mechanische, der Rückdrehung ent-
gegenarbeitende Widerstände, reflektorische Schädigung der Darmfunktion
und Darmzirkulation infolge Zerrung und Dehnung der Mesenterial- und
Darmnerven und die unmittelbare mechanische Erschwerung der Zirkulation
machen sich geltend.

Das Gewicht der herabhängenden, flüssigkeitgefüllten wie der Auftrieb
der gasgefüllten Schlingen wirkt der normalen, radförmigen Aufstellung der
betroffenen Schlingen und dem Ausgleich entgegen. Die gleichzeitige Zunahme der Innenspannung kann eine Rückdrehung direkt vereiteln, im besonderen, wenn noch der Gegendruck anderer gefüllter Schlingen, oder der
Gegendruck der Becken- oder Bauchwand, der Blase, des graviden Uterus u. a.
hinzukommt. Dehnung der Schlingen verschärft noch die Lage, weil dadurch
eine stärkere Zugwirkung an dem gespannten Mesenterium ausgeübt und
infolge dieses Reizes ebenso wie bei den Inkarzerationen eine schwere reflektorische Störung der Zirkulation und Funktion des Darmes ausgelöst wird.
Auch hier finden wir dann wieder eine frühzeitige Hemmung der Peristaltik,
Nachlassen des Tonus, Störungen der Gasresorption, eine gesteigerte Sekretion von Verdauungssäften, Zersetzung des Inhalts. Es kommt zu starkem
Oedem, zu Hyperämie der Darmwandung und zu Transsudation aus den gestauten Gefäßen in das Darminnere und an die Darmoberfläche. Die aktive
Kraft der Darmmuskulatur genügt auch bei unvollkommenem Abschlusse
des abführenden Schenkels an der Kreuzungsstelle mit dem Mesenterialstiel
unter diesen Umständen nicht mehr, um die hohe Flüssigkeitssäule über
das Mesenterium hinweg zu treiben. Es ist alles dazu angetan, die Blähung
und Füllung des Darmes zu steigern, die aktiven Kräfte des Darmes weiter
auszuschalten und so der spontanen Rückbildung einen Riegel vorzuschieben
(Dehnungs- und Überfüllungsvolvulus).

Schon bei plötzlich einsetzender, leichter Drehung können erhebliche
Füllung und Dehnung des verlagerten Darmes zusammen mit einer Anspannung und starken Zerrung des Mesenterium ein starkes Oedem, Hyperämie
und die erwähnten reflektorischen Störungen der Darmfunktion in den gedrehten Darmabschnitten herbeiführen (reflektorischer Volvulus).

Bei plötzlicher, scharfer Drehung treten sofort schwere Zirkulationsstörungen infolge Torsion, bzw. mechanischer Kompression und Verlegung
der Mesenterialgefäße des gedrehten Darmteiles ein (Abschnürungs-, Strangu-
lationstyp). Es kommt infolgedessen bald zu einer Erschwerung oder
völligen Unterbrechung des venösen Abflusses mit all ihren Folgen — venöse
Hyperämie, Stase, hämorrhagische Infarzierung, Gangrän des ganzen gedrehten Abschnittes — genau wie bei der Inkarzeration und Strangabschnürung. Diese Form des Volvulus kommt besonders leicht bei abnorm langem
und schmalem, also leicht drehbarem Mesenterium, bei Mesenterium commune und bei narbiger Schrumpfung (Philipowicz) im Bereich der untersten
Ileumschlingen vor.

a) Verhalten des zu- und abführenden Darmschenkels an der Kreuzungs-
stelle bei den verschiedenen Volvulusformen.

Bei hochgradiger Achsendrehung wird der Abfluß der gestauten Inhaltsmassen in den abführenden Darmteil durch die bandförmige Abplattung
und Kompression des abführenden Schenkels an der Kreuzungsstelle

mechanisch unmöglich gemacht. Die unterste Ileumschlinge erfährt wegen ihrer Fixation an der hinteren Bauchwand und am Coecum am ehesten eine straffe Anspannung, dabei übt die Schlinge gleichzeitig eine Kompression der Mesenterialgefäße aus. Hierdurch erklärt sich die Häufigkeit schwerer Volvuli des unteren Ileum.

Wenn aber Wilms meint, daß beinahe gesetzmäßig erst die straffe Spannung an der Kreuzungsstelle der fixierten untersten Ileumschlinge mit dem gedrehten Mesenterium die schweren pathologischen und klinischen Verschlußerscheinungen und die Zirkulationsstörungen in dem gedrehten Darmpaket auslöst, so dürfte er mit dieser Verallgemeinerung zu weit gehen. Ich habe bei meinen Operationen wegen Dünndarmvolvulus häufig noch leere, kollabierte Ileumschlingen unterhalb der Volvulusschlingen angetroffen; in der Literatur finden sich genug gleiche Fälle.

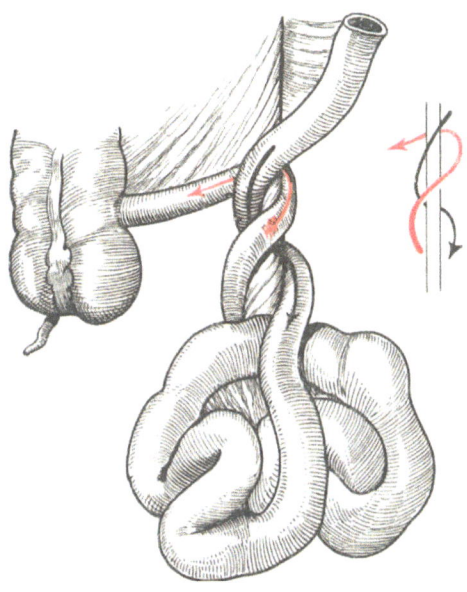

Abb. 161. Volvulus des untersten Ileum um 270⁰.

Da wo die untersten Ileumschlingen nicht mit beteiligt sind, muß schon eine starke Drehung des frei beweglichen Darmes (über 270⁰) oder

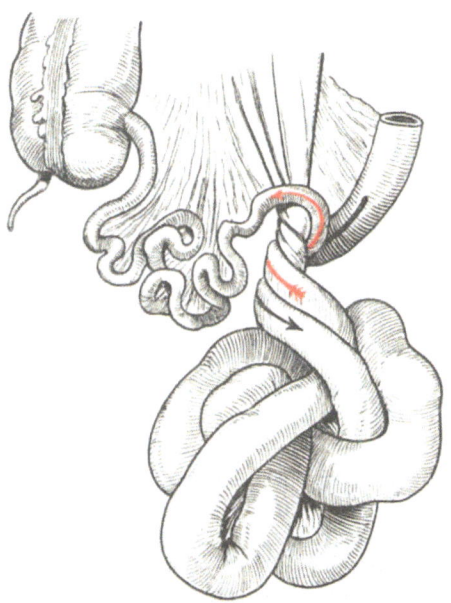

Abb. 162. Achsendrehung um 360⁰ des oberen Ileum. Verschluß beider Schenkel.

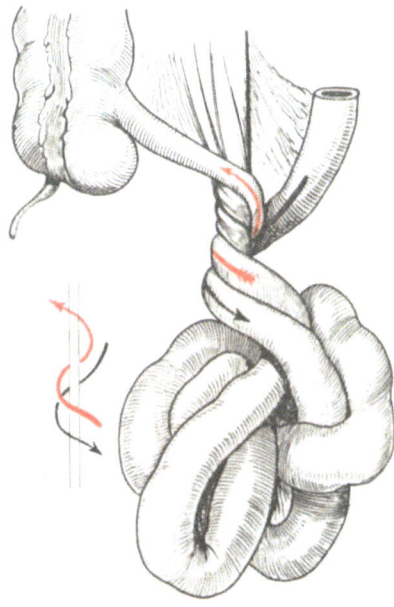

Abb. 163. Achsendrehung des untersten Ileum um 360⁰. Verschluß beider Schenkel.

14*

eine abnorme Fixation des Darmes vorhanden sein, damit eine zur mechanischen Verschließung ausreichende Anspannung des Darmes an der Kreuzungsstelle erfolgt. Bei vielen Fällen von Dehnungs- und reflektorischem
Volvulus ist infolgedessen trotz starker Auftreibung und Überfüllung des
Darmes die bandartige Kompression des zu- wie abführenden Darmes an
der Kreuzungsstelle verhältnismäßig gering. Nicht selten erstreckt sich das
obere, bzw. untere Ende des Volvulusdarmes an der Kreuzungsstelle über
mehrere Zentimeter, in deren Bereich zwar eine Querschnittsverringerung,
aber kein absoluter mechanischer Verschluß nachweisbar ist.

Der Übergang ist dann so allmählich, die Kompression so schwach,
daß man bei der Operation und Autopsie die Kreuzungsstelle nach Lösung
des Volvulus nicht mehr mit Bestimmtheit wiederfinden kann. Dem entspricht die Tatsache, daß nicht selten trotz vollständig ausgebildetem Volvulus noch Darminhalt diese Stelle passiert. Bei Drehung um 360° und bei
mehrfachen Umdrehungen ist der mechanische Verschluß am abführenden
Ende fast immer absolut, doch haben wir, ebenso wie Philipowicz beobachtet,
daß trotzdem die Passage gelegentlich frei bleiben kann.

Reicht die Achsendrehung von vornherein an das Coecum heran und
ist der Querschnitt des abführenden Darmes zunächst klein, so kann die
Achsendrehung sich unter der Wirkung der Peristaltik wie der Zugkraft des bereits gedrehten Darmteiles bis zur Anspannung der
untersten Ileumschlinge vergrößern.

Daß bei geringer Anspannung und Reibung im Bereich der Kreuzungsstellen des zu- oder abführenden Darmschenkels mit dem Mesenterium ein
Nachrücken vom Darm vorkommt, erscheint verständlich. Daß aber auch
stärkere Widerstände durch die Zugwirkung des sich spannenden, gashaltigen
oder überfüllten, schweren Darmes an der Kreuzungsstelle überwunden
werden können, beweisen nach Wilms Beobachtungen, in denen — über
einen Meter verteilt — in Abständen sich mehrere, durch pathologische
Veränderungen von verschiedener Stärke deutlich markierte Schnürfurchen
fanden.

Auch am Jejunum kommt es unter den gleichen Bedingungen wie
am Ileum zur Achsendrehung. Bei normaler Kürze seines Mesenterium
müssen aber pathologische Bedingungen vorhanden sein, die die Rückdrehung verhindern und den Volvulus herbeiführen. In dieser Richtung
sei vor allem auf die Fixation des Darmes durch Adhäsionen und auf die
entzündlich reflektorische Atonie des Darmes mit folgender starker Blähung
hingewiesen. In einem meiner Fälle verhinderte der Druck des graviden
Uterus den Ausgleich einer Achsendrehung.

b) Die Auffassung von Wilms.

Wilms nimmt einen bedeutenden aktiven Einfluß der Peristaltik bei
der Umwandlung einer harmlosen, beschränkten Achsendrehung in eine ausgedehnte pathologische Achsendrehung und in einen Volvulus an: Ein
kleiner, etwa um 180° gedrehter Darmteil gerät in einen Zustand gesteigerter peristaltischer Tätigkeit und zieht kraft derselben am abführenden
Ende der gedrehten Darmpartie, wo sich der Fortbewegung des Darminhalts Widerstände entgegensetzen, die folgenden Dünndarmschlingen bis
hart an das Coecum in den Bereich der Achsendrehung herein. Erst

durch die straffe Spannung an der Kreuzungsstelle der fixierten untersten Ileumschlinge mit dem gedrehten Mesenterium sollen die schweren pathologischen und klinischen Verschlußerscheinungen und die Zirkulationsstörungen (Stauung, Dehnung, Schnürung) im gedrehten Darmabschnitt einsetzen.

Wilms stützt sich bei der Aufstellung dieser Theorie neben anderen Gründen auf das alte Experiment, daß bei der Aufblähung einer durch einen Ring gezogenen Darmschlinge mittels einer Spritze ein solches Hereinholen von Darm durch den Ring erzielt werden kann. Schon v. Kertecz hat Zweifel an der Richtigkeit der Ansicht von Wilms geäußert, weil er im Tierversuch ein solches Hereinholen von Darmschlingen nicht beobachten konnte.

Ich habe Versuche an Hunden und Kaninchen ausgeführt, bei denen ich den Darm durch Hormonal- und Physostigmininjektion in einen Zustand hochgradig gesteigerter Peristaltik versetzte:

Beim Hunde und Kaninchen wurden einige mittlere Ileumschlingen um 180° nach links gedreht und unter dauernder Benetzung mit Kochsalzlösung so aus der Bauchhöhle gelagert, daß sie seitlich vom Bauche herabhingen. Darauf wurde Hormonal bzw. Physostigmin injiziert. Die Peristaltik im ganzen Darm wurde sehr lebhaft, aber nicht die Spur einer Vergrößerung der gedrehten Darmmasse war zu erkennen, vor allem auch nicht an dem bekanntlich sehr kräftig arbeitenden Hundedarm. Weder ein Herüberholen am abführenden Darm noch eine Detorsion vom zuführenden, ebenfalls stark erregten Darmteil aus war zu erkennen. Die Bedingungen wurden den Erscheinungen des klinischen Volvulus dadurch ähnlicher gemacht, daß die gedrehten Darmschlingen mit Kochsalzlösung stark gefüllt wurden, bis sie erheblich am Mesenterium zerrten. Erneute Hormonal- und Physostigmininjektion hatten ebensowenig einen Effekt im Sinne von Wilms wie vorher, trotzdem die Peristaltik sehr hochgradig war. Es gelang dem Darm mit ihrer Hilfe sogar, die hohe Wassersäule über die Kreuzungsstelle hinweg in den abführenden Darm zu treiben.

Trotz des negativen Ausfalls der Tierversuche möchte ich durchaus nicht die Möglichkeit bestreiten, daß der Peristaltik eine aktive Rolle bei der Herbeiführung und Weiterentwicklung einer Achsendrehung zukommen kann, falls günstige Vorbedingungen und vor allem, falls auch die unterstützende Wirkung einer oder mehrerer der erwähnten äußeren Kräfte vorliegen. Ich möchte aber annehmen, daß sich der Vorgang meist etwas anders abspielt, wie Wilms meint. Ich kann mir vorstellen, daß in Fällen, in denen der Darm infolge Reizung durch Abführmittel, blähende und schwer verdauliche Speisen oder durch Katarrhe in eine lebhafte Peristaltik versetzt wird, bei stoßweiser Füllung der an der Kreuzungsstelle mit dem Mesenterialstiel gelegenen Schlinge, weitere angrenzende Darmschlingen über das Mesenterium mit herübergerissen werden. Bei mehrfacher erfolgreicher Wiederholung dieses Vorgangs wäre eine erhebliche Vergrößerung der zunächst achsengedrehten Schlingenmasse auf Kosten des zu- wie des abführenden Darmes denkbar. Bei rasch zunehmender Füllung und Dehnung größerer Dünndarmabschnitte wird aber einem weiteren Nachholen oder Nachschieben von Schlingen unter anderem durch den Raummangel Halt geboten; ferner erlahmt bald die Kraft der Peristaltik infolge reflektorischer Darmhemmung und Atonie. Daß die Vergrößerung eines Volvulus gesetzmäßig durch Nachholen weiterer abführender Schlingen wegen der hier der Fortbewegung sich entgegenstellenden Widerstände erfolgt, erscheint mir unwahrscheinlich. Für viel wesentlicher halte ich die Zugkraft des gedehnten und gefüllten Darms.

c) Ausgleich der Passagestörung.

Während bei Drehungen von 360° und bei noch weitergehender spiraliger Drehung (um 540—720°) eine selbsttätige Rückdrehung kaum erfolgen kann, vielmehr der Krankheitsprozeß gesetzmäßig zur Katastrophe führt, ist in den, in erster Linie auf reflektorischen Störungen oder auf der Inhaltszunahme und Dehnung des Darmes beruhenden Fällen die Wiederherstellung einer geordneten Darmfunktion und Darmpassage auch in klinisch ernst erscheinenden Fällen durchaus möglich.

Eine ganze Reihe von Momenten kann die Lösung der Achsendrehung herbeiführen. Im allgemeinen handelt es sich um Kräfte, die den zum Volvulus führenden entgegenwirken. So kann schon die Wiederherstellung der normalen oder das Einsetzen einer pathologisch gesteigerten Triebkraft des Darmes in diesem Sinne wirken. Es kann ein Spannungsausgleich der im Volvulusdarm aufgestauten Gas- oder Flüssigkeitsmassen durch Verteilung und Resorption hierzu dienen. Lagewechsel kann die Anspannung und Kompression der kreuzenden abführenden Schlinge aufheben; durch Magen-, Blasen- und Uterusentleerung und durch Entfernung von Tumoren kann eine verhängnisvolle Fixation des Darmes oder eine Zugwirkung auf ihn beseitigt werden. Schließlich können auch einmal die gewöhnlich schädlichen Abführmittel durch Steigerung der Peristaltik günstige Bedingungen für die Überwindung der Achsendrehung und die Entleerung des Darmes schaffen.

Bei den höheren Dünndarmschlingen mit ihren weit voneinander entfernten Fußpunkten kann eine nachträgliche Auftreibung und Blähung des Darmes geradezu den Ausgleich der Verlagerung und die Rückdrehung bewirken.

Im einzelnen diesen Fragen nachzugehen, dürfte zu weit führen. Es werden bei Beachtung derartiger Möglichkeiten alle Formen des Volvulus, speziell auch der subakute Volvulus vom Stenosentypus, der remittierende (rezidivierende) und der intermittierende Volvulus verständlich.

Da abgesetzte Schlingen größere Beweglichkeit besitzen, so sind einmalige Drehungen hier besonders ausgiebig und überschreiten daher viel eher die Grenze, von der aus die Rückdrehung noch möglich ist. Ein spontaner Ausgleich ist aber, soweit es im Bereich des Möglichen liegt, auf der anderen Seite auch viel häufiger.

Besonders gefährlich sind Achsendrehungen bei gleichzeitiger Fixation des Darmes deshalb, weil weit eher als bei frei beweglichen Darmschlingen ein spontaner Ausgleich der Drehung ausbleibt. Schon bei der Drehung weniger Darmschlingen um 180° genügt ein verhältnismäßig geringfügiges Herabhängen des gefüllten Darmes über das angespannte Mesenterium, um die Rückdrehung zu vereiteln.

3. Entwicklung des Volvulus bei in der Bewegung behindertem Darm.

Die Entwicklung der Achsendrehung und des Volvulus bei dem in der Bewegung behinderten Darm vollzieht sich nach den gleichen Gesetzen wie bei dem frei beweglichen Darm. Auch hier handelt es sich um schnelle wie langsame, bzw. ganz allmähliche Ausbildung kurzer oder ausgedehnter Volvuli. Einzelne Dünndarmschlingen oder größere Dünndarmabschnitte, welche durch narbige Schrumpfung des Mesenterium, flächenhafte Adhäsionen, einzelne Stränge oder gleichartig wirkende Gebilde eine Annäherung der Fußpunkte und damit eine Stielung erfahren, sind ebenso wie die unter den

gleichen Bedingungen stehende Sigmaschlinge (s. S. 228 ff.) dem Volvulus ausgesetzt. Dies ist darin begründet, daß derartig gestielte Schlingen bei Verlagerung, Dehnung oder Überfüllung viel leichter eine Achsendrehung erfahren, als Schlingen mit breiter Basis. Da hier die Drehung bei gleicher
Kraftleistung eine größere ist, kommt es häufiger zur strangulierenden Form
des Volvulus mit vollständigem Verschluß an beiden Enden. Erfolgt die
Annäherung der Fußpunkte oder die Kreuzung der Schenkel im Bereich
äußerer oder innerer Bruchpforten oder bildet ein ausgespannter Strang
den Drehpunkt für gekreuzte Schlingen, so gelten die gleichen Gesichtspunkte.

Bei Anheftung des Scheitels einer Schlinge am Peritoneum parietale
oder an einem Bauchorgan vollzieht sich der Volvulus nach denselben
Gesetzen wie bei den frei beweglichen Darmschlingen. Die Anheftungsstelle
hat hier die gleiche Bedeutung wie die Anheftung des frei beweglichen
Dünndarmes am Coecum. Bei verhältnismäßig geringer Achsendrehung kommt
es daher frühzeitig zu starker Abplattung der Schenkel und Kompression
der Gefäße. Bei den Drehungen erfolgen außerdem leicht Abknickungen und
Torsionen des Darmes sowohl am abführenden wie am zuführenden Darm-

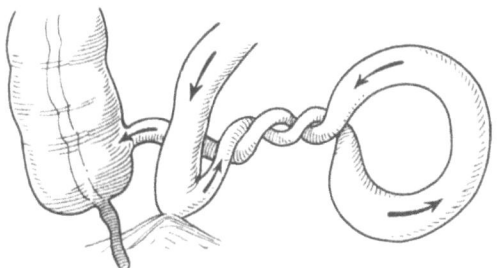 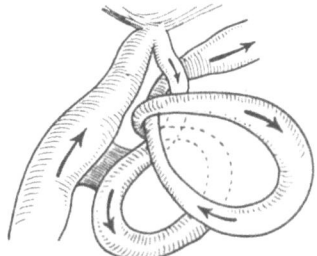

Abb. 164. Dünndarmvolvulus von 360°
bei Fixation der zuführenden Schlinge (nach
Göbell).

Abb. 165. Dünndarmvolvulus unterhalb einer den Darmverschluß
verursachenden Knickung nach
Enterostomie (nach Göbell).

teil (Abknickungsvolvulus). Die Vergrößerung des anfänglich achsengedrehten
Darmabschnittes erfolgt auf Kosten des zu- wie des abführenden Darmes.

Da ein großer Teil der Volvuli dieser Gruppe auf frischen Verklebungen
und Verwachsungen beruht, der Darm also noch unter dem Einfluß entzündlicher oder mechanischer (operativer) Atonie steht, so tritt hier das funktionelle
Moment der Passagestörung besonders schwerschwiegend in die Erscheinung.
In den Fällen von Volvulus bei Divertikel, Mesenterialcysten, adhärenten, aber
im übrigen frei beweglichen Ovarialcysten wird die Drehung des Darmes durch
die Bewegung des führenden Anhangsgebildes eingeleitet, bleibt aber gewöhnlich hinter der des Anhangsgebildes zurück. Der Vorgang ist ein rein
passiver. Vermöge ihrer Schwere und freien Drehbarkeit an dem straff
gespannten Mesenterium zieht das führende Anhangsgebilde allmählich
weitere Darmpartien nach. Auch hier kommen als verschärfendes Moment
in vielen Fällen die Zerrung des Mesenterium und die dadurch bedingten
reflektorischen Wirkungen in Betracht.

Neben reinen Volvuli kommen auch vielfache Kombinationen mit anderen
Verschlußformen vor. In äußeren und inneren Brüchen finden sich Volvuli
mit Einklemmungen und Abschnürungen vergesellschaftet. Häufig ist bei

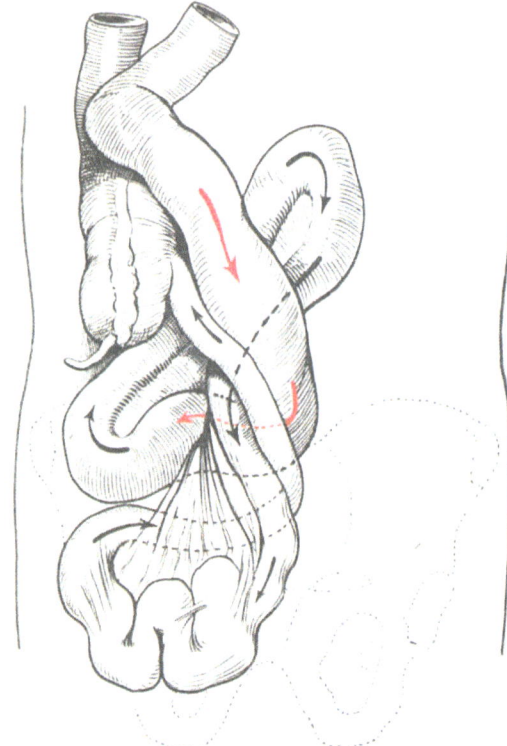

Abb. 166. Komplikation von Volvulus des untersten
Ileum mit Abklemmung. Bandartige Kompression
beider Schenkel und ausgebreitete Verwachsungen
zwischen ihnen.

mäßig engem Bruchring oder bei längerem umschlingenden Strang eine Inkarzeration oder Strangulation nur verständlich durch die sekundäre Achsendrehung des Darmpakets. Daß fast bei allen Selbststrangulationen, speziell auch beim Divertikel, Achsendrehungen zur Erklärung der Schnürung mit herangezogen werden müssen, habe ich oben erwähnt. Eine besondere Form der Achsendrehung und Abschnürung findet sich bei den Verknotungen (vgl. S. 256 ff.). Ebenso ist der Übergang zwischen den Abknickungen des fixierten Darmes mit Ventilverschluß und den Volvuli bei fixiertem Schlingenscheitel manchmal ein völlig flüssiger. Schließlich sei noch der Übergänge zwischen Volvulus und entzündlich - mechanischem Verschluß gedacht. Die Kombination von chronischem Volvulus und Stenose am abführenden Schenkel kommt ebenfalls vor.

a) Pathologisch-anatomische Veränderungen.

Die pathologisch-anatomischen Veränderungen im Bereich der um ihre Achse gedrehten Darmpartie sind verschieden. Ausschlaggebend sind besonders der Grad der Drehung, die Größe des gedrehten Darmabschnitts, die Stärke des am Mesenterium ausgeübten Zuges und die Vorgänge im Innern des Darmes.

Beim Dehnungs- und beim reflektorischen Volvulus besteht in den ersten 2 Tagen manchmal außer Hyperämie und Ödem der Schlinge nur Blähung und abnorme Füllung. Im allerersten Stadium sind noch keine Veränderungen wahrnehmbar; an den Kreuzungsstellen kann man manchmal einen leichten Contractionszustand der gedrehten Darmteile finden. Solche Fälle sind es, bei denen der Operationsbefund dann nicht vollständig befriedigt oder wo der noch im Beginn der Entwicklung stehende Volvulus übersehen werden kann. In Fällen mit stärkerer Schädigung der Mesenterialzirkulation oder mit etwas weitergehender Drehung findet sich schon am 2. Tage starke Hyperämie und Transsudation, hochgradige Dehnung und Überfüllung und dementsprechend stärkeres Ödem und flächenhafte Blutungen am Darm und Mesenterium. Weiter sieht man hier dann öfter schon infolge stärkerer Anspannung der abführenden Schlinge eine deutliche Schnürrinne am Kreuzungspunkt, späterhin auch erhebliche Ernährungsstörungen, Nekrosen und

Gangrän. Eine totale Gangrän der gedrehten Partie erfolgt allerdings bei diesen Formen sehr selten.

Im Gegensatz dazu führt der Strangulationsvolvulus mit einer Drehung von mehr als 270° sofort zu schweren Zirkulationsstörungen, gewöhnlich um so rapider, je ausgedehnter der Volvulus ist. Starke Stase, Blutungen, hämorrhagische Infarzierung der gedrehten Darmschlingen und Totalgangrän der aufgetriebenen und gefüllten Schlingen kommen zur Entwicklung. Allgemeine septisch-hämorrhagische Peritonitis ist die Folge. Der Zeitpunkt des Eintritts einer Gangrän hängt davon ab, ob die Drehung schon bei Beginn oder erst im Verlaufe des Volvulus die zur Entwicklung schwerer Zirkulationsstörungen nötige Ausdehnung erreicht. Bei fester Schnürung der Endpunkte der gedrehten Darmpartie kann sich schon vor Eintritt der allgemeinen Gangrän an der Kreuzungsstelle des Darmes und des Mesenterium eine lokale Gangrän infolge intensiver Zug- und Druckwirkung ausbilden.

Wo der zuführende Darm allmählich in den Volvulusdarm übergeht und der mechanische Verschluß am Übergang kein vollständiger ist, unterscheiden sich Aussehen und Querschnittsverhältnisse des zuführenden Darmes nicht vom Volvulusdarm. Nicht selten läßt sich bei vorgeschrittenen Fällen die schwere Veränderung der Wandung (Ödem, Hyperämie, starke Erweiterung und Dehnung), ebenso wie die Überfüllung nach oben bis zum Magen verfolgen. Der abführende Darmteil entspricht in den Fällen von vollständigem Verschluß den S. 50 geschilderten Verhältnissen. Bei unvollständiger Passageunterbrechung zeigt er dagegen manchmal nur eine geringe Abnahme des Querschnitts und ist auch sonst wenig von einer normalen Schlinge zu unterscheiden. Bei initialer reflektorischer Hemmung und bei leichter Achsendrehung zeigen alle Darmabschnitte zunächst wenig Unterschiede.

Der Inhalt des Volvulusdarmes besteht, je nachdem der Zugang vom zuführenden Darm aus offen oder verlegt ist, aus zersetzten, braungelben (galligen) oder aus helleren, weißlich-gelben, stinkenden Flüssigkeitsmassen. Bei längerem Bestand des Volvulus können die Inhaltsmassen (Gase und Flüssigkeit) ganz gewaltige sein; der Säfteverlust des Körpers ist vielfach bei Volvulus der größte, der überhaupt in der Pathologie der menschlichen Darmverschließungen zu beobachten ist. Da gleichzeitig hochgradige Störungen der abdominellen Zirkulation eintreten, so ist es verständlich, daß gerade akut verlaufende Fälle von Dünndarmvolvulus mit am ehesten zu einer schweren Anämisierung der Gehirnzentren führen können. Wo der Prozeß langsamer verläuft, kommt es gelegentlich zu einem gewissen Ausgleich, speziell dann, wenn die Passage nicht völlig unterbrochen ist und wenigstens eine teilweise Resorption der abgesonderten Säfte im abführenden Darm erfolgt.

Da zu dem Säfteverlust und zu der abdominellen Stase noch eine weitgehende Erregung der gezerrten und gequetschten Mesenterialnerven hinzukommt, so ist die reflektorische Wirkung auf die Zentren für den Ausgang von großer Bedeutung. Anämisierung und Erschöpfung der Zentren wird in vielen schweren Fällen von Dünndarmvolvulus noch dadurch erleichtert, daß abgesehen von den schweren lokalen Folgen des Verschlusses im Abdomen und abgesehen von der dadurch bedingten indirekten Schädigung der Zentren auch noch infolge der Reizung einer großen Zahl intestinaler zentripetaler Nervenapparate eine direkte Schädigung der zentralen Apparate in dem oben ausgeführten Sinne erfolgt.

b) Grad und Richtung der Achsendrehung.

Wir finden beim Dünndarm- und Dünndarm-Dickdarmvolvulus meist
Drehungen von 180⁰ bis 360⁰, seltener, besonders bei Mesenterium com-
mune, sind anderthalb- bis zweifache Umdrehungen (540⁰ bis 720⁰). Die
Drehungen erfolgen nicht nur in einer Ebene, sondern in einem Spiralgang.

Wilms weist darauf hin, daß Volvulus des Dünndarmes bei breit
ansetzendem Mesenterium meist nur eine Drehung von 180⁰ zeigt,
während Volvulus bei sehr schmalem Mesenterium oder im Bereich einzelner durch Schrumpfung des Mesenterium abgesetzter Darmschlingen
— also die in ihrer Entstehung dem Flexurvolvulus ähnlichen Formen —
die stärkeren Drehungsgrade zeigen.

Infolge der Schmalheit und leichten Drehbarkeit des Mesenterium
kommen im Bereich des unteren Ileum besonders starke Grade und
Drehungen großer Darmabschnitte vor.

Die Drehung des Dünndarmes kann in all seinen Teilen nach rechts
sowohl wie nach links erfolgen. In der Mehrzahl der Fälle von ausgedehntem Ileum- und Ileum-Coecumvolvulus verläuft die Drehung von
rechts nach links unten. Seltener sind die Achsendrehungen in einer von
links nach rechts gerichteten, absteigenden Spirale.

Die Achsendrehungen des Darmes nach links unten entsprechen der
sogen. „Drehung im Sinne des Uhrzeigers", bzw. einer linksgedrehten
Schraube (Wilms), die Achsendrehungen nach rechts unten der sogen.
„Drehung im entgegengesetzten Sinne des Uhrzeigers", bzw. einer rechts-
gedrehten Schraube.

4. Statistische Bemerkungen.

Von den Fällen von Dünndarm- und Dünndarm-Dickdarmvolvulus
(Jejunum-Ileumvolvulus, Ileo-Coecalvolvulus, Ileo-Colonvolvulus) des Krankenhauses im Friedrichshain entfallen auf das Material von A. Neumann
19 Fälle, auf mein eigenes Material 41 Fälle.

Die größere Zahl der Volvuli meiner Abteilung dürfte zum Teil darauf
zurückzuführen sein, daß ich, wie aus den vorstehenden Ausführungen hervorgeht, den Begriff des Dünndarmvolvulus sehr weit fasse. Ich befinde mich
dabei in Übereinstimmung mit Thorburn, der seinerzeit darauf hingewiesen
hat, daß der Dünndarmvolvulus weit häufiger ist, als landläufig angenommen
wird. Ich habe vor allem diejenigen Adhäsionsverschlüsse, bei denen sich
eine ausgesprochene, wenn auch manchmal nicht hochgradige Achsendrehung
vorfand, als Volvuli bezeichnet, wenn ich der Achsendrehung eine erheblichere pathogenetische Bedeutung als einer gleichzeitig vorhandenen Fixation und einer dadurch bedingten Abknickung, Abklemmung usw. des Darmes
beimaß. A. Neumann hat, wie schon erwähnt, bei derartigen Fällen den
Schwerpunkt auf die Fixation des Darmes mit ihren lokalen Folgen gelegt
und sie in den Operationsbüchern unter den Adhäsionsverschlüssen nicht
besonders hervorgehoben. Unter meinen Beobachtungen befinden sich außerdem einige Frühfälle, in denen zwar eine Achsendrehung nachweisbar war,
aber ausgesprochene Veränderungen am Darm noch fehlten.

Unser Gesamtmaterial gliedert sich im einzelnen folgendermaßen:

I. Dünndarmvolvuli: 56 Fälle, davon

      29 Fälle bei normalem oder pathologisch verändertem Mesenterium,

      19 Fälle bei fixiertem Darm oder Mesenterium,

      3 Fälle bei Meckelschem Divertikel,

      5 Fälle bei Fixation des Darmes im Bereich von Brüchen (dreimal in äußeren Brüchen, einmal bei Hernia duodenojejunalis).

II. Dünndarm-Dick-
   darmvolvuli: 4 Fälle,
  Zusammen: 60 Fälle.

Alter und Geschlecht: Auf die verschiedenen Altersklassen verteilen sich diese 60 Fälle folgendermaßen:

bis 10 Jahre	3,	51—70 Jahre	12,
11—30 „	16,	71—80 Jahre	3,
31—50 „	25,	Unbekannt	1.

Richter fand bei 71 Dünndarmvolvuli 4mal das erste Lebensjahrzehnt, 51mal das zweite bis fünfte Jahrzehnt und 16mal das sechste bis achte Jahrzehnt beteiligt.

Das männliche Geschlecht überragt auch in unserem Material (21 Frauen, 39 Männer). Das deckt sich mit Richters Sammelstatistik: Unter 77 Kranken befanden sich 24 Frauen und 53 Männer, d. h. mehr als $^2/_3$.

5. Klinisches Bild des Dünndarmvolvulus.

Die Mannigfaltigkeit der pathologischen Vorgänge beim Dünndarmvolvulus bedingt, daß das allgemeine klinische Bild ein wechselndes ist. Der allgemeine Charakter und Verlauf der Erkrankung gleicht da, wo eine schwere Gefäß- und Nervenschädigung im Mesenterium erfolgt, dem der Strangulation und Inkarzeration. Da es rasch zu Ernährungsstörungen, Gangrän und Nekrose im Bereich der gedrehten Darmpartie kommt, kombinieren sich bald mit den Erscheinungen der Darmverschließung die der Peritonitis und der Sepsis. Wo mechanische und reflektorische lokale Zirkulationsstörungen und zentrale Reflexwirkungen zurücktreten, wird das klinische Bild in erster Linie von dem Grade der Inhaltszunahme und der Inhaltsstauung bestimmt. Wo eine totale Unterbrechung der Darmpassage erfolgt, ist der Verlauf der Erkrankung zunächst ähnlich dem bei akuten glatten Verschlüssen (milde Inkarzerationen, Strangabklemmungen, akute Abknickungen usw.). Allerdings nimmt die Flüssigkeitsabgabe und die Auftreibung des Darmes bei ausgedehnten Drehungen nach kurzer Zeit meist verhältnismäßig hohe Grade an. Bei unvollständigem mechanischem Verschluß am abführenden Ende des gedrehten Darmabschnitts und bei geringer funktioneller Störung erreichen Inhaltsstauung und Gasspannung nur geringe Grade oder gleichen sich spontan wieder aus. Ebenso begegnen wir Verlaufsformen wie bei den Abknickungen mit partiellem Verschluß und bei der Dünndarmstenose. Umgekehrt kann sich aus einem Dehnungs- und Reflexvolvulus ohne Zirkulationsbehinderung im Mesenterium und Darm ein Volvulus mit nachträglicher schwerer Zirkulationsstörung entwickeln. So ist es verständlich, daß wir mit allen möglichen Übergängen und Kom-

binationen der klinischen Grundtypen und mit ganz plötzlichem Szenen-
wechsel zu rechnen haben.

Wir unterscheiden beim Volvulus des Dünndarmes klinisch akute, subakute, chronische und intermittierende Formen. Die starken Drehungen ausgedehnter Dünndarmabschnitte, bzw. des ganzen Ileocoecum oder des Ileocolon
um 270 und mehr Grade liefern das Hauptkontingent zu den ersten beiden
Gruppen. Die übrigen klinischen Gruppen werden von den weniger hochgradigen Achsendrehungen gebildet.

a) Prodromalerscheinungen.

In schätzungsweise der Hälfte der Fälle sind dem schweren Volvulusanfall bereits leichtere oder gröbere abdominelle Störungen vorangegangen:
Magenbeschwerden, Appetitlosigkeit, Stuhlträgheit, Wechsel von Diarrhöen
und Obstipation, Ziehen im Leibe oder lokalisierte, aber nach Stunden oder
Tagen verschwindende Schmerzen in bestimmten Teilen des Bauches, vor
allem in der Ileocoecalgegend und der Nabelregion. In anderen Fällen
treten für Stunden und Tage rasende Schmerzen im Leibe auf; der Leib
wird hart, gespannt und aufgetrieben. Der Schmerz kann in solchen Fällen
kolikartig oder kontinuierlich sein, mit Aufstoßen, Erbrechen und mit vorüber-
gehender vollständiger Unterbrechung oder nur mit einer Erschwerung der
Kot- und Gasausscheidung verbunden sein. Schließlich finden wir nicht
selten die Angabe, daß bereits ein oder mehrere, ja eine ganze Reihe leichterer oder schwerer Verschlußanfälle mit Erscheinungen bis zu fäkalem Erbrechen aufgetreten sind. Alle diese Prodromalerscheinungen des Anfalls
werden bei Berücksichtigung der Bildungs- und Rückbildungsmöglichkeiten
der Achsendrehungen verständlich.

b) Auslösende Momente des einzelnen Volvulusanfalls.

Häufig schließen sich die Initialerscheinungen ziemlich unmittelbar oder
nach einer gewissen Frist an reichliche Mahlzeiten, an blähende und abführende Speisen, an das Einnehmen von Abführmitteln, an starke Anstrengungen (schweres Heben, Sturz), schließlich an Darmkatarrhe und Er-
kältungen an. Erwähnt sei auch das Auftreten des Volvulus im Verlauf entzündlicher Abdominalprozesse, nach Laparotomien, Bruchoperationen. Ferner
ist zu beachten, daß Bruchaustritt und Bruchreposition, Gravidität und Entbindung, Dislokation von Tumoren oder des Meckelschen Divertikels, entzündliche Verlötung und Fixation von Darmschlingen, die Inkarzeration des
Testis u. a. m. als auslösende Momente in Betracht kommen. In anderen
Fällen treten die Erscheinungen bei bis dahin völlig gesunden Menschen auf,
ohne daß irgendein äußeres veranlassendes Moment oder auch nur die auslösenden patho-physiologischen Kräfte bekannt wären.

Aber auch bei solchen Individuen, die bereits ähnliche, nachträglich
als Volvulusanfälle zu deutende Krankheitserscheinungen leichteren Grades
durchgemacht haben oder die an unbestimmten, intestinalen Störungen längere
oder kürzere Zeit gelitten haben, können bei gutem Befinden mit einem
Schlage stürmische Volvuluserscheinungen auftreten.

Manchmal entwickelt sich erst im Verlaufe von Tagen, ja Wochen bei
vorher gesunden wie bei bereits vorher kranken Individuen das Krankheitsbild des schweren, lebenbedrohenden Darmverschlusses oder das Bild der
subakuten oder chronischen, unvollständigen Darmverschließung.

c) Verlauf und Symptome des Volvulusanfalls.

Je nach den zugrunde liegenden, pathologischen Vorgängen sind die Anfangserscheinungen schwere, leichtere oder ganz unbestimmte. In der überwiegenden Mehrzahl der plötzlich einsetzenden Volvulusfälle ist der Beginn des Anfalls charakterisiert durch heftige paroxysmale, seltener durch kontinuierliche Schmerzen. Der Schmerz kann diffus sein, er kann nach dem Epigastrium ausstrahlen und dort lokalisiert werden; in anderen Fällen wird die Lage der meist betroffenen Schlingen oder des torquierten Mesenterialteils genauer lokalisiert; er wird in die Gegend des Nabels, in den Oberbauch oder in die rechte oder linke Unterbauchseite verlegt. Reflektorisches Aufstoßen und Erbrechen begleiten ihn. Besonders in den Fällen mit starker Mesenterialzerrung und hochgradiger Drehung treten Schock- und Kollapserscheinungen auf, gekennzeichnet durch verfallenes Aussehen, kleinen, frequenten, irregulären Puls und niedrige Achseltemperatur. Der allgemeine Blutdruck soll nach neueren Untersuchungen im Augenblick der vollendeten Drehung infolge Verkleinerung des Durchströmungsgebietes des Darmes steigen und im Augenblick der Rückdrehung wieder sinken. Die Reflexwirkungen auf das Gehirn sind manchmal nur an der Verlangsamung (50 bis 60 Schläge in der Minute) und Spannung des Pulses erkennbar; schließlich ist vielfach außer dem Schmerz und einem unbestimmten Gefühl der Völle und außer der Unterbrechung der Darmtätigkeit zunächst keine gröbere Störung des Allgemeinbefindens feststellbar. Die initialen Schock- und Kollapserscheinungen können sich auch in rasch gangräneszierenden Fällen, vor allem bei Morphium- und Opiumdarreichung, bereits nach kurzer Zeit heben und einem Gefühl der Besserung und Erleichterung Platz machen. Solche Kranke erscheinen wegen des Mangels gröberer abdomineller und allgemeiner Veränderungen mit ihren lebhaften Klagen und Schmerzäußerungen unglaubwürdig und der Übertreibung verdächtig. Das Krankheitsgefühl kann noch nach einer Reihe von Tagen so gering sein, daß weite Fahrten von den Kranken ausgeführt werden.

Die Palpation des Abdomens gibt im Anfangsstadium oft wenig verwertbare Anhaltspunkte. Nach meinen Erfahrungen möchte ich als verhältnismäßig häufigen Befund eine mäßige, überwindbare Spannung des Leibes, speziell im Bereich des torquierten Mesenterium oder einer adhärenten Schlinge, ansehen. In anderen Fällen sind die Bauchdecken von normaler Resistenz. Beim Eindrücken derselben hat man dann meist an bestimmten Stellen des Abdomens eine stärkere, an Intensität aber äußerst schwankende Resistenz und Druckempfindlichkeit. Bei schlaffen, dünnen Bauchdecken können die gedrehten und geblähten Schlingenmassen eine halbkugelige, buckelige Verwölbung der Bauchwand an umschriebener Stelle hervorrufen; gewöhnlich zeitigen sie jedoch einen diffusen Meteorismus. Bei Jejunum-Volvulus mit profusem Erbrechen ist einigemal eine Einziehung des ganzen Leibes, bzw. des Oberbauches festgestellt worden.

Selten gelingt die Palpation gespannter Dünndarmschlingen direkt; dagegen ist öfter schon frühzeitig ein lokaler Darmmeteorismus und — perkutorisch oder auskultatorisch — ein lebhaftes Plätschergeräusch nachweisbar. Aktive Darmgeräusche fehlen in den akut einsetzenden Fällen vollständig.

Selten ist der Nachweis eines lokalen Meteorismus im Sinne v. Wahls so auffallend wie beim Coecal- oder Flexurvolvulus. In den allmählich ein-

geleiteten Anfällen ist dagegen öfter eine gesteigerte Tätigkeit des Dünndarmes bis zu heftigen Darmkoliken und ihren Attributen festzustellen,
manchmal dauernd, andere Male nur bis zum Überwiegen hemmender oder
lähmender Einflüsse (Meteorismus, Atonie usw.).

Das Verhalten von Stuhl und Winden ist ein ganz verschiedenes.
Einmal fehlen Stuhl und Winde vollständig und zwar sowohl bei vollständiger
mechanischer Verschließung wie bei starker Darmhemmung. Andererseits
können, wenn die Widerstände an der Kreuzungsstelle des abführenden Schenkels mit dem Mesenterium überwindbar sind und wenn die Darmhemmung
fehlt oder nachgelassen hat, kleinere oder größere Massen von geformtem
oder von gestautem, diarrhöischem Stuhl entleert werden und Flatus abgehen. In der Zwischenzeit wird aber auch von solchen Patienten meist
über ungenügenden Abgang von Winden und zunehmende Völle des Leibes
geklagt; dementsprechend ist objektiv eine allmähliche Volumzunahme des
Bauches feststellbar. Wo der Anfall durch Darmkatarrhe, Diätfehler oder
Abführmittel ausgelöst wird, können zunächst noch profuse Entleerungen des
Darmes stattfinden, die dann plötzlich aufhören. Sogar nach Vollendung
des Volvulus können bei schlaffer Schnürung des abführenden Schenkels noch
Entleerungen erfolgen; sie sind durch den Übertritt von Inhaltsmassen des
Volvulusdarmes in den abführenden Darm bedingt; die Massen sind flüssig
und stinkend.

In diesem schwankenden Verhalten der Stuhl- und Gasausscheidung liegt
die besondere Heimtücke des Dünndarmvolvulus. Man ist öfter in den
ersten Tagen nicht in der Lage, irgendeinen speziellen Anhaltspunkt zu
erhalten, der über die Art der Passagestörung oder auch nur über die
größere oder geringere Schwere der intraabdominellen pathologischen Vorgänge Aufschluß gäbe.

Der Urin ist wegen der starken Füssigkeitsabgabe an den Darm in den
akuten Fällen meist spärlich. Indikan zeigt sich schon oft am 2. Tage,
man vermißt es aber auch noch am 3. bis 4. Tage. Meist nimmt es, wenn
es einmal aufgetreten ist, rasch zu, entsprechend der dann schnell fortschreitenden Zersetzung des Dünndarminhaltes.

Das Erbrechen ist zunächst ein reines Magenerbrechen; weiterhin erhält es dann galliges Aussehen. Selten wird es schon am 1. Tage fäkulent,
in anderen Fällen vergehen 4 bis 5 Tage und mehr. Wo Erbrechen und
Aufstoßen fehlt, ist ein Gefühl der Oppression und eine Magenauftreibung
vorhanden. Durch den Magenschlauch kann man auch hier gelegentlich
große Mengen aufgestauter, fäkulenter Massen aus dem Magen entleeren.
Bei unvollständigem, subakut oder chronisch verlaufendem Verschluß kann
unter Umständen das fäkulente Erbrechen überhaupt ausbleiben. Der
negative Befund ermöglicht also keinerlei Rückschlüsse.

Wenn wir bisher etwas schematisch eine Übersicht über den Verlauf
der Volvulusfälle innerhalb des operativ aussichtsreichsten, für die verschiedenen Formen naturgemäß schwankenden Zeitraumes zu gewinnen suchten,
so fragt es sich nun, wie der weitere Verlauf sich gestaltet. Bei den gangräneszierenden Fällen erfolgt für gewöhnlich ebenso wie bei den Strangabschnürungen der tödliche Zusammenbruch nach wenigen Tagen unter
septisch-peritonitischen Erscheinungen. Bei ausgedehnten Volvuli kann der
Tod schon innerhalb von 24 bis 48 Stunden eintreten. Wir erlebten Totalgangrän des größten Teiles des Dünndarmes schon 15 Stunden nach Auftreten der Volvuluserscheinungen.

Bei sehr ausgedehnter Drehung können auch Kranke ohne Gangrän infolge hochgradigen Säfteverlustes und infolge Eintritts schwerer abdomineller Blutstase noch nach 2 Tagen im Kollaps zugrunde gehen. In den meisten Fällen vergehen bei den nicht gangräneszierenden, akuten Fällen bis zu diesem Moment 4, 6 und mehr Tage. Der Meteorismus wächst dann mehr und mehr; an ihm beteiligen sich nicht nur die gedrehten, sondern auch die zuführenden Darmschlingen. Meist ist wegen der Reizung der Serosa des Darmes und des Peritoneum parietale das Abdomen im ganzen empfindlich, so daß die Tiefenpalpation erschwert wird und irgendwelche lokalen Unterschiede nicht mehr festzustellen sind. Das Plätschergeräusch wird immer auffallender. Darmsteifungen und aktive Darmgeräusche kommen in diesen Fällen wegen der starken Gasspannung und wegen der Füllung ausgedehnter Teile des Darmes meist nicht zur Entwicklung. In den abhängigen Teilen des Adomens kann Dämpfung nachweisbar sein, meist bedingt durch Inhaltsmassen, selten durch ein extraintestinales größeres Exsudat. Die Patienten halten sich öfter etwa 4 bis 6 Tage in leidlichem Zustande. Schließlich wird nach Erschöpfung der zentralen Regulatoren und nach Entblutung des Körpers der Puls kleiner und frequenter; die Patienten kollabieren und sterben.

Sehr selten verschwinden anfangs sehr bedrohliche Volvuluserscheinungen infolge plötzlichen oder allmählichen spontanen Ausgleichs der Achsendrehung noch nach Abgang stinkender, diarrhöischer Stühle; es kann dann schon nach überraschend kurzer Zeit danach Wohlbefinden wieder eintreten. Etwas häufiger ist der Übergang des akuten Anfalls in ein subakutes und chronisches Stadium mit Rückfällen von ganz verschiedener Dauer, die das Bild der Stenose zeigen.

6. Beispiele.

a) Volvulus bei Neugeborenen, insbesondere Ileocoecalvolvulus.

1. **Fall Soyka.** Bei einem 10 Tage alten Kind fand sich „eine Drehung des Darmes um das Mesenterium mit konsekutivem Verschluß und zwar einer über den ganzen Dünndarm und einen Teil des Dickdarms sich erstreckenden Schlinge, deren inkarzeriertes Ende einerseits im Duodenum, anderseits im Colon ascendens sich befand, wobei das Lumen des letzteren allerdings nicht vollständig aufgehoben war". Die Drehung des Darmes war mit einem Geburtstrauma und mit den eigenartigen Insertionsverhältnissen des Darmes am Mesenterium in Verbindung zu bringen. Soyka nennt als solche eine lange und schmale Radix mesenterii, hochgelegenes Coecum, bewegliches, an die Mesenterialwurzel herangezogenes Colon ascendens mit kurzem Mesenterialstiel und ein sehr bewegliches Colon descendens.

2. **Eigene Beobachtung.** 4 Monate altes Kind, seit einem Monat mit $2/_3$ Kuhmilch und $1/_3$ Wasser und Brei ernährt, erkrankt am Tage vor der Aufnahme mit Erbrechen. Allgemeine Unruhe. Zu Hause 10 wäßrig-blutige Stuhlgänge innerhalb von 7 Stunden, 2 weitere Stühle gleicher Art werden im Krankenhaus beobachtet. Abdomen etwas aufgetrieben, weich, bei der Palpation gurrende Darmgeräusche und Resistenzen in der Tiefe fühlbar, die die Wahrscheinlichkeitsdiagnose einer Invagination zu stützen scheinen. Puls 160, Temp. 38,2⁰ C. Laparotomie in sehr elendem Zustand. Invagination nicht vorhanden. Coecum nach der Mitte zu verlagert, keine Gangrän des Darmes. Abbruch der Operation wegen des schlechten Zustandes. Tod wenige Stunden später. Sektions-Diagnose: Volvulus des gesamten Dünndarmes und des Colon ascendens bis zur Mitte des Colon transversum im Sinne des Uhrzeigers um 360⁰. Dünndarm und Dickdarm haben ein gemeinsames Mesenterium. Verwachsungsstränge zwischen Colon transversum und oberster Jejunumschlinge. Coecum etwas stärker gebläht und cyanotisch, Dünndarm mäßig gebläht, leicht hyperämisch. (Vgl. Abb. 149 und 150.)

3. **Beobachtung Krabbel.** Seit der vor 2 Tagen erfolgten Geburt starker Meteorismus und völlige Verschlußerscheinungen. 4 cm oberhalb des Anus ein abso-

lutes Passagehindernis fühlbar. Anus praeternaturalis am Colon descendens, reichlicher Abgang von Kot durch denselben, trotzdem Fortbestehen des Meteorismus. 2 Tage später Exitus. Sektionsdiagnose: Achsendrehung des Ileum bei gleichzeitiger Dickdarminvagination.

b) Volvulus im späteren Leben.

1. Volvulus bei normalem und pathologisch verändertem Mesenterium (vgl. die an anderer Stelle erwähnten Beobachtungen).

a) Fälle ohne Gangrän.

1. Eigene Beobachtung. 64 jähriger Mann erkrankt aus voller Gesundheit einen Tag vor der Aufnahme mit absoluten Verschlußerscheinungen. Meteorismus des Abdomens, Flankendämpfung, Plätschergeräusche, Darminhalt im Magen. Laparotomie: Serös hämorrhagisches Exsudat. Ein 1 m langer geblähter, cyanotischer Teil des unteren Ileum ist um 180° im entgegengesetzten Sinne des Uhrzeigers gedreht, unterstes Ileum in 10 cm Ausdehnung ganz leer. Mesenterium lang ausgezogen und auffallend fettarm. Leichte Rückdrehung. Schluß des Abdomens. Patient erholt sich nicht mehr. Exitus letalis.

2. Beobachtung Philipowicz. 60 Jahre alter Mann, seit einer Woche unbestimmtes Leibweh, seit 3 Tagen krampfartige Leibschmerzen und absoluter Darmverschluß. Allgemeiner mäßiger Meteorismus, leichte Muskelspannung, aktive Darmgeräusche. Nach Entleerung von 1 Liter fäkulenten Mageninhalts Aufhören der Muskelspannung und Zunahme der Darmgeräusche. Puls 108, irregulär. Laparotomie: Dünndarm gerötet und stark gebläht, um 180° im Sinne des Uhrzeigers gedreht. Der Volvulusdarm reicht bis zu einer Stelle 6 cm vor der Bauhinschen Klappe. Nach Rückdrehung des Volvulus zeigt die Rückseite des Mesenterium der untersten Ileumschlinge bis auf das Mesocoecum übergreifende Narbenstränge. Mobilisation der Schlinge durch Durchschneiden der Stränge. Reposition. Patient erholt sich nicht mehr. Die Sektion ergab noch weitere Narben im Mesenterium des Dünndarmes und der Sigmaschlinge.

b) Fälle mit Gangrän.

1. Eigene Beobachtung. 35 jähriger Mann, seit einem Tage plötzlich heftige Magenkrämpfe und Erbrechen, danach öfter dünnflüssige Entleerungen, seitdem absoluter Verschluß. Zunge trocken, belegt, Puls 92, gleichmäßig, leicht unterdrückbar. Um den Nabel und nach links weit über die Mittellinie hinausreichend eine zweihandtellergroße Vorwölbung mit Tympanie, schon bei vorsichtiger Berührung sehr lebhafte Druckempfindlichkeit. Unterbauch frei. Während der Untersuchung Zunahme des lokalen Meteorismus und Verschiebung desselben mehr nach rechts. Keine aktiven Darmgeräusche. Laparotomie: Hämorrhagisch infarzierter zum Teil gangränöser Darm liegt vor, die angrenzenden Dünndarmschlingen sind fibrinös belegt. Die gangränöse Schlinge ist 60 cm lang, ihre Fußpunkte sind durch einen fixierenden Strang einander genähert, sie selbst um 360° im Sinne des Uhrzeigers gedreht. Das Mesenterium der Schlinge ist mit Narben durchsetzt, an der Kreuzungsstelle sind die Mesenterialgefäße zum Teil thrombosiert. Resektion des gangränösen Dünndarmes, Vereinigung End zu End. Spülung des Abdomens, Drainage, Heilung.

2. Volvulus des in der Bewegung behinderten Darmes.

a) Fälle ohne Gangrän (vgl. die bereits erwähnten Beobachtungen).

1. Eigene Beobachtung. 34 jährige Frau wegen Haematocele operiert, erkrankt unter wesentlicher Verschlechterung des Allgemeinbefindens nach Genuß von Schneidebohnen mit kolikartigen Leibschmerzen, absolute Verschlußerscheinungen. Keine aktiven Darmgeräusche, Puls 104. Am folgenden Tage Plätschergeräusche, Zunahme des bestehenden Meteorismus, zersetzt riechende Rückstände im Magen. Indican +. Laparotomie 26 Stunden nach Krankheitsbeginn: Mittelschnitt unterhalb des Nabels, reichlich freie Flüssigkeit im Abdomen, vorliegender Dünndarm stark gebläht und injiziert. Ein rechts liegendes Bukett kollabierter Dünndarmschlingen ist fixiert, ein zweites Bukett geblähter Dünndarmschlingen füllt das kleine Becken völlig aus. Rückdrehung durch Zug und Drehung im entgegengesetzten Sinne des Uhrzeigers, dadurch sofortige Füllung der vorher kollabierten, rechts liegenden Schlingen, Lösung einer mit dem Perimetrium verbackenen Schlinge. Heilung.

2. Beobachtung. 18 jähriger Mann, seit 8 Tagen Leibschmerzen im mittleren Teil des Unterbauches bei schwerer Obstipation; seit den letzten Tagen Erbrechen und Fehlen von Winden. Mäßiger Meteorismus des Unterbauches, keine aktiven Darm-

geräusche, wenige Plätschergeräusche. Temp. 37,3°, Puls 80. Laparotomie durch Mittelschnitt unterhalb des Nabels. Ein großes Paket geblähter, dem mittleren Dünndarm angehöriger Schlingen stellt sich ein. Schlingen untereinander und mit der hochgeschlagenen Appendix verbacken. Drehung dieser Schlingenmasse um 180° im entgegengesetzten Sinne des Uhrzeigers. Das unterste Ileum ist kollabiert. Lösung der Verwachsungen, Appendektomie, Rückdrehung. Heilung.

3. Eigene Beobachtung. 70jährige Frau in gutem Allgemeinzustand, 4tägige Verschlußerscheinungen, kotiges Erbrechen. Puls 80, kräftig. Der rechte untere Quadrant der über kopfgroßen, seit 10 Jahren bestehenden Narbenhernie ist härter als die Umgebung und schmerzhaft, der Leib sonst nicht druckempfindlich. Bei der Laparotomie zeigt sich der Bruchsack aus mehreren Kammern bestehend, darin als Inhalt geblähter Dünndarm, Coecum, Appendix, Colon ascendens und Colon transversum. In einer Kammer des rechten unteren Quadranten ist das Ileum 5 cm oberhalb der Klappe um 180° gedreht, mit dem Bruchsack verwachsen; es zeigt am Kreuzungspunkte der Schenkel Schnürfurchen. Rückdrehung, Lösung der Verwachsungen, Vernähung der Tasche, Heilung.

4. Eigene Beobachtung. 27jähriger Mann im Anschluß an einen Diätfehler vor 2 Tagen kolikartige Leibschmerzen und absolute Verschlußerscheinungen, kürzere Anfälle bereits seit Jahren. Starke Muskelspannung des ganzen Abdomens und diffuse Druckschmerzhaftigkeit. Temp. 38,6°, Puls 124 klein. Laparotomie: Freier Eiter in der Bauchhöhle, 70 cm oberhalb der Bauhinschen Klappe ein mit dem Peritoneum parietale der Nabelgegend verbackenes, cystisch erweitertes Meckelsches Divertikel, das durch Drehung um die eigene Achse nicht nur selbst gangränös ist, sondern den angrenzenden Dünndarm gleichzeitig um 180° im entgegengesetzten Sinne des Uhrzeigers gedreht hat; eine kleinere, 40 cm lange, durch Mesenterialschrumpfung noch besonders abgesetzte Schlinge dieses Paketes ist um weitere 90° gedreht. Im übrigen sind die Schlingen durch Adhäsionen zu einem dicken Konvolut verbacken. Entfernung des Divertikels. Anlegen einer Fistel. Heilung.

b) Fälle mit Gangrän.

1. Beobachtung K. Poulson. 7jähriges Mädchen hat seit $^1/_2$ Jahre mit heftigen Schmerzen einhergehende, unvollständige Verschlußerscheinungen. In einem schweren Anfall, bei dem sich zum ersten Male Meteorismus und Dämpfung im rechten Unterbauch einstellten, Laparotomie. Eitriges Exsudat in der freien Bauchhöhle und fibrinöse Beläge der Dünndarmschlingen; 3 mesenteriale Chyluscysten, die sich sowohl vor wie hinter dem Darm entwickelt und zum Teil die Konvexität erreicht haben, sind der Grund für eine Drehung der Dünndarmschlingen von rechts nach links um 270°. An der Kreuzungsstelle Nekrose und Perforation des Darmes. Resektion der 30 cm langen Ileumschlinge. Heilung.

2. Beobachtung Riedel. 36 jährige, im 6. Monat schwangere Frau, erkrankte plötzlich nachts mit Leibschmerzen und Erbrechen, vergebliche Reposition eines kindskopfgroßen Nabelbruches. 2 Tage später Krankenhausaufnahme. Herniotomie. Im Bruchsack lag eine gangränöse und eine noch gut ernährte, durch einen Netzstrang eingeschnürte Schlinge. Die gangränöse Schlinge bildete einen Teil eines Volvulus, der übrige, ebenfalls gangränöse Teil war bei der Drehung um 360° in der Bauchhöhle verblieben; das Ganze erweckte den Anschein einer Drehung in der Ebene der Bruchpforte. Resektion der 70 cm langen gangränösen Partie. Einpflanzen des unteren, nur 10 cm von der Ileocoecalklappe entfernten Dünndarmendes in den unteren Wundwinkel. An der nächst höher gelegenen, im Bruch verbliebenen Schlinge Anlegen einer Fistel. Tamponade des Bruchsackes. Anfänglich günstiger Verlauf, dann Gangrän der im Bruchsack gelegenen Schlinge. 40 Stunden später Exitus. Die Sektion ergab einen apfelgroßen Abszeß zwischen Leber und Quercolon, beginnende Pneumonie.

c) Rezidivierende Formen.

1. Beobachtung Philipowicz. 63jähriger Mann; seit 4 Tagen Anfall von Verschlußerscheinungen; ein ähnlicher Anfall bereits vor einem Jahre. Mäßiger Meteorismus und Bauchdeckenspannung im Oberbauch. Mageninhalt fäkulent. Während der Beobachtung Zu- und Abnahme der Muskelspannung, keine Steifungen. Puls 72, hart, Arterienverkalkung. Operation: Die stark geblähten und geröteten Dünndarmschlingen wälzen sich nach Eröffnung des Abdomens vor die Bauchhöhle; nur das unterste Ileum ist kollabiert, läßt sich aber oralwärts nicht verfolgen, weil es im Volvulusdarm verschwindet. Der ganze Dünndarm ist im Sinne des Uhrzeigers gedreht; bei der Rückdrehung um 360° Lockerung der Schnürung, Einreißen des Darmes, circuläre Naht.

Freiwerden der Passage erst nach gesonderter weiterer Rückdrehung des 60 cm langen unteren Ileumendes um 360°. 10 cm oberhalb der Bauhinschen Klappe im Mesenterium des Dünndarmes 2 querfingerbreite Narben; dadurch wird der Dünndarm an die Wirbelsäule gezogen und in dieser Lage festgehalten. Im Mesenterium noch weitere Narben, die bis ans Coecum reichen. Reposition. Schluß des Abdomens. Exitus.

Autopsie: Strangulationsfurchen am Ileum 10 cm und 61 cm oberhalb der Bauhinschen Klappe. Narben im Dünndarmmesenterium, besonders in dem der untersten Ileumschlinge und im Mesosigma. Dehnungsgeschwüre im Ileum, Peritonitis diffusa, Pneumonia lob. dextr. inf.

2. Beobachtung Philipowicz. 44jähriger Mann erkrankt nach einigen Jahren aus völligem Wohlbefinden zum zweiten Male mit absoluten Verschlußerscheinungen. Mäßiger Meteorismus, Darmsteifungen, Plätschergeräusche. Mageninhalt nicht fäkulent. Puls 80, kräftig. Am 7. Krankheitstage bei schlechtem Allgemeinbefinden Zunahme der Muskelspannung und der Leibschmerzen. Laparotomie: Geringes freies Exsudat in der Bauchhöhle, Vorlagerung des gesamten, stark geblähten und geröteten Dünndarmes, Drehung im Sinne des Uhrzeigers um 720°. Rückdrehung. Unterstes 12 cm langes Ileumende in das geschrumpfte, narbige Mesenterium eingelagert; reichliche Narbenstränge auch sonst allerwärts im Dünndarmmesenterium. Leichte Reposition des Dünndarmes. Heilung.

3. Beobachtung Nightingale (zit. nach Richter). 39jährige Frau, seit 6 Jahren an vorübergehenden Verschlußerscheinungen leidend, wird im letzten Anfall erfolglos operiert. Die Sektion ergab eine Torsion des Dünndarmes, des Coecum und des Colon ascendens. Ferner Retropositio des Dickdarmes.

d) Übergang des Volvulus in eine andere Verschlußform.
(vgl. auch Beobachtung Krabbel).

Eigene Beobachtung. 43jähriger Mann, wegen appendizitischen Abszesses operiert, bekommt 14 Tage später während eines bis dahin normalen Krankheitsverlaufes plötzlich kolikartige Schmerzen im Epigastrium. Trotz Morphium schlaflose Nacht; am nächsten Tage Collaps und absoluter Darmverschluß. Passive, metallisch klingende Darmgeräusche. Pulsfrequenz 54—60, Temp. 35,8°. Mäßiger Druckschmerz im Oberbauch, sonst o. B. Laparotomie: Kleiner, seröser Erguß, oberer Dünndarm gebläht und injiziert, unterer kollabiert. Flächenhafte Verwachsung einer Dünndarmschlinge an der Operationsstelle. Torsion der Schlinge um die eigene Achse und um die Mesenterialachse, unter Einbeziehung der nächst höher gelegenen Schlinge, im entgegengesetzten Sinne des Uhrzeigers um mehr als 180°; dadurch völliger mechanischer Verschluß. Heilung.

II. Volvulus der Flexura sigmoidea.

1. Pathogenese.

In heute noch gültiger Form hat Leichtenstern — fußend auf seinen eigenen klinischen und pathologisch-anatomischen Erfahrungen und den anatomischen Untersuchungsergebnissen Grubers, Küttners, Rokitanskys und anderer — bereits im Jahre 1878 die anatomischen Vorbedingungen des Flexurvolvulus folgendermaßen präzisiert: „Das Zustandekommen des Flexurvolvulus setzt eine bestimmte anatomische Anordnung der S-Flexur voraus, nämlich eine ungewöhnliche Schmalheit der Gekröswurzel, so daß die Fußpunkte der Schlinge einander genähert sind und einen drehbaren Stiel darstellen. Je größer das Mißverhältnis zwischen Länge der S-Schlinge und der Schmalheit der Gekröswurzel, um so leichter kommt es zur Achsendrehung." Daß eine solche Beschaffenheit der Flexur sowohl auf Bildungs- und Entwicklungsanomalien, wie auf pathologischen Vorgängen, vor allem aber auf Kombinationen beider beruhen kann, war Leichtenstern bereits klar. In der Folgezeit sind die hier in Betracht kommenden Fragen von einer großen Zahl von Autoren (Curschmann, v. Samson, Budberg, Koch,

Obalinsky, Brehm, H. Braun, Riedel, Gersuny, Zoege v. Manteuffel, A. v. Bergmann, Baer, Wilms u. a.) weiter verfolgt worden.

Baer vermochte in einem Sammelreferat (1903) nur einen von Steinthal beobachteten Fall von Flexurvolvulus anzuführen, in dem die Fußpunkte der Flexur ziemlich weit (etwa 20 cm) auseinander lagen. Hier aber bestanden sowohl entzündliche Veränderungen am Mesosigma, vor allem aber war die gedrehte Schlinge etwa 1 Meter lang und hypertrophiert.

Die ausgedehnten, klinischen und anatomischen Beobachtungen der letzten Jahrzehnte haben mit Bestimmtheit ergeben, daß fast immer die abnorme Annäherung der Fußpunkte und die dadurch ermöglichte leichtere Drehbarkeit des Flexurstiels auf intravitale pathologische Vorgänge und Veränderungen zurückzuführen ist. Bei Flexuren von mäßiger oder geringer Längenausdehnung wurden solche Veränderungen am Flexurstiel und am Mesosigma in Fällen von Volvulus wohl niemals vermißt; aber auch bei abnorm lang entwickelten Flexuren kommt es ohne ihr Vorhandensein nur sehr selten zum Volvulus. Baer fand immerhin einige hierher gehörige Fälle (Küttner, Heidenhain, Nothnagel), in denen, mangels pathologischer Veränderungen am Mesosigma, die Annahme gerechtfertigt er-

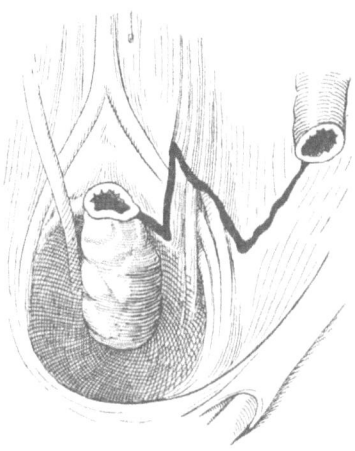

Abb. 167. Verlauf des Mesosigmoideum (nach Corning).

schien, daß die Annäherung der Fußpunkte angeboren war. Daß intravitale pathologische Veränderungen am Flexurstiel besonders leicht und häufig verhängnisvoll werden, wenn bereits ungünstige Insertions- und Stellungsanomalien der Flexurschenkel vorher vorhanden waren, erscheint leicht verständlich.

a) Insertionsanomalien.

Die Insertion des Mesosigmoideum an der hinteren Bauchwand ist durchaus keine konstante; sie kann von oben nach unten (v. Samson) etwa zwischen der oberen Grenze des Darmbeinkammes und des 3. Lendenwirbels liegen, ja sich über die Mittellinie nach rechts erstrecken. Dadurch sind starke Variationen der Lage bedingt. Wenn wir als normale Länge der Flexur mit Heiberg etwa 35—40 cm ansehen, so würde die Normallage solcher Flexuren etwa durch die beiden Abbildungen Nr. 168 und 169 veranschaulicht werden. Nach Brehm setzt sich in solchen Fällen das Mesosigmoideum mit seiner 8—10 cm langen Basis in der linken Darmbeingrube in einem nach unten konkaven Bogen fest. Seine Höhenausdehnung beträgt etwa 12 bis 13 cm. Gewöhnlich spannt es sich zart und dünn, jeder peristaltischen Bewegung der beiden Flexurschenkel geschmeidig nachgebend, zwischen den beiden Schenkeln aus. Bei Füllung und Blähung richtet sich die normale Flexur in der Regel stärker auf und steigt mit ihren Schenkeln aus dem Becken unter Anspannung des Mesosigma in den freien Bauchraum empor, um nach der Entleerung wieder in die bestimmte, in den einzelnen Fällen recht verschiedene Ruhelage — häufig zum Teil ins Becken — zurückzugleiten.

Neben der erwähnten, gewöhnlichen, breitbasigen Entwicklung und Insertion des Mesosigmoideum, die für das Zustandekommen von Achsendrehungen von vornherein keine günstigen Vorbedingungen bietet (s. Abb. 169), finden wir, wie v. Samson im einzelnen untersucht hat, eine ganze Reihe anderer Insertionsmöglichkeiten. Von diesen Bildungsvarietäten begünstigt vor allem

15*

die abnorm kurze Entwicklung der Basis, weiter ein steiler oder spitzwinkliger Verlauf der Mesenterialbasis, sowie direkte Kreuzung der beiden
Flexurschenkel an der Basis, die nicht selten vorzukommen scheint, das
Zustandekommen der Achsendrehung. Da, wo die Kreuzung eine sehr weitgehende ist, finden wir, ebenso wie am Dünndarm, „physiologische" Achsendrehungen leichten Grades (bis 180°), die niemals krankhafte Erscheinungen hervorzurufen brauchen und ganz zufällige Operations- und Sektions-
befunde sein können. Zur Drehung der Flexur disponierende Vorbedingungen an der Mesosigmoidwurzel sind nach v. Samsons Untersuchungen
bei kleinen Kindern äußerst selten, bei Erwachsenen erheblich größer.

b) Pathologische Veränderungen im Bereich der Flexur.

Unter den für eine abnorme Annäherung der Fußpunkte und für eine
Stielung der Flexur in Betracht kommenden pathologischen Momenten steht die
narbige Schrumpfung des Mesosigma und besonders seiner Radix an erster
Stelle. Weiter können abnorme Verwachsungen und Adhäsionsbildungen
und dadurch bedingte Abknickungen, Verdrehungen und Verziehungen der
Flexur-Fußpunkte hierzu führen. Bei diesen bereits Virchow, Gruber,
Leichtenstern und anderen älteren Autoren bekannten Schrumpfungs-
vorgängen im Mesosigma handelt es sich in erster Linie um Folgezustände
früherer akuter oder chronischer Entzündungsprozesse des Darmes, der Mesenterialdrüsen oder des Peritoneum. Höhere und geringere Grade von narbiger
Schrumpfung können auf dem Boden jeder beliebigen Darm-, Mesenterial-
und Peritonealentzündung (perityphlitische, gonorrhoische, dysenterische,
luetische, tuberkulöse usw.) vorkommen. Auch traumatische, intraabdominelle Blutergüsse sollen häufig hier ihre Spuren hinterlassen (Gersuny,
Riedel). Es scheint aber durch alle übrigen Entzündungsprozesse unvergleichlich seltener diese Mesosigmoidschrumpfung hervorgerufen zu werden
als durch chronische Obstipationen und ihre Folgen: Kotstagnation, Gasblähung, Zersetzung des Inhalts, Resorption toxischer Substanzen usw. Auf
diese Weise kann dann sowohl auf dem Umweg über ulzerative und anderweitige entzündliche Prozesse des Darminnern (infolge mechanischer, toxischer
und bakterieller Reizung der Wandung) wie infolge direkter Reizung und Infektion des Mesosigmoidgewebes und seines Lymphapparates die Mesosigmoiditis mit chronischer Infiltration des Mesenterium oder mit lokaler, chronischer Entzündung ihres peritonealen Überzuges (Peritonitis chronica mesen-
terialis Virchow) entstehen. Erwähnt sei, daß wohl auch Entzündungsprozessen
in den falschen Divertikeln der Flexur (v. Hansemann, Graser, Bircher)
eine nicht unerhebliche Rolle zukommt. Durch die nachfolgende Schrumpfung
und Narbenbildung kann die Gewebsstruktur sehr stark verändert werden;
öfter sind die Veränderungen zunächst noch verhältnismäßig gering.
Brehm schildert anschaulich, wie die Gewebe des Mesosigma unter diesen
Umständen dick, trübe, sehnig und weiß werden, wie es seinen Gefäß-
reichtum und seine Geschmeidigkeit verliert, starr und derb wird und sich
namentlich im queren Durchmesser hochgradig verkürzen kann, so daß die
beiden Flexurschenkel einander genähert werden. „Am bedeutendsten
pflegen die Veränderungen in der Radix mesenterii zu sein, wodurch besonders die Fußpunkte der beiden Schenkel einander genähert werden, oft
bis zur innigen Berührung und Verlötung. Ferner bilden sich zahlreiche
mehr oder minder zarte Adhäsionen, die sich brückenartig von einem

Flexurschenkel zum andern hinüberspannen. Der Typus der Schrumpfung und Annäherung bloß der Fußpunkte aneinander ist der häufigere Befund bei Volvulus infolge Mesenterialschrumpfung, in einer zweiten Reihe von

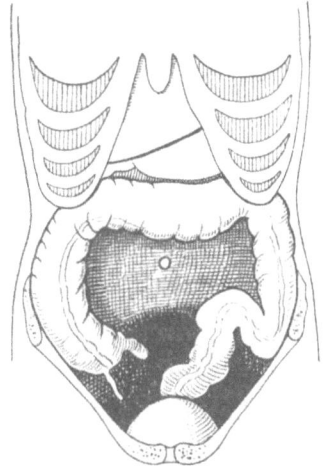

Abb. 168. Zusammengefaltetes Mesenterium der normalen Flexura sigmoidea (nach Brehm).

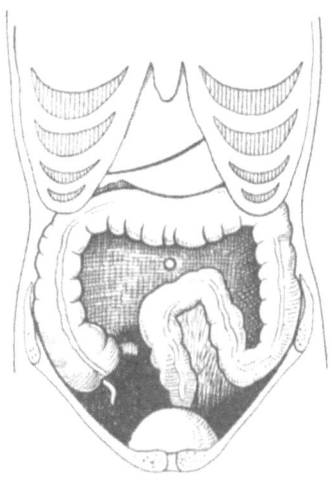

Abb. 169. Entfaltung des Mesosigma bei normaler Flexur (nach Brehm).

Fällen erreicht die Schrumpfung so hohe Grade, daß die beiden Flexurschenkel in ganzer Ausdehnung dicht aneinandergezogen und miteinander verlötet werden wie die Rohre einer Doppelflinte. Vom Mesosigmoid ist

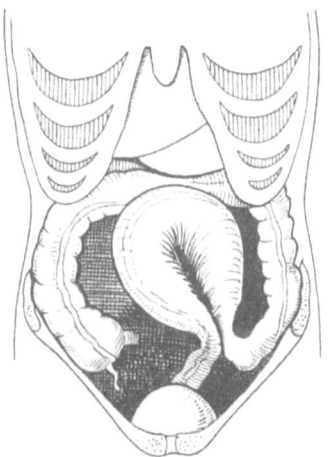

Abb. 170. Stielung der chronisch erweiterten S-Schlinge durch Mesenterialschrumpfung an den Fußpunkten (nach Brehm).

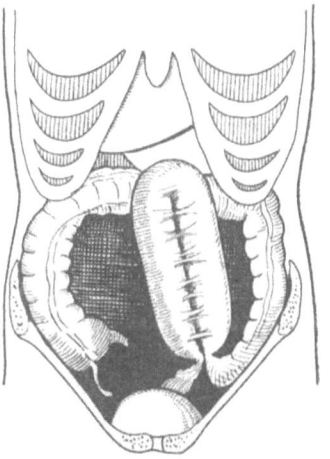

Abb. 171. Mesenterialschrumpfung und Adhäsionsbildung an der Flexura sigmoidea (nach Brehm).

dann nur ein schmaler, derber Sehnenstrang übrig." Dieser Beschreibung fügt Brehm mehrere instruktive Abbildungen bei, die ich ebenfalls übernehme (Abb. 170—172). Sicherlich ist eine große Zahl der Adhäsionsbildungen ohne gleichzeitige narbige Schrumpfung im Bereich der Flexur, wie z. B. die Gersunysche Flexuradhäsion, die nicht selten und anscheinend typisch in Form einer Pseudomembran von der Übergangsstelle des Colon descendens in die Flexur quer nach außen zum Peritoneum parietale verläuft und dort den Darm fixiert (Gersuny, Baer), auf die gleichen Entzündungsprozesse zurückzuführen. Gersuny nimmt für ihre Entstehung meist lokale Peritonitis, in anderen Fällen einen organisierten intraabdominellen Bluterguß an. Es erscheint durchaus denkbar, daß auch rein mechanische Zerrung Schrumpfung der Gewebe und Adhäsionen hervorrufen kann. Ich selbst sah einen Fall, in dem die Annäherung der Fußpunkte und die Drehbarkeit der Schlinge durch eine zwischen einem linksseitigen Ovarialcystom und dem Ligamentum latum und dem Flexurstiel ausgespannte Adhäsion bedingt war (vgl. Abb. 61). In einem weiteren Falle sah ich neben einer tuberkulösen Mesenterialdrüsenvereiterung ausgedehnte Adhäsionsbildungen an der Unterfläche des Mesosigma, die zur völligen Zusammenfaltung des Mesosigma geführt hatten, außerdem eine Adhäsion zwischen diesem Gebiet und dem linken Ovarium.

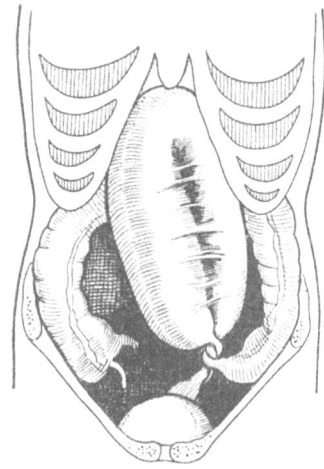

Abb. 172. Volvulus mit hochgradigem lokalem Meteorismus der Flexura sigmoidea. Mesosigma stark geschrumpft (nach Brehm).

Leichtenstern und andere waren geneigt, in einzelnen Fällen von Flexurvolvulus die pathologischen Veränderungen am Mesosigma (Schrumpfung, Verwachsungen) auf fötale Peritonitis zurückzuführen. Koch und Budberg nehmen dagegen an, daß auch auf reiner Entwicklungsanomalie beruhende gekrösartige, zartere oder derbere Bildungen im Bereich der Flexur Verwachsungen mit benachbarten Darm- und Mesenterialteilen (Lig. mesenterico-sigmoideum) oder der Bauchwand herbeiführen, ja daß sie die Schenkel der Flexur überbrücken, dieselben an die betroffenen Organe heranziehen oder an die hintere Bauchwand anlöten können (Baer).

Leichtenstern wies darauf hin, daß die chronische Obstipation häufig eine große Gefahr für Individuen mit abnorm langer oder in abnormen Schleifen gelegter Flexur ist. Bei primärer, abnormer Schlingenlänge kann infolge Annäherung der Fußpunkte gleichzeitig das eben geschilderte, zum Volvulus nötige Mißverhältnis zwischen Schlingenlänge und Breite der Basis leicht zustande kommen. Daß Individuen mit langer Flexur zu schweren Formen chronischer Obstipation neigen, betonte Curschmann. Er glaubte, daß dies sowohl auf mechanische Momente, nämlich auf die Form der Schlinge und die geringe Wirksamkeit der Bauchpresse auf dieselbe, wie auf die stärkere Eindickung der Fäkalmassen, infolge der erheblich verlängerten Durchgangszeit durch den langen Darmteil, zurückzuführen sei. Auch hier muß wieder betont werden, daß alle Momente, die infolge unzweckmäßiger Ernährung zur Obstipation führen, den Volvulus vorbereiten. So hat die osteuropäische Bevölkerung infolge einer fast ausschließlich vegetabilischen, schlackenreichen Kost recht häufig eine Volvulusbereitschaft des Darmes. Erschwerend wirkt, daß nach längeren Hungerperioden häufig in kurzer Zeit unverhältnismäßig viel von der schlackenreichen Nahrung in unregelmäßigen Zeitabschnitten genossen wird. So wurden nach Jankowski allein auf der I. chirurgischen Abteilung des Stadtkrankenhauses in Riga in der Zeit von 1890—1913 77 Fälle von Flexurvolvulus behandelt.

Die große Bedeutung der chronischen Obstipation als vorbereiten-
des Moment des Flexurvolvulus geht am besten aus der Tatsache
hervor, daß mit Ausnahme weniger Fälle, bei denen der Stuhlgang
vor Eintritt des Volvulus stets regelmäßig war, die Anamnese der
Volvuluskranken immer auf chronische, oft jahrzehntelange oder von Jugend
auf bestehende Obstipation hinweist (Baer). Sie wird als einfache,
chronische Stuhlträgheit oder als Stuhlunregelmäßigkeit (Koprostase mit
Diarrhöen abwechselnd) oder als anfallsweise, bei den späteren Verschlußanfällen sich steigernde Obstipation geschildert. Daß tatsächlich meist ein
langer Weg bis zur Vollendung der zum Volvulus nötigen Vorbedingungen
zurückzulegen ist, zeigt die große Seltenheit des Volvulus im Kindesalter
und sein weit häufigeres Vorkommen in dem mehr zur Obstipation neigenden
mittleren Alter und im Greisenalter. Dabei ist oft schließlich gar nicht mehr
zu sagen, welches Glied der Kette die Obstipation bildet, da sie sowohl primär,
wie sekundär und tertiär in Erscheinung treten kann.

Wichtig ist die Tatsache, daß die Schrumpfungsvorgänge und Adhäsionsbildungen im Bereich des Mesosigma und der Fußpunkte der S-Schlinge,
besonders wenn sie sich an der Unterfläche befinden, nicht selten direkt
zu Kreuzungen der Fußpunkte der Schlinge und damit zu Achsendrehungen
derselben führen. Die einfache Schrumpfung an der Unterfläche des Mesosigma soll nach v. Samson nur zu leichten Graden der Achsendrehung
bis 180⁰, infolgedessen von vornherein auch nicht zu Passagestörungen
führen. Dagegen können über die Oberfläche des Mesosigmoideum ziehende
Narbenstränge, ebenso das vom Mesenterium zum Mesosigmoideum verlaufende
Lig. mesenterio-mesosigmoideum zu einer Abklemmung oder Abschnürung
der Flexur und zum Volvulus führen.

Das Vorkommen solcher durch narbige Schrumpfung bedingter Achsendrehungen ohne Verschlußerscheinungen belegte Leichtenstern durch eine
Beobachtung bei einem 11 jährigen Knaben. Meist handelt es sich aber
um ältere oder sehr alte Individuen. Daß auch erhebliche Achsendrehungen
lange Zeit latent verlaufen können, wird durch die zahlreichen Fälle von
schwerem Volvulus bewiesen, bei denen nach der spontanen oder operativen
Hebung des Verschlusses die erwähnte Verdrehung im Bereich des Flexurstiels
zweifellos bestehen geblieben war oder sich bald wieder eingestellt hatte, und
wo trotzdem längere Zeit oder dauernd erneute Passagestörungen ausblieben.
(Fälle von Treves, Curschmann, Lennander u. a.) Ebenso sei hier schon
betont, daß, nach Kuhn, Riedel u. a., auch ohne Hinzutreten von Achsendrehung und Volvulus die Schrumpfung allein chronische Stenose- und
Verschlußerscheinungen hervorrufen kann.

c) Abnorme Länge der Flexur als Bildungs- und Entwicklungsanomalie.

Anatomische Bemerkungen über die normale und abnorm lange Flexur.

Bei der zweifellosen prädisponierenden Bedeutung einer abnormen Flexurlänge für
den Volvulus seien hier einige kurze anatomische Bemerkungen eingefügt. Die Länge
und Lage der Flexur ist normal eine so schwankende, daß nur ungefähre Angaben
in dieser Richtung zu machen sind. Mit Budberg und Koch unterscheidet man
gegenüber den normalen Flexuren zweckmäßig die kurzen und die langen Flexuren.
Die kurzen Flexuren hängen gewöhnlich nur in einem Bogen ohne Schlängelung ins
kleine Becken hinab und überragen die Symphyse unbeträchtlich.
Die lange Flexur reicht in gefülltem oder geblähtem Zustand nach oben mindestens bis in die Nabelgegend, häufig sogar noch höher nach oben, ja bis zur Zwerch-

fellkuppe. Bei maximaler Blähung kann die Volvulusschlinge den nötigen Raum manchmal nur mittels einer sekundären Schleifenbildung nach unten erzwingen (Cursch-mann). Da auch die Insertion des Mesosigmoideum, wie wir sahen, sehr variabel ist, so finden sich die mannigfachsten topographischen Bilder, wie das sehr anschaulich aus den folgenden Skizzen v. Samsons hervorgeht (Abb. 173 ff.). Liegt eine lange Flexur lose im Becken, so bildet sie unregelmäßige, über-einander liegende Windungen.

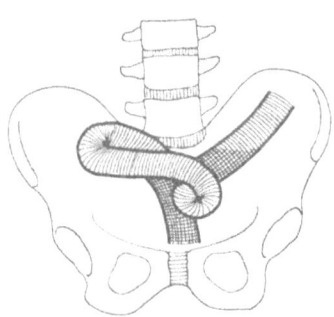

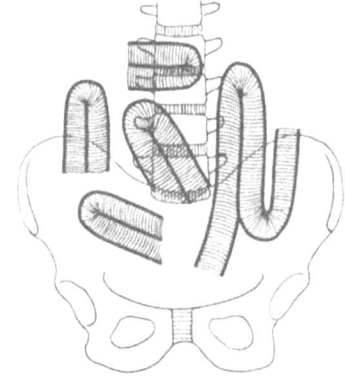

Abb. 173. Flexur des Kindes
(nach v. Samson).

Abb. 174. Die verschiedenen Lagen des
Colon sigmoideum (nach v. Samson).

Zu den abnorm langen Flexuren rechnet man zweckmäßig mit Budberg, Koch und anderen Flexuren von etwa 60 cm Länge an. Sehr häufig sind aber Schlingen von 90—110 cm Länge, ja von über 170 cm (Budberg, Koch u a.) gefunden worden. Oft ist dabei gleichzeitig auch der übrige Dickdarm (speziell das Colon transversum) noch mehr oder minder stark verlängert, wie ich es selbst in einem Falle sah; dies ist aber nicht notwendig, wie mich umgekehrt ein anderer Fall lehrte.

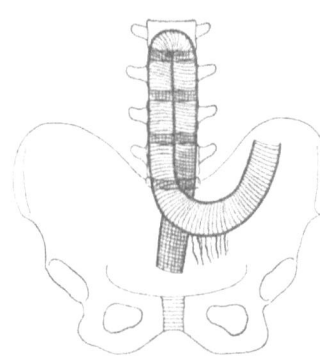

Abb. 175. Physiologischer Volvulus des Colon sigmoideum
(nach v. Samson).

Wo keine pathologischen Veränderungen im Bereich der Flexur zu finden sind, müssen wir dieselben auf Bildungs- und Entwicklungs-anomalien zurückführen. Leichtenstern be-tonte, daß die zur Achsendrehung erforder-liche anatomische Anordnung der S-Schlinge häufig kongenital sei. In andern Fällen ist die im späteren Leben zu beobachtende abnorme Länge der Flexur aber wohl weniger auf eine kongenitale Anomalie wie auf das Ausbleiben der physiologischen Wachstumsverlangsamung der bei Neugeborenen relativ sehr großen Flexur zurückzuführen.

Die Häufigkeit abnorm langer Schlingen scheint nach der Herkunft des Leichenmaterials sehr zu schwanken. So hat Curschmann bei seinem deutschen Untersuchungsmaterial nur 6,5 %, v. Samson dagegen an seinem russischen Material 20 % abnorm lange Schlingen gesehen. Brehm weist darauf hin, daß ebenso wie Bildungsanomalien überhaupt, so auch ab-norme Schlingenbildungen bei Männern viel häufiger seien als bei Frauen.

Die oben besprochenen Schrumpfungsprozesse, Adhäsionen usw. können ihrerseits wieder eine abnorme Längen- und Querschnittszunahme herbei-führen, weiter ebenso Verlötungen der Flexur mit der Umgebung und dadurch zu Passagestörungen am abführenden Ende bedingen. Außerdem können am Fußpunkt der beiden Schenkel, speziell an dem des Rektalschenkels, infolge

Torsion, Verdrehung, Verziehung, Abknickung oder Kompression der Schenkel durch Narbenmassen und Adhäsionen Verengerungen mit Wandverdickung der S-Schlinge und anderweitige Verschlüsse entstehen.

Wie Leichtenstern, Brehm, Jankowski u. a. betonen und wie auch ich auf Grund meiner Beobachtungen glaube, kann es in solchen Fällen dann weiter infolge der erschwerten Entleerung der Flexur oder infolge abnormer Schwäche der Darmmotilität zur Stagnation des Kotes mit starker Gasbildung und hochgradiger, dauernder Dehnung der Flexur, bei gesteigerter Inanspruchnahme der Muskulatur umgekehrt schließlich zu starker Wandverdickung, Hypertrophie der Muskulatur und zu chronischer Infiltration der Wandung kommen. Ich nehme an, daß nicht nur vorher bereits abnorm lange, sondern auch vorher normale Schlingen unter solchen Umständen in längerer oder kürzerer Zeit eine ganz gewaltige Längen- und Querschnittszunahme erfahren und eine dauernde Aufstellung der hypertrophischen Schlinge zeitigen können. Ich kann nicht einsehen, warum Curschmann dies für anfänglich normale Schlingen von der Hand weisen wollte. Die wiederholten Kotstauungen mit ihren mechanischen, chemischen und bakteriellen Reizen, die Drehung des Stieles der überlasteten und überdehnten Flexur können außerdem noch die gleiche allmähliche starke Längen- und Querschnittszunahme an den oberhalb gelegenen Darmabschnitten nach sich ziehen.

2. Die Entwicklung des Flexurvolvulus.

Ebenso wie beim Dünndarmvolvulus müssen wir beim Flexurvolvulus bis zu einem gewissen Grade zwischen dem Vorgang der Achsendrehung und der Entwicklung des Volvulus unterscheiden. Häufig erfolgen allerdings Achsendrehung und Volvulus, d. h. der Verschluß, die Aufblähung und die Aufstellung der achsengedrehten Flexur, wie beim Dünndarmvolvulus zu der gleichen Zeit, so daß die beiden Vorgänge im einzelnen kaum zu trennen sind. Wahrscheinlich weit öfter aber hat sich die Achsendrehung der Flexur bereits vollkommen oder teilweise unter dem Einflusse der S. 123 ff. genauer erwähnten Kräfte längere oder kürzere Zeit vorher vollzogen, wenn das zum Volvulus führende letzte Moment seine Wirkung entfaltet. Als weitere Möglichkeit sei erwähnt, daß Verschluß und Auftreibung bereits bei einem geringen Grade von Achsendrehung infolge schwerer Abknickung oder narbiger Schrumpfung des Stieles eintritt und sich nun erst hieran der bei der Operation oder der Sektion feststellbare hohe Grad von Drehung nachträglich anschließt.

Wir haben wie beim Dünndarm auch bei der Flexur, speziell bei den langen und gestielten, zum Volvulus besonders disponierten Flexuren, damit zu rechnen, daß Achsendrehungen leichteren Grades ein gewöhnliches, sich im Einzelfalle oft wiederholendes Vorkommnis sind, ohne daß sie zu Passagestörungen und zum Verschluß führen. Auftreibende und verlagernde Kräfte dürften hier weit öfter als beim Dünndarmvolvulus die Rückkehr zur normalen Lage bewirken. Es kommt nur dann zum Volvulus, wenn die Vorbedingungen für einen Verschluß am Flexurstiel infolge Kotretention, Abknickung, narbiger Schrumpfung, Adhäsion und Kompression durch andere Schlingen besonders günstige sind oder wenn die drehenden und auftreibenden Kräfte ungehemmt ihre Wirkung in pathologischer Richtung entfalten können. Nothnagel nimmt an, daß bei der chronischen Obstipation besonders leicht ein stark geblähter oder gefüllter Schenkel über den andern Sckenkel der Sigma-Schlinge hinüberfallen und infolge seiner Schwere und des gleichzeitig von ihm ausgeübten Druckes die Rückkehr in die normale Lage und die Wiederaufrichtung der Schlinge vereiteln und damit die Okklusion herbeiführen kann. Sicherlich kann dieser Verlauf auch dann leicht eintreten, wenn infolge einer physiologischen Drehung um 180⁰ der starkgefüllte Rektumschenkel schon vorher hinter dem Colonschenkel liegt und dann seine Lage weiter in ungünstigem Sinne ändert. Es kann dann z. B. schon bei einer Drehung des Körpers auf die rechte Seite der schwere Rektumschenkel vor dem weniger gefüllten Colonschenkel vorbeifallen und damit allein die Drehung bis auf 360⁰ steigern.

Bei einer derartigen Lage brauchen durchaus nicht immer gleich nach Vollendung der Drehung die schweren Symptome des Volvulus einzusetzen, sondern sie können so lange fehlen, bis andere Momente, z. B. Traumen oder Diätfehler, die zu starker Blähung der Flexur führen, hinzutreten (Wilms). Man kann wohl im allgemeinen sagen, daß, je ungünstiger die Entleerungsbedingungen der Flexur und je ausgesprochener die pathologischen Vorbedingungen an den Fußpunkten der Flexur, speziell am Übergang ins Rektum, vor Eintritt eines stärkeren Grades von Achsendrehung waren, um so eher die Drehung der Schlinge an sich die völlige Verschließung und, infolge gleichzeitiger Abschnürung der Gefäße, schwere Zirkulationsstörung und damit das Bild des Strangulationsvolvulus herbeiführt. Wo nur die abnorme Schmalheit des Stieles neben der abnormen Länge der Schlinge vorliegt, da kann nur dann ein Verschluß der Schlinge eintreten, wenn die Drehung eine sehr weitgehende oder die Auftreibung der Schlinge, und damit die Zugwirkung am Stiel, eine so hochgradige ist, daß eine völlige Abplattung und ein vollständiger Verschluß der Schenkel erfolgt. Weit eher wird es aber hier noch zu einem spontanen Ausgleich kommen können, auch wenn die Drehung 270⁰ übersteigt. Ähnlich wie Leichtenstern, Curschmann und andere möchte ich besonders darauf hinweisen, daß bei Flexuren ohne sonstige disponierende pathologische Veränderungen am Stiel kleine, zufällige Verlagerungen die Bedingungen für den Volvulus verstärken. Es kann in solchen Fällen noch durch äußere Momente, z. B. schon durch eine stark mit Kot gefüllte, herabhängende, oder durch eine gasgefüllte, aufgestellte Flexur eine stärkere Zugwirkung an den Fußpunkten der Flexur ausgeübt und — vorausgesetzt, daß eine Kreuzung der Schenkel vorhanden ist — eine direkte mechanische Erschwerung oder Unterbrechung der Kotentleerung herbeigeführt werden.

Kommt es bei Diarrhöen, nach Diätfehlern oder infolge chronischer Obstipation, dauernder Überanstrengung der Muskulatur, bzw. infolge von reflektorischen Störungen des Tonus zu einer Insuffizienz der Schlinge, so ist für eine weitere verhängnisvolle Entwicklung freie Bahn, weil nun die unter solchen Verhältnissen stets sich bildenden Gasmassen nicht zur Resorption oder Entleerung kommen, sondern sich in der Schlinge ansammeln.

Jedes Moment, das in irgend einer Weise imstande ist, in diesen komplizierten Mechanismus störend, bzw. treibend einzugreifen und die Bedingungen in irgend einer Weise zu verschärfen, kann infolgedessen das auslösende Moment für die Vollendung der Drehung und für die Unterbrechung des Kotstromes und damit für den Volvulus sein. Es gelten hier wieder die beim Dünndarmvolvulus gemachten Ausführungen.

Völlige Verschließung, weitere Volumenzunahme, Aufrichtung der Schlinge und Zunahme der Gasspannung gehen nun vor sich. Für die plötzliche und hochgradige Gasentwicklung sind meist bei Patienten mit schwerer Obstipation und mit akuten Katarrhen der Sigmaschlinge die besten Vorbedingungen vorhanden. Gelingt es der Schlinge nicht, diese Gasmassen zu entleeren oder aufzusaugen, versagen Resorption und Entleerungsmechanismus, dann erreicht die Ausdehnung der Schlinge manchmal innerhalb weniger Stunden oder Tage riesige Dimensionen. Die bis in den Oberbauch aufgerichtete Schlinge kann sich unter weiterer Drehung oder stärkerer Anspannung ihrer Fußpunkte und unter Verdrängung des übrigen Darmes, des Diaphragma und der Bauchdecken so lange weiter ausdehnen, bis sei fast den Bauchraum ausfüllt und weitere Widerstände nicht mehr überwinden kann. Wenn der Schlingenscheitel zunächst ins Becken hinabstieg, so muß die Schlinge den eben geschilderten Lauf in einer großen Schleife oder spiraligen Drehung von unten nach oben nehmen. Lag die Flexur bereits vorher im Oberbauch, so braucht die Schleife meist nur einen kürzeren Weg bis zur Aufstellung zurückzulegen. Die narbige Schrumpfung am Mesosigma und die Adhäsionsbildungen an der Basis der Flexur zwingen die sich blähenden Schlingen oft ohne weiteres in die pathologische Richtung. Die Aufrichtung der Schlinge kann ebensogut eine Achsendrehung einleiten, wie die Rückdrehung einer vorher entstandenen Achsendrehung herbeiführen. Wenn die Schnürung oder die Spannung an den Fußpunkten nicht zu hochgradig ist, kann schließlich noch eine kraftvolle Muskeltätigkeit das Hindernis überwinden.

3. Pathologisch-anatomische Veränderungen.

In den schweren Fällen, in denen die Drehung 180^0 bis 360^0 und mehr beträgt, finden sich schon in den ersten Stunden starke venöse Hyperämie des gedrehten Mesenterium und Darmes, hochgradiger lokaler Meteorismus und scharf ausgesprochene Schnürfurchen am Volvulusdarm. Wenn der Abfluß aus den Mesenterialvenen erheblich gestört ist, kommt es schon in den ersten 24 Stunden zum hämorrhagischen Transsudat in die freie Bauchhöhle. Der zuführende Darm ist dann oft noch wenig gebläht, gelegentlich sogar anfangs infolge des Abschnürungsreizes kontrahiert. Schon nach 24 Stunden kann man einen blauschwarzen, gangränösen Darm, Nekrose an den Schnürfurchen oder an der Konvexität, jauchiges Exsudat in der freien Bauchhöhle und septische Peritonitis finden. Dabei braucht die Rückstauung bei der Kürze des Ablaufes noch nicht sehr erheblich zu sein.

In den leichteren Fällen ist in den ersten Stunden nach Eintritt der Verschlußerscheinungen außer einer geringen Cyanose der Darmwandung und einem leichtem Ödem der mäßig geblähten Schlinge wenig zu beobachten. Infolge der Stauung in den Gefäßen und der Zunahme der Schnürung an der Kreuzungsstelle zeigt die Darmwand auch hier später ödematöse Durchtränkung stärkeren Grades, bald größere, bald geringere hämorrhagische Infarzierung und einen sehr ausgesprochenen Meteorismus. Gelegentlich findet sich in der freien Bauchhöhle ein bernsteingelbes, klares, freies Exsudat von wechselnder Menge. Auch in den meisten Fällen dieser Art treten schon am 3. bis 4. Tage schwerere Ernährungsstörungen am Darm ein. Die Wandung wird weich, morsch und leicht zerreißlich. Öfters findet man infolge der Überdehnung des Darmes bald geringere, bald ausgedehntere Risse in der Darmserosa. Dies alles tritt um so eher ein, wenn die Darmwand schon vorher durch chronische Obstipation an Elastizität eingebüßt hat. Schon frühzeitig kann sich eine Perforation an den Schnürfurchen oder an der Konvexität der Schlinge einstellen und sich endlich auch hier, wie in den oben erwähnten Fällen, die Totalgangrän anschließen. Der zuführende Dickdarm zeigt häufig einen ziemlich ausgesprochenen Meteorismus, am ausgeprägtesten ist öfters der Meteorismus des Coecum, während der Dünndarm bei schlußfähiger Ileocoecalklappe längere Zeit von der Rückstauung verschont bleibt. Septische Peritonitis schließt sich an den Gewebstod der Schlingenwandung an.

In den Fällen mit sehr langsamem Verlauf und gelegentlichem Abgang von Winden und Stuhlgang kann durch die Entlastung der Volvulusschlinge gleichzeitig eine Lockerung der Schnürung an der Basis herbeigeführt werden; hierdurch können die nachteiligen Folgen für die Zirkulation und der Meteorismus beseitigt werden. Die Volvulusschlinge unterscheidet sich dann kaum vom zuführenden Darm, bis wieder bei erneuter Schnürung unter ungünstigen Zirkulationsverhältnissen der inkomplette Verschluß vollständig wird.

Der Inhalt des Volvulusdarmes.

Der in der Flexura sigmoidea unter normalen Verhältnissen eingedickte Kot erfährt unter dem Einflusse einer starken Transsudation aus den gestauten Gefäßen der Schlinge eine Verflüssigung. Anschließende Fäulnis des Inhalts führt zu Gasauftreibung von einer Stärke, wie sie im Experiment und an der Leiche gar nicht erzeugt werden kann, da es hier vorher zur Berstung kommt. Die stärksten Grade der Darmauftreibung, die überhaupt vorkommen, sind beim Flexurvolvulus bekannt; ebenso ist die Transsudation in den Darm stärker als bei jeder anderen Art des Verschlusses, die Rückwirkung auf die allgemeinen Zirkulationsverhältnisse aber dennoch nicht so gewaltig wie bei dem Dünndarmvolvulus, weil gewöhnlich die Zahl der erregten Nerven und der geschädigten Gefäße nicht so groß ist. Der flüssige Teil des Darminhaltes ist von hellgelber bis schwarzbrauner Farbe; bei stärkerer Zersetzung zeigt er faulig stinkenden Geruch. Bei Blutungen aus Geschwüren kann der Inhalt z. T. aus alten zersetzten oder aus frischen Blutmassen bestehen. In leichten, der spontanen Lösung zugänglichen Fällen ist der Inhalt, abgesehen von dem vermehrten Gasgehalt, von dem normalen nicht sehr verschieden.

4. Statistische Bemerkungen.

Grad und Richtung der Drehung. Der Grad der Drehung ist abhängig von der Breite des Mesenterialstieles, der Länge der Flexurschlinge und von der Kraft der drehenden Momente. Es kommen einfache Drehungen von 180^0 bis zu 360^0, aber auch doppelte Umdrehung vor. Die Richtung der Drehung ist nicht in allen Beobachtungen mitgeteilt; meine Erfahrungen decken sich mit denen von Wilms und Jankowski, die eine Drehung im Sinne des Uhrzeigers als die häufigere fanden.

Mit dem Grad, der Richtung und der Entwicklung der Achsendrehung und ihrer Darstellung auf kinematographischem Wege hat sich Hintze kürzlich eingehend beschäftigt.

Alter und Geschlecht der Erkrankten. Bei 119 von Giffhorn aus der gesamten Literatur zusammengezählten Fällen ergab sich folgende Verteilung auf die einzelnen Lebensalter:

10—30 Jahre = 14 Fälle		51—70 Jahre = 40 Fälle	
31—50 „ = 46 „		71—90 „ = 8 „	

Ähnliche Werte gibt das einheitliche Material Jankowskis aus der I. chirurgischen Abteilung des Stadtkrankenhauses in Riga von 1890 bis 1913:

10—30 Jahre = 8 Fälle		51—70 Jahre = 36 Fälle	
31—50 „ = 28 „		71—80 „ = 5 „	

Die Verteilung auf die Geschlechter ergab bei Giffhorn 24 weibliche gegenüber 95 männlichen Personen, d. h. ein Verhältnis von etwa $20:80\%$.

Bei Jankowski kamen auf 15 weibliche 62 männliche Personen, also fast das gleiche Verhältnis. Jankowski betont, daß 50% aller an Flexurvolvulus erkrankten Personen im Rigaer Krankenhaus Juden waren.

Die 31 Beobachtungen unserer beiden Abteilungen verteilen sich folgendermaßen auf die einzelnen Lebensalter:

10—30 Jahre = 6 Fälle		51—70 Jahre = 14 Fälle	
31—50 „ = 10 „		71—80 „ = 1 „	

Bei uns kamen auf 11 weibliche 20 männliche Kranke.

5. Klinisches Bild des Flexurvolvulus.

a) Frühere Darmerkrankungen und Verschlußattacken: Bis auf seltene Fälle haben die von Flexurvolvulus befallenen Individuen vorher schon an chronischer, manchmal Jahrzehnte zurückreichender Obstipation, an stinkenden Stühlen, abnormer Flatulenz oder an anderen, anfallsweise oder dauernd auftretenden Darmstörungen (s. S. 231) gelitten. Nach Brehm werden von den Patienten häufig auch Angaben über chronische Beschwerden, die für die Mesosigmoiditis chronica und Adhäsionsprozesse charakteristisch sein sollen, speziell über Schmerzen in der linken Unterbauchregion, an der dem Mc. Burneyschen Punkte rechts entprechenden Stelle, gemacht.

In etwa der Hälfte der Fälle sind dem Volvulusanfall bereits leichtere oder schwerere ausgesprochene Passagestörungen des Darmes und ausgeprägte Volvulusanfälle einmal oder öfter vorausgegangen. Auch diese Anfälle liegen kurze Zeit oder viele Jahre zurück. Bei der großen Neigung des Volvulus zu Rezidiven sind die früheren Anfälle nicht selten bereits ärztlich beobachtet oder durch Kunsthilfe behoben worden.

b) Auslösende Momente des Volvulusanfalls. In vielen Fällen ist auf eine ganz bestimmte Schädigung der Beginn des Anfalls zurückzuführen. Als auslösende Momente des einzelnen Flexurvolvulusanfalls kommen im allgemeinen die gleichen Faktoren wie bei dem Volvulus des Dünndarmes in Betracht. Erwähnt sei vor allem die schwere, akute und chronische Obstipation mit ihren Folgen, die Kot- oder Fremdkörperobturation, die gesteigerte Gasbildung, die Diarrhöe und die unzweckmäßige Ernährung. Schließlich sei auf die Auslösung des Anfalls durch Einlauf (Israel) hingewiesen.

c) **Einsetzen der Krankheit und Anfangserscheinungen:** Meist setzt der
Volvulusanfall im Bereich der Flexur, ebenso wie beim Dünndarm, plötzlich
mit großer Heftigkeit ein. In selteneren Fällen haben die meist abgemagerten
Patienten mit schlaffen Bauchdecken bereits tagelang an irgendwelchen akuten
Darmbeschwerden, z. B. an diarrhöischen, manchmal mit Blut vermischten
Stühlen, stärkerer Gasbildung und Schmerzen gelitten. Hieran schließt sich im
Laufe einiger Tage oft ohne merklichen Übergang der Volvulus an. In anderen
Fällen beginnt die Erkrankung zwar plötzlich, aber das subjektive Krankheits-
gefühl ist gering, der Meteorismus der Schlinge entwickelt sich erst allmählich;
es erfolgt sogar noch einmal oder öfter etwas Abgang von Gas und Stuhlgang.

Der typische akute Volvulusanfall ist charakterisiert durch die plötzliche Entwicklung schwerer Krankheitserscheinungen: durch heftigen kontinuierlichen, zwischendurch kolikartigen Schmerz, plötzliche vollständige
Unterbrechung der Kot- und Gasentleerung, rasch zunehmenden hochgradigen Meteorismus. Gleichzeitig tritt in diesen schweren Fällen so gut wie
immer Aufstoßen und Erbrechen auf. Sehr bald macht sich ein starkes
Gefühl der Spannung und des Druckes und direkt Atemnot bemerkbar. Oft
zeigen sich Schock- und Kollapserscheinungen, wie wir sie sonst kaum je
bei Dickdarmverschlüssen zu sehen bekommen. Sie sind auf Reflexwirkungen
von der torquierten und geblähten Schlinge und ihrem Mesosigma aus zurückzuführen. Der Grad der Störung des Allgemeinbefindens hängt von der
Intensität der Drehung und Schnürung am Flexurstiel und dem Grade der
Zirkulationsstörung ab. Wo gleichzeitig durch die Drehung schwerere Zirkulationsstörungen in den Gefäßen des Mesosigma und der Darmwand hervorgerufen
werden, summieren sich naturgemäß die Wirkungen der unmittelbaren Nerven-
reizung und der Zirkulationsstörungen. Bei sehr schweren Allgemeinerscheinungen muß man mit der raschen Gangrän der torquierten Schlinge rechnen,
ohne daß sie aber mit Notwendigkeit erfolgen müßte. Im Verfolg meiner
Ausführungen (s. S. 56 ff.) lehne ich in Übereinstimmung mit Wilms die Erklärung des Kollapses beim Flexurvolvulus im Initialstadium durch Giftwirkung resorbierten Darminhalts ab.

Der oben besprochenen Gruppe stehen die Volvulusfälle gegenüber, in
denen die Drehung des Stieles nicht so plötzlich und brüsk erfolgt und auch
weiterhin nicht so stark wird, daß daraus stärkere Reflexwirkungen oder
Zirkulationsstörungen resultieren müßten, weiter die Fälle, wo sich die Auftreibung der Schlinge weniger stürmisch vollzieht oder überhaupt nicht so
hochgradig wird. Hier kann im Gegensatze zu dem oben skizzierten, schweren
Anfangsbilde des Volvulus das allgemeine Krankheitsbild zunächst ein weniger
ernstes, ja beinahe farbloses sein. Das Allgemeinbefinden kann tagelang wenig
oder so gut wie gar nicht gestört sein, die Schmerzen können sich in mäßigen
Grenzen halten oder durch Morphium leicht gedämpft werden. Erbrechen
und Aufstoßen können ganz oder fast ganz fehlen. Auffallend ist meist nur
die starke Auftreibung des Bauches. Das subjektive Krankheitsgefühl kann
sich infolgedessen im wesentlichen auf die peinliche Empfindung der Völle
und Spannung im Leibe und auf die aus der völligen Verhaltung von Stuhl und
Winden resultierenden Störungen beschränken. Nicht selten kann sogar, besonders bei Drehungen von nicht mehr als 270^0, der Verschluß längere Zeit
unvollständig oder intermittierend sein, infolgedessen noch ein- oder mehrmals Stuhlgang und Winde abgehen, es kann dadurch ein schnelles An-
wachsen des Meteorismus verhindert werden. So kann sich der Zustand 4, 5
und mehr Tage hinziehen, ohne daß das Bild sich wesentlich zu ändern brauchte.

Recht häufig sind im übrigen die Fälle, in denen zunächst stunden- oder tagelang schwere Krankheitserscheinungen, speziell infolge von Reflex- wirkungen, auftreten, dann aber die Erscheinungen wieder abklingen und das oben gezeichnete milde Krankheitsbild sich zeigt. Festzuhalten ist, daß das subjektive Krankheitsgefühl und der Gesamteindruck der Erkrankung auch nach stürmischem Beginn nachträglich leichter werden und trotz- dem Gangrän und Peritonitis sich vorbereiten kann. Schwerer oder leichter Anfang ist deshalb nicht ohne weiteres als Maßstab des Drehungsgrades oder der Drehungsstärke und der Größe der Gefahr weiterer Komplikationen zu verwerten.

d) Weiterer Verlauf. In der Mehrzahl der Fälle mit stürmischem Beginn entwickelt sich die Krankheit kontinuierlich zur vollen Höhe. Die Schmerzen bestehen in anfänglicher Stärke fort oder nehmen weiter zu, der Meteorismus steigt noch mehr an, das Gefühl der Völle und Dyspnoe wird immer unerträglicher, das Gesicht zeigt einen schwer leidenden Aus- druck, die Patienten werden von Unruhe und Durst gequält; die Atmung wird beschleunigt. Nur äußerst selten wird das Erbrechen fäkulent. Der Puls wird kleiner und beschleunigter, manchmal aber auch verlangsamt und irregulär. Für das Verhalten des Pulses kommt das Alter des Kranken sehr wesentlich in Betracht. Die Temperatur erhebt sich selten über die Norm, eher sinkt sie.

Selten gehen die Patienten innerhalb der ersten 24—48 Stunden zu- grunde, ohne daß der initiale Kollaps gewichen wäre und ohne daß Gangrän, Peritonitis oder sonstige septische Prozesse sich entwickelt hätten. Ent- kräftete Patienten erliegen der schweren reflektorischen Alteration der zen- tralen Apparate, den Zirkulations- und den Atmungsstörungen. Öfter kommt es bereits nach 1—2 Tagen, besonders aber am 3.—4. Tage, zu septischen Kom- plikationen infolge Totalgangrän der Schlinge oder lokaler Gangrän ihrer Basis, bzw. infolge von Dehnungsgeschwüren und Ulzerationen des Darmes mit und ohne Perforation. Sobald sich eine allgemeine Sepsis und Peritonitis ent- wickelt hat, gehen die schwer erschöpften Patienten innerhalb kürzester Zeit zugrunde. Das Schlußbild ist da, wo Sepsis und Peritonitis sich ausbilden, immer das gleiche, gleichgültig ob die komplizierende Sepsis oder Peritonitis bereits innerhalb der ersten Tage oder später erfolgt, gleichgültig, ob der Be- ginn weniger stürmisch oder sogar sehr milde gewesen ist. In den Fällen, die leicht beginnen und zunächst leicht weiter verlaufen, ist das Bild des Höhen- stadiums ebenfalls das gleiche; nur der Zeitpunkt bis zum Auftreten der hoch- gradigen Krankheitssymptome ist ein verschiedener. Manchmal folgen sich ge- rade hier Höhenstadium und Zusammenbruch Schlag auf Schlag. Der Tod er- folgt auch hier meist innerhalb der ersten Woche, seltener erst in der 2. und 3. Woche. Infolge der Beeinträchtigung der Atmung und Zirkulation erliegen die Patienten häufig Pneumonien oder gehen an Insuffizienz der Zir- kulationsorgane, speziell des Herzens, bzw. an allgemeiner Erschöpfung und Inanition zugrunde. Treten Gangrän, Sepsis und Peritonitis ein, so be- herrschen diese auch hier, wie bei der oben erwähnten Form, das Bild. Bei länger bestehendem Verschluß kommt bei den erschöpften Kranken der toxischen Wirkung resorbierter Zerfallsprodukte aus dem Flexurinhalt eine größere Bedeutung zu.

Eine Lösung des Verschlusses ist in den leicht wie in den schwer beginnenden Fällen noch nach Stunden oder Tagen spontan oder auf

Eingießungen möglich. Meist verspüren die Kranken nach reichlichem Stuhl-
oder Gasabgang ein großes Gefühl der Erleichterung. In anderen Fällen
ist die Lösung nur eine unvollkommene, die Besserung eine trügerische;
erneut setzen bald sehr ernste, nur durch Operation zu beseitigende Krankheitserscheinungen ein.

Erwähnt seien schließlich die Fälle von mehr oder weniger inter-
mittierendem Volvulus. Es wechseln hier die verschiedenen, oben gezeichneten Bilder mit Stadien fast vollständigen Wohlbefindens und reichlicher
Stuhl- und Gasentleerung ab. Es kann sich, je nach den Lösungs- und
Rezidivmöglichkeiten der Achsendrehung im einzelnen Falle ein solcher
Krankheitszustand verschieden lange hinziehen. Monate- oder jahrelange
Intervalle kommen vor. Das Charakteristische für diese Form, ebenso für
die auf dem Boden sonstiger stenosierender Prozesse im Bereich der Flexur
zur Entwicklung gelangten Volvuli ist meist, daß sich die Erscheinungen
des Volvulus mit den für chronisch vorbereitete und chronisch verlaufende
Dickdarmverschlußformen typischen Erscheinungen kombinieren, vor allem
mit Kolikschmerz, Dickdarmmeteorismus, Darmsteifungen und aktiven
Darmgeräuschen. Diese Darmsymptome können sowohl in der Flexur
selbst, wie im zuführenden Dickdarmteil entstehen. Hier ist infolgedessen
auch am ehesten zu stärkerer Aufstauung und zu Erbrechen zersetzten
Darminhalts Gelegenheit.

e) Charakteristische Bauchsymptome. Außer dem allgemeinen Bild
müssen noch einige für den Flexurvolvulus charakteristische Symptome hervorgehoben werden. Bei dünnen, schlaffen und nicht gespannten Bauchdecken lassen sich häufig die Konturen der geblähten Schlinge direkt
durch die Bauchdecken erkennen. Dabei fällt auf, daß die einzelnen Teile
der Bauchdecken sich verschieden stark vorwölben. Auf diese Asymmetrie
des Abdomens haben vor allem v. Wahl und Bayer aufmerksam gemacht.
Jankowski fand eine solche Vorwölbung besonders oft im Epigastrium, am
linken, etwas seltener am rechten Rippenbogen und im Bereich des Nabels.
Manchmal ist auch die Coecalgegend sehr stark aufgetrieben. In andern
Fällen fand Jankowski umgekehrt größere Bauchabschnitte eingesunken.

Bei schlaffen, eindrückbaren Bauchdecken läßt sich häufig die ge-
blähte Schlinge im kleineren oder größeren Teil ihres Verlaufs durch die
Bauchdecken abtasten. Nur manchmal gelingt es, ihren Scheitel oder ein
Stück des einen Schenkels zu palpieren; ab und zu läßt sich die Schlinge
im Bauch etwas verschieben. Das Resistenzgefühl der Schlinge bei der
Palpation ist verschieden, einmal erscheint sie wie ein Luftpolster, ein
anderes Mal wie eine einfach gespannte Blase oder als harte, derbe Resistenz.
Im allgemeinen gewinnt man bei der Palpation schon die Vorstellung, daß
es sich um einen gewaltig geblähten, arm- oder beindicken, ausgedehnten
Darmabschnitt von stärkerer Resistenz handelt. Noch plastischer wird die
Vorstellung da, wo peristaltische Bewegungen oder Steifungen der Schlinge
dem Auge oder der Betastung zugänglich werden. Die Feststellung der
Flexurschlinge kann noch im Bade oder in der Narkose gelingen, wenn sie
vorher infolge Spannung der Bauchdecken unmöglich war.

Eine wesentliche Ergänzung erfährt der Inspektions- und Palpationsbefund durch die Perkussion und Auskultation. Auch bei gespannten,
dicken Bauchdecken läßt sich durch diese Methode das Vorhandensein
einer stark geblähten Darmschlinge beweisen. Mit dem perkutorischen

und auskultatorischen Nachweis der Volvulusschlinge hat sich eine große Zahl von Beobachtern beschäftigt, von denen neben vielen andern hier nur Curschmann, Nothnagel, Kiwull, Baer, Wilms und Jankowski genannt seien. Schon Nothnagel hat von der Resistenz eines straffgespannten Gummiballons mit meteoristischem oder metallischem Perkussionsschall gesprochen. Manchmal ist der Klang hoch tympanitisch. Curschmann hat hier, wie überhaupt bei Fällen von Darmverschluß, die Stäbchenplessimeterperkussion herangezogen. Mit ihr ist es nach Curschmann bisweilen möglich, die großen, dem Volvulus (und den übrigen Teilen des Colon) angehörigen, weit ausgedehnten Darmschlingen scharf zu umgrenzen. Gegenüber dem „enorm weiten, luftgefüllten Darmteile von annähernd gleichem Querschnitt gaben die übrigen Teile bei Stäbchenperkussion weit helleren, kürzeren Schall". Mit Recht betont Curschmann, daß ein solcher Befund die diagnostischen Kombinationen wesentlich fördern könnte.

Wilms gibt an, daß die Perkussion des Bauches überall tympanitischen Schall ergibt, daß er aber über der geblähten Flexur gewöhnlich dumpfer tympanitisch sei, daß er hier, wie Budberg und Koch sich ausdrückten, dem Tone beim Beklopfen eines gesprungenen Topfes gliche.

Nothnagel, Kiwull, Baer, Wilms, Jankowski u. a. haben außerdem auf das Auftreten auskultatorisch gut hörbaren, metallischen Klanges über der Volvulusschlinge hingewiesen. Nach Kiwull kann man sich mit Hilfe dieses „Ballonsymptoms" über die Ausdehnung stark geblähter Schlingen sehr genau orientieren. Von dieser Untersuchungsmethode mache ich regelmäßig Gebrauch und kann ihre große Bedeutung bestätigen. Je größer der Durchmesser und je stärker die Dehnung der betroffenen Schlinge ist, je weniger gebläht die Schlingen der Umgebung sind, um so schärfer läßt sich meist der Verlauf und der Gang einer solchen Schlinge feststellen. Plätscher- und Schüttelgeräusch ist beim Flexurvolvulus erheblich häufiger nachweisbar als bei den übrigen Dickdarmverschlüssen.

Das Auftreten der sichtbaren Peristaltik, der Darmgeräusche, des Kolikschmerzes und der Darmsteifungen hat nichts Pathognomonisches für den Flexurvolvulus. Sie treten bei länger bestehenden Verschlüssen meist auf.

Der Röntgenbefund kann als unterstützendes Moment verwandt werden, wenn die übrigen klinischen Symptome schon auf einen Volvulus hinweisen, und unter Umständen für die Lokalisation des Hindernisses wertvolle Winke geben (Hintze). Im übrigen sei auf die Röntgendiagnostik verwiesen (S. 507).

Nachweis eines Stauungstranssudats. H. Braun und nach ihm einige andere Autoren haben das oft recht reichliche Stauungstranssudat als freien Erguß in den abhängigen Teilen des Abdomens nachweisen können. Ich glaube allerdings, daß es verhältnismäßig selten möglich ist, mit Sicherheit diesen Befund zu erheben.

Rektalbefund: Sehr selten ist bei der Untersuchung des Beckeninnern vom After aus der geschnürte und gedrehte Stiel der Flexur unmittelbar mit dem Finger zu erreichen. Einmal liegt diese Stelle meist an sich zu hoch, dann aber wird meist diese Stelle von der sich blähenden und erhebenden Flexur zu weit mit nach oben gezogen. Wilms weist auf die Rektoskopie als Ergänzung der Digitaluntersuchung und auf die Möglichkeit der Feststellung der Schnürungsstelle mittelst der Rektoskopie hin. Oft wird allerdings der schlechte Zustand des Patienten diese Untersuchung verbieten.

Ab und zu läßt sich durch die Rektalwand hindurch ein Teil der gespannten Wandung der Flexur im Becken mit dem Finger als kuglige Vorwölbung feststellen. Unter Umständen kann das Fassungsvermögen des Dickdarmes Bedeutung gewinnen. Bei nicht aufgeregten Kranken verdient es Beachtung, wenn weniger als 500 ccm Flüssigkeit in den Darm einfließen, da dies auf eine Verlegung unterhalb der Flexur hinweist. Man muß jedoch beachten, daß es schon bei vielen Patienten mit freier Darmpassage nicht gelingt, mehr Flüssigkeit einzufüllen. Zweifellos ist es deshalb von weit größerer Bedeutung und sogar als Gegenbeweis gegen einen Flexurvolvulus oder einen anderen Dickdarmverschluß anzusehen, wenn 1000 ccm einlaufen.

Der Urin ist öfters spärlich und eiweißhaltig. Indikan ist gewöhnlich im Anfangsstadium eines akut einsetzenden Flexurvolvulus nicht nachweisbar; es kann auch dauernd ganz fehlen; es findet sich entsprechend dem tiefen Sitz des Verschlusses gewöhnlich erst nach einigen Tagen und dann meist auch nur in spärlicher Menge. Seltener ist der Indikangehalt schon früher beträchtlich.

6. Beispiele.

a) Akute Verlaufsform.

α) Ohne Gangrän.

1. Beobachtung Philipowicz. 45jährige Frau, seit 2 Tagen heftigste Leibschmerzen und absolute Verschlußerscheinungen. Abdomen besonders rechts oben schmerzhaft und aufgetrieben. Puls debil, allgemeiner Verfall. Am folgenden Tage Tod. Sektionsdiagnose: Torsion der Flexura sigmoidea, kein nennenswerter peritonitischer Befund.

2. Eigene Beobachtung (vgl. auch S. 243). 17jähriges, kräftiges Mädchen, Jüdin, mehrere Jahre an chronischer Obstipation leidend, erkrankt plötzlich unter absoluten Verschlußerscheinungen. Abdomen ballonartig aufgetrieben, stark druckempfindlich. Temp. 37,6°, Puls 96. Physostigmin und Tropfeinlauf ergebnislos, daher sofortige Laparotomie durch Mittelschnitt, teils unterhalb, teils oberhalb des Nabels. Flexurschlinge um 180° im entgegengesetzten Sinne des Uhrzeigers gedreht, enorm gebläht; der Darm hat den Umfang eines kräftigen Armes. Rückdrehung und Rücklagerung der vor die Bauchhöhle gewälzten Flexur nach Abgang von Gasen durch ein per rectum eingeführtes Darmrohr. Einnähen der Flexurkuppe in die Bauchwunde zwecks späterer Punktion, falls der Meteorismus fortbestehen sollte. Heilung.

3. Eigene Beobachtung. 68jähriger Mann, mit kolikartigen Leibschmerzen und absoluten Verschlußerscheinungen vor 4 Tagen erkrankt. Starker Meteorismus und mäßige Spannung des Abdomens. Plätschergeräusche, Steifungen. Gurrende Darmgeräusche unterhalb des Nabels. Alb. in Spuren. Puls 100. Myodegeneratio cordis. Laparotomie durch Mittelschnitt unterhalb des Nabels; es liegt das Colon descendens und der linke Teil des Colon transversum stark gebläht vor. Hervorholen derselben; darauf stellt sich in der rechten Bauchseite die enorm geblähte Sigmaschlinge ein, deren Schenkel durch eine Adhäsion aneinander fixiert sind; Torsion im Sinne des Uhrzeigers um 360° am Fußpunkt. Rückdrehung, Entleerung von Gas und Kot durch ein eingeführtes Mastdarmrohr. Der ganze leere Dünndarm ist schürzenförmig vor das Colon descendens gefallen und durch dessen Blähung ins kleine Becken hineingepreßt. Mehrfache Verwachsungen der Dünndarmschlingen untereinander. Rücklagerung des Darmes. Schluß des Abdomens. Am folgenden Tage in der linken Oberbauchgegend Plätschergeräusche, auf Einlauf Abgang von Winden und aufgestautem Stuhl, aber nicht ausreichend, daher Punktion des Colon transversum. Da in den folgenden Tagen Plätschergeräusche und Meteorismus in der lk. Oberbauchgegend fortbestehen, Anlegen einer Fistel am Colon descendens. Kotpassage frei. 11 Tage nach der Operation Tod. Sektionsdiagnose: Parenchymatöse Degeneration des Herzens.

β. Mit Gangrän.

1. **Beobachtung Philipowicz.** 37 jähriger Mann, an vorübergehenden, höchstens 24 Stunden anhaltenden Schmerzanfällen des Leibes seit langem leidend, wird bei dem jetzigen schwersten Anfall, bei dem noch etwa 24 Stunden nach Beginn Stuhl und Winde abgingen, kollabiert mit 160 Pulsen in der Minute, ohne Erbrechen, aber mit absolutem Verschluß eingeliefert. Allgemeine Spannung, Druckempfindlichkeit und trommelartige Auftreibung des Leibes mit besonderer Bevorzugung der sehr gespannten Coecalgegend. Plätschergeräusche oberhalb der Symphyse, keine aktiven Darmgeräusche. Laparotomie: Mittelschnitt unterhalb des Nabels. Stinkendes, schmutzig-trübes Exsudat in der Bauchhöhle, eine mannsarmdicke, schwarzverfärbte, gangränöse Dickdarmschlinge stellt sich ein; bei der Palpation entstehen Serosarisse. Verlängerung des Mittelschnittes oberhalb des Nabels. Die um 360° gedrehte, gangränöse Flexurschlinge erfüllt die ganze rechte und einen großen Teil der linken Bauchseite. Die Torsionsstelle liegt vor dem Coecum. Punktion der Schlinge, Rückdrehung. Die Gangrän greift noch auf das angrenzende Colon descendens und auf das Rektum über. Vorlagerung des gangränösen Darmes und Inzision nach Einnähen der Schenkel. 12 Stunden später Tod. Die ausgedehnte Grangrän war in noch nicht 48 Stunden erfolgt.

b) Langsame Verlaufsform.

1. **Eigene Beobachtung.** 65 jähriger Mann, seit mehreren Jahren Prostatahypertrophie, seit 3 Wochen trotz wiederholter Einläufe Verhalten von Stuhl und Winden, Erbrechen nur einmal vor 2 Wochen. Geringer, allgemeiner Meteorismus des Leibes, mäßige Spannung, Plätschergeräusche in der rechten Bauchseite. Temp. 36,7°, Puls 116, im Urin Spuren Alb. Rectal: Abszeß oberhalb der Prostata, Inzision. Zunahme der Leibschmerzen, mehrfaches Aufstoßen. Laparotomie durch rechtsseitigen Pararektalschnitt. Freie, seröse Flüssigkeit in der Bauchhöhle, Coecum stark gebläht, Sigmaschlinge gedreht, daher linksseitiger Pararektalschnitt. Volvulus. Rückdrehung desselben im entgegengesetzten Sinne des Uhrzeigers. Schluß des Abdomens. 3 Tage später Tod. Sektionsdiagnose: Prostatahypertrophie, Pyelocystitis, parenchymatöse Degeneration der inneren Organe.

2. **Eigene Beobachtung.** 59 jähriger, kräftiger Mann in mäßigem Ernährungszustand; seit einem Jahre starke Auftreibung des Leibes mit Krankheitsgefühl, seit 6 Tagen plötzlich Stuhl- und Windverhaltung mit starkem Meteorismus. Abdomen im ganzen etwas druckempfindlich, in der linken Flanke hohes Gasklingen, keine aktiven Darmgeräusche. Temp. 37,4° C, Puls 76, Urin frei, Tropfeinlauf erfolglos. Operation durch Mittelschnitt unterhalb des Nabels, Vorlagerung der sich einstellenden, aufs höchste gespannten Flexurschlinge. Narbige Schrumpfung des Mesosigma und dadurch Annäherung der Fußpunkte der 140 cm langen S-Schlinge. Torsion um 360° im Sinne des Uhrzeigers. Rückdrehung und Rücklagerung der Schlinge. Befestigung der Schlinge zur Verhütung eines Recidivs an der vorderen Bauchwand. Schluß des Abdomens. 2 Tage später Abgang des aufgestauten, dünnbreiigen Darminhalts. Heilung.

3. **Eigene Beobachtung.** 43 jährige, seit 3 Jahren in einer Irrenanstalt internierte Frau erkrankte vor 8 Tagen mit absoluten Verschlußerscheinungen; Erbrechen erst am Vortage. Starker Meteorismus, mäßige Spannung und Druckempfindlichkeit des Abdomens, durch die Bauchdecken hindurch sehr lebhafte Darmsteifungen sichtbar. Reichlich Plätschergeräusche. Temp. 36,8°, Puls 120, klein, weich, Urin: Indikan., Alb., Allgemeineindruck schlecht, Gesicht verfallen, Zunge trocken. Laparotomie durch Mittelschnitt. Volvulus der Flexura sigmoidea, deren Fußpunkte durch ein kurzes Band einander genähert sind. Detorsion; reichlicher Abgang von Gasen per anum. Durchschneidung des einschnürenden Stranges. Vorlagerung der noch geblähten Schlinge, Abbindung des Mesosigma und Punktion. Einstellen von Colon transversum und Coecum, die stark gebläht sind, an den entsprechenden Stellen des Abomens zur Punktion. Am folgenden Tage bei unverändertem Allgemeinbefinden Abtragen der vorgelagerten S-Schlinge. Einlegen eines Drains in den zuführenden Schenkel, reichlicher Abgang aufgestauten Stuhles. Im Verlauf des Tages vier epileptische Krampfanfälle. 2 Tage später Tod. Sektionsdiagnose: Allgemeine fibrinöse Peritonitis. Tumor am Corpus callosum und Fornix cerebri.

c) Rezidivierende Form.

1. **Eigene Beobachtung** (vgl. S. 242, Beobachtung 2). 18 jähriges Mädchen, Jüdin, vor 6 Monaten wegen Volvulus der Flexura sigmoidea operiert; vor 4 Monaten erneuter Verschluß, der sich auf Kochsalzeinläufe löste; jetzt seit 8 Tagen bestehender Verschluß

mit heftigsten Leibschmerzen und Erbrechen seit dem ersten Krankheitstage. Leib im ganzen stark aufgetrieben und druckempfindlich, in der linken Bauchhälfte metallisches Klingen und sichtbare Dickdarmkonturen. Laparotomie in der Narbe des alten Mittelschnittes. Die stark geblähte Sigmaschlinge stellt sich ein; sie ist um 180° im Sinne des Uhrzeigers gedreht, die Schenkel sind durch frische Narben im Mesenterium einander genähert. Rückdrehung, Durchtrennen der Adhäsionen, Resection der 70 cm langen Sigmaschlinge nach Einnähen der beiden Schenkel in die verkleinerte Bauchwunde. Einen Monat später Verschluß des Anus praeternaturalis (vgl. Röntgenbild S. 484).

III. Coecalvolvulus.

Mit der Entstehung, den Bedingungen und der Klinik des Coecalvolvulus haben sich besonders Faltin, v. Manteuffel, Wandel, Ekehorn, Wilms und Bundschuh beschäftigt. Der sehr weit ins einzelne

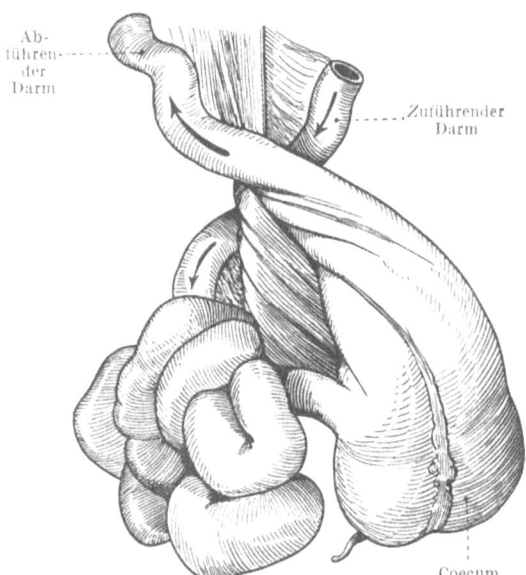

gehenden Aufstellung verschiedener Formen dieses Verschlusses durch Ekehorn möchte ich mit Wilms nicht folgen, sondern den praktischen Bedürfnissen Rechnung tragen. Der Coecalvolvulus ist seltener als der Dünndarm- und der Flexurvolvulus, die Beobachtungen stammen meist aus Osteuropa, insbesondere aus Finnland und Livland. Deutschland ist in Bundschuhs Sammelstatistik von 110 Fällen nur mit 22 Fällen vertreten. In dieser Zahl befindet sich eine Reihe von Beobachtungen des Ileocoecalvolvulus, d. h. der Form des Volvulus, die bei Mesenterium commune Dünndarm und Coecum gleichzeitig betrifft. Da das Beherrschende hier die Abschnürung des Dünndarmes ist und sie pathogenetisch und klinisch mit dem

Abb. 176. Coecalvolvulus (Schlingentyp) bei Mesenterium commune. Drehung um 180°.

Dünndarmvolvulus übereinstimmen, so sind sie bei diesem bereits berücksichtigt. Reine Fälle von Coecalvolvulus sind selten.

Während wir beim Dünndarm- und Flexurvolvulus nur die Fälle als Volvulus bezeichnen, bei denen die Drehung um die Mesenterialachse erfolgt ist, rechnen wir hier auch die Fälle hinzu, bei denen die Drehung um die Längsachse stattfindet; dies sind also streng genommen Torsionen um die Darmachse oder sogenannte Wringverschlüsse (Wilms). Zwei Bildungsanomalien des Coecum und Colon ascendens begünstigen das Zustandekommen eines Coecalvolvulus; wir bezeichnen sie mit Wilms als den Schlingentypus und den Sacktypus.

1. Formen.

a) Schlingentypus: Hier hat das Coecum und Colon ascendens allein oder zusammen mit größeren Teilen des Dickdarmes ein freies Mesenterium — Mesenterium ileocoecale, Mesocoecum, Mesenterium commune — und kann infolgedessen eine freie Schlinge bilden. Diese freie Beweglichkeit ist auf das oben bereits erklärte Ausbleiben der normalen Fixation des Coecum und des

Colon ascendens an die hintere Bauchwand zurückzuführen. Seltener kann nach zunächst erfolgter Fixation des Coecum und des Colon ascendens im Laufe der Zeit infolge eingetretener Bindegewebsschwäche (Enteroptose der Eingeweide) nachtraglich sich das Coecum schlingenartig von der hinteren Bauchwand abheben und so sekundär ein freibewegliches Coecum entstehen. In dessen Mesentorium können infolge von Verdauungsstörungen peritonitische Reizerscheinungen und Schrumpfungsprozesse ebenso wie im Mesenterium des Dünndarmes und im Mesosigma auftreten.

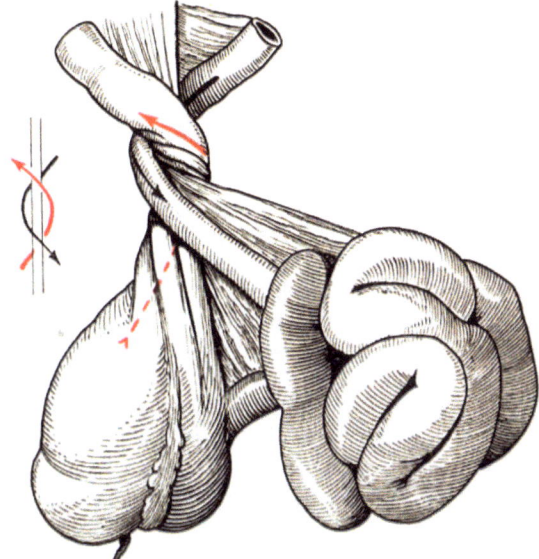

Abb. 177. Coecalvolvulus (Schlingentyp) bei mesenterium commune. Drehung um 360°.

b) Sacktypus: Hier handelt es sich um die abnorme Verlängerung des Blinddarmes, wodurch

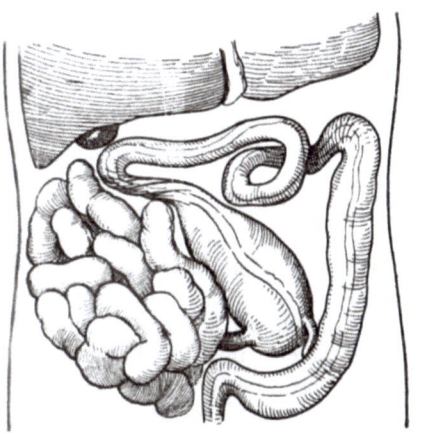

Abb 178. Ileocoecalvolvulus. Dünndarm lateral vom Colon ascendens. Drehung des beweglichen Coecum und Colon ascendens an der Flexura hepatica um 180°.

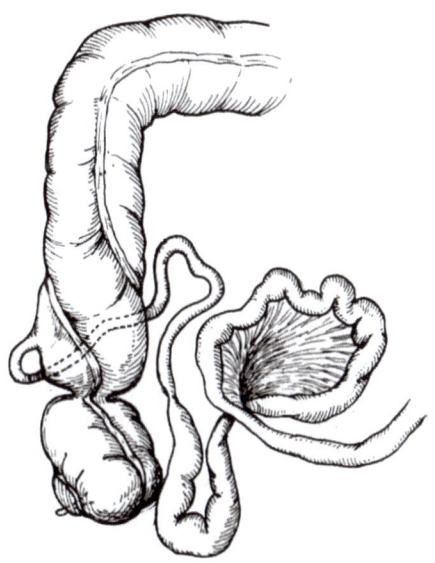

Abb 179. Coecalvolvulus (Sacktyp) (nach Kaiser).

dieser eine große Beweglichkeit erhält und seine Lage leicht verändern kann. Neben den auf Form- und Lageanomalien beruhenden Volvuli sind Torsionen und Wringverschlüsse zu berücksichtigen, die durch Fixation in Brüchen oder durch Adhäsionen hervorgerufen werden. Durch entzündliche Fixation

der Appendix (auf gynäkologischer, tuberkulöser oder anderweitiger, entzündlicher Basis) kann das Coecum in einer ungünstigen Lage leicht
gedreht festgehalten werden. Ebenso wirkt die Fixation in einem Bruchsack. Hier sind dann die Bedingungen für das Eintreten eines Wringverschlusses vorhanden.

2. Vorkommen, Alter und Geschlecht.

Als Ursache für das häufigere Vorkommen des Coecalvolvulus in Osteuropa beschuldigt Faltin die voluminöse, schlackenreiche und vegetarische
Kost und die vielen Fastentage der Bevölkerung. Daß aber noch viele
andere, noch nicht geklärte Momente mitsprechen, geht aus den Beobachtungen von Schwarz hervor, der bei gleicher Ernährungsweise der Kroaten
und Serben den Coecalvolvulus, wie den Volvulus überhaupt, bei den
Kroaten recht selten fand, während er bei den Serben häufiger ist. Auch
bei uns ist ein bewegliches Coecum gar nicht so sehr selten; wies doch
Dreyer es in $67^0/_0$ seines Leichenmaterials nach; Wandel sah allerdings
nur in $10^0/_0$ ein bewegliches Coecum und Colon ascendens.

Das Alter der Erkrankten: Nach Bundschuh entfallen auf das 17. bis
30. Jahr $50^0/_0$ aller Erkrankungen; im einzelnen fand B. folgende Werte:

> 9 Fälle von 1—20 Jahren (davon 3 Neugeborene, die zwischen
> dem 4. und 10. Lebenstage starben),
> 53　„　„　21—40　„
> 36　„　„　41—60　„
> 7　„　„　61—80　„

Das Geschlecht zeigt ein Überwiegen der Männer gegenüber den
Frauen: $71^0/_0$ Männer zu $29^0/_0$ Frauen. In unserem Material fanden sich
5 Männer, 2 Frauen. Unsere Kranken befanden sich im Alter von 19 bis
46 Jahren.

3. Mechanismus.

Für das Zustandekommen des Coecalvolvulus sind genau dieselben
Momente wie beim Dünndarm- und Flexurvolvulus maßgebend. Plötzliche
Überfüllung und Blähung sind die treibenden Kräfte. Drehungen um die frontale und sagittale Achse des Darmes führen nur, unter weitgehender Verlagerung des Coecum, zu Abknickungen und Abklemmungen und zum Wringverschluß. Beim Schlingentyp finden wir neben reinen Drehungen um
die Mesenterialachse Kombinationen mit Drehungen in anderen Achsen,
insbesondere um die Längsachse. Reine Drehungen um die Längsachse
können beim Sacktyp nur frei bewegliche Teile des Coecum betreffen; die
Anheftungsstelle des Coecum an der hinteren Bauchwand bildet den Drehpunkt. Es muß aber betont werden, daß die Mehrzahl der Beobachtungen
sich nicht rein schematisch in den Schlingen- und Sacktypus einreihen
läßt, sondern daß fließende Übergänge zwischen beiden Formen nicht allein
vorkommen, sondern überwiegen.

4. Richtung und Grad der Drehung.

Die Drehung kann nach links wie nach rechts erfolgen; beides scheint
nach Faltins Feststellungen ziemlich gleichmäßig vorzukommen: Es wurden

27 Drehungen nach links, 20 nach rechts beobachtet. Der Grad der Drehung ist sehr verschieden, bei den Formen des Sacktypus ist bei fester Fixation des Coecum eine sehr weitgehende Drehung (über 360°) kaum möglich; das frei bewegliche Coecum verhält sich wie der Dünndarm. Die abnorme Lage des Coecum im Bauch wird durch das Ausbleiben der fötalen Wanderung des Coecum nach rechts und durch die Retropositio des Dickdarmes erklärt.

Inhalt des Volvulusdarmes.

Der Inhalt des Volvulusdarmes besteht in leichten Fällen aus den verflüssigten Kotmassen, in schweren Fällen aus blutig-jauchigen, mit Darminhalt vermengten Massen.

5. Pathologische Anatomie.

In den ersten Stunden nach Eintreten des Volvulus ist die Wandung des Coecum nur meteoristisch aufgetrieben, sonst aber nicht wesentlich verändert. Je nach dem Grade der Stauung in den Mesenterialgefäßen des Darmes erfolgt eine leichtere oder stärkere Injektion der Gefäße, ödematöse Durchtränkung, hämorrhagische Infarzierung, Gangrän und Perforation der Darmwand. Die Perforationen betreffen die am meisten überdehnten Stellen der Wandung. Da das Coecum normalerweise sehr umfangreich und seine Wandung infolge geringerer Entwicklung der Darmmuskulatur sehr nachgiebig ist, so ist es manchmal bis zur Größe eines Kindskopfes und mehr aufgetrieben. Von Bedeutung ist hierbei, in welchem Zustand sich das Coecum vor dem Volvulusanfall befand, ob es sich um ein dilatiertes und atonisches Coecum mobile (Wilms, Klose) oder um ein hypertrophisches Coecum handelt, wie man es öfter beim Mesenterium ileocoecale und coecocolicum findet. Beim Wringverschluß des Sacktypus trifft man gangränösen Darm selten vor Ablauf einer Woche; bei den scharfen Abschnürungen des Schlingentypus und bei der rapiden Auftreibung des Coecum dagegen schon am 1. Tage. In vorgeschrittenen Fällen findet sich hier außerdem eine jauchige Peritonitis. Auch beim Coecalvolvulus sind Spontanlösungen unter den beim Dünndarm- und Flexurvolvulus geschilderten Voraussetzungen möglich.

6. Klinisches Bild.

Auslösende Momente des einzelnen Anfalls. Als auslösendes Moment des einzelnen Anfalls kommt die plötzliche Überfüllung des Coecum mit gärungsfähigen Stoffen, die Anspannung der Bauchpresse beim Heben und Springen, die Verlagerung der Baucheingeweide beim Liegen in bestimmter Lage u. a. m. in Betracht. Oft sind aber gar keine Gelegenheitsursachen zu finden (Faltin). In vielen Fällen sind schon einmal oder mehrmals ähnliche, durch interne Maßnahmen oder von selbst wieder gelöste Verschlußattacken voraufgegangen.

Im großen und ganzen läßt sich eine langsame und eine stürmische Verlaufsform herausschälen, von denen die erste mehr für die Wringverschlüsse, die zweite mehr für die Mesenterialachsendrehungen des Coecum bei freiem Mesocoecum oder Mesenterium commune gilt (Wilms).

Da nur Einzelbeobachtungen vorliegen, so müssen der Skizzierung des Krankheitsbildes neben den eigenen wenigen Beobachtungen die Arbeiten von Wilms, Faltin, Ekehorn und Bundschuh zugrunde gelegt werden.

Der Beginn der Erkrankung ist meist ein plötzlicher mit kolikartigen
Leibschmerzen in der Nabelgegend. Frühzeitiges Erbrechen tritt nach Faltin
in etwa $^2/_5$ der Fälle auf, schwerer, frühzeitiger Kollaps ist ziemlich selten.
Dann ist auch Pulszahl und Temperatur herabgesetzt. Im allgemeinen ist
der Gesamtzustand zunächst kein schlechter. Die Aufstauung kann schon
am zweiten Tage recht erheblich sein; galliges Erbrechen kann auftreten.
Auch in stürmisch einsetzenden Fällen erfolgt noch in etwa $^1/_3$ der Fälle
Stuhl (Edgren); bei der chronisch verlaufenden Form ist dies fast die Regel
(nach Edgren in 84 $^0/_0$). Bei der ersten Gruppe ist es Darminhalt, der analwärts des Coecalvolvulus gelegen hatte; bei der zweiten Gruppe kann gelegentlich noch der Darminhalt passieren. Von den lokalen Erscheinungen
im Bereich des gedrehten Coecum ist der Nachweis der gespannten Schlinge
durch Palpation und Perkussion nach Faltin in etwa $^2/_3$ aller Frühfälle
möglich. Für gewöhnlich ist der dadurch bedingte lokale Meteorismus in
der rechten Bauchseite, um den Nabel herum, aber wegen des häufigen Lage-
wechsels des Coecum auch an anderer Stelle feststellbar. Ist die Auftreibung
des zuführenden Dünndarmes groß, so wird der lokale Meteorismus verdeckt.
Entsprechend den Zersetzungsvorgängen in der gedrehten Darmpartie treten
hoher Gasklang und Plätschergeräusche bald früher, bald später ein. Ein
größeres Stauungstranssudat in die freie Bauchhöhle erfolgt nur sehr
selten; es kann gelegentlich hämorrhagisch sein. Darmsteifungen am zuführenden Schenkel können nur in langsam verlaufenden Fällen eintreten.
Bei den gangräneszierenden Formen beherrschen die Peritonitis oder die Sepsis
das Bild des Endstadiums, sie können frühzeitig, d. h. schon am 1.—2. Tage
auftreten, gewöhnlich erfolgt der Tod gegen Ende der 1. Woche.

Einige Krankheitsbilder mögen das Gesagte erläutern.

7. Beispiele.

1. Eigene Beobachtung. 39 jähriger, magerer Mann, bereits seit Jahren an
Stuhlträgheit und Verdauungsstörungen leidend, erkrankte nach dem Genuß von Erbsensuppe wie schon öfter mit akuten Verschlußerscheinungen, dieses Mal aber so heftig, daß
weder Bettruhe noch Morphium Linderung brachte. Sehr starke Bauchdeckenspannung
und Druckempfindlichkeit, besonders zwischen dem rechten Rippenbogen und der Gegend
des Mc. Burneyschen Punktes. Temp. 36,7 ^{0} C, Puls 76, Urin: Alb. +. Laparotomie durch
Mittelschnitt oberhalb des Nabels. Braune, jauchig riechende Flüssigkeit in der freien
Bauchhöhle. Verlängerung des Schnittes über den Nabel hinaus, Dünndarm mit
schwappenden Kotmassen gefüllt, Darmserosa fibrinös belegt, Colon transversum tief
in das kleine Becken hängend, Sigmaschlinge außergewöhnlich beweglich, nach der
Medianlinie verlagert. Im rechten Oberbauch direkt unterhalb der Leber eine kindskopfgroße, starkgeblähte, gangränöse Dickdarmschlinge, aus der die oben beschriebene
Flüssigkeit herausquillt. Es ist das um 720 ^{0} im Sinne des Uhrzeigers gedrehte Coecum
mit Appendix, Colon acsendens und ein Drittel des Colon transversum. Resektion des
Dickdarmes bis zum unteren Drittel des Colon transversum und der letzten 20 cm des
Ileum. Blinder Verschluß des Colon transversum und End zu Seit-Vereinigung von Ileum
und Colon transversum. Spülung der Bauchhöhle. Drainage. Schluß des Abdomens.
Nach der Operation Puls 140—156. Temp. 38,2 ^{0} C. In den folgenden Tagen bessert
sich der Allgemeinzustand. Erster Stuhlgang am 3. Tage nach der Operation. Kollaps,
Exitus. Die Sektion ergab eine im Abheilen befindliche Peritonitis fibrinosa, Degene-
ration der parenchymatösen Organe.

2. Beobachtung Wandel. 44 jährige, seit Kindheit an Verdauungsbeschwerden
leidende Frau. Plötzliche Erkrankung mit heftigen Schmerzen in der Lebergegend, mit
Stuhlverhaltung und fäkulentem Erbrechen. Nach etwa einem Monat Laparotomie:
Drehung des Coecum und Colon ascendens um die eigene Achse bei langem beweglichen
Mesenterium und Verlagerung ins Hypogastrium. Detorsion und Resektion des Ileo-
coecum. Exitus letalis im Kollaps; Mesenterialblutung ins Abdomen.

3. Beobachtung H. Braun. Bei der Laparotomie eines 21jährigen Mannes, der schon öfters Verschlußerscheinungen hatte und wegen der letzten, mit Koterbrechen einhergehenden am 6. Tage zur Operation kam, zeigte sich eine Achsendrehung des Coecum, des Colon ascendens und des untersten Ileum. Detorsion. Nekrose des Darmes an 2 Stellen, Übernähung. Am folgenden Tage Exitus. Sektion: Schwere Diphtherie des Coecum und Colon ascendens.

4. Eigene Beobachtung. 24jähriger, kräftiger Mann, vor 3 Jahren wegen Appendicitis operiert, erkrankt nach starker körperlicher Anstrengung mit Leibschmerzen, Stuhlverhaltung und Erbrechen. Das Abdomen ist im ganzen gespannt, krampfartige Schmerzen im rechten Unterbauch. Temp. 36,8⁰, Puls 72, regelmäßig, kräftig, Laparotomie. Coecum durch einige Stränge fixiert und gedreht um etwa 180⁰. Detorsion. Schluß des Abdomens. Heilung.

5. Eigene Beobachtung. 45jähriger Mann, seit 7 Tagen absoluter Darmverschluß. Leib faßförmig aufgetrieben, aber nicht druckempfindlich. Durch rektale Untersuchung Feststellung eines Rektumkarzinoms. Mittelschnitt unterhalb des Nabels. Beweglicher Tumor im Colon pelvinum; der oralwärts gelegene Dickdarm ist kollabiert, daher Verlängerung des Schnittes nach rechts oben. Coecum um 180⁰ im entgegengesetzten Sinne des Uhrzeigers gedreht und nach oben geschlagen, breit mit den angrenzenden Dünndarmschlingen verbacken und aufs stärkste gebläht. Beim Lösen des Coecum zeigt sich eine Perforationsstelle; Abklemmen und Einnähen derselben in die Bauchhaut; Schluß des Abdomens. Exitus letalis. Sektionsdiagnose: Strikturierendes Rektumkarzinom, eitrige Peritonitis.

6. Eigene Beobachtung. 21jähriger, kräftiger Mann, in gutem Ernährungszustand, seit einem Jahre an Magenkrämpfen leidend, erkrankt vor einem Tage mit Erbrechen und Durchfällen. Leichter Ikterus, starke Bauchdeckenspannung, rechts große Druckempfindlichkeit am Mc. Burneyschen Punkt und in der Gallenblasengegend. Temp. 37,6⁰, Puls 80. Urin: Alb.+, Bilirubin+. Wegen zunehmender Schmerzen und steigender Temperatur Operation. Durch einen rechtsseitigen Pararektalschnitt kommen das stark geblähte Coecum sowie einige kollabierte Dünndarmschlingen zu Gesicht. Das Coecum ist sehr lang, hat ein eigenes 20 cm langes Mesenterium und ist um 180⁰ im entgegengesetzten Sinne des Uhrzeigers gedreht. Beim Absuchen des Colon ascendens analwärts zeigt sich, daß das Colon transversum und das Colon descendens völlig fehlen, und daß das Colon ascendens dorsalwärts umbiegt und in die Tiefe verschwindet, um auf der linken Bauchseite zum Colon pelvinum hinzuziehen. Um das Mesenterium hat sich fast der gesamte Dünndarm um 270⁰ im Sinne des Uhrzeigers gedreht. Durch Erweiterung des Pararektalschnittes nach oben wird die Lage der Leber auf der linken Körperseite festgestellt. Der Dünndarm und das Coecum werden in die richtige Lage zurückgedreht und die leicht entzündete Appendix entfernt. Schluß des Bauches. Heilung. Bei einer späteren Kontrastbreiaufnahme fand sich der gesamte Dickdarm auf der linken Seite; wegen der Länge seines Mesenterium konnte das Coecum weite Verlagerungen eingehen.

IV. Volvulus der übrigen Dickdarmteile.

Gegenüber dem Flexurvolvulus und dem Coecalvolvulus sind Achsendrehungen und Volvuli der übrigen Dickdarmteile äußerst selten; sie können nur dann auftreten, wenn ein freies Mesenterium oder eine abnorme Schlingenbildung vorliegt. Trotz seines selbständigen Mesocolon erfährt das Colon transversum nur ausnahmsweise eine pathologische Achsendrehung, weil seine Fußpunkte an der Flexura hepatica und an der Flexura lienalis weit auseinander liegen. Hier ist deshalb eine abnorme Schlingenbildung die Voraussetzung eines Volvulus. Aber auch dann kommt es sehr selten zu höheren Graden von Achsendrehung und Volvulus, weil die Ausgleichsmöglichkeiten solcher Schlingen sehr groß sind. Auf die mehrfach nach Beckenhochlagerung und auch sonst beobachteten Verschlüsse des nach oben verlagerten und um die Längsachse gedrehten Colon transversum sei hier nur hingewiesen. Reine Beobachtungen von isoliertem Volvulus des Colon transversum haben wir in der Literatur nicht finden können. Es ist

anzunehmen, daß leichtere Grade von Drehungen vorkommen, daß diese aber
spontan wieder zurückgehen. Wir beobachteten einen Fall von mehrfach
recidivierender Achsendrehung des Colon transversum bei einem hysterischen
jungen Mädchen, bei dem nach Resektion der pathologischen Colon-transversum-Schlinge später mehrmals rein nervös bedingte Wegstörungen auftraten:

Beobachtung. 18jähriges, schwer hysterisches Mädchen in gutem Ernährungszustand erkrankte vor zwei Monaten plötzlich mit Verschlußerscheinungen und hochgradiger Auftreibung des Leibes. Nach dreitägiger interner Behandlung mit Einläufen
und Rizinusöl erfolgte wieder Stuhl und Winde. Seit dieser Zeit wiederholten sich
diese Anfälle öfters. Bei der Krankenhausaufnahme war der Leib im ganzen aufgetrieben, am stärksten im Epigastrium. Allgemeinbefinden wenig gestört. Temperatur
und Puls zeigten keine Besonderheit. Urin frei von Eiweiß und Zucker. Durch Einläufe, Heißluft, Abführmittel, Physostigmin und Atropin Erzielung von Stuhlgang und
Winden, aber nach kurzer Zeit erfolgte unter heftigen Schmerzen immer wieder ein
neuer Anfall. Röntgenbild: Stark verlängertes Colon transversum mit mehreren Um-
schlagsstellen. Laparotomie durch Mittelschnitt unterhalb des Nabels. Colon transversum stark gebläht, in lang ausgezogener Schlinge zum großen Teil im kleinen Becken
liegend; durch Netzstränge ist die lange Colon-transversum-Schlinge mehrfach abgesetzt
und abgeknickt. Wandung mäßig verdickt. Flexura sigmoidea nicht gebläht, auch sonst
ohne Besonderheiten; Abtragen des Netzes. Resektion der Colon-transversum-Schlinge
und Einnähen der Stümpfe in die Bauchwunde. Mehrfache, spätere, funktionell-mecha-
nisch bedingte Verschlüsse machten eine Reihe weiterer Laparotomien notwendig. Schluß
des Anus praetrenaturalis nach teilweiser Ausschaltung und Abdrosselung des Dickdarmes. Heilung.

Am Colon ascendens und descendens fehlen normalerweise die beiden
Voraussetzungen für einen Volvulus, nämlich ein freies Mesocolon und eine
Schlingenbildung. Es sind daher auch nur bei Mesenterium commune Volvuli
beobachtet worden. Die häufigeren Beobachtungen von Ileocoecum- und Ileo-
colonvolvulus bei Mesenterium commune und Mesenterium ileocoecale, bei
denen kleinere oder größere Teile des oberen Dickdarms mit dem Ileum
zusammen einen Volvulus bilden, sind beim Dünndarmvolvulus besprochen.
Selbständige Achsendrehungen des Coecum und des Colon ascendens gehen in
den Coecalvolvulus über. Eine Beobachtung von Volvulus des Colon
ascendens bei abnormer Schlingenbildung teilte Treves mit.

Man fand bei der Sektion eines 55jährigen Mannes, der nach einem neuntägigen
Bestehen eines unvollständigen Darmverschlusses gestorben war, eine abnorme Schlingenbildung des stark geblähten und achsengedrehten Colon ascendens.

Fälle, bei denen das Colon ascendens und das Colon transversum fast
bis zur Flexura lienalis an der Achsendrehung beteiligt sind, kommen etwas
häufiger vor, sie werden von serbischen Chirurgen mehrfach erwähnt. Eine
einschlägige deutsche Beobachtung liegt bereits von Curschmann vor.

Beobachtung Curschmann. 57jährige Frau, dauernd an Obstipation leidend,
erkrankte 3 Wochen vor der Krankenhausaufnahme mit Durchfällen, die nach 2wöchiger
Dauer den Erscheinungen des Darmverschlusses wichen. Geringe Schmerzhaftigkeit
des Abdomens und leichter Kollaps bei der Aufnahme. Lokaler Meteorismus um
den Nabel herum; durch Stäbchen-Plessimeterperkussion mehrere von oben rechts
nach unten links verlaufende, geblähte Schlingen feststellbar. 4 Tage nach der Aufnahme Tod. Bei der Sektion fand sich das Colon transversum äußerst gebläht und
um 180° um seine Mesenterialachse gedreht: Das Colon ascendens war ebenfalls stark
gebläht, zeigte eine abnorme Schlingenbildung und war so gedreht, daß sein Scheitel
in der linken Unterbauchseite lag, so daß man erst nach Entfernung desselben an die
Flexura sigmoidea und das Colon descendens kam. Auch diese waren stark gebläht
und achsengedreht.

In A. Neumanns Material finden sich zwei hierher gehörige Beobachtungen.

Beobachtung 1. 35jährige, kräftige Frau, seit Jahren wegen Verdauungsstörungen in ärztlicher Behandlung, erkrankt vor einem Tage mit heftigsten Leibschmerzen,

die von der Magengegend ausgehend, allmählich über den ganzen Leib sich verbreiten, mit galligem Erbrechen und mit Verhalten von Stuhl und Winden. Allgemeiner Meteorismus, Druckschmerzhaftigkeit hauptsächlich im Oberbauch, allgemeine Muskelspannung, in den abhängigen Partien Dämpfung. Temp. 39,3°, Puls 144, mittelkräftig. Urin frei von Eiweiß und Zucker. Laparotomie. Freier Erguß in der Bauchhöhle, Darmserosa gerötet, fibrinös belegt. In der Magengegend eine graugrün verfärbte, geblähte Geschwulst, die bei genauerer Betrachtung als das um 360° gedrehte und gangränöse Colon ascendens und Colon transversum erkannt wird. Rückdrehung des Volvulus, Resektion der gangränösen Darmpartie samt den ebenfalls der Gangrän verfallenen Teilen des Mesenterium. Anastomose zwischen unterstem Ileum und Flexura lienalis. Heilung.

Beobachtung 2. 17jähriger Mann, wegen einer vor 14 Tagen erlittenen Fußverletzung bettlägerig, erkrankt plötzlich nachts mit heftigen Leibschmerzen und Erbrechen. Der Bauch ist im ganzen aufgetrieben und druckempfindlich. In der linken Unterbauchgegend eine handtellergroße, prall elastische Geschwulst, die wegen ihrer klinischen Erscheinungen als Gasabsceß angesprochen wird. Bei der Incision entleert sich hellgelbe, nicht riechende, freie Flüssigkeit aus dem Abdomen; der palpierende Finger fühlt prall elastische Schlingen. Laparotomie durch Mittelschnitt. Volvulus des gesamten Colon ascendens und des Colon transversum bei Mesenterium commune; 1½fache Umdrehung (540°), in entgegengesetztem Sinne des Uhrzeigers, in der Richtung von der Flexura lienalis zur Ileocoecalgegend. Die Drehung wurde von der untersten Dünndarmschlinge mit ausgeführt. Rückdrehung des Volvulus. Resektion eines 10 cm langen Meckelschen Divertikels, das einen Nebenbefund darstellte. Schluß des Abdomens. Der Puls war gegen Ende der Operation nicht mehr fühlbar. 1 Tag später trotz Excitantien Tod. Frische, fibrinös eitrige Peritonitis.

V. Magenvolvulus.

Der Volvulus des Magens schließt sich pathogenetisch eng an den Coecum- und Sigmavolvulus an. Sein Krankheitsbild gibt Anlaß zu Verwechslungen mit verschiedenen Formen des Darmverschlusses: mit dem arteriomesenterialen Verschluß, mit dem Volvulus der Flexura sigmoidea und mit der funktionellen oder entzündlichen Darmsperre bei Magendilatation und Peritonitis. Wir finden ihn sowohl als selbständige (idiopathische) Erkrankung (vor

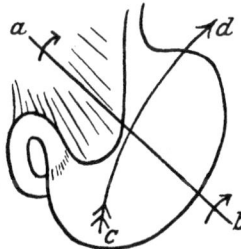

Abb. 180. Volvulus mesenterio-axialis
(nach Kocher).
a b mesenteriale Drehung. *c d* Drehungsrichtung des Pylorusteils über die Vorderfläche des Magens.

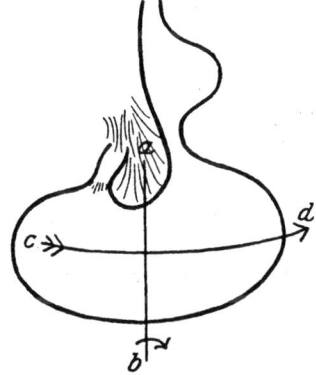

Abb. 181. Volvulus mesenterio-axialis
(nach Kocher).
a b mesenteriale Drehungsachse. *c d* Drehung des Pylorusteils über die Vorderfläche des Magens.

allem bei Enteroptose und bei Verlagerungen und Verwachsungen des Magens mit seinen Nachbarorganen) wie als Komplikation bei anderen Leiden (z. B. bei Hernia diaphragmatica, bei Sanduhrmagen und bei Geschwülsten des Magens).

Der Volvulus des Magens kann das ganze Organ oder einen Teil desselben betreffen. Drehungen in einer Ebene kommen eigentlich nur beim idiopathischen Volvulus des Magens vor. Die Achsen, um welche die Drehung des Magens erfolgt, sind in der Hauptsache die mesenterio-axiale und die organo-axiale, die in der Richtung des kleinen Netzes, bzw. in der Längsrichtung

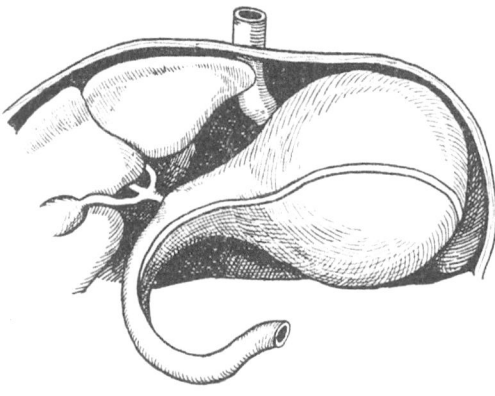

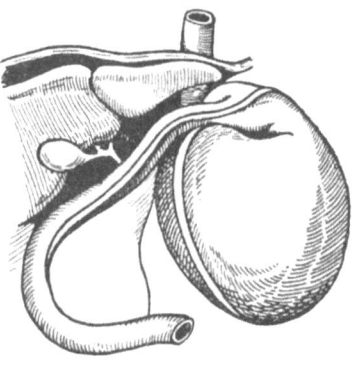

Abb. 182. Beginnender Magenvolvulus (organo-axialer Volvulus) (nach Borchardt).
Längs der hinteren Bauchwand rückt der Magenfundus von links oben nach rechts unten vor. Die weiße Linie zeigt das Verhalten der großen Curvatur.

Abb. 183. Vollendeter Magenvolvulus (nach Borchardt).
Die hintere Magenwand liegt vorn, die große Curvatur unten; Pylorus und Cardia sind umeinander gedreht.

des Organs liegen (vgl. Abb. 180 u. 181). Dort, wo der Volvulus des Magens die Komplikation eines anderen Leidens darstellt, oder wo die Drehung nur einen Teil der Wand betrifft, kommen Drehungen in den beiden erwähnten Ebenen, sowie in anderen Ebenen vor.

Im ganzen sind nach Siegels Angaben bis jetzt etwa 20 Fälle von idiopathischem Volvulus veröffentlicht; infolge der großen Zahl der Zwerchfellverletzungen während des Krieges mehren sich die Fälle von Volvulus des Magens bei Hernia diaphragmatica in den letzten Jahren.

Die Drehungen des Magens sind an gewisse anatomische Bedingungen geknüpft. Bei Drehung des Magens im mesenterio-axialen Sinne liegen Verhältnisse, die denen beim Sigmavolvulus vergleichbar sind, vor. Ein langes und schlaffes Omentum minus gibt die

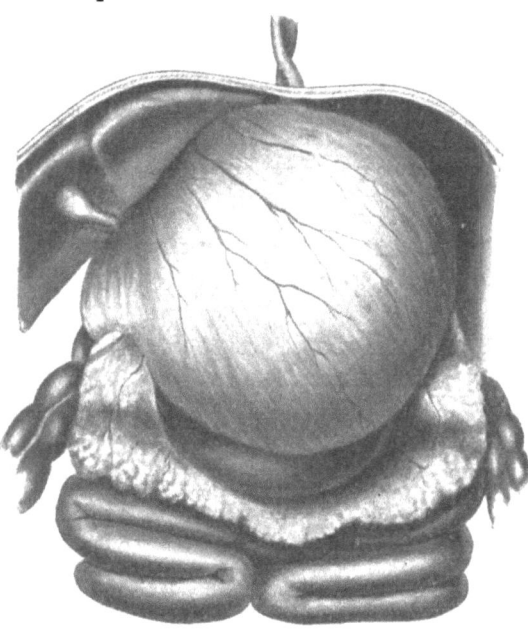

Abb. 184. Magenvolvulus (organo-axiale Drehung) (nach A. Neumann).

gleichen Möglichkeiten wie ein langes Mesenterium; ein beweglicher Pylorus kann bei Verschiebung nach links zur Annäherung der Fußpunkte und damit zur Stielung führen. Bei Drehungen um die organo-axiale Achse entsprechen

die Verhältnisse etwa denen des Coecalvolvulus durch Wringverschluß.
Ein ptotischer, dilatierter und gefüllter Magen wird gewöhnlich angetroffen,
wenn der Magen sich um seine Längsachse gedreht hat. Die Lockerung
des Bandapparats ruft die nötige Beweglichkeit hervor.

Nach dem anatomischen Befund wurde von Borchardt, A. Neumann
und Kocher, nach ätiologischen Gesichtspunkten von Payer eine Einteilung
vorgenommen. Borchardt wies darauf hin, daß häufig das Colon transversum den Magen hochdränge, bzw. daß das Colon vom Magen mitgezogen
würde, derart, daß das Colon transversum nachher oberhalb oder unterhalb
des Volvulus läge. Er unterscheidet deshalb einen Volvulus supracolicus und
infracolicus. Dieser Einteilung liegt der Mangel zugrunde, daß das Colon
transversum für gewöhnlich durch seine Schwere und sein Volumen der
Bildung eines Volvulus entgegenarbeiten muß (v. Haberer).

A. Neumann hielt neben den passiven Momenten der Blähung und
Auftreibung die peristaltische Leistung des Magens bei schlaffen Bauchdecken
zur Einleitung der Drehung für notwendig. Der Magen kann sich sowohl
nach vorn, entlang der vorderen Bauchwand drehen [Volvulus ventriculi
anterior (isoperistalticus Pendl)], oder nach hinten längs der hinteren Bauchwand [Volvulus ventriculi posterior (anisoperistalticus Pendl, antiperistalticus
Delangre)]. Das Colon transversum kann diese Bewegung mitmachen, dies
ist aber nicht notwendig.

Kocher unterschied eine mesenterio-axiale und eine organo-axiale
Achsendrehung. In der ersten Gruppe wälzt sich nach Kocher gewöhnlich
der Pylorusteil der vorderen Bauchwand entlang und fällt dann von rechts
nach links über den Fundusteil. Dieser bewegt sich im entgegengesetzten
Sinne. Das Omentum minus erfährt dabei eine spiralige Aufrollung.

Siegel stellte sich die Entstehung des Volvulus so vor, daß durch
unzweckmäßiges Nebeneinanderarbeiten der einzelnen Schichten der Magen-
muskulatur die Drehung des Magens eingeleitet würde. Ob diese Anschauung
zutrifft, möchten wir dahingestellt sein lassen.

v. Haberer hält bei der geringen Zahl der Beobachtungen fürs erste
eine genaue Beschreibung des Einzelfalles für geboten.

Payer unterschied nach der Ätiologie der Erkrankung fünf Gruppen
und räumte dem hier besonders interessierenden, idiopathischen Volvulus
einen weiten Platz ein.

Wir schließen uns im allgemeinen den Anschauungen A. Neumanns,
Kochers, v. Haberers und Payers an, glauben aber, daß verschiedene
Möglichkeiten beim Zustandekommen des Volvulus vorliegen können.

Der Grad der Drehung beträgt meistens 180°, doch sind auch
Volvuli von 360° beschrieben. Über die Richtung der Drehung sind im Vorangehenden die wichtigsten Angaben gemacht. Die Drehung kann zum vollkommenen wie zum unvollkommenen Verschluß führen.

Meist ist ein besonderes den Volvulus auslösendes Moment nicht
bekannt. Borchardt erwähnt nur den Druck eines Gegenstandes gegen
die Brust, Payer den Fall von einer Leiter mit einer schweren Last.
Gelegentlich wird auch eine übermäßige Füllung des Magens angegeben.
Dem von Mühlfelder besonders betonten Brechakt kann kein eindeutiger
Wert beigemessen werden.

Die bei den Drehungen des Magens um seine Längs- oder Querachse
auftretenden pathologisch anatomischen Veränderungen sind wie
bei dem Volvulus des Darmes als Folgen der Zirkulationsstörung und

des Meteorismus anzusehen. Schon $2^{1}/_{2}$ Stunden nach dem Eintritt des Volvulus sah Kocher bei der Operation gestaute und strotzend gefüllte Venen der Wand des sonst in seiner Farbe noch nicht veränderten Magens. Der Meteorismus des Magens war sehr erheblich. Die venöse Blutanschoppung des Magens war eine so beträchtliche, daß nach jeder Umstechung bei der Operation sich bald ein kleineres, bald ein größeres Hämatom zeigte. Bei länger bestehender Abschnürung der Gefäße — z. B. in Borchardts Fall — zeigte der Magen hämorrhagische Infarzierung und stellte eine blaurote Blase dar. Im Mageninneren findet sich häufig sanguinolenter Inhalt, öfter aber auch nur gewöhnlicher Mageninhalt. Bei steigendem Meteorismus wird die Wandung dünn und zerreißlich. Die starke Spannung des Magens kann zum Abreißen des großen Netzes und der Aufhängebänder des Magens führen (Dujon). Collischon beobachtete in einem Fall, bei dem es zum Volvulus durch Verlagerung der Nachbarorgane gekommen war, eine Perforation der Magenwand. Gangrän der Magenwand ist bei den Fällen von idiopathischem Volvulus bis jetzt nicht mitgeteilt worden. In einem zweiten — auch durch Verlagerung der Nachbarorgane bedingten Fall Collischons — war die Todesursache eine frische Peritonitis. Wird das kleine Netz stark durch die andrängende Magenblase vorgetrieben, so stellen sich auch in ihm schwere Zirkulationsstörungen ein; es kann ganz dünn und zerreißlich werden.

Der Bauchsitus ist bei der Laparotomie oft schwer zu deuten, weil infolge der Verlagerung des großen Netzes und des Colon transversum orientierende Lagebeziehungen fehlen. Der Magen kann sowohl im Oberbauch wie im Unterbauch angetroffen werden.

Das klinische Bild des Magenvolvulus ist sehr wechselvoll. In den meisten Fällen plötzlich einsetzend, ist es durch Heftigkeit und dauernde Zunahme der Schmerzen, die im Abdomen oder im Rücken empfunden werden, gekennzeichnet. Im Beginn kann das Bild dem eines perforativen Prozesses gleichen. Mangel an Stuhl und Winden, Erbrechen reinen Mageninhalts oder auch Fehlen jeglichen Erbrechens kann sowohl das Bild eines hohen Dünndarm- wie eines tiefen Dickdarmverschlusses vortäuschen. Haben doch so erfahrene Kliniker wie Kocher und Neumann die gewaltige Magenblase für die geblähte Flexur gehalten und die Diagnose statt auf einen Magenvolvulus auf einen Flexurvolvulus gestellt, trotzdem die Vorgeschichte der beiden von ihnen beobachteten Fälle auf ein Magenleiden hinwies. In den schweren Fällen beherrschen die heftigsten Schmerzen und der rasch fortschreitende Verfall das Bild. In der Mehrzahl der Beobachtungen besteht ein Mißverhältnis zwischen Brechreiz und Brechleistung, besonders dann, wenn nur der cardiale Teil des Magens beteiligt ist. Der Wert der Magenaushebung ist nicht hoch anzuschlagen, denn wenn auch der Magenschlauch Inhalt fördert, kann es sich trotzdem um Volvulus eines Teils des Magens oder um unvollständigen Verschluß an der Cardia handeln. Wird aber kein Mageninhalt gefördert, so liegt die Möglichkeit vor, daß der Schlauch gar nicht bis in den unteren, sondern nur in den oberen nicht am Volvulus beteiligten Teil des Magens hineingelangt. Das Erbrochene selbst ist auch im weiteren Verlauf niemals fäkulent. Mit der Zunahme der Aufstauung bildet sich ein lokaler Meteorismus heraus, aber seine Lage ist wechselnd, bald im Oberbauch, bald im Unterbauch. Im Bereich dieses lokalen Meteorismus kann man gelegentlich sehr lebhafte peristaltische Wellen, Darmsteifungen vergleichbar, beobachten, manchmal fehlen sie aber vollkommen. Die bis jetzt beobachteten Fälle von idiopathischem Volvulus sind fast alle spätestens innerhalb der ersten acht Tage operiert worden, die meisten schon innerhalb der ersten drei Tage. Die Kranken haben sich schon zu dieser Zeit in so verzweifeltem Zustand befunden, daß häufig der Tod durch die Operation nicht mehr aufzuhalten war. Die Anschauung Pendls ist daher einleuchtend, daß manche Fälle von erst bei der Obduktion gefundenen spontanen Magenrupturen, deren klinisches Bild schwere abdominelle Erscheinungen darbot, als Folge eines Magenvolvulus aufzufassen wären.

Ein geringer Teil der Fälle verläuft unter ganz geringfügigen Schmerzen und leichten und unbestimmten abdominellen Erscheinungen, vor allem diejenigen, bei denen nur ein Teil des Magens befallen und der Verschluß ein unvollkommener war. Man kann daher mit A. Neumann annehmen, daß die oft in der Anamnese geschilderten, ähnlichen Schmerzanfälle früherer Jahre Volvuli des Magens gewesen sein können, die sich spontan zurückgedreht haben. Als Beispiel für diese leichte Form sei auf einen bei einem Carcinom des Magens erst gelegentlich der Operation von v. Haberer entdeckten Volvulus kurz verwiesen.

Die im Verlauf anderer Magenerkrankungen auftretenden Volvuli spielen im Krankheitsbild im allgemeinen eine nicht so beherrschende Rolle wie der eben berücksichtigte idiopathische Volvulus. Von einer Beschreibung wird daher Abstand genommen.

Zum Schluß seien einige Beobachtungen angeführt.

1. Beobachtung A. Neumann (vgl. Abb. 184). 34 jährige Patientin, vor 36 Stunden erkrankt, Aufnahme in kollabiertem Zustand mit verfallenen Gesichtszügen und kühlen Extremitäten. Puls 160, dauerndes Aufstoßen und Würgreiz. Magenaushebung ergebnislos. Starker Meteorismus des ganzen Abdomens mit besonderer Bevorzugung des Unterbauches. In der rechten Unterbauchseite hebt sich eine kugelförmige Auftreibung ab, die bei Lagewechsel Schallunterschiede zeigt, und zwar bei aufrechter Körperhaltung Dämpfung, bei horizontaler Lage Tympanie. Laparotomie durch Mittelschnitt vom Processus xyphoideus bis zur Symphyse. In die Wunde stellt sich ein zweimannskopfgroßer, bis ins Becken herabreichender Tumor ein, der aus zwei Abschnitten besteht, einem größeren mit Netz bedeckten oberen, mit nach unten konvexer Begrenzung und einem unteren kleineren, den ersteren nach unten sichelförmig überragenden, mit spiegelnder Serosa. Der untere kleinere Abschnitt ist die kleine Kurvatur mit etwa einem Drittel der normal nach vorn liegenden, vorderen Magenwand, der größere obere Sack wird von den übrigen zwei Dritteln des Magens gebildet, die von hinten nach vorn, unter Vordrängung des kleinen Netzes, um 180° gedreht sind. Das große Netz und das Colon transversum haben die Drehung der großen Kurvatur mitgemacht, sind nach oben gerückt und liegen hinter dem Magen. Durch Zug am unteren Teil des Magens und durch Druck auf den oberen, netzbedeckten tritt Detorsion ein. Die kollabierten Dünndarmschlingen füllen sich sofort. Im kleinen Netz ein großes Loch. Gastroenterostomia antecolica anterior mit Murphyknopf. Schluß des Abdomens. Heilung.

2. Beobachtung Siegel. 2 jähriges Kind, mit Leibschmerzen und Erbrechen abends erkrankt, ist am folgenden Tage bei der Aufnahme leicht ikterisch, Gesichtszüge verfallen. Puls frequent. Im Oberbauch eine kugelige Auftreibung, die sich scharf oberhalb des Nabels absetzt, die Kuppe dieser Auftreibung hat tympanitischen Schall, die abhängigen Partien zeigen Dämpfung. Keine Druckschmerzhaftigkeit des Abdomens. Der Unterbauch ist weich, aktive Geräusche sind nicht wahrnehmbar. Durch Aushebung wird trüber, flüssiger Magensaft gewonnen und solange nachgespült, bis die Spülflüssigkeit klar ist. Bei der darauf vorgenommenen Palpation des Abdomens kann die vorher gefühlte Geschwulst nicht mehr beobachtet werden. Fünf Stunden später sind alle Erscheinungen wieder wie vordem da, verschwinden aber ebenso wieder auf dieselbe Therapie. In der Annahme eines Magenvolvulus Operation durch Mittelschnitt oberhalb des Nabels. Das nach oben geschlagene Netz wird in die richtige Lage gebracht, das sehr bewegliche Colon transversum vor die Bauchhaut gezogen; die Flexura coli dextra scheint nach links verlagert zu sein. Der Magen zeigt eine Drehung von 180°

um die organo-axiale Ebene; der größte Teil der hinteren, unteren Magenwand (etwa
$2/3$) hat sich nach vorn gedreht, die große Kurvatur liegt höher als die kleine, hinter
die sie sich zum Teil gewälzt hat; dort ist sie eingeklemmt. Gleichzeitig ist dabei
auch eine Drehung um die mesenterio-axiale Achse erfolgt, indem der links liegende
Fundusteil nach rechts und der rechts liegende Pylorusteil nach links gedreht wurde.
Am Magen ist ein deutlicher Schnürring sichtbar, so daß zwei von einander getrennte
Magensäcke entstanden sind, deren größerer bei der Aushebderung entleert wurde. Der
Dünndarm ist leer. Detorsion durch Zug. Die Torsion läßt sich willkürlich oft wieder-
holen. Schluß des Abdomens. Heilung.

3. Beobachtung v. Haberer. 63jährige Frau, in schlechtem Ernährungszustand, seit 30 Jahren magenkrank, aufgenommen zur Operation wegen Magenkarzinoms,
zeigt einen deutlich sichtbaren, rechts scharf ausgesprochenen, aber palpatorisch nur
unscharf abgrenzbaren Meteorismus des Oberbauches bis zum Nabel; eine starke
Druckempfindlichkeit besteht. Gleichzeitig starke, drückende Schmerzen im Oberbauch und Spannungsgefühl. Durch Magenaushebderung werden Gase und zersetzter Mageninhalt gefördert, ohne daß eine Änderung des Abdominalbefundes eintritt. Laparotomie durch Mittelschnitt oberhalb des Nabels. Das Colon transversum
mit dem großen Netz nach der linken Zwerchfellkuppe verlagert, der Magen um
eine von rechts oben und hinten nach links unten und vorn verlaufende Achse gedreht, so daß die hintere Magenwand gegen die vordere Bauchwand, die vordere
Magenwand gegen die Rückenseite schaut und die große Kurvatur tiefer als die
kleine Kurvatur liegt. Gleichzeitig ist der Pylorusteil nach links oben und der
Cardiateil nach rechts unten verschoben. Bei Reposition des Colon transversum gelingt die Rückdrehung des Magenvolvulus leicht. Karzinom des Magens an der kleinen
Kurvatur, in der Nähe des Pylorus. Magen im allgemeinen dilatiert. Resektion des
Magens nach Billroth II. Schluß des Abdomens. Heilung.

4. Kapitel.

Darmverknotung.

Im Anschluß an den Volvulus des Darmes werden zweckmäßig die
seltenen, durch Verknotung zweier Darmabschnitte bedingten Formen der
Darmstrangulation besprochen. Die Voraussetzung für ihr Zustandekommen ist stets eine Mesenterialkreuzung mit gleichzeitiger, mehr oder weniger hochgradiger Achsendrehung des einen oder der beiden am Verschluß beteiligten Darmabschnitte. Die gleichen Kräfte, die bei der Entwicklung einer Strangulation im allgemeinen wirksam sind, sind auch hier
am Werke, um die Abschnürung hervorzurufen. Der Effekt ist meist
doppelt furchtbar, weil nicht nur ein, sondern zwei Darmabschnitte gleichzeitig von der verheerenden Wirkung der Strangulation betroffen werden.

Vorkommen. Die bisher bekannt gewordenen Beobachtungen stammen
in erster Linie aus den osteuropäischen Ländern. Abgesehen von den alten,
klassischen, russischen Beobachtungen Grubers und Küttners liegen verhältnismäßig zahlreiche Beobachtungen aus Finnland vor. Ekehorn hat
bis 1903 aus der Literatur 19 Fälle sammeln können, Faltin teilte 1906
zwei weitere Fälle mit. In der nächsten Zeit wird auch in Deutschland
infolge der schlechten Ernährung die Zahl der Fälle voraussichtlich zu-
nehmen. Ich verfüge in meinem Material über zwei Verknotungen und zwei
Vorstufen der Verknotung. Im Krankenhaus im Friedrichshain wurden in
den letzten 20 Jahren im ganzen drei Vorstufen der Verknotung, zwei Verknotungen und zwei Verschlingungen beobachtet.

Das höhere Alter war öfter betroffen, das männliche Geschlecht lieferte
den überwiegenden Bruchteil der Beobachtungen.

Am häufigsten sind die Verschlingungen zwischen Dünndarmteilen und
der Flexur; äußerst selten ist die Verknotung zweier Dünndarmabschnitte
untereinander.

1. Verknotung zwischen Dünndarm und Flexura sigmoidea.

Gruber, Küttner und Wilms versuchten auf recht komplizierte Weise, die bei der Verknotung sich darbietenden Verhältnisse anschaulich zu machen. Wilms, der die Auffassung der beiden vorgenannten Autoren kritisch beleuchtete, vertrat die u. E. nicht aufrecht zu erhaltende Anschauung, daß die Lage der Flexur (senkrechte Aufstellung oder Torbogenstellung) fast immer während des ganzen Ablaufs der Verknotung unveränderlich und daß die aktive Kraft der Peristaltik für das Zustandekommen der Verknotung von wesentlicher Bedeutung wäre.

a) Prädisponierende Momente. Länge und Schmalheit des Mesenterium des Dünndarmes, Länge der Flexur und Schmalheit ihres Stieles sind ebenso wie beim Volvulus eine Vorbedingung für die Verknotung von Dünndarm und Flexur. Je vollkommener die Stielung der beteiligten Darmabschnitte und ihre Zusammenfassung zu einem Bukett ist, um so eher kann es zu der unerläßlichen, die Verknotung einleitenden Achsenkreuzung ihrer Mesenterien kommen. Besonders günstig liegen die Verhältnisse bei der retroperitonealen Fixation des untersten Ileum, da hier der Stiel des Dünndarmbuketts mehr nach links gerückt wird und dadurch die fixen Punkte der beiden Schlingen einander genähert sind. Abnorme Schrumpfungsvorgänge im Dünndarm- und Sigmamesenterium wirken begünstigend auf die Stielung der Schlingen. Durch Achsendrehung, die Küttner fast immer feststellen konnte, kann sie wesentlich unterstützt werden. Ohne Achsendrehung ist eine fortschreitende, spiralige, gegenseitige Umschlingung zweier Darmabschnitte m. E. überhaupt undenkbar. Nach Ekehorn wurden stets lange Flexuren — die Durchschnittslänge betrug 70 cm, die größte Länge 100 cm, nur einmal wurde eine kleine von 30 cm Länge beobachtet — mit einem schmalen Stiel bei den Verknotungen gefunden.

b) Mechanismus. Wir gehen mit Ekehorn von der zugrunde liegenden Mesenterialkreuzung der beiden Darmabschnitte aus. Wir haben zu unterscheiden:

α) Der Mesenterialstiel des Ileum liegt vor dem Mesosigma.

β) Der Mesenterialstiel des Ileum liegt hinter dem Mesosigma.

Diese Unterscheidung wird nur im Interesse einer besseren Übersicht der topographischen Verhältnisse gemacht; für das Zustandekommen des Knotens ist die Lage der beiden Mesenterien von untergeordneter Bedeutung, ebenso, ob das Ileum vor oder hinter der Flexur liegt. Damit aus der Kreuzung eine Knotenbildung hervorgeht, ist es notwendig, daß die aus entgegengesetzten Richtungen kommenden Schlingen sich spiralig umeinander winden und daß bei dieser Windung die eine Schlinge durch den von beiden Schlingen ursprünglich umschlossenen Raum hindurchtritt. Dies ist meist der zwischen den kreuzenden Mesenterialschenkeln und der Wirbelsäule, selten der zwischen ihnen und der vorderen Bauchwand liegende Abschnitt der Bauchhöhle. Die Annahme Küttners, daß eine geradezu bruchpfortenartige Enge zwischen den sich kreuzenden Schenkeln notwendig sei, ist nach Ekehorn abzulehnen; im Gegenteil begünstigt reichlicher Platz die Verknotung. Die Verlagerung der Schlingen erfolgt unter dem Einfluß der gleichen Kräfte wie bei der Strangulation und beim Volvulus. Die Peristaltik ist hier nur eines von vielen Momenten, wie ich im Gegensatz zu Wilms betonen muß; es sind vielmehr besonders passive Vorgänge (Blähung, Überfüllung, Kompression usw.) am Werke. Verfolgen wir den

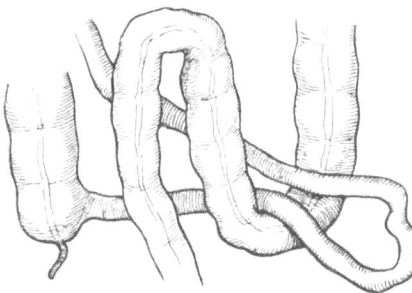

Ablauf der Verknotung in einem Fall von Kreuzung des Dünndarmmesenterium mit dem Sigmamesenterium, so sehen wir folgende Phasen:

1. Überkreuzung der beiden Schenkel: Ekehorns Schema (Abb. 185) zeigt die erste Phase. Die Kreuzung kann sowohl bei von vornherein aufgerichteter Flexur, wie bei zunächst ins kleine Becken herabhängender und erst nachträglich aufsteigender Flexur erfolgen.

Abb. 185. Knotenbildung zwischen Flexura sigmoidea und Dünndarm (1. Phase) (nach Ekehorn).

2. Schürzung des Knotens: Die aufgerichtete leere oder wenig gefüllte Flexur fällt hinter den Ileumstiel (vgl. Ekehorn Abb. 186) ins kleine Becken. Damit ist der Knoten geschürzt; die Schürzung kann dadurch schärfer werden, daß gleichzeitig die Ileumschlinge sich nach dem Becken oder nach rechts

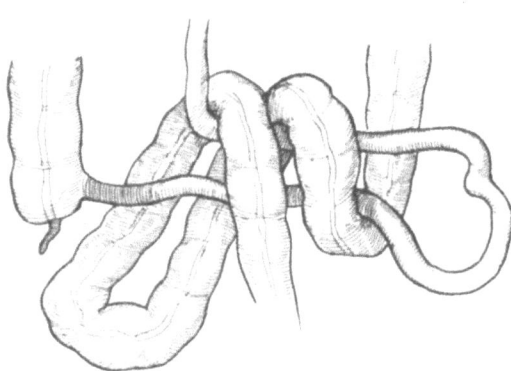

oben in den Bauchraum vor die Flexur verschiebt. Daß sich derartige, zunächst nur lose verschlungene Darmabschnitte wieder voneinander lösen können, liegt auf der Hand.

3. Zuziehen des Knotens: Der zunächst lose Knoten erschwert die Passage besonders am Flexurstiel — im letzterwähnten Fall auch am Dünndarm — und führt zur Verschließung der abführenden Schenkel. Gleichzeitig tritt eine Kompression der Gefäße ein.

Abb. 186. Knotenbildung zwischen Flexura sigmoidea und Dünndarm (2. Phase), (nach Ekehorn).

4. Damit sind die Voraussetzungen für Blähung, Auftreibung und Zirkulationsstörungen mit den mehrfach schon geschilderten, verhängnisvollen Folgen gegeben. Die räumliche Enge des Beckens bedingt ein Hochtreten der Flexur (vgl. Abb. 187), evtl. auch ein solches der Ileumschlingen. Die Ileumschlingen

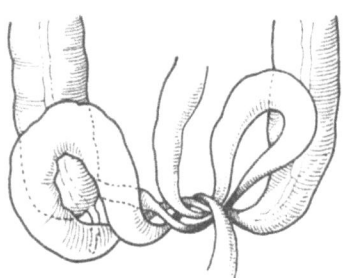

suchen bei zunehmender Darmblähung nach dem Ort des geringsten Widerstandes auszuweichen und können dabei noch mehrfache weitere Verlagerungen erfahren. Dadurch werden Flexur und Ileum bis zur straffen Anspannung ihrer Fußpunkte in den Knoten hineingezogen und ein vollständiger, absoluter Verschluß der Darmlumina und schwerste Zirkulationsstörungen herbeigeführt.

Die übrigen Typen verlaufen unter gleichen Voraussetzungen und Bedingungen. Genau die gleichen Verlagerungen wie die

Abb. 187. Vollendete Knotenbildung (nach Ekehorn).

Flexur kann das Ileum erleiden; ihre Voraussetzung ist stets, daß zur Verknotung Flexur oder Ileum zwischen den sich kreuzenden Schenkeln von vorn oder hinten hindurchtreten.

Wir glauben durch diese, im wesentlichen mit Ekehorns Auffassung übereinstimmende Betrachtung des Verknotungsproblems dem Verständnis für die sich abspielenden Vorgänge am besten gerecht zu werden. Es ist nicht zweckmäßig, den einen oder anderen Darmabschnitt als Achse zu bezeichnen und den einen oder anderen Teil als aktiven oder passiven Partner zu betrachten — wie es Gruber tat —, denn, wie wir sahen, handelt es sich beide Male nach Anziehen des Knotens überhaupt nur um passive Vorgänge. Der einmal beobachtete Fall (Heiberg), daß die Flexur auch noch nach Zuziehen des Knotens torbogenförmig im Becken lag, ist darauf zurückzuführen, daß die geblähte Flexur aus Raummangel nicht mehr in den von Dünndarmschlingen bereits ausgefüllten weiten Bauchraum aufsteigen konnte. In einem solchen Fall muß das Ileum eine besonders weitgehende Verlagerung bis zum Zuziehen des Knotens erfahren. Die Verknotung bei Torbogenstellung der Flexur als einen Haupttyp zu bezeichnen — wie es Wilms wollte — ist daher nicht angängig.

2. Verknotung zwischen Ileum und Ileum.

Der Vorgang bei der Verknotung zweier Dünndarmabschnitte deckt sich vollkommen mit dem bei der Flexur-Ileumverknotung. Die Zahl der einschlägigen Beobachtungen ist sehr gering (Rundle, Turner, Zöge v. Manteuffel und Göbell).

3. Verschlingung zweier Darmabschnitte.

Es handelt sich dabei um die scharfe spiralige Umschlingung zweier oder mehrerer Darmabschnitte(Dünndarm-Dünndarm, Dünndarm-Flexura sigmoidea), also um eine Form der gegenseitigen Abschnürung zweier Darmabschnitte, die wir als Verschlingung bezeichnen. In ihrer pathologisch-anatomischen und klinischen Auswirkung gleicht sie vollkommen der Verknotung zweier Darmabschnitte. Ihre Voraussetzung ist die Stielung und Absetzung größerer Darmabschnitte (vgl. Abb. 188). Zwei hierhergehörige Beobachtungen A. Neumanns sind unten angefügt. Fälle, wie der von Leichtenstern mitgeteilte, bei dem sich um eine

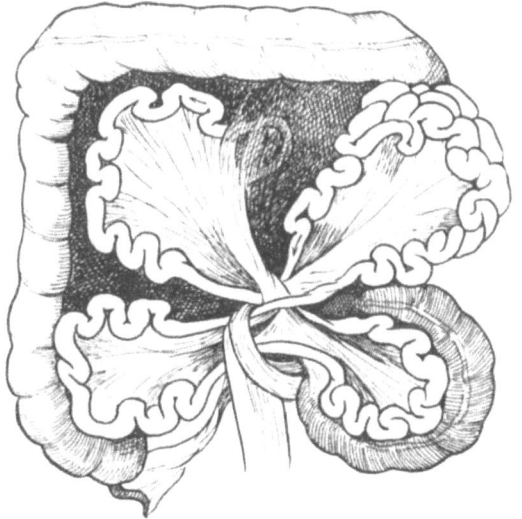

Abb. 188. Knotenbildung zwischen Flexura sigmoidea und Dünndarm (nach Gruber).

adhärente Schlinge eine andere herumgeschlagen hatte und ins kleine Becken gefallen war, und ähnliche Fälle, die gar nicht so selten sind, können ebenfalls zu Abschnürung führen.

Als besondere Spielart ist noch die Selbstverknotung einer Dünndarmschlinge zu erwähnen, wie es Abb. 189 illustriert. Der hier zustande-
kommende Knoten ist ein Schifferknoten.

Neben den bisher besprochenen, einfachen Knotenbildungen kommen
noch erheblich kompliziertere Knoten (vgl. Abb. 191) vor. Sie entstehen

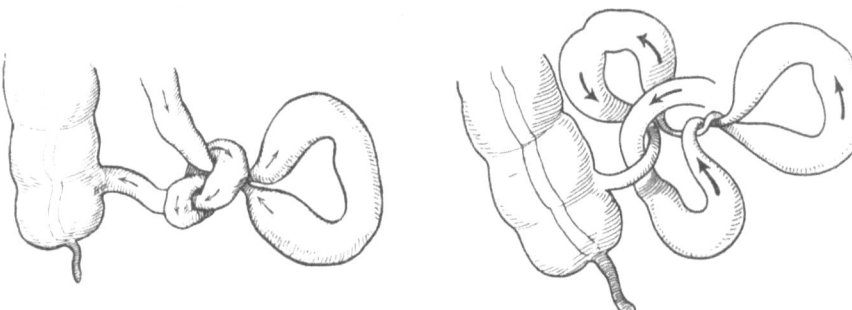

Abb. 189. Knotenbildung einer Dünndarm-   Abb. 190. Knotenbildung am Dünndarm
schlinge (Schifferknoten [nach Ekehorn]).   (nach Göbell).

dadurch, daß bei geschürztem Knoten aus irgendeinem Grunde ein weiterer
Dünndarmabschnitt in die Schleife hineinfällt und nun beim Zuziehen des
Knotens mit abgeschnürt wird, ein Vorgang, wie man ihn im täglichen
Leben bei anderen Knotenbildungen, z. B. bei denen des Schnürbändels,
beobachten kann.

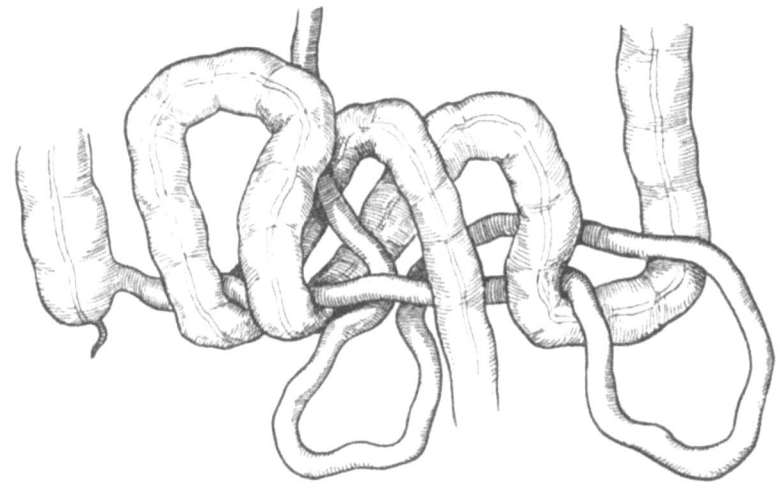

Abb. 191. Komplizierte Knotenbildung zwischen Flexura sigmoidea und Dünndarm
(nach Ekehorn).

4. Pathologisch-anatomische Folgen.

Die feste Zuziehung des Knotens führt immer sofort zu schweren
Zirkulationsstörungen in den Darm- und Mesenterialgefäßen, in wenigen
Stunden zu stärkster hämorrhagischer Infarzierung und meist schon inner-
halb der ersten 24 Stunden, ausnahmsweise später, zu Totalgangrän des
Darmes und zu septischer Peritonitis. Nur dreimal dauerte der Ablauf

länger; es lagen aber besondere Gründe vor; in Ekehorns Fall war die betroffene Schlinge kurz, in Taylors Fall handelte es sich um die Abschnürung einer und in Zöge v. Manteuffels Fall um zwei Dünndarmschlingen. Die Quetschung so zahlreicher Nervenbahnen im Mesenterium zieht gleichzeitig die schwersten reflektorischen allgemeinen Folgen nach sich. Dies zusammen mit der Bindung einer großen Menge Blutes in den strangulierten Darmteilen führt zu schwerster allgemeiner Blutleere.

5. Klinisches Bild.

Ein besonderes klinisches Bild für die Verknotungen läßt sich nicht zeichnen; es entspricht sowohl im Initialstadium wie im Stadium der septischen Peritonitis dem der stärksten Dünndarmstrangulationen und Dünndarmvolvuli. Irgendwelche pathognomonischen Lokalsymptome gibt es nicht. Ganz besonders oft schließt sich hier das extreme Stadium des Kollapses an das Initialstadium an; der Tod erfolgte in 3 Fällen schon in 8 Stunden, in 8 Fällen innerhalb der ersten 24 Stunden. Die durchschnittliche Krankheitsdauer betrug 23 Stunden (Ekehorn). In den schwersten Fällen kommt es nicht mehr zu Meteorismus und Auftreibung im zuführenden Darm. Plätschergeräusche findet man nur dann, wenn vor dem Zuziehen des Knotens einige Zeit ein relatives Passagehindernis bestand. Es folgen einige Beispiele:

α) Beginnende Verknotung.

1. Eigene Beobachtung. 77jährige Frau in reduziertem Ernährungszustand; seit 8 Tagen weder Stuhl noch Winde. Allgemeiner Meteorismus des Leibes, Steifungen einer aus dem Becken nach rechts hin über den Nabel hinaus emporsteigenden, armdicken Darmschlinge, im linken Oberbauch gurrende Geräusche. Bei rektaler Untersuchung gehen Gase ab. Puls 92, Urin: Alb. +, Indikan + +. In Lokalanästhesie linksseitiger Pararektalschnitt. Die geblähte Schlinge ist die armdicke, 360° im Sinne des Uhrzeigers um ihre Mesenterialachse gedrehte Sigmaschlinge, deren Mesenterium strangförmige Verwachsungen zeigt. Gerade über der Kreuzungsstelle der Schenkel liegt das Mesenterium des von rechts kommenden Dünndarmes, der ins kleine Becken gefallen ist. Rückdrehung der Sigmaschlinge und Rücklagerung des Dünndarmes. Nach Einführung eines Darmrohres gehen auf natürlichem Wege reichlich Gase und breiiger Stuhl ab. Schluß des Abdomens. Pat. erholt sich leidlich. Fast einen Monat später Exitus infolge Altersschwäche. Die Autopsie ergab zahlreiche Adhäsionen im Abdomen.

2. Eigene Beobachtung. 54jähriger, blasser, schlecht genährter Mann erkrankt gegen 5 Uhr nachmittags plötzlich mit heftigen Leibschmerzen, Stuhl- und Windverhaltung. Temp. 36,4°, Puls 68, gespannt, regelmäßig. Starker allgemeiner Meteorismus und mäßige Druckempfindlichkeit im Unterbauch, keine aktiven Darmgeräusche, mäßige Plätschergeräusche. Sofortige Laparotomie durch Mittelschnitt unterhalb des Nabels. Freie Flüssigkeit in der Bauchhöhle. Eine stark geblähte, unbewegliche Dünndarmschlinge liegt vor. Mehrere stärker gefüllte Ileumschlingen hängen über die abnorm lange und leere Flexurschlinge herab ins kleine Becken, dieselbe kreuzend. Die Ileumschlingen zeigen eine Achsendrehung im Sinne des Uhrzeigers und üben infolge ihrer Schwere eine Kompression auf die Flexur aus. Die unterste Ileumschlinge ist an der hinteren Bauchwand fixiert. Richtige Lagerung der Schlingen. Heilung.

β) Verknotung zwischen Flexur und Ileum.

Eigene Beobachtung. 48jähr. Mann in leidlichem Ernährungszustand bekommt plötzlich am Tage vor der Aufnahme nach dem Abendessen heftige Leibschmerzen und Erbrechen, dabei absolute Stuhl- und Windverhaltung. Temp. 38,1°, Puls 100, Zunge belegt. Starker allgemeiner Meteorismus und diffuse Druckschmerzhaftigkeit, starke Muskelspannung des Leibes. In der Nabelgegend eine Einziehung, leichte Flankendämpfung. Sofortige Laparotomie durch Mittelschnitt. Stinkendes, hämorrhagisches Exsudat in der Bauchhöhle. Flexura sigmoidea und eine 25 cm lange Ileumschlinge sind

untereinander verknotet; beide Schlingen sind völlig gangränös und zeigen Achsendrehungen. Resektion der Flexura sigmoidea und der gangränösen Ileumschlinge.
Einführung eines Drains in den zuführenden Darmabschnitt, die anderen 3 Darmlumina
werden, um den Eingriff nicht länger auszudehnen, abgebunden. Tamponade. Schluß
des Abdomens. Patient erholt sich wieder etwas, nachdem die Passage frei geworden
ist. 18 Tage später Exitus an Inanition.

γ) Verknotung zwischen Dickdarm und Dünndarm.

Eigene Beobachtung. 55jähriger, apathischer und schwerkrank aussehender
Mann, hat seit 3 Tagen Verdauungsbeschwerden, die am Tage vor der Aufnahme zu
völliger Stuhl- und Windverhaltung führten. Foetor ex ore, Zunge belegt, Puls 145,
schlecht gefüllt und gespannt. Mäßiger Meteorismus des Abdomens mit stärkerer Vorwölbung in der Nabelgegend, Muskelspannung und besondere Druckschmerzhaftigkeit
in der Magengegend. Laparotomie durch Mittelschnitt oberhalb und unterhalb des
Nabels. Blutiges Stauungsexsudat in der freien Bauchhöhle von fauligem Geruch.
Eine stark hämorrhagisch infarzierte, morsche Dünndarmschlinge stellt sich ein. Bei
dem weiteren Absuchen des Darmes nach dem Hindernis zeigt sich eine Verknotung
von zwei Dünndarmschlingen untereinander, deren Drehpunkt $2^1/_2$ cm oberhalb der
Bauhinschen Klappe liegt. Bei der Berührung reißt die morsche, gangränöse Darmschlinge am Mesenterialrand ein. Daher Resektion des ganzen $2^1/_2$ m langen Dünndarmpaketes. Blinder Verschluß des abführenden Schenkels und Einnähen des zuführenden Schenkels in das Coecum. Der Mesenterialschlitz wird ebenfalls geschlossen.
Schluß des Abdomens. Exitus letalis 5 Tage später an Peritonitis.

δ) Verschlingung zweier Darmabschnitte.

1. Beobachtung A. Neumann. 39jähr. Mann, der schon lange an Stuhlbeschwerden gelitten hatte, erkrankte vor 8 Tagen mit Verschlußerscheinungen. Die Laparotomie
ergab sehr komplizierte Verhältnisse, so daß erst nach Vorlagerung des gesamten Darmes
die Klärung möglich war. Es handelte sich um ein Mesenterium commune, ferner
hatte der obere Teil des Colon descendens durch ein Mesenterium größere Beweglichkeit erhalten. Die Sigmaschlinge war sehr lang, ihre Fußpunkte durch Narbenstränge einander genähert. Die Flexura sigmoidea hatte eine Achsendrehung im Sinne
des Uhrzeigers erfahren, hatte bei der ersten halben Umdrehung die zu einer selbständigen Schlinge umgewandelte Flexura lienalis mitgefaßt und hier ebenfalls eine
Achsendrehung in demselben Sinne hervorgerufen. Beide Schlingen zusammen hatten
sich wieder mit dem unteren Ileum und mit dem Coecum verschlungen; alle drei Darmschlingen zusammen hatten sich nun so weiter gedreht, daß die Flexura sigmoidea einen
vollen Kreisbogen beschrieb und der Dünndarm von allen Seiten rings vom Dickdarm
umkränzt war, so daß der erste Anblick des unter sich verschlungenen Dickdarmes
und Dünndarmes den Eindruck eines Volvulus des gesammten Darmes um 360° bei
Mesenterium commune erweckte. Rückdrehung des Volvulus. Dabei zeigte sich eine Perforation an dem abführenden Schenkel der Flexur. Resektion der Dickdarmpartie.
Eine zweite Perforationsstelle am Colon ascendens wird in die Bauchwunde eingenäht.
Anlegen einer Kotfistel am Coecum. Am selben Tage Exitus letalis. Sektionsdiagnose:
Peritonitis fibrinosa purulenta.

2. Beobachtung A. Neumann. 70jährige, sehr abgemagerte Frau, bekam vor
7 Tagen heftige Leibschmerzen; bald war der Bauch aufgetrieben, aber Stuhl und
Winde gingen immer noch, wenn auch mit Kunsthilfe, ab; schließlich völliger
Darmverschluß. Starker Meteorismus des gespannten und sehr druckempfindlichen
Bauches. Reliefbildung durch gesteifte Darmschlingen. Laparotomie. Mesenterium
commune des Dünndarmes und Dickdarmes bis zur Flexura coli sinistra. Der an diesem
Mesenterium ansetzende Darm gruppiert sich in zwei große Schlingen, von denen das
Colon transversum die eine, Colon ascendens, Coecum und Dünndarm die andere bilden.
Die beiden Buketts sind an ihren Fußpunkten einander genähert und haben sich verschlungen. Die Colon-transversum-Schlinge hatte einen Bogen entlang der linken hinteren
Bauchwand durch das kleine Becken nach der vorderen rechten Bauchwand beschrieben
und erreichte die Unterfläche der Leber. Die zweite Schlinge stieg hinter der ersten
an der rechten hinteren Bauchseite empor, zog durch die Konkavität der ersten Schlinge
abwärts entlang der vorderen Bauchwand. Die an der Verschlingung beteiligten Darmpartien waren stark gebläht. Rückdrehung. Schluß des Bauches. Abends erfolgte der
Tod. Sektionsdiagnose: Myodegeneratio cordis.

5. Kapitel.

Invagination.

Mit Invagination, Intussusception oder Darmeinscheidung bezeichnet man die Einstülpung eines Darmabschnittes in die ihm benachbarte Darmschlinge. Die Invaginationen nehmen in Deutschland im Gegensatz zu anderen Staaten — England, Amerika, Dänemark vor allem — nur einen geringen Prozentsatz in der Gesamtzahl aller Fälle von Darmverschluß ein. Der große Zahlenunterschied ergibt sich am besten durch die Gegenüberstellung neuerer Veröffentlichungen.

Fitzwilliams berichtete im Jahre 1908 über 1000 Fälle, die innerhalb 17 Jahren in England beobachtet wurden. Im London-Hospital (Walton) kamen im Verlauf von 10 Jahren (1901—1911) unter 864 akuten Fällen von Darmverschluß 239 (27,6 Proz.) Einscheidungen zur Aufnahme; aus demselben Krankenhause berichten Perrin und Lindsay zusammenfassend über 400 Fälle, die den Jahren 1903—1920 entstammen. Im St. Bartholomäus-Hospital (Eccles und Laidlow) wurden von 1901—1911 89 Fälle, im St. Bartholomäus-Hospital (Adams) in 8 Jahren 100 Fälle (31,4 Proz. aller Verschlüsse) behandelt. Clubbe-Sidney verfügte in einem einzigen Jahre (1908) über 33 Fälle. Kock und Oerum besprechen 397 dänische Kinderfälle aus den Jahren 1880—1909, von denen allein 133 im Königin-Louisen-Krankenhaus — Kopenhagen behandelt wurden. Groot-Groningen verfügt von 1894—1911 über eine Beobachtungsreihe von 63 Fällen.

Dagegen erscheinen die Zahlen deutscher Kliniken sehr klein. In der Breslauer Klinik (Coenen) kamen in einem Zeitraume von 10 Jahren 14, in der Jenenser Klinik (Eichhorn) 11 Fälle, in der Göttinger Klinik unter H. Braun (Fromme) von 1896 bis 1913 32 Fälle zur Beobachtung. Osmanski (Körte) verfügt von 1891—1911 über 21 Einscheidungen, Flesch-Thebesius (Rehn) von 1904—1919 über 38 Fälle (10,3 Proz. aller Verschlüsse), Michaelsen (Ringel) von 1905—1919 über 43 Fälle (12,5 Proz. aller Verschlüsse), Goldschmidt (v. Eiselsberg) in 16 Jahren über 19 Fälle, wir beobachteten auf unseren beiden Abteilungen (W. Braun und A. Neumann) von 1904 bis 1921 44 Einscheidungen. Vergleicht man aber die Zahl der Invaginationen mit der der übrigen Formen der Darmverschlüsse im Kindesalter, so bekommt diese auch für unsere Verhältnisse eine ganz andere zahlenmäßige Bedeutung. Bei unseren 44 Invaginationen fallen 33 (75 Proz.) auf Kinder bis zum 15. Lebensjahr; diesen gegenüber verfügen wir über 32 Darmverschlüsse anderen Ursprungs bei Kindern, so daß die Hälfte aller Verschlüsse im Kindesalter durch Invagination bedingt sind; bei Flesch-Thebesius ist ihr Anteil geringer, hier waren 33 unter 94 Verschlüssen (35 Proz.) im Kindesalter durch Invaginationen hervorgerufen.

Lebensalter: Weitaus überwiegend kommt die Invagination im Kindesalter vor, wo sie, neben dem Verschluß nach Appendicitis, die gewöhnlichste Form des Darmverschlusses ist.

Nach Treves kommen mehr als 50 Proz. auf die ersten 10 Jahre, von diesen wiederum etwa die Hälfte auf das erste Lebensjahr. Noch höhere Zahlen für das Kindesalter gibt Weiß an, von dessen in den Jahren 1894 bis 1898 gesammelten 322 Fällen 177 (55 Proz) auf Kinder unter 1 Jahr, 85 (26 Proz.) auf solche vom 2. Jahre bis zum Pubertätsalter und nur 60 (19 Proz.) auf Erwachsene fallen. Von Waltons 239 Fällen waren 213 Kinder unter 5 Jahren, von diesen 173 Kinder unter 12 Monaten, von Fitzwilliams' 1000 Fällen 684 unter 12 Jahren, von diesen 466 Säuglinge bis zu 1 Jahr (72 Proz.), 143 Kinder von 2—6 Jahren (22 Proz.), 39 von 7—12 Jahren (6 Proz.). Osmanski berichtet über 12 Säuglinge, 7 Kinder bis zum 15. Jahre nnd 2 Erwachsene, Fromme über 7 Säuglinge, 6 Kinder und 16 Erwachsene, Flesch-Thebesius über 17 Säuglinge (45 Proz.), 16 Kinder (42 Proz.) und 5 Erwachsene (15 Proz.), Michaelsen über 24 Säuglinge (56 Proz.), 12 Kinder (28 Proz.) und 7 Erwachsene, Wortmann über 17 Fälle bis zum 2. Lebensjahre (38,6 Proz.), 16 von 2—15 Jahren (36,4 Proz.) und 11 Erwachsene (25 Proz.). Die Gliederung der dänischen Kinderfälle (Kock und Oerum) ergibt 60 Proz. auf Säuglinge und 40 Proz. auf Kinder über 1 Jahr, und zwar sind es das 2. und 3. Vierteljahr, die besonders stark hervortreten. Das ganze zweite Jahr

zeigt nicht mehr Fälle wie der 5. bis 6. oder 6. bis 7. Lebensmonat. Nach dem 5. bis
6. Lebensjahr nimmt die Häufigkeit stark ab. Bei unseren Fällen zeigen zwei Zeiträume eine besondere Häufung, der 5. bis 7. Monat mit 7, der 13. bis 15. Monat mit
6 von insgesamt 17 Einscheidungen. In Rußland (Rufanoff, Broeker, Wassilewski,
Salkind) und Polen (Dobrucki) scheinen die Invaginationen bei Erwachsenen verhältnismäßig häufig zu sein; nach Rufanoff werden in Rußland durch sie 10 Proz.
aller Verschlüsse bei Erwachsenen bedingt.

Geschlecht: Das männliche Geschlecht wird im Säuglings- und Kindesalter doppelt so häufig als das weibliche befallen. In den späteren Lebensjahren verringern sich die Unterschiede, doch zeigen einzelne Berichte auch
in diesem Alter ein starkes Überwiegen der Männer (vgl. S. 284).

Bei Perrin und Lindsay finden sich unter 400 Fällen 272 männliche und
128 weibliche Kranke, bei Fitzwilliams unter 1000 Fällen aller Altersstufen 68 Proz.
männliche und 32 Proz. weibliche, während unter 12 Jahren das Verhältnis 3 : 1 ist;
Flesch-Thebesius verfügt über 26 männliche und 12 weibliche, Michaelsen über
23 männliche und 20 weibliche Kranke. Von Kock und Oerums 397 Kinderfällen
kamen 272 auf Knaben und 125 auf Mädchen, von unseren 33 Kindereinscheidungen
22 auf Knaben und 11 auf Mädchen, während unter den 11 Erwachsenen nur 6 Männer
waren; Rufanoff hat dagegen unter 100 russischen Einscheidungen Erwachsener
68 Männer und 32 Frauen.

I. Topographische Anatomie.

1. Dreizylindrige Invagination.

Die gewöhnliche Form der Invagination besteht aus drei Darmzylindern.
Das äußere Rohr, in das die Einscheidung stattgefunden hat, wird als
Scheide (Intussuszipiens, Invaginans) bezeichnet. Die beiden anderen Rohre
bilden das Intussuszeptum oder Invaginatum. Dieses setzt sich zusammen aus dem inneren Zylinder oder dem eintreten-den Rohr und dem mittleren Zylinder oder dem austreten-den Rohr. Das vorangehende Ende des Invaginatum, an dem das mittlere und das innere Rohr ineinander übergehen, heißt Spitze (Apex) oder Kopf; die Umbiegungsstelle vom mittle-ren zum äußeren Rohr (Schei-de) wird Kragen, der in glei-cher Höhe gelegene Teil des ein-tretenden Darmes Hals genannt.

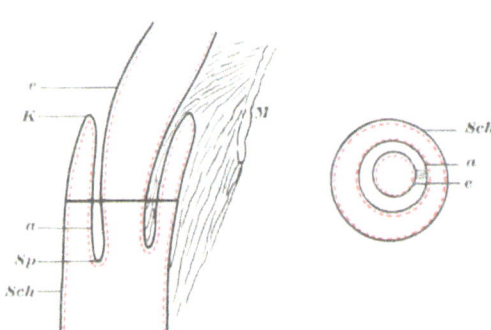

Abb. 192. Längs- u. Querschnitt einer Invagination.
M = Mesenterium. Sch = Scheide. Sp = Spitze oder Kopf.
a = austretendes oder mittleres Rohr. e = eintretendes oder
inneres Rohr. K = Kragen.

Die beigegebenen Abbildungen geben in schematischer Weise den Längs-
und Querschnitt einer Invagination wieder.

2. Fünf- und siebenzylindrige Invagination.

Hinter den gewöhnlichen einfachen, dreizylindrigen Invaginationen treten
die fünf- oder gar siebenzylindrigen (doppelt, dreifach) an Zahl erheblich zurück.
Die fünfzylindrigen Invaginationen (Abb. 193) kommen vorwiegend dadurch
zustande, daß sich eine fertige dreizylindrige Invagination als Ganzes von neuem
in den afterwärts gelegenen Darm einscheidet; die siebenzylindrigen (Abb. 195)

entstehen in gleicher Weise aus einer fünfzylindrigen. Diese nachträglichen Invaginationen bilden sich auf Kosten der ursprünglichen Scheide. Am

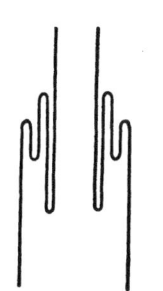 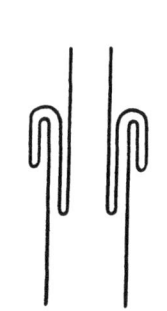 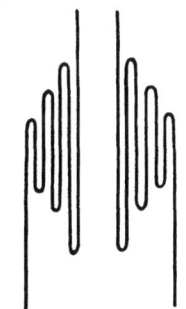

Abb. 193. Fünfzylindrige   Abb. 194. Fünfzylindrige   Abb. 195. Siebenzylindrige
Einscheidung   Einscheidung   Einscheidung
(nach Treves).   (nach Treves).   (nach Treves).

häufigsten treten sie in der Agone, seltener auch als vitale Form auf. Sie werden im Dünn- und Dickdarm vorgefunden, haben jedoch im Dickdarm wegen der Weite des Rohres günstigere Vorbedingungen.

Am Dünndarm-Coecumübergange spielt sich die Bildung einer fünfzylindrigen Einscheidung so ab, daß eine fertige Invaginatio iliaca wegen der Schwellung des Invaginatum am Durchtritt durch die Ileocoecalklappe gehindert wird und dann Coecum und Colon mit der Valvula Bauhini als Spitze weiter vor sich her einscheidet (Abb. 196). Zweitens kann sie dadurch zustandekommen, daß eine durch die Klappe hindurchgetretene Invaginatio iliaca in der Valvula Bauhini festgehalten wird (Schwellung, Sphinkterkrampf, Adhäsion) und nun diese feste Invagination als Ganzes ins Colon vorgetrieben wird (Abb. 197).

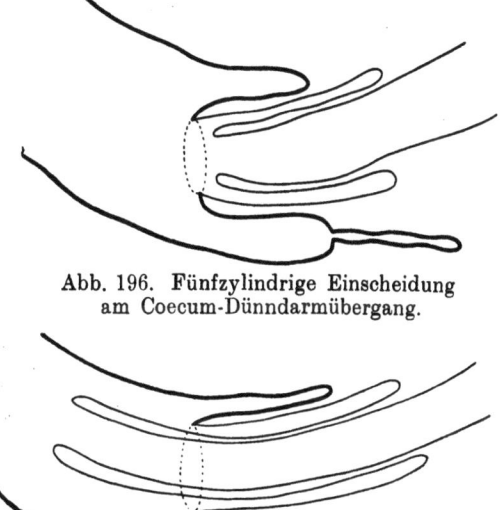

Abb. 196. Fünfzylindrige Einscheidung
am Coecum-Dünndarmübergang.

Abb. 197. Fünfzylindrige Einscheidung
am Coecum-Dünndarmübergang.

Als weitere Entstehungsart gibt Leichtenstern an, daß in den Kanal einer primären Invagination von oben nach unten neuerdings Darm invaginiert wird. Abb. 194 zeigt in schematischer Weise eine durch die Kombination einer primären absteigenden und sekundären aufsteigenden Invagination im Bereich desselben Darmabschnittes gebildete fünfzylindrige Einscheidung. Beispiele von fünf- und siebenzylindrigen Einscheidungen finden sich bei Leichtenstern, Treves, Wilms u. a.

3. Richtung der Invagination.

Zentrale Einscheidung. Bei weitem am häufigsten ist die Einscheidung eine absteigende (deszendierende), d. h. die Spitze ist mastdarmwärts gerichtet. Das Invaginatum wird von dem magenwärts gelegenen, die Scheide von dem afterwärts gelegenen Darmabschnitte gebildet. Der Darm stülpt sich also **gleichlaufend mit der Peristaltik** ein. Die **aufsteigende** (aszendierende, retrograde) mit der Spitze magenwärts gerichtete Invagination, bei der das Invaginatum von dem afterwärts gelegenen, die Scheide von dem magenwärts gelegenen Darmteil gebildet wird, findet sich gewöhnlich als agonale, sehr selten als vitale Form. Kausch konnte 1920 einschließlich einer eigenen Beobachtung nur 41 Fälle von aufsteigenden Invaginationen aus der Literatur zusammenstellen.

Von den 41 Fällen waren 21 alleinig aufsteigend. Bei einer von diesen 21 Beobachtungen wurden 4 mehrsitzige Invaginationen im Dünndarm angetroffen, die übrigen 20 verteilen sich so, daß 5 dem Jejunum, 8 dem Ileum und 7 dem Dickdarm angehörten. In 20 Fällen war die aufsteigende mit einer absteigenden Einscheidung vereinigt; 17 davon waren doppelte, 3 dreifache Einscheidungen. Die doppelten Einscheidungen saßen stets im Dickdarm, die aufsteigenden immer unterhalb der absteigenden. Von den 17 doppelten Einscheidungen waren 3 mehrsitzig, so daß die beiden entgegengesetzten Einstülpungen an verschiedenen Stellen des Darmes angetroffen wurden; in einem Falle davon war die absteigende eine Ileocoecalis, in 2 Fällen eine Ileocolica. 14 Fälle waren einsitzig, so daß beide Einscheidungen im Bereich derselben Darmschlinge saßen; die absteigende war immer eine ileocoecale Form.

Laterale Einscheidung. Durch den Zug von gestielten Geschwülsten kann es zu einer Teileinstülpung der Darmwand kommen. Diese Form hat nur geringe Bedeutung, solange sie sich nicht zu einer zentralen Invagination auswächst (vgl. S. 281).

4. Sitz der Einscheidung.

Man bezeichnet zweckmäßig die Invagination nach dem vorangehenden Teile und unterscheidet entsprechend den Hauptabschnitten des Darmes drei Hauptgruppen:

1. **Invaginatio enterica**; 2. **Invaginatio coecalis**; 3. **Invaginatio colica.**

Die **Invaginatio enterica** kann man nach den einzelnen Unterabteilungen des Dünndarmes in eine Invaginatio duodenalis, jejunalis, iliaca einteilen. Bei der Invaginatio duodenalis, jejunalis und der Einscheidung des Ileum, die sich auf das Ileum beschränkt, werden sämtliche Schichten vom Dünndarm gebildet (Abb. 198).

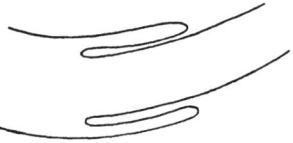

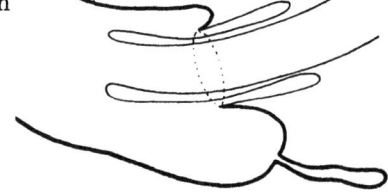

Abb. 198. Invaginatio enterica.   Abb. 199. Einscheidung des Ileum mit Einwanderung ins Coecum-Colon (Invaginatio iliaca-ileocolica).

Stülpt sich das untere Ileum durch die Valvula Bauhini in das Coecum und Colon hinein, so ergeben sich folgende Verschiedenheiten der Iliacaleinscheidungen: 1. Das Invaginatum wird vom Ileum, die Scheide vom Ileum und Coecum-Colon gebildet (Invaginatio iliaca-ileocolica, Abb. 199); 2. Das Invaginatum wird vom Ileum, die Scheide nur vom Coecum-Colon gebildet, Kragen ist die Valvula Bauhini (Invaginatio ileocolica, Abb. 200). 3. Weiterhin kann auch die Valvula Bauhini miteingestülpt werden, so daß sich das

Invaginatum aus Ileum und Coecum zusammensetzt, die Scheide vom Coecum-Colon gebildet wird (Invaginatio iliaca-ileocoecalis, Abb. 201).

Bei der Invaginatio coecalis (vgl. Mechanismus) wird das Invaginatum von Ileum und Coecum, die Scheide vom Coecum gebildet (Abb. 202); zu ihr gehören die Einscheidungen, deren Ursprungseinstülpung am Coecum

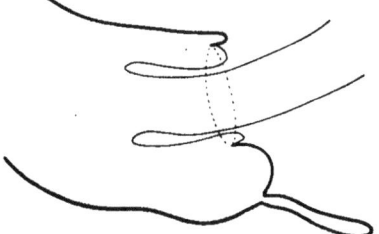 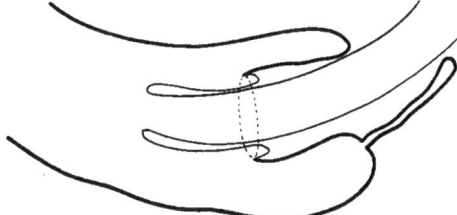

Abb. 200. Einscheidung des Ileum mit Einwanderung ins Coecum-Colon (Invagnatio ileocolica).

Abb. 201. Einscheidung des Ileum und Nachziehen der Ileocoecalklappe (Invaginatio iliaca-ileocoecalis).

und an der Ileocoecalklappe (Invaginatio ileocoecalis) stattfindet. Die Coecalinvaginationen besitzen die größten Wachstumsmöglichkeiten; das Invaginatum kann den ganzen Dickdarm durchwandern, bis zum Mastdarm vordringen, ja sogar außerhalb des Afters zum Vorschein kommen.

Bei der Invaginatio colica werden sämtliche Schichten vom Dickdarm gebildet; hier kann man nach den einzelnen Darmabschnitten eine Invaginatio coli ascendens, coli transversi, sigmoidea, rectalis unterscheiden. Es sind zahlreiche Vor-

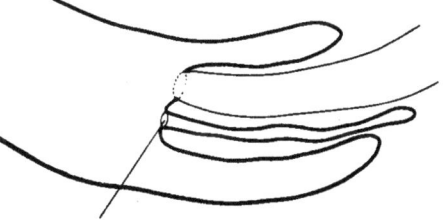

Öffnung des Wurmfortsatzes.

Abb. 202. Invaginatio coecalis.

schläge für eine feingliedrigere Bezeichnung gemacht worden (Lorenz, Solieri, Propping, Matti); so schlägt Matti z. B. folgende Namen vor:

Invaginationen, bei denen es sich um eine Einstülpung gleichnamiger Darmteile handelt, werden mit einem einteiligen Worte bezeichnet. Sind verschiedenartige Darmabschnitte an der Invagination beteiligt, so wird eine zweiteilige Bezeichnung gewählt, deren erster Teil die Bestandteile des Invaginatum, deren zweiter Teil die der Scheide nennt. An die Spitze der Bezeichnung wird derjenige Teil gestellt, der den Kopf der Einscheidung bildet. Hieraus ergeben sich folgende Hauptformen: 1. Invaginatio enterica (jejunalis, iliaca und Verknüpfung zwischen jejunalis und iliaca); 2. Invaginatio ileocolica (aus einer Iliaca hervorgegangen); 3. Invaginatio ileocoeco-colica (Nachziehen des Coecum); 4. Invaginatio coecalis (Coecum in Coecum); 5. Invaginatio coecoileo-colica (Nachziehen des Ileum); 6. Invaginatio ileocoecalis-Valvulae Bauhini; 7. Invaginatio colica. Die Dickdarminvaginationen können noch weiter in eine Invaginatio colo-sigmoidea, Invaginatio sigmoidea-rectalis, Invaginatio colo-sigmoidea-rectalis usw. und allenfalls der eigentliche Prolapsus recti als Invaginatio rectalis unterschieden werden.

Wir können eine so weitgehende Unterscheidung in der Bezeichnung nicht empfehlen; der Vorteil der genaueren topographischen Benennung wird durch ihre Verzwicktheit reichlich aufgewogen. Die einfache von uns gebrauchte Einteilung genügt völlig den praktischen Bedürfnissen; die in den einzelnen Hauptgruppen vertretenen Spielarten stehen sich hinsichtlich des klinischen und pathologisch-anatomischen Verlaufes sehr nahe, so daß auch dadurch die Berechtigung für die Aufstellung dieser Hauptgruppen gegeben ist.

Häufigkeit der einzelnen Invaginationsformen. Am häufigsten wird nach den größeren Berichten (Leichtenstern, Weiß, Wichmann, Kock-Oerum, Fitzwilliams, Perrin u. Lindsay u. a.) die Invaginatio coecalis beobachtet, die Dünn- und Dickdarmeinscheidungen folgen in großem Abstande. Flesch-Thebesius berechnet aus mehreren Zusammenstellungen eine Durchschnittszahl von 16 Proz. auf die Enterica, 64 Proz. auf die ileocoecalen Formen, 20 Proz. auf die Colica; unter Fitzwilliams 1000 Fällen finden sich 25,6 Proz. Dünndarmeinscheidungen, 60,8 Proz. ileocoecale Formen, 7,3 Proz. Dickdarmeinscheidungen und 6,3 Proz. mehrsitzige und doppelte Einscheidungen. Das Überwiegen der Coecaleinscheidung ist bedingt durch die Vorherrschaft dieser Gruppe im Kindesalter; sie machen hier nach den Erhebungen von Kock und Oerum bei Säuglingen etwa 85 Proz., bei Kindern über ein Jahr 67 Proz. aus. Bei Erwachsenen gleichen sich die Zahlenunterschiede zugunsten der Iliaca aus; die Einscheidung des oberen Dünndarmabschnittes ist in allen Lebensaltern sehr selten.

Die Verteilung der Formen auf die einzelnen Altersstufen möge an Hand zweier deutscher Berichte wiedergegeben werden. Michaelsen: 24 Säuglinge, alle ileocoecale Formen; 12 Kinder über 1 Jahr, 5 Iliaca, 4 ileocoecale Formen, 3 Colica; 7 Erwachsene, 4 Iliaca, 1 ileocoecale Form, 2 Colica. Wortmann: 17 Säuglinge und Kinder bis zu 2 Jahren, 3 Iliaca, 11 ileocoecale Formen, 1 Coli transversi, 1 Sigmoidea, 1 doppelsitzige Iliaca und Coecalis; 16 Kinder über 2 Jahre, 5 Iliaca, 10 ileocoecale Formen, 1 Coli transversi; 11 Erwachsene, 1 Jejunalis, 5 Iliaca, 3 ileocoecale Formen, 1 Sigmoidea, 1 mal Sitz unbestimmt.

Die Seltenheit der Iliaca bei Kindern ist aber nur eine scheinbare, da die ins Coecum einwandernden Einstülpungen des Ileum, die allgemein nur mit einigen Prozenten bewertet werden, nach neueren Feststellungen (Matti) beträchtlich zahlreicher sind, wodurch sich die Zahlenverhältnisse zugunsten der Dünndarmeinscheidungen auf Kosten der Coecaleinscheidungen verschieben. Wir selbst haben unter 21 Einscheidungen an der Dünndarmcoecumgrenze 8 sichere Einscheidungen des unteren Ileum zu verzeichnen, von denen drei Grenzfälle kurz wiedergegeben werden mögen.

1. 15jähr. Mädchen. Am Morgen plötzlich erkrankt. In der rechten Unterbauchgegend ist eine kleinapfelgroße, als Invagination anzusprechende Geschwulst fühlbar. Bei der Operation erweist sich die Geschwulst als eine Invagination des Ileum in die unterste Ileumschlinge; die Kuppe des invaginierten Ileum ragt 1 cm weit in das Coecum hinein. Desinvagination ist nur zum Teil möglich, Resektion des unteren Teiles des Ileum. Heilung.

2. 9jähr. Mädchen. Am Morgen plötzlich erkrankt. In der Ileocoecalgegend ist eine faustgroße schmerzhafte Geschwulst fühlbar. Bei der Operation wird eine Invagination des unteren Ileum durch das Ileocoecalostium in das Coecum festgestellt. Im Coecum ist ein längeres derbes Stück Ileum fühlbar. Desinvagination ist unmöglich. Resektion des Coecum und der unteren Ileumschlinge. Heilung. (Resektionspräparat Abb. 207.)

3. 10jähr. Knabe. $2^1/_2$ Tage krank. Unterbauch allgemein gespannt. Mittelschnitt. Brandige Einscheidung des unteren Ileum in das Coecum mit Nachziehen der Klappe. Resektion. 8 Stunden später Tod.

II. Agonale und vitale Invagination.

Die **agonale** Invagination (Abb. 203) hat nur wissenschaftlichen Wert, erst auf dem Sektionstische erhalten wir Kenntnis von ihr. Man findet sie am häufigsten bei Kindern, und zwar sollen die Krankheiten, die unter den Erscheinungen der Dyspnoe zum Tode führen, die agonale Invagination begünstigen; Leichtenstern hat sie besonders bei Kindern, die an Gehirnkrankheiten zugrunde gegangen sind, gefunden. Sicher ist es, daß sie durch die unregelmäßige, zum Teil stark gesteigerte Peristaltik (zeitlich verschiedenes Absterben der einzelnen Darmabschnitte) bedingt werden, die während der Agone in Erscheinung tritt. Pathologisch-anatomisch sind sie leicht von der vitalen Form zu unterscheiden; sie sind immer von geringer Größe, meist aufsteigend, treten häufig mehrsitzig auf, beschränken sich fast immer auf den Dünndarm und lassen sich durch leichten Zug ausstülpen; Veränderungen in der Darmwand fehlen völlig.

Die vitale Form ist vorwiegend absteigend und tritt meist einzeln auf, doch sind auch zwei oder drei nicht in örtlichem Zusammenhange mit einander stehende Invaginationen zu gleicher Zeit beobachtet worden. Dies muß man sich vergegenwärtigen, um nicht nach einer glücklich gelösten Invagination eine zweite ungelöste im Bauche zurückzulassen. Im Gegensatz zu der agonalen Einscheidung finden sich fast regelmäßig mehr oder weniger schwere Veränderungen des beteiligten Darmabschnittes besonders der eingestülpten Schlinge. Jedoch entstehen nicht selten, worauf Nothnagel, Wilms hinweisen, während des Lebens Invaginationen, die klinisch keine schweren Erscheinungen machen und sich von selbst wieder lösen. Diese Formen unterscheiden sich anatomisch nicht wesentlich von den agonalen. Nothnagel ersetzte deshalb den Begriff vital und agonal durch pathologisch und physiologisch, indem er die agonalen und die im Leben erscheinungslos verlaufenden zu den physiologischen Einscheidungen rechnete, die, welche klinische Erscheinungen hervorrufen, aber als pathologische

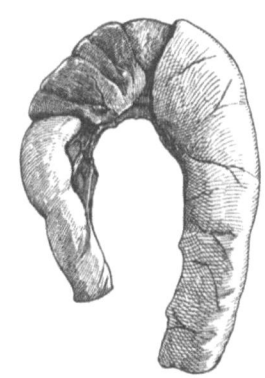

Abb. 203. Agonale, doppelte Dünndarminvagination.
(Nach einem Präparat der pathologisch-anatomischen Abteilung des Krankenhauses.)

bezeichnete. Leichtenstern bezeichnet die vitale als entzündliche oder persistierende, Treves auch als obstruktive Einscheidung. Eine völlige Begriffsbestimmung wird durch keine der Bezeichnungen gegeben. Doch genügt die Unterscheidung in agonale und vitale Invaginationen, wenn man sich bewußt ist, daß auch im Leben sich von selbst lösende, erscheinungslos verlaufende Einscheidungen vorkommen.

III. Mechanismus der Invagination.

1. Experimentelle Ergebnisse und Theorien über das Zustandekommen der Invagination.

Die paralytische und spastische Invaginationstheorie standen sich lange gegenüber, bis es Nothnagel im Tierexperiment gelang, kleine Invaginationen zu erzeugen und dadurch feste Grundlagen für die Erklärung dieser Frage zu schaffen. Unter den Vertretern der paralytischen Theorie bestehen wieder voneinander abweichende Anschauungen. Nach Peyers Ansicht nimmt ein durch irgend eine Ursache gelähmtes und erweitertes Darmstück den durch die Peristaltik hinuntergetriebenen oberen Darm in sich auf. Das gelähmte Darmstück wird also zur Scheide. Leichtenstern glaubt, daß ein gelähmter Darmteil durch den oberen normalen Darm in den unterhalb gelegenen normalen Darm

getrieben wird. Die gelähmte Strecke bildet also einen Teil des Invaginatum. Die Anhänger der spastischen Theorie vor Nothnagel
(Dance, Cruveilhier, Rafinesque u. a.) sehen wie er in dem Spasmus
die Grundursache der Einscheidung. Sie nehmen an, daß eine tetanisch
kontrahierte, begrenzte Darmstrecke durch die Peristaltik des oberhalb gelegenen Darmes in den unterhalb gelegenen Darm hineingetrieben und festgehalten wird. Nach Besnier soll eine mäßig kontrahierte Darmstrecke
einfach infolge ihrer Schwere, wenn sich zufällig Darminhalt über ihr befindet, in den unterhalb gelegenen nicht kontrahierten Darm hineingleiten
können. Nothnagels Versuche, die unter möglichst physiologischen Verhältnissen am lebenden Kaninchendarm vorgenommen wurden, sind beweisend dafür, daß die Invagination im allgemeinen auf einem ursprünglich
spastischen Vorgange beruht. Durch die Einwirkung des faradischen Stromes
auf die Darmwand erzielte er kleine, mehrere Zentimeter lange Invaginationen, welche immer so entstanden, daß sich der Darm eine begrenzte
Strecke ober- und unterhalb der Einwirkungsstelle tetanisch kontrahierte,
der afterwärts gelegene Darm und in geringerem Grade und seltener auch
der magenwärts gelegene sich schirmförmig über die kontrahierte Strecke
hinüberschob.

Ausgedehntere Invaginationen erzielte Wilms dadurch, daß er einen dünnen
Draht zur elektrischen Reizung verwandte, der zwischen mittlerem und innerem Rohr
der fortschreitenden Einscheidung folgte, Propping auf mechanischem Wege mittels
eines feinen Stäbchens, das er zwischen innerem und mittlerem Blatte der Einscheidung
vorschob. Die Größe der Invagination ist nach Dieterichs von der Pendelbewegung
des Darmes abhängig; je nachdem diese in der Richtung der Einscheidung oder entgegengesetzt verläuft, entsteht eine größere oder kleinere Einscheidung.

Nothnagel, ihm schließen sich Wilms, Treves u. a. an, erklärt die
experimentellen Ergebnisse so: Zuerst erfolgt eine kräftige ringförmige
Kontraktur der Ringmuskulatur. Über diese kontrahierte Darmstrecke
als festen Punkt stülpt sich dann bogenförmig durch die Tätigkeit der
Längsmuskulatur der weiter unterhalb gelegene Darm. Die Invagination
wird dadurch fest, daß die kleine Invagination, zunächst durch die Kontraktion der Scheide festgehalten, einen starken peristaltischen Reiz auf
die Scheide ausübt und durch die peristaltische Arbeit der Scheide, wie
ein Fremdkörper oder Darminhalt nach abwärts getrieben wird. Der zuerst
eingescheidete Darm bleibt stets an der Spitze der Invagination. Die
Scheide und der mittlere Zylinder vergrößern sich nur auf Kosten des
afterwärts gelegenen Darmes, während das innere Rohr so lange auf
Kosten des oberhalb gelegenen Darmes wächst, wie es die Spannung des
Mesenterium zuläßt. Ist das Mesenterium straff gespannt, so kommt
ein weiteres Fortschreiten der Invagination nur dadurch zustande, daß die
Scheide sich faltet und zusammenschiebt.

Propping erzielte durch Injektion von 1 bis 2 ccm einer 1 proz. Lösung von
Physostigm. salicylic. in die Darmlichtung beim Kaninchen in gleicher Weise wie Nothnagel durch elektrische Reizung kleine Invaginationen. Er spricht der Längsmuskulatur die ihr von den vorgenannten Autoren zugeschriebene Bedeutung bei der
Bildung der schirmförmigen Überdachung und weiteren Einscheidung ab. Die schirm-
förmige Überdachung kommt nach seiner Ansicht dadurch zustande, daß durch die
ringförmige spastische Kontraktion des Darmes zugleich eine Verlängerung dieses
Abschnittes hervorgerufen wird; infolge dieser Verlängerung schiebt sich, worauf schon
Brinton die Entstehung der Invagination zurückführte, der kontrahierte Darm after-
und magenwärts in den angrenzenden nicht kontrahierten Darm hinein. Diese Über-
dachungen treten am afterwärts gelegenen Ende regelmäßiger und ausgeprägter auf,
weil hier der Übergang zwischen kontrahierter und nichtkontrahierter Darmstrecke

sich schroff vollzieht, während mundwärts die kontrahierte Darmstrecke allmählich in den schlaffen Darm übergeht. Die weitere Überdachung erfolgt nach Propping durch die Kontraktion der in dem inneren Abschnitt der Überdachung gelegenen Ringmuskulatur, welche die schlaffe Überdachung dem kontrahierten Darmteile anlegt und die Überstülpung vergrößert.

Wir haben die experimentellen Versuche am Kaninchendarm wiederholt und erzielten immer durch Faradisation, weniger regelmäßig durch Physostigmininjektion die spastische Kontraktion einer umschriebenen Darmstrecke mit nachfolgender kleiner Invagination. Die auch bei unseren Versuchen beobachtete Verlängerung der kontrahierten Darmstrecke scheint auch uns im Sinne Proppings bei der Überdachung mitzuwirken, ebenso schreiben wir der Kontraktion der Ringmuskulatur der inneren Falte der Überdachung die weitere Einstülpung zu. Das bedeutungsvollste Ergebnis aller zur Klärung des Invaginationsmechanismus angestellten Versuche ist jedenfalls die einheitliche Feststellung aller Untersucher, daß die Bildung einer Invagination auf dem Spasmus einer bestimmten Darmstrecke beruht. Beobachtungen beim Menschen (Riedel, W. Braun, Fromme, Goldschmidt u. a.) gestatten einwandfrei, dem Spasmus die gleiche Bedeutung für die Entstehung der menschlichen Invagination zuzuweisen wie im Experiment.

Die experimentell erzeugten und die von selbst ohne Anwendung eines Reizes entstehenden Invaginationen, wie sie Nothnagel, Propping, wir selbst bei den Versuchen sahen, bilden sich nach einigen Minuten zurück. Diese Wahrnehmung läßt mit Recht annehmen, worauf Nothnagel nachdrücklichst hingewiesen hat, daß auch beim Menschen häufiger im Leben kleine Invaginationen vorkommen, die klinisch nur geringe vorübergehende Störungen hervorrufen und sich von selbst zurückbilden. Propping konnte vermittelst eines durch Kompression des eingescheideten Mesenterium erzeugten Stauungsödems an der Spitze des Invaginatum die Selbstlösung nicht verhindern; nur in einem Falle blieb bei einem Hunde die Lösung der mechanisch erzeugten Invagination aus und mußte später künstlich vorgenommen werden. Dieterichs sah nur die in das Coecum gestülpte untere Dünndarmschlinge sich nicht lösen, wo, wie er annimmt, die Lösung wegen der Zusammenhangsunterbrechung der Längsmuskulatur an der Valvula Bauhini ausbleibt, deren Kontraktion sonst zur Lösung der Invagination beiträgt; an den übrigen Darmstrecken konnte die Einscheidung nur durch eng angelegte Knopfnähte oder fortlaufende Naht am Halse der Einstülpung festgehalten werden.

Die Selbstlösung beruht im wesentlichen auf drei für sich allein oder vereint wirkende Ursachen (Nothnagel, Wilms, Propping): auf der einfachen Erschlaffung der vorher kontrahierten Darmteile und dem Zug des eingestülpten Gekröses; auf der Peristaltik der zuführenden Schlingen, die den Darminhalt bis an die Invagination herantreibt, wodurch die Darmwand gedehnt und das Invaginatum herausgezogen wird; auf einer vor dem Kopfe der Invagination beginnenden und sich weiter auf die Scheide fortpflanzenden Kontraktion.

Damit es zur Bildung bleibender Invaginationen kommt, müssen in der Darmwand besondere, gewöhnlich nicht vorhandene, fortwirkende Reize oder krankhafte Zustände auftreten, da es nicht gelingt, im Versuche am gesunden Tierdarm dauernde Invaginationen zu erzielen. Nach Dieterichs muß entweder der die Invagination erzeugende Reiz ununterbrochen oder mit nur kurzen Unterbrechungen wirken, wie es bei Geschwülsten, Divertikeln, Fremdkörpern, Parasiten der Fall ist, oder die Darmmuskulatur muß geschädigt sein, so daß die Zusammenarbeit der Ring- und Längsmuskulatur gestört ist, was bei Geschwüren, Darmwandblutungen, Darmkatarrhen vorliegt; für die Entstehung fortschreitender pathologischer Einscheidungen wird die Erfüllung beider Bedingungen als Voraussetzung angenommen.

Der durch die Versuche am Dünndarm festgestellte Vorgang läßt sich ohne weiteres auf die Dickdarmeinscheidung übertragen, da hier im wesentlichen gleichartige Verhältnisse vorliegen. Der Mechanismus der Einscheidungen des unteren Ileum und des Coecum bedarf noch wegen der besonderen topographischen und physiologischen Beziehungen einer ergänzenden Besprechung. Die vom Coecum eingescheideten Invaginationen des Ileum entstehen im allgemeinen dadurch, daß sich ursprünglich eine reine Iliaca mehr oder weniger kurz vor der Valvula Bauhini bildet, deren Invaginatum sich bei weiterem Fortschreiten durch die Klappe in das Coecum und Colon vorschiebt. Ein Teil dieser Gruppe, die sogenannte Invaginatio ileocolica, soll nach Leichtenstern dadurch entstehen, daß die Schleimhaut des unteren Dünndarmes ähnlich einem Mastdarmvorfall in das Coecum vorfällt, größer wird und die eigentliche Einscheidung veranlaßt. Mit Recht bezweifelt Wilms die Möglichkeit dieses Mechanismus, da beim Mastdarmprolaps andere Verhältnisse vorliegen als am Coecum; hier besteht nicht der Unterschied zwischen dem Bauchhöhlendruck und dem äußeren Luftdruck, nicht die Wirkung der Bauchpresse wie am After. Höchstwahrscheinlich gehen auch diese Formen aus kleinen, kurz vor der Klappe entstehenden Einscheidungen des Ileum hervor.

Der Mechanismus der Invaginatio coecalis hat in den letzten Jahren eine ausgedehnte kritische Bearbeitung gefunden. Früher wurde fast allgemein angenommen, daß die Coecalinvagination sich durch eine ursprüngliche Einstülpung des Ileocoecalostium bildet, weshalb ihr auch der Name Invaginatio ileocoecalis beigelegt wurde. Doch lagen schon einzelne Beobachtungen vor, bei denen das Coecum als Spitze bezeichnet wird; neuere Beobachtungen und Nachprüfungen der Literatur von Clubbe, Blauel, Lorenz, Delore und Leriche, Lotsch, Dobrucki u. a. weisen mit Sicherheit darauf hin, daß häufiger das Coecum als die Valvula Bauhini der ursprüngliche Einstülpungsort ist. Aus diesem Grunde haben wir diese Gruppe auch als Invaginatio coecalis bezeichnet. Meist stülpt sich die Coecalkuppe zuerst ein (Blauel, Lorenz u. a.), doch sind auch andere der Valvula Bauhini benachbarte Abschnitte der Coecalwand als vorangehender Teil beobachtet worden (Propping, Fromme).

Beweise für das Vorangehen des Coecum sind der Mechanismus bei der Lösung, der sich meist so abspielt, daß zuerst das Ileum sich verhältnismäßig leicht lösen läßt, dann erst zögernd und schwieriger das eingestülpte Coecum folgt, ferner pathologisch-anatomische Veränderungen am Coecum, ödematöse Infiltrationen, fibrinöse Beläge, Dellenbildung, die diese Stelle als Spitze charakterisieren. Blauel z. B. beschreibt eine Einscheidung der Coecalkuppe ohne Einscheidung der Klappe. Ferner spricht ein großer Teil der appendicocoecalen Einscheidungen für die ursprüngliche Umstülpung der Coecalkuppe. Sehr beweiskräftig ist der Fall von Jalaguier: Bei einem 8jähr. Knaben wurde die teilweise umgestülpte Appendix und Klappe desinvaginiert. Wurde jetzt die Appendix ergriffen und leicht gegen das Coecum gedrückt, dann stellte sich von selbst eine Invagination bis ins Colon transversum her. Wir verfügen selbst über 3 Beobachtungen, bei denen einwandfrei die Kuppe als Spitze festgestellt wurde. Propping führt die Coecaleinscheidungen auf denselben Mechanismus wie die Dünndarmeinscheidungen zurück, wobei eine tetanische Kontraktion im Bereich des Coecum zuerst auftritt; je nach dem Sitze der spastischen Kontraktion im Coecum wird bald das Ileocoecalostium, bald ein anderer Teil des Coecum zur Spitze des Invaginatum. Gegen die Möglichkeit des Hinüberstülpens des Coecum über das Ileocoecalostium wird die fast senkrechte Stellung der Ringmuskulatur des Coecum und Ileum zueinander angeführt, welche die von Propping angegebene Wirkung der Ringmuskulatur bei der Weiterbildung der Einscheidung nicht gestattet.

Vorgang der aufsteigenden Invagination (vgl. S. 266). Die aufsteigende Invagination entsteht durch einen gleichen Vorgang wie die absteigende. Reizt man im Tierversuche eine Darmstelle durch den faradischen Strom oder eine Physostigmineinspritzung, so geht von der Reizstelle nicht nur eine absteigende, sondern auch eine kurze aufsteigende kräftige Zusammenziehung der Ringmuskulatur aus, an deren Grenzen sich der obere schlaffe Darm überstülpen kann. Die Überschirmungen und anschließenden kleinen, aufsteigenden Invaginationen treten selten ein, weil der Spasmus am oberen Ende gewöhnlich allmählich in den schlaffen Darm übergeht, während er am unteren Ende scharf gegen den schlaffen Darm abschneidet und dadurch günstigere Bedingungen für die Überschirmung schafft; hinsichtlich des Dauerzustandes sind sie noch schlechter als die absteigenden Invaginationen gestellt, weil die absteigende peristaltische Welle sich des kleinen, rückläufig eingescheideten Darmteiles mit aller Kraft wie eines Fremdkörpers im Darminnern zu entledigen trachtet. Die Seltenheit der aufsteigenden Invagination ist dadurch ohne weiteres begründet; schwieriger ist die Beantwortung der Frage, warum trotz dieser ungünstigen Vorbedingungen rückläufige Dauereinscheidungen zur Beobachtung kommen. Für den Dickdarm wird ihr Auftreten dadurch in ausreichender Weise erklärt, daß hier schon physiologisch eine Antiperistaltik in größeren Abschnitten (Coecum, Colon ascendens, rechte Hälfte des Colon transversum, S. romanum) vorhanden ist, die die Neigung zum Aufsteigen zu unterstützen vermag. Man trifft im Dickdarm verhältnismäßig häufig einsitzige Doppelinvaginationen an, die sich aus einer primären absteigenden, immer ileocoecalen Form und einer sekundären aufsteigenden zusammensetzen, deren öfteres Erscheinen im Dickdarm sich aus der ziehharmonikaartigen Faltelung der Scheide (Abb. 205) erklärt, die bei ausgedehnter Wanderung der coecalen Formen eintritt; je nachdem eine solche Falte nach der einen oder anderen Seite umschlägt, kann sich eine auf- oder absteigende zweite Einscheidung ausbilden. Ihr pathologisches Auftreten im Dünndarm, in dem physiologisch keine Antiperistaltik vorhanden ist, ist nur verständlich, wenn wir unter besonderen pathologischen Bedingungen, die wir nicht näher kennen, die Möglichkeit einer rückläufigen Peristaltik annehmen, die die Wirkung der physiologischen, absteigenden Welle aufhebt.

Ziemlich häufig hat man aufsteigende Invaginationen des Jejunum nach Anlegung einer Gastroenterostomie im abführenden Schenkel gesehen, und zwar nach vorderer Gastroenterostomie mit Braunscher Anastomose (Baumann, Amberger), nach hinterer Gastroenterostomie (Steber, Schwarzmann, Hartert, Schloeßmann) und nach hinterer Gastroenterostomie mit Braunscher Anastomose (Arnsperger). In mehreren Beobachtungen war das Invaginatum, zum Teil sogar in einer Länge von 30 cm, bis in den Magen vorgedrungen, in den Fällen mit Braunscher Anastomose von Amberger und Arnsperger erreichte die Spitze nur die Höhe der Anastomose; im Baumannschen Falle trat zweimal hintereinander eine Invagination ein, wobei die Spitze das erste Mal die Anastomose, das zweite Mal die Magenöffnung erreichte. Für diese Invaginationen sind mechanische und regelwidrige, peristaltische Vorgänge verantwortlich zu machen. Der mechanische Einfluß, den Hartert hervorhebt, besteht in der Saugwirkung des Magens bei Anspannung der Bauchpresse und Eröffnung der

Kardia infolge eintretenden Erbrechens (Diätfehler bei Hartert, Schwangerschaftserbrechen bei Steber), zumal wenn die Gastroenterostomieöffnung sehr groß angelegt
war. Für peristaltische Störungen im Sinne von Spasmen und antiperistaltischen Bewegungen im abführenden Schenkel des Jejunum, die durch die hochgradige Anspannung der Bauchdecke, örtliche Verwachsungen, arzneiliche Einflüsse (schwerer Ko-
kainismus und Morphinismus im Falle von Schwarzmann) ausgelöst sein können, als
Ursache der Einscheidung besonders im Hinblick auf die tieferen, nicht bis in den Magen
eingewanderten Invaginationen sprechen sich Baumann, Schloeßmann, Amberger,
Lundberg aus. Beachtenswert sind in diesem Zusammenhang die Beobachtungen
Blonds, auf die auch Arnsperger hinweist, über Spasmen an der Stelle der
Gastroenterostomie und im obersten Dünndarm, die in einem Falle so hochgradig
waren, daß die Stelle der Gastroenterostomie sanduhrförmig tief in den Magen ein-
gezogen wurde. Auch wir sind der Ansicht, daß die Umstimmung der Peristaltik die
Invagination auslöst, während die Saugkraft des Magens dann wirksam wird, wenn die
Spitze die Nähe der Gastroenterostomieöffnung erreicht hat.

2. Veranlagende Eigenschaften.

Die anatomischen und physiologischen Verhältnisse in der Ileocoecalgegend geben uns beachtenswerte Anhaltspunkte, welche die übergroße
Häufigkeit der Invaginationen in dieser Gegend zu erklären vermögen. Ein
langes Gekröse, das eine möglichst freie Beweglichkeit des Darmes gestattet,
wie wir es am Jejunum und Ileum vor uns haben, ist auch für die Entstehung der Invagination in der Coecalgegend von wesentlicher Bedeutung.
Besondere in Beziehung zur Invagination gebrachte anatomische Untersuchungen über das Mesenterium des Coecum und Colon lassen uns den
Einfluß eines langen Gekröses auch für diese Darmabschnitte erkennen.
Wandel hat in 28 unter 295 und 38 unter 345 Fällen das Mesocoecum so
entwickelt gefunden, daß eine Invagination möglich war; Dreike fand in
23 Proz. aller Fälle das Coecum so beweglich, daß es an einer Invagination
teilnehmen konnte. Nicht begründen die mesenterialen Verhältnisse das
Überwiegen der Einscheidungen in der Coecalgegend über die Dünndarmeinscheidungen. Nun sind bei Erwachsenen die Coecal- und Dünndarmeinscheidungen an Zahl ungefähr gleich, während das große Übergewicht der
Coecaleinscheidungen auf die Säuglings- und Kinderjahre entfällt (vgl. S. 268).
Dieser Unterschied läßt sich zu einem gewissen Teil auf das verschiedene
Verhalten des Mesenterium in den einzelnen Lebensaltern zurückführen.
Leriche und Cavaillon haben durch Untersuchungen an Föten, Neugeborenen und Erwachsenen festgestellt, daß bei Föten und Neugeborenen in
45 Proz. ein flottierendes, in 3,5 Proz. der Fälle ein Mesocoecum, bei Erwachsenen dagegen nur in 8 Proz. ein flottierendes, in 8,5 Proz. ein Mesocoecum vorhanden ist; die anatomische Anlage ist also bei Föten, Neugeborenen
in 48,5 Proz., bei Erwachsenen nur in 16,5 Proz. der Fälle gegeben. Für
die Häufung der Invaginationen bei den angelsächsischen Völkern hat man
Rasseeigentümlichkeiten, ein längeres, beweglicheres Mesenterium und die
andersartige Ernährung verantwortlich gemacht (Savariaud). Ein fett-
armes Mesenterium begünstigt die Einscheidung, weil es eine größere
Beweglichkeit des Darmes gestattet und selbst leichter mit eingescheidet
wird, doch hat uns die Kriegsernährung, die in ausgiebiger Weise für eine
Entfettung des Gekröses gesorgt hat, keine Zunahme der Einscheidungen
gebracht.
Eine wichtige, für alle Lebensalter gültige Anlage bildet der Zusammen-
stoß zweier verschieden weiter Darmrohre, wie es am Übergang vom
Dünndarm in den Dickdarm vorliegt. Wir verdanken D'Arcy Power

genaue Untersuchungen über die Weitenverhältnisse in den einzelnen Lebenszeiten. Bei Neugeborenen ist die Lichtung des Dickdarmes nur einige Millimeter größer als die des Dünndarmes, verdreifacht oder vervierfacht sich dann im Verlaufe von 4—6 Monaten, während die des Ileum sich in gleicher Zeit nur verdoppelt; im 5. Lebensjahre ist der Dickdarm $2^1/_2$ bis 3 mal so weit als das Ileum. Die rasche Weitenzunahme des Dickdarmes während der ersten 6 Lebensmonate läßt sich sicherlich für die Erklärung des Höhepunktes in der Zahl der Coecaleinscheidungen im 4. bis 6. Lebensmonat verwerten, wenn auch der Weitenunterschied an sich nicht so erheblich ist wie in späteren Jahren.

Als begünstigend für die Entstehung von „Ileocoecaleinscheidungen" wird auch die Tatsache angesehen, daß die Schleimhaut des Ileum oft einige Millimeter in das Coecum hineinragt (D'Arcy Power); Herz sah sogar bei einem Neugeborenen das Ileum als ein zylinderförmiges Zäpfchen in das Coecum vorspringen. Beide führen diesen Schleimhautvorfall auf eine Schlußunfähigkeit der Ileocoecalklappe zurück, während andere einen Krampf der Ringmuskulatur der Klappe ähnlich dem Sphinkterkrampf beim Aftervorfall dafür verantwortlich machen. Auch die verschiedene Stellung des Dünndarmes zum Coecum (Ileocoecalwinkel), über die d'Arcy Power Untersuchungen angestellt hat, soll einen Einfluß auf die Bildung der Einscheidung haben.

Eine vielleicht noch größere Bedeutung als den angeführten begünstigenden, anatomischen Punkten kommt den verwickelten physiologischen Vorgängen zu, die sich in dem Darmabschnitte vom untersten Ileum bis zum Colon transversum abspielen. Am Coecum, Colon ascendens und Anfangsteil des Colon transversum ist eine Antiperistaltik vorhanden, die durch den Übertritt des Dünndarminhaltes in das Coecum ausgelöst wird und der Durchmengung und Eindickung des Kotes dient. Im unteren Ileum besteht ein physiologischer, verwickelter Reflex-Mechanismus. Hier findet bei Klappenschluß eine gewisse Aufstauung statt, die eine lebhafte Peristaltik des unteren Ileum zur Folge hat; gesteigert wird diese Tätigkeit noch infolge des durch den Klappenschluß gesetzten Hindernisses, andererseits setzt mit dem Schließmuskelkrampf zugleich eine Hemmung der Peristaltik des Ileum ein (Splanchnikusreiz), wodurch gewöhnlich diese Steigerung der Dünndarmperistaltik verhindert wird (Matti). Es ist verständlich, daß, je größer die Zahl der Dinge ist, aus der sich eine Darmbewegung zusammensetzt, desto leichter Störungen eintreten können, die zu zusammenhangloser Bewegung, ungeregelter und gesteigerter Peristaltik führen und damit günstige Verhältnisse zur Entstehung einer Invagination herbeiführen. Im Coecum, Colon ascendens, Anfangsteil des Colon transversum (auch im Colon sigmoideum) ist es die Antiperistaltik, die bei Zusammentreffen der peristaltischen und antiperistaltischen Wellen für die Invagination günstige Bedingungen schafft; im untersten Ileum birgt die feine, durch den Klappenschluß und Schließmuskelkrampf hervorgerufene Wechselbeziehung zwischen Steigerung und Hemmung der Peristaltik hervorragende Gelegenheiten für die Entstehung von Invaginationen. Zur Erklärung der Häufung im Säuglingsalter läßt sich ganz allgemein die erhöhte Erregbarkeit der glatten Muskulatur in dieser Zeit (Spasmophilie) heranziehen.

3. Auslösende Ursachen.

Den größten Teil der Invaginationen können wir nicht auf eine unmittelbar greifbare Ursache zurückführen. Auf Grund der experimentellen Beobachtungen von der Bedeutung der Peristaltik auf die Entstehung der

Invagination können wir annehmen, daß sie durch eins von den vielen Dingen veranlaßt sind, die eine ungeregelte, gesteigerte Peristaltik hervorzurufen vermögen.

In einer Reihe von Fällen gibt uns aber die Vorgeschichte, die klinische Beobachtung, der örtliche Befund Anhaltspunkte, die für die Entstehung der Invagination verwertbar sind, wobei allerdings die Frage, wie ihre Einwirkung im einzelnen zu deuten ist, zum Teil offen gelassen werden muß. Die Ursachen, die zur Invagination Veranlassung geben können, ordnen wir nach folgenden Gesichtspunkten:

a) Im Darminnern gelegene Ursachen,
b) in der Darmwand gelegene Ursachen,
c) äußere Einflüsse.

a) Im Darminnern gelegene Ursachen.

Der Genuß ungeeigneter Nahrungsmittel stellt die Hauptmasse der vom Darminnern aus wirkenden Reize, die zu einer Störung der Darmtätigkeit, zu ungeregelter, gesteigerter Peristaltik führen und damit auch wieder günstige Bedingungen für die Entstehung von Invaginationen geben können. Besonders der kindliche Darm, vor allem der Säuglingsdarm sprechen leicht auf die geringfügigsten Diätfehler an. Diese Tatsache erklärt es, daß man in der Vorgeschichte von Kindern häufiger als bei Erwachsenen die augenfälligen Erscheinungen einer Störung der Darmtätigkeit, Durchfall, Verstopfung oder beides zusammen findet. Besonders krasse Beispiele für die Bedeutung von Diätfehlern liefern Beobachtungen von W. Braun, Matti und Kock-Oerum.

Im Braunschen Falle trat die Invagination bei einem 8 Monate alten Säugling nach dem Genuß von Pfefferkuchen, in dem von Matti am Abend des Tages auf, an dem zum ersten Male Kuhmilch und aufgeweichtes Brot gegeben wurde. Im dritten Falle setzten die Erscheinungen 24 Stunden nach Übergang zur künstlichen Nahrung, Haferschleim und Erbsensuppe, ein.

Der überaus hohe Anteil an Invaginationen, der sich gerade während der Entwöhnungsmonate findet, muß wohl auf die durch die Beinahrung hervorgerufenen Umwälzungen in der Tätigkeit des Säuglingsdarmes beruhen, obwohl vielfach in der Vorgeschichte solcher Brustkinder nichts von Beinahrung erwähnt wird. Kock und Oerum schließen wegen der halbflüssigbreiigen Beschaffenheit der Entleerungen der Brustkinder im Gegensatz zu dem zähen, festen Kuhmilchkot auf ein Fehlen oder eine schlechtere Ausbildung der Antiperistaltik in der oberen Dickdarmhälfte bei Brustkindern, was ihnen für die Entstehung der Einscheidungen von Einfluß zu sein scheint und eine gute Erklärung für die Häufung in dieser Lebenszeit abgeben würde. Da die Antiperistaltik eine wirksame Hilfe für die Lösung darstellt, so wird bei ihrem Fehlen sich aus einer physiologischen leichter eine pathologische Einscheidung entwickeln; zur Zeit der Entwöhnungsmonate würde dadurch eine besondere Anlage geschaffen, daß die erwachende Antiperistaltik einen verstärkten Reiz zur Bildung von Invaginationen abgibt, aber noch nicht die Kraft hat, sie wieder auszurichten. Perrin und Lindsay erklären die Häufung der ileocoecalen Formen im ersten Kindesalter mit dem gehäuften Vorkommen von lymphoidem Gewebe in der Gegend der Valvula Bauhini und dessen Schwellungszustand, der sich auf Darmstörungen, welche mit der Entwöhnung und Zahnbildung zusammenhängen, zurückführen läßt; diesen Follikelschwellungen, über deren regelmäßiges

Vorhandensein bisher Mitteilungen von anderen Seiten nicht vorliegen, würde dann eine ähnliche Reizwirkung wie den Fremdkörpern oder kleinen Geschwülsten der Darmwand zu kommen. Ob den in den Sommermonaten auftretenden Darmstörungen der Säuglinge eine Häufung der Invagination zuzusprechen ist, erscheint sehr fraglich. Sämtliche Säuglinge (10), über die Fromme berichtet, sind zwar in den Sommermonaten erkrankt, doch tritt in anderen Berichten (Michaelsen, Flesch-Thebesius, Perrin und Lindsay) ein solcher Einfluß nicht zutage; von unseren 10 Säuglingen unter 1 Jahr ist auffallenderweise kein einziger während der Sommermonate, sondern alle in den kühlen Monaten November bis April erkrankt, von 7 Kindern im 2. Lebensjahr wurden dagegen 5 während der heißen Monate eingeliefert. Jedenfalls gehen in einer großen Zahl der Fälle, soweit dies aus den Vorgeschichten zu entnehmen ist, keine Darmstörungen voraus. Eine Aufstellung von Kock und Oerum gibt einen gewissen Aufschluß, welche Rolle Durchfall und Verstopfung bei der Entstehung der Einscheidung spielen: bei 228 Säuglingen unter 1 Jahr sind 47 mal Durchfälle und 36 mal Verstopfung, bei 152 Kindern über 1 Jahr 48 mal Durchfälle und 24 mal Verstopfung vermerkt; danach sind Durchfälle häufiger als Verstopfung verzeichnet, auch haben die Darmstörungen im Alter über 1 Jahr eine größere Bedeutung als unter 1 Jahr. Ein ähnlicher Einfluß wie den Diätfehlern ist der Gabe von Abführmitteln zuzuschreiben. Vielleicht läßt sich, worauf Kock und Oerum hinweisen, die Häufigkeit der Invaginationen in Dänemark und den englisch sprechenden Ländern auf den bei diesen Völkern üblichen Mißbrauch der Abführmittel zurückführen.

Bei 29 von unseren 33 Kinderinvaginationen müssen wir Darmstörungen irgendwelcher Art annehmen, obwohl nur in sehr wenigen Fällen Vorgeschichte oder klinische Erscheinungen dieser Annahme zur Stütze dienen. Von 16 Kindern über 2 Jahren liegen nur in 2 Fällen hinweisende Vermerke vor, einmal Durchfälle, einmal ein Diätfehler, der reichliche Genuß frischen Osterkuchens. Unter den 17 Kindern unter 2 Jahren ist die Invagination einmal auf Rizinusverabreichung zurückzuführen: der 15 Monate alte Knabe hatte nach dem Einnehmen innerhalb 24 Stunden 15 Durchfälle, bis die Erscheinungen der Einscheidung zutage traten; sonst gingen noch in 4 Fällen Durchfälle voraus, einmal bestand vorher Obstipation. Die Säuglinge unter 1 Jahr waren, soweit Angaben vorliegen, durchweg Brustkinder; dreimal finden sich Vermerke über Beinahrung, doch wurden diese schon monatelang gegeben und bewegten sich in den üblichen Grenzen.

Der Befund unverdauter Nahrungsmittel im Invaginatum, wie er in einzelnen Beobachtungen (Treves, Gay u. a.) erhoben worden ist, leitet auf den Einfluß der Fremdkörper im Darminnern auf die Entstehung der Invagination über. Wir wissen, daß durch den Reiz eines Fremdkörpers eine krampfhafte reflektorische Zusammenziehung des Darmes hervorgerufen werden kann, die schon für sich allein Verschlußerscheinungen herbeizuführen vermag (vgl. S. 419). Dieser Darmkrampf nun liefert die beste Vorbedingung für die Bildung einer Invagination.

Holländer fand einen Dattelkern, Dubois einen Kirschkern, Flesch-Thebesius eine Stecknadel in der Invagination. In letzter Zeit mehren sich die Mitteilungen in der Literatur über Invaginationen, die durch den Reiz lebender Askariden hervorgerufen worden sind (Niehaus, Schachner, Porot, Rehberg, O'Connel, Bönning, Kock und Oerum, Hohmeier, Boulaschewitz, Cinaglia, Dunant und Koechlin). Durch einen Bandwurmknäuel wurde in einem Fall von Christow eine Invagination hervorgerufen. Kappeler fand im Innern einer Invaginatio coecalis 5 Trichocephalen, deren Reizwirkung deshalb verständlich ist, weil diese Parasiten sich tief in die Darmschleimhaut einbohren. Noch eindrucksvoller sind zwei Beobachtungen Stahrs bei einem 9- und 11 jährigen Knaben, bei denen unter dem Reiz der Trichocephalen an der Bauhinschen Klappe und deren Nachbarschaft kirschgroße entzündliche Geschwülste entstanden waren, in denen mehrere Würmer festsaßen, während sich in der umgebenden normalen Schleimhaut noch zahlreiche andere Parasiten eingebohrt hatten; einer der Fälle war mit einer Invagination vergesellschaftet, während der andere unter appendizitischen Erscheinungen zur Operation gekommen war. Steinberg führt einen Fall auf einen durch Oxyuren hervorgerufenen Spasmus zurück. Zu den größten Seltenheiten gehört eine Beobachtung von Fischl, wo die Invagination durch den Ansatz einer Klystierspritze hervorgerufen wurde und die von Knaggs, wo eine Paulsche Tube, die zum Offenhalten eines früher angelegten Kunstafters eingelegt war, in den Darm glitt und Invagination hervorrief. Die durch Trichocepalen und Oxyuren ausgelösten Invaginationen haben durch mehrere neuere Beobachtungen von Anschütz eine Bereicherung erfahren.

b) In der Darmwand gelegene Ursachen.

Geschwüre, Blutungen. Eine von der Darmwand selbst ausgehende Reizwirkung ist bei geschwürigen Vorgängen in der Darmwand gegeben. Es sind Einscheidungen bei Dysenterie, chronisch-ulcerativer Typhlitis, bei typhösen und tuberkulösen Geschwüren beschrieben worden (Kasuistik bei Wilms, Kasemeyer). Die Invaginationen im Verlaufe eines Typhus abdominalis, von denen 10 Fälle in der Literatur bekannt sind, treten meist im Spätstadium und während eines Rückfalles auf; den Ausgangspunkt bildet gewöhnlich ein geschwollener Peyerscher Haufen oder die ungeregelte Peristaltik infolge der entzündlichen Darmwandveränderungen (Moreton). Auf Michailows Beobachtung einer Invagination im Anschluß an einen abgelaufenen Flecktyphus sei hier kurz hingewiesen.

Bei den durch Darmwandblutungen ausgelösten Invaginationen dürfte eine die Darmtätigkeit störende Reizwirkung den Ausschlag geben, wenn es sich um kleinere Blutungen handelt; ist dagegen der ganze Umfang eines Darmabschnittes blutig durchtränkt, wie sie Treplin einmal bei einer Purpura rheumatica und einmal bei einem Erythema nodosum sah, so kommt ein anderer Mechanismus in Betracht. Durch die blutige Infiltration wird die befallene Darmstrecke in ein starres, untätiges Rohr verwandelt, das durch seinen Widerstand die Tätigkeit des zuführenden Darmes anregt und durch diesen rein mechanisch wie ein Fremdkörper in den schlafferen, unterhalb gelegenen Darm hineingetrieben wird. Derartige Fälle von Henochscher Krankkeit mit Invagination sind in größerer Zahl gesehen worden (Lett, Robinson, Tonking, Collinson (zit. Kasemeyer) ,Zaaijer, Schneider, Hall, Barling, Hirschsprung, Kock-Oerum, Dobrucki).

Eigene Beobachtung. 7jähriger Knabe, vor 4 Tagen mit Halsschmerzen und schmerzhaften Anschwellungen der Hand-, Fuß- und Kniegelenke erkrankt. Seit 2 Tagen bestehen an verschiedenen Stellen des Körpers bläulich-rote Flecken der Haut. Stuhlgang bis zum Aufnahmetage regelmäßig, dann plötzlich heftige Schmerzen im Leib, mehrmaliges starkes Erbrechen, starker Verfall.

Aufnahmebefund: Gesichtsfarbe fahl, Gesichtszüge verfallen, Nase kühl. Die Gelenkschwellungen bestehen zur Zeit nicht mehr, doch finden sich in der Ellenbogenbeuge und auch sonst am Körper verschiedentlich linsen- bis erbsengroße Hautblutungen. Temperatur 37,4. Puls klein, unregelmäßig, 120 bis 144.

Bauchbefund: weich, leicht eingezogen. Dicht unterhalb des Nabels eine gut abgrenzbare, kleinfaustgroße, derbe, rundliche Geschwulst, welche verschieblich ist und ihre Lage in geringen Grenzen verändert.

Operationsbefund: Der untere Teil des Ileum und des Coecum mitsamt dem Wurmfortsatz sind in den Dickdarm eingestülpt, die Spitze des Invaginatum ist im Anfangsteil des Colon transversum zu fühlen. Vorlagerung der Einscheidung. Die Desinvagination gelingt zunächst gut bis auf die letzten 10 cm des Ileum und bis auf die Appendix. Als es gelingt, auch diese herauszustülpen, zeigen sie eine starke, scharfbegrenzte livide Verfärbung und das Ileum ein starres Infiltrat seiner Wandung. Das Ödem der Darmwand und die Verfärbung gehen auffallend schnell nach Lösung der Invagination zurück. Länge des ausgeschiedenen Darmes etwa 25 cm. Heilung.

Geschwülste. Geschwülste der Darmwand spielen für die Entstehung von Invaginationen eine einflußreiche, nicht schwierig zu deutende Rolle. Vor allem sind es die gutartigen, gestielten Geschwülste, Polypen, Adenome, Lipome, Myome, Fibrome, die bei verhältnismäßig seltenem Vorkommen in einem hohen Grade bei Invaginationen beteiligt sind. So sind beispielsweise wie aus den vor einigen Jahren erschienenen Arbeiten von Andree und Ehrlich hervorgeht, unter insgesamt 53 Darmlipomen 17 mit einer Invagination vergesellschaftet gewesen. Der Einfluß der bösartigen Geschwülste, Sarkome und Karzinome, die mehr breitbasig aufsitzen oder das Darmrohr umwachsen, auf die Entstehung der Invagination ist früher unterschätzt worden. Sarkome veranlassen sogar ziemlich häufig Invaginationen, während das Karzinom nur im Vergleich zu der großen Zahl der Krebserkrankungen als eine seltene Ursache zu bezeichnen ist. Eine Zusammenstellung Kasemeyers gibt eine guten Überblick über die bis zum Jahre 1912 veröffentlichten Tumorinvaginationen.

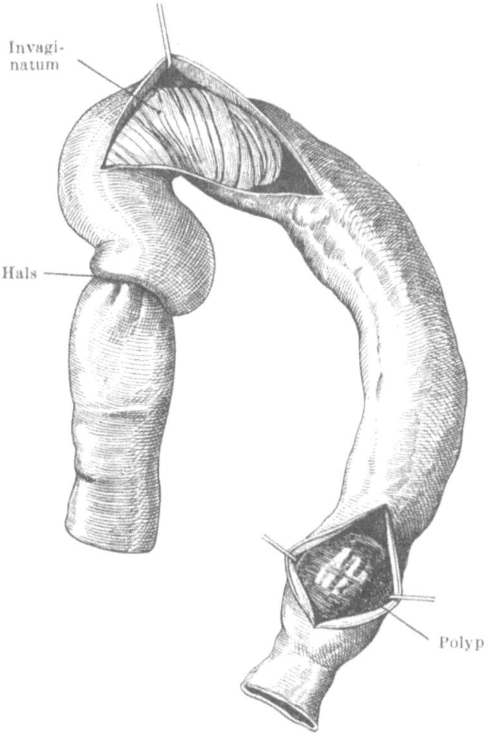

I. Bösartige Tumoren.

Karzinome	49	Fälle
Sarkome	26	„
Epitheliome	3	„
ohne genaue Angabe	7	„

II. Gutartige Tumoren.

Polypen	60	Fälle
Adenome	13	„
Lipome	20	„
Myome	9	„
Fibrome	6	„
Myxofibrome	2	„
Papillome	4	„
Angiom	1	Fall
Cyste	1	„

III. Tumoren ohne nähere Bezeichnung
7 Fälle.

Abb. 204. Invaginatio jejunalis durch einen adenomatösen Polypen (am Stiel abgerissen). (Resektionspraeparat.)

Auch später sind derartige Tumorinvaginationen noch in großer Zahl beobachtet worden (Lipome: Tromp, Voeckler, Wharton, Hohmeier, Wasilewsky, Cicala, Cassanello; Polypen: Willis, Sitsen, Henrichsen, Ponomarew, James und Sappington; Myome: Biggs; Sarkome: Miller, Nieden; Karzinome: Treplin; Cysten: Sprengel, Lundmark, Coutts, Bryan u. a.). Bemerkenswert sind die Beobachtungen von Einscheidungen des Magens in das Duodenum durch ein Fibrom und einen gestielten Polypen der Magenwand (Wade, Fabricius-Möller).

Die Invaginationen durch gutartige Geschwülste finden sich im Dünndarm etwas häufiger als im Dickdarm. Von den durch Sarkome veranlaßten Invaginationen fallen 19 auf den Dünndarm, während hier das Karzinom, entsprechend der großen Seltenheit der Dünndarmkrebse nur dreimal ver-

treten ist. Im Dickdarm finden sich die meisten Krebseinscheidungen, den
Lieblingsstellen entsprechend, am Coecum, Colon sigmoideum und Rektum.
Weit überwiegend beobachtet man die Geschwulsteinscheidungen bei Er-
wachsenen; gutartige Geschwülste oder Sarkome sind auch mehrfach bei
Kindern über 1 Jahr, nur in einem einzigen Falle bei einem Säugling
unter 1 Jahr (Kock und Oerum) die Ursache einer Invagination gewesen.
Das männliche Geschlecht ist durch gutartige wie bösartige Tumoren in
starker Überzahl beteiligt.

1. Bei 33 Säuglingen und Kindern haben wir nicht ein einziges Mal, bei 11 Erwachsenen dagegen in 4 Fällen eine Geschwulst als Ursache der Einscheidung gesehen.

Bei einem 45jährigen Manne wurde eine Invaginatio sigmoidea durch einen gut
walnußgroßen, höckrigen, im Rektum tastbaren Tumor hervorgerufen, dessen mikroskopische Struktur wegen Totalnekrose nicht mehr festzustellen war. Anlegung eines
Kunstafters, Selbstabstoßung der Geschwulst, Tod nach 3 Wochen an Empyem und
Erschöpfung.

2. 42jährige Frau wurde mit ausgesprochenen peritonitischen Erscheinungen aufge-
nommen; im Oberbauch war eine wurstförmige, undeutliche Geschwulst fühlbar.
Bei der Operation fand sich neben einer eitrigen Peritonitis eine Invagination des unteren
Jejunum, 40 cm unterhalb der Spitze derselben ein hühnereigroßer im Darm frei ver-
schieblicher Polyp (Adenom), der am Stiel abgerissen war. (Abb. 204, Resektionspräparat).
Einnähung der Darmenden; Tod nach 3 Wochen an chronischer Peritonitis.

3. 64jährige Frau mit peritonitischen Erscheinungen, Invaginationsgeschwulst vor
der Operation nicht fühlbar. Operation: Invaginitio iliaca läßt sich vorziehen und verhältnismäßig leicht lösen; in dem zuletzt gelösten Darmabschnitt fühlt man eine wallnußgroße Geschwulst (fibröser Polyp), der an einem 2 cm langen Stiel hängt, im Darminnern; sofort nach der Lösung tritt an der Schlinge, wo die Geschwulst
ansetzt, eine neue Invagination ein. Wegen schwerer Kreislaufstörung wird der
gelöste Darm in 75 cm Länge reseziert; Vereinigung der Darmenden durch Murphyknopf. Tod nach 5 Tagen an Peritonitis.

4. 81jährige Frau mit länglicher Geschwulst in der rechten Bauchseite und Blut-
stühlen wird wegen des schlechten Allgemeinzustandes nicht mehr operiert. Obduktion:
Invaginatio iliaca mit Einwanderung ins Colon ascendens, an deren Spitze sich ein
wallnußgroßes Lipom befindet.

Der Mechanismus der durch Geschwülste veranlaßten Invaginationen
kann wegen der großen Verschiedenheit der Tumoren hinsichtlich Größe,
Gestalt und Wachstum nicht auf einen einheitlichen Gesichtspunkt zurückgeführt werden. In den Fällen, wo die Geschwulst nicht an der Spitze des
Invaginatum gefunden wird, kann man sich seinen Einfluß nur durch eine
ungewöhnliche Reizwirkung auf die benachbarte Darmstrecke erklären, wenn
man daran festhält, daß die zuerst eingestülpte Strecke immer die Spitze bildet;
doch sind das recht seltene Ausnahmen (Lit. Kasemeyer), im allgemeinen
sitzen die Gewächse an der Spitze des Invaginatum und beweisen damit
augenfällig ihren unmittelbaren Einfluß auf die Entstehung der Invagination.
Aus einer Röntgenbeobachtung zieht Muff den Schluß, daß die führende
Geschwulst wenigstens vorübergehend festgehalten werden und die Invagination
über sie hinauswachsen kann; diese Beobachtung weicht von der Regel ab, daß
die zuerst umgestülpte Darmstrecke immer die Spitze bildet, doch scheint
mir die Auslegung, die Muff dem Röntgengebilde gibt, nicht völlig beweisend.

Die Wirkung kleiner gestielter oder ungestielter Geschwülste, die den
Kotweg in keiner Weise behindern, muß man mit Nothnagel dahin erklären, daß sie durch ihren fortwährenden Reiz eine spastische Zusammenziehung im Bereich des befallenen Darmabschnittes hervorrufen und damit
die wichtigste Vorbedingung im Sinne des Experimentes abgeben. Die
größeren gestielten Tumoren sowie die breitbasig aufsitzenden, wenn sie
stärker in die Lichtung hineinragen, bilden für den Inhalt ein mehr oder

weniger großes Hindernis; sie werden von den gesteigerten peristaltischen Kräften wie ein Fremdkörper gefaßt und nach abwärts getrieben. Dabei rufen sie durch den Zug, den sie an ihrer Ansatzstelle auf die Darmwand ausüben, zuerst eine seitliche, weiterhin bei Fortwirken der Kräfte eine völlige Invagination hervor.

Die infiltrierenden Geschwülste der Darmwand, die meisten Karzinome und ein Teil der Sarkome, spielen eine rein passive Rolle bei der Einscheidung. Durch die Geschwulstbildung, die die ganze oder den größten Teil des Darmumfanges einnimmt, wird das Darmstück in ein starres, aus der Peristaltik ausgeschaltetes Rohr verwandelt, das durch die von ihm ausgelöste, lebhafte Tätigkeit des zuführenden Darmes wie ein Maschinenkolben (Bérard, Kasemeyer) in den abführenden, schlaffen Darm hineingetrieben wird; günstige anatomische Vorbedingungen für diesen Mechanismus sind bei den Karzinomen der Valvula Bauhini gegeben. Man hat diese Fälle mit Unrecht für die paralytische Entstehung der Invagination verwertet; nicht die Lähmung des Darmstückes ist bei diesen Invaginationen das Wesentliche, sondern die Umwandlung desselben in einen festen Körper, der das rein mechanische Verschieben in den unterhalb gelegenen Darm gestattet.

Der gleiche Mechanismus besteht bei entzündlichen Infiltrationen und Strikturen der Darmwand; besonders die ringförmige Verengerung auf Grund tuberkulöser Geschwüre hat mehrfach Invaginationen veranlaßt (v. Eiselsberg, Kasemeyer).

Meckelsches Divertikel. Die Beobachtungen der durch Meckelsche Divertikel veranlaßten Invaginationen haben sich in den letzten Jahren sehr vermehrt. Kothe berichtete 1908 über 30 Fälle von umgestülpten Divertikeln mit nachfolgender Darminvagination und 8 ohne eine solche, Gray über 40 Fälle, 1912 Kasemeyer über 42, 1913 Hertzler und Gibson über 51, Wellington über 59 Fälle; weitere Fälle aus neuerer Zeit sind von Osmanski, Kock und Oerum, Fromme, Kaspar, Höpfner, Carlson, Vangsted, Coutts u. a. mitgeteilt worden. Es findet sich unter Bevorzugung des männlichen Geschlechtes bei älteren Kindern und Erwachsenen, sehr selten bei Säuglingen als Invaginationsursache.

In seltenen Fällen hat es mit der Umstülpung des Divertikels, die für sich allein einen Darmverschluß hervorrufen, aber auch völlig erscheinungslos verlaufen kann, sein Bewenden. Gewöhnlich schließt sich eine Invaginatio iliaca an, die sich meist auf den Dünndarm beschränkt, seltener ins Coecum oder Kolon einwandert, in Ausnahmefällen aber sogar, wie wir es selbst beobachten konnten, aus dem After vorfällt. Bei der Entwicklung der Einscheidung fällt dem umgestülpten Divertikel die gleiche Rolle wie den gestielten Geschwülsten zu; doch wird auch die Anschauung vertreten, daß sich zunächst der Darm und nachträglich das Divertikel einstülpt (Hertzler und Gibson).

Bei der Umstülpung des Divertikels wirken verschiedene, mehr oder weniger ineinander greifende Kräfte — eigene Peristaltik, treibende oder ansaugende Kraft des Kotstromes — mit, deren einzelne Stufen schwer festzustellen sind.

De Quervain nimmt an, daß die schnelle Fortbewegung des Darminhaltes im Divertikel einen negativen Druck und ein Ansaugen desselben hervorruft; der Hohlbecksche Fall, bei dem die bis zur Basis von der Muskulatur abgelöste Schleimhaut an der Spitze einer Invagination sich befand, läßt sich auf diese Weise jedenfalls am besten deuten. Küttners Ansicht geht dahin, daß die Basis des Divertikels sich durch eigene Peristaltik in das Darmlumen einstülpt und weiterhin teils durch eigene Peristaltik, teils durch die fassende Kraft des Kotstromes völlig umgestülpt wird, während nach Propping zunächst eine spastische Zusammenziehung am distalen Ende entsteht, über die sich der proxymale Teil hinüberstülpt. Wenig Unterlagen besitzt die Graysche Erklärung, nach der die Ursache in Torsionen des Divertikels zu suchen ist, die zunächst eine Lösung und Einstülpung der Schleimhaut hervorrufen sollen, der dann Muskulatur und Serosa folgen. Bemerkenswert ist, daß in einer stattlichen Zahl von Fällen kleine Geschwülste im Divertikel die Umstülpung angeregt haben. Stubenrauch, Bousquet beschreiben eine kleine Fettmasse, zum Busch ein Lipom, Brunner, Kothe, Busch, Hertzler und Gibson ein Nebenpankreas in der Spitze solcher umgestülpter Divertikel. Haasler fand einen fibrösen grobhöckrigen Polypen, Kaspar ein Cylindrom; Kock und Oerum sahen das ganze Lumen durch ein Fibroadenom ausgefüllt.

Einige Beobachtungen von Invaginationen liegen vor, bei denen das vorhandene Meckelsche Divertikel selbst nicht miteingestülpt war. Schreibt man in diesen Fällen dem Divertikel einen Einfluß zu, so muß man sich mit der Annahme einer allgemeinen, die Peristaltik verändernden Reizwirkung begnügen.

Eigene Beobachtung. 6 Monate alter Knabe, vor 8 Stunden mit Erbrechen erkrankt, vor 1 Stunde der Mastdarm hervorgetreten. Links vom Nabel fühlt man eine wurstförmige Geschwulst, vor dem After liegt ein faustgroßer, blaurot verfärbter Darmvorfall, der sich in den Mastdarm zurückschieben läßt, aber wieder austritt. Bei der Operation läßt sich die ausgedehnte Invagination leicht ausscheiden; an ihrer Spitze befindet sich ein breitbasiges Meckelsches Divertikel, das abgetragen wird. Tod nach einigen Stunden im Operationsschock.

Eigene Beobachtung. 30jähriger Mann. 15 cm lange Invaginatio iliaca mit führendem Meckelschen Divertikel. Lösung, Abtragen des Divertikels, Heilung.

Als seltener Einzelfall einer durch ein inneres Schleimhautdivertikel hervorgerufenen chronischen Dünndarminvagination verdient eine Beobachtung Buzellos hier genannt zu werden; als Ursprung des Divertikels, das eine Tiefe von 8 cm und einen Durchmesser von 6 cm hatte, wird eine vor 8 Jahren erfolgte Dünndarminvagination angenommen, bei der wegen Verwachsungen am Mesenterialansatz die Lösung nicht völlig eintrat, sondern eine Einstülpung zurückblieb, die sich allmählich sackartig erweiterte.

Wurmfortsatz. Die Invaginationen des Wurmfortsatzes schließen sich in ihrem pathologisch-anatomischen Verhalten eng an die des Meckelschen Divertikels an; auch hier hat man in seltenen Fällen den Wurm allein, meist aber das Coecum in größerer und geringerer Ausdehnung mit eingestülpt gefunden.

Szenes hat vor kurzem an Hand von 55 gesammelten Fällen diese Verhältnisse dargestellt. Danach sind 2 Fälle von völliger, alleiniger Umstülpung des Wurmes beobachtet (Pototschnig, Hohmeier; über 2 weitere Fälle berichten Evans und McIntosh), bei 5 ähnlichen Fällen (Langemak, Kidd, Boewer, Cooper, Blaxland) ist eine Beteiligung der Coecalwand nicht auszuschließen; in 13 Fällen, in denen die Einscheidung die Höhe der Klappe nicht überschritt, war der Wurm nur zum Teil und stets an der Basis eingescheidet. Von 28 Fällen, in denen die Höhe der Klappe überschritten wurde, war die Spitze 15mal bis zum Colon ascendens, 6mal bis zum Colon transversum, 3mal bis zum Colon descendens, 3mal über den After hinaus vorgeschritten, in einem Falle war der Wurm rückwärts durch die Klappe in das Ileum eingewandert (Corbett). Einzigartig ist die Beobachtung von Kuß und Guimballot, wo der basale Teil aufwärts in die cystisch erweiterte Spitze invaginiert war.

Der Vorgang der Einscheidung vollzieht sich ähnlich wie beim Meckelschen Divertikel durch Zusammenwirken verschiedener Kräfte, durch die verstärkte Peristaltik des Wurmes und die Saugwirkung des vorbeifließenden Darminhaltes. Nach Wilms, der dem Wurmfortsatz eine Eigenbewegung abspricht, tritt zuerst die Invagination des Coecum ein, dann wird bei zunehmender Spannung und Stauung im Invaginatum die weite Anfangslichtung, weiterhin der ganze Wurm handschuhfingerartig umgestülpt, wobei die Peristaltik der Scheide den ganzen Vorgang unterstützt. Seitdem sind Umstülpungen des Wurmes ohne Beteiligung der Coecalwand und Eigenbewegungen des

Wurmes im Röntgenbilde und bei Operationen festgestellt. Wegen der geringen Weite des Spitzenteiles des Wurmes kann die Umstülpung im allgemeinen nur im basalen Teile vor sich gehen, worauf auch die zahlreichen Befunde hinweisen, wo nur dieser Teil eingestülpt war; bei der weiteren Umstülpung treten dann die von Wilms angegebenen Kräfte und die Saugwirkung vom Darminnern aus in Tätigkeit. Ein wesentlicher Unterschied, ob die Umstülpung an der Coecalkuppe oder im basalen Teile des Wurmes beginnt, besteht nicht, da beide die gleiche anatomische Struktur aufweisen und bei Kindern, bei denen die Wurmumstülpungen vorwiegend beobachtet werden, das Coecum sich sehr häufig trichterförmig ohne schärfere Abgrenzung in den Wurm fortsetzt. Hinderlich für die Umstülpung des Wurmes sind Verwachsungen, kurzes Mesenteriolum, narbige Verengerungen, begünstigend und auslösend Veränderungen, die eine erhöhte Peristaltik des Wurmes hervorrufen (Widerstände, Schleimhautschwellung, Kotsteine, Schleimhautvorfall in das Coecum, Spulwurm (Hohmeier), Lymphknötchenschwellung (Szenes), malignes Papillom (Blaxland) u. a.).

c) Äußere Einflüsse.

Psychisches Trauma. Ein Trauma findet sich häufiger in der Vorgeschichte, ist jedoch bisweilen so geringfügiger Art, daß es nicht ernstlich verwertet werden kann. Psychische Einflüsse, Schreck, Angst kann man wegen der bekannten Wirkung auf die Peristaltik als auslösenden Punkt in Betracht ziehen; Kock und Oerum teilen einige hierher gehörige Fälle mit.

Körperliches Trauma. Schweren körperlichen Traumen, Stoß gegen den Bauch, allgemeine stärkere Erschütterungen des Körpers, Bewegungen, die mit starker Inanspruchnahme der Bauchmuskulatur (Geburtsvorgang, Keuchhusten) verbunden sind, muß man fraglos eine Bedeutung als Ursache zusprechen, wenn sie zeitlich mit der Entstehung der Invagination übereinstimmen (Fälle von Ainsley, Fischer, Kock-Oerum, Fromme, Flesch-Thebesius, Syring u. a.). Diese auf Verletzungen beruhenden Invaginationen sind als Hauptbeweis für das Vorhandensein der paralytischen Invaginationen angeführt worden, doch bestreitet schon Nothnagel, daß solche Traumen immer eine örtliche Darmschwäche veranlassen müssen; zahlreiche Operationsbefunde sprechen vielmehr dafür, daß auch diese Invaginationen, da der Darm häufig auf Bauchverletzungen zunächst mit mehr oder weniger ausgedehnten Zusammenziehungen antwortet, vorwiegend auf spastischer Grundlage entstehen.

Rehn fand entsprechend der äußeren Gewalteinwirkung einen Teil des S. romanum in tetanischer Kontraktion, Trendelenburg einmal 4 bis 5 Stunden nach der Verletzung einen großen Teil des Dünndarmes fest kontrahiert; einmal war die krampfhafte Darmkontraktion noch 11 Stunden nach dem Trauma vorhanden, trotzdem infolge eines Darmrisses schon eine fibrinös-eitrige Peritonitis vorhanden war. Jordan operierte $8^1/_2$ Stunde nach dem Unfall (Sturz vom Pferde) wegen einer Milzruptur; dabei zeigte sich die Hälfte des Dünndarmes krampfhaft zusammengezogen. Ich gebe hier kurz einen von W. Braun veröffentlichten Fall von traumatisch entstandener Invagination wieder.

Ein junger Schmiedegeselle erlitt $3^1/_2$ Stunden vor der Aufnahme einen Hufschlag gegen die linke Bauchseite. Dabei trat ein linksseitiger Leistenbruch hervor, der nicht zurückgebracht werden konnte. Status: Starker Schock, kühle Extremitäten, blasses Gesicht, eingesunkene Augen. Puls von wechselnder Stärke und Zahl zwischen 48 und 56; eine Viertelstunde nach der Aufnahme Erbrechen übelriechender Speiseteile. Über dem ganzen Bauch tympanitischer Schall; kein freier Erguß, Bauch etwas eingezogen, gespannt, besonders links sehr druckempfindlich. Der Hauptteil des Hodensackes wird durch eine linksseitige, eingeklemmte Hernie ausgefüllt. Herniolaparo-

tomie. Im Bruchsack eine blaurot verfärbte, geblähte, spiralig gewundene Ileumschlinge, die sich bald erholt. Von dem Hernienschnitt aus Eröffnung des Bauches
mittels linksseitigen Pararektalschnittes. Im Gegensatz zu dem mäßig geblähten Dünndarm im Bereich der Einklemmung und weiterer Umgebung findet sich in der Gegend
der Kontusionsstelle ein etwa $1/2$ m langes, blaßrosa, marmoriert aussehendes Darmstück, das sich im stärksten, nach den beiden Enden zu allmählich abnehmenden tetanischen Kontraktionszustand befindet und anscheinend dem Jejunum angehört. Beim
Vorziehen läßt der Kontraktionszustand bis auf eine in der Mitte gelegene, äußerst
stark kontrahierte, kleinfingerdicke derbe Stelle, die sich als Invagination herausstellt,
nach. Die Invagination muß mit festem Zuge gelöst werden. Keine Verklebungen oder
sonstige anatomische Veränderungen.

Auch die nach operativen Eingriffen auftretenden Invaginationen
sind hierher zu rechnen. Ein von M. Schmidt operierter 48 jähriger Patient
bekam wenige Tage nach einer Magenresektion heftige, längere Zeit dauernde
Kolikanfälle; 24 Tage nach der Operation ging der Teil des Colon transversum
ab, der, wie die außen sichtbaren Abbindungsfäden erkennen ließen, bei der
Magenresektion freigemacht worden war; Schmidt nimmt auch hier eine
ungewöhnliche Kontraktion des Quercolon im Bereich der abgelösten,
stärker beweglich gemachten Strecke als Ursache der Umstülpung an. Wilms
und wir sahen bei Hunden, bei denen Darmteile ausgeschaltet waren, mehrmals Dünndarminvaginationen auftreten.

Überwiegen der Invaginationen bei Knaben. Das merkwürdig starke
Überwiegen der Invagination bei Knaben gegenüber den Mädchen veranlaßt zu Er-
klärungsversuchen. Kock und Oerum weisen darauf hin, daß Reizung des Samenstranges eine ungewöhnliche Peristaltik hervorrufen kann; selbst sahen sie bei Versuchen
an Katzen bei Quetschung des Samenstranges innerhalb einiger Sekunden eine Kontraktion in der Umgebung des Coecum auftreten; für Knaben nun ist eine stärkere
Reizung des Samenstranges oder Hodens häufiger durch die große Beweglichkeit des
Hodens, Kryptorchismus, verzögerten Descensus testiculi, Hydrocelen und Leistenbrüche gegeben. Phimose und Harnröhrenstriktur sind schon von Gibson wegen der
starken Inanspruchnahme der Bauchpresse beim Wasserlassen als auslösende Ursache
angesehen worden.

Zum Abschluß der Betrachtung möge eine Zusammenstellung Leichtensterns und unserer eigenen Beobachtungen einen Überblick über Art und
Häufigkeit der einzelnen Ursachen geben.

Leichtenstern:

1. Mangel jeder Angabe über das Verhalten des Individuums
   vor der Krankheit . . . . 267 Fälle
2. Plötzliche Entstehung bei gesunden Individuen . . . . . . 111 „
3. Darmpolypen . . . . 30 „
4. Darmkrebs und Darmstrikturen . . . . 6 „
5. Vorausgehende Diarrhöen . . . . 21 „
6. Anderweitige Symptome anormaler Darmfunktionen . . . . 25 „
7. Ingesta . . . . 28 „
8. Kontusion des Abdomens . . . . 14 „
9. Erschütterung des Körpers . . . . 12 „
10. Invaginationen während der Schwangerschaft oder im
    Wochenbett . . . . 7 „
11. Erkältung . . . . 6 „
12 Invaginationen nach verschiedenen akuten und chronischen
    Krankheiten oder nach [einer Reihe indifferenter oder ätio-
    logisch zweifelhafter Momente . . . . 66 „
    Summa 593 Fälle

Eigene Beobachtungen.

1. Darmgeschwülste . . . . 4 Fälle
2. Meckelsches Divertikel . . . . 2 „
3. Henochsche Krankheit . . . . 1 Fall
   Übertrag: 7 Fälle

IV. Pathologische Anatomie.

a) Gestalt des Invaginationstumors.

Auf die Gestalt der Invagination übt das Mesenterium den größten Einfluß aus, das zwischen innerem und mittlerem Zylinder miteingestülpt wird und beim Wachsen der Invagination in mehrfacher Hinsicht einen Zug ausübt. Der ganze Invaginationstumor erfährt dabei eine wurst- oder hornförmige Krümmung, deren Konkavität nach der Mesenterialwurzel hinsieht, und zwar

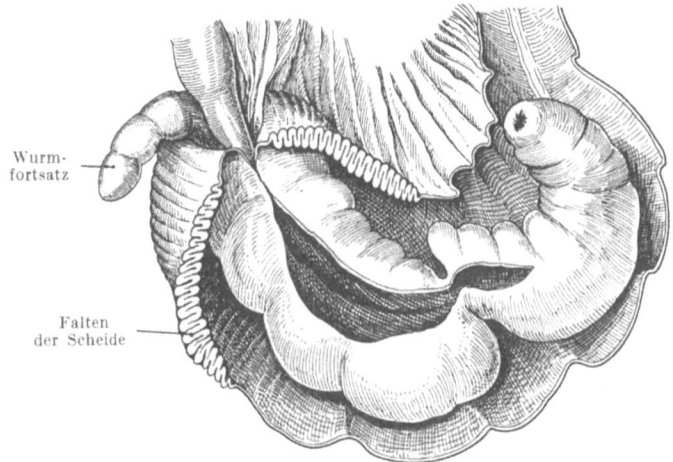

Abb. 205. Invaginatio iliaca mit Einwanderung ins Colon (H. Braun).

ist diese Krümmung entsprechend der unmittelbaren Zugwirkung des miteingescheideten Gekröses am Invaginatum stärker ausgeprägt als an der Scheide; die Spitze kehrt sich der Mesenterialseite zu und ihre Öffnung verwandelt sich in einen schlitzförmigen Spalt, der ebenfalls nach der mesenterialen Seite des Darmes gerichtet ist. Das ganze Invaginatum selbst liegt nicht mehr in der Achse der Scheide, sondern ist der Gekrösseite genähert oder sogar in Berührung mit ihr gebracht. Diese hornförmige Gestaltung der Invagination findet sich am deutlichsten bei der coecalen und iliakalen Einscheidung, weniger ausgesprochen bei der Coloneinscheidung wegen der hier weniger straffen Zugwirkung des Mesenterium. Trotz der verhältnismäßigen Kürze des Gekröses können die Einscheidungen, besonders die vom Coecum und vom unteren Ileum ausgehenden, eine außerordentliche Länge erreichen und wie die Coloneinscheidungen bis in den Mastdarm vordringen und sogar am After hervortreten. Für die Ausbildung dieser Form ist eine große, auf kongenitaler Anlage beruhende Beweglichkeit und Länge des Mesenterium förderlich; vor allem beruht sie aber darauf, daß der Invaginationstumor gezwungen ist, einen durch die Länge und die Wurzel des Mesenterium als Radius und Mittelpunkt bestimmten verhältnismäßig kleinen Kreisbogen zu beschreiben,

und daß der die Scheide bildende Teil des Dickdarmes, besonders nach der
Halsgegend zu zahlreiche handharmonikaartige Falten wirft, so daß große Teile
des Dickdarmes auf einen engen Raum zusammengeschoben werden (Abb. 205).

b) Veränderungen im Mesenterium und Invaginatum.

In der Regel treten mehr oder weniger starke Veränderungen an den
einzelnen Teilen des Invaginationstumors auf. Kreislaufstörungen in dem miteingescheideten Mesenterium bilden
die Wurzel für die späteren pathologisch-anatomischen Vorgänge: Das
Mesenterium wird am Halse der Einscheidung zusammengepreßt, der venöse Abfluß erschwert und späterhin
infolge Verstopfung der Venen gänzlich aufgehoben. Die Folge ist wie
bei den eingeklemmten Brüchen und
Abschnürungen, Schwellung und
Stauung im eingescheideten Darmrohr, die zur Ausschwitzung einer
mehr oder weniger großen Menge
venösen Blutes in das Darminnere
führt. Die Schwellung betrifft vor
allem den mittleren Zylinder und
zwar vorwiegend den konvexen
Schenkel und die Spitze, die dann
ein ähnliches Aussehen wie eine auf-
gelockerte Portio erhält (Abb. 206).
Praktisch ist die stärkere Schwellung
der Spitze deshalb von größerer Bedeutung, weil dadurch ihre Lösung
erheblichere Schwierigkeiten bereiten
kann. Bei den akut verlaufenden
Formen treten dann bald, falls sich
der Kreislauf nicht wiederherstellt,
weitergehende Veränderungen, Darmwandblutungen und Schleimhautgeschwüre auf, die am mittleren
Zylinder am ausgesprochensten erscheinen (Abb. 207); wird nun auch
durch Verstärkung des äußeren
Druckes und Verstopfung der Arterien die arterielle Blutzufuhr völlig
abgesperrt, so ist der Gewebstod des

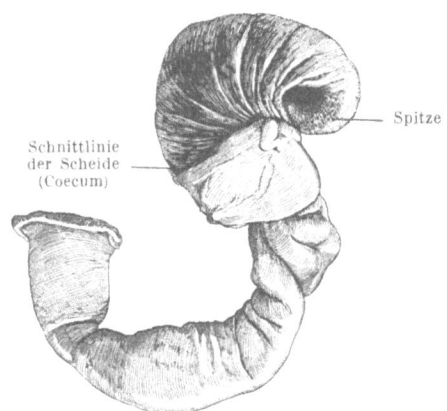

Abb. 206. Invaginatio iliaca mit Einwanderung ins Coecum (Resektionspräparat).

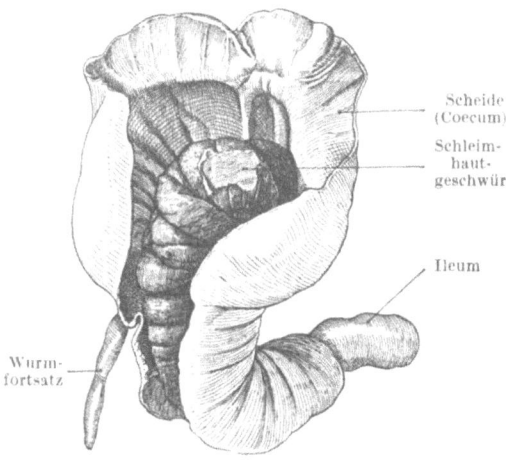

Abb. 207. Invaginatio iliaca mit Einwanderung ins Coecum (Resektionspräparat).

Invaginatum die notgedrungene Folge. Das abgestorbene Invaginatum kann
sich abgrenzen und im ganzen ausstoßen; dieser Vorgang führt zur Heilung,
wenn feste Verklebungen am Halse vorhanden sind, sind diese dagegen
ausgeblieben, so hat die Loslösung des Invaginatum eine Perforationsperitonitis zur Folge. Die Abstoßung des ganzen Darmsequesters kann in
verschiedener Weise vor sich gehen. Sind die beiden Zylinder des Invaginatum miteinander verklebt, so kommt das abgestoßene Rohr in gleicher
Lage als Doppelzylinder zum Vorschein (Abb. 208a). Bestehen keine Ver-

wachsungen zwischen den beiden Rohren und löst sich, wie es meist geschieht, der mittlere Zylinder zuerst an seinem Fußpunkt, so kann er durch die Peristaltik der Scheide zur Entfaltung gebracht werden, so daß die vorher nach außen gelegene Schleimhautseite nach innen gekehrt wird und das Invaginatum ein einfaches Rohr bildet; löst sich jetzt auch der innere Zylinder am Halse, so wird das Invaginatum als einfaches Rohr mit der Serosaseite nach außen abgestoßen (Abb. 208 b). Findet dagegen die Lösung zuerst am inneren Zylinder statt, wie es häufiger bei den coecalen Invaginationen vorkommt, da hier der aus Dünndarm bestehende innere Zylinder früher als der aus Coecum oder Colon gebildete mittlere Zylinder brandig zu werden pflegt, so kann dieser weiter nach abwärts getrieben und zur Entfaltung gebracht werden, wobei seine Schleimhautseite sich nach außen kehrt; bei Freiwerden des mittleren Zylinders stößt sich dann das Invaginatum als einfaches mit der Schleimhautseite nach außen gekehrtes Rohr ab (Abb. 208 c).

Bei den Coecal- und Coloneinscheidungen treten die Kreislaufstörungen, da die Schnürung des Gekröses weniger fest zu sein pflegt, im allgemeinen nicht so stürmisch auf. Es kommt wegen der geringeren Schwellung und des größeren Spielraumes des Invaginatum in der weiten Scheide nicht so häufig zum völligen Verschluß des Darmes, so daß eine gewisse Durchgängigkeit für den Darminhalt bestehen bleibt. Die Veränderungen des Invaginatum vollziehen sich langsamer, bieten aber mannigfaltigere Bilder

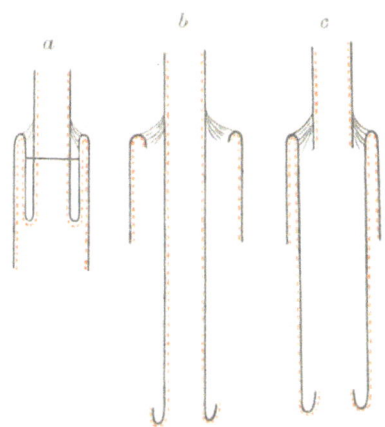

Abb. 208. Abstoßung des Invaginatum (nach Treves).

dar. Verklebungen und Verwachsungen zwischen den beiden eingescheideten Rohren können wochen- ja monatelang ausbleiben; häufig beschränken sie sich auch auf die an der Spitze gelegenen Teile, was insofern von Belang ist, als sie einer anfangs glatt vonstatten gehenden Lösung zum Schluß größere Hindernisse in den Weg legen. Besonders wichtig ist das Auftreten fester Verwachsungen am Halse der Einscheidung, welche die Abstoßung des Invaginatum ohne Gefahr für den Kranken gestatten. Allmählich kann es auch hier zur Verlegung der Venen und Arterien, zur blutigen Durchtränkung und zum Gewebstod des Invaginatum kommen; dieser verläuft langsamer, beginnt gewöhnlich an der Spitze, da hier die Kreislaufstörung am stärksten zur Wirkung kommt, und dehnt sich allmählich auf das ganze Invaginatum aus, das stückweise oder auch als Ganzes wie bei den akuter verlaufenden Formen abgehen kann. Häufiger spielen sich auch geschwürige Vorgänge an den beiden Schichten des Invaginatum ab, die schließlich zum Durchbruch und zur Bildung eines neuen Weges für den Kotstrom führen können.

Die Zeitdauer bis zur Abstoßung des abgestorbenen Darmteiles ist gemäß der früheren oder späteren Abgrenzung größeren Schwankungen unterworfen. Nach der Wichmannschen Statistik erfolgte unter 724 Invaginationsfällen die Ausstoßung des Sequesters 49 mal vor der 4. Woche, 2 mal nach der 4. Woche, je 1 mal nach dem 2., 3., und 4. Monat, 15 mal keine Zeitangabe. Großen Einfluß auf das Eintreten der Abstoßung hat der Sitz der Invagination; den größten Anteil liefert die Iliaca (61 Proz.), dann folgt die Colica (28 Proz.), zuletzt die Coecalis (Leichtenstern). Von erheblicher Bedeutung ist auch das Lebensalter; nur 2 Proz. aller Fälle kommen trotz der Häufung der Invaginationen auf das 1., und nur 6 Proz. auf das 2. bis 5. Lebensjahr, da vorher meist der Tod eintritt, bevor die Abgrenzung erfolgt. Die Länge des Sequesters wechselt zwischen einigen Zentimetern und Metern, was am besten an einigen Beispielen der älteren und neueren Literatur erläutert wird.

Pullin beobachtete den Abgang eines 5 cm langen Darmstückes am 13. Tage bei einem 79 jährigen Greise, Hermes von 60 cm Dünndarm am 12. Tage bei einem 25 jährigen Manne, Kofmann von 25 cm Jejunum nach 14, Gröndahl von 88 cm Dünndarm nach 18, Michailow von 55 cm Dünndarm nach 17 Tagen. Einen Ileo-coecalsequester (27 cm) sah Steinmeyer nach 7 Tagen, Kriz nach 5 Wochen, ein Dickdarmstück Sutcliffe nach 11 Tagen abgehen; wohl den größten, je beobachteten Sequester (3 m) sah Cruveilhier.

c) Veränderungen der Scheide.

Die Veränderungen der Scheide treten wegen der geringeren Schädigung des Kreislaufes im allgemeinen nicht so stürmisch und bedrohlich wie im Invaginatum auf. Gewöhnlich findet man eine stärkere Durchblutung, Schwellung und bei längerem Bestehen der Invagination eine echte Hyper-trophie der Wand infolge ihrer erhöhten Tätigkeit, die den eingescheideten Darmteil wie einen Fremdkörper fortzuschaffen sucht. Überdehnung und Druck durch das geschwollene Invaginatum haben Verletzungen der Schleimhaut im Gefolge, die durch Infektion vom Darminnern aus den Boden für Entzündungsvorgänge abgeben, deren weitere Stufen Schleim-hautgeschwüre, Wandnekrose, Bauchfellentzündung und Durchbruch sind. Solche schwere Veränderungen der Scheide sind früher gar nicht selten beobachtet worden, wie aus einem Bericht Leichtensterns über 28 Per-forationen unter 175 akuten und chronischen Fällen hervorgeht, und zwar treten sie vorwiegend bei den langsamer verlaufenden Formen auf, welche die nötige Zeit zur Entwicklung der Geschwüre und weiteren Ausbreitung der Entzündung lassen; so verzeichnet Rafinesque unter 55 chronischen Fällen 12 Perforationen der Scheide auf dem Boden von Geschwüren.

d) Veränderungen des Darmes oberhalb der Einscheidung.

Die Veränderungen des Darmes oberhalb der Einscheidung sind von dem Grade der Wegstörung abhängig. Bei völliger, plötzlicher Verlegung des Darmes treten gleiche Veränderungen wie bei den anderen akuten Ver-schlüssen (Strangulation, Volvulus), bei unvollständiger Verlegung und lang-samem Verlauf dieselben Veränderungen wie bei den übrigen, chronischen Verengerungen des Darmes auf (vgl. Abschnitt I).

e) Folgen der Selbstabstoßung.

Ist Heilung durch Abstoßung des Invaginatum eingetreten, so deutet manchmal nur eine feine Ringnarbe auf den schweren pathologischen Vor-gang hin, der sich am Darme abgespielt hat. In weniger günstigen, aber nicht sehr häufigen Fällen bleibt an der Stelle des früheren Halses eine Verengerung zurück, die von neuem die Beschwerden und Gefahren eines Darmverschlusses heraufbeschwören kann (Wechsberg, Hermes, Grön-dahl, Jaroschy). Gewöhnlich beschränkt sich die Enge auf eine kurze

Strecke des Darmes, doch kann diese auch eine größere Darmstrecke einnehmen, wie das der Fall von Michailow zeigt, bei dem eine 8—10 cm lange, kaum für eine Stricknadel durchgängige Stenose des Jejunum 4 Tage nach Abgang des Sequesters bei der Operation gefunden wurde. Es ist sicher berechtigt, in unklaren Fällen von Darmverengerungen an eine frühere, von selbst ausgeheilte Invagination zu denken.

Eigene Beobachtung. 24 jähriges Mädchen, das bis vor 8 Tagen, von geringen Darmbeschwerden abgesehen, gesund war; seit 8 Tagen stärkere Leibschmerzen, Stuhl- und Windverhaltung. Aufgetriebener Bauch, Dünndarmsteifungen, laute Darmgeräusche, Darmplätschern, kotiges Erbrechen. Bei der Operation fühlt man am Ileocoecum-übergang einen eigroßen Tumor, dessen Natur während der Operation nicht festzustellen ist; wegen des schlechten Allgemeinbefindens und der starken Dünndarmblähung wird nun eine Fistel am unteren Ileum angelegt. Nach 3 Tagen Tod an Peritonitis. Bei der Sektion erweist sich die Geschwulst an der Ileocoecalgrenze als eine ringförmige, nur für eine dünne Sonde durchgängige, fibröse Striktur, die auf dem Durchschnitt deutlich die Verhältnisse der Halspartie einer Invagination widerspiegelt, so daß die Annahme einer in früher Jugend durch Abstoßung ausgeheilten Invagination, da eine andere Ursache nicht festzustellen war, wohl zu Recht besteht.

V. Klinisches Bild.

Der verschiedene Sitz der Invaginationen (Dünndarm, Coecum, Dickdarm), die Mannigfaltigkeit der pathologisch-anatomischen Veränderungen mit ihren Begleit- und Folgezuständen, die Verteilung über alle Lebensjahre ergeben ein sehr verschiedenes und wechselndes Krankheitsbild. Die Erkrankung kann mit der größten Heftigkeit einsetzen und durch reflektorische Schockwirkung wie die Schnürungen in Tagesfrist zum Tode führen, sie kann allmählich in Erscheinung treten und sich über Monate hinziehen; zwischen diesen äußersten Möglichkeiten liegt die Masse der Invaginationen, die mit akuten Erscheinungen einsetzen und in einigen Tagen oder Wochen das Leben beenden. Nach diesen Gesichtspunkten unterscheidet man gewöhnlich perakute, akute, subakute und chronische Invaginationen. Alle Formen der Dünndarminvaginationen setzen wegen der durch die geringen Weitenverhältnisse bedingten starken Schnürung und völligen Kotsperre in überwiegender Zahl heftig ein und verlaufen schnell. Die Coecum- und Coloneinscheidungen haben nicht so regelmäßig einen vollständigen Verschluß zur Folge und nehmen deshalb häufiger einen langsameren Verlauf; doch bedingt auch hier die Schnürung des Invaginatum und Gekröses einen mehr oder weniger akut einsetzenden Beginn.

Die größere Empfindlichkeit des Gesamtkörpers und die geringeren Weitenverhältnisse des Darmkanales der Säuglinge und Kleinkinder bedingen einen akuteren Verlauf aller Formen. Deshalb finden sich die überaus stürmischen Fälle fast nur im Säuglingsalter; vier von fünf perakut verlaufenden Fällen, die Leichtenstern unter 269 Einscheidungen fand, trafen Kinder in den ersten Lebensjahren, der fünfte Fall einen Erwachsenen. Weiß berechnet aus seiner Aufstellung 97 Prozent akuter Invaginationen für Säuglinge, ebenso weisen die Säuglings- und Kinderinvaginationen aller größeren Eigenberichte ein fast durchweg akutes Gepräge auf. Bei den Erwachsenen haben die verschiedenen Formen der Dünndarmeinscheidung meist einen akuten Verlauf, während die Coecal- und Dickdarmeinscheidungen einen chronischen Charakter zeigen.

Unsere 17 Invaginationen des 1. und 2. Lebensjahres (3 Iliaca, 11 ileocoecale Formen, 1 Coli transversi, 1 Sigmoidea, 1 doppelsitzige Iliaca und Coecalis) waren sämtlich akut, unter 16 Kindern von 2—15 Jahren (5 Iliaca, 10 ileocoecale Formen, 1 Coli transversi) zeigten nur 2 Coecalinvaginationen einen subakuten bis chronischen Verlauf; von 11 Fällen bei Erwachsenen (1 Jejunalis, 5 Iliaca, 3 Iliaca mit Einwanderung ins Coecum, 1 Sigmoidea, 1 mal Sitz unbestimmt) sind 9 akut, 2 subakut (1 Jejunalis) oder chronisch (1 Sigmoidea); demgegenüber hatten von den 16 Fällen bei Erwachsenen Frommes 10 (7 ileocoecale Formen, 2 Sigmoidea, 1 Appendixinvagination) einen chronischen Verlauf.

Der Übergang einer akut einsetzenden mit völligem Verschluß einhergehenden Invagination in die chronische Form mit unvollständiger Verlegung ist möglich, wenn durch Abschwellung oder teilweiser Abstoßung des Invaginatum der Weg wieder hergestellt wird; andererseits kann sich auch eine chronische Invagination plötzlich verschlimmern, wenn bei nachträglicher Vergrößerung der Invagination, bei Verlegung durch Darminhalt, bei Bildung einer fünfzylindrigen Einscheidung ein völliger Verschluß eintritt oder Geschwüre und Nekrosen des äußeren Rohres zur Peritonitis führen.

Trotz dieses wechselvollen Krankheitsbildes bietet die Invagination uns einige so sinnfällige Erscheinungen, daß ihre Erkennung in den meisten Fällen auf keine Schwierigkeit stößt.

a) Allgemeinerscheinungen.

Die Erkrankung beginnt in den meisten Fällen ganz plötzlich aus voller Gesundheit heraus, weniger oft gehen Zeichen einer gestörten Darmtätigkeit, Durchfall, Verstopfung usw. voraus. Säuglinge und Kinder stehen nicht selten unter schwerster Kollapswirkung. In schmerzfreien Zeiträumen bieten sie, worauf Hirschsprung hingewiesen hat, häufig einen für Invagination bezeichnenden Ausdruck, der in einer eigentümlichen Schlafsucht und Teilnahmlosigkeit besteht, die nur von den zeitweisen Schmerzen oder durch Erbrechen unterbrochen wird, auch zeigen sie vielfach ein ausgesprochenes Bauchgesicht. Das Verhalten des Pulses ist sehr wechselnd; er kann stark beschleunigt und klein, unregelmäßig und ungleichmäßig oder verlangsamt und gespannt sein, aber auch ein durchaus regelrechtes Verhalten aufweisen. Die Temperatur ist in den ersten Tagen fast immer regelrecht oder sogar erniedrigt, kann jedoch nach einiger Dauer der Erkrankung infolge der Entzündungs- und Zersetzungsvorgänge im Darme höhere Grade erreichen. Wir beobachteten unter 33 Kinderinvaginationen nur 7 mal Fieber, in 3 Fällen über 38° bei einer Krankheitsdauer von mehr als 48 Stunden, in 4 Fällen zwischen 37,5 bis 38° bei mehr als 24 stündiger Krankheitsdauer.

Die Schmerzen, die bei Säuglingen und Kleinkindern durch Unruhe, Weinen und Schreien ihren Ausdruck finden, machen fast immer als erstes Zeichen auf die Krankheit aufmerksam; sie setzen meist plötzlich mit voller Kraft und solcher Stärke ein, daß ihnen nicht selten schwere Kollapszustände folgen, sind vorwiegend kolikartiger Natur und werden durch den Darmkrampf, durch die Gekröszerrung, durch die erhöhte Darmtätigkeit und das Weiterschreiten der Invagination hervorgerufen und beeinflußt; seltener beobachtet man eine allmähliche Schmerzzunahme oder einen anhaltenden Schmerzzustand ohne Pausen, der noch am häufigsten bei den rasch zum Gewebstod führenden Formen (Enterica) angetroffen wird. Schmerzen und Häufung der Anfälle sind bei den Dünndarmeinscheidungen gewöhnlich ausgeprägter als bei denen des Dickdarmes. Ihre kolikartige Natur kommt besonders bei den chronischen Formen zum Ausdruck, wo wochenlang die heftigsten Schmerzanfälle mit freien Zeiten von sehr verschiedener Dauer abwechseln können. Meist strahlt der Schmerz über den ganzen Bauch aus, ohne daß eine genauere Begrenzung angegeben werden kann: häufiger wird er auch in die Nabelgegend verlegt, was auf die Zugwirkung am Gekrösansatz zurückzuführen ist, oder richtig in die rechte Unterbauchgegend, was man mit der Kürze des Coecalgekröses und der dadurch bedingten Nachbarschaft von Einscheidung und Gekröswurzel zu erklären versucht.

Das Erbrechen von Mageninhalt oder Galle folgt gewöhnlich dem ersten Schmerzanfall auf dem Fuße, tritt bisweilen auch als erstes Zeichen auf, kann aber auch gänzlich fehlen; es ist eine rein reflektorische Reizerscheinung, sein früheres oder späteres Eintreten berechtigt, wie schon Wilms hervorhebt, zu keinem Schluß auf die Höhe des Sitzes der Invagination. Vermißt wird es vorwiegend in den meist mit Durchfällen verbundenen Fällen von unvollkommener Verlegung des Darmes; tritt es in diesen Fällen auf, so pflegt es sich auf der Höhe des Schmerzanfalles zu zeigen. Bei den noch beweglichen Invaginationen wiederholt es sich gewöhnlich infolge der erneuten Reizwirkung beim Vorrücken des Invaginatum. Kotiges Erbrechen tritt verhältnismäßig selten und gewöhnlich erst nach Tagen fast ausschließlich nur bei Dünndarmeinscheidungen und den ileocoecalen Formen auf. In sehr seltenen Fällen hat man auch Blut im Erbrochenen nachweisen können.

Das Verhalten der Stuhlentleerung. Ein äußerst wichtiges Zeichen bei der Invagination ist der Abgang blutigen Schleimes aus dem After. Ganz selten werden so große Mengen reinen Blutes entleert, daß allein der Blutverlust den tödlichen Ausgang erklärt, doch sind die entleerten Mengen meist so reichlich, daß es mit unbewaffnetem Auge zu erkennen ist. Die bei der Invagination enstandene lebhafte, bisweilen stürmische Peristaltik befördert das Blut in Gestalt häufiger Durchfälle nach außen. Erwähnt sei, daß die ersten Stühle selbst bei völliger Verlegung des Darmes kotig sein können; sie stammen von dem unterhalb der Einscheidung noch vorhandenen Darminhalt. Der Blutabgang wird nur selten vermißt; Weiß berechnet das Vorkommen auf 80 Proz. im Säuglingsalter, auf 65 Proz. bei älteren Kindern und 74 Proz. bei Erwachsenen, wir fanden es in 94 Proz. bei Kindern im 1. und 2. Lebensjahre, in 62 Proz. bei größeren Kindern, aber nur in 38 Proz. bei Erwachsenen, Kock und Oerum in 95 Proz. bei Säuglingen und 75 Proz. bei Kindern über 1 Jahr; diese Zahlen beleuchten den Wert des Zeichens genügend.

Dünndarminvaginationen sind nach den Feststellungen Wichmanns und Kock und Oerums, denen wir auf Grund unserer eigenen Beobachtungen beipflichten können, seltener von blutig-schleimigen Entleerungen begleitet als die anderen Invaginationsformen. Dieser anscheinende Widerspruch zu der Wilmschen Anschauung, wonach die stärkere Abschnürung der Dünndarmeinscheidungen häufigere und stärkere Blutungen zur Folge haben muß, klärt sich dahin auf, daß die Schnürung des Dünndarmes häufig zugleich mit einer völligen Hemmung der Peristaltik verbunden ist. Der Zeitpunkt des ersten Blutabganges ist beträchtlichen Schwankungen unterworfen; er kann in den ersten Stunden eintreten, aber auch tagelang auf sich warten lassen. Kock und Oerum sahen ihn bei ihren Fällen innerhalb der ersten 6 Stunden in 50 Proz. bei Säuglingen, 55 Proz. bei Kindern über 1 Jahre, nach 18 und mehr Stunden in nur 20 Proz. bei Säuglingen und 10 Proz. bei Kindern über 1 Jahre eintreten.

Bei starker Blutung kann die Entleerung auch bei den akut einsetzenden Formen in Gestalt zahlreicher Durchfälle erfolgen, die ein der Ruhr ähnliches Bild vortäuschen; doch fehlt bei den Formen mit völligem Verschluß, wenn man von den ersten Entleerungen absieht, die Kotbeimischung, wie sie bei einem Darmkatarrh vorhanden ist. Bei den chronisch verlaufenden Invaginationen sind wie bei andersartigen Darmverengerungen Durchfälle oder ein Wechsel von Verstopfung und Durchfall nichts Seltenes. Auch bei den länger bestehenden Invaginationen findet sich Blut noch in etwa 50 Proz. der Fälle; dabei haben die Entleerungen infolge der Zersetzungs- vorgänge im Darme bisweilen einen aashaften, fauligen Gestank.

Tenesmen. Das häufige Vorkommen von Tenesmen erklärt sich aus der gesteigerten, mit starken Durchfällen verbundenen Darmtätigkeit; be- sonders ausgesprochen treten sie bei den bis zum Rectum vordringenden Invaginationen auf, während sie bei Dünndarminvaginationen wegen der hier häufig vorhandenen Darmhemmung seltener sind.

Urin. Die Urinmenge kann, wie bei den anderen Arten des akuten Darmverschlusses infolge der Reflexwirkung vermindert sein; auch in den chronisch verlaufenden, mit Durchfällen verbundenen Fällen ist infolge der Wasserverarmung des Körpers der Urin hochgestellt und die Menge verringert. Albuminurie ist nur vereinzelt beobachtet worden. Wir sahen sie nur bei dem mit einer Purpura rheumatica komplizierten Falle. Eine Vermehrung der Indikanausscheidung sahen wir in 3 Fällen von Dünndarm- einscheidungen, in den übrigen Fällen ist über das Verhalten des Indikans nichts ausgesagt. In der Literatur finden sich überhaupt, soweit ich sehe, keine Aufzeichnungen über Indikanausscheidung bei Invaginationen.

b) Bauchbefund.

Der Leib ist im allgemeinen weich und nicht druckempfindlich; mäßiger Druck pflegt sogar im Anfall den Schmerz zu lindern. Druck- schmerzhaftigkeit und Spannung treten gewöhnlich erst bei begleitender Peritonitis auf und sind abhängig von dem Grad und der Ausdehnung des peritonitischen Vorganges.

Meteorismus und Darmsteifungen sind verhältnismäßig selten und bieten keine besonderen Merkmale für die Invagination; ihr Auftreten richtet sich nach den gleichen Gesichtspunkten wie bei den anderen vollständigen und unvollständigen Verschlüssen. Höhere Grade von Meteorismus sind meist ein Zeichen einer toxisch-infektiösen Darmlähmung.

Der Tumor. Der Invaginationstumor läßt sich in der überwiegenden Zahl der Fälle entweder durch Abtasten des Bauches oder durch Unter- suchung mit dem Finger vom Mastdarm aus nachweisen; bei Säuglingen und Kleinkindern ist dabei die Allgemeinbetäubung vielfach unbedingt erforderlich. Die Geschwulst kann aber der sorgfältigsten Untersuchung entgehen, wenn sie sich unter dem Rippenbogen, in der Milz- oder Leber- gegend verbirgt; liegt sie im kleinen Becken, wie es oft bei der Iliaca der Fall ist, so ist sie hier in einer ganzen Zahl von Fällen bei gemeinsamer Untersuchung von Bauch und Mastdarm aus zu fühlen. Bei starker Fett- leibigkeit begegnet der Nachweis kleiner Invaginationen unüberwindlichen Schwierigkeiten.

Uns ist der Nachweis unter 37 Fällen, von denen wir hierüber Aufzeichnungen besitzen, 31 mal (84 Proz.) gelungen, wobei wir keinen wesentlichen Unterschied in der Tastungsmöglichkeit bei Säuglingen (12 mal unter 17 Fällen), Kindern (11 mal unter 13 Fällen) und Erwachsenen (8 mal unter 9 Fällen) haben feststellen können; auch bei den dänischen Fällen wurde der gleiche Prozentsatz (85 Proz.) gefunden, während ältere Zusammenstellungen wesentlich geringere Werte zeigen (Leichtenstern 50 Proz., Treves 61 Proz.). Die Tastungsmöglichkeit für Einscheidungen des Ileum ist fraglos höher als 24 Proz., wie Treves angibt, wenn man mit beiden Händen vom Bauche und Mastdarm aus untersucht und bei Säuglingen und Kleinkindern die Allgemeinbetäubung zu Hilfe zieht.

Der Invaginationstumor besitzt besondere Merkmale. Er ist ein hornförmig (wurstförmig) gekrümmtes, mit der Konkavität dem Mesenterialansatz zugewendetes Gebilde, dessen Umrisse häufig, aber nicht immer deutlich umgreifbar sind. Seine Größe ist infolge des Fortschreitens des Invaginatum beträchtlichen Schwankungen unterworfen; ist ein Teil der Geschwulst unter dem rechten oder linken Rippenbogen verborgen, so erscheint sie kleiner, als der Wirklichkeit entspricht. Eine doppelte Geschwulst kann vorgetäuscht werden, wenn das Mittelstück einer längeren Invagination vom Rippenbogen verdeckt wird und nur Spitze und Halsgegend dem Tastgefühl zugänglich sind, doch muß daran gedacht werden, daß auch mehrere Invaginationen vorliegen können. Sie ist gewöhnlich von einer gewissen Weichheit, doch hängt ihre Beschaffenheit von der Stärke der Abschnürung, dem Krampfszustande und den entzündlichen Veränderungen ab. Bezeichnend ist der Wechsel der Beschaffenheit bei demselben Menschen innerhalb kurzer Zeit und das zeitweise völlige Verschwinden einer vorher gut fühlbaren Geschwulst, weshalb die Abtastung während eines Schmerzanfalles notwendig ist, wobei sie infolge des eintretenden Darmwandkrampfes härter und umschriebener wird. Ihre Druckempfindlichkeit ist im allgemeinen gering, doch ruft stärkerer Druck auch bisweilen lebhafte Schmerzen trotz Fehlens einer umschriebenen Peritonitis hervor. Solange das Bauchfell selbst nicht entzündet ist, fehlt gewöhnlich jede reflektorische Bauchdeckenspannung über der Geschwulst, wodurch auch ihre gute Abtastungsmöglichkeit eine Erklärung findet. Aus der Verschiebbarkeit der Geschwulst lassen sich keine bindenden Schlüsse ziehen; nur den Dünndarminvaginationen kommt im allgemeinen eine größere Beweglichkeit zu.

Leichtenstern, Weiß, Kock und Oerum u. a. haben in ihren Statistiken festgestellt, in welcher Häufigkeit die Invaginationsgeschwulst sich in den einzelnen Bezirken des Bauches vorfindet. Der Wert dieser Erhebungen darf nicht überschätzt werden, da erhebliche Abweichungen voneinander bestehen, die verständlich sind, da ihr Sitz wegen der Wanderung des Invaginatum stark von dem Zeitpunkte der Untersuchung abhängt. Die Auffassung, daß die Geschwulst vorwiegend in der Blinddarmgegend wegen der Häufigkeit der ileocoecalen Form gefühlt werden müßte, trifft nicht zu; jedenfalls bei Säuglingen und Kleinkindern wird sie wegen der großen Wanderungsfähigkeit des Invaginatum, die im allgemeinen mit zunehmendem Alter abnimmt, viel häufiger in der linken als rechten Bauchseite angetroffen. Kock und Oerum fanden die Geschwulst bei Kindern unter einem Jahr 100mal in der linken, 58mal in der rechten Seite und 23mal in der Bauchmitte, bei Kindern über einem Jahr 62mal in der linken, 49mal in der rechten Seite und 12mal in der Bauchmitte. Wir beobachteten sie bei Kindern im ersten und zweiten Lebensjahre 6mal in der linken, 4mal in der rechten Bauchseite und 3mal in der Bauchmitte oberhalb, am oder unterhalb des Nabels, bei Kindern über zwei Jahren 3mal in der linken, 5mal in der rechten Seite, 3mal in der Bauchmitte, bei Erwachsenen 1mal in der linken, 3mal in der rechten Seite und 3mal in der Bauchmitte.

Dancesches Zeichen. Bisweilen wird eine Abflachung (Leere) in der Ileocoecalgegend festgestellt, die durch das Fehlen des fortgewanderten Coecum hervorgerufen wird und für die Diagnose einer Ileocoecalinvagination Verwendung findet; jedoch ist das Zeichen sehr unbeständig, da der durch das Fortwandern des Coecum geschaffene leere Raum bald durch Dünndarmschlingen wieder ausgefüllt wird, auch gibt es zu Irrtümern Anlaß, weil bisweilen das gleiche Gefühl der Leere bei ungefülltem Coecum vorhanden ist, trotzdem sich dieses in richtiger Lage befindet.

c) Mastdarmbefund.

Die Spitze einer Dickdarm- oder Coecaleinscheidung ist häufiger, die einer Iliaca sehr selten mit dem Finger im Mastdarm als Geschwulst zu fühlen; sie bietet dabei mit ihrer engen Öffnung ein ähnliches Tastgefühl wie eine Portio in der Schwangerschaft dar. Die Verwechslung mit einer echten Geschwulst liegt dann nahe, wenn die zu einem feinen Schlitz ausgezogene und der Darmwand zugekehrte Öffnung nicht zu fühlen ist; noch größer ist die Möglichkeit des Verkennens der Invagination, wenn sich an der Spitze eine Neubildung befindet, wie es bei Erwachsenen häufiger der Fall ist. In seltenen Fällen gelingt es, durch den Nachweis von zwei Öffnungen (Ileocoecal- und Appendixöffnung, Fig. 209) die Coecalinvagination von einer Dickdarmeinscheidung zu unterscheiden. Bei älteren Kindern und Erwachsenen kann man bei fühlbarer Spitze gewöhnlich auf eine Dickdarmeinscheidung schließen, da die Coecalinvaginationen im allgemeinen nur im Säuglings- und Kleinkindesalter bis in den Mastdarm hinabsteigen.

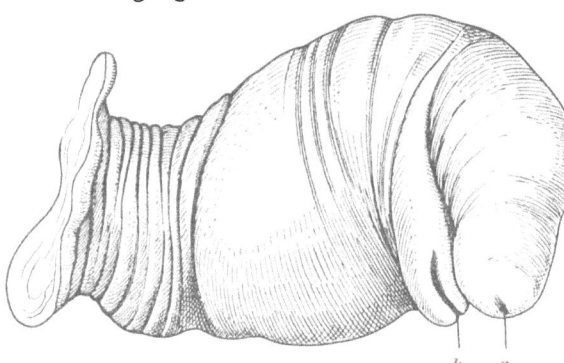

Abb. 209. Invaginatio coecalis (nach H. Braun-Fromme). a) Öffnung der nicht umgestülpten Appendix; b) Öffnung des Ileum.

Von großem Wert ist auch die Abtastung des Douglasschen Raumes vom Mastdarm her, da auf diese Weise in manchen Fällen eine ins kleine Becken herabgesunkene Invagination deutlich als pralle Geschwulst gefühlt wird, die der Tastung durch die Bauchdecke hindurch nicht zugänglich ist.

Das Invaginatum kann schließlich so tief herabtreten, daß es als Vorfall am After zum Vorschein kommt; anfangs pflegt es nur beim Pressen und beim Stuhlgang im After zu erscheinen, zieht sich dann wieder in die Höhe, um erst nach einiger Zeit endgültig draußen zu bleiben. Das vorgefallene, von Schleimhaut umkleidete Darmstück stellt sich infolge der Stauung meist als ein geschwollenes, dunkelblau verfärbtes, leicht blutendes Gebilde dar, das in älteren Fällen auch geschwürige Veränderungen aufweist; es ist meist nur einige Zentimeter lang, doch hat man auch Vorfälle von $\frac{1}{4}$ m Länge beobachtet. Verwechslungen mit Hämorrhoiden, Geschwülsten und besonders mit einfachen Mastdarmvorfällen sind vorgekommen; durch Einführen des Fingers in den Mastdarm, mit dem man bei den Invaginationen zwischen Mastdarmwand und Invaginatum hoch hinauf vordringen kann, bevor die Umschlagstelle erreicht wird, läßt sich ein solcher Irrtum leicht vermeiden.

Unsere Beobachtungen geben einen guten Anhalt für die Bedeutung des Nachweises der Invaginationsgeschwulst durch die Mastdarmuntersuchung besonders für die jüngeren Jahre: Unter 15 Kindern im ersten und zweiten Lebensjahre, von denen genauere Angaben vorhanden sind, wurde das Invaginatum 4mal im Mastdarm gefühlt (3 Coecales, 1 Coli transversi), 2mal bestand ein Vorfall (1 Iliaca mit Meckelschem Divertikel als Führung, 1 Sigmoidea), 2mal wurde die Invaginationsgeschwulst vom Mastdarm aus im kleinen Becken festgestellt (1 Iliaca, 1 Iliaca mit Einwanderung ins Colon transversum); unter 13 älteren Kindern wurde nur der Vorfall einer Invaginatio coecalis bei einem zweijährigen Mädchen beobachtet, sonst niemals die Geschwulst vom Mastdarm aus festgestellt; unter 11 Erwachsenen wurde 1 mal das Invaginatum im Mastdarm (I. sigmoidea), 1 mal die Invaginationsgeschwulst im kleinen Becken (I. iliaca) gefühlt. Kock und Oerum geben an, daß in 39 Proz. bei Säuglingen und in 27 Proz. bei Kindern über einem Jahr das Invaginatum im Mastdarm nachgewiesen worden ist.

Die Erschlaffung des Afterschließmuskels, das Aufziehen des Afters und Mastdarmes infolge Spannung der Invaginationsscheide bei Dickdarmeinscheidungen werden von Hirschsprung als für die Diagnose verwertbare Zeichen angesehen. Diese Befunde sind jedenfalls höchst unregelmäßig zu erheben und nur mit Vorsicht zu beurteilen, da sie auch bei zahlreichen anderen Darmerkrankungen beobachtet werden.

Beispiele zum klinischen Bilde. I. 6 Monate alter Knabe; Brustkind, erhielt seit 4 Monaten Beinahrung, Zwieback und Grießbrei; vor 12 Stunden plötzlich mit Schmerzen (Schreien, Unruhe) und häufigem grünlichen Erbrechen erkrankt, auf Seifenzäpfchen erfolgte eine rein blutige Entleerung, danach noch wiederholtes Erbrechen. Befund: Sehr kräftig entwickeltes, gutgenährtes Kind, das ziemlich teilnahmlos im Bett liegt; Puls 140, Temp. 37⁰. Bauch nicht aufgetrieben, kein Plätschern, im rechten Oberbauch fühlt man in der Narkose eine wurstförmige Geschwulst; im Mastdarm ist keine Geschwulst zu tasten, doch haftet an dem untersuchenden Finger Blut. Operation 20. XII. 20. Invaginatio iliaca mit Wanderung bis zum Colon transv. Ausscheidung. 21. XII. Bräunlich-schwärzliche Entleerung; Wohlbefinden. 22.—25. XII. Grünliches Erbrechen, zunehmende Auftreibung, keine Entleerungen. 25. XII. Erneuter Bauchschnitt: Dünndarmvolvulus; Rückdrehung. Heilung.

II. 5 Monate alter Knabe; Brustkind, bisher immer gesund, in der Nacht mit Schmerzen und Erbrechen erkrankt, am Morgen blutig-schleimige Entleerung. Befund: Gutgenährtes, kräftiges Kind; Puls 128, Temp. 36,7⁰. Bauch weich, nicht aufgetrieben; in der linken Unterbauchgegend fühlt man in der Tiefe eine 12 cm lange, walzenförmige Geschwulst, die beweglich und nicht druckschmerzhaft erscheint; im Mastdarm tastet man 5 cm oberhalb des Schließmuskels eine portioförmige Geschwulst, die sich in die von oben gefühlte Geschwulst fortsetzt. Operation: Invaginatio coecalis, die sich trotz ihrer Länge leicht lösen läßt. Heilung. ¹/₂ Jahr später: Verschluß durch Abschnürung; Durchtrennung des Stranges. Heilung.

III. 13 Monate alter Knabe; Brustkind, vor 6 Stunden plötzliches Heraustreten des Mastdarmes nach einer vorhergehenden Entleerung. Befund: Gutgenährtes, kräftiges Kind; Puls 148, Temp. 36,2. Bauch weich, nicht aufgetrieben; aus dem After hängt ein 15 cm langer, umgestülpter, dunkelblau verfärbter Darmteil hervor, neben dem man mit dem Finger hoch in den Mastdarm vordringen kann, ohne die Umschlagstelle zu erreichen. Operation: Invaginatio coli descend. Ausscheidung. Heilung.

IV. 3¹/₂ jähriges Mädchen; vor 7 Tagen mit Leibschmerzen und Durchfällen erkrankt, am folgenden Tage eine blutig-schleimige Entleerung; seit 5 Tagen keine Entleerung, häufige, heftige krampfartige Leibschmerzen. Befund: Sehr blasses, teilnahmloses Kind, Bauchgesicht; Temp. 37,4, Puls 120. Bauch gleichmäßig vorgewölbt, etwas druckempfindlich und gespannt, Dünndarmsteifungen, keine Geschwulst nachweisbar. Operation: I. coecalis, die bis in die linke Hälfte des C. transv. eingewandert ist; die etwa 15 cm lange Invaginationsgeschwulst liegt hoch oben in der linken Zwerchfellkuppe unter dem Rippenbogen verborgen. Nach der Lösung, die leicht vor sich geht, wird ein Mesenterium ileocommune festgestellt, C. ascend. und transv. liegen parallel dem C. descend. Tod nach 24 Stunden.

V. 41 jähriger Mann; vor 5 Tagen mit heftigen Schmerzen in der Magengegend und Erbrechen erkrankt; seitdem bestehen heftige Kolikschmerzen und häufiges Erbrechen, Stuhlgang ist seit 5 Tagen nicht erfolgt. Befund: Schlechter Ernährungszustand, gelbliche Gesichtsfarbe, Bauchgesicht; Temp. 36,3, Puls 98. Bauch stark aufgetrieben, leicht druckempfindlich und gespannt, Dünndarmsteifungen, laute Plätschergeräusche; vom Mastdarm aus fühlt man das kleine Becken durch eine prall-elastische, druckempfindliche Geschwulst ausgefüllt. Operation: Brandige Invaginatio iliaca, die tief im kleinen Becken liegt. Resektion. Heilung.

Anhang.

Darmverschluß bei Darmvorfall (Evagination).

Der Mastdarmvorfall und der Vorfall aus einschenkligen, künstlichen Aftern (Sacralafter, Iliacalafter nach Versenkung des abführenden Darmstumpfes oder Ausrottung des unteren Dickdarmabschnittes) weisen einander ähnliche anatomische Verhältnisse auf. Er besteht aus zwei Darmzylindern, von denen der außen gelegene die Schleimhaut auf der Außenseite, der innere die Schleimhaut auf der Innenseite hat, während die Serosa beider Rohre einander zugekehrt ist; zum Unterschied von der Invagination fehlt ein äußerer Zylinder als Scheide. Schnürung des Afterringes und Kreislaufstörungen können zur Einklemmung, starker Schwellung und Nekrose des vorgefallenen Darmstückes führen, rufen aber so gut wie nie einen Darmverschluß hervor.

Der Vorfall einer Invagination aus dem After, der von dem gewöhnlichen Mastdarmvorfall streng abzugrenzen ist, ist bereits besprochen worden (S. 294). Durch Einführen des Fingers zwischen Vorfall und Afterring sind die beiden Krankheitsbilder leicht zu unterscheiden. Beim After- und Mastdarmvorfall stößt der Finger am Aftereingang oder dicht oberhalb des Schließmuskels auf die Umschlagstelle der Schleimhaut, während bei Vorfall einer Invagination der Finger hoch in den Mastdarm vordringen kann, ohne die Umschlagstelle zu erreichen.

Größere Bedeutung haben für uns die Vorfälle aus dem offenen Meckelschen Divertikel, aus Kotfisteln und doppelläufigen Kunstaftern, da bei ihnen verhältnismäßig häufiger ein Verschluß auftritt.

Das offene Meckelsche Divertikel, die Nabeldottergangsfistel entsteht meist dadurch, daß die Nekrose des Nabelschnurrestes auf die Kuppe des am Nabel blind endenden, nicht zurückgebildeten Dotterganges übergreift, so daß mit dem Abfallen der Nabelschnur auch das Divertikel eröffnet wird; bei tieferem Hineinragen des Dottergangblindsackes in den Nabelstrang kann er auch schon bei der Abnabelung eröffnet werden. Es findet sich dann unmittelbar nach Abfall des Nabelschnurrestes im Bereich des Nabels eine Fistelöffnung, die von einem Schleimhautsaum umgeben sein kann. Bei genügender Weite des Divertikels entleert sich Kot aus der Fistel. Es handelt sich unter solchen Umständen in der Regel um eine Dottergangsfistel, da sofort im Anschluß an den Nabelschnurabfall auftretende Nabeldarmfisteln wie im Plappartschen Fall selten sind. Ist das Divertikel sehr eng oder ist die Verbindung mit dem Darm verloren gegangen, so besteht nur eine schleimige Absonderung. Durch Einführen einer Sonde oder eines feinen elastischen Katheters und durch den Nachweis anhaftender Kotteilchen wird die Unterscheidung gegenüber einem offenen Urachus möglich. Die Dottergangsfistel kann sich aber auch erst wochen- oder monatelang nach der Geburt und eingetretener Vernarbung ausbilden, wenn das blind am Nabel endende Divertikel beim Nabelschnurabfall nicht eröffnet wird. Für diesen nachträglichen Aufbruch sind Entzündungen und Eiterungen der Nabelgegend und erhöhter Bauchinnendruck durch Husten, Schreien und Pressen des Kindes verantwortlich zu machen. In dem häufig angeführten Falle von Hüttenbrenner kam es im fünften Lebensmonate infolge eines Keuchhustenanfalles zur Eröffnung und zum Darmvorfall, nachdem sich nach der Geburt der Nabel in richtiger Weise geschlossen hatte.

Den Nabelkotfisteln liegt nicht immer ein Meckelsches Divertikel zugrunde. Bei vorhandenem Nabelschnurbruch kann beim Abbinden der Nabelschnur eine ganze Darmschlinge oder auch ein Teil der Wand seitlich mit gefaßt werden, so daß im ersten Falle, falls überhaupt der durch die Abschnürung hervorgerufene Verschluß überstanden wird, ein doppelläufiger After, im zweiten eine seitliche Kotfistel entsteht; Wilms rechnet 6 Fälle aus der Literatur hierzu. Ferner können Nabeldarmfisteln im Anschluß an geschwürige Darmvorgänge, Appendicitis, tuberkulöse Peritonitis, Durchwanderung von Fremdkörpern aus dem Darm, als Folge eingeklemmter, brandiger Nabelbrüche oder von Verletzungen auftreten.

In ähnlicher Weise können an anderen Stellen des Bauches, beispielsweise nach spontaner oder operativer Eröffnung perityphlitischer Abszesse, nach Laparotomien bei tuberkulöser und eitriger Peritonitis, nach Lösung verwachsener Darmschlingen, als Folge eingeklemmter, brandiger Schenkel- und Leistenbrüche Kotfisteln auftreten. Ferner werden Kotfisteln oder Kunstafter im Dünn- und Dickdarm absichtlich aus verschiedenen Gründen angelegt.

Die anatomischen Verhältnisse und der Mechanismus bei der Ausstülpung des offenen Divertikels sind von Barth an Hand anschaulicher, schematischer Zeichnungen, deren auch wir uns bedienen, dargestellt worden. Das einfache, offene Divertikel (Abb. 210a) stülpt sich bei Steigerung des Bauchinnendruckes allmählich stärker nach außen um, so daß ein kleiner, roter Bürzel aus dem Nabel hervorragt, der außen von Schleimhaut umgeben ist und an der Spitze eine Öffnung aufweist (Abb. 210b); die umgestülpte Schleimhaut, auf welcher mit der Lupe die Zotten gut zu erkennen sind (Roth), geht am Nabelring unmittelbar in die Bauchhaut über. Sobald bei fortschreiten-

der Ausstülpung die Abgangsstelle des Divertikels am Darm im Nabelring liegt, beginnt die der Ansatzstelle gegenüberliegende Darmwand sich spornartig vorzudrängen (Abb. 210c). Der Darminhalt kann noch ungehindert vom zuführenden in das abführende Rohr übertreten. Das Divertikel stülpt sich weiterhin völlig um, so daß die Mündungsstelle des Divertikels in den Darm die äußere Öffnung des Vorfalles bildet; der Sporn schiebt sich durch den Nabelring hindurch in das umgestülpte Divertikel vor und sperrt den Übertritt

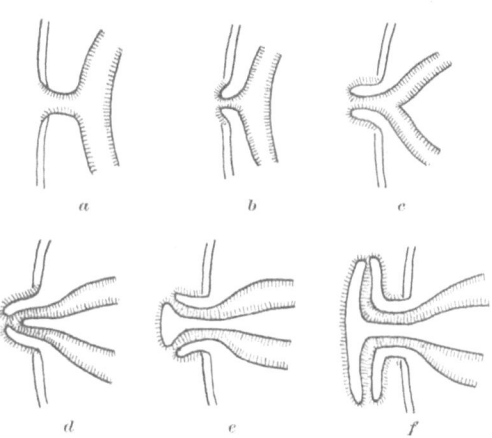

Abb. 210. Offenes Meckelsches Divertikel und Darmvorfall (nach Barth).

des Inhaltes aus dem zuführenden in den abführenden Darm ab (Abb. 210d). Der Kot entleert sich entweder völlig nach außen oder es tritt durch Abklemmung des zuführenden Rohres im Nabelring ein Darmverschluß ein. Durch Zug und Bauchinnendruck wird der Darm weiter vorgetrieben, der von der hinteren Darmwand gebildete Sporn schiebt sich durch die äußere Öffnung, so daß jetzt zwei getrennte Öffnungen für den zu- und abführenden Darm vorhanden sind (Abb. 210e). Der Vorfall kann sich dann auf Kosten eines der beiden Rohre vergrößern, gewöhnlich aber stülpen sich beide Rohre weiter vor. Infolge der Anspannung des Mesenterium stülpen sich die beiden Darmteile in einander entgegengesetzter Richtung vor, so daß ihre Mündungen sich voneinander entfernen (Abb. 210f). Das Bild ist sehr bezeichnend. Vor dem Nabel liegt ein querer, blauroter, zweihörniger Wulst, der mit einem Stiel am Nabel hängt; F. König hat das Gebilde treffend als „Hammerdarm" bezeichnet. Stiel und Querwulst sind außen mit Schleimhaut überzogen, die am Nabel in die äußere Haut übergeht; am Ende eines jeden Hornes befindet sich eine Öffnung, die nach dem Stiel zu sondiert werden kann.

Der Mechanismus des Darmvorfalles aus den Dottergangsfisteln kann auch so ablaufen, daß bei erhöhtem Bauchinnendruck infolge Anspannung der Bauchpresse beim

Schreien, Husten, Pressen, zuerst der Darm vorfällt und das Divertikel sich erst später umstülpt (Ledderhose). So bestand in dem Falle von Subbotic ein 50 cm langer, größtenteils nekrotischer Darmvorfall, während das Divertikel nur zum Teil umgestülpt war. Auf einen solchen Vorgang weisen auch die noch zu besprechenden Vorfälle aus Kotfisteln hin, wo ein dem Meckelschen Divertikel ähnliches Verbindungsrohr zwischen Darm und Bauchwand nicht besteht, dessen Zugwirkung für die Entstehung des Vorfalles in Frage käme. Holts Beobachtung, bei der sich nur die obere Wand des Divertikels mit der Wand des zuführenden Darmes nach außen umgestülpt hatte, stellt eine Ausnahme dar. Der Ansicht Weinlechners, die sich auf unzulängliche Versuche an der Leiche stützt, daß zum Auftreten eines Darmvorfalles peristaltische Bewegungen des zuführenden und antiperistaltische des abführenden Rohres nötig seien, wird von Barth und andern mit Recht widersprochen.

Wenn Darm vorgefallen ist, so muß sich der ganze Inhalt aus der Öffnung, die dem zuführenden Darme angehört, nach außen entleeren, falls nicht überhaupt das zuführende Rohr im Nabelring und Stiel des Vorfalles abgeklemmt und dadurch der Abfluß völlig abgesperrt wird. Solche Einklemmungen sind verhältnismäßig häufig; bei 32 von Morian zusammengestellten Beobachtungen von offenen Meckelschen Divertikeln bestand in 14 Fällen ein Darmvorfall, von denen 8 eingeklemmt waren. Unter 180 Fällen von Darmverschluß durch Meckelsches Divertikel, die Hilgenreiner gesammelt hat, war 9 mal die Einklemmung des aus dem offenen Divertikel vorgefallenen Darmes die Ursache des Verschlusses.

Beispiel Gesenius. Die Nabelschnur des Neugeborenen war am Bauchende auffallend dick und ließ ein eigentümliches Gurren erkennen. Nach Abfall der Nabelschnur am 9. Tage nach der Geburt zeigte sich ein kleines Fleischwärzchen am Nabel, am folgenden Tage eine von einem geröteten Rande eingefaßte Öffnung, nach weiteren 2 Tagen ein himbeergroßer Fleischwulst mit einer Öffnung an der Spitze, durch die man 6—7 Zoll mit dem Katheter eindringen und Kot entleeren konnte; die Geschwulst ließ sich zurückbringen. Das Befinden war gut, Stuhl- und Urinentleerung regelmäßig. Nach 8 Tagen wurde das Kind wieder vorgezeigt, nachdem 3 Tage lang keine Stuhlentleerung erfolgt war. Quer vor dem Nabel lag ein 3 Zoll langer, bräunlichroter Wulst, der auf einer Art Stiel saß. An jedem stumpfen Ende war eine Öffnung, um den Stiel war ein geröteter Ring straff herumgespannt und machte das Einführen einer Sonde unmöglich. Das Kind verfiel bald und erbrach Kot, das vorliegende Darmstück wurde mißfarbig. Bei der Sektion ließ sich der vorgefallene Darm zurückbringen, nachdem die Verklebungen zwischen der Serosa der beiden vorgefallenen Rohre gelöst war; es fand sich 9 Zoll oberhalb des Coecum ein 1 Zoll langes offenes Divertikel.

Der Darmvorfall aus Kotfisteln und doppelläufigen Kunstaftern bietet in der Regel ein ähnliches Bild; auch hier besteht die Neigung zu zweischenkligem Vorfall. Ausführlichere Besprechungen dieses Vorganges verdanken wir Pels-Leusden und Meinhard Schmidt. Die Bedingungen für das Austreten des Darmes sind um so günstiger, je geringer der Widerstand an der Öffnung, je größer die Beweglichkeit des Darmes ist und je stärker der Bauchinnendruck an ihr zur Wirkung kommt. In allen diesen Punkten ist der natürliche After besser als der künstliche gestellt. Bei der Kotfistel ist, wenn man von außergewöhnlichen Verwachsungen absieht, der Darm nur am Fistelrande angeheftet, im übrigen frei beweglich. Der Bauchinnendruck wirkt gerade auf den der Fistelöffnung gegenüberliegenden Teil der Darmwand, an dem gewöhnlich das Gekröse sitzt, am stärksten ein, so daß es in der Regel zuerst vorfällt. Dieser rückt auch durch die Öffnung zunächst am weitesten vor, weil die Anspannung seines Gekröses geringer als bei den der Fistelöffnung ferner liegenden, seitlichen Darmabschnitten ist. Bei den doppelläufigen, künstlichen Aftern ist die Neigung zu größeren Darmaustritten wohl aus dem Grunde geringer, weil die Beweglichkeit des Darmes in der Umgebung des Afters durch die übliche Vernähung der beiden Rohre untereinander erheblich eingeschränkt ist.

Der spornartige Vorfall der der Öffnung gegenüberliegenden Wand bei Kotfisteln nimmt bei zunehmender Größe die Gestalt einer kugeligen oder zylindrischen Vorwölbung an, die mit einem kurzen Stiel aus der Fistelöffnung vorragt. Der Vorfall vergrößert sich bei erhöhtem Bauchinnendruck, der gewöhnlich durch die Anspannung der Bauchpresse infolge des auftretenden Zerrungschmerzes am Gekröse, gelegentlich auch durch Flüssigkeitsansammlung oder Geschwulstbildung in der Bauchhöhle verstärkt wird, und übt seinerseits einen Zug auf den anschließenden Darm aus; auch wirkt der Innendruck seitlich zwischen zu- und abführendem Darm und Bauchwand und treibt ihn nach außen. Auf diese Weise kann zunächst einer der beiden Schenkel vorfallen, der zweite folgt jedoch meist, wenn nicht vorher eine Einklemmung zustande kommt; wir sehen auch hier gewöhnlich den zweihörnigen Vorfall, dessen Bild sich von dem beim Meckelschen Divertikel nur durch den kürzeren Stiel unterscheidet. Derartige Hammerdärme sind bei Kotfisteln am Dünndarm, Coecum, S. romanum beobachtet worden (Pels-Leusden, Plappart, Meinhard Schmidt, Becker, Hildebrand); wir selbst sahen einen solchen Vorfall bei einer zweimarkstückgroßen Coecalfistel. Sobald sich der Darm durch die Fistelöffnung hindurch gedrängt hat, muß sich der gesamte Inhalt nach außen entleeren. Bei Einklemmung des vorgefallenen Darmstückes im Fistelring kann außer den Kreislaufstörungen im vorliegenden Darmteil, Schwellung, Verfärbung und Brand, ein Darmverschluß auftreten, doch liegen nur vereinzelte Mitteilungen hierüber vor (Martens); wir sahen die Einklemmung eines vorgefallenen doppelläufigen Kunstafters mit Verschließung des Darmes.

Beispiel Martens. Bei einer 67 jährigen Frau hatte sich im Anschluß an einen eingeklemmten Darmwandbruch eine Kotfistel entwickelt, aus der am Tage vor der Aufnahme beim Treppensteigen ein Darmstück herausgetreten war. Darmverschluß. In der rechten Leistenbeuge lag ein schneckenförmig gekrümmtes Darmstück vor. Die Abtragung des Vorfalles und Einführung einer Schlauchsonde beseitigte den Verschluß nicht; es konnte jetzt festgestellt werden, daß der abführende Darmteil vorgefallen war und die in das zuführende Rohr führende Öffnung verschloß; durch Einschieben eines Schlauches in die zuführende Öffnung konnte der Verschluß beseitigt werden. Später wurde der Vorfall nach Art des Mikuliczschen Vorgehens beim Mastdarmvorfall abgetragen und die Fistel nach Anlegen der Mikuliczschen Klemme geschlossen.

Eigene Beobachtung. Bei der 24 jährigen Kranken war 6 Jahre vorher wegen einer bis zum oberen Drittel des absteigenden Dickdarmes hinaufreichenden Proctitis ulcerosa ein doppelläufiger Kunstafter am linken Drittel des Quercolon angelegt worden. Die Einlieferung erfolgt wegen Darmverschlusses; seit 3 Tagen besteht völlige Stuhlverhaltung, häufiges galliges Erbrechen und Aufstoßen. Der Leib ist trommelförmig aufgetrieben. Vor dem linken Oberbauch liegt eine faustgroße, blaurote, schleimig absondernde Darmschleimhautmasse, an der sich mit einiger Schwierigkeit 2 Öffnungen nachweisen lassen. Der Vorfall wird durch vorsichtigen Druck zurückgebracht, worauf sofort dünner Stuhl und Winde in großer Menge abgehen.

Ähnlich den Mastdarmhernien beim Mastdarmvorfall (S. 107) können in die seitlichen Bauchfelltaschen des Kunstaftervorfalles oder in den durch Vorfall der hinteren Darmwand gebildeten Sack Darmschlingen eintreten und sich hier einklemmen (Géraud, Hilgenreiner, Bode, Usteri [Abb. 211]).

Beispiel Usteri. 71 jährige Frau, bei der 4 Jahre vorher wegen eines Darmverschlusses durch entzündliche Mastdarmstriktur eine Coecalfistel angelegt war, wird wegen eines nicht reponiblen Darmprolapses aus der Fistel erneut eingeliefert. Der prall-elastische, wurstförmige Darmvorfall ist 10 cm lang, 5 bis 6 cm breit und springt 5 cm über das Niveau der Bauchdecken vor. Eine Öffnung ist nicht aufzufinden; selbst mit einer feinen Sonde gelingt es nicht innerhalb des stark schnürenden narbigen Hautringes in die Tiefe vorzudringen. Abb. 211 gibt die bei der Operation festgestellten

Verhältnisse wieder. Durch die Wirkung des Bauchinnendruckes, der durch Ansammlung großer Kotmassen in dem ausgeschalteten Dickdarm erhöht wurde, wich zunächst die den Kunstafter begrenzende schwache Muskulatur und Aponeurose auseinander, während der narbige Haut-Peritonealring, ohne sich zu erweitern, vorgetrieben wurde, so daß eine kleinkindskopfgroße Bauchhernie entstand. Später fiel dann durch die Fistelöffnung, die sich lange Zeit durch einen Glasstöpsel gut verschließen ließ, die hintere Coecalwand häufig vor; diese ließ sich aber immer leicht zurückbringen, bis eine Dünndarmschlinge in den durch die vorgefallene Coecalwand gebildeten Sack geriet und hier durch den narbigen Fistelring eingeklemmt wurde. Die Kranke starb, da die reponierte eingeklemmte Dünndarmschlinge brandig wurde und eine Peritonitis eintrat.

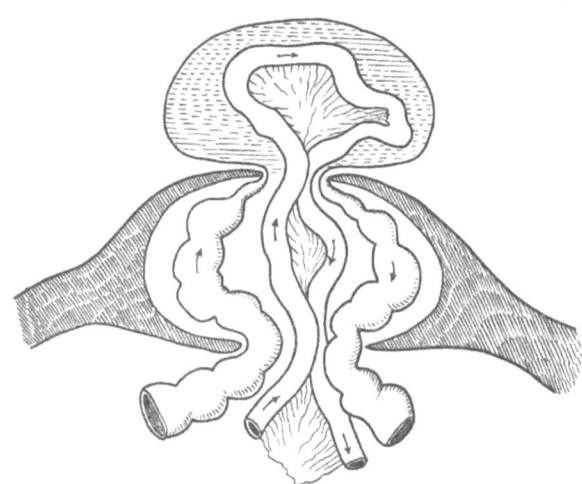

Abb. 211. Einklemmung einer Dünndarmschlinge im Vorfall der hinteren Darmwand einer Coecalfistel (nach Usteri).

6. Kapitel.

Darmverschluß durch Obturation.

Unter Obturationsverschluß verstehen wir die Verlegung des Darmes durch Gebilde, die als fertige Körper in den Darmkanal gelangen oder sich in seinem Innern allmählich entwickeln: Gallensteine, Darmsteine, Fremdkörper, Würmer, Kotmassen. Die Geschwülste der Darmwand, die vermöge ihrer Gestalt und ihres Wachstums ähnliche Grundlagen für die Entstehung einer Störung des Kotweges wie die genannten freien Körper abgehen können, werden bei den erworbenen Strikturen im Zusammenhang besprochen. Vielfach ist der Verschluß wegen der geringen Größe des Körpers durch einfache Verstopfung der Darmlichtung nicht zu erklären. Hier müssen noch andere, weiterhin zu erörternde Punkte vorhanden sein, damit eine Verlegung des Darmes eintritt. Der praktisch wichtigste Verschluß dieser Gruppe ist der Gallensteindarmverschluß, der aus diesem Grunde zuerst und eingehend erörtert wird. Sein Krankheitsbild besitzt mit den durch die übrigen Körper hervorgerufenen Störungen viele gemeinsame Züge, so daß deren Besprechung kürzer gefaßt werden kann.

I. Verschluß durch Gallensteine.

1. Häufigkeit, Geschlecht, Lebensalter.

Die Obturation des Darmes durch Gallensteine gehört zu den selteneren Verschlußformen. Unter 1573 von Leichtenstern zusammengestellten Darmverschlüssen ist der Gallensteinverschluß 61 mal $(3,9\,^0/_0)$ vertreten. Im London-Hospital wurden in 8 Jahren unter 360 Fällen von Darmverschluß 8 mal ein Gallensteindarmverschluß beobachtet (Barnard). Wir selbst sahen dieses Verschlußbild in 17 Jahren nur 7 mal. Im ganzen liegen etwa 400 Beobachtungen vor, bei denen mehr oder weniger ausgesprochene Verschlußerscheinungen durch Gallensteine hervorgerufen waren.

Wegen der größeren Häufigkeit der Cholelithiasis bei Frauen sind diese stärker beteiligt als die Männer: das Verhältnis beträgt etwa 3 : 1 (Naunyn, Herrmann, Lesk, Wölfler und Lieblein u. a.). Vorwiegend werden die höheren Lebensalter, das 40. bis 80. Lebensjahr und darüber betroffen, weit seltener sind die Beobachtungen in den jüngeren Jahren. Wir selbst haben 7 Frauen im Alter von 25, 51, 62, 64, 72, 75 Jahren in unserer Behandlung gehabt; die 25 jährige Frau stellt in der Literatur neben einem 25 jährigen Mann (Leasure) die an Lebensalter jüngste Beobachtung dar.

2. Eintrittswege in den Darm.

Der Übertritt des Gallensteines durch den Ductus choledochus in den Darm bedeutet in vielen Fällen die Selbstheilung einer Gallensteinkolik. Meist durchlaufen diese Steine wegen ihrer geringen Größe ohne Störung den Darmkanal, doch gilt dieses nicht ohne Einschränkung, da wegen der Dehnungsfähigkeit des Choledochus der Weg durch ihn auch für umfangreichere Steine denkbar ist. Die Überwindung der engen Vaterschen Papille durch größere Steine wird jedoch in der Regel erst nach Herstellung einer größeren Verbindung durch Druckwirkung oder geschwürige Vorgänge ermöglicht. Unter 36 Fällen von Gallensteindarmverschlüssen ist nach einer Zusammenstellung Courvoisiers 7 mal der Stein durch den Choledochus in den Darm gelangt. Wir selbst verfügen über einen Fall, wo der wallnußgroße Stein durch den Choledochus in den Darm gewandert ist und sich später bei der Obduktion noch zwei weitere Steine von gleicher Größe im Choledochus fanden.

72 jährige Frau. Bis vor 8 Tagen angeblich immer gesund. Vor 8 Tagen mit Leibschmerzen und Erbrechen erkrankt, das in den letzten Tagen kotig war; seit 8 Tagen kein Stuhlgang; kein Ikterus. Befund. Kachektisch aussehende, alte Frau. Zunge trocken und belegt. Leib ziemlich stark aufgetrieben, diffus druckschmerzhaft. Stärkerer Druckschmerz im rechten Hypogastrium. Gyn. Bef. o. B. Rekt. Bef. o. B. Tumor nirgends nachweisbar. Temp. 37, Puls 120, klein, irregulär. Rechtsseitiger Pararektalschnitt. 20 cm oberhalb der Ileocoecalklappe ist ein wallnußgroßer, facettierter Gallenstein zu fühlen. Die Darmwand ist um den Stein kontrahiert, so daß bei dem Versuche den Stein weiter vorzuschieben, die Serosa leicht einreißt. Längsschnitt, Entfernung des Steines. Schluß der Enterotomieöffnung in Längsrichtung. Im Douglas findet sich etwas fade riechendes, schleimig-seröses Exsudat. Schluß der Bauchwunde. 2 Tage nach der Operation reichlich Stuhlgang. 12 Tage lang gutes Allgemeinbefinden. Am 13. Tage nach der Operation plötzliche Verschlechterung. Peritonitis. Schnitt im linken Unterbauche deckt eine ausgedehnte eitrige Peritonitis auf. Tod am 18. Tage nach der 1. Operation. Obduktionsbefund: Der Douglas ist mit Eiter und zusammengeklebten und verbackenen Dünndarmschlingen angefüllt. Weitere Eiterherde finden sich zwischen den Darmschlingen. Zwischen Leber und benachbartem Darm bestehen starke Verwachsungen. Im Ductus choledochus finden sich 2 wallnußgroße, facettierte Gallensteine, die Gallenblase ist geschrumpft, die Lichtung fast vollständig verödet. Im Duodenum findet sich entsprechend der Papilla Vateri ein zweipfennigstückgroßes, durchgebrochenes Geschwür. Im übrigen Darm sind noch mehrere, bis auf die Serosa reichende Geschwüre, in deren Bereich Verklebungen mit Netz- oder benachbarten Darmschlingen bestehen.

Weitaus häufiger treten die größeren Steine durch eine pathologische Verbindung zwischen Gallenblase und Magendarmkanal, seltener zwischen Gallengängen und letzterem über. Die Druckwirkung der Steine und die entzündlichen Veränderungen der Gallenblasenwand führen zu Verklebungen mit den benachbarten Organen und weiterhin bei Fortwirken der zerstö-

renden Kräfte zu pathologischen Verbindungen mit Magen und Darm;
selten erfolgt der Durchbruch in dem Darm erst nachträglich nach vorheriger
Bildung eines Abszesses. Nach Übertritt des Steines in den Darm können
sich wieder normale Verhältnisse herstellen, meist weisen jedoch Verwachsungen, Schrumpfungen der Gallenblase, Abszesse, Gallenblasendarm-
fisteln auf den vorhergegangenen Prozeß hin. Die Fisteln erhalten sich
vorwiegend dann, wenn durch weitere Steine der entzündliche Reiz unterhalten wird. Der Durchbruch erfolgt wegen der räumlichen Nachbarschaft
am häufigsten in das Duodenum; Wölfler und Lieblein stellen in
ihrem Sammelmaterial 145 mal eine derartige Fistelbildung fest. Verhältnismäßig oft kommt es auch zum Durchbruch in den Dickdarm; unter
131 Fällen war dieses 39 mal (31 mal Colon transversum, 2 mal Flexura
hepatica, 1 mal Colon ascendens) der Fall (Courvoisier). Auch Durchbrüche der Gallenblase in das Duodenum und Colon zugleich werden beobachtet; seltener sind solche in den Magen und in das Jejunum.

3. Größe und Gestalt der Steine.

Die Größe der Gallensteine, die im Darmkanal zu Wegstörungen Veranlassung geben, ist sehr verschieden; gewöhnlich sind sie wallnuß- bis
taubeneigroß, doch sind auch solche von Hühner- und Gänseeigröße gefunden
worden. Es muß aber erwähnt werden, daß selbst
hühnereigroße Steine ohne ausgesprochene Erscheinungen den Darm durchwandert haben, bei denen
man jedoch wohl annehmen muß, daß der Durchbruch in den Dickdarm stattgefunden hat. Die
Gestalt der Steine ist rundlich, oval, pyramiden-
förmig, ihre Oberfläche glatt, gekörnt oder facet-
tiert. Am besten kennzeichnen die in natürlicher
Größe beigegebenen Abbildungen einiger von uns

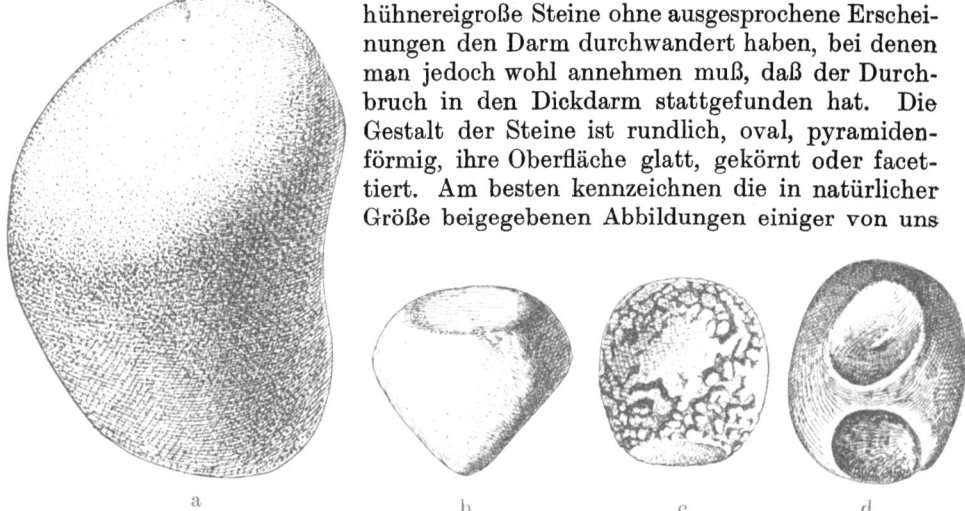

a   b   c   d

Abb. 212. Aus dem Dünndarm operativ entfernte Gallensteine (eigene Beobachtung).

operativ aus dem Darm entfernter Gallensteine die verschiedenen Formen
und Größen (Abb. 212).

Bei längerem Aufenthalte im Darmkanal kann es nachträglich durch
Auflagerung phosphorsaurer Salze zu einer Vergrößerung und erheblichen
Gewichtszunahme der Steine kommen. Es sind solche von 400 und mehr
Gramm beschrieben worden. Im allgemeinen unterscheiden sich die
Gallensteine von den Darmsteinen gerade durch ihr geringes Gewicht;
weitere Unterscheidungsmerkmale sind der Gehalt an Cholesterin und der
größere Gehalt an Gallenfarbstoffen. Gewöhnlich ist ein Stein die Ursache

des Verschlusses, einige Male sind mehrere Steine in räumlicher Entfernung voneinander oder die Zusammenballung einer größeren Zahl von Konkrementen im Darm beobachtet worden. Auch wurden mehrfach nach Entfernung des ersten durch Übertritt eines weiteren Steines neuerdings Wegstörungen hervorgerufen. Besonders facettierte Steine weisen auf das Vorhandensein weiterer Konkremente im Darm oder in der Gallenblase oder auf den früheren Abgang eines solchen hin.

Sonnenburg entfernte beispielsweise bei einer Frau einen facettierten Stein aus dem unteren Ileum; bei der Obduktion fanden sich noch Steine im Duodenum, in der Verbindung zwischen Gallenblase und Duodenum und in der Gallenblase. Weitere hierher gehörige Beobachtungen wurden von Helferich, Goldammer, Brentano, Wagner, Wohlauer u. a. gemacht. In unserem, schon angeführten Falle deckte die Obduktion zwei weitere, gleichgestaltete Steine im Choledochus auf.

4. Sitz der Gallensteine im Darmkanal.

Die Gallensteineinklemmungen finden sich im Pylorus, Dünn- und Dickdarm. Nach den Statistiken entfällt mehr als ein Drittel aller Einklemmungen auf das untere Ileum; Duodenum, Jejunum, oberes und mittleres Ileum, Dickdarm sind verhältnismäßig selten Sitz des Steines. Die Zusammenstellung von Wölfler und Lieblein über 239 Fälle mit Angabe des Ortes ergibt: Pylorus 10, Dünndarm ohne genauere Bezeichnung 41, Duodenum 17, Jejunum 35, Ileum ohne genauere Angabe 16, oberes Ileum 9, mittleres Ileum 7, unteres Ileum 90, Dickdarm 14. In unseren 7 Fällen saßen sechs Steine im unteren Ileum, einer im Jejunum. Der Lieblingssitz der Steine im unteren Ileum erklärt sich, worauf schon Leichtenstern hingewiesen hat, durch die geringere Weite des unteren Ileum und seine größere Fixation durch ein kürzeres Mesenterium. Im Dickdarm pflegen sich die Steine häufiger an der Flexura coli dextra und sinistra und vor allem im Mastdarm vor dem Schließmuskel festzusetzen.

5. Einklemmungsursachen.

Die natürlichen Knickungen im Bereich des Dünn- und Dickdarmes, die zunehmende Verengerung des Dünndarmes nach dem Ileocoecalostium zu, der Widerstand des Afterschließmuskel geben günstige anatomische Bedingungen für die Festsetzung der Steine ab. Leicht verständlich ist der Verschluß bei großen Steinen, die in einem Mißverhältnis zu der Weite des Darmes stehen. Diese bilden zweifellos für die Durchtreibung des Darminhaltes ein erhebliches Hindernis, das der Darm durch erhöhte Tätigkeit zu überwinden sucht. Der gesteigerten Peristaltik gelingt es zunächst, den Stein weiter zu treiben; Ruhepausen dienen zur Sammlung der Kräfte für den folgenden Austreibungsversuch. Je weiter der Stein nach abwärts vorrückt, um so mehr füllt er den an Weite abnehmenden Darm aus. Überanstrengung und die unausbleibliche Aufstauung mit ihrer schädigenden Wirkung auf die Darmtätigkeit führen schließlich zur Ermüdung oder völligen Lähmung des Darmes (Schnitzler-Lesk, Wagner, Propping u.a.).

Die Tatsache, daß auch kleine Steine sehr häufig die schwersten Wegstörungen hervorrufen, verlangt noch andere Erklärungen. Ein mechanisches Hindernis für ihre Durchwanderung geben pathologische Veränderungen der Darmwand ab, Strikturen entzündlicher oder neoplasmatischer Natur, Verengerungen infolge Verwachsungen oder Strangbildung, wie sie sich im Bereich

des Duodenum und benachbarten Dickdarmes als Folge des Durchbruches
der Steine, am unteren Dünndarm als Folge gynäkologischer oder appen-
dizitischer Krankheitsvorgänge häufiger bilden. So operierten wir eine
25jährige Frau, bei der die endgültige Festsetzung des Steines durch einen
bleistiftdicken Strang (obliteriertes Meckelsches Divertikel) zwischen unterem
Ileum und Colon pelvinum veranlaßt wurde (Abb. 213). Einige Male wurden
Gallensteine im Hernien oder unmittelbar oberhalb angetroffen (Dieffenbach,
v. Winiwarter, Rehn). Wir fanden einen Gallenstein in einer verwachsenen
und verengerten Ileumschlinge; die Veränderungen des Darmes waren auf
eine frühere, operativ behobene Brucheinklemmung zurückzuführen. König
sah in einem Falle eine invaginationsartige Verschiebung der Schleimhaut
durch den Gallenstein. Czerny-Lobstein suchen die Ursache des Verschlusses darin, daß der Stein infolge seiner Schwere die Dünndarmschlinge
ins kleine Becken hinabzieht und abknickt. Im allgemeinen besitzen die

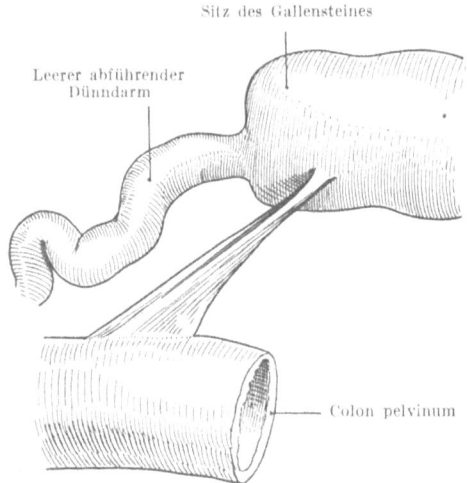

Gallensteine aber ein so geringes
Gewicht, daß ihnen diese Wirkung
nicht zugesprochen werden kann.
Denkbar ist dieser Einfluß der
Schwere bei solchen Gallensteinen,
deren Gewicht durch kotige Auflagerungen vermehrt ist. Der häufige Fund der Gallensteine in einer
Dünndarmschlinge im kleinen Bek-
ken findet seine Erklärung vielmehr darin, daß die unteren Ileumschlingen, die den Lieblingssitz der
Gallensteine im Darm bilden,
mit Vorliebe im kleinen Becken
liegen. Nach Castners Ansicht
zieht die Dehnung des zuführenden Darmes, die bei stärkeren
Gärungsvorgängen im aufgestauten Darminhalt auftritt, eine solche Verengerung des abführenden

Abb. 213. Festsetzung des Gallensteines in einer
fixierten Schlinge des unteren Ileum (schematisch).

Darmes nach sich, daß der verhältnismäßig nicht zu umfangreiche Stein am
Abwärtsrücken verhindert wird.

Als eine der häufigsten Ursachen der Einklemmung wird ein durch
den Reiz des Fremdkörpers ausgelöster lokaler, reflektorischer Spasmus der
Darmmuskulatur angesehen (vgl. S. 427). Die Bedeutung des Spasmus wurde
auf Grund eigener Beobachtungen von Körte hervorgehoben und von anderen
bestätigt (Israel, Karewski, Schüller, Hermes u. a.). In manchen Fällen
beruht der endgültige Verschluß auf einer durch peritonitische Vorgänge
bedingten Darmlähmung. Die Wanderung und das zeitweilige Festsitzen
der Steine, besonders solcher mit unregelmäßiger Oberfläche, gibt den Anlaß zu Geschwürsbildung, lokaler Peritonitis und Darmlähmung (Helferich, Rehn, Herrmann u. a.). Wir nehmen hier ähnlich wie Rehn eine
Verquickung der spastischen und entzündlichen Vorgänge an. Der Krampf
hält den Körper längere Zeit an einer Stelle fest, es entstehen Druckgeschwüre und tiefergreifende entzündliche Veränderungen der Darmwand,
ohne daß eine erhebliche Störung des Allgemeinbefindens und des Kotweges
einzutreten braucht; erst mit dem Einsetzen der Peritonitis und Darm-

lähmung entwickelt sich das Verschlußbild. Wir verfügen über ein eigenes gutes Beispiel, in dem der wallnußgroße Stein sich ohne Störungen im unteren Ileum festgesetzt hatte, klinische Erscheinungen aber erst infolge der peritonitischen Darmlähmung auftraten.

65jährige Frau, von der nachträglich angegeben wird, daß sie vor 3—4 Jahren an Bauchstörungen gelitten hat, die auf Gallensteine zurückgeführt wurden. Seit dieser Zeit war Patientin bis zum Beginn der Erkrankung völlig gesund. Sie erkrankte jetzt plötzlich mit heftigen Bauchschmerzen und häufigem Aufstoßen. 8 Stunden später bei der ersten Untersuchung war der Leib ziemlich stark aufgetrieben, allgemein druckempfindlich, mäßig gespannt. Es bestand häufiges Aufstoßen, 4 Stunden später erfolgte Erbrechen. Auf Einlauf gingen 24 Stunden nach Beginn der Erkrankung Blähungen und etwas Stuhl ab, die Schmerzen wurden geringer und die Kranke erholte sich; 6 Stunden später wieder Verschlechterung, Schmerzen heftiger, Leib aufgetriebener und druckempfindlicher, Erbrechen. Gynäkologischer und rektaler Befund o. B.

Bauchschnitt in der Mittellinie. In einer Ileumschlinge im kleinen Becken befindet sich ein wallnußgroßer Gallenstein. Die Schlinge läßt sich bequem vorlagern, zeigt völlig normale Wandung; es besteht keine krampfhafte Kontraktion der Darmwand um den Stein. Querschnitt und Entfernung des Steines. Vernähung in zwei Schichten. Im kleinen Becken befindet sich trüb-seröses Exsudat. Aus dem kleinen Becken wird eine etwa 30 cm oberhalb gelegene hypertrophische, ödematöse Ileumschlinge hervorgezogen, deren Wand in etwa Markstückgröße nahe dem Mesenterialansatz divertikelartig ausgebuchtet und brandig ist. Das entsprechende Mesenterium ist am Darmansatz geschwollen und fühlt sich derb infiltriert an. Resektion in 12 cm Ausdehnung (Abb. 214). Verschluß des abführenden Darmes, End- zu Seiteinpflanzung des zuführenden in den abführenden Darm. Bedeckung des Mesenterialstumpfes mit dem blinden Ende des abführenden Darmes. Heilung.

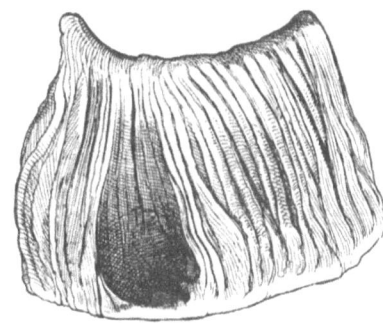

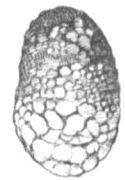

Abb. 214. Divertikelartiges Bett im Darm und zugehöriger Gallenstein (Resektionspräparat).

Die vielen verschiedenen Ansichten über das Zustandekommen des Gallensteindarmverschlusses weisen darauf hin, daß keine einheitliche Deutung für sein Auftreten zu geben ist. Dies hat seinen Grund darin, daß es sich gewöhnlich um die Verquickung verschiedener Vorgänge mechanischer und funktioneller Natur handelt, bei denen von Fall zu Fall der eine oder andere Vorgang im Vordergrunde des Verschlußmechanismus steht.

Ruhepausen und intermittierender Verlauf über Monate hinaus sind keine Seltenheit. In einem Falle von W. Braun z. B. erfolgte der zweite Verschlußanfall mit natürlicher Ausstoßung des Steines $^{3}/_{4}$ Jahre nach dem ersten, in einem weiteren, eigenen Falle traten innerhalb eines Jahres mehrfach Verschlußerscheinungen bis zur glücklichen, operativen Entfernung des Schädlings auf. Der wechselnde Verlauf läßt sich dadurch erklären, daß durch einen Darmkrampf oder durch Einstellung des Körpers im ungünstigen Durchmesser der Verschluß hergestellt wird, durch Nachlassen des Krampfes oder durch Lageänderung der Weg wieder frei wird. Andere Fälle, besonders solche mit längeren freien Zeiten, können ihre Deutung in einer Art Kugelventilmechanismus finden; der Stein liegt in einem selbstgebildeten oder natürlichen Divertikel (z. B. Coecum), ohne den Kotdurchgang wesentlich zu behindern, wird dann bei vermehrter Peristaltik, z. B. infolge eines Diätfehlers, losgerissen und legt sich vor die engere Lichtung des abführenden Darmes; durch Zurückfallen des Steines in seine Lagerstelle kann der Verschluß von selbst sich wieder lösen. Sind Verwachsungen und Strangbildungen im Spiele, so kann der wechselnde Verlauf durch zeitweilige Abknickungen bedingt sein.

6. Veränderungen der Darmwand.

Die Anwesenheit des Gallensteines im Darm ruft nicht selten schwere Veränderungen der Darmwand hervor, die am Einklemmungsorte am ausgeprägtesten zu sein pflegen. Es kommt hier zur Ausbildung von Druckgeschwüren, zur teilweisen Gangrän der Darmwand, die sich auch auf das zugehörige Mesenterium erstrecken und weiterhin zu einer lokalen oder allgemeinen Peritonitis führen kann. Häufig werden auch Durchbrüche beobachtet, die eine Abszeßbildung oder allgemeine Bauchfellentzündung zur Folge haben, wobei die Öffnung so groß sein kann, daß der Stein in die Bauchhöhle tritt. Oberhalb der Einklemmungsstelle befinden sich nicht selten als Folge des Durchbruches in den Darm oder der Verletzung der Schleimhaut während der Wanderung sowie als Folge der Dehnung des Darmes ebenfalls Geschwüre, die die geschilderten Folgen nach sich ziehen können.

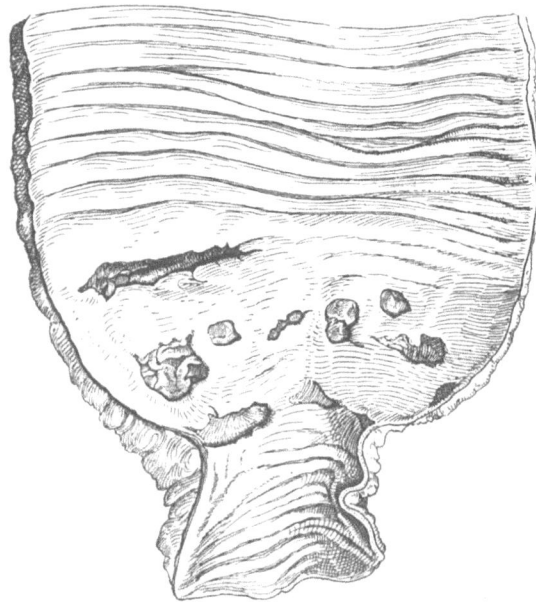

Abb. 215. Bett eines großen Gallensteines im Dünndarm mit zahlreichen Schleimhautgeschwüren (Resektionspräparat).

Eigene Beobachtung: Vorgeschichte (S. 307). Befund: Sehr elende, magere, 25 jährige Frau. Temperatur 37,5, Puls 144. Der ganze Leib ist bretthart gespannt und stark druckschmerzhaft. Von der Scheide aus ist rechts von der Gebärmutter ein hühnereigroßer, derber, druckempfindlicher Tumor zu fühlen. Operationsbefund: Mittelschnitt unterhalb des Nabels. Es entleert sich im Strahl dünnflüssiger Eiter. Der von der Vagina aus gefühlte Tumor läßt sich leicht erreichen und erweist sich als ein im unteren Ileum liegender hühnereigroßer Gallenstein (Abb. 212 a). Der Stein ist in dem armdick geblähten, hypertrophischen Darm mundwärts leicht verschieblich; der abführende Darm ist kollabiert. An der Lagerstelle ist der Darm derb infiltriert, mißfarben und zeigt zwei stecknadelkopfgroße Perforationsöffnungen. Von der Mitte dieser veränderten Strecke zieht ein bleistiftdicker Strang zum Colon pelvinum (obliteriertes Meckelsches Divertikel). Resektion der erkrankten Darmschlinge in 40 cm Länge. Vereinigung mit Murphyknopf. Spülung der Bauchhöhle. Schluß der Bauchwunde bis auf eine kleine Dränageöffnung. Heilung. Das aufgeschnittene Resektionspräparat zeigt starke geschwürige Veränderungen der Schleimhaut (Abb. 215).

Die Geschwüre können auch noch nach natürlicher oder operativer Entfernung der Steine durch spätere Perforation oder Strikturbildung den Besitzern verhängnisvoll werden. Nach einer Berechnung von Maydl waren unter 1100 Strikturen 41 durch Gallensteine hervorgerufen; auch die aus den umschriebenen oder allgemein peritonitischen Vorgängen hervorgehenden Verwachsungen und Strangbildungen können die Ursache eines erneuten Verschlusses bilden (A. Neumann).

7. Klinisches Bild.

Eine klare, weiter zurückreichende Gallensteinvorgeschichte findet sich nur in einer beschränkten Zahl der Fälle, dagegen werden häufiger unbestimmte Erscheinungen, Magenkrämpfe, Magendrücken und Erbrechen angegeben, die auf einen länger bestehenden Herd in der Gallenblase hinweisen; seltener erleichtert der frühere Abgang eines Steines das Erkennen der Verschlußursache. Der Durchbruch in den Darm kann sich unbemerkt vollziehen, ohne daß stärker umschriebene oder allgemeine Erscheinungen vorhergehen; nicht selten setzt jedoch die Erkrankung mit dem Perforationsschmerz unter dem Bilde eines heftigen Magenkrampfes und Gallensteinanfalles ein, in anderen Fällen herrschen kürzere oder längere Zeit die klinischen Erscheinungen einer Cholecystitis und Pericholecystitis vor. Vorhergehender Ikterus ist selten, weil der Durchbruch meist aus der Gallenblase in den Darm erfolgt. In unseren Fällen fehlten 5 mal Reizerscheinungen von Seiten der Gallenwege völlig, 2 mal bestand 14 Tage lang Magendrücken und allgemeines Unwohlsein. Darmblutungen sind selten (Körte, Rose).

Im günstigsten Fall gehen die Steine ohne oder unter Hervorrufung nur geringer Darmstörungen, Durchfall, Verstopfung, leichterer Kolikschmerzen innerhalb einiger Tage auf natürlichem Wege ab; in anderen Fällen erstrecken sich ausgesprochene Verschlußerscheinungen über Tage oder mit Unterbrechungen über Wochen und Monate, bis die Ausstoßung oder der tödliche Ausgang erfolgt. Verlauf und Erscheinungen werden von dem Höhensitz des Steines im Darm stark beeinflußt.

Bei Einklemmung der Steine im unteren Dünndarm, dem Lieblingssitz, setzt der Verschluß meist mit heftigem Schmerz akut ein. Ein Teil der Fälle nimmt weiterhin einen akuten Verlauf und endigt schon innerhalb der ersten Woche tödlich; die Kranken machen einen schweren, verfallenen Eindruck, so daß der Gedanke an eine Abschnürung nahe liegt. Häufig ist der Verlauf subakut oder chronisch; das Allgemeinbefinden ist dann verhältnismäßig gut, mehr oder weniger heftige Kolikanfälle mit Verstopfung und Blähungsbeschwerden, Erbrechen und Aufstoßen wechseln mit Zeiten allgemeinen Wohlbefindens ab. Dieser Zustand kann Wochen und Monate dauern, bis der Stein ausgestoßen wird oder der akute Endverlauf eintritt.

Eigene Beobachtung: Die 25 jährige Frau erkrankte 3 Wochen vor der Aufnahme plötzlich mit heftigen Magenkrämpfen und starkem galligen Erbrechen (Durchbruch in den Darm). Dann 14 Tage lang verhältnismäßig gutes Allgemeinbefinden, hin und wieder leichtere Kolikanfälle, die nie von gleicher Heftigkeit wie am ersten Tage waren (Wanderung des Steines bis in das Ileum). Dann setzten 7 Tage vor der Krankenhausaufnahme heftige Schmerzen in der Nabelgegend ein, krampfhaftes Zusammenziehen des Leibes, zugleich starkes galliges Aufstoßen und Erbrechen; Nachlassen des Krampfes unter Kollern und Gurren und zahlreichen Durchfällen. Wiederholung der Anfälle mehrmals am Tage (endgültige Einklemmung im unteren Ileum). 30 Stunden vor der Aufnahme wieder schneidender Leibschmerz mit Kollaps (Perforationsperitonitis). Seitdem harter Leib, völlige Stuhl- und Windverhaltung, dauernder Brechreiz und Aufstoßen. Befund S. 306.

Eigene Beobachtung. 65 jährige Frau. Seit 20 Jahren unbestimmte Magenbeschwerden. Vor 1 Jahr mit Leibschmerzen erkrankt; damals wurde ein harter Knoten im rechten Unterbauche gefühlt; 14 Tage lang bettlägerig; seitdem zeitweise Kolikanfälle. Jetzt vor 4 Tagen mit heftigem Leibschmerz, häufigem Erbrechen erkrankt; Windverhaltung. Auf Einläufe etwas Stuhl und spärliche Winde, Nachlassen der Schmerzen und des Erbrechens. Heute wieder heftiger Anfall mit Wind- und Stuhlverhaltung, Erbrechen. Leib weich, leichter Meteorismus, Druckschmerz links unterhalb des Nabels; Darmplätschern. Schnitt in der Mittellinie unterhalb des Nabels. Vermehrtes seröses

Exsudat im Bauche. In der ödematösen und verdickten unteren Ileumschlinge steckt
ein von einer Kotkruste überzogener 5:3 cm großer Gallenstein. Enterotomie und Entfernung des Steines. Heilung.

Erbrechen tritt sehr frühzeitig ein, ist anfangs schleimig-gallig und wird
häufig schon am zweiten oder dritten Tage kotig. Vereinzelt wurde schon
am ersten Tage des Verschlusses kotiges Erbrechen beobachtet, doch muß
in diesen Fällen schon vorher eine Aufstauung vorhanden gewesen sein.
Der Stuhl- und Windabgang hört völlig auf oder Verstopfung und dünne
Entleerungen wechseln miteinander ab. Auch bei kotigem Erbrechen wird
der Abgang von Blähungen und Stuhl beobachtet; selten ist Blut im Stuhle
nachzuweisen. Sehr häufig besteht eine starke Indikanurie, während Eiweißausscheidung und Verminderung der Harnmenge schwankende Befunde sind.

Die Schmerzen werden häufig in der Nabelgegend, nicht selten aber
auch richtig in der rechten oder auch linken Unterbauchseite angegeben. Bisweilen besteht eine mäßige Druckempfindlichkeit des ganzen Bauches, häufiger
findet sich eine umschriebene Druckschmerzhaftigkeit im rechten oder linken
Hypogastrium, die je nach der Stärke der peritonitischen Reizung mehr
oder weniger ausgeprägt ist. Spannung und starke Druckschmerzhaftigkeit
zeigen die Fälle, bei denen es zur Gangrän, Perforation und allgemeiner
Peritonitis gekommen ist. Der Meteorismus hält sich gewöhnlich in mäßigen
Grenzen. In den chronisch verlaufenen Fällen ist bisweilen sichtbare Darmperistaltik vorhanden; häufig weisen Plätschergeräusche, bei den chronisch
verlaufenden Formen auch laute Darmgeräusche auf den Verschluß hin.

Der Stein selbst wird nur selten vor der Operation getastet, häufiger
werden dagegen tumorartige Gebilde in der Gegend des Nabels, des Unterbauches, hier vor allem in der rechten Unterbauchseite gefühlt. Unter
159 Fällen der Zusammenstellung von Schüller befanden sich 20 mit fühlbarer Geschwulst, wobei es sich meist um geblähte oder verbackene Darmschlingen handelte. Wir haben einen solchen Fall selbst beobachtet.

75 jährige Frau. Vor 4 Jahren wegen Leberverhärtung mit krampfartigen Schmerzen
behandelt; nie gelb gewesen. Seit 14 Tagen leidet die Kranke an Magendrücken, das
vor 4 Tagen sehr schlimm wurde. Seit 4 Tagen Tag und Nacht Erbrechen, seit 3 Tagen
keinen Stuhl und keine Winde, heftige Schmerzen im linken Unterbauch. Befund:
Schwerkranke Frau mit eingefallenen Wangen und blasser Gesichtsfarbe. Bauch leicht
aufgetrieben, überall tympanitischer Schall, keine Darmgeräusche, kein ausgesprochenes
Plätschern. Links unterhalb des Nabels ist deutlich eine geblähte, gespannte Darmschlinge fühlbar. Bei tieferem Eindrücken besteht daselbst lebhafter Druckschmerz. Urin: Indikan stark vermehrt. Bei der Magenaushebung entleert sich $^1/_2$ l kotig riechender, bräunlich-grünlicher Inhalt. Hohe Einläufe kommen
leicht braun verfärbt zurück. Operation: Entsprechend der gespannten Darmschlinge
linker Pararectalschnitt. Man trifft auf blau-rötlich verfärbte Darmschlingen mit verdickter, ödematöser Wand, die ziemlich stark gebläht und an einer Stelle durch fibrinöse
Beläge miteinander verklebt sind. Hier findet sich im Darm ein harter, nicht festein-
geklemmter Körper. Im Douglas leere Darmschlingen. Eröffnung des Darmes durch
Längsschnitt, Entbindung eines haselnußgroßen mit einer pfennigstückgroßen Facette
versehenen Maulbeersteines (Abb. 212 c). Schluß der Darmwunde mit 2 fortlaufenden
Längsnähten. Heilung.

Vereinzelt wurde auch in der Ileocoecalgegend ein Widerstand gefühlt,
der auf eine Perityphlitis hinwies und als solche zur Operation kam. Den
Stein haben wir in einem Falle von der Scheide aus als einen hühnerei-
großen, sehr harten Tumor gefühlt und glauben, entgegen der Ansicht von
Wilms, daß gerade die im untersten Ileum sitzenden und ins kleine Becken
gesunkenen Steine durch rektale und vaginale Untersuchung häufiger nachzuweisen sind. In einigen Fällen zeichnete sich dieser durch seine Beweg-

lichkeit und Änderung der Lage aus. Erschwert wird die Tastung durch die Auftreibung und häufig bestehende Fettleibigkeit der Kranken.

Klemmt sich der Stein im Pylorus oder im Duodenum oberhalb der Vaterschen Papille ein, so erhalten wir die Erscheinungen der Pylorusstenose, reichliches Erbrechen von Mageninhalt ohne gallige Beimengung, Rückstände, Erweiterung des Magens. Einige Male ist auch Blut im Erbrechen beobachtet worden. Der Verlauf ist ein chronischer und geht mit Abmagerung und allgemeinem Kräfteverfall einher. Vereinzelt wurde vor der Operation eine Geschwulst gefühlt, die als Karzinom oder Ulcus angesprochen wurde.

Verlegt der Stein das Duodenum unterhalb der Papille (tiefer Duodenalverschluß), so kommt es zu massigem, galligem Erbrechen; in dem Erbrochenen sind Pankreasfermente nachzuweisen. Bisweilen kann sich eine starke Erweiterung des Magens und Duodenum entwickeln.

Bei hochsitzendem Dünndarmverschluß ist der Verlauf bisweilen sehr stürmisch; einige Fälle endigten nach 6 bis 48 Stunden tödlich. Dabei kann die Harnmenge stark vermindert, bisweilen sogar eine völlige Stockung der Harnabsonderung vorhanden sein.

Bei der Verlegung des Dickdarmes sind die Allgemeinerscheinungen weniger heftig, der Verlauf ist langsamer, das Erbrechen tritt später und in geringem Maße auf, wird selten und dann erst nach längerer Zeit kotig. Die Prognose ist ebenfalls ernst; von 12 Dickdarmverlegungen führten 6 zum Tode (Schüller). Der Meteorismus ist beträchtlicher, die Peristaltik weniger ausgeprägt als bei den chronisch verlaufenden Dünndarmverlegungen. Die im Mastdarm durch den Schließmuskelkrampf festgehaltenen Steine sind durch den eingeführten Finger leicht festzustellen. Hier rufen sie Entzündungen, Tenesmen, bisweilen auch die Erscheinungen des tiefen Dickdarmverschlusses hervor.

II. Verschluß durch Darmsteine.

Darmsteine (Enterolithen, Bezoare) werden häufig bei den Haustieren, besonders Pferden, selten beim Menschen beobachtet. Nach ihrer Zusammensetzung unterscheidet man im wesentlichen 3 Gruppen: echte Darmsteine, gemischte Darmsteine und medikamentöse Steine (Leichtenstern, Wölfler und Lieblein).

Als **echte Darmsteine** werden solche bezeichnet, die sich vorwiegend aus anorganischen Bestandteilen zusammensetzen; sie enthalten aber auch organische Stoffe, so daß keine scharfe Grenze zu der folgenden Gruppe besteht. Es sind schwere, harte, kugelig, oval, eiförmig gestaltete Konkremente mit meist glatter, bisweilen rauher Oberfläche; Facettenbildung findet sich bei Gegenwart mehrerer Steine. Gewöhnlich sind sie nuß- bis eigroß, doch sind auch weit größere Steine beobachtet worden, beispielsweise von Graeve ein solcher von 620 g Gewicht und 11,5 × 9, 25 × 8,5 Durchmesser. Der Durchschnitt zeigt eine konzentrische Schichtung, das Zentrum besitzt gewöhnlich eine schmutzigweiße Farbe, während die Schichten nach der Peripherie zu dunkler werden und einen kaffeebraunen bis schokoladeartigen Farbenton aufweisen. Die Bildung der Steine vollzieht sich in der Regel so, daß sich von einem Kern als Zentrum die weiteren Schichten aus dem Darminhalt ablagern. Als Kern kommen in Betracht Bestandteile des Darminhaltes, Kotpartikelchen, Schleimklümpchen oder

Dinge, die durch den Mund oder auf anderem Wege in den Darmkanal
gelangen; so sind Fruchtkerne, pflanzliche Bestandteile, Gallensteine, Knochen-
partikelchen, Nadeln, Federn u. a. im Zentrum gefunden worden. Die mineralischen Bestandteile bestehen vorwiegend aus phosphorsaurem Kalk und
phosphorsaurer Ammoniakmagnesia, seltener aus kohlensaurem Kalk. Wichtig
für die Ablagerung der Mineralien ist die Stase und Alkaleszenz des Darminhaltes; dies macht es verständlich, daß der Sitz der Steine vorwiegend
der Dickdarm und hier besonders das Coecum, Wurmfortsatz, Divertikel und
erweiterte Haustra sind; seltener bilden sie sich auch im unteren Ileum vor
der Klappe. Die Vergrößerung geht sehr langsam vonstatten. Gewöhnlich
ist nur ein Stein vorhanden, doch sind auch mehrere, ja in einzelnen
Fällen eine größere Zahl von Steinen beobachtet worden. Einige Male fand
sich außer der Steinbildung eine Coecaltuberkulose (Wiemer, Graeve,
Mokrowski). Bemerkenswert ist, daß vorwiegend die jüngeren und mittleren Lebensalter und besonders Frauen betroffen werden.

Die **gemischten Darmsteine** (Phytobezoare) setzen sich in der Hauptsache aus organischen, vegetabilischen Stoffen zusammen; die anorganischen
Substanzen, meist phosphorsaurer Kalk und Tripelphosphate, bilden nur
einen geringen Bestandteil. Es sind spezifisch leichtere rundliche, poröse,
preßschwammähnliche Körper, die aus verfilzten Pflanzenfasern und Frucht-
hülsen mit angelagerten Salzen bestehen und auch als Hafersteine (Aveno-
lithen) bezeichnet werden, da vor allem der reichliche Genuß von Hafer-
grütze und Haferkleiebrot zur Bildung derartiger Steine führt. Aus diesem
Grunde kamen sie früher in Schottland häufiger zur Beobachtung. Sie
erreichen bisweilen bedeutende Größen und bilden sich vorzugsweise im
Coecum werden aber auch im Dünndarm, besonders im unteren Ileum
gefunden.

Coerr beispielsweise entfernte einen Stein im Gewicht von 944 g (15,4:12:10 cm
Durchmesser) aus dem gewaltig erweiterten unteren Ileum. Im Falle Langenbuch saß je
ein Stein im Jejunum und in der Pars pylorica des Magens. Gewöhnlich handelt es sich
um Einzelstücke, einige Male wurde auch eine größere Zahl bei einer Person beobachtet.
Die Hungersnot in Rußland hat diesem Kapitel eine traurige Bereicherung gebracht.
Die Bevölkerung, welche im Jahre 1918 nur $1/8$ Pfund Brot für 2—3 Tage erhielt,
bediente sich der verschiedensten Ersatzmittel, unter denen zunächst die Preßrück-
stände bei der Ölgewinnung (Sonnenblumen — Hanf — Leinöl usw.), die sogenannte
Duranda eine Hauptrolle einnahmen. Der Genuß dieser unverdaulichen Nahrungsmittel
rief schwere Koprostasen, Ileus- und Vergiftungserscheinungen hervor. Brizke berichtet über 38 derartige Beobachtungen, von denen 14 schwere Verschlußerscheinungen
aufwiesen und 2 starben. Den Höhepunkt erreichte die Hungersnot im Jahre 1919,
als auf Befehl des Verpflegungsamtes an Stelle des Brotes 1 Pfund ungemahlenen Hafers
ausgeteilt wurde, der zum Teil in völlig rohem Zustande genossen wurde. Ssokoloff
schreibt, daß unter 45 Fällen (32 Männer und 13 Frauen) 25mal Haferkuchen mit
Hülsen, 4mal gemahlener Hafer, 8mal gekochter, 3mal roher, völlig unzubereiteter
Hafer, einmal Haferhülsen, einmal Haferteig, 2mal gemahlener Leinsamen und Buch-
weizen und einmal zermahlener Pferdeknochen genossen wurde. Die „Haferspeisen"
ballen sich, da sie fast völlig unverdaut den Magendarmkanal durchlaufen, in der
unteren Hälfte des Dickdarmes, Colon descendens, Flexura sigmoidea und Mastdarm zu
gewaltigen steinharten, mit ganzen und geplatzten Haferkörnern durchsetzten Kotmassen zusammen. So wurden in einem Falle Tigis bei der Sektion 1700 g Haferkot
entfernt, nachdem bereits am Tage vor dem Tode 1800 g mit der Hand aus dem Mastdarm ausgeräumt worden waren. Als Folge dieser Ernährung tritt ein „Haferileus"
bezeichnetes schweres Verschlußbild auf, von dessen Häufung in St. Petersburg die
Zahlen des Alexander-Krankenhauses (Ssokoloff) mit 45 und die des Obuchow-
Krankenhauses (Tigi, Brizke) mit 36 bzw. 37 Fällen einen Begriff geben. Das starke
Überwiegen der Männer erklärt sich, da meist Einzelstehende erkrankten, durch ihre
Hilflosigkeit aus mangelnder Kochkunst.

Die **medikamentösen Steine** entstehen nach dem fortgesetzten Genuß bestimmter Stoffe, die als Medikament, als Genußmittel (Erd- und Sandesser) oder zu Röntgenzwecken eingenommen werden, und sitzen vorwiegend im Dickdarm, selten im Dünndarm. Man hat Steinbildungen aus kohlensaurem Kalk nach Kreidegenuß, aus Magnesia, Wismutsalzen, Salol, Benzoe, mit Schwefelgehalt u. a. beobachtet. Bei Malern Tischlern, Stuhlmachern und ähnlichen Berufen wird infolge des Mißbrauches, Politur (alkoholische Lösung von Schellack) wegen ihres Alkoholgehaltes zu trinken, verhältnismäßig häufig die Bildung von Schellacksteinen beobachtet. Sie bilden sich im Magen durch Wiederausfallen des Lacks nach Resorption des Alkohols. Durch Zusammensintern entstehen große, steinartige, dunkelgrüne harzige Konkremente, die in Alkohol und Äther löslich, durch Salzsäure und Wasser ausfällbar sind und mit leuchtender, rußender Flamme brennen. In den Darmkanal gelangen sie nachträglich vom Magen aus.

Beispiel Hallas. Ein 32 jähriger Stuhlmacher starb nach mehrtägigem, fäkulentem Erbrechen. Der Magen war durch einen großen Schellackstein ausgefüllt, der im trockenen Zustand 1000 g wog; im Ileum saß ein hühnereigroßes Konkrement, das den Verschluß herbeigeführt hatte. Die Gestalt ließ keinen Zweifel darüber, daß dieses Bruchstück sich im Anschluß an den Magenstein in der Pars horizontalis duodeni entwickelt hatte. Auch in den Fällen von Hahn, Friedländer u. a. verstopften große Schellackkonkremente den unteren Dünndarm.

Der Darmsand (Darmgrieß) besteht aus sehr feinen, steinharten, gelblich-bräunlichen, aus organischen und anorganischen Stoffen zusammengesetzten Körnchen. Kalk- und Magnesiasalze bilden die hauptsächlichsten mineralischen Bestandteile. In einigen Fällen sind kleine Fruchtkörnchen als Kern des Darmsandes nachgewiesen worden. Verhältnismäßig häufig vergesellschaftet sich die Lithiasis intestinalis mit Gicht und Colitis membranacea. Das Leiden führt nicht zu einer Verlegung des Darmes, läßt aber wegen der meist bestehenden heftigen, oft kolikartigen Schmerzen bisweilen den Gedanken an einen Verschluß aufkommen.

Verschlußvorgang und Darmwandveränderungen. Die Darmsteine rufen erst mit zunehmender Größe eine sich allmählich verstärkende Einengung der Darmlichtung hervor; wegen ihrer vorwiegenden Entwicklung im Dickdarm muß der Einzelstein schon einen erheblichen Umfang erreichen, damit er eine rein mechanische Behinderung des Kotweges bedingt. Selbst bei überfaustgroßen Steinen findet der Kot noch seinen Weg, was zum Teil wohl durch die Ausweitung des steinhaltigen Darmabschnittes ermöglicht wird. Aus der Verengerung kann sich ähnlich wie beim Gallensteinverschluß durch Ermüdung des Darmes, durch Abknickung, durch Spasmen ein Verschluß entwickeln. Vorwiegend wird er dadurch ausgelöst, daß der Stein sich von seiner Lagerstelle losreißt und zu wandern anfängt. Der Stein, der bisher in einem weiten Darmabschnitt im Coecum oder in einem selbstgegrabenen Divertikel geruht hat, gerät in den engen abführenden Darm; das Schicksal des Kranken hängt nun von der Größe des Mißverhältnisses von Stein und Darmlichtung und der Stärke und Ausdauer der Darmkraft ab. Als Folgen der Druckwirkung der Steine finden sich neben leichteren geschwürigen Veränderungen und polypösen entzündlichen Wucherungen der Schleimhaut tiefergehende Zerstörungen der Wand, die zur Abszeßbildung und zum freien Durchbruch in die Bauchhöhle führen können; besonders im Bereich des Coecum sind derartige Perforationen beobachtet worden. In seltenen Fällen kommt es auch nach vorhergehender Entwicklung eines Abszesses zum Durchbruch und zur Entleerung des Steines nach außen. Mehrfach sind auch divertikelartige Ausbuchtungen der Lagerstelle beschrieben worden.

Bei dem russischen „Haferileus" beruht die Hauptursache des Verschlusses auf der mechanischen Verlegung des Darmes durch die große
Masse der unverdauten und gequollenen Haferkörner, wobei noch eine
Schwäche oder Lähmung des Darmes infolge der Verletzungen und Dehnung
der Wand durch die Hafermassen tritt, zumal es sich an und für sich um
einen atrophischen und atonischen Hungerdarm handelt.   Auch können
die schweren Kotmassen Abknickungen und Senkungen der gefüllten
Schlingen hervorrufen und dadurch die Stuhlabsetzung erschweren; in 2 Fällen
war der „Haferileus" sogar mit einer Volvulus vergesellschaftet.   In den
sezierten Fällen fanden sich schwere Veränderungen der Darmwand.   Die
Darmwand war so atrophisch, daß sie papierdünn und durchsichtig erschien;
die Serosa und Appendices epiploicae zeigten ein ödematöses gallertiges
Aussehen.   Die Schleimhaut des Dickdarmes wies Blutungen und Geschwüre
auf, von denen sich die ausgedehntesten vor allem im Mastdarm fanden
und die in einigen Fällen eine Durchwanderungs- oder Perforationsperitonitis
im Gefolge hatten.   So war bei einer Beobachtung Ssokoloffs, wo der
Darmkanal gewaltige Hafermassen beherbergte, die vordere Wand der
Flexura sigmoidea nekrotisch und völlig zerfallen und in die freie Bauchhöhle ein doppeltfaustgroßer Kotballen ausgetreten.

Klinisches Bild.   Entsprechend der allmählichen Vergrößerung und
dem jahrelangen Verweilen der Steine im Darmkanal bestehen meist über
lange Zeit sich erstreckende, an Stärke zunehmende Verdauungstörungen,
Appetitmangel, Verstopfung, flüssige Entleerungen, blutig-schleimige Abgänge, Tenesmen, Koliken, die das Allgemeinbefinden und den Ernährungszustand erheblich beeinträchtigen können.   Häufig gehen kleinere Steine,
seltener solche größeren Umfangs schließlich ab ohne deutliche Verschlußerscheinungen gemacht zu haben; in anderen Fällen treten intermittierende Verschlußanfälle auf, die mit der Ausstoßung des Steines oder
dem Verschluß enden.   Eine nicht unerhebliche Zahl von Fällen ging nach
1—2 wöchiger Dauer ausgesprochener Verschlußerscheinungen zugrunde; bei
Sitz im Dünndarm wurde schon nach 2—4 tägiger Verlegung kotiges Erbrechen beobachtet.   Die Steine sind häufig als harte, bis faust- ja kindskopfgroße, zum Teil gut bewegliche Tumoren vom Bauch, von der Scheide
oder vom Rektum aus, in dem sie sich gern letzten Endes festsetzen, zu
fühlen; Schellacksteine zeichnen sich bisweilen durch eine pastöse Konsistenz
und knitterndes Tastgefühl aus.   Druckempfindlichkeit und Bauchdeckenspannung treten erst dann auf, wenn stärkere Wandveränderungen, Abszesse
oder Perforationsperitonitis sich entwickeln.   Verwechslungen mit bösartigen
Geschwülsten, Ovarialkystomen, perityphlitischem Abszeß sind vorgekommen.
In einigen Fällen gelang der röntgenologische Nachweis großer Steine im
Dünndarm und Dickdarm (Anderson, Cowan).

Das „Haferileus" bietet ein anderes, aber sehr bezeichnendes klinisches
Bild.   Einige Tage nach dem Genuß des Hafers treten heftige, krampfartige Bauchschmerzen und quälende Tenesmen auf, die häufig völlig
erfolglos sind oder nur blutig-schleimige Abgänge zutage fördern, in denen
ganze Haferkörner oder Hülsen schwimmen.   Erbrechen tritt trotz völliger
Stuhl- und Windverhaltung nur selten ein.   Häufig bestehen heftige Urin-
beschwerden, die sich in einer nicht geringen Zahl $(35,5\,^0/_0$ nach Ssokoloff)
zu völliger Harnverhaltung steigern, die in der Hauptsache mechanisch
durch den Druck der im Mastdarm befindlichen Kotmassen auf Blase
und Mastdarm, zum Teil durch reflektorische Reize hervorgerufen wird.

Von dem Kranken geht ein ausgesprochener Pferdemistgeruch aus, der in weiterer Entfernung wahrzunehmen ist. Die Temperatur ist regelrecht oder nur wenig erhöht, die Atmung beschleunigt, der Puls ebenfalls beschleunigt oder auch verlangsamt. Der Leib ist stark aufgetrieben und besonders im Bereich des Dickdarmes schmerzhaft; Steifungen treten häufiger im Bereiche des Coecum, Colon ascendens und transversum, seltener in der Flexura sigmoidea auf. In der Flexura sigmoidea und im Colon descendens sind die Kotmassen immer deutlich zu fühlen, während in den hochgradigsten Fällen der ganze Dickdarm vom Coecum bis zum Sigma als ein dicker Wulst zu verfolgen ist. Durch den eingeführten Finger lassen sich im Mastdarm die steinharten, spitzen, kaum lösbaren Kotmassen leicht nachweisen.

III. Verschluß durch Fremdkörper.

Fremdkörper können durch den Mund, durch den After und auf von der Natur nicht vorgezeichneten Wegen in den Darm eindringen. Die große Masse der Fremdkörper gelangt durch den Mund in den Magendarmkanal. Sie werden vorwiegend von Kindern, Hysterischen, Geisteskranken, Schluckkünstlern verschluckt. Die wunderlichsten Dinge finden so den Weg in den Darm: Nägel, Nadeln, Münzen, Knöpfe, Ringe, Schlüssel, Schnallen, Hufeisen, Gewichtsstücke, Uhren, Löffel, Gabeln, Messer, Dolchklingen (Messerschlucker), Steine, Gebisse und Zahnbürsten, Knochen, Holzstücke, Porzellanstücke, Hosenträger, Haarbälle, Guttaperchamasse, Zigarettenmaschine u. a.; ferner können Vegetabilien, Hülsen, Schalen, Kerne, Pflanzenfasern mehr oder weniger heftige Darmerscheinungen hervorrufen (Kasuistik bei Wölfler und Lieblein). Häufig durchwandern diese Fremdkörper, selbst scharfe und spitze Gegenstände (Exnerscher Nadelreflex) und solche von großem Umfang ohne wesentliche Störungen den Darm; ihre Ausstoßung erfolgt gewöhnlich in einigen Tagen, bei größeren Gegenständen häufiger erst nach Wochen oder Monaten. Die Fremdkörper setzen sich mit Vorliebe in bestimmten Abschnitten des Darmes fest, welche durch die anatomischen Verhältnisse dafür günstig sind: Duodenum, unteres Ileum vor der Coecalklappe, Coecum und Rektum; besonders Coecum und Rektum (Sphinkterwiderstand) sind die Hauptfundstellen. Eine Verlegung der Darmlichtung kommt meist dann zustande, wenn sich größere Mengen von Fremdkörpern zu einem Knäuel zusammenballen, wie es bei Nadeln, Haarbälgen (Trichobezoare), Vegetabilien, Pflanzenfasern, Fruchtkernen aller Art häufiger beobachtet wird. Kleinere Körper können durch ihren Reiz einen Darmspasmus auslösen und dadurch einen Verschluß herbeiführen.

Eigene Beobachtung. 58 jähriger Mann. 1894 Fall in den Keller, darauf Darmverschlingung, angeblich damals 14 Tage lang keinen Stuhlgang. Jetzt, am 14. V. 1914, hat Patient die Hälfte seines Gebisses verschluckt. 2 Tage später vorübergehend Schmerzen in der Magengegend. Patient war dann beschwerdefrei bis zum 22. V. Am 22. V. nachmittags noch Stuhlgang, abends plötzlich heftige kolikartige Schmerzen in der Gegend des Nabels. Seitdem keine Winde mehr, Zunahme der Schmerzen, viel Aufstoßen. Befund am 22. V.: Gut genährter, kräftig gebauter Mann mit stark entwickeltem Fettpolster; blasse Gesichtsfarbe; Aufstoßen. Bauch im ganzen aufgetrieben; tympanitisch; keine Spannung, geringer Druckschmerz in der linken Regio hypogastrica, keine Resistenz. Durch rectale Untersuchung ist das Gebiß nicht zu fühlen. Das Röntgenbild zeigt das Gebiß in der Flexura sigmoidea. Nach Kochsalzinstillationen und konzentriertem Kochsalzeinlauf entleeren sich übelriechende (aufgestaute) erbsensuppenartige Stühle. Bei der nachfolgenden rectalen Untersuchung ist das Gebiß hoch oben im Rektum zu fühlen und wird mit der Kornzange unter Leituug des Fingers entfernt. Heilung. In diesem Falle muß die Einklemmung des verhältnismäßig kleinen Körpers im S. romanum auf einen Spasmus (das Gebiß hatte viele scharfe Kanten) oder Adhäsionen infolge des früheren Unfalles zurückgeführt werden.

Nicht selten begünstigen entzündliche oder karzinomatöse Strikturen, Adhäsionen und Knickungen das Steckenbleiben der Fremdkörper. In solchen Fällen können einzelne, kleinere Fremdkörper oder größere Massen, die sich vor der Stenose ansammeln, die Lichtung verlegen (Abb. 237). Eine weitere Gefahr der Fremdkörper liegt in der Geschwürsbildung und Perforation der Darmwand mit nachträglicher Abszedierung und Peritonitis. Kleine, spitze Gegenstände (Nadeln, Nägel) kommen bisweilen nach völlig erscheinungsloser Durchstoßung des Darmes unter der Bauchdecke zum Vorschein.

Ein einheitliches Verschlußbild läßt sich bei der Verschiedenheit der Gegenstände und der Einklemmungsorte nicht aufstellen. Vorgeschichte, Tastbefund, Röntgenbild weisen in vielen Fällen auf die Natur des Hindernisses hin. Die durch den Fremdkörper hervorgerufenen chronischen Reizerscheinungen der Darmschleimhaut und die je nach der Größe der Fremdkörper mehr oder weniger ausgeprägten Stenoseerscheinungen beherrschen gewöhnlich lange Zeit das Krankheitsbild; schließlich kann die Zunahme des Hindernisses durch aufgelagerte Kotmassen, durch entzündliche Schleimhautwucherungen u. a., oder die eintretende Darmschwäche den völligen Verschluß bedingen. Eine Verlegung kann aber auch bald nach Einnahme sogar verhältnismäßig kleiner Körper durch Spasmus, Invagination, Verstopfung latenter Strikturen eintreten.

Eigene Beobachtung. 75jähriger Mann, 24 Stunden nach dem Genuß von Pfefferlingen plötzlich mit allgemeinem Unwohlsein, Aufstoßen, Erbrechen, völliger Stuhl- und Windverhaltung erkrankt; es wurde bei der Operation ein bis dahin völlig erscheinungsloses, strikturierendes Karzinom des S romanum festgestellt, vor dem die Pilze sich angesammelt hatten; erst nach mehrtägiger Spülbehandlung konnten diese durch die angelegte Fistel entfernt werden, worauf wieder Stuhl auf natürlichem Wege erfolgte.

Noch häufiger als der Verschluß tritt eine Darmperforation ein, die uns, wenn keine Verklebungen eintreten, das ausgesprochene Bild der Perforationsperitonitis oder eine Verquickung von Verschluß- und Peritonitisbild gibt.

In den Mastdarm werden Fremdkörper vornehmlich infolge perverser oder laienhafter therapeutischer Maßnahmen eingeführt. In der Regel sind es umfangreiche Dinge, die zur ärztlichen Beobachtung kommen: Flaschen, Gläser, Töpfe, Mörserkeulen, Schusterzangen, Holzpflöcke, Pinsel, Schirmgriff, Etui, Schweineschweif und vieles andere. Sie bleiben meist im Mastdarm liegen und werden wegen der frühzeitig einsetzenden Beschwerde entfernt, bevor Verschlußerscheinungen zu Tage treten (Lit. v. Esmarch). Seltener werden sie durch die Antiperistaltik in höhere Abschnitte des Dickdarmes getrieben. Von 20 von Wölfler und Lieblein zusammengestellten Fällen gelangten 14 in das S romanum oder Colon descendens, 6 bis in das Colon transversum. Die Dauer des Aufenthaltes im Darm betrug einige Tage, Wochen, Monate, in einem Falle sogar 317 Tage.

Bisweilen verweilen sie längere Zeit ohne wesentliche Störungen, meist machen sie jedoch erhebliche Beschwerden, Leibschmerzen, Stuhldrang, Verstopfung, blutige Stühle und Fieber; auch ausgesprochene Verlegung des Darmes, Stuhl- und Windverhaltung, Meteorismus wird beobachtet. So starb ein von Closmadeuc beobachteter Sträfling 10 Tage später, nachdem er

sich ein eisernes Etui in den Mastdarm eingeführt hatte, unter den Erscheinungen des Verschlusses; bei der Sektion fand sich das Etui (16:14 cm
groß, 760 g schwer), mit Sägen, Feilen und Bohrern gefüllt, im Colon
transversum. Diese Fremdkörper sind in vielen Fällen als Geschwülste in
der Gegend der Flexura sigmoidea und des Colon descendens, bisweilen
auch in der rechten Bauchseite durch die Bauchdecken tastbar. Die tiefer
sitzenden Fremdkörper sind gewöhnlich leicht durch die rektale Untersuchung nachzuweisen. Auch das Röntgenbild gibt vielfach Aufschluß.

Die dritte Gruppe von Fremdkörpern gelangt auf eine recht eigen-
tümliche Weise in den Darm. Für uns sind hier die Gegenstände bemerkenswert, die vornehmlich bei Operationen in der Bauchhöhle zurückgelassen werden und nachträglich durch Einwanderung in den Darm den
Verschluß herbeiführen. Seltener sind es Instrumente, Pinzetten, Arterien-
klemmen, Dränrohre, meist Kompressen und Tupfer. Von 235 in der
Bauchhöhle zurückgelassenen Gegenständen haben 40 den Weg in den
Darm gefunden (Neugebauer, Schachner, Görlich, Wölfler-Lieb-
lein).

Nach experimentellen Untersuchungen und Beobachtungen an Menschen tritt zunächst eine Abkapselung des Fremdkörpers durch Darm, Netz und Gekröse ein; nach
kürzerer oder längerer Zeit folgt dann mit und ohne Abszeßbildung der Durchbruch in
den Darm. Zunächst tritt ein kleiner Teil in das Darminnere, allmählich wird
durch die Peristaltik der ganze Gegenstand in den Darm hineingezogen. (Binagli,
v. Büngner, Riese, u. a.) Es nimmt nicht Wunder, daß gerade die in den Darm eingewanderten Kompressen, Tupfer, Gazestreifen außerordentlich häufig zum Verschluß
führen; Fälle dieser Art sind von Bier, Riese, Schäfer, Hefting, Zum-Busch,
Kader, Boerner und anderen mitgeteilt. Bemerkenswert ist ein Fall von Kader dadurch, daß, nachdem ein Jahr nach einer gynäkologischen Operation unter Verschlußerscheinungen eine große Gazekompresse schon vorher abgegangen war, später wiederum
ein Darmverschluß auftrat, der durch die starke Verbackung und Abknickung der Dünndarmschlingen hervorgerufen war; auf die frühere Durchtrittsstelle wies nur eine
strahlige Serosanarbe hin. Erwähnt sei noch, daß in seltenen Fällen auch der zur
Vereinigung der Darmstücke oder zur Gastroenterostomie benutzte Murphyknopf zur
Verlegung geführt hat (Gelpke, Mühsam, Wettstein, Levy, Kloiber).

Das Krankheitsbild setzt gewöhnlich erst mehrere Wochen oder Monate nach der
Operation ein, bei welcher der Gegenstand in der Bauchhöhle zurückgelassen wurde.
Nur in seltenen Fällen vollzieht sich der Durchbruch in den Darm und die Durchwanderung desselben bis zum Abgang durch den After unter geringen Erscheinungen,
meist stellt er für die Betroffenen ein schweres, zum Teil sehr qualvolles, sich über
Monate und Jahre hinziehendes Leiden dar. Schlechtes Allgemeinbefinden, heftige
Schmerzen kolikartiger Natur, Verstopfung, Durchfälle und blutige Stühle, Erbrechen
werden oft beobachtet. Besonders bei Kompressen und Tupfern entwickeln sich häufiger
ausgesprochenere Verschlußerscheinungen, kotiges Erbrechen, Stuhl- und Windverhaltung,
Meteorismus, Darmsteifungen; bisweilen kommt es zur Abszeßbildung oder Peritonitis.
Hin und wieder weisen bewegliche Tumoren von weicher Beschaffenheit in Verbindung
mit der Vorgeschichte auf die Natur des Verschlusses hin. Der Tod erfolgt an Erschöpfung oder an den peritonealen Folgezuständen der Darmwandveränderung.

Einen Gesamtüberblick über Prognose und Verlauf der intestinalen
Fremdkörper erhält man durch die Statistik von Wölfler und Lieblein: Von 1184
Fällen sind 808 durch Ausstoßung oder Operation geheilt, 320 gestorben, 12 mal ist
der Ausgang unbekannt, 48 mal lag ein zufälliger Obduktionsbefund vor; 427 mal gingen
die Gegenstände auf natürlichem Wege ab, 28 mal wurden sie erbrochen oder mühelos
aus dem Magen entfernt, 104 mal erfolgte die Ausstoßung durch Perforation mit oder
ohne Abszeßbildung und durch Ausscheidung durch die Blase oder Vagina. Die Todesursache war in erster Linie die Perforation, in zweiter Linie der Verschluß: eine geringere Anzahl ging an Entkräftung oder Blutung zugrunde.

IV. Verschluß durch Würmer.

Der Verschluß durch Würmer ist im Vergleich zu der weiten Verbreitung der Darmschmarotzer ein seltenes Vorkommnis. Für unsere Betrachtungen haben mit wenigen Ausnahmen nur die Spulwürmer Bedeutung, die in den letzten Jahren in verseuchten Gegenden häufiger die Ursache von Darmverlegungen geworden sind. Der Verschluß entsteht durch das **Zusammenballen** einer kleineren oder größeren Zahl von Würmern zu einem Knäuel oder durch die **spastische Kontraktion** der Darmwand um den Wurm (Enterospasmus verminosus), die durch den mechanischen oder chemischen Reiz des Wurmes hervorgerufen wird.

Rost hat im Tierversuch am überlebenden Katzendarm festgestellt, daß der Gesamtextrakt frisch getöteter Spulwürmer den Tonus des Warmblüterdarmes durch Einwirkung auf seinen Nervenendapparat steigert. Die tonussteigernden Stoffe finden sich im Genitale und vor allem im Darmtraktus; Hautschlauchextrakt setzt dagegen den Tonus herab, während die Leibeshöhlenflüssigkeit stark entzündungserregend wirkt, aber keinen Einfluß auf die Darmbewegung hat. Die Stoffwechselprodukte wirken giftig und setzen den Tonus stark herab. Es wird angenommen, daß die beim Absterben der Würmer freiwerdenden, tonisierenden Stoffe des Genitale und Darmtraktus den Spasmus hervorrufen, die Knäuelbildung möglicherweise auf einer durch die tonusherabsetzenden Stoffe bedingten Darmstörung beruht. Von anderen wird dagegen der Spasmus in erster Linie auf die mechanische Reizwirkung sich lebhaft bewegender Würmer, die Knäuelbildung auf die Eigenbewegung und Neigung der Askariden, in Spalten und Lücken sich einzuzwängen und sich so miteinander zu verfilzen, zurückgeführt (Schloeßmann, Kieselbach u. a.). Schloeßmann läßt es dahingestellt sein, ob vielleicht der Begattungstrieb den ersten Anstoß für das Zusammenstreben bildet, ausschlaggebend für das Anlocken und Festsetzen der Tiere an einer bestimmten Stelle scheint ihm aber die durch den örtlichen Darmkrampf erzeugte Enge, zumal er auch mehrfach die Darmwand um Wurmknäuel im Krampfzustand angetroffen hat, während Rost für die Ansammlung eine Tonusherabsetzung zur Erklärung heranzieht. An der Darmwand selbst hat man toxische (Flury, Spieth) und mechanische (Schloeßmann, Gerlach) Schädigungen durch die Tiere wahrgenommen. Die Versuchsergebnisse Rosts sind nicht eindeutig mit der klinischen Beobachtung in Übereinstimmung zu bringen. Gegen seine Annahme spricht der Befund, daß die Wurmknäuel fast nur aus lebenden Askariden bestehen, während ihr Absterben Vorbedingung für eine toxische Reizwirkung ist. Auch die Beobachtung, daß nach starker Quetschung und Abwärtsschieben der Würmer der Spasmus sofort nachläßt, kann als Gegenbeweis angesehen werden (Bertram). Für die Entstehung des Spasmus dürfte auch die Reizwirkung abnormer Zersetzungsvorgänge des Darminhaltes in Rechnung zu ziehen sein, die wahrscheinlich im schmarotzerhaltigen Darm besonders Jugendlicher bestehen.

Die Knäuelbildung, an der 100 und mehr Würmer beteiligt sein können, findet sich vorwiegend im Dünndarm und hier besonders im unteren Ileum (v. Hofmeister, Oerström, Beust, Doberauer, Streber, Ujl, Steinegger, Strater, Müssig). Weniger häufig ist das Coecum und der tiefere Dickdarm Sitz des verlegenden Paketes (Stepp, Pietrazewsky, Rocheblave u. a.). Die Darmwand ist infolge der Ausweitung der Lichtung durch den Wurmballen verdünnt, in anderen Fällen entzündlich verändert, sulzig durchtränkt, blaurötlich verfärbt und befindet sich dabei trotz ihrer Dehnung nach Schloeßmann vielfach im Krampfzustand. Beim Enterospasmus verminosus sind kleinere oder ausgedehntere Teile des Dünndarmes bleistiftartig um einen oder mehrere Würmer fest kontrahiert, wobei die einzelnen Würmer durch die angepreßte, blutleere Wand meist deutlich durchzufühlen sind (Haidenhain, Hagedorn, Schulhof, Schaal, Bertelsmann u. a.). Einige Male kamen Askarisanhäufung und Volvulus (Schloeßmann, Cartolari) und die Vergesellschaftung von Askaris und Invagination zur Beobachtung (S. 177). Stärkere entzündliche Veränderungen der Darm-wand mit peritonitischen Reizerscheinungen werden nicht allzu selten durch die chemische und mechanische Einwirkung der Spulwürmer hervorgerufen; dem Anschein nach können sie sogar die pathologisch veränderte Darm-wand durchbohren, während diese Möglichkeit bei gesunder Wand nicht besteht.

Einige Male verstopften große Bandwurmknäuel die Darmlichtung (Black, Stein-hauser). Mayer beschreibt einen Dünndarmverschluß mit fäkulentem Erbrechen durch Sooranhäufung, der nach Entleerung von Soorstühlen zur Genesung kam.

Der Verschluß durch Spulwürmer wird vor allem im jugendlichen Alter beobachtet. Die Erklärung hierfür liegt in der Verbreitung der Würmer bei Kindern und jugendlichen Personen; vielleicht spielen auch die engeren Raumverhältnisse und die leichtere Erregbarkeit des kindlichen Darmes eine Rolle. Temperatursteigerungen der Wurmträger aus irgendeiner Ur-sache können zur Auslösung des Verschlusses beitragen, da die erhitzte Körperwärme einen Bewegungsreiz auf die Tiere ausübt. Mehrere Male fielen die ersten Verschlußerscheinungen mit dem Beginn einer Wurmkur zusammen, was Schloeßmann im Sinne des mechanischen Reizes darauf zurückführt, daß die nicht tödliche Giftdosis die Würmer aus der Ruhe zu lebhaften Fluchtbewegungen aufstört. Der frische Abgang von Askariden weist bisweilen auf die Natur des Verschlusses hin. Toxische Allgemein-störungen können längere Zeit vorausgehen, recht häufig aber setzt der Verschluß ganz akut mit Erbrechen, heftigen Leibschmerzen, Kollaps, Stuhl- und Windverhaltung ein; auch kotiges Erbrechen wird im weiteren Verlaufe beobachtet. In einigen Fällen erfolgte der Tod bald nach Beginn der Erkrankung ganz plötzlich im Kollaps unter Vergiftungserscheinungen, Krämpfen und Delirien, als deren Ursache nach den Untersuchungen von Weinland und Flury bestimmte Stoffwechselprodukte der Spulwürmer anzunehmen sind. Der Leib ist gewöhnlich weich, mehr oder weniger auf-getrieben, bisweilen besteht eine umschriebene oder allgemeine Druckschmerz-haftigkeit und Spannung. Wiederholt ist bei der häufigen Festsetzung der Askariden im unteren Ileum eine Appendicitis diagnostiert worden. Mehr-fach wurden die Wurmknäuel als tumorartige, die spastisch kontrahierten Schlingen als strangartige Gebilde durch die Bauchdecken gefühlt und haben zur Verwechslung mit einer Invagination geführt.

Beispiel Kieselbach. Ein 15jähriges Mädchen erkrankte ganz plötzlich mit heftigen Leibschmerzen und Erbrechen. Kollaps, Gesicht leichenblaß, Puls schwach, Frequenz 56, Temperatur unter 35°. Leib weich, nicht aufgetrieben, bei Berührung schmerzhaft, be-sonders links unterhalb des Nabels. In der Coecalgegend ist ein apfelgroßer, kaum empfindlicher Tumor, über der Symphyse bis halb zum Nabel herauf eine sich etwas nach der linken Bauchseite erstreckende Resistenz fühlbar. Operationsbefund: Nach Eröffnung des Bauches lag eine Dünndarmschlinge von 15 cm vor, die Serosa war ge-rötet, die Darmwand offenbar in einem spastischen Zustand; sie hatte sich ihrem In-halt innig angepreßt, der nach außen als ein Gewirr von bleistiftdicken Strängen er-kennbar war. Der Wurmknäuel nahm einen 12 cm langen Darmabschnitt ein, dann kam eine kleine Strecke mit einzelnen Würmern, dann wieder ein Abschnitt von 10 cm mit einem großen Wurmballen, weiter oberhalb ein dritter Knäuel, oberhalb und unter-halb noch kleinere Gruppen oder einzelne Schmarotzer; sämtliche Würmer fanden sich in einer etwa 50—60 cm langen Darmstrecke. Unterhalb der großen Knäuel war der Darm kollabiert, oberhalb im Kontraktionszustand. Nach Inzision des Darmes wurden 62 Würmer mit der Kornzange entfernt; einzelne weiter abliegende Würmer mußten zurückgelassen werden. Schluß der Darmwunde mit doppelter Naht. Heilung.

V. Verschluß durch Kotmassen.

Im Verlaufe einer habituellen Obstipation kann es zur Ansammlung mächtiger Kotmassen, zur Bildung sogenannter Kotsteine (Koprolithen) im Dickdarm kommen, die durch völlige Ausfüllung der Darmlichtung mehr oder weniger plötzlich das Bild der Koprostase in das des Verschlusses umwandeln. Hinsichtlich der Entstehung der chronischen Obstipationszustände muß auf die einschlägigen Kapitel bei Nothnagel, Adolf Schmidt, Karewski, Rost, Payr, Fleiner u. a. verwiesen werden; hier seien nur die wesentlichen Ursachen der Koprostase kurz angeführt: Störungen der nervösen Apparate, atonische und spastische Zustände des Darmes, Schwäche der die Stuhlabsetzung unterstützenden Muskulatur, Sphinkterkrampf, Lebensweise, Mißbrauch von Abführ- und Stopfmitteln, ungewöhnliche Lagerung und Weitenverhältnisse einzelner Dickdarmabschnitte (Hirschsprungsche Krankheit), Falten, Membranen.

Die Kottumoren entwickeln sich im Bereich des ganzen Dickdarmes, vornehmlich in der Flexura sigmoidea und im Rektum als einzelne oder vielfache, bisweilen den größten Teil des Dickdarmes ausfüllende Kotballen. Durch ihre weichere Konsistenz unterscheiden sie sich im allgemeinen nicht schwer von den Darmsteinen, bisweilen besitzen sie aber infolge einer stärkeren Durchsetzung mit Salzen eine sehr große Härte. Sie erreichen Faust- und Kindskopfgröße, so daß es erstaunlich ist, daß der Kotstrom trotzdem so lange Zeit seinen Weg zu finden weiß. So fand sich im Falle Smith bei der Obduktion eines 8jährigen Knaben, der seit seiner Geburt trägen Stuhlgang, seit 8 Tagen bis zu seinem Tode einen völligen Verschluß hatte, ein doppeltfaustgroßer, sehr harter Kotstein; der ganze Dickdarm war hypertrophisch.

Der Weichkot nimmt seinen Weg auf der Strecke vom Coecum bis etwa zur Mitte des Colon transversum und im Rektum seitlich an den zentral gelegenen Kotballen vorbei. In der übrigen Dickdarmstrecke (linker Teil des Quercolon, Colon descendens, in der Regel auch Flexura sigmoidea), die normalerweise nur einige Male am Tage der Weiterbeförderung des Kotes dient und in der übrigen Zeit leer ist, entstehen die Scybala wandständig in den Haustren, werden hier festgehalten und lassen den Weichkotstrom zwischen sich im Zentrum der Darmlichtung hindurchgehen (Brosch).

Erschöpfung oder Krampf der Darmmuskulatur bedingen neben der Zunahme der Kotmassen den Verschluß; in anderen Fällen beruht die völlige Verlegung auf einer Abknickung oder Drehung der kotbeladenen, verlängerten Schlingen; schließlich muß noch die Möglichkeit eines Kugelventilmechanismus durch Verschiebung der Kotsteine in Betracht gezogen werden.

Das lange Verweilen der Kotballen am gleichen Ort führt zu divertikelartigen Erweiterungen, chronisch entzündlichen Veränderungen, Druckgeschwüren, Nekrose und Perforation der Darmwand, zu umschriebener und allgemeiner Peritonitis. Der Darm oberhalb der verstopfenden Massen ist nicht selten mächtig erweitert, die Wandung hypertrophisch; bei schlußfähiger Ileocoecalklappe pflegt die Blähung am Coecum besonders stark ausgeprägt zu sein, hier kommen daher Dehnungsgeschwüre mit Vorliebe zur Entwicklung.

Kotverlegungen werden im kindlichen, mittleren und hohen Lebensalter beobachtet. Sie sind das Schlußbild einer sich meist über viele Jahre hinziehenden, häufig zu starker Beeinträchtigung des Allgemeinbefindens und Ernährungszustandes führenden Leidens. Der Verlauf ist chronisch und intermittierend; zu kolikartigen Schmerzen, Tenesmen, Sphinkterkrampf,

Unregelmäßigkeiten der Stuhlentleerung gesellt sich oft erst nach wochenlang bestehender Verstopfung Windverhaltung und Erbrechen, das schließlich auch kotig werden kann. Das Erkennen des Zustandes wird erschwert, wenn trotz gewaltiger Kotansammlung tägliche, aber ungenügende Entleerungen stattfinden oder zeitweise sogar infolge des begleitenden Schleimhautkatarrhs Durchfälle im Vordergrund stehen. Eine akute Verschlimmerung kann durch grobe Diätfehler und starke Abführmittel hervorgerufen werden. Meteorismus pflegt sich langsam zu entwickeln, erreicht manchmal eine gewaltige Größe und ist wie bei den tiefsitzenden Dickdarmverschlüssen überhaupt am Coecum besonders stark ausgeprägt; auch Darmsteifungen werden beobachtet. Die Koprolithen sind fast immer als runde, längliche, eckige, oft rosenkranzartig aneinandergereihte, häufig gut verschiebliche Tumoren durch abdominelle, rektale oder vaginale Palpation nachweisbar. Entsprechend ihrem gewöhnlichen Sitz im Colon descendens, Flexura sigmoidea und Rektum werden sie vornehmlich in der linken Bauchseite und im kleinen Becken gefühlt. Gewöhnlich ist für sie eine gewisse Weichheit und Eindrückbarkeit charakteristisch. Das Gersunysche Klebesymptom ist unbeständig und nicht allgemein anerkannt; es beruht darauf, daß bei langsamem, tiefem Druck die Darmwand an den Kotballen anklebt und bei langsamem Nachlassen des Druckes sich wieder ablöst. Wegen der häufig bestehenden entzündlichen Veränderungen der Darmwand mit Beteiligung des benachbarten Bauchfelles besteht nicht selten eine lebhafte Druckschmerzhaftigkeit des Tumors. Vielfach sind die Kotgeschwülste für intraabdominelle Neubildungen, Darmgeschwülste, Myome, graviden Uterus, Adnextumoren, Wanderniere u. a. gehalten worden.

Die Prognose ist ernst; von 42 von Wölfler und Lieblein gesammelten Fällen sind 15 an Verschluß oder Peritonitis zugrunde gegangen.

7. Kapitel.

Verengerung und Verschluß durch erworbene Strikturen.

In diesem Abschnitt werden alle Verengerungen und Verschlüsse des Darmes zusammengefaßt, die durch einen von der Darmwand selbst ausgehenden Krankheitsvorgang bedingt werden. Ihre Ursachen sind sehr mannigfaltig; nach diesen unterscheidet man am besten drei Hauptgruppen: entzündliche, traumatische und neoplasmatische Strikturen. Anatomisch tritt die Verengerung und der Verschluß im wesentlichen in zwei Formen, als Schnürung oder Verstopfung der Darmlichtung auf. Ein Teil der hier abzuhandelnden Erkrankungen verursacht an sich keine Behinderung des Kotweges (z. B. die Mehrzahl der Darmpolypen), sondern erhält erst durch Komplikationen (Invagination, Abknickung) Beziehungen zu unserem Gegenstande.

I. Pathogenese.

1. Strikturen entzündlichen Ursprungs.

a) Tuberkulose.

Die Darmtuberkulose entsteht am häufigsten sekundär bei vorhandener Lungentuberkulose durch das Verschlucken des bazillenhaltigen Auswurfes, selten auch sekundär auf dem Blutwege von einem bereits im Körper vor-

handenen Krankheitsherd aus. Aber auch die primäre Entwicklung der
Tuberkulose im Darm durch von außen eingeführte Bazillen, die mit der
Nahrung, Atmung, durch Berührung keimhaltiger Gegenstände, durch Küssen
tuberkulöser Personen aufgenommen werden, ist besonders bei Kindern
nichts Seltenes. Heller fand beispielsweise unter 140 Tuberkulosefällen,
die als Nebenbefund bei 714 Diphtheriesektionen beobachtet wurden, 53 mal
eine tuberkulöse Infektion des Darmkanales ohne gleichzeitige Erkrankung
der Lungen.

Die Bazillen siedeln sich meist zuerst in den Solitärfollikeln und
Peyerschen Plaques an und bilden kleine Tuberkel, die verkäsen und
zerfallen, so daß zunächst kleine, kraterförmige Geschwüre entstehen, die
sich weiterhin durch Bildung und Zerfall neuer Knötchen in der Nachbarschaft vergrößern. Ihre Ausbreitung erfolgt mit Vorliebe den Lymphwegen
entlang in der Querrichtung des Darmes, wodurch die Ringgeschwüre entstehen, die häufig gürtelförmig die ganze Darmlichtung umfassen. Das
Geschwür dringt nicht selten bis zur Serosa in die Tiefe, auf der sich häufig
kleine, rosenkranzförmig den Lymphgefäßen folgende Knötchen entwickeln.
Die Geschwüre finden sich im Bereich des ganzen Darmes, vom Duodenum
bis zum Rektum; ihr Lieblingssitz ist das untere Ileum, die Ileocoecalklappe,
das Coecum und Colon ascendens.

Die Strikturbildung steht im engen Zusammenhange mit der Ausheilung
der Darmtuberkulose. Sie findet sich gewöhnlich zwischen dem 20. und
40. Lebensjahre und ist nach Lotheisen bei Frauen doppelt so häufig als
bei Männern. Die Neigung zur Verheilung ist bei den sekundären Darm-
tuberkulosen mit schweren Lungenveränderungen sehr gering; in den meisten
Fällen von Heilung und Vernarbung handelt es sich um eine primäre
Darmtuberkulose. Es ist also im wesentlichen eine mildere Form der
Tuberkulose, die häufiger eine Verengerung im Gefolge hat, doch heilen auch
viele dieser Geschwüre ohne Striktur aus; unter 35 Fällen Eisenhardts
von geheilten oder in Ausheilung begriffenen Geschwüren verengerten nur
neun den Darm. Nach Wieting beruht die Strikturbildung nicht auf der
Heilung und Vernarbung der eigentlichen Geschwüre, sondern auf der
Schrumpfung der hauptsächlich in der Mucosa und Submucosa verlaufenden
Ausbreitungswege der Tuberkulose, der Lymphgefäße und ihrer nächsten
Umgebung, wobei die Schrumpfung entsprechend der Ausbreitung der Tuberkulose in querer Richtung vor sich geht. Außer der Narbenschrumpfung und
dem Narbenzug wird der fehlerhaften Wirkung der Muskulatur nach Unterbrechung der Längsmuskelschicht Bedeutung für die Strikturbildung zugeschrieben. Wenn Rings- und Längsmuskulatur an einer Stelle durch das
tuberkulöse Geschwür zerstört wird, so ist die Funktion der Längsmuskulatur
an dieser Stelle völlig unterbrochen, die an den Rändern des Geschwüres
befindlichen Ringmuskelbündel sind dagegen in ihrer Wirkung nicht beeinträchtigt, sie können sich sogar, da ihr Gegenspieler fehlt, bei entzündlicher
Reizwirkung viel stärker zusammenziehen; die Folge davon ist die Einstülpung und nachherige Verklebung der am Geschwürsgrund erhaltenen
Serosa, die die Darmlichtung einengt (Busse). Die aus der Vernarbung
von tuberkulösen Geschwüren hervorgehenden Verengerungen hat man
als narbig-fibröse Strikturen bezeichnet im Gegensatz zu den an zweiter
Stelle zu besprechenden hyperplastischen tuberkulösen Strikturen, die ebenfalls im Dünn- und Dickdarm, vor allem aber im Coecum zur Entwicklung
kommen.

Die narbig-fibrösen Strikturen umfassen meist ringförmig die Lichtung, nur selten verlaufen sie in der Längsrichtung des Darmes. Sie sind gewöhnlich ganz umschrieben und haben häufig das Aussehen eines mit einem Faden fest zusammengeschnürten Darmstückes. Ihre Durchgängigkeit ist außerordentlich verschieden; von der Andeutung einer Einengung bis zu einer nur für eine feine Sonde durchgängigen Lichtung finden sich alle Übergänge. Über die Verteilung der Strikturen auf die einzelnen Darmabschnitte gibt die zusammengefaßte Statistik von Nikolyski und Wieting ein Bild: Duodenum 1, Jejunum 6, Ileum 74, Ileocoecum und Ileum 6, Ileocoecum 79, Coecum 43, Colon ascendens und Flexur 16, Colon transversum 4, Appendix 6, Rektum 1. Die oberen Dünndarmabschnitte sind also sehr selten befallen; nach Fischer lagen 1914 nur 3 Beobachtungen von tuberkulösen Stenosen des Duodenum vor, während Schüppel 1921 über den 8. Fall einer tuberkulösen Striktur des Jejunum berichtet. Die Strikturen treten einzeln und in der Mehrzahl auf; die narbig-fibröse Form kommt sogar häufiger in der Mehrzahl vor, während bei der hypertrophischen Form sich meist nur eine Stenose findet. Unter 62 von Brunner zusammengestellten, operierten Dünndarmstrikturen waren 24 einzelne und 34 mehrzahlige. Subbotic hatte unter 18 eigenen Fällen 10 einzelne und 8 mehrzahlige; die 8 mehrzahligen Strikturen, bei denen es sich 1 mal um 2, 2 mal um 3, 1 mal um 4, 3 mal um 5 und 1 mal um 7 Stenosen handelte, saßen 6 mal im Dünndarm, 1 mal im Dünndarm und Coecum und 1 mal im Coecum und Colon transversum. Ihre Zahl ist oft sehr erheblich, ihre Entfernung voneinander sehr verschieden; sie können sich über den ganzen Darm verteilen oder auf eine kurze Strecke zusammen-

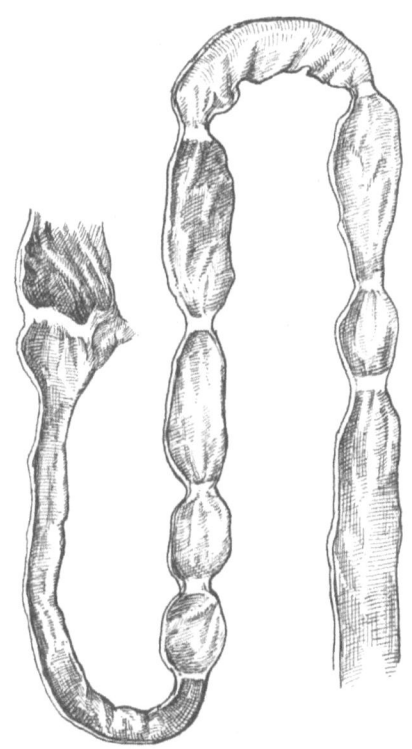

Abb. 216. Zahlreiche tuberkulöse Narbenstrikturen des Dünndarmes (nach E. Fraenkel).

drängen. In einem Falle von Strehl fanden sich 15 Stenosen, davon 13 im Dünndarm, je eine an der Ileocoecalklappe und im Colon ascendens, bei Hofmeister 10 auf einer 2 m langen Dünndarmstrecke zusammen. So entsteht ein charakteristisches Bild, das mit einer Perlenschnur, mit einem Rosenkranz oder mit einer aneinandergereihten Kette von Würsten verglichen wird und dadurch zustande kommt, daß die zwischen den einzelnen Engen gelegenen Darmstrecken sackartig erweitert sind (Abb. 216). Der zuführende Darm ist hypertrophisch und mehr oder weniger erweitert. Bei den mehrzahligen Strikturen verhalten sich alle vor den einzelnen Engen liegenden Darmabschnitte wie der zuführende Darm und sind wie dieser hypertrophiert und erweitert (Hofmeister), doch beschränkt sich nach Wieting die Hypertrophie jedesmal auf eine kurze Darmstrecke vor den einzelnen Strikturen einschließlich dieser selbst, während die hinter den einzelnen Engen gelegenen Abschnitte nur im Vergleich zu dem inaktiv atrophischen, abführenden Darm hinter der letzten Striktur hypertrophisch erscheinen. Die tuberkulöse Natur dieser Strikturen ist häufig selbst mit dem Mikroskop nicht sicher festzustellen, wenn nicht frische Geschwüre oder typische Veränderungen der Mesenterialdrüsen ihren Ursprung kennzeichnen. Die Aufpfropfung einer Tuberkulose auf eine kongenitale, durch verlagerte Brunnersche Drüsen bedingte Verengerung des Ileum ist von J. Schmidt beschrieben worden.

Im Gegensatz zu diesen echten Narbenstrikturen stehen die durch tuberkulöse Geschwüre ausgelösten reflektorisch-spastischen Stenosen (Strehl, Bard, Wieting, Schüppel, Huismans u. a.).

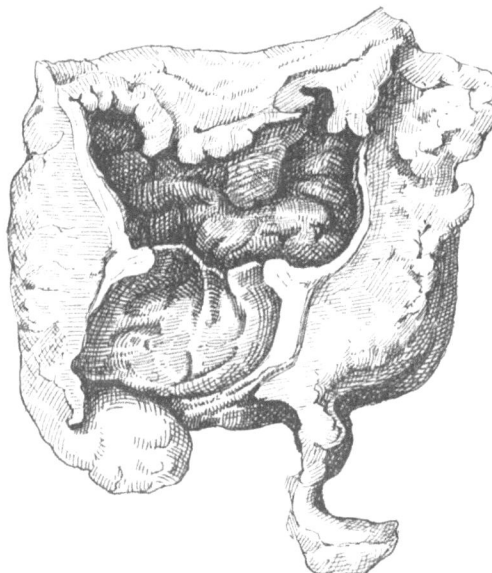

Abb. 217. Hyperplastischer tuberkulöser Coecaltumor (nach Brunner).

In dem Strehlschen Falle fanden sich neben einem tuberkulösen Ileocoecaltumor 14 hochgradige Einschnürungen im Ileum; nach Ausschaltung des Darmes durch Enteroanastomose hörten die Stenoserscheinungen auf. Bei der späteren Obduktion fanden sich nur frische Geschwüre mit geringer Andeutung von Stenosierung. Wieting sah bei der Operation 9 längere, röhrenförmige, derbe, nach beiden Seiten sich trichterförmig erweiternde Strikturen, die bei der 3 Wochen nachher vorgenommenen Obduktion sich als schmal, scharf und einschneidend darstellten. Durch Probelaparotomien beobachtete Heilungen von Stenosen sind auf diese spastisch-entzündlichen Strikturen zurückzuführen. So trat in einem von Carlsson mitgeteilten Falle nach der Probelaparotomie wesentliche Besserung ein, obwohl sich im ganzen Dünndarm in Abständen von 30 cm geschwulstähnliche, ringförmige Stenosen fanden.

Der hyperplastischen Form begegnen wir vor allem in der Gestalt des tuberkulösen Ileocoecaltumors (Conrath, Hartmann u. Pillet, Wieting, Brunner, Watson, Erdman u. a. [Abb. 217]). Das Coecum, häufig auch der angrenzende Teil des Ileum, ist in einen derben, höckerigen, walzenförmigen Tumor verwandelt; das Colon ascendens und die folgenden Abschnitte des Dickdarmes bis zur Flexura sigmoidea können dabei in den Vorgang miteinbegriffen sein. Häufiger findet sich auch ein umschriebener tuberkulöser Tumor am Colon ascendens (Küttner), seltener an der Flexura sigmoidea (Holland, Edgar, Boese, Erdman). Die zugehörigen mesenterialen Lymphdrüsen sind vielfach mit erkrankt und mit dem Tumor zu einer Geschwulst verbacken, auch bilden sich bei längerem Bestehen feste Verlötungen mit dem Netz und parietalem Bauchfell aus. Auf dem Querschnitt zeigt die Darmwand gewöhnlich eine außerordentliche Verdickung. Die Schleimhaut kann unverändert sein, häufiger bestehen starke geschwürige Veränderungen neben papillösen Wucherungen, die bisweilen die Lichtung völlig ausfüllen. Schrumpfung und mächtige Bindegewebswucherung führen allmählich mit wenigen Ausnahmen zu hochgradigen Stenosen, die sich meist röhrenförmig über eine größere Strecke ausdehnen, seltener ringförmig auf einen kurzen Abschnitt beschränken. Makroskopisch ist die Unterscheidung vom Karzinom nicht immer möglich. Mikroskopisch zeigen alle Schichten der Wand, besonders Schleimhaut und Subserosa, eine diffuse, kleinzellige Infiltration und Durchsetzung mit Tuberkeln, wobei der Einschmelzungsprozeß gegenüber der starken Bindegewebsneubildung zurücktritt. Knötchen und Bazillen sind mikroskopisch fast immer nachweisbar, doch treten in selteneren Fällen die spezifischen Veränderungen vor der begleitenden chronischen Entzündung völlig in den Hintergrund (Richter). Der ganze Aufbau zeigt große Ähnlichkeiten mit dem Haut- und Schleimhautlupus (Langhans, Wieting).

Die hyperplastische Coecaltuberkulose kommt vorwiegend isoliert vor, doch sind auch mehrfach neben ihr eine oder mehrere Verengerungen im Ileum beobachtet worden. Unter den 81 Fällen Conraths von Coecaltuberkulose fand sich 7mal eine zweite Striktur; in einigen Fällen wurde auch eine stenosierende hyperplastische Dünndarmstriktur neben dem Coecaltumor beobachtet (v. Esmarch, Krogius, Carlsson u. a.). Diese gleicht in ihrem Aufbau dem tuberkulösen Coecaltumor, verengert den Darm meist erheblich und sitzt, wie die narbig-fibröse Striktur, mit Vorliebe im Ileum, ist aber bedeutend seltener als diese und tritt fast immer einzeln auf. Unter 72 von Felix gesammelten tuberkulösen Dünndarmstenosen waren 9 hypertrophische.

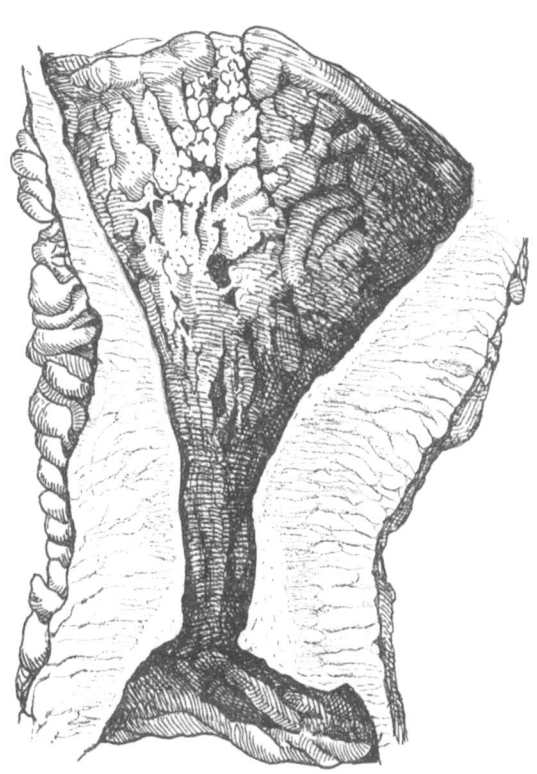

Abb. 218. Hyperplastische tuberkulöse Dünndarmstriktur (Resektionspräparat).

Eigene Beobachtung (hyperplastische Dünndarmtuberkulose). 32jähriges Fräulein erkrankte zuerst Anfang 1922 mit Leibkrämpfen und Stuhlverhaltung. Seit Juni wiederholten sich die Leibkrämpfe häufiger, nahmen an Stärke zu und gingen meist mit länger dauernder Verstopfung, starker Auftreibung des Bauches und heftigem Erbrechen einher. Jetzt besteht seit 8 Tagen völlige Stuhlverhaltung, in den letzten Tagen häufiger kotiges Erbrechen. Befund 19. X. 1922: Blasse Frau in verhältnismäßig gutem Ernährungszustande; Temp. 37,3, Puls 96. Allgemein aufgetriebener, wenig druckempfindlicher Bauch; Dünndarmsteifungen; laute Dünndarmplätschergeräusche. Vom Mastdarm aus fühlt man eine prall-elastische Darmschlinge im Douglas. Operation: Der Bauchraum, aus dem sich mäßig viel seröse Flüssigkeit entleert, wird von stark geblähten Dünndarmschlingen angefüllt; der Dickdarm und das unterste Ileum sind zusammengefallen und leer. Tief im Douglas wird eine dem unteren Ileum an

gehörende, etwa 6 cm lange Geschwulst gefühlt, die mit der Nachbarschaft leicht verklebt ist. Vorlagerung der Geschwulst und Einmündung des zu- und abführenden
Darmes in die Bauchwunde; Abtragung des vorgelagerten Tumors. Das resezierte 8 cm
lange Ileumstück ist an dem einen Ende stark erweitert; das andere Ende zeigt eine
ringförmige, starke Verengerung bis Sondendicke auf eine 3 cm lange Strecke. Die
Schleimhaut ist in dem erweiterten Teile rosig-granulär und gewulstet, in dem verengerten Teile fleckig-rötlich, narbig-glatt und zeigt dabei einzelne bis erbsengroße Geschwüre mit scharfem Rand und glattem, narbigem Grund. Die Wand ist reichlich
über 1 cm dick, läßt aber die einzelnen Schichten bei allgemeinem Ödem leicht voneinander unterscheiden. Die Serosa zeigt matte, körnige Beschläge (Abb. 218). Mikroskopisches Bild (Prof. L. Pick): Granulierende Entzündung bei vollkommenem Schleimhautschwund; starke Verdickung der Submukosa mit herdförmigen Infiltraten, die auch
zwischen den Muskelbündeln der Rings- und Längsmuskulatur angetroffen werden. Vereinzelte typische Tuberkel. Heilung.

Beobachtung Krönlein-Brunner (hyperplastische Coecaltuberkulose). 64 jähriger Mann, der früher nie krank gewesen ist, aber eine Tochter an Tuberkulose verloren hat. Seit 5 Jahren bestehen anfallsweise leichte Magenschmerzen mit Durchfällen,
die sich vor 3—4 Wochen plötzlich verschlimmerten und mit Fieber und leichten
Schüttelfrösten einhergingen. Die Leibschmerzen waren mäßig stark, traten anfallsweise auf und zogen von der Magen- nach der Coecalgegend, wo der Kranke auch eine
Geschwulst fühlte. Im Stuhl waren niemals Schleim, Blut oder Eiter vorhanden.
Befund: Kräftig gebauter Mann mit leichter Kachexie; Abendtemp. 38—38,8; Puls
76—92. Lunge, Herz ohne Besonderheit. Bauch flach, Bauchdecken schlaff, kein Erguß.
In der Coecalgegend ist deutlich ein auffallend beweglicher, wurstförmiger, fingerlanger,
mäßig druckempfindlicher, knollig harter Tumor zu fühlen, der ab und zu unter dem
tastenden Finger weggleitet. Diagnose: Tuberkulose oder Karzinom des Coecum. Operation (Krönlein): Schrägschnitt in der Coecalgegend. Der bewegliche Tumor zeigt
den Anblick einer Tuberkulose. Resektion des Coecum mit Einpflanzung des Ileum End
zu Seit in das Colon ascendens. Das exstirpierte Coecum zeigt hauptsächlich an
der hinteren lateralen Seite die tuberkulöse Veränderung als knollige Verdickung, auf
der kleine Knötchen sitzen. Der Durchschnitt zeigt eine hochgradig verdickte Wand;
die Schleimhaut ist wenig ulceriert, die Höhlung gut erhalten, aber die Klappe ist stark
stenosiert (Abb. 217). Das mikroskopische Bild zeigt vor allem submuköse Tuberkel
und tuberkulöse Infiltration und Riesenzellentuberkel in Rings- und Längsmuskulatur,
sowie im subserösen Fettgewebe.

Im Rektum ist die sekundäre Entstehung von tuberkulosen Geschwüren
bei bestehender Lungentuberkulose nicht selten. Ihre Neigung zur Ausheilung und Vernarbung ist gering. In den Fällen, wo ein stärkerer Heilungs-
vorgang sich abspielt, entwickeln sich röhren- oder trichterförmige, teilweise
sehr hochgradige Stenosen, die fast stets von Abszeß- und Fistelbildung im
periproktitischen Gewebe begleitet sind. Im Zeitpunkte der Striktur sind
nur in ganz seltenen Fällen Tuberkelknötchen auf dem Geschwürsgrunde
mit unbewaffnetem Auge sichtbar, während mikroskopisch ihre tuberkulöse
Natur gewöhnlich nachweisbar ist. Makroskopisch gleichen sie den
luetischen und gonorrhischen Mastdarmstrikturen (vgl. S. 326).

Sourdille und Delbet schätzen, daß etwa ein Drittel der Mastdarmstrikturen
tuberkulöser Natur sind. Diese Zahl erscheint zu hoch gegriffen. Unter 7 von Gaudiani exstirpierten Mastdarmstrikturen waren 2, unter 18 von Körte (Ruge) entfernten ebenfalls nur 2 tuberkulöser Natur; in der Gesamtzahl Ruges von 75 Fällen von
geschwüriger Proktitis wurde ihre tuberkulöse Natur 5 mal bei 7 Frauen mit schwerer
Lungentuberkulose histologisch festgestellt. Smital spricht 11 von 80 Beobachtungen
(13,7 Proz.) einen tuberkulösen Ursprung zu.

b) Lues. Gonorrhoe.

Die Darmsyphilis wird bei der hereditären Lues etwas häufiger als
bei der erworbenen beobachtet. Ihr Lieblingssitz ist, wenn man zunächst das Rektum ausnimmt, der Dünndarm. Im Gegensatze zur Tuberkulose bevorzugt sie das Jejunum und hier wieder den oberen Teil,
doch wird sie auch im Duodenum und Ileum angetroffen; im Dickdarm

sind Erkrankungen aller Abschnitte beobachtet worden. Die pathologisch-anatomischen Veränderungen des Darmes bei der hereditären Kindersyphilis und der erworbenen Syphilis der Erwachsenen, die fast ausschließlich eine Erscheinung des Tertiärstadium ist, gleichen im wesentlichen einander. Am häufigsten finden sich beetartige, speckige, oft in der Mehrzahl auftretende gummöse Platten. Seinen Ausgang nimmt der Prozeß von der Submukosa, ausnahmsweise von der Mukosa; es bildet sich eine zellige Infiltration, die diffus oder herdweise die Wand durchsetzt, die normalen Gewebsteile zum Schwund bringt und den befallenen Abschnitt in ein uncharakteristisches Granulationsgewebe verwandelt. Wichtig ist die Beteiligung der Gefäße an dem Vorgang im Sinne der Endarteriitis und Endophlebitis proliferans, die auch ohne Spirochätennachweis eine sichere Luesdiagnose gestattet (E. Fraenkel). Ähnlich wie bei der Tuberkulose haben auch die gummösen Infiltrate die Neigung, sich in der Querachse des Darmes auszubreiten; durch Einschmelzung entwickeln sich häufig charakteristische Geschwüre mit speckigem Grund und scharfen, kallösen, gewöhnlich weit unterhöhlten Rändern. Der geschwürige Zerfall kann auch auf die tiefen Schichten der Darmwand bis zur Serosa übergreifen, die selbst bisweilen mit miliaren Gummata bedeckt ist. Häufig kommt es zur Verklebung benachbarter Darmschlingen, nicht gerade selten zum Durchbruch in die Bauchhöhle. Auch gummöse Infiltratbildung im Mesenterium wird beobachtet.

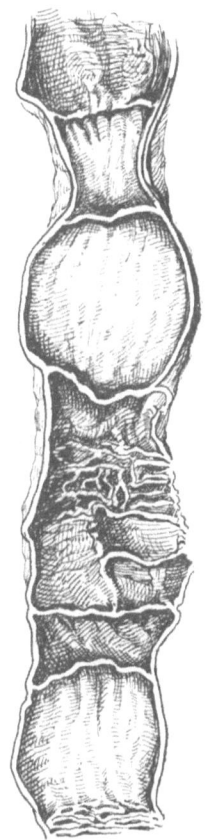

Abb. 219. Syphilitische Strikturen des Dünndarmes (nach Rieder).

Strikturbildung ist im Verlauf der hereditären Lues nur einige wenige Male bei Kindern (Oser, Eberth, Rasumowski) und Erwachsenen (Borchard) gesehen worden, etwas häufiger tritt sie im Gefolge der erworbenen Syphilis auf. Das Aussehen der Strikturen ist verschieden. Häufig handelt es sich um eine ringförmige, oft sehr hochgradige Stenose durch Narbenbildung nach teilweiser oder völliger Ausheilung eines Infiltrates oder Geschwüres, der man vor allem im Dünndarm begegnet. Ferner finden sich umschriebene und diffuse syphilitische Granulationsgeschwülste vor allem im Dickdarm, die durch Schrumpfung den Darm stark verengern können. Die Strikturen sitzen vorwiegend im oberen Teile des Jejunum (Rosenfeld, Fraenkel, Wieting, Schmielinski), seltener im Ileum (Wieting, Czerny, Kaminski) und den einzelnen Abschnitten des Colon, Coecum (Riedel, Goto), Flexura lienalis (Borchard), Colon descendens (Kümmell), S. romanum (Rotter). Wie bei der Tuberkulose, doch wegen der größeren Seltenheit der syphilitischen Striktur weniger häufig, sehen wir auch hier Strikturen in größerer Zahl über Dünn- und Dickdarm verteilt (Abb. 219). So beobachtete Homen 30, Forßmann 14, Rieder 12 luetische Verengerungen. Zuführender Darm und die Abschnitte zwischen den einzelnen Stenosen verhalten sich wie bei den tuberkulösen Strikturen.

Die entzündlichen Mastdarmstrikturen (Ulcus chronicum recti, Proc-

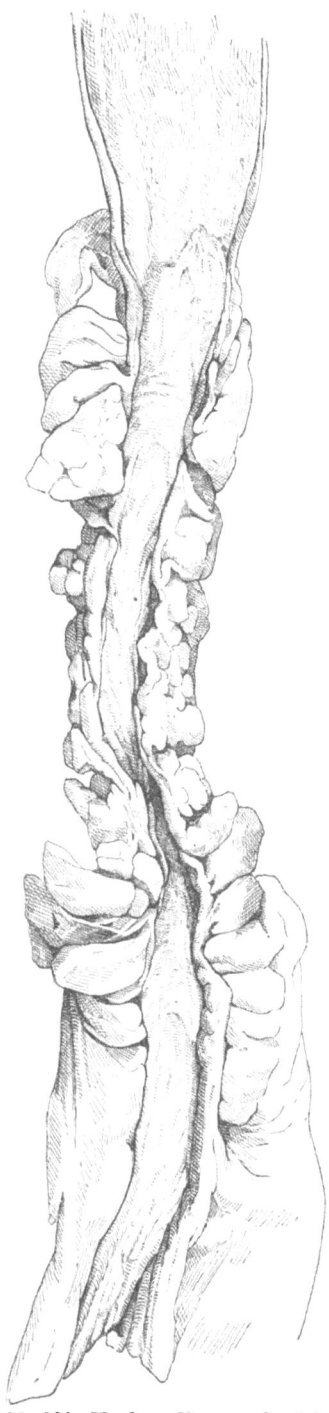

Abb. 220. Hochgradige, geschwürig-
entzündliche Striktur des Mastdarmes, S. romanum und Colon descendens (Gonorrhoe?). (Eigene Beobachtung.)

titis ulcerosa) sind zum größten Teile veneri-
schen Ursprungs, demgegenüber treten die
anderen Ursachen, Tuberkulose (vgl. S. 324),
Ruhr (vgl. S. 330) und äußere Schädigungen
(vgl. S. 342) zahlenmäßig sehr in den Hintergrund. Der weiteren Besprechung, ob der
Syphilis oder Gonorrhoe die Hauptbedeutung
für die Entstehung zukommt, setzen wir das
pathologisch-anatomische Bild voraus. Die
zylindrisch oder trichterförmig gestalteten,
oft sehr hochgradigen Stenosen sitzen mit
Vorliebe einige Zentimeter oberhalb des
Analringes. Bei 63 stenosierenden ulzerösen
Proktitiden, über die Ruge berichtet, saß
die Verengerung 1 mal dicht oberhalb des
Afters, 19 mal 2—3 cm, 37 mal 3—6 cm,
3 mal 6—9 cm, 3 mal 9—10 cm über dem
After; in einem Viertel dieser Fälle fanden
sich über dieser mit dem Finger getasteten
noch eine oder mehrere ähnlich geartete
Strikturen. Ein entsprechendes Ergebnis
haben die Feststellungen von Perret; unter
60 Fällen begann die Verengerung 4 mal
im After selbst, 32 mal saß sie unter 6 cm,
3 mal 6 cm, 7 mal 6—9 cm, 4 mal 9 cm,
5 mal über 9 cm oberhalb des Afters, 6 mal
am Übergang vom Rektum ins Colon; 4 mal
waren mehrere Strikturen vorhanden. Je
nach dem Grade der Erkrankung finden sich
kleinere oder größere, unregelmäßige Geschwüre der Schleimhaut. Diese nehmen
nicht selten einen großen Abschnitt des
Mastdarmes ein und erstrecken sich bisweilen bis zur Flexura sigmoidea und noch
höher hinauf (Abb. 220). Die Geschwürs-
ränder sind steil und heben sich scharf
gegen die gesunde Schleimhaut ab, der Grund
ist glatt und von der Muscularis oder von
derbem, glattem Narbengewebe ausgekleidet;
erhaltene Schleimhautreste bilden polypöse
Wucherungen. Die tiefsten Geschwüre finden
sich gewöhnlich in der Nähe der Striktur;
auch oberhalb ist die Schleimhaut meist in
größerer Ausdehnung zerstört, während unterhalb die Veränderungen geringfügiger sind.
Die ganze Wand ist derb infiltriert und bis
zu mehreren Zentimetern verdickt. Schließlich greift die Infiltration auch auf das
periproktitische Gewebe über, so daß der
Mastdarm in einen starren, unbeweglichen
Kanal verwandelt wird. Nicht selten bilden

sich periproktitische Abszesse, die nach außen, in die Scheide oder Blase durchbrechen und zu hartnäckigen Fisteln führen können. Hämorrhoidalknoten, elephantiastische Wucherungen der Analgegend und Vulva sind fast regelmäßige Begleiterscheinungen des Leidens (Abb. 221).

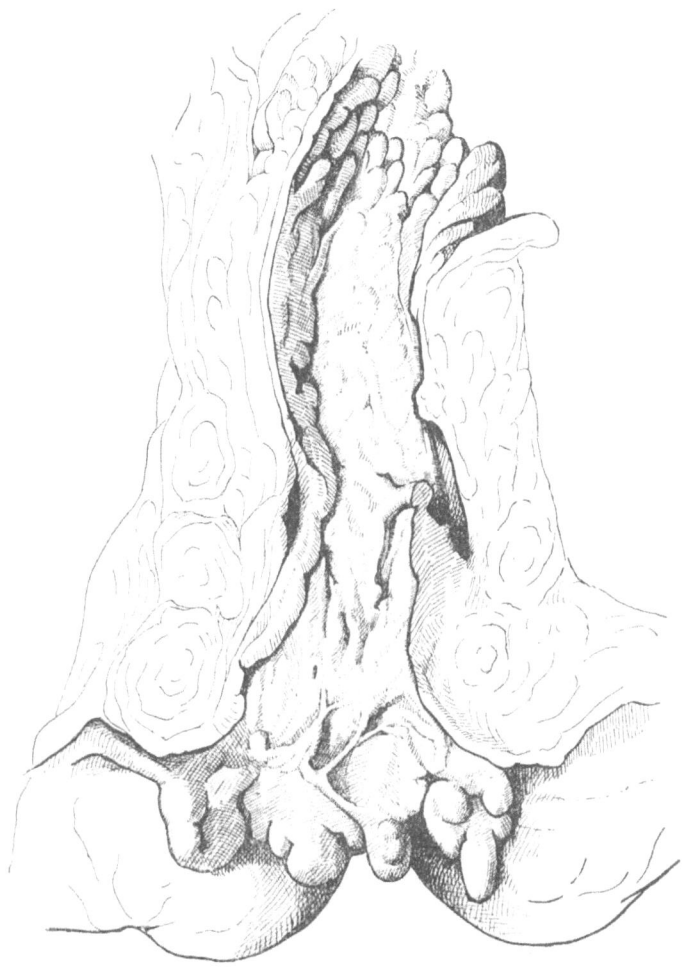

Abb. 221. Hochgradige, geschwürig-entzündliche Mastdarmstriktur
mit Hämorrhoidalknoten und elephantiastischen Wucherungen der Aftergegend
(Gonorrhoe?). (Präparat des Pathologischen Institutes.)

Das Aussehen dieser Strikturen wird von den späteren entzündlichen Vorgängen so völlig beherrscht, daß das Grundleiden aus dem makroskopischen Befunde nicht mehr zu erkennen ist. Selbst die mikroskopische Untersuchung bringt in vielen Fällen keine völlige Aufklärung, so daß in der Frage, ob die Lues oder Gonorrhoe die Hauptursache bildet, noch keine einheitliche Auffassung besteht.

Neißer, Berndt, König, Wegner, Arnaud u. a. sprechen der Gonorrhoe die Hauptbedeutung zu. Die Mastdarmgonorrhoe ist sehr häufig, etwa $^1/_3$ aller an Gonorrhoe erkrankten Prostituierten, bei denen die Strikturen vorwiegend beobachtet werden, leiden daran (Huber, Baer u. a.); selbst in den tiefen Schichten der Wand sind Gonokokken nachgewiesen worden (Frisch). Auch weist die große Ähnlichkeit der Mastdarmstrikturen mit den Harnröhrenstrikturen auf einen Zusammenhang mit der Gonorrhoe hin (Delbet, Huber). Pölchen hat darauf aufmerksam gemacht, daß Strikturen nach Abszedierung gonorrhoisch erkrankter Bartholinischer Drüsen mit fort-schreitender Infektion der Submukosa auftreten. Frühere mikroskopische Unter-suchungen an einem von Leichen stammenden Material haben in den meisten Fällen keine Veränderungen gezeigt, die als syphilitisch anzusprechen gewesen wären (Berndt, Wegner u. a.); auf der anderen Seite kommt aber auch den Plasmazellen, deren reichliches Vorkommen bei den Mastdarmstrikturen Exner hervorhebt, keine spezifische Bedeutung für Gonorrhoe zu (Nakamura).

Gegenüber diesen für Syphilis negativen mikroskopischen Befunden wurden von anderen Untersuchern an operativ entfernten Strikturen Veränderungen an den Gefäßen, entweder allein an den Venen im Sinne einer Peri-Meso-Endophlebitis (Rieder, Schuchard, Gaudiani) oder auch an den Arterien (Endarteriitis obliterans, Mes-arteriitis, Quénu und Hartmann, Ruge), ferner Gummata wahrgenommen, die als sicher syphilitischer Natur gedeutet wurden. Auf Grund solcher Befunde spricht Ruge 12 unter 18 Fällen, Gaudiani 5 unter 7 Fällen als syphilitisch an. In neueren Unter-suchungen an 10 Sektionspräparaten sieht aber Benda (Nakamura), der auch die Präparate Ruges begutachtet hat, die angetroffenen Gefäßveränderungen als sekundär entzündlich, nicht spezifisch an.

Planmäßige Untersuchungen an 8 Sektionsfällen, die in unserer Anstalt durch L. Pick vorgenommen wurden, haben in dem entzündeten, fibrös verdickten, an der Oberfläche granulierenden oder rein narbigen Gewebe 7 mal nichts weiter als leichte und als unspezifisch zu deutende zirkumvaskuläre Rundzelleninfiltrate gezeigt, die gelegentlich mit geringfügigen Verdickungen der einzelnen Gefäßhäute vergesellschaftet waren; einmal wurden in ausgedehnten Granulationsgewebszügen verkäsende Gummata mit Riesenzellen vom Langhanstyp getroffen, auch waren charakteristische endangitische Veränderungen zu treffen. Diese Veränderung ist als eine spezifisch syphilitische zu deuten, für die übrigen 7 Fälle vertritt L. Pick die Anschauung des gonorrhoischen Ursprungs, zumal 1 mal in der eitrigen Absonderung des Mastdarmes auch der Gono-kokkennachweis gelang. Für den als syphilitisch angesprochenen Fall muß auch die Möglichkeit ins Auge gefaßt werden, daß hier die Lues sich auf die gonorrhoisch ent-zündlich veränderte Mastdarmwand aufgepfropft hat, da man die Ansiedlung des syphilitischen Virus im geschädigten Gewebe auch nicht selten unter anderen Ver-hältnissen antrifft.

Der Nachweis syphilitischer Veränderungen an anderen Organen, der in einer ganzen Reihe von Fällen gelingt (E. Fraenkel, L. Pick), kann nicht ohne weiteres für die luetische Ätiologie der Mastdarmstriktur verwertet werden, wenn man in Betracht zieht, wie häufig Lues und Gonorrhoe bei den besonders in Frage kommenden Prosti-tuierten zugleich vorkommen. Aus dem gleichen Grunde ist auch der positive Ausfall der Wassermannschen Reaktion nicht eindeutig, während uns der Gonokokkennachweis in der Absonderung des Mastdarmes beweiskräftig erscheint; das Nichtgelingen des Gonokokkennachweises spricht nicht gegen Gonorrhoe, der negative Ausfall der Wasser-mannschen Reaktion nur dann gegen Syphilis, wenn vorher keine antiluetische Kur vorgenommen worden ist. Die Beobachtungen über das Verhalten der Wassermannschen Reaktion bei den Mastdarmstrikturen sind verschieden: Exner fand sie in 6 Fällen negativ, in 2 Fällen positiv, Dorsemagen in 4 Fällen negativ, in 9 Fällen positiv; wir hatten unter 7 Fällen, bei denen die Probe angestellt wurde, 3 mal ein negatives, 4 mal ein positives Ergebnis, in einem der positiven Fälle konnten zugleich Gonokokken in der Absonderung des Mastdarmes nachgewiesen werden. Einen guten Überblick gibt das große Gesamtmaterial von 75 Fällen Ruges, bei denen in 56 Fällen klinisch-ätiologische Anhaltspunkte vorlagen: 1 mal Dysenterie, 3 mal schwere Lungentuberkulose, 39 mal Zeichen von Lues, 19 mal floride Gonorrhoe (9 ohne zugleich Lues zu haben), bei denen in 5 Fällen Gonokokken im Rektum nachgewiesen wurden.

Das weibliche Geschlecht ist auffallend in Mitleidenschaft gezogen. Das Verhältnis von Frauen zu Männern beträgt etwa 20:5 (Rotter), von denen die Prostituierten den größten Prozentsatz stellen. Die häufige gonorrhoische Erkrankung des weiblichen Mastdarmes findet seine Erklärung in der leichteren Infektionsmöglichkeit durch herab-fließendes, gonokokkenhaltiges Vaginalsekret, durch mechanisches Einbringen mit dem Finger, durch fortgeleitete Entzündungen gonorrhoisch infizierter Bartholinischer Drüsen und durch den Coitus praeternaturalis, durch den aber auch die Syphilis übertragen werden kann. Die Erklärung für das Überwiegen luetischer Strikturen bei Frauen ist weniger einleuchtend. Diese wird in der Verschiedenheit des anatomischen Verhaltens des venösen Abflusses bei den Geschlechtern gesucht (Rieder, Quénu und Hartmann); bei den Frauen stehen die Venen des Plexus vaginalis mit dem Plexus haemorrhoidalis in direkter Verbindung, beim Manne nicht; in gleicher Weise verhalten sich die Lymphbahnen. Es kann daher bei einer genitalen Infektion das Virus bei Frauen leichter auf dem Blut- oder Lymphwege auf den Mastdarm übergreifen als beim Manne, bei dem der Weg über den Plexus vesicalis, pudendalis, iliacus geht. Gegen diesen Vorgang sprechen aber die Untersuchungen Nakamuras, der nur die Venen der Submukosa und, von einer Ausnahme abgesehen, niemals die großen Venen des periproktalen Gewebes verändert sah.

c) Aktinomykose.

Die Ansiedlung des Actinomycespilzes in der Bauchhöhle erfolgt in den meisten Fällen primär vom Darm aus durch Aufnahme pilzhaltiger Nahrungsbestandteile, Getreidegrannen, Stroh, Holzteilchen, Fleisch, Fischgräten u. a. (Brunner, Schümann). Auch eine Verschleppung des Keimes auf dem Blutwege in die Bauchhöhle wird angenommen (König). In einigen Fällen waren die Genitalien die Ausgangspunkte.

Die Darmschleimhaut ist meist völlig unverändert: der Pilz flieht die Darminnenfläche. Bisweilen finden sich in den Anfangsstadien kleine, submuköse Knötchen, die die Pilzdrüsen enthalten; diese können erweichen, die Schleimhaut durchbrechen und Geschwüre in der Schleimhaut hervorrufen. In den meist zur Beobachtung kommenden vorgeschritteneren Fällen weist gewöhnlich nur eine feine, pigmentierte Narbe auf die Eintrittspforte hin. Von der Submukosa aus entwickeln sich die weiteren Veränderungen in der Darmwand, vor allem in der Subserosa, während eine ausgesprochene intramurale Ausbreitung selten ist. Es bildet sich eine tumorartige Granulationsgeschwulst aus derbem, fibrösem Bindegewebe. In den Schwarten finden sich durch Mischinfektion entstandene Abszesse und Fistelgänge, die die gelben, sandkornartigen Actinomyceskörner mit den Pilzdrusen enthalten. Die Actinomycesmassen scheinen den Darm zu umlagern und haben eine große Neigung, auf die Nachbarschaft überzugreifen. Die derbe Infiltration durchdringt Mesenterium, Bauchfell, Bauchorgane, Zwerchfell, Lunge und verschont selbst das Knochensystem nicht. Später entwickeln sich nicht selten derbe Infiltrate der Bauchdecken mit Abszessen und Fistelgängen, die mit ihrem Sekret die Drüsen nach außen befördern können. Auch Durchbrüche in die Hohlorgane, Darm, Blase, Uterus und Vagina kommen vor (Shioto).

Seltener wird eine umschriebene Form, das intramurale Aktinomykom, beobachtet, das sich durch eine starke Bindegewebsentwicklung in der Darmwand und durch örtliche Abgrenzung auszeichnet. Es stellt eine gutartigere Form dar, ist aber grundsätzlich nicht von dem vorher beschriebenen Vorgange verschieden (Brunner, Hofmeister, Koerte u. a.).

Die Mastdarmaktinomykose entsteht entweder sekundär durch Übergreifen der Krankheit auf das periproktale Gewebe von Nachbarorganen, besonders der Coecalgegend her, oder primär durch Eindringen des Pilzes von der Haut oder Schleimhaut des Mastdarmes aus. Bei der primären Form breitet sich der Prozeß besonders in dem pelvicorektalen Gewebe (hochsitzende Mastdarmaktinomykose) aus und ruft eine brettharte Infiltration mit Abszeß- und Fistelbildung hervor. Bei Ausheilung des Prozesses können sich durch schwielige Schrumpfung Stenosen bilden.

Im Darm ist das Coecum und die Appendix der weitaus häufigste Sitz; am seltensten ist der Dünndarm, etwas häufiger Colon und Rektum betroffen. In der Grillschen Statistik (1895) wird 6mal der Dünndarm, 45mal Coecum und Wurmfortsatz, 8mal das Colon und 12mal das Rektum (36 unsicher) als Ausgangspunkt angenommen. Die Erkrankung wird in allen Lebensaltern, weitaus am häufigsten im 20.—40. Lebensjahre, beobachtet. Männer sind 2—3mal so häufig erkrankt.

Strikturen durch die Aktinomykosemassen sind selten. Hofmeister berichtet von einem intramuralen Aktinomykom des Coecum, durch welches die Lichtung des Darmes auf kaum Kleinfingerdicke verengert war. In anderen Fällen handelt es sich mehr um Kompression oder perimurale Verengerung des Darmes durch die Actinomycesschwarten, die aber nur vereinzelt im Dünndarm (König), Colon transversum (Payr), Rektum (Melchior) beobachtet worden sind.

d) Ruhr.

Im Verlaufe der Ruhr, sowohl bei der von der Schleimhautoberfläche ausgehenden Bazillenruhr als auch bei der von der Submukosa und den Follikeln ihren Ausgang nehmenden Amöbenruhr entwickeln sich vielfach ausgedehnte, unregelmäßige Geschwüre, die sich fast ausschließlich auf den Dickdarm beschränken, seltener auch im untersten Ileum zu finden sind. Die schwersten Veränderungen werden im Rektum, in den Flexuren und in der Coecalgegend angetroffen. Im allgemeinen gehen die Geschwüre nur bis zur Muskulatur in die Tiefe, seltener werden unter Beteiligung anderer Keime die tieferen Schichten ergriffen.

Die schweren Zerstörungen der Schleimhaut lassen vom anatomischen Standpunkte aus eine häufigere, narbige Strikturbildung erwarten. Früher hat man auch mit einem zahlreichen Vorkommen gerechnet (Treves, Kümmell). Durch Woodward, der das große Ruhrmaterial der amerikanischen Bürgerkriege verarbeitete und unter 28451 chronischen Ruhrfällen mit 3855 Todesfällen keine Stenose feststellen konnte, ist diese Annahme als irrig erwiesen, doch sind sichere Ruhrstrikturen bekannt (Rokitansky, Stedmann, Wieting, Ruge, Natonek, Schiller, Strauß u. a.). Ihre Ausbildung beruht weniger auf der Heilung der eigentlichen Dysenteriegeschwüre, als auf sekundären, durch Mischinfektion bedingten, entzündlichen und narbigen Wandveränderungen; die am häufigsten zur Beobachtung kommenden Mastdarmstenosen sind die Folge späterer periproktitischer Veränderungen. Die Amöbenruhr hat häufiger als die Bazillenruhr, soweit Angaben darüber in den Berichten vorliegen, eine Striktur zur Folge (Haasler, Lesk, Birt und Fischer, Finochietto). Birt und Fischer teilen allein 5 eigene derartige Beobachtungen mit: Es handelte sich 2mal um tumorartige, harte, für den kleinen Finger knapp durchgängige Verengerungen am Übergang des Colon descendens in die Flexura sigmoidea, die makroskopisch von einem Karzinom nicht zu unterscheiden waren, 2mal um krebsähnliche Mastdarmstrikturen mit starker Wandverdickung; im Gegensatz zu diesen sklerotischen Stenosen zeichnete sich die fünfte im Colon transversum gelegene, 10 ccm lange Striktur durch eine hochgradige Atrophie der Wand aus. Die Beobachtung Finochiettos ist deshalb bemerkenswert, weil eine Mischinfektion von Amöben und Trichomonas mesnili vorlag: Im Verlaufe einer 8 Jahre lang bestehenden Colitis entwickelte sich ein Tumor des Coecum, Colon ascendens und Anfangsteiles des Quercolon, nach dessen Exstirpation eine neue Geschwulst an der Stelle der Ileocolostomie auftrat; die nach Feststellung der Grundursache eingeleitete spezi-

fische Behandlung mit Emetin und Terpentin führte zur Heilung. Finochietto weist auch auf die experimentelle Feststellung hin, daß Amöben
beim Meerschweinchen Tumoren vom Aussehen des Cystadenoms hervorrufen, wobei die Wirkung ihrem Sekrete zugeschrieben wird. Die vielen
Ruhrerkrankungen im Weltkriege haben bis jetzt nur sehr wenig Strikturen
gezeitigt.

Miloslavich berichtet über 2 zur Sektion gekommene Fälle von dysenterischen
Mastdarmstrikturen, die klinisch als Karzinome angesprochen waren. Im ersten Falle
war das Rektum $4^1/_2$ cm oberhalb des Afters in 11 ccm langer Ausdehnung stark verengert, nach unten wallartig scharf abgegrenzt, während es nach oben allmählich in
das erweiterte Sigma überging. Die Schleimhaut im Bereich der Striktur war geschwürig,
narbig und wulstig verändert, die Submukosa enthielt kleine Abszesse und in das
schwielige periproktale Bindegewebe führende Fisteln. Die ganze Wand wies eine
starke, muskuläre und schwielige Verdickung auf. Die angrenzende Schleimhaut des Sigma
war mit zahlreichen Polypen bedeckt; bis zum Anus praeternaturalis, der 7 Monate vorher
wegen der Stenose am Colon transversum angelegt war, fanden sich zahlreiche pigmentierte Geschwürsnarben der Schleimhaut und kleine in Ausheilung begriffene Geschwüre.
Im zweiten Falle handelte es sich um eine 4 cm lange, federkieldicke Stenose $3^1/_2$ cm
oberhalb des Afters von ähnlicher Beschaffenheit. Brüning beschreibt eine scharfbegrenzte, tumorartige stenosierende Schleimhautwucherung mit starker Wandverdickung
des Mastdarmes bei einem Manne, der $^1/_4$ Jahr nach einer Malaria- und Ruhrerkrankung
zugrunde ging; im Dünn- und Dickdarm fanden sich noch einige in Ausbildung begriffene Geschwüre. Auch hier war klinisch die Diagnose Karzinom gestellt.

Krebsentwicklung auf dem Boden einer chronischen Ruhr ist mehrfach
beobachtet worden (Nothnagel, Wieting, Klein).

Hier sei kurz erwähnt, daß Birt, und Fischer über zwei in China beobachtete
Bilharziastrikturen des Rektum berichten. Die Ablagerung der Eier des Schistosomum
japonicum (japanische Bilharzia), die in den beiden Fällen mikroskopisch in der Submukosa und Muscularis nachgewiesen wurden, verursacht chronische, zu schwieligen
Stenosen führende Darmwandentzündungen. Bei Jagdhunden werden ähnliche gewaltige Verdickungen der Dickdarmwand und Stenosen häufig beobachtet.

Hueter fand in der Wand einer wegen Krebsverdachtes exstirpierten Mastdarmstriktur Phlebitis und Thrombose der submukösen Venen mit geschwürigen Schleimhautveränderungen, die durch eine Coccidienembolie (Emeria Stidae) hervorgerufen
war, wobei auch die Parasiten im Darmepithel nachweisbar waren. Hueter nimmt
an, daß die Parasiten durch den vorbeigleitenden Kot in eine offene Hämorrhoidal-
vene eingepreßt wurden und auf diese Weise in die submukösen Venen gelangten.

e) Typhus.

Die Typhusgeschwüre entwickeln sich in den Solitärfollikeln und
Peyerschen Plaques und verlaufen meist in der Längsrichtung des Darmes,
nur dicht oberhalb der Bauhinschen Klappe und im Dickdarm sind sie
auch häufiger ringförmig angeordnet. Sie heilen mit zarter, glatter Narbe
aus. Wegen der Längsanordnung der Geschwüre und des Fehlens einer stärkeren Narbenschrumpfung bei der Ausheilung gehören Strikturbildungen zu
den äußersten Seltenheiten. So findet sich bei Meyer, der den Unterleibs-
typhus und seine Komplikationen in der deutschen Armee von 1873 bis 1910
bearbeitet hat, keine spätere Stenosenbildung. In der Literatur sind nur wenige
Fälle bekannt: Riese resezierte eine ringförmige, narbige, gerade für eine
Sonde durchgängige Striktur der Flexura lienalis bei einer 59jährigen Frau
10 Jahre nach überstandenem Typhus, für deren typhösen Ursprung zahlreiche
alte Typhusgeschwürsnarben im Coecum und Ileum, die bei der späteren
Obduktion gefunden wurden, sprechen; Klob beobachtete in einem Falle
zahlreiche posttyphöse Strikturen. Eine komplizierende, tiefergreifende, infiltrative Entzündung der Darmwand mit folgender, stärkerer narbiger
Schrumpfung bei der Heilung bildet die Voraussetzung für ihr Auftreten.

f) Nichtspezifische geschwürige und infiltrierende, stenosierende Darmwandveränderungen.

Das Ulcus duodeni pepticum führt verhältnismäßig häufig zur Verengerung der Darmlichtung. Nach einer Aufstellung Melchiors, dem wir eine erschöpfende Monographie der Chirurgie des Duodenum verdanken, waren unter 716 operativ behandelten Ulkusfällen 182 (25%) mit gleichzeitiger Duodenalstenose. Die linsen- bis fünfmarkstückgroßen, bisweilen in der Mehrzahl vorhandenen, oft trichterförmig in die Tiefe dringenden Geschwüre sitzen fast ausschließlich in der Pars horizontalis superior duodeni dicht unterhalb des Pylorus, viel seltener unterhalb der Papilla Vateri und finden sich beim männlichen Geschlecht ungefähr 3 mal so oft als beim weiblichen. Die Stenosierung kann durch narbige Schrumpfung der Darmwand, besonders bei querer Anordnung des Geschwürs und Beteiligung der tiefen Wandschichten, ferner durch Bildung und Schrumpfung perimuraler Schwielen (endogene — exogene, postulzeröse Narbenstenose des Duodenum nach Ladevèce) oder durch das Zusammenwirken der beiden Vorgänge eintreten. Meist handelt es sich um eine umschriebene Verengerung, die sich nur selten über eine längere Strecke ausdehnt. Das Geschwür ist vielfach nicht völlig vernarbt. Ähnlich wie beim Duodenalgeschwür werden auch beim Ulcus jejuni pepticum nach Gastroenterostomie Strikturen beobachtet.

Dekubitalgeschwüre, die sich besonders in den dem Druck eingedickter Kotballen ausgesetzten Dickdarmabschnitten, im Mastdarm und den Flexuren ausbilden, werden wegen ihrer ringförmigen Gestalt und guten Heilungsneigung als eine häufige Stenosenursache angesehen (Treves, Nothnagel, Sklodowski, Grawitz). Ein eigentlicher Beweis für diese Annahme fehlt (Wilms), doch muß bei Strikturen an diesen Stellen, wenn sich keine spezifische Ursache nachweisen läßt, an diesen Ursprung gedacht werden. Viel seltener dürften Dehnungsgeschwüre, die oberhalb chronischer Verengerungen besonders häufig im Coecum auftreten, nach Entfernung des Hindernisses die Ursache für spätere narbige Verengerungen abgeben.

Darmgeschwüre, wie sie bei infektiösen Allgemeinerkrankungen (Septikämie, Pyämie, Erysipel, Variola u. v. a), bei Blutkrankheiten (Leukämie, perniziöse Anämie, Skorbut), bei Urämie, nach Hautverbrennungen beobachtet werden, wachsen sich kaum jemals zu einer Narbenstenose aus. Die zuerst von Faber beschriebenen narbig-fibrösen Dünndarmstrikturen bei perniziöser Anämie, von denen bisher 6 Fälle in der Literatur bekannt sind (Meulengracht), werden auf alte abgeheilte tuberkulöse Darmgeschwüre und die perniziöse Anämie auf die Resorption hämotoxischer Stoffe aus dem Darm oberhalb der Verengerung zurückgeführt. Die katarrhalischen Geschwüre sind gewöhnlich kleine oberflächliche Schleimhaut- oder Follikulargeschwüre, die im allgemeinen mit kleiner, kaum erkennbarer Narbe ausheilen. Eher können gelegentlich die schweren Entzündungen und Verschwärungen der Dickdarmschleimhaut, wie sie bei der akuten und chronischen Quecksilbervergiftung vorkommen, die Ursache einer späteren Narbenstriktur werden.

Embolisch-thrombotische Geschwüre und Nekrosen der Darmwand, deren Sitz vorwiegend das Jejunum und Ileum ist, heilen gelegentlich unter Verengerung des Darmes aus. So führt Parenski 4 derbe, halbmondförmige Narben im unteren Jejunum, von denen eine die Darmlichtung verengte, auf embolische Geschwüre zurück; es handelte sich um einen 45jährigen Mann, der 16 Jahre vorher eine Endokarditis überstanden hatte. Schloffer gelang es in Tierversuchen, auf die später näher eingegangen wird, durch Unterbindung der Mesenterialgefäße Geschwüre und Nekrosen der Darmwand zu erzielen; in den Fällen, in denen nicht der ganze Darmumfang in Mitleidenschaft gezogen war, traten keine Verengerungen auf, nach zirkulären Darmwandveränderungen wurden dagegen im Experiment echte Strikturen beobachtet. Da es sich bei den embolischen Geschwüren gewöhnlich um kleine Schleimhautgeschwüre handelt, die nur ausnahmsweise den ganzen Darmumfang einnehmen (Deckart), so kann man auch nur selten mit einer Stenosenbildung rechnen. Hier kann eine bemerkenswerte von

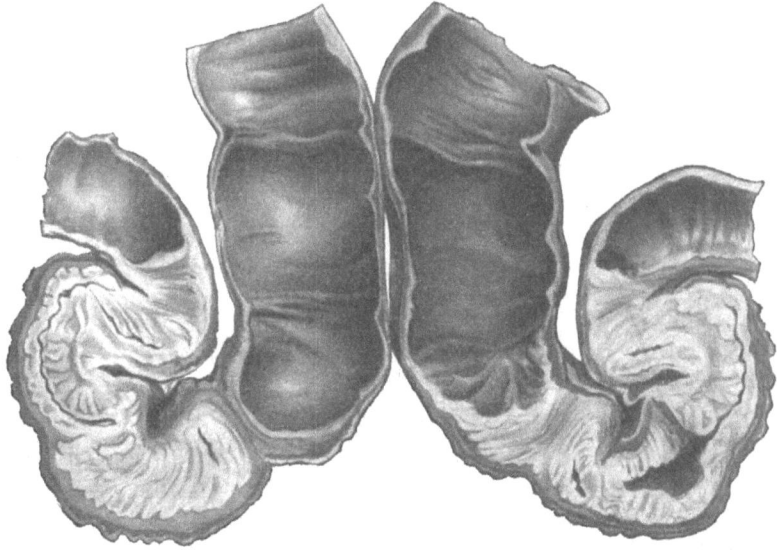

Abb. 222. Dünndarmstriktur (nach anämischem Infarkt?) nach A. Neumann.

A. Neumann beobachtete Striktur geschildert werden, deren Ursprung mit der narbigen Schrumpfung eines anämisch infarzierten Darmstückes nach Embolie und Thrombose der Mesenterialgefäße in Zusammenhang gebracht wird (Abb. 222).

Eine 45jährige Frau, die ¹/₂ Jahr lang an unbestimmten, als Magenkrämpfe bezeichneten Leibschmerzen gelitten hatte, erkrankte plötzlich unter heftigen Verschlußerscheinungen. Bei der Operation fand sich neben einer frischen, allgemeinen, eitrig-fibrinösen Peritonitis unklaren Ursprungs eine eigentümlich veränderte Ileumschlinge als Ursache des Verschlusses. An dem längs halbierten und aufgeklappten Präparate sind 3 Abschnitte scharf zu unterscheiden: 1. der stark hypertrophische und dilatierte zuführende Darmabschnitt mit mehreren vorspringenden Falten, 2. die eigentlich stenosierte Partie, 3. der atrophische und mäßig kollabierte abführende Darmschenkel. Die stenosierte Partie zeichnet sich dadurch aus, daß keine eigentliche Hypertrophie und Hyperplasie der Wandung vorliegt, sondern daß die Wandschichten, namentlich Serosa und Muscularis, auf ein kleineres Längsvolumen zusammengeschnurrt sind, wodurch die weniger geschrumpfte Schleimhaut sich in hohe Falten zusammenlegen mußte.

Die Narbenstrikturen nach durch Selbstabstoßung des Invaginatum geheilten Invaginationen sind schon früher besprochen worden (S. 288).

Chronisch entzündliche, nicht spezifische, verengende Geschwülste treten verhältnismäßig häufig im Dickdarm als Folge akuter oder chronischer Colitiden auf (H. Braun, Rosenheim, Patel, Lejars, A. Schmidt, Goto, Tietze u. a.), während sie im Dünndarm äußerst selten zur Beobachtung kommen. Körte sah bei einer großen, eigenen Beobachtungsreihe von 14 unspezifischen, entzündlichen Darmgeschwülsten nur zwei des Dünndarmes, die durch den verlagerten, entzündeten Wurmfortsatz hervorgerufen waren; von den übrigen 12 saßen 6 im Coecum, bei denen in 3 Fällen wahrscheinlich der entzündete Wurm den Ausgangspunkt bildete, 2 im Colon transversum und 4 in der Flexura sigmoidea, wobei in einem Fall die Entzündung von zahlreichen Divertikeln ausging. Die entzündlichen Veränderungen beschränken sich meist auf umschriebene Strecken. Es sind dies vor allem die Knickungsstellen, Coecum mit dem Anfangsteile des Colon ascendens, Flexura coli dextra und sinistra und die Flexura sigmoidea, deren Bevorzugung offenbar auf dem längeren Verweilen des Darminhaltes beruht; für die infiltrierende Entzündung des Coecum kommen außer der primären Typhlitis auch die chronische Appendizitis häufiger als Ursache in Betracht. Die lokale Peritonitis ist nicht selten die Ursache für Adhäsionen und Abknickungen; Verschlüsse dieser Art sind besonders an der Flexura lienalis und hepatica bekannt geworden (H. Braun, Payr, Allard, Vorderbrügge u. a.).

Flexura sigmoidea und Colon pelvinum sind oft ohne gleichzeitige Beteiligung anderer Darmstrecken erkrankt (Sigmoiditis — Perisigmoiditis). Hier entwickeln sich besonders gern durch Infiltration und Schrumpfung der Wandung hochgradige Stenosen, die mit schweren Verwachsungen, Abszeßbildungen und Durchbrüchen in die benachbarten Hohlorgane einhergehen können und makroskopisch den krebsigen Neubildungen vielfach täuschend ähnlich sehen.

Zu einem großen Teile entstehen sie

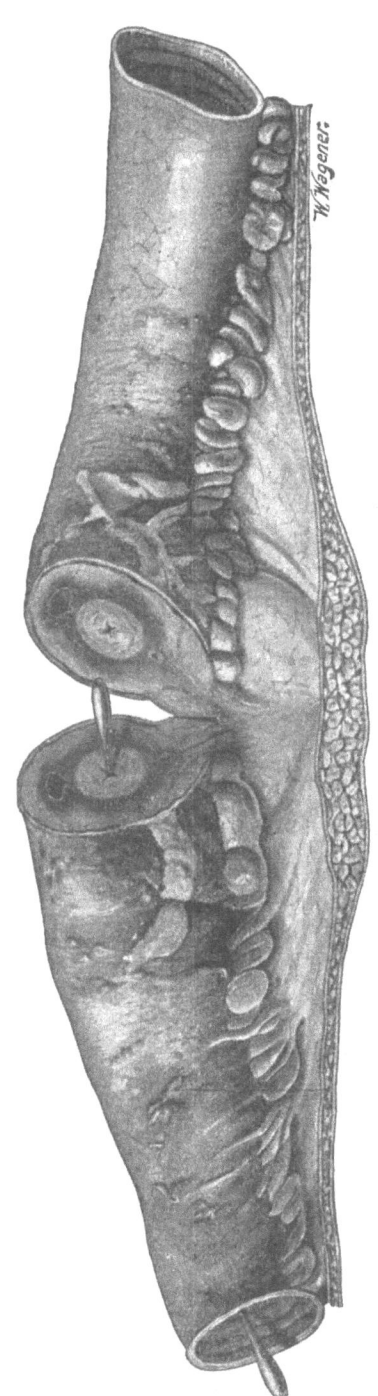

Abb. 223. Entzündlich-plastische Dünndarmstriktur nach A. Neumann.

W. Wegener.

auf dem Boden einer Divertikulitis (Graser, Rotter, Eisenberg, Arnsperger, Mertens, Friedmann u. a.).

Die falschen oder erworbenen Divertikel (sog. Grasersche Divertikel) sind gewöhnlich in größerer Zahl vorhanden. Ihr Lieblingssitz ist der Dickdarm, und hier vor allem die Sigmaschlinge und das Colon pelvinum; im unteren Dünndarm sind sie selten, häufiger im Duodenum-Jejunum. Es sind kleine, kugelige oder fingerförmige, herniöse Ausstülpungen der Mukosa und Submukosa durch Lücken der inneren Muskellage, die sich vorwiegend an den Gefäßlücken, da wo die Mesenterialgefäße an den Darm herantreten, zwischen die Mesenterialblätter hineinschieben. Ihr Entstehen verdanken sie wohl vornehmlich der Kot- und Gasstauung im Darm bei verminderter Widerstandsfähigkeit der Wand; eine Zugwirkung von außen erscheint weniger wahrscheinlich. Vorwiegend werden sie bei älteren, männlichen Personen beobachtet. Durch stagnierende, kleine Scybala kommt es nicht selten zu Geschwüren der Divertikelschleimhaut und weiterhin zur infiltrativen Entzündung und Eiterung der Darmwand, besonders der Subserosa in bisweilen großer Längsausdehnung. Dabei besteht eine große Neigung zu narbiger Schrumpfung mit Bildung umschriebener oder röhrenförmiger Stenosen. Die Schleimhaut im Bereich der Striktur kann stark gefaltet sein, ist sonst aber, von Fisteln im Bereich der Divertikeln abgesehen, nicht erkrankt; Muskulatur und Serosa sind in fingerdicke, narbige Schwarten umgewandelt. Sekundäre Krebsbildung ist häufig (Stanton); Mayo, in dessen Klinik wegen Divertikulitis 78 Teilresektionen des Dickdarmes, davon 68 der Sigmaschlinge ausgeführt wurden, berechnet, daß etwa $^1/_3$ aller Krebse des Sigma auf dem Boden der Divertikulitis entstehen.

Eine entzündlich-plastische Dünndarmstenose, die wahrscheinlich auch auf einer Divertikulitis beruht, hat A. Neumann beschrieben (Abb. 223). Bemerkenswert ist bei diesem eigenartigen Falle, daß bereits 9 Jahre vorher von Hahn eine ähnliche, umschriebene Striktur des oberen Dünndarmes bei demselben Kranken reseziert wurde.

Tietze hat die entzündlichen Dickdarmgeschwülste unspezifischer Natur in einer zusammenfassenden Arbeit erschöpfend besprochen und ihre Ursachen in eine Anzahl von Gruppen eingeteilt, die hier in gedrängter Form aufgeführt werden: 1. Verletzungen, Zirkulationsstörungen, Fremdkörper; 2. Enteritis phlegmonosa; 3. Typhlitis und Appendicitis; 4. Colitis, Pericolitis, Sigmoiditis; 5. Colitis ulcerosa, Dysenterie; 6. Erkrankung weiblicher Organe; 7. unbestimmte Herkunft. Das von Tietze in klarer Weise gezeichnete pathologische Bild verdient abschließend im Wortlaut wiedergegeben zu werden: „Unter den entzündlichen Dickdarmgeschwülsten können wir solche unterscheiden, mit denen eine deutlich vorher beobachtete Dickdarmentzündung ausklingt. Das ursprünglich vorhandene, umfangreiche, entzündliche Infiltrat verkleinert sich — oft sogar kann es ganz verschwinden — aber es bleibt eine harte, narbig veränderte Darmwand zurück. In anderen Fällen entwickelt sich der Prozeß so schleichend, daß man auf einmal vor der Tatsache eines derben, großen Tumors steht, der Unbequemlichkeiten hervorruft, oft sogar eine Darmstenose verursacht, worüber man vergeblich in der Vorgeschichte nach einem Aufschluß über die Entstehung forscht. In einem Teil der Fälle finden wir dabei auf der Höhe des Prozesses die Schleimhaut erhalten, oft sogar stark gewulstet, seltener wie in Fällen von Goto, mit papillären Exkreszenzen besetzt, in anderen ist sie stark zerfallen, auf weite Strecken durch Granulationsgewebe ersetzt oder sie zeigt mehr oder weniger tiefgreifende Geschwüre, die sich brückenartig durch erhaltene Schleimhaut miteinander verbinden können, oder in deren Nachbarschaft sich eigentümlich knopfförmige, umgekrempelte und in sich verwachsene Schleimhautreste vorfinden. Auch in den Fällen mit erhaltener Schleimhaut ist die Mukosa sehr häufig miterkrankt, katarrhalisch affiziert, kleinzellig infiltriert und bildet zweifellos den Ausgang der Erkrankung, nur in selteneren Fällen ist sie relativ unbeteiligt. Die letztere Form findet ihre typische Vertretung in den von sogenannten Graserschen

Divertikeln ausgehenden Pseudotumoren, bei denen sich der Prozeß von vornherein in der Nachbarschaft der Divertikel in der Tiefe der Darmwand vollzieht. Eben dahin gehören jene Fälle von schrumpfender oder hyperplastischer Mesenteritis, in denen der Darm zwar ebenfalls offenbar die Eingangspforte der Entzündung darstellt, aber an der Bildung der Geschwulst sich mehr passiv als durch aktiven Aufbau beteiligt. Die Haupterscheinungen der Entzündung spielen sich aber gewöhnlich in der Submukosa ab, die serös durchtränkt, kleinzellig infiltriert erscheint, deren Binde- und selbst Fettgewebe in geschwulstartiger Weise zunimmt. Kleinzellige Infiltration, Narbengewebe durchsetzt und unterbricht auch die Muskulatur, die ihrerseits in manchen Beobachtungen als stark hypertrophisch geschildert wird. Unter der Serosa kann sich noch einmal eine besonders lebhafte und flächenhafte entzündliche Reaktion abwickeln. Sehr bald wird auch auf dem Wege abführender Lymphbahnen das Mesocolon beteiligt, es erscheint entzündlich infiltriert, geschwulstartig verdickt, oder aber mit narbigen Streifen durchsetzt, stark geschrumpft. Auch die Serosa des Darmes beteiligt sich vielfach sowohl durch entzündliche Ausschwitzungen im akuten, als durch fibröse Verdickung im Spätstadium. Damit ist dann auch gleichzeitig in vielen Fällen die Verbindung mit der Nachbarschaft hergestellt. Die entzündliche Darmgeschwulst verwächst mit Netz, den benachbarten Därmen, der Bauchwand und aus der schlanken, abgegrenzten Form einzelner Geschwülste wird in anderen Fällen ein grobes, klumpiges, unbewegliches und in seinen Formen unscharfes Gebilde. Dies ist besonders der Fall, wenn die Entzündung im Innern des Tumors noch relativ lebhaft verläuft und namentlich einzelne Fremdkörper oder nekrotische Herde einen dauernden Entzündungsreiz unterhalten. Dann sieht man aber auch oft Fistelgänge, Granulationsherde und kleine Abszesse in das entzündliche Gewebe eingesprengt oder dasselbe in längeren Gängen unterbrechen. Überhaupt ist das Charakteristische im Aufbau der entzündlichen Dickdarmgeschwülste eine gewisse Unruhe, die dadurch zustande kommt, daß es sich auch in den ausgeprägten Formen zwar um narbige Prozesse mit mächtiger Bindegewebsentwicklung handelt, aber doch nicht etwa um einfache glatte, abgeschlossene, fertige Narben. Immer spielen, soweit wenigstens die Beobachtungen reichen, meist frische Prozesse dabei eine hervorragende Rolle."

Eigene Beobachtung. 51jähriger Mann. Aufgenommen am 21. III. 1908. Vorgeschichte: 1905 traten zum ersten Male heftige Schmerzen in der linken unteren Bauchgegend auf, die nach einigen Wochen verschwanden, seitdem bestand Stuhlträgheit. 14. März 1908 ähnliche Schmerzanfälle wie vor $2^{1}/_{2}$ Jahren mit Stuhlverhaltung und Erbrechen. — Befund bei der Aufnahme: Schlechter Ernährungszustand, kachektisches Aussehen. Links und unterhalb des Nabels fühlt man einen etwa gänseeigroßen derben Tumor, der auf der Unterlage nicht verschieblich ist; der Leib ist weich, nicht aufgetrieben, keine deutlichen Darmsteifungen. Es bestehen kolikartige Schmerzen und Tenesmen, der Stuhl, der durch Einläufe erzielt wird, hat Bleistiftform. — Operation 25. III. 1908. Eröffnung der Bauchhöhle im linken Hypogastrium. Am Übergang des Colon sigmoideum in das Colon descendens findet sich ein gänseeigroßer, unbeweglicher, mit der Umgebung verwachsener Tumor. Die Geschwulst wird für ein inoperabeles Karzinom gehalten. Einnähung des Colon descendens in die Bauchwunde zur Anlegung einer Kotfistel. Am 31. III. wird das eingenähte Colon eröffnet; es entleeren sich reichliche Mengen von Gasen und dünnflüssigem Stuhl. In der Folge Stuhlgang aus der Fistel und zeitweise auch auf natürlichem Wege. Entlassung am 21. V. 1908. — Weiterer Verlauf. Am 3. XII. 1919 Wiederaufnahme. Der vor $11^{1}/_{2}$ Jahren als inoperables Karzinom angesprochene Tumor ist jetzt durch die Bauchdecke und auch vom Rektum aus nicht zu tasten. Die Kotfistel hat sich verengt, auf Spülung erfolgt aber reichlich Stuhl. Der Kranke ist Morphinist geworden und hat Verwirrungszustände. Er macht am 6. XII. 1919 durch Erhängen am Bettpfosten seinem Leben ein Ende.

Bei der Obduktion findet sich eine $6^1/_2$ cm lange, für einen Bleistift durchgängige Stenose im oberen Colon sigmoideum. Die Wandung ist derb infiltriert, die Schleimhaut bis auf einige divertikelartige Einstülpungen fast völlig unverändert, die Umgebung zeigt narbige Veränderungen. Pathologisch-anatomische Diagnose: Fibröse, produktive Perisigmoiditis und Sigmoiditis mit einigen durch Schrumpfung und Narbenzug entstandenen (Traktions-) Divertikeln. Ätiologie unklar, besonders kein Anhaltspunkt für Lues (Abb. 224).

Das Darmemphysem (Pneumatosis cystoides intestini) hat in vereinzelten Fällen Verschluß- und Stenoseerscheinungen hervorgerufen (Weil, Schulte, Abrikossof). Diese bei Schweinen häufige Erkrankung wird beim Menschen selten beobachtet; Kuder sammelte 1918 62, Wanach 1922 bereits 76 Fälle; Geschlecht und Alter spielt keine besondere Rolle. Es ist ein chronischer Prozeß, der sich durch Ansammlung von Gas in den Lymphräumen und Gewebsspalten der Darmwandschichten auszeichnet; dieses findet sich in Gestalt kleinerer und größerer Blasen, die teilweise Endothelbelag und Riesenzellen aufweisen, vorwiegend in der Submukosa und Subserosa. Die Wand ist oft sehr stark verdickt, die Lichtung bisweilen mäßig verengt, während eigentliche Entzündungserscheinungen fehlen. Gewöhnlich ist ein Teil des Ileum und das Coecum befallen, seltener beschränkt sich das Emphysem auf den Dickdarm (Nowicki); außer am Darm wird es auch noch am Magen, an der Harnblase und Vagina beobachtet. Das Darmemphysem kommt nur selten als selbständiges Leiden vor, meist wird es als Nebenbefund bei anderen Erkrankungen, Magen- und Duodenalgeschwüren vor allem, Darm- und Bauchfelltuberkulose, Abdominaltyphus, Volvulus, Herzfehler u. a. angetroffen. Selbstheilung ist mehrfach beobachtet worden; in solchen Fällen bleibt nach völligem Ab-

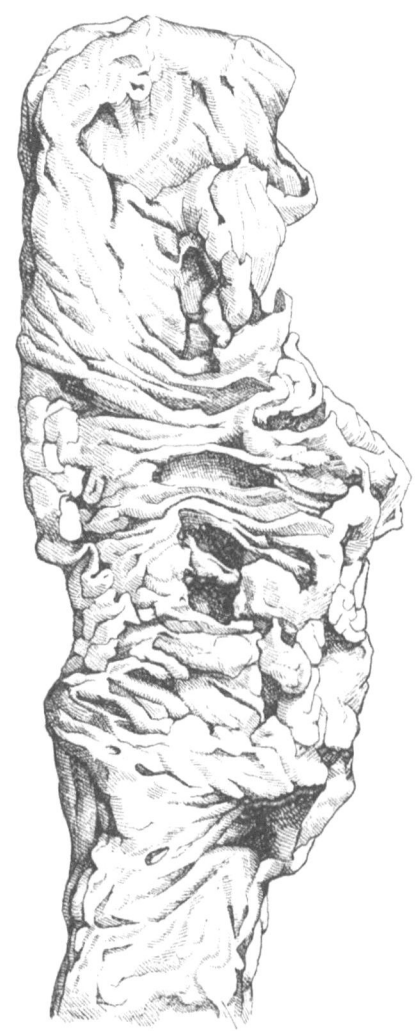

Abb. 224. Fibröse, produktive Perisigmoiditis und Sigmoiditis mit einigen (Traktions-) Divertikeln (eigene Beobachtung).

klingen des Vorganges als einzige Spur eine Submukosa- oder Serosa-Subserosaverdickung zurück, während im übrigen der Darm zur Norm sich zurückbildet (Cichanowski). Die Ursache ist mit Sicherheit noch nicht aufgeklärt. Das Gas ist nicht brennbar, wie schon von Hahn, der zuerst beim lebenden Menschen die Erkrankung beobachtete, festgestellt wurde. Analysen haben eine der atmosphärischen Luft ähnliche Zusammensetzung ergeben, Sauerstoff

und Stickstoff in einem feststehenden Verhältnis, bisweilen Kohlensäure.
Die Herkunft des Gases ist strittig, die einen nehmen gasbildende Bakterien als Ursache an (Hahn, Eisenlohr, Jäger, Schnyder, Abrikossof,
Joest, Schulte u. a.), die anderen glauben an ein rein mechanisches Eindringen der Luft in die Gewebsspalten und Kapillaren der Lymphgefäße
vom Darminnern aus (Demmer, Mjassnikoff, Miyake, Kuder, Hey,
Plenge u. a.); eine weitere vereinzelte Anschauung geht dahin, daß durch
unbekannte Ursache gewucherte Zellanhäufungen erweichen, resorbiert und
durch Luft ersetzt werden (Murakmi).

2. Strikturen nach traumatischen Einwirkungen.

a) Strikturen nach perforierenden und stumpfen Bauchverletzungen.

Schuß- oder Stichverletzungen des Darmes heilen in seltenen Fällen von
selbst und können eine Narbenstriktur im Gefolge haben (Wieting). Ein
größeres chirurgisches Interesse hat die spätere Bildung von Strikturen nach
stumpfer Gewalteinwirkung gegen den Bauch (Überfahrung, Huf-, Deichselschlag,
Stoß mit der Faust usw.), deren Vorkommen aber ebenfalls sehr selten ist, da ein
ganz bestimmter Grad von Darmwandschädigung erforderlich ist. Geringe Quetschungen bleiben völlig ohne Folgen, starke Quetschungen führen zur Berstung
und Peritonitis, so daß, abgesehen von den wenigen Fällen, in denen frühzeitig
Verklebungen eintreten, keine Zeit zur Ausbildung von Strikturen bleibt. Wir verdanken den wertvollen experimentellen Untersuchungen Schloffers, der auch
die Beobachtungen am Menschen zusammengestellt hat, grundlegende Aufklärung
über die einschlägigen Fragen. Die häufigste Ursache dieser Stenosen ist die
Verletzung des Mesenterium, ohne daß die Darmwand selbst zunächst durch
das Trauma geschädigt zu sein braucht. Die Mesenterialverletzung muß eine
solche Ausdehnung haben, daß eine den ganzen Umfang des Darmes um-
greifende Zirkulationsstörung mit nachfolgender Nekrose eintritt. Nicht
nur bei zirkulären Nekrosen der innersten Wandschichten (Geschwüren),
sondern auch bei Nekrosen ausgedehnter Abschnitte in ganzer Wanddicke
kann unter dem Schutz von Verklebungen, die einer Perforation vorbeugen,
eine narbige Ausheilung mit Stenosenbildung eintreten. Auch die direkte
Quetschung der Darmwand kann eine Striktur zur Folge haben, wenn eine
erhebliche Zerstörung der einzelnen Schichten, besonders der Submukosa
vorliegt. Die Verengerung kann auch durch eine spornartige Einstülpung
der verletzten und erschlafften Darmwand an der Quetschstelle zustande
kommen. Wir haben eine Striktur des Colon transversum nach operativer
Verletzung des Mesocolon entstehen sehen, die als experimenteller Beitrag
zu dieser Frage angesehen werden kann.

Krankengeschichte. 41 jähriger Mann. Aufgenommen am 3. VII. 1919 wegen einer
stenosierenden Ulcus pylori. Operation 24. VII. 1919: Es findet sich ein ringförmiges,
kallöses Geschwür des Pylorus mit kleiner Aussackung in das Pankreas. Das Colon
transversum ist durch das narbig verkürzte Lig. gastrocolicum an den Magen herangezogen. Magenresektion nach Billroth II. Bei der partienweisen Unterbindung des
Lig. gastrocolicum wird das mit diesem verklebte Mesocolon durch eine Ligatur mitgefaßt und durchtrennt; durch diese unbeabsichtigte Verletzung des Mesocolon ist das
Colon transversum auf eine 3 cm lange Strecke seiner Gefäße beraubt. Da am
Ende der Operation die Beschaffenheit dieses Stückes gegenüber dem anderen Colon
unverändert ist, wird keine Ernährungsstörung befürchtet und die Bauchhöhle geschlossen. Keine Störung im Heilverlauf; wird am 31. VIII. 1919 mit 12 Pfund Gewichtszunahme entlassen.

Wiederaufnahme am 24. XI. 1919. Der Kranke gibt an, daß er seit etwa
6 Wochen wieder stärkere Bauchbeschwerden habe; es rumore im Bauch herum, von

Zeit zu Zeit bäume sich eine Geschwulst in der rechten Bauchseite auf; auch habe er zeitweise fauliges Erbrechen und Ekel vor der Nahrungsaufnahme. Befund: Mäßiger Ernährungszustand. Leib weich, etwas aufgetrieben, laute Plätschergeräusche in der Coecalgegend; zeitweise bäumt sich im rechten Hypochondrium ein querer, armdicker Wulst auf, zugleich kolikartiger Schmerz. Täglich leicht grünlich gefärbtes Erbrechen. Magensaft nach Probefrühstück: Blut positiv, Zucker reichlich, kein verdautes Eiweiß, Bilirubin, keine Milchsäure, keine freie HCl; Ges.-Acid. = 4. Röntgenbild nach Kontrastmahlzeit: Stenose in der Mitte des Colon transversum, große Luftblase und Erweiterung der Flex. hepatica, noch erheblicher Mageninhalt nach 4 Stunden (Abb. 269). Magenspülungen und Diät bringen keine Besserung. Operation 9. XII. 19: Am Colon transversum findet sich entsprechend der ihres Mesenterium beraubten Strecke eine ringförmige Striktur. Das Netz ist mit dieser Stelle verbacken, eine obere Jejunalschlinge an der Striktur fest verlötet und scharf abgeknickt; bei der Lösung wird die ausgezogene Darmwand an einer linsengroßen Stelle verletzt und sogleich wieder vernäht. Coecum, Colon ascendens und rechte Hälfte des Colon transversum sind stark erweitert und hypertrophisch, der abführende Dickdarm mäßig kollabiert. Anastomose

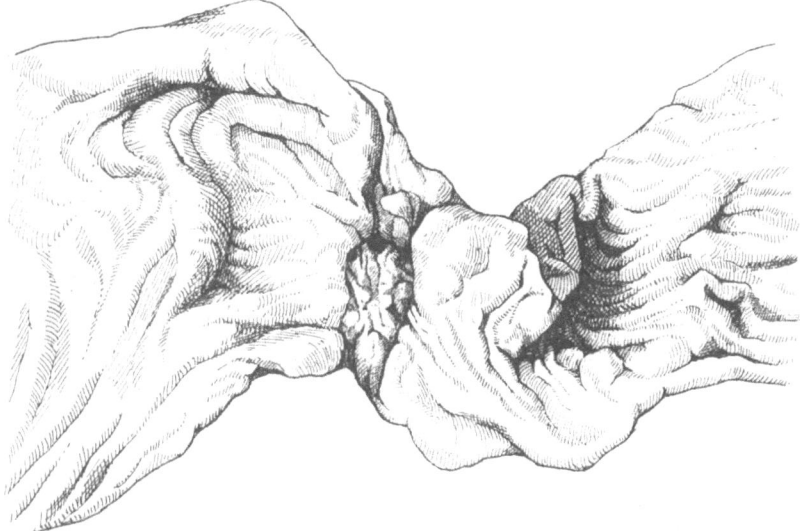

Abb. 225. Geschwürige Narbenstriktur des Quercolon nach Verletzung des Mesocolon (eigene Beobachtung).

zwischen unterer Ileumschlinge und linker Hälfte des Colon transversum. Glatter Heilverlauf. Erhebliche Besserung der Bauchbeschwerden. Allmählicher Verfall des Kranken, als dessen Ursache am 4. I. 12 eine Gangrän des rechten Unterlappens festgestellt wird. Rippenresektion und Eröffnung einer großen Höhle. 6. I. 12. Exitus. Obduktion: Pneumonie und Gangrän im rechten Unterlappen. Der Magenrest ist gebläht, die Resektionsstümpfe des Magens und Duodenum und die Anastomose zwischen oberster Jejunumschlinge und Magen sind gut vernarbt. Im Colon transversum findet sich eine für den Finger durchgängige Narbenstriktur, die durch ein ringförmiges Geschwür bedingt ist (Abb. 225).

Auf ähnliche Weise ist vielleicht die von Oestreich mitgeteilte Striktur des Quercolon nach Magenresektion zustande gekommen, für die keine rechte Erklärung gefunden wurde.

Die beim Menschen nach stumpfer Gewalteinwirkung beobachteten Strikturen traten zum Teil im Anschluß an die Verletzung innerhalb weniger Wochen (Röser, Studsgaard, Schlange, v. Eiselsberg, Schloffer), zum Teil später nach 2—3 Monaten (Ssokolow, Treves), nach 4 Monaten (Ponzet, Braillet), nach 12 Monaten (Koltschin, Dubs) in Erscheinung. Es handelte sich um längere oder kürzere, umschriebene oder röhrenförmige, teilweise recht hochgradige Strikturen, die sämtlich im Dünndarm, besonders im Jejunum saßen; bei Schlanges Fall wurde die Verengerung durch einen ventilartigen Sporn hervorgerufen. Lejars berichtet in neuerer Zeit über eine ringförmige, narbige Striktur des Colon ascendens, die 6 Monate nach einem Hufschlag gegen den Leib in Erscheinung trat und 8 Jahre nach der Verletzung mit Erfolg reseziert wurde. Bisweilen tragen ausgedehnte Verwachsungen mit der Nachbarschaft nicht unerheblich zur Erschwerung der Darmdurchgängigkeit bei.

Verletzungen des Mastdarmes durch Fremdkörper, Klistierspritze, ätzende Einläufe u. a. mit ihren entzündlichen Folgezuständen können unter narbiger Schrumpfung ausheilen und zu hartnäckigen Strikturen Anlaß geben. Ebenso treten nach schwereren Geburten von längerer Dauer bisweilen

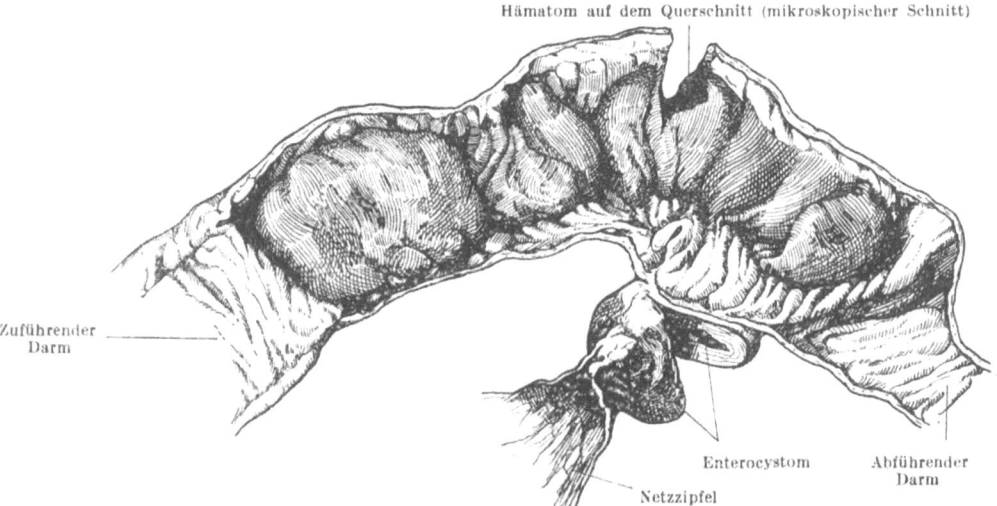

Abb. 226. Haematoma dissecans des Dünndarmes (eigene Beobachtung).

durch den Druck des im kleinen Becken eingekeilten Kopfes Schädigungen der Mastdarmwand auf, die den Boden für die Geschwürsbildung und Narbenstenose abgeben (Wallis). Doch teilen wir nicht die Ansicht Nickels, der traumatische Schädigungen und Druckgeschwüre als eine der wesentlichsten Ursachen der entzündlichen Mastdarmgeschwüre ansieht, sondern schreiben, wie früher schon ausgeführt wurde, der Gonorrhoe die Hauptbedeutung zu.

Die im Anschluß an Bauchverletzungen auftretenden Abknickungs- und Abschnürungsverschlüsse werden an anderer Stelle besprochen. Hier muß noch ein seltenes Vorkommnis — der Verschluß durch ein Dünndarmhämatom — berücksichtigt werden, das wir selbst beobachtet haben und dessen eigenartiger Verlauf eine kurze Wiedergabe der Krankengeschichte verdient.

Der 6jährige Waisenknabe war bis zum Tage vor der Aufnahme völlig gesund, spielte am Nachmittage noch mit den anderen Kindern des Waisenstiftes, klagte am Abend über Leibschmerzen und erbrach einmal, verfiel während der Nacht und wurde am nächsten Morgen mit der Diagnose Peritonitis eingeliefert. Befund: Blasser, kollabierter Knabe, ausgesprochenes Bauchgesicht, fliegender, kaum fühlbarer Puls, Untertemperatur. Der Bauch war etwas aufgetrieben, unterhalb des Nabels bestand ein

mäßiger Druckschmerz und in der Tiefe ein undeutlicher Widerstand; laute Darmplätschergeräusche besonders in der linken Bauchseite. Stuhl und Winde waren verhalten, keine blutig-schleimigen Abgänge. Es wurde die Diagnose auf Dünndarminvagination gestellt; die Operation konnte nicht mehr vorgenommen werden, da das
Kind 10 Minuten nach der Untersuchung starb. Obduktionsbefund (Prof. L. Pick
und Dr. Eisner): Das große Netz war mit seinem äußersten Zipfel mit einem pflaumen-
großen Tumor (Enterocystom) verwachsen, der im Mesenterium 1 m oberhalb der
Bauhinschen Klappe nahe dem Darmansatz saß. Der zugehörige Dünndarm, der vom
Netz überzogen und quer zur Wirbelsäule lag, wies innerhalb der Darmwand einen
Blutsack von 20 cm Ausdehnung auf, der die innere Darmwandschicht an die gegen-
überliegende Wand preßte und die Lichtung völlig verlegte. Die Serosa war völlig
unversehrt und wies nur einige feine fibrinöse Auflagerungen auf. Der zuführende
Darm war gebläht und gefüllt, der abführende leer und zusammengefallen (Abb. 226).

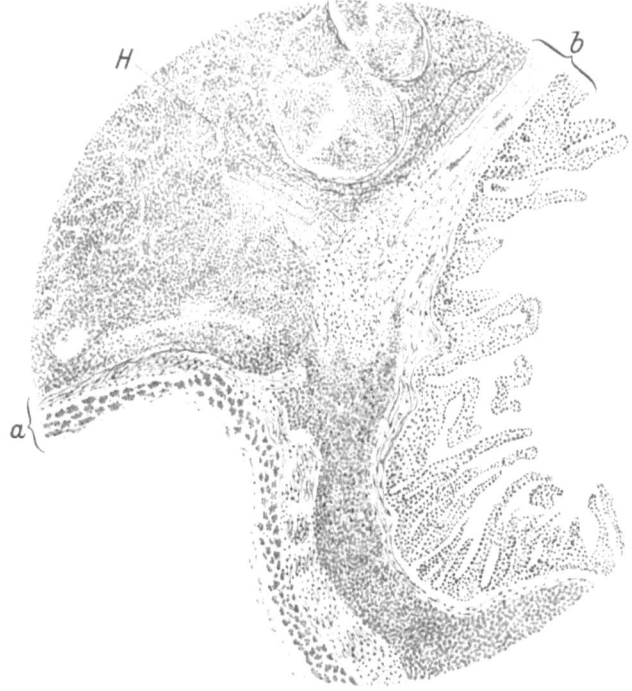

Abb. 227. Mikroskopisches Bild zu Abb. 226.
a Serosa und Muskularis. *H* Hämatom. *b* Submukosa und Mukosa.

Der Blutsack hatte sich, wie das mikroskopische Bild zeigte, zwischen Submuskosa
und Muskularis ausgebreitet (Abb. 227).

Das Hämatom kann nur durch eine Verletzung entstanden sein, trotzdem die
Vorgeschichte nichts darüber aussagt. Dieses läßt sich durch eine geringfügige, un-
beachtete Gewalteinwirkung völlig erklären, da die Einwirkung einer solchen bei dem
Kinde deshalb besonders günstig lag, weil der befallene Darmteil durch die Anheftung
des Netzes am Enterocystom festgelegt war und der Gewalt, mit der Wirbelsäule als
Gegenlager, nicht ausweichen konnte. Es braucht dabei nicht einmal eine Kontusion,
Stoß oder Fall auf den Bauch vorgelegen zu haben, es genügt eine indirekte Gewalt-
wirkung etwa in der Art, daß der Knabe beim Spiel im Freien gesprungen ist und
durch das Anspannen der Bauchpresse und Einknicken des Rumpfes der festgelegte
Darm zwischen Wirbelsäule und Tumor gequetscht ist. Die Ausdehnung der Blutung
wird genügend durch eine umschriebene Quetschung der Wand und Zerreißung eines
größeren Gefäßes der Submukosa erklärt, aus dem sich die Blutung zwischen
Submukosa und Muskularis ergossen und die Schichten auf weite Strecken ausein-

andergedrängt hat (Haematoma dissecans). Wie rasch sich eine solche Blutung in der Darmwand ausbreitet, wird gelegentlich des Anstechens eines größeren Gefäßes bei der Darmnaht beobachtet. In ähnlicher Weise ist das mit einem ausgesprochenen Darmverschluß vergesellschaftete Darmwandhämatom, über das Vogel berichtet, zustande gekommen. Hier wurde der Verschluß durch ein mannsfaustgroßes, subseröses Hämatom der Flexura sigmoidea hervorgerufen, das im Anschluß an eine in örtlicher Betäubung vorgenommene linksseitige Bassinioperation in Erscheinung trat; der Ursprung des Hämatoms ist wahrscheinlich auf die Verletzung eines Gefäßes mit der Infiltrationsnadel zurückzuführen.

Für das Bestehen einer hämorrhagischen Diathese oder Hämophilie geben bei unserer Beobachtung weder Vorgeschichte noch Befund einen Anhaltspunkt. Bei den genannten Bluterkrankungen treten aber gelegentlich, worauf schon bei der Abhandlung über die Ursachen der Invagination hingewiesen wurde, spontan oder auch im Anschluß an geringfügige Verletzungen größere, den ganzen Umfang einnehmende, infiltrative Blutungen in der Darmwand auf, die eine Verengerung des Rohres im Gefolge haben. Die bezeichnendste Beobachtung dieser Art stammt von Khautz: bei dem Kranken, dessen Bluternatur aus der Vorgeschichte und gleichzeitigen Haut-, Schleimhaut-, Gelenkblutungen hervorging, war der Dünndarm an drei 5—10 cm langen Abschnitten durch ein Blutinfiltrat in ein starres Rohr verwandelt und verengt; ein bewußter Unfall war unmittelbar nicht vorhergegangen.

b) Strikturen nach chirurgischen Eingriffen.

Bei jeder zirkulären End- zu Endvereinigung von Darmstümpfen wird operativ durch die Einstülpung der Nahtstelle eine Verengerung des Darmes gesetzt, die bei mehrschichtiger Naht so hochgradig sein kann, daß sie zumal bei Eintritt von Verklebungen oder Darmschwäche die Durchgängigkeit für den Inhalt erschwert. Auch die Vernähung der durch Verletzungen oder operative Maßnahmen (Darmfisteln) entstandenen Darmlöcher kann ein ähnliches Ergebnis zeitigen. Gewöhnlich verschwinden diese künstlichen Stenosen nach einiger Zeit völlig. In dem eingestülpten Wulst treten regressive Veränderungen auf, er verschwindet bald und bekleidet sich mit Epithel; in den äußeren Darmwandschnitten bildet sich ein im wesentlichen in der Richtung des Längszuges angeordnetes Narbengewebe (Haasler). Dauernde Stenosen infolge Narbenschrumpfung sind daher nur ausnahmsweise zu erwarten; Kummer sah allerdings bei einem Hunde 5 Monate nach einer Darmresektion mit doppelreihiger End- zu Endvereinigung der Stümpfe eine Striktur. Es sind mehrere Fälle von Darmverschluß mit tödlichem Ausgang bekannt, die im unmittelbaren Anschluß an die zirkuläre Darmnaht auftraten (Roser, Hahn, Langenbuch, Stelzner, H. Braun, Winiwarter). In allen Fällen handelte es sich um zirkuläre Darmvereinigung mit zweireihiger Czerny-Lembertscher Naht nach Dünndarmresektion, bei der die Lichtung durch die stark geschwollene, eingestülpte Darmpartie vollkommen verschlossen war; in dem Braunschen Falle wurde die vorhandene enge Verbindung durch eine Schleimhautfalte klappenartig verlegt. Noch weniger sind Stenosen nach Anwendung des Murphyknopfes zu erwarten (Neuweiler, Gelpke). Eine Strikturbildung nach brüsken Quetschungen des Darmes durch Klemmen bei einer Laparotomie liegt im Bereich der Möglichkeit, doch sind darüber keine genaueren Beobachtungen vorhanden.

Narbige Stenosen des Afters und Mastdarmes treten bisweilen im Anschluß an operative Maßnahmen z. B. Hämorrhoidaloperation, Rektumextirpationen auf; auch hier wirken gewöhnlich entzündliche Vorgänge mit. Besonders nach der zirkulären Resektion des unteren Schleimhautzylinders (Whiteadsche Hämorrhoidenoperation) bildet sich nicht selten bei Eintritt von Infektion und zu frühzeitigem Durchschneiden der Nähte ein derber, starrer Narbenring. Reber beobachtete zweimal ringförmige, klappenartige Strikturen des Mastdarmes in Höhe der Douglasfalte nach Entfernung des myomatösen Uterus; er führt sie darauf zurück, daß bei der Peritonealisierung die Falten des Douglasperitoneum so stark verzogen wurden, daß die Art. haemorrhoidalis sup. abgeknickt wurde und dadurch eine Ernährungsstörung und Nekrose der Schleimhaut eintrat; eine ähnliche Beobachtung machte Göbel. In diesem Zusammenhang ist auch der früher mehrfach beobachteten Mastdarmstrikturen zu gedenken, die ihre Entstehung einer Röntgen-Radium-Mesothoriumschädigung im Anschluß an Bestrahlungen von Krebsen der Gebärmutter (Bumm) und des Mastdarmes (Krecke, Rosenstein, Hildenhagen) verdanken.

c) Strikturen nach eingeklemmten Brüchen.

Im Anschluß an die Reposition eines Bruches fortdauernde Verschlußerscheinungen sind auf Scheinreposition, Verklebung und Abknickung, Spasmus oder Paralyse des Darmes zurückzuführen. Die echten Strikturen machen sich ge-

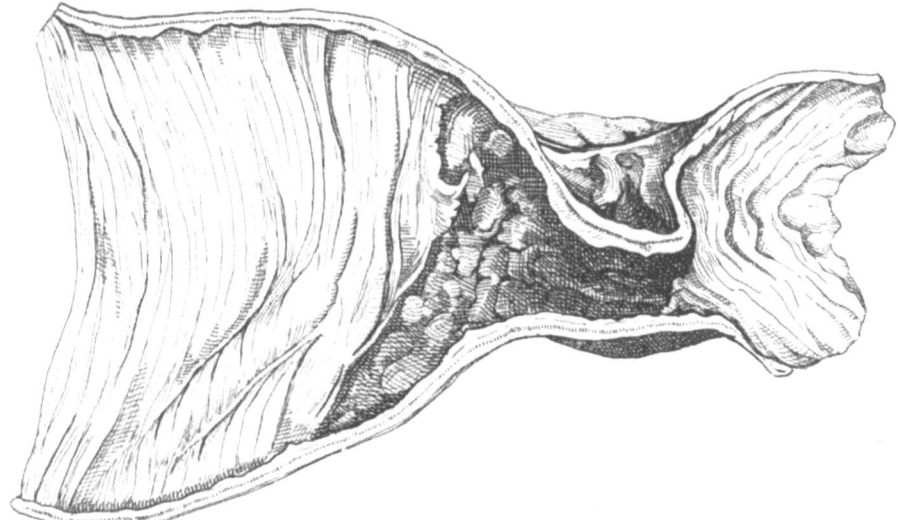

Abb. 228. Dünndarmstriktur nach Brucheinklemmung (nach Matti).

wöhnlich erst nach Ablauf eines 3—4 wöchentlichen verschlußfreien Zeitraumes bemerkbar und sind bisher nur am Dünndarm beobachtet worden (Abb. 228). Die von Meyer gesammelten 23 Fälle sind von Matti durch 8 weitere ergänzt worden, denen noch einige aus neuester Zeit angefügt werden können (M. Hofmann, Moore, Weiß, Sonntag, Thierry, Kleinschmidt). Sie sind nach blutiger und unblutiger Reposition beobachtet worden. In den meisten Fällen war vor der Operation die Taxis versucht worden, doch sind auch Fälle bekannt, bei denen sofort die Herniotomie gemacht wurde; gewaltsamen Taxisversuchen ist daher keine entscheidende Rolle für ihre Entstehung zuzuschreiben. In dem Material von Meyer waren 16 Leisten-, 4 Schenkel-, 2 Nabelbrüche. Im allgemeinen lagen heftigere Einklemmungen vor; die kürzeste dauerte $2^1/_2$ Stunden, die längste 120 Stunden, die Mehrzahl 12—14 Stunden.

Man unterscheidet ringförmige Stenosen, die an einer oder an beiden Schnürfurchen zugleich entstehen, und kanalförmige, die einem Teile oder

der ganzen Länge der eingeklemmten Schlinge entsprechen. Ziemlich häufig bestehen neben diesen sogenannten reinen ring- oder kanalförmigen Strikturen knäuel- oder Sförmige Verwachsungen der Darmschlingen untereinander oder mit benachbarten Schlingen, Netz und parietalem Bauchfell, die nicht unwesentlich die Durchgängigkeit zu erschweren vermögen.

Die frühere Auffassung, daß die zirkulären, an den Schnürringen sich bildenden Stenosen von einem durch die Schnürung entstandenen Druckgeschwür der Serosa ihren Ursprung nehmen (äußere oder peritoneale Darmstenose), die kanalförmigen aus einer Schleimhautnekrose der eingeklemmten Schlinge (innere Narbenstenose) hervorgehen (Garré u. a.), ist dahin abzuändern, daß sowohl die Ring- als auch die Kanalstenose von Veränderungen der inneren Darmwandschichten ihren Ausgang nehmen (Meyer, Matti, Hofmann u. a.). Der lokale Druck am Schnürring oder die Zirkulationsstörungen durch Einklemmung des zugehörigen Mesenterium verursachen zuerst Schädigungen und Zerstörungen der Schleimhaut und der folgenden tieferen Schichten, während die Serosa sich am widerstandsfähigsten erweist. Vorbedingung für die Entstehung einer Stenose ist die Nekrose der Mukosa und der innersten Schichten der Submukosa und das Hinzutreten einer Infektion vom Darminhalt aus; mechanisch ist auch die Dehnung von Bedeutung. Durch Ersatz des zerstörten Gewebes durch Granulations- und Bindegewebe und sekundäre Narbenschrumpfung entsteht die Stenose. Das Zustandekommen kanalförmiger Strikturen scheint, worauf Wilms zuerst aufmerksam gemacht hat, durch gleichzeitige Miteinklemmung des Netzes begünstigt zu werden, da hierdurch eine zu straffe Schnürung der Schnürringe verhindert wird. Dadurch erleiden die Schnürringe keine stärkere Zirkulationsstörung als die übrige eingeklemmte Darmschlinge, doch sind auch ringförmige Stenosen mit Netzeinklemmung und kanalförmige ohne Netzeinklemmung beobachtet worden,

Eine völlige Verödung der Darmlichtung, die Jenkel im Gegensatz zu der kongenitalen Atresie als Atresia acquisita intestini bezeichnet, kann dann eintreten, wenn eine starke Schnürung des Darmes durch Einklemmung oder Abschnürung vorliegt und oberhalb der Schnürstelle eine von selbst entstandene oder operativ angelegte äußere oder innere Darmfistel den Kot ableitet und der Schnürstelle fernhält. Derartige völlige Verschlüsse des abführenden Schenkels sind vor allem bei brandigen eingeklemmten Brüchen mit spontaner Kotfistel gesehen worden; Kaufmann hat einschließlich einer eigenen 5 Beobachtungen zusammengestellt, denen Jenkel eine weitere hinzugefügt hat. Die Verödung des abführenden Darmstumpfes ist eine Folge seines starken Zurückweichens und der Kompression durch Schnürring und Verwachsungen mit anschließender Durchwachsung. Wir haben einen derartigen Blindverschluß des abführenden Schenkels nach der Resektion eines Krebses des Colon pelvinum mit der Vorlagerungsmethode und Bildung eines doppelläufigen Afters beobachtet. Das Karzinom konnte nur mit stärkster Anspannung des abführenden Schenkels vorgelagert und reseziert werden; 10 Tage später, als die Spornquetsche angelegt werden sollte, war die Öffnung des abführenden Schenkels völlig aus dem Niveau des Afters verschwunden und verschlossen, so daß auf die Wiederherstellung des natürlichen Weges verzichtet werden mußte, da ein großer Eingriff zu gewagt erschien. Noch bezeichnender sind die Fälle von Verödung und Blindverschluß im Anschluß an innere Abschnürungen, die einen der kongenitalen Atresie völlig ähnlichen Befund zeigen können (Abb. 243). Hadlich beobachtete einen solchen nach Anlegung einer Enterostomie, Jenkel nach Ausführung einer Ileocolostomie bei Dünndarmabschnürungen. Von besonderer praktischer Bedeutung ist, daß der ganze außer Tätigkeit gesetzte abführende Darm bei langem Bestehen der Ausschaltung eine hochgradige Verengerung und Atrophie erfährt, die der operativen Wiederherstellung des natürlichen Weges große Schwierigkeiten in den Weg legen kann.

3. Strikturen durch Geschwülste.

Karzinom. Auf den Darmkrebs entfallen etwa $^1/_{10}$ aller Krebserkrankungen, $^1/_5$ des Krebses des gesamten Verdauungskanals. Seine Verteilung auf den Darmkanal zeigt eine augenfällige Bevorzugung des Dickdarmes, sein Vorkommen im Dünndarm ist sehr selten (Finsterer, Kanzler,
Hinz, Schlieps). Der Dickdarm hat wieder bestimmte Lieblingsstellen;
am häufigsten ist das Rektum befallen, das nach den Aufstellungen von
Heimann, Leichtenstern mit über 80 Proz. aller Darmkrebse weitaus an
der Spitze steht, in großem Abstande folgen dann mit Abstufung nach unten
S. romanum, Coecum, Colon transversum, Flexura linealis und hepatica, Colon
ascendens und descendens. Von den auf unseren chirurgischen Abteilungen
in 10 Jahren (1903—1912) beobachteten Darmkrebsen entfallen auf das
Rektum 114, S. romanum 34, Colon ascendens und descendens je 5, Coecum 4,
Appendix 1, Colon ohne genauere Ortsangabe 4. In der Leichtenstern-
schen Zusammenstellung über 760 Darmkrebse entfallen auf das Rektum 616,
S. romanum 42, Colon descendens 11, Colon transversum und Flexuren 30,
Colon ascendens 6, Coecum und Ileocoecalklappe 29, Appendix 3, unteres
Ileum 13, mittleres Ileum 3, Jejunum und Duodenum 17. Im Dünndarm ist
das Duodenum die bevorzugte Stelle, in dem mehr als die Hälfte aller Dünndarmkrebse sitzen. Hinz konnte 1912 nur 52 Krebse des Jejunum und
Ileum, Geiser 1907 bereits 71 des Duodenum zusammenstellen; von den
letzteren saßen 11 parapylorisch, 51 periampullär, 9 präjejunal, so daß also
eine große Bevorzugung der Pars descendens besteht.

Wie bei den Krebsen anderer Organe ist auch bei dem Darmkrebs
das höhere Lebensalter, das 40. bis 70. Lebensjahr, stärker gefährdet, doch
kommt auch eine verhältnismäßig nicht geringe Zahl von Darmkrebsen, besonders im Mastdarm in den früheren Lebensjahrzehnten zur Beobachtung.
Männer sind häufiger als Frauen beteiligt; das gilt besonders vom Mast-
darmkrebs, der nach einzelnen Zusammenstellungen bei Männern in fast
doppelter Zahl sich findet. Bei den Jugendlichen nimmt das weibliche Geschlecht den ersten Platz ein.

Der Darmkrebs tritt gewöhnlich als eine primäre, solitäre Geschwulst
auf; mehrfache primäre Krebse sind sehr selten. Am häufigsten handelt
es sich um den einfachen Zylinderzellenkrebs, weniger oft um den Medullar-
krebs, Gallertkrebs und Scirrhus. Übergänge in harte, scirrhöse Formen sieht
man dagegen bei den verschiedenen Arten häufig. Im Mastdarm werden
auch Plattenepithel- und Melanokarzinome angetroffen.

Sekundäre, echte metastatische Darmkarzinome sind nicht allzu häufig
und entstehen auf dem Weg der Blut-Lymphbahn oder durch Implantation;
sie kommen einzeln und mehrfach vor. Häufiger sieht man ein regionäres
Überwachsen des Primärtumors auf den Darm. Die sekundären Darmkarzinome können von sämtlichen Organen der Bauchhöhle aus entstehen,
besonders häufig gehen sie vom Magen, dem weiblichen Geschlechtsapparate,
der Gallenblase oder auch von einem Primärtumor des Darmes aus.

Die Stenosierung des Darmes ist eine der häufigsten, bisweilen schon
recht frühzeitig eintretende Begleiterscheinung. Die dem Verlaufe der Blut-
und Lymphgefäße entsprechende ringförmige Ausbreitung und die besonders
bei den harten scirrhösen Formen zur Geltung kommenden Schrumpfungsvorgänge führen zu den stärksten Schnürungen; in anderen Fällen verlegen die in die Lichtung hineinwuchernden Krebsmassen den Weg. Die

das Wachstum begleitenden Zerfallsvorgänge verzögern besonders bei den
weichen Formen die Stenosierung, so daß sogar Verengerungen durch Ein-
schmelzen der Krebsmassen von selbst wieder beseitigt werden können.
Nicht selten führt das Übergreifen der karzinomatösen Wucherung auf benachbarte Schlingen, parietales Bauchfell, Blase, Vagina u. a. zu ausgedehnten
Verwachsungen, die eine weitere Erschwerung der Durchgängigkeit zur Folge
haben; ein spontaner Durchbruch in den benachbarten verwachsenen Darm,
in die Vagina oder nach außen durch die Bauchdecken kann die Kotaus-
scheidung wieder in Gang bringen.

Die supra- und infrapapillaren Duodenalkrebse verengern infolge ihres
ringförmigen Wachstums in der Regel den Darm. Die periampullären
Krebse, die sich gewöhnlich als kleine scheiben- und pilzförmige Knoten
im Bereich der Papilla Vateri entwickeln und seltener die Wandung durch-

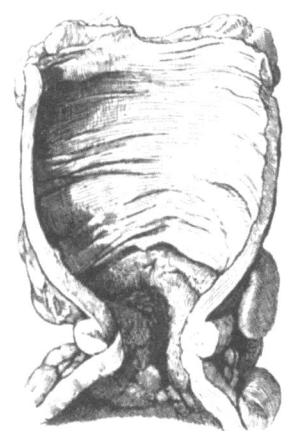

setzen, stenosieren nur ganz ausnahmsweise den
Darm, während verhältnismäßig frühzeitig und
regelmäßig eine Verengerung oder Verlegung der
Papilla Vateri eintritt (Lit. Melchior).

Die Krebse des freien Dünndarmes
finden sich als derbe ringförmige Scirrhen, als
breitbasig-gestielte in die Lichtung hineinragende
Geschwülste oder als wallartig umrandete Geschwüre, die vielfach den Darm in ausgesprochener Weise verengern. Von 52 Fällen (Hinz)
stand 28mal die Striktur im Vordergrund des
klinischen Bildes.

Im Dickdarm sind die Krebse die weitaus
häufigste Ursache einer Behinderung des Kotweges. Sie führen sehr häufig einen völligen
Verschluß herbei; besonders im höheren Alter
liegt einem Dickdarmverschluß fast immer ein
Karzinom zugrunde. Nach einer Zahlenübersicht

Abb. 229. Strikturierendes Karzinom der Flexura sigmoidea
(eigene Beobachtung).

Körtes, die sich auf die Fälle von v. Mikulicz
(Anschütz), Rotter (Petermann), Wette,
Riedel (Tiemann), Haenel (Schmidt), Tietze, Berg (Waldenström),
Krecke (Baum), Körte, v. Bramann stützt, wurden von 742 Krebsen
des Dickdarmes (Mastdarm ausgenommen) 283 (38 $^0/_0$) mit Verschluß eingeliefert. Dieser ist bei den Karzinomen der linken Dickdarmhälfte
2—3mal so häufig als bei der rechten; unter 178 Krebsen der rechten Seite
(Coecum bis Flexura hepatica einschließlich) waren 37 (20,8 $^0/_0$), unter 280
der linken Seite (Colon transversum bis Flexura sigmoidea einschließlich)
139 (49,6 $^0/_0$) Verschlüsse. Wir sahen unter 3 Krebsen der rechten Seite
(Coecum bis Flexura hepatica) 0mal Verlegung, 2mal Stenoseperistaltik,
unter 20 der linken Seite (Colon transversum bis Flexura sigmoidea) 12mal
Verlegung, 7mal Stenoseperistaltik. Im allgemeinen nimmt die Häufigkeit
des Verschlusses vom Coecum bis zur Flexura sigmoidea zu, was darauf
beruht, daß der im Anfangsteil des Dickdarmes noch flüssige Inhalt sich
in der unteren Hälfte nach Aufsaugung des Wassers eindickt und hier dadurch leichter eine Verstopfung der verengten Stelle hervorruft; ferner entwickeln sich die starkschrumpfenden ringförmigen Krebsformen, besonders
in der linken Hälfte des Dickdarmes, vor allem 'an der Flexura sigmoidea
(Abb. 229—231). An der Flexura lienalis spielt auch die spitzwinklige Knickung

gegenüber der mehr rechtwinkligen an der Flexura hepatica eine begünstigende Rolle.

Die hochsitzenden Mastdarmkrebse ähneln in ihrem anatomischen und
klinischen Verhalten denen des S. romanum; die tiefsitzenden rufen selten
einen Verschluß oder eine hochgradigere
Teilverlegung hervor (Abb. 232). Unter
13 Krebsen der Ampulle, die wir beobachteten, bestand nur 1 mal Verschluß und 1 mal Stenoseperistaltik,
während bei 14 des Colon pelvinum
7 mal Verschluß $(50^0/_0)$ und 4 mal

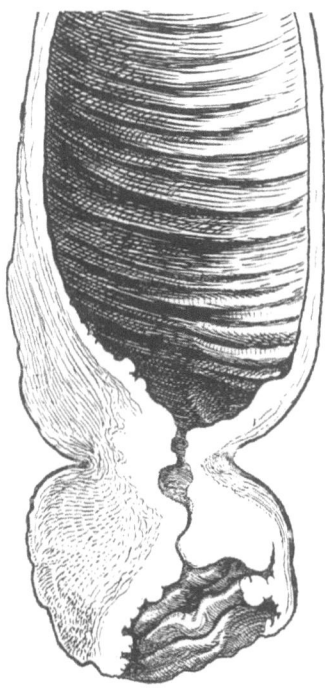

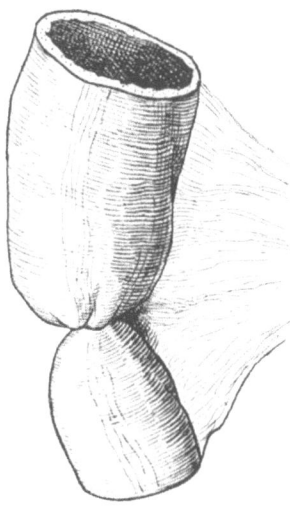

Abb. 230. Strikturierendes Karzinom
der Flexura sigmoidea (eigene Beobachtung).

Abb. 231. Strikturierendes Karzinom
der Flexura sigmoidea (eigene Beobachtung).

Stenoseperistaltik vorlag. In den Riedelschen Fällen (Tiemann) wurde
ein etwas häufigeres Auftreten des Verschlusses auch bei den tiefen Mastdarmkrebsen gesehen; es bestand bei Sitz
im Colon pelvinum 8 mal völliger Verschluß,
7 mal bedingte Verengerung, bei Sitz in der
Ampulle 10 mal völliger Verschluß, 6 mal
bedingte Verengerung bei einer Gesamtzahl
von 77 Mastdarmkrebsen.

Durch regionäres Übergreifen auf den
Darm können von den Karzinomen sämtlicher Bauchorgane durch Adhäsionsbildung,
durch Umwachsen des Darmes und durch
krebsige Durchsetzung aller Wandschichten
Stenosen hervorgerufen werden. In dieser
Beziehung zeichnen sich vor allem die Gallen-
blasenkarzinome aus (S. 354). Besonders hinzuweisen ist auch auf die nicht seltene Mast-
darmstenose durch Douglasmetastasen bei
primärem Krebs des Magens, der Gallen-

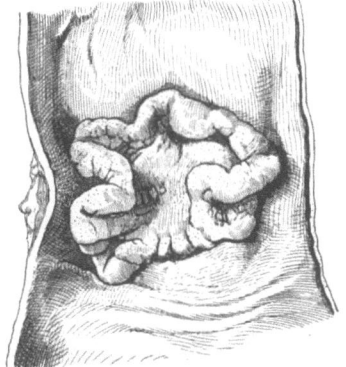

Abb. 232. Schüsselförmiges Karzinom der Mastdarmampulle
(Sammlungspräparat des pathologischen Instituts des Krankenhauses).

blase, der weiblichen Geschlechtsorgane (Daun u. a., vgl. S. 354); Schnitzler
sah eine solche bei einem primären Pankreaskarzinom.

    Mehrfache Strikturen werden verhältnismäßig oft durch Metastasen
hervorgerufen und im Bereich des ganzen Darmkanales beobachtet. In dem
bekannten Falle von Küttner fanden sich bei einem primären Flexur-
karzinom 155 Einzelknoten am Darm, von denen 18 im Dünndarm, 4 im
Dickdarm ringförmige Verengerungen hervorriefen. Mehrzahlige karzinomatöse
Strikturen bei primärem Ovarial-, Gallenblasen-, Darm- und besonders Magen-
krebs sind in größerer Zahl in der Literatur verzeichnet.

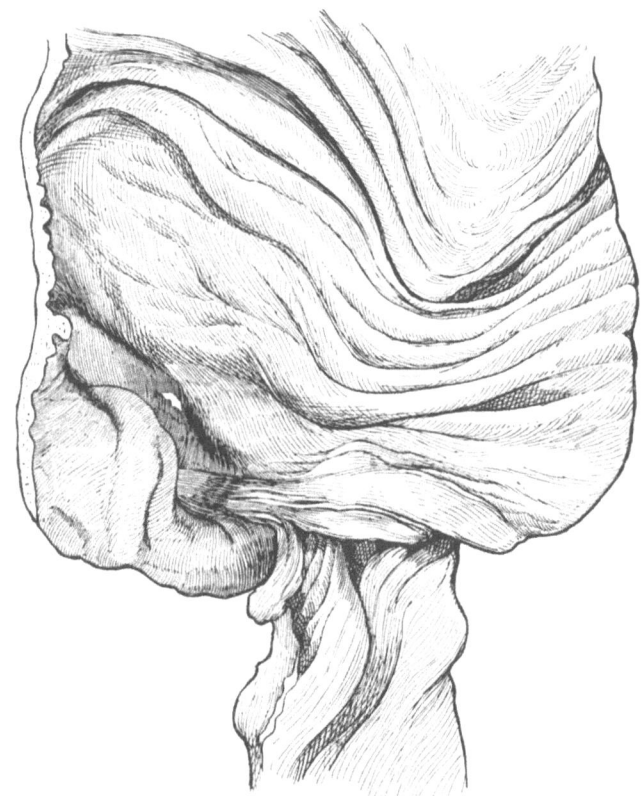

Abb. 233. Coecalblähung und Berstung bei strikturierendem Krebs
der Flexura sigmoidea (eigene Beobachtung).

    Der Darm oberhalb der karzinomatösen Verengerung weist nicht
selten die bereits früher besprochenen Veränderungen, Hypertrophie und Dilatation in besonders ausgeprägter Weise auf. Hervorzuheben ist, daß auch bei
tiefsitzenden Dickdarmkrebsen das Coecum bei schlußfähiger Ileocoecalklappe
häufig der am stärksten geblähte Darmteil ist, wofür die Ursache in der
dünnen Wandung und dem größeren Volumen des Coecum gelegen ist (Anschütz). Hier und in den dicht oberhalb der Enge gelegenen Darmabschnitten entwickeln sich auch am häufigsten die Dehnungs- und Druckgeschwüre, die wegen ihrer drohenden Berstung eine äußerste Lebensgefahr
bedeuten (Abb. 233).

Sarkome. Darmsarkome sind weit seltener als Karzinome. Im Gegensatz zu diesen sitzen sie mindestens ebenso häufig im Dünn- als im Dickdarm. Nach größeren Zusammenstellungen finden sich in der Literatur mehr als 150 Sarkome des Dünndarmes, etwa 60 der Ileocoecalgegend und 70 des Mastdarmes verzeichnet (Lecène, Goto, Bartolo, Schümann, Rademacher, Wortmann u. a.) Im Dünndarm sitzen sie am häufigsten im Ileum, nicht ganz so oft im Jejunum, sehr selten im Duodenum; im Dickdarm am häufigsten im Mastdarm, dann in der Ileocoecalgegend, sehr selten in den übrigen Abschnitten. Sie kommen in allen Lebensaltern, und zwar verhältnismäßig oft in der Jugend zur Beobachtung; von fünf eigenen Fällen waren zwei im Kindesalter, einer im 4. und zwei im 6. Jahrzehnt. Das männliche Geschlecht überwiegt um mehr als das Doppelte.

Die histologische Zeichnung ist sehr mannigfaltig. Im Dünndarm finden sich vorwiegend Rundzellen- und Lymphosarkome, weniger häufig Spindelzellensarkome, selten Myo- und Melanosarkome, im Coecum in der Mehrzahl Rundzellen- und Lymphosarkome, seltener Spindelzellen-, vereinzelt Gallertsarkome. Im Rektum sind die hier sehr häufigen Melanosarkome von den nichtpigmentierten Rundzellen-, Spindelzellen- und Lymphosarkomen zu unterscheiden. Die Spindelzellensarkome kommen nur als solitäre, umschriebene Geschwülste zur Beobachtung; sie können ebenso wie die Myosarkome große zystische Tumoren bilden, die mit dem Darm nur durch einen mehr oder weniger breiten Stiel verbunden sind. Bei den Rundzellen- und Lymphosarkomen finden sich sehr häufig mehrfache Tumoren, sowie eine diffuse Ausbreitung über eine größere Darmstrecke. Diese haben eine große Neigung zur Metastasenbildung, während sie bei den Spindelzellensarkomen verhältnismäßig gering ist. Auch die Lymphosarkome der Ileocoecalgegend, wo überhaupt eine umschriebene Tumorbildung vorherrscht, beschränken sich oft auf Metastasen in den zugehörigen Lymphdrüsen. Sie sind mehrfach mit einer tuberkulösen Erkrankung des Darmes zusammen gesehen worden, doch ist ihre ätiologische Stellung zur Tuberkulose noch nicht völlig aufgeklärt (Nothnagel, R. Schmidt, Brandts, Wortmann u. a.). Die Mastdarmsarkome sind meist knollenförmige, häufig von kleinen Nachbargeschwülsten umgebene Gewächse, seltener besitzen sie einen Stiel oder durchsetzen gleichmäßig die Darmwand.

Echte Strikturen werden beobachtet, sind aber selten; unter 140 Dünndarmsarkomen fanden sich nur 19 ($14^0/_0$) mit einer Verengerung von 1 mm bis Zeigefingerdicke (Rademacher). Durch die knollenförmigen Mastdarmsarkome wird die Lichtung mehr oder weniger verlegt. Zumeist führt die frühzeitige Durchwucherung der Muskulatur und des elastischen Gewebes mit Geschwulstmassen zu einer Lähmung und Erweiterung der kranken Darmstrecke, so daß sie ein aneurysmatisches, spindelförmiges oder zylindrisches Aussehen erhält [Madelung, Baltzer, Kundrat, Gliński, Libmann u.a. (Abb. 234)]. Dieser durch Zerstörung der kontraktilen Gewebe aus der Peristaltik ausgeschaltete Darmabschnitt bildet für den Kotstrom ohne weiteres kein mechanisches Hindernis, da der zuführende Darm durch vermehrte Arbeitsleistung den Inhalt durchzutreiben vermag; damit die Durchgängigkeit aufgehoben wird, muß erst eine Abknickung oder ein ventilartiger Verschluß hinzutreten (Wilms).

Bei 140 Dünndarmsarkomen wurde 23mal ($16^0/_0$) eine teilweise oder völlige Verlegung durch Abknickung, Achsendrehung, Invagination (15 Fälle) beobachtet (Rademacher); von 21 Ileocoecalsarkomen wiesen 16 Verschlußerscheinungen ($33^0/_0$ Invagination) auf (Goto).

Eigene Beobachtung. 14jähriger Polierlehrling, der bis vor zwei Tagen gesund und seiner Arbeit nachgegangen war, erkrankte plötzlich mit starkem Erbrechen, heftigen kolikartigen Leibschmerzen und Stuhlverhaltung; am Morgen des Aufnahmetages erfolgten auf Ricinus mehrere dünnflüssige Stühle. Befund: Schwächlicher Knabe mit fahl-blasser Hautfarbe, trockner, belegter Zunge; Temperatur: 39,2, Puls 136; häufiges Aufstoßen und Erbrechen galliger Massen. Der Bauch ist gleichmäßig stark aufgetrieben und leicht druckempfindlich. Kollern und Surren im Bauch weisen auf eine lebhafte Peristaltik hin, doch sind keine Steifungen nachweisbar. Vom Mastdarm aus ist im Douglas eine kleine teigige Vorwölbung zu fühlen; eine Geschwulst — es wurde eine Invagination angenommen — konnte nicht nachgewiesen werden. Operation: In der Bauchhöhle findet sich eine mäßige Menge leicht blutiggefärbter, seröser Flüssigkeit. Eine Schlinge des unteren Ileum, die aus dem kleinen Becken hervorgeholt werden muß, ist von einem 10 cm langen, spindelförmigen Tumor eingenommen, dessen zugehöriges Gekröse derb und stark verdickt ist; die zuführenden Schlingen sind stark gebläht, die abführenden zusammengefallen. Resektion und primäre Darmnaht. Der entfernte Tumor besitzt ein grau-weiß-gelbliches, zum Teil blaurot gesprenkeltes Aus-

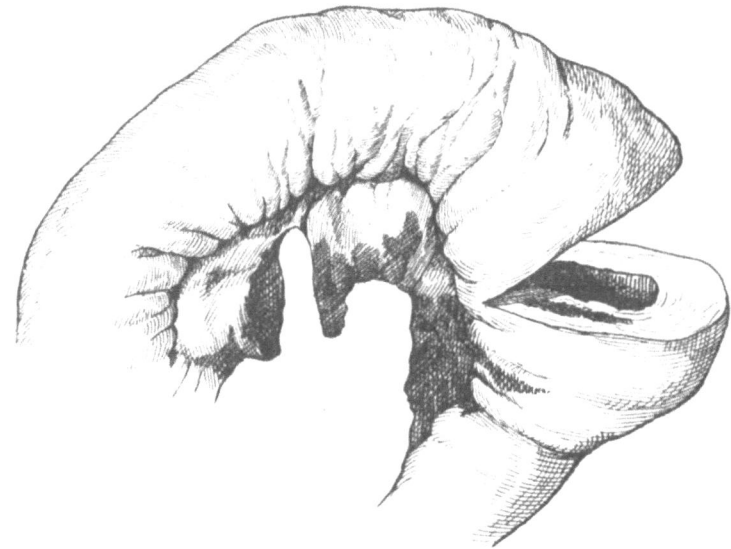

Abb. 234. Lymphosarkom des Dünndarmes (eigene Beobachtung).

sehen und hat eine zum größten Teil glatte, an mehreren Stellen feinhöckrige Oberfläche. Die auf dem Durchschnitt etwa 1 cm dicke Wand zeigt ein grau-weißes, homogenes Aussehen mit einzelnen kleinen Blutungen, die Schleimhaut teilweise oberflächliche geschwürige Veränderungen. Die Lichtung ist überall für einen Finger gut durchgängig. In dem mitentfernten Gekrösstück ist eine verkäste Drüse nachweisbar (Abb. 234). Die mikroskopische Untersuchung (Prof. L. Pick) ergibt ein Lymphosarkom der Darmwand und verkäsende und verkalkende Tuberkulose der mesenterialen Lymphdrüse. Tod nach 3 Wochen unter urämischen Erscheinungen, nachdem vorher eine kachektische Hydrämie in ausgesprochenem Maße aufgetreten war. Bei der Obduktion wurde eine generalisierte Lymphosarkomatose mit Metastasen im Zwerchfell, Herzbeutel, Leber, Gallenblase, in beiden Nieren und den Lymphdrüsen festgestellt.

Adenome. Darmadenome sind nicht allzu selten. Sie treten meist als Polypen mit einem längeren oder kürzeren, feineren oder dickeren fibrösen Stiel der Schleimhaut auf, weniger oft sieht man sie als flache, breitbasige Erhebungen in der Schleimhaut. Sie bestehen aus einem spärlichen, sehr gefäßreichen Bindegewebe und zahlreichen neugebildeten Drüsen von der Gestalt der Lieberkühnschen Drüsen. Teils werden sie als angeborene, aus ungewöhnlicher Reizanordnung entstandene Geschwülste, teils als Entzündungsprodukte neben einer angeborenen Veranlagung der Epithelzelle aufgefaßt. Sie haben Erbsen-, Nuß-, Ei-, Apfel-, Faustgröße, eine glatte, höckrige oder gelappte Oberfläche, eine weiche Konsistenz und neigen zu starken Blutungen. Gewöhnlich treten sie in größerer Zahl, im Dünndarm etwas häufiger vereinzelt auf. Der Hauptsitz ist der Dickdarm; besonders im Mastdarm, an den Flexuren und im Coecum sind sie nicht selten zu blumenkohl- oder kranzartigen Kolonien angehäuft. In anderen Fällen ist der ganze Darmkanal, Dünn- wie Dickdarm von Polypen förmlich übersät (Polyposis intestini adenomatosa).

Vielfach wurde ein familiäres Vorkommen beobachtet (Döring, Versé, Wechselmann u. a.); dieses sowie die Bevorzugung des jugendlichen und mittleren Alters spricht jedenfalls sehr für angeborene Anlage, während der verhältnismäßig häufige Befund chronisch entzündlicher und geschwüriger Vorgänge die Ansicht stützt, daß die Polypen sich aus Schleimhautinseln und den Rändern von Geschwüren entwickeln. Über $80^0/_0$ aller Fälle finden sich in der Zeit bis zum 40. Lebensjahre; die ersten Symptome der Erkrankung (blutig-schleimig-eitrige Durchfälle) lassen sich häufig auf die Kindheit zurückführen. Das männliche Geschlecht überwiegt; unter 74 Fällen treffen 44 auf das männliche, 30 auf das weibliche Geschlecht (Thorbeke).

Die Polypen besitzen eine große Neigung, krebsig zu entarten (Hauser, Port, Versé, Oseki, Struthers u. a.). Diese Umwandlung wird in etwa der Hälfte aller Fälle und zwar fast ausschließlich im Dickdarm, davon etwa $75^0/_0$ im Mastdarm beobachtet, wobei im Gegensatz zu dem sonstigen Verhalten der Karzinome die jüngeren Lebensalter besonders gefährdet sind. Das männliche Geschlecht ist dabei doppelt so häufig in Mitleidenschaft gezogen als das weibliche. Auch die gleichzeitige krebsige Entartung mehrerer Polypen wird beschrieben (Kaufmann).

Verschlußerscheinungen werden bei genügender Größe gelegentlich durch Verstopfung der Darmlichtung hervorgerufen. Häufig sind sie die Ursache für Invaginationen, die entsprechend dem gehäuften Vorkommen der Polypen auch in der Mehrzahl vorhanden sein können. Bei karzinomatöser Entartung entwickeln sich nicht selten Strikturen.

Eigene Beobachtung. 27jährige Näherin. Aufgenommen am 15. XII. 1913. Vorgeschichte. Bis vor 8 Tagen völlig gesund; seit dieser Zeit Schmerzen im ganzen Leib, kein Stuhlgang, keine Winde. Seit 2 Tagen starkes Aufstoßen und Erbrechen. Befund. Großes, unterernährtes Mädchen mit eingefallenen Gesichtszügen; Temp. 38, Puls 136, klein, weich. Zunge trocken, belegt. Der Bauch ist im ganzen aufgetrieben, am stärksten in der Coecalgegend; keine Bauchdeckenspannung, überall geringer Druckschmerz, keine Dämpfung. Über dem ganzen Leib tympanitischer Klopfschall, der in der Coecalgegend metallischen Beiklang hat, aktive, metallisch klingende Darmgeräusche, kein Plätschern; im Magen größere Mengen fäkulenten Inhaltes. Gyn. Bef.: o. B. Im Rektum fühlt man mit der äußersten Fingerspitze eine Resistenz. Urin: Alb.-Indikan $++$. Operation 15. XII. In Chloroform-Äthernarkose Eröffnung des Leibes in der Mittellinie unterhalb des Nabels. Vermehrter seröser Erguß. Coecum und untere Ileumschlinge sind stark gebläht und um 180° nach medianwärts umgeschlagen. Colon transversum und oberer Teil des Colon descendens sind ebenfalls stärker gebläht. Bei der Suche nach dem Hindernis fühlt man im Colon pelvinum, sigmoideum und descendens tumorartige Verdickungen der Darmwand. Das Coecum wird nach Zurückdrehung in der Bauchwunde eingestellt und umstopft, die Wunde verkleinert. Es handelt sich also um einen Kombinationsverschluß durch Dickdarmtumor und Volvulus des Coecum. 16. XII. Magenspülung. Punktion des eingestellten Darmes bringt durch reichliche Gasentleerung wesentliche Erleichterung. 17. XII. Inzision des Coecum und Heberdränage: Reichliche Entleerung dünnen aufgestauten Kotes aus der Fistel. 18. XII. Reichliche Kotentleerung aus der Fistel und fortwährender Abgang dünnflüssigen, aufgestauten Stuhles auf natürlichem Wege. Gute Erholung in den nächsten Tagen. Am 5. I. 1914 plötzlich Herzschwäche, der die Kranke am 6. I. erliegt. Auszug aus dem Obduktionsprotokoll: Polyposis intestini mit krebsiger Entartung. Schüsselförmiges Karzinom des Dickdarmes. Colon und Rektum: Schleimhaut stark verdickt und mit zahlreichen teils kugeligen, teils streifig querverlaufenden Polypen besetzt; 65 cm oberhalb des Anus im Colon descendens ein fünfmarkstückgroßes, schüsselförmiges, krebsiges Geschwür mit wallartig verdickten Rändern (Abb. 235).

Lipome. Nach ihrem Ursprung werden submuköse (innere) und subseröse (äußere) Lipome unterschieden. Die ersten entwickeln sich als breitblasige oder gestielte, polypenartige Vorwölbungen in die Darmlichtung hinein und sind von glatter Schleimhaut überzogen, die nur selten geschwürig verändert ist, so daß sie nur ausnahmsweise Veranlassung zu Blutungen geben. Die subserösen Lipome wachsen meist gestielt nach der Bauchhöhle zu und entwickeln sich oft in den Appendices epiploicae. Nach den größeren Zusammenstellungen (Hiller, Hellström, Ehrlich, Andree, Tromp, Voeckler) sind bisher 62 innere, 7 äußere Lipome beobachtet worden. Im Dünndarm erreichen sie Hasel- bis Walnußgröße, im Dickdarm Apfel-, Faust-, ja Mannskopfgröße. Fast immer sind sie einzeln, nur wenige Male ist mehrfaches Vorkommen beobachtet worden (Hahn u. a.). Sie finden sich in allen Abschnitten des Magendarmkanales; Dünn- und Dickdarm werden in ungefähr gleichem Maße befallen. Die mittleren Lebensalter werden bevorzugt, das Geschlecht hat keinen Einfluß.

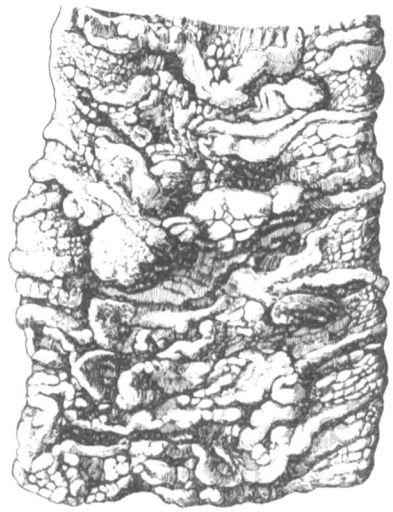

Abb. 235. Polyposis intestini mit krebsiger Entartung (eigene Beobachtung).

Außerordentlich häufig rufen sie durch Invagination einen akuten Beschluß hervor. Hier stehen naturgemäß die inneren Lipome an erster Stelle, aber auch bei den äußeren sind Invaginationen gesehen worden. Unter 42 klinisch beobachteten Fällen kam es 24 mal zur Invagination, davon 3 mal im Jejunum, 5 mal im Ileum, 5 mal in der Regio ileocoecalis, 8 mal im Colon, 3 mal im Colon descendens und Flexur; 4 mal trat ein Mastdarmprolaps bei Rektallipomen ein (Voeckler). Die Obturation des Darmes durch größere Fettgeschwülste tritt klinisch nur selten und gewöhnlich mit leichten Stenoseerscheinungen in Erscheinung.

Myome. Die Darmmyome gehören zu den selteneren Geschwülsten, von denen bis 1912 in der Literatur 53 des Darmes gegenüber 57 des Magens gesammelt wurden. (Steiner, Hake u. a.). Gewöhnlich kommen sie einzeln, selten in der Mehrzahl vor; Dünn- und Dickdarm sind ziemlich gleichmäßig beteiligt. Die mittleren Lebensalter sind bevorzugt, doch werden sie auch im höchsten Alter beobachtet. Das weibliche Geschlecht ist etwas häufiger als das männliche betroffen. Wie bei den Lipomen werden innere und äußere unterschieden. Die inneren, etwas häufigeren Myome gehen von der Ringsmuskulatur, zum Teil vielleicht auch von der Muscularis mucosae aus und wachsen in das Darminnere hinein; die äußeren entspringen von der Längsmuskulatur und entwickeln sich nach der peritonealen Seite hin. Sarkomatöse Umwandlung wird beobachtet. Die inneren Myome haben gewöhnlich einen geringeren Umfang von Erbsen- bis Hühnereigröße, im Mastdarm hat man sie auch bis zu einem Gewicht von $^1/_2$ Kilo beobachtet; äußere können Mannskopfgröße erreichen, auch solche von 6 bis 7 Kilo Gewicht sind beschrieben worden. Bei beiden Formen begegnet man breitbasigen und gestielten Geschwülsten, von denen die kleineren eine glatte, die größeren häufig eine höckrige Oberfläche haben; geschwürige Veränderungen treten selten auf.

Die inneren Myome bedingen in einer beträchtlichen Zahl hochgradige Verengerungen, die sich auch klinisch durch ausgesprochene Stenoseerscheinungen äußern; in einem Falle von Hauswirth war beispielsweise der Darm bis auf Sondendicke verlegt. 10 mal gaben innere, gestielte und kleine breitbasige Myome die Ursache für eine Invagination ab (Kasemeyer); verschiedentlich werden auch Verschlußerscheinungen auf Obturation durch abgerissene, gestielte Myome zurückgeführt. Auch die äußeren können entweder durch Kompression oder durch teilweises Hineinwachsen in das Darminnere Verengerung und Verschluß bewirken, ferner kommen auch Adhäsions- und Abknickungsverschlüsse vor.

Fibrome und andere seltene Geschwulstformen. Reine Fibrome des Darmes sind außerordentlich selten. Es sind gewöhnlich kleinere bis walnußgroße von der Submukosa ausgehende, knotenförmige oder gestielte Gebilde, die man im Dünn- und Dickdarm findet; im Coecum und Mastdarm sind solche von Orangegröße beobachtet worden (Faure und Deplas, Bowlby und Barnes). Mehrfach sind sie die Veranlassung zu Dünndarm- und Ileocoecaleinscheidungen gewesen (Kasemeyer, Stetter, James und Sappington u. a.)

Angiome und Lymphangiome des Darms sind große Seltenheiten. Eine Stenosierung des Darmes ist bei ihnen nicht beobachtet worden, doch ist eine Invagination mit einem Angiom an der Spitze bekannt (Nicoll).

Eine größere Bedeutung bsitzen die Enterocystome für uns, von denen Hansson 48 in der Literatur gesammelt hat. Es sind angeborene, gewöhnlich einkammrige Cysten von Kirschkern- bis Mannskopfgröße mit zäh- oder dünnflüssigem, wässrigem, bisweilen blutigem oder eitrigem Inhalt. Sie liegen, von einzelnen gestielten Fällen abgesehen, submukös, intramuskulär oder subserös und weisen in der Regel Dünndarmzeichnung auf. Vorwiegend sitzen sie an der Konvexität, etwas weniger häufig am konkaven Rande des Darmes zwischen den Blättern des Mesenterium oder an anderen Punkten des Darmumfanges; von der Besprechung der nicht im Zusammenhange mit dem Darm stehenden Enterocystome sehen wir hier ab. Sie werden fast ausschließlich an der untersten Ileumschlinge und der Ileocoecalklappe angetroffen, selten im Jejunum. Ihre Entstehung beruht auf embryonalen Entwicklungsstörungen. In den meisten Fällen ist ein Zusammenhang mit Resten des Ductus omphalomesentericus, in anderen ein solcher mit fötalen Keimversprengungen anzunehmen; besonders die in die Darmlichtung hinein wachsenden Cysten werden auf embryonale Pankreasanlagen, die nach Untersuchungen an Wirbeltieren bis zur Valvula Bauhini hinunter vorkommen, zurückgeführt (Hansson). Hauptsächlich werden sie bei Säuglingen und jugendlichen Personen, seltener bei Erwachsenen angetroffen; die Verteilung auf die beiden Geschlechter ist ziemlich gleichmäßig.

Eine hochgradige Verengerung der Darmlichtung durch die Cysten mit ausgesprochenen Stenoseerscheinungen wurde nur 3 mal beobachtet (E. Fränkel, Krogius, Neupert). Häufiger führen sie durch Komplikationen, Invagination (Sprengel, Lundmark, Hansson), Abknickung (Buchwald, Kulenkampff, Reinbach, Hendée), Volvulus (Quensel, Rogers, Gfeller) zum Verschluß. In Nasses Falle bestand neben der Cyste eine vollkommene Atresie des Ileum.

4. Perimurale Strikturen.

Als perimurale Strikturen oder Konstriktionen bezeichnet man die Verengerungen, die durch Übergreifen eines intraabdominellen Krankheitsvorganges auf die Serosa und tieferen Schichten des Darmes hervorgerufen werden. Sie rühren vorwiegend von den Krebsen der verschiedenen Bauchorgane, der Bauchfelltuberkulose und der Peritonitis her. Von den Karzinomen sind es besonders die des Magens, der Gallenblase, des Pankreas und der inneren Genitalien, die die benachbarten Schlingen infiltrativ durchwachsen und durch secundäre, scirrhöse Schrumpfung zirkuläre Strikturen hervorrufen. Die krebsige Durchwucherung geht von außen nach innen vor sich, wobei die Mukosa verhältnismäßig lange unversehrt bleibt. Wir finden solche Strikturen besonders am Colon transversum von primären Magen- und Gallenblasenkrebsen, am Duodenum von Gallenblasen- und Pankreaskrebsen, am Mastdarm von den Krebsen der inneren Genitalien und den. Douglasmetastasen der Magen-Gallenblasenkrebse ausgehend. Mehrfache Verengerungen solcher Art werden bei allgemeiner Bauchfellkarzinose beobachtet.

Eigene Beobachtung einer perimuralen Duodenalstenose bei primärem Gallenblasenkrebs. 66 jährige Frau; seit 4 Monaten Aufstoßen und Erbrechen nach der Mahlzeit, Gewichtsabnahme besonders seit 6 Wochen erheblich. Befund. Kleine schwächliche Frau in kachektischem Zustande. Der Leib ist kahnförmig eingezogen. Lautes Magenplätschern; die große Kurvatur reicht bis zum kleinen Becken herunter. Unter dem rechten Rippenbogen etwas links der Mamillarlinie fühlt man in der Tiefe eine nicht druckschmerzhafte Resistenz. Probefrühstück: Blut +, Milchsäure verdautes Eiweiß +, Zucker —, freie HCl —, Ges. Acid. 12. Röntgenbild: Sehr stark erweiterter und gesenkter, atonischer Magensack mit sehr hoher Sekretionsschicht; fehlender Pylorusteil. Von der Kontrollaufnahme nach 6 Stunden muß wegen des schlechten Allgemeinzustandes abgesehen werden. Operation. In örtlicher Betäubung Mittelschnitt oberhalb des Nabels. Der stark erweiterte und gesenkte Magen wird aus dem kleinen Becken hervorgeholt. Die Gallenblase ist stark geschrumpft und schwartig mit der Pars superior des Duodenum verbacken, der Pylorus selbst frei. Gastroenterostomia retrocolica. 5 Std. nach der Operation Tod. Auszug aus dem Obduktionsprotokoll. Karzinom der Gallenwege. Ulcus rotundum des Magens. An der kleinen Kurvatur ein zweimarkstückgroßes Ulcus rotundum. Die Gallenblasengegend wird durch einen weißlichen, harten, etwa walnußgroßen Tumor eingenommen, der zum Teil auf die Leber übergreift. Die Pars superior des Duodenum wird von den Tumormassen ringförmig umwachsen und dadurch die Lichtung auf kaum Bleistiftdicke eingeengt; die Schleimhaut ist unverändert.

Tuberkulöse und eitrige Bauchfellentzündungen können einen mechanischen Verschluß im Gefolge haben. Gewöhnlich handelt es sich in solchen Fällen um Adhäsions-, Abknickungs-, Strangulations- und Kompressionsverschlüsse. Weniger oft entwickeln sich bei der Ausheilung nach Resorption der Entzündungsprodukte durch narbige Schrumpfung zirkuläre, perimurale Strikturen; nach Entzündungen des Blinddarmes, der Gallenblase und der weiblichen Genitalien kommen sie etwas häufiger vor. Sie können ziemlich frühzeitig im Anschluß an das ursächliche Leiden auftreten, häufiger machen sie sich erst später bei zunehmender Schrumpfung oder bei erneutem Aufflackern der Entzündung bemerkbar. Eine schwartige Verdickung der Serosa mit Einengung der Lichtung kann auch durch chronischen Druck, z. B. am Bruchsackhalse erzeugt werden.

Eigene Beobachtung. Perimurale Striktur des Colon pelvinum durch schwartige Pelveoperitonitis. 32 jährige Frau. 5 normale Geburten, vor 7 Wochen eine Fehlgeburt. Seit 4¹/₂ Jahren besteht oberhalb des Schambeines eine Geschwulst, die nach der vorletzten Geburt auftrat, sich wieder verkleinerte, nach der letzten Geburt und nach der Fehlgeburt wieder größer wurde. Stuhlgang seit einigen Jahren erschwert, meist nur auf Abführmittel. Befund. Blasse, schwächlich gebaute Frau in mäßigem Ernährungszustand. Oberhalb des rechten Schambeines ist eine hühnereigroße, derbe, druckempfindliche Resistenz zu fühlen. Gyn. Befund: Portio für Fingerkuppe durchgängig, Cervix geschlossen. Der Uterus ist anteflektiert, von normaler Größe, nach links verdrängt; rechts liegt dem Uterus der auch von den Bauchdecken her tastbare derbe, hühnereigroße Tumor an. Parametrien und Douglas derb infiltriert. Rektaluntersuchung: Hoch oben im Rektum fühlt man eine durch die Douglasschwarten hervorgerufene ringförmige starke Verengerung; die Schleimhaut ist nicht verändert. Th: Bettruhe. Sitzbäder. Heißluft. Stuhlgang gewöhnlich nur nach Glyzerinspritze oder Einlauf. 10. 9. Nach Einnahme von Ricinus heute plötzlich kolikartige Schmerzen im Unterbauche, Aufstoßen, Leib meteoristisch aufgetrieben; im linken Hypogastrium ist eine unterarmdicke gesteifte Schlinge (Colon sigmoideum) zu fühlen. Auf Einläufe erfolgt Abgang von Stuhl und Winden; die übrigen Stenoseerscheinungen verschwinden. 27. IX. Entlassung. Stenosebeschwerden sind nicht mehr aufgetreten. Der rechte Adnextumor verkleinert, nicht mehr druckschmerzhaft. Gynäkologischer und Rektalbefund sonst unverändert.

II. Verschlußmechanismus bei den Strikturen.

Die Verengerung der Darmlichtung an einer umschriebenen Stelle hat automatisch eine verstärkte Tätigkeit der zuführenden Schlinge zur Folge. Handelt es sich um eine allmähliche Zunahme der Striktur, so antwortet der zuführende Darm mit einer dauernd erhöhten Arbeitsleistung; ihre Folge ist eine Hypertrophie der Muskulatur, die sich durch eine bisweilen recht beträchtliche Wandverdickung kundgibt. Sie ist dicht oberhalb der Striktur am stärksten und nimmt magenwärts allmählich ab. Je länger das Hindernis besteht, um so augenfälliger ist gewöhnlich die Hypertrophie und um so weiter nach aufwärts erstreckt sie sich. Sitzt das Hindernis im Dickdarm, so macht die verstärkte Peristaltik und Hypertrophie an der Coecalklappe Halt, solange ihre Schlußfähigkeit bewahrt ist, geht diese verloren, wie es häufiger bei höher sitzenden Dickdarmstrikturen eintritt, dann haben auch die unteren Dünndarmabschnitte Anteil an der erhöhten Peristaltik und Wandverdickung. Mit der Hypertrophie geht eine Erweiterung der Darmlichtung einher, die mit der Dauer und Zunahme der Verengerung stärker wird; sie hält so lange einen mäßigen Umfang bei, als die vermehrte Arbeitsleistung des Hindernisses Herr wird. Die höchsten Grade dieser Ausgleichsversuche der Natur treten in den charakteristischen Darmsteifungen zutage. Auf diese und ihre Begleiterscheinungen, Koliken und Darmgeräusche, wird hier nicht eingegangen, da sie bereits früher abgehandelt sind (S. 80ff.).

Selbst hochgradige Verengerungen werden lange Zeit hindurch durch die kraftvolle Leistung des zuführenden Darmes überwunden; schließlich ermüdet aber die überanstrengte, hypertrophische Muskulatur, so daß ihre Kraft nicht mehr ausreicht, um den Darminhalt in genügender Weise durch die Enge hindurchzutreiben. Der Inhalt staut sich vor dem Hindernis. Wird die Darmwand durch den gestauten, flüssigen und gasigen Inhalt überdehnt, so kann schon jetzt eine Lähmung und ohne Kunsthilfe ein dauernder Verschluß zustandekommen, bleibt die Überdehnung aus, so kann sich der Darm nach einer Ruhepause erholen und seine Arbeit wieder aufnehmen. Dieses Spiel, Ermüdung und Kräftigung, Verschluß und Wiederherstellung des Weges kann sich wiederholen, endlich degeneriert aber die Muskulatur und die Ermüdung geht in völlige Lähmung über. Diätfehler, die eine stärkere Absonderung der Darmsäfte und vermehrte Gasbildung verursachen, können durch Überdehnung der Darmwand die Gelegenheitsursache eines paralytischen Verschlusses bei Stenosen abgeben. Am häufigsten begegnen wir dieser Form bei Strikturen des Dickdarmes, seltener des Dünndarmes. Die schwächere Dickdarmmuskulatur ermüdet leichter und hypertrophiert besonders bei älteren Leuten, um die es sich in der Mehrzahl handelt, nicht in dem Grade wie die Dünndarmmuskulatur, auch führen die ausgeprägteren klinischen Erscheinungen bei der Dünndarmstriktur die Kranken frühzeitiger zum Arzt und erleichtern die Diagnosestellung, so daß bereits vor der Lähmung die Behandlung einsetzt.

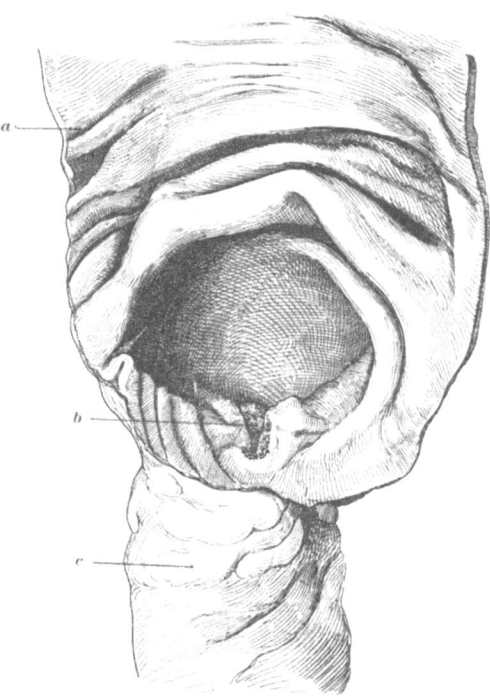

Abb. 236. Völlig verschließendes Karzinom der Flexura sigmoidea (eigene Beobachtung).
a stark geblähter zuführender Schenkel, *b* völlig verödete Darmlichtung, *c* collabierter abführender Schenkel.

In einem gewissen Gegensatz zu dieser paralytischen Verschlußart steht die Möglichkeit der völligen Verlegung des Darmes durch einen lokalen Spasmus im Bereich der Striktur. Wie durch Gallensteine, Fremdkörper, Würmer, so kann auch durch den Reiz des bös- oder gutartigen Tumors, des stenosierenden Geschwürs usw. eine umschriebene, tonische Dauerkontraktion hervorgerufen werden, die die Verengerung in eine Verschließung umwandelt. Der Spasmus kann sich ohne und mit Behandlung lösen und nach einiger Zeit wieder auftreten, wodurch sich ein intermittierender Verschlußcharakter herausbilden kann.

Eine beachtenswerte Rolle spielt die Invagination. Die kleinen gestielten und ungestielten Geschwülste bilden mechanisch kein wesentliches Hindernis, dagegen sind sie durch den fortwährenden Reiz, den sie an ihrer Ansatzstelle ausüben, vielfach die Ursache für einen lokalen Spasmus mit folgender Invagination. Die größeren, in die Darmlichtung hineinragenden Tumoren sind ein mehr oder weniger großes Hindernis; sie werden von der Peristaltik wie ein Fremdkörper nach abwärts getrieben und rufen zuerst eine laterale, weiterhin eine vollständige Invagination hervor. Auch bei den stenosierenden, infiltrierenden Entzündungen und Geschwülsten kann eine Invagination eintreten; hier geht der Mechanismus in der Weise vor sich, daß die starre Stenose durch die lebhafte Peristaltik des zuführenden Darmes wie ein Maschinenkolben in den abführenden, schlaffen Darm hineingetrieben wird.

Rein mechanisch kommt der Verschluß zustande, wenn die wachsende Stenose in eine allerdings sehr selten vorkommende, völlige Obliteration des Darmes übergeht (Abb. 236). In solchen Fällen kann eine Wiederherstellung der Durchgängigkeit nur dann eintreten, wenn durch Zerfall des Tumors der Weg wieder frei wird oder die Stenose durch eine spontane Perforation zwischen den verwachsenen zu- und abführenden Schlingen umgangen wird. Häufiger ist der Vorgang, daß die mehr oder weniger hochgradige Striktur durch eingedickte Kotballen, durch unverdaute Nahrungsbestandteile, Obstkerne, Pilze, Salatblätter, Spargelfaser usw., oder auch durch eine sich vorlagernde Schleimhautfalte verschlossen wird (Abb. 237). In solchen Fällen kann der Weg wieder frei werden, wenn durch einen glücklichen Zufall der die Enge verschließende Fremdkörper aus seiner Verschlußlage herausgebracht wird Schließlich können auch Verwachsungen und Abknickungen beim Verschluß mitwirken.

III. Klinisches Bild.

Die klassischen Zeichen der chronischen Darmverengerung sind Kolikschmerzen, Darmsteifungen und Stenosegeräusche; Änderungen der Stuhlentleerung ergänzen das Bild. Diese für alle Strikturen, gleichgültig welcher Ursache sie ihre Entstehung zu verdanken haben, charakteristischen Merkmale bedürfen zunächst der Besprechung. Im Zusammenhang und Anschluß werden die klinischen Erscheinungen der einzelnen, den Strikturen zugrundeliegenden Arten besprochen, soweit sie besondere Merkmale im Rahmen unserer Betrachtung aufweisen.

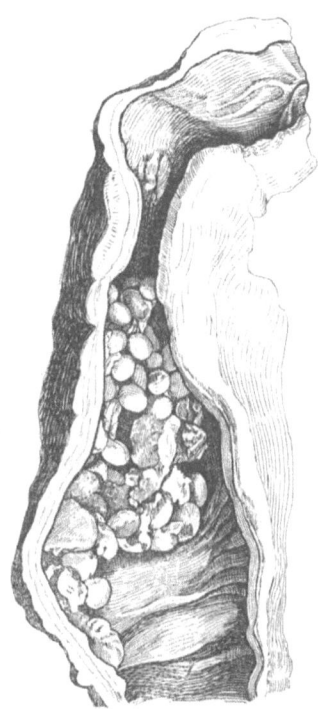

Abb. 237. Strikturierendes Karzinom an der Grenze zwischen Flexura sigmoidea und Colon pelvinum mit Verschluß durch angesammelte Kirschkerne (Sammlungspräparat des pathologischen Institutes).

Kolikschmerzen sind häufig das erste Zeichen der Darmstenose. Sie treten anfallsweise auf und beruhen auf der krampfartig gesteigerten Zusammenziehung eines Darmteiles. Von leichteren, unangenehmen Empfindungen im Leibe bis zu den qualvollsten Bauchkrämpfen durchlaufen sie alle Schmerzgrade. Auf jede Art, durch Anspannung der Bauchdecken, durch Pressen des Leibes, durch starkes Anziehen der Beine suchen die Kranken den Schmerz zu lindern. Im allgemeinen nehmen die Schmerzanfälle allmählich mit fortschreitender Verengerung an Stärke zu, doch kann auch der erste Anfall von vornherein mit äußerster Heftigkeit einsetzen. In der ersten Krankheitszeit sind die Schmerzperioden seltener und oft durch wochen- oder monatelange, völlig beschwerdefreie Zeiträume voneinander getrennt. Die einzelne Schmerzperiode hält dann stunden- oder tagelang mit Ruhepausen an. Mit zunehmender Enge häufen sich die Koliken, die aber jetzt von kürzerer Dauer sind; schließlich wiederholen sich die Anfälle in fortwährender Folge. Stuhl und Winde sind gewöhnlich angehalten, mit eintretendem Stuhlgang lassen die Schmerzen in der Regel nach. Das Einsetzen, die Zahl und Stärke der Anfälle steht sehr oft in einem Abhängigkeitsverhältnis zu der Nahrungsaufnahme. Gewöhnlich tritt die Kolik einige Stunden nach der Mahlzeit auf, der Genuß unzweckmäßiger, die Peristaltik anregender Nahrungsmittel und Medikamente löst heftigere Schmerzanfälle aus, peinliches Beobachten der Diät kann ihre Zahl und Heftigkeit längere Zeit hindurch in erträglichen Grenzen halten. Auch äußere Einflüsse, körperliche Anstrengungen, seelische Aufregungen, Temperaturschwankungen können die auslösende Ursache darstellen. Grundsätzliche Unterscheidungsmerkmale zwischen Dünn- und Dickdarmkoliken bestehen nicht, ganz allgemein läßt sich vielleicht sagen, daß sie bei Dünndarmstenosen häufiger und heftiger auftreten.

Den Sitz der Schmerzen lokalisieren die Kranken im Beginn des Anfalles häufig richtig. Bei Verengerungen im Dünndarm und an der Ileocoecalklappe wird der Schmerz gewöhnlich in die Nabelgegend verlegt. Bei Strikturen an der Flexura hepatica beginnt er häufig in der rechten Bauchseite, bei solchen im Quercolon und an der Flexura lienalis im Oberbauche, bei Verengerungen in den unteren Dickdarmabschnitten, Sigmaschlinge und Mastdarm, in der linken Bauchseite. Auf der Höhe des Anfalles pflegt er sich über den ganzen Bauchraum zu erstrecken.

Die Darmsteifung, das sicht- und fühlbare, plastische Hervortreten hypertrophischer, kontrahierter Darmschlingen auf der Bauchoberfläche ist das sicherste Zeichen der chronischen Darmverengerung. Im Gegensatz zu den tetanisch kontrahierten, leeren Darmschlingen bei der Bleikolik und dem Darmspasmus, die das Gefühl derber Stränge darbieten, stellen sich die gesteiften Schlingen als pralle, mit flüssigem Darminhalt und Luft gefüllte Wülste dar. In der ersten Krankheitszeit treten sie gewöhnlich nur während der Kolikanfälle plastisch hervor und verschwinden bei Eintritt der Ruhepause, später häufen sich mit den Schmerzanfällen auch die Steifungen und nicht selten bleiben dann die hypertrophischen Schlingen auch während der schmerzfreien Zeit sicht- und fühlbar. Äußere Reize, Reiben der Bauchdecken, stoßweises Schütteln des Bauches, Kältereize usw., lösen nicht selten eine Steifung aus, wobei bei mageren und schlaffen Bauchdecken die reliefartigen Umrisse der hypertrophischen Schlingen viel deutlicher in Erscheinung treten als bei straffen und fettreichen, durch die das Erkennen außerordentlich erschwert wird.

Die mit flüssigem Inhalt und Gas gefüllten, erweiterten Schlingen lassen sich in der Ruhezeit und bei fettreichen Bauchdecken bisweilen besser mit dem Gehör durch ihre Plätschergeräusche als mit dem Auge und dem Tastsinne erkennen. Starkes Plätschern bei stoßweiser Palpation spricht mehr für erweiterte Dünndarmschlingen, da der Stuhl im Dickdarm infolge der stärkeren Wasserresorption im allgemeinen stärker eingedickt zu sein pflegt. Dafür geben die geblähten Dickdarmschlingen wegen der gewöhnlich vorhandenen, stärkeren Gasspannung bei der Stäbchen- Plessimeter- oder Fingernagelperkussion einen höheren tympanitischen Schall mit metallischem Beiklang. Aushebung des Magens schützt vor Verwechslung von Darm- und Magenplätschern. Die gefüllten Schlingen machen bisweilen in den abhängigen Partien gedämpften Klopfschall und können, da sie bei Änderung der Körperlage ihre Stelle zu wechseln vermögen, einen freien Erguß vortäuschen.

Die hypertrophischen Dünn- und Dickdarmschlingen zeigen gewisse Unterschiede durch Umfang, Lagerung, Spannung und Lebhaftigkeit der Peristaltik. Die Dünndarmschlingen erreichen gewöhnlich nicht einen so gewaltigen Umfang wie die Dickdarmschlingen, die bis auf Oberarmdicke erweitert sein können. Die gesteiften Dünndarmschlingen liegen meist in der Mitte des Bauches in paralleler Anordnung wie Orgelpfeifen nebeneinander (Abb. 255), während die gesteiften Dickdarmschlingen je nach dem Sitz der Enge ihrer normalen Lage entsprechend einen größeren oder kleineren Teil der Umrahmung des Leibes einnehmen (Abb. 253). Doch trifft das nur ganz im allgemeinen zu; bei Stenosen im unteren Sigmaabschnitt oder Colon pelvinum können die geblähten Schenkel der Sigmaschlinge die ganze Bauchmitte einnehmen (Abb. 254), auch weisen tiefsitzende Dickdarmstenosen nicht selten bei schlußfähiger Bauhinscher Klappe einen ausgeprägten Coecalmeteorismus auf; andererseits können Dünndarmschlingen bei starker Blähung Flankenmeteorismus erzeugen. Tympanitischer Klopfschall in der Nierengegend spricht in zweifelhaften Fällen für eine Dickdarmblähung. Dick- und Dünndarmsteifungen können bei Dickdarmstenose gemeinsam auftreten, wenn sich der Inhalt bei schlußunfähiger Klappe in den Dünndarm zurückstaut. Treten an zwei getrennten Orten des Bauches Steifungen auf, die immer wieder ohne Lageänderung an gleicher Stelle erscheinen, so kann an die Möglichkeit einer doppelten Striktur gedacht werden.

Die muskelkräftigeren, gesteiften Dünndarmschlingen zeichnen sich vor denen des Dickdarmes gewöhnlich durch eine größere Härte aus, zeigen im Entstehen eine lebhaftere Peristaltik, treten gewöhnlich als starrwandiges Rohr in Erscheinung und verschwinden häufig rasch nach wenigen Sekunden. Die Dickdarmschlingen nehmen ihren Spannungszustand langsamer ein, verharren länger in ihm und gehen langsamer in ihren Ruhezustand zurück.

Die Stenosegeräusche sind laute, meist mit dem unbewaffneten Ohr hörbare, gurrende, polternde, glucksende Töne, die fast immer beim Abklingen des Anfalles auftreten und dadurch zustandekommen, daß der gasige und flüssige Inhalt der gesteiften Schlingen bei Nachlassen der Kontraktion in den oberhalb gelegenen, leeren, vorher kontrahierten Darm zurückläuft. Sie zeigen nicht den Durchtritt des gestauten Inhaltes durch die Enge an, weshalb die Stelle, an der sie am deutlichsten zu hören sind, nicht dem Sitz der Stenose im Bauchraum entspricht. Dagegen kann, worauf König zuerst hingewiesen hat, auf der Höhe des Anfalles vor Auftreten der lauten Geräusche bisweilen ein spritzendes Geräusch oder ein Sausen gehört werden, das auf den Durchtritt von Flüssigkeit oder Gas durch die Striktur zu beziehen ist. Die lauten Geräusche sind für sich allein nicht beweisend für eine Striktur, da man sie auch bei der nervösen, peristaltischen Unruhe des Darmes antrifft, bei der jedoch immer Kolikschmerz und Steifung fehlen.

Auf der Höhe stärkerer Anfälle erfolgt häufig reflektorisches Erbrechen. Bei Verengerungen oberhalb der Papilla duodeni besteht das Erbrechen aus den genossenen Speisen und Schleim, bei den unterhalb sitzenden Stenosen finden sich häufiger Beimengungen von Galle und Pankreasfermenten. Massig und kotig wird das Erbrechen gewöhnlich erst dann, wenn ein völliger Verschluß eintritt; bei tiefsitzendem Dickdarmverschluß beobachtet man aber nur äußerst selten kotiges Erbrechen.

Der Stuhlgang zeigt ein außerordentlich mannigfaltiges und häufig wenig charakteristisches Verhalten. Trotz bedeutender Verengerung kann die Entleerung längere Zeit hindurch völlig regelrecht erscheinen. Dünndarmstenosen machen bisweilen hochgradige Verstopfung, häufiger erfolgen aber auch wegen des fast immer zugleich vorhandenen Schleimhautkatarrhs flüssige und dünnbreiige, stinkende Entleerungen, die anfangs im Wechsel mit Verstopfung oder normalem Stuhlgang, späterhin in fortgesetzter Folge aufzutreten pflegen. Hochsitzende Dickdarmstenosen zeigen häufig lange Zeit hindurch ganz normale Stuhlverhältnisse, nicht selten wechseln Zeiten normalen Stuhlganges mit Verstopfung und Durchfällen ab. Tiefsitzende Dickdarmstenosen sind vielfach von einer hochgradigen Verstopfung begleitet, die sich weniger in einer zu seltenen als zu geringen, ungenügenden Entleerung äußert. Der fast nie ausbleibende Dickdarmkatarrh führt dann schließlich zu massenhaften, stinkenden, flüssigen oder dünnbreiigen Entleerungen, so daß auch hier Durchfälle trotz gleichzeitig bestehender Verstopfung das Bild beherrschen. Band- oder Schafkotform des Stuhles (Stenosefaeces) wird bei den tiefsitzenden Dickdarmstenosen angetroffen, doch stellen sie keinen regelmäßigen Befund dar. Ihre Bedeutung wird auch dadurch vermindert, daß sie bei Hungerzuständen und reinen Darmspasmen ebenfalls zur Beobachtung kommen.

Schleim, Blut, Eiter findet man bei Stenosen des Dünndarmes und oberen Dickdarmes seltener und gewöhnlich nur in geringen Mengen in den Abgängen. Bei Stenosen der unteren Dickdarmabschnitte enthält der Stuhl häufiger größere Schleimbeimengungen. Stärkere Blutungen begleiten die Polyposis intestini. Blut- und Eiterbeimengung finden sich in stärkerem Maße bei den tiefsitzenden Dickdarmstenosen im Stadium des geschwürigen Zerfalles oder bei begleitender geschwüriger Colitis. Bisweilen gehen auch abgestoßene, nekrotische Gewebsstücke ab. Tuberkelbazillen, die nur dann erwartet werden können, wenn noch offene Geschwüre bestehen, findet man bei den tuberkulösen Narbenstrikturen selten, regelmäßiger dagegen bei der hyperplastischen Tuberkulose in den dem Stuhle beigemengten Schleimstückchen.

Tenesmen stehen bei den unteren Dickdarmstenosen im Vordergrunde und sind bisweilen das quälendste Symptom des Leidens. Bei den Dünndarm- und hochsitzenden Dickdarmstrikturen fehlen sie in der heftigen Form, doch tritt auch hier beim Abklingen eines Kolikanfalles vielfach ein nicht immer erfolgreicher Stuhldrang ein.

Der Urin weist bei den Dünndarmstenosen wegen des fast nie fehlenden Schleimhautkatarrhs fast regelmäßig einen höheren Indikangehalt auf; auch bei den Dickdarmstenosen wird häufig eine Indikanvermehrung beobachtet. Bisweilen besteht Eiweiß- und Zylinderausscheidung. Bei der hyperplastischen Coecaltuberkulose ist vielfach eine positive Diazoreaktion vorhanden.

Die Strikturen treten auch ziemlich häufig von vornherein unter dem Bilde des akuten Verschlusses mit starkem Erbrechen, Meteorismus, Stuhl- und Windverhaltung in Erscheinung, ohne daß nennenswerte Stenoseerscheinungen vorausgehen. Gewöhnlich sind aber in solchen Fällen hypertrophische, erweiterte Schlingen nachweisbar, die auf die bis dahin nicht zutage getretene chronische Verengerung hindeuten.

Besondere Tastbefunde. Die Narbenstrikturen sind nur selten, die stenosierenden, echten und entzündlichen Neubildungen häufiger der

Tastung zugänglich. Unvernünftiges Verhalten der Kranken, fettreiche Bauchdecken, Meteorismus, Bauchdeckenspannung, eine schwer zugängliche Lage unter den Rippenbögen oder im kleinen Becken erschweren die Palpation, zumal es sich vielfach um kleine Tumoren handelt. In solchen Fällen führt wiederholtes Abtasten des Bauches oder Untersuchung in Narkose nicht selten noch zum Ziel.

Die tuberkulösen Tumoren des Coecum, Colon ascendens und S. romanum sind, wenn sie Stenoseerscheinungen hervorrufen, fast immer tastbar. Sie sind apfel- bis mannesfaustgroß, derb, wenig druckempfindlich und gewöhnlich nicht verschieblich, ihre Oberfläche ist glatt oder höckrig. Nicht selten schmelzen sie ein und brechen nach außen durch; unter 86 tuberkulösen Coecaltumoren fanden sich 24 mal Bauchdeckenfisteln (Cohn). Die hyperplastische Dünndarmtuberkulose ist wiederholt als derber, höckriger, beweglicher Tumor gefühlt worden. Krogius konnte in einem Falle neben einer Coecaltuberkulose 2 taubeneigroße, bewegliche Dünndarmtuberkulome palpieren. Syphilitische Coecaltumoren wurden einige Male (Groß, Vautrin), einmal eine Narbenstriktur im unteren Ileum als Resistenz nachgewiesen (Kaminski).

Die Aktinomykose, die wir weitaus am häufigsten in der Ileocoecalgegend, seltener am Rektum, übrigen Dickdarm und Dünndarm antreffen, zeichnet sich durch einen langsam wachsenden, meist sehr derben, mäßig druckschmerzhaften und wenig verschieblichen Tumor aus, der allmählich zu einer derben Infiltration der Bauchdecken mit sekundärer Einschmelzung und Fistelbildung führt. Die Geschwulst ist, wenn sie anfängt, Stenoseerscheinungen zu machen, gewöhnlich in ihrem Wachstum so weit fortgeschritten, daß sie leicht nachgewiesen werden kann. Charakteristisch sind die schwefelgelben Körner mit den Pilzdrusen in dem Fistelsekret.

Die stenosierende Typhlitis und Sigmoiditis offenbart sich gewöhnlich durch eine geschwulstartige Verhärtung, die meist glattwandig, druckempfindlich, wenig oder gar nicht verschieblich ist. Ähnlich verhalten sich die entzündlichen Geschwülste an den anderen Darmabschnitten, doch sind die der Leber- und Milzflexur nur selten der Tastung zugänglich. Bei der Pneumotosis cystoides intestini ist die befallene Darmpartie bisweilen als ein elastisches Gebilde fühlbar, das sich auch durch ein feines Knistergefühl verraten kann.

Die Karzinome stellen sich als länglich gestaltete oder umschriebene Tumoren von sehr verschiedener Größe dar. Die Beschaffenheit ist meist derb, die Oberfläche glatt oder höckrig; häufig sind sie druckschmerzhaft, nur selten ganz unempfindlich. Von den Duodenalkarzinomen sind die suprapapillären bisweilen zu fühlen, die der Pars descendens und horizontalis inferior entgehen gewöhnlich der Tastung. Die Karzinome des freien Dünndarmes zeichnen sich durch ihre große Verschieblichkeit aus. Sie sind gewöhnlich in der Bauchmitte oder im kleinen Becken zu tasten, doch sind die stenosierenden Krebse seltener nachweisbar, da es sich gewöhnlich um kleine Tumoren handelt. Unter 28 Fällen, bei denen die Stenoseerscheinungen im Vordergrunde des klinischen Bildes standen, wurde nur 8 mal eine mehr oder weniger bewegliche Resistenz gefühlt, während bei 24 nicht stenosierenden Krebsen 13 mal der Tumor bei Lebzeiten nachgewiesen wurde (Hinz).

Die tiefsitzenden Mastdarmkarzinome sind immer, die hochsitzenden mit wenig Ausnahmen durch die rektale Fingeruntersuchung zu fühlen. Sie

stellen sich als ringförmige Einschnürungen, als Geschwüre mit harten, er-
habenen Rändern, als blumenkohlartige Geschwülste, seltener als diffuse, harte
Infiltrationen der Wand dar. Der Nachweis des Krebses des übrigen Dickdarmes gelingt in vielen Fällen nicht, besonders die Tumoren der Flexuren,
vor allem die kleinen Ringkrebse der Flexura sigmoidea und lienalis entgehen leicht der Palpation. Im Zustand des Verschlusses erschwert der allgemeine Meteorismus die Tastung außerordentlich. In dem Material von
Anschütz wurde 66mal (50 $^0/_0$) eine Geschwulst, 34mal ein abnormer Widerstand, 47mal nichts gefühlt; bei den 51 Ileusfällen war 29mal (58 $^0/_0$) ein
Tumor nicht festzustellen. Wir konnten unter 23 Fällen von Colonkarzinomen
die Geschwulst in 12 Fällen (52 $^0/_0$) nachweisen, davon 4mal unter 9 Fällen
mit deutlichen Stenoseerscheinungen und 6mal unter 12 Fällen mit Verschluß
und allgemeinem Meteorismus. Die kleinen Karzinome des unteren Sigmaschenkels werden beim Verschluß durch die stark geblähten Schlingen nicht
selten so tief in das kleine Becken herabgedrückt, daß sie bei der rektalen
Untersuchung mit der Fingerkuppe durch die Mastdarmwand hindurch als
Resistenz zu fühlen sind. Wir konnten unter 9 Fällen von Sigmakrebs mit
Verschluß und allgemeinem Meteorismus auf diese Weise 4mal, von der Bauchdecke aus nur 1mal den Tumor nachweisen. Die Karzinome der Dickdarmabschnitte mit freiem Mesenterium, Flexura sigmoidea, Colon transversum, Coecum, zeichnen sich nicht selten durch große Beweglichkeit und
häufigen Lagewechsel aus. Ansammlung und Eindickung des Kotes vor der
Striktur, besonders der tieferen Dickdarmabschnitte täuscht bisweilen einen
großen Tumor vor, während in Wirklichkeit nur ein kleines, ringförmiges
Karzinom vorhanden ist.

Der sarkomatöse Darmtumor ist in der weitaus größeren Zahl
der Fälle nachweisbar, da er bei Auftreten örtlicher Erscheinungen gewöhnlich infolge seines schnellen Wachstums bereits eine erhebliche Größe
erreicht hat. Die Oberfläche ist glatt, fein- oder grobhöckerig, die Konsistenz derb; mitunter besteht auch Fluktuationsgefühl, was erklärlich ist, wenn
man sich an die aneurysmatische Erweiterung des Darmes oder an die
Ausbildung großer Zysten, besonders beim Spindelzellen- und Myosarkom
erinnert. Bemerkenswert ist die fast immer vorhandene gute Begrenzungs-
möglichkeit und große Beweglichkeit, die sich nicht nur bei den Sarkomen
des Dünndarmes, sondern auch bei denen der Ileocoecalgegend findet. Allgemeiner Meteorismus kann die Tastung besonders der seltenen kleineren,
stärker strikturierenden Sarkome unmöglich machen. Die Rektalsarkome
treten dem eingeführten Finger meist als knollenförmige, aufsitzende, häufig
von kleinen Nachbargeschwülsten umgebene Tumoren entgegen. Sie sitzen
mit Vorliebe an der hinteren Wand im unteren Teile des Mastdarmes und
ragen oft aus dem After hervor; Stielung oder diffuse Durchsetzung der
Wandung ist seltener.

Größere Adenome, Lipome, Myome, Enterokystome sind wiederholt
als rundliche, glatte, gut bewegliche Tumoren durch die Bauchdecken hindurch
palpiert worden. Bei Sitz im Mastdarm ist der Nachweis auch der kleineren
Tumoren leicht. Bei Komplikation mit Invagination, die bei den gutartigen
Neubildungen häufig beobachtet wird, ist vielfach der charakteristische Invaginationstumor vorhanden.

Die rektale Untersuchung, die bei Verdacht auf Darmstenose niemals unterlassen werden darf, gibt gewöhnlich mit Leichtigkeit Aufschluß
über das Vorhandensein einer Stenose des Mastdarmes. Verengerungen des

Colon pelvinum sind bisweilen erst in Narkose durch kombinierte Untersuchung vom Bauch und Mastdarm her mit dem Finger zu erreichen. Das Rektoskop gestattet uns die Übersicht über dieses Gebiet bis zur Flexura sigmoidea. Trotz dieser guten Zugänglichkeit für die Untersuchung ist die Erkennung des speziellen Charakters der Stenose nicht immer leicht. Den Palpationsbefund bei den Geschwülsten des Mastdarmes haben wir bereits besprochen. Die entzündlichen Verengerungen zeichnen sich im allgemeinen durch eine diaphragmaartige, trichterförmige oder zylindrische Gestaltung und derbe Infiltration der Wand aus. Ihre Abgrenzung untereinander (Lues, Gonorrhoe, Tuberkulose, Dysenterie) ist bei der Besprechung der Pathogenese berücksichtigt worden.

Die Röntgendurchleuchtung leistet für die Erkennung der Strikturen wertvolle Dienste. Ihre Ausführung und Deutung wird in einem besonderen Abschnitte besprochen (S. 458). Ebenso sind die für den Höhensitz verwertbaren Krankheitserscheinungen an anderer Stelle zusammengefaßt worden (S. 496).

Allgemeiner Krankheitsverlauf. Die größere Zahl der Strikturen tritt klinisch allmählich in Erscheinung. Im Laufe von Wochen, Monaten, Jahren entwickeln sich die für die chronische Verengerung charakteristischen Darmstörungen, Kolikschmerzen, Steifungen, Stenosegeräusche und Stuhlveränderungen. In der späteren Krankheitszeit bestehen vielfach Temperatursteigerungen, die auf den fast nie ausbleibenden Katarrh der Darmschleimhaut, auf den mit dem Wachstum der Neubildungen einhergehenden Gewebszerfall, auf Mischinfektion, zum Teil auch auf die Grunderkrankung, z. B. Tuberkulose, zurückzuführen sind. Die Wirkung auf das Allgemeinbefinden bleibt nicht aus. Die heftigen, sich mehr und mehr steigernden Schmerzen, die Fieberbewegungen, die ungenügende Aufnahme und Verdauung der Nahrung, die Kotstauung haben eine starke Abmagerung und allgemeinen Kräfteverfall zur Folge. Schwerste Anämien werden beobachtet, nachdem die ursächliche Krankheit, z. B. das tuberkulöse Geschwür unter Strikturbildung längst ausgeheilt ist; diese werden auf die schädigende Wirkung des vom Darm aus resorbierten Giftes auf die roten Blutkörperchen zurückgeführt, jedenfalls übt aber auch die langdauernde Unterernährung dabei einen nicht unwesentlichen Einfluß aus. Zu diesen Folgen der Striktur auf das Gesamtbefinden tritt noch die Allgemeinwirkung des Grundleidens, des Krebses, der Tuberkulose, Aktinomykose usw. Bei den Darmsarkomen setzen die Allgemeinerscheinungen, Appetitlosigkeit, Abmagerung, Kräfteverfall besonders bei den häufig betroffenen jugendlichen Personen gewöhnlich frühzeitig ein, noch bevor die Geschwulst örtliche Erscheinungen macht; mehrfach hat man bei ihnen ein allgemeines Ödem und eine fahle Hautblässe beobachtet, einen Zustand, der als kachektische Hydrämie bezeichnet worden ist.

Die Kranken gehen schließlich an der Unterernährung und allgemeinen Vergiftung des Körpers zugrunde; häufiger noch tritt durch Einsetzen eines völligen Verschlusses mit Kot- und Windverhaltung, Meteorismus, starkem Erbrechen eine plötzliche Verschlimmerung ein. Der Verschluß kann sich in günstigen Fällen von selbst wieder lösen, doch pflegt dann nach einiger Zeit der Rückfall nicht auszubleiben. Oft bedeutet der Verschluß das tödliche Ende, wenn nicht chirurgische Hilfe eintritt. In einem hohen Prozentsatze, z. B. bei den Dickdarmkarzinomen in etwa $40^0/_0$ der Fälle, kommen die Kranken erst mit Eintritt des Verschlusses zum Chirurgen.

In der kleineren Zahl der Fälle verläuft die Striktur längere Zeit hindurch im Verborgenen, bis sie ganz plötzlich als Verschluß mit Meteorismus, völliger Stuhl-Windverhaltung, Erbrechen-Aufstoßen in Erscheinung tritt. So setzte in dem Material von v. Mikulicz (Anschütz) unter 51 Dickdarmverschlüssen durch Karzinom 14 mal der Verschluß ohne vorhergehende Stenoseerscheinungen ein. Unter 50 selbst beobachteten Dickdarmkarzinomen, von denen 14 mit Stenoseperistaltik, 20 mit Verschluß eingeliefert wurden, trat der Verschluß 10 mal akut ein, ohne daß beunruhigende Darmstörungen vorausgegangen waren. Sicht- und fühlbare hypertrophische und erweiterte Darmschlingen weisen in solchen Fällen nicht selten auf das schon längere Zeit bestehende Hindernis hin. Der allgemeine Ernährungs- und Kräftezustand ist dabei im Gegensatz zu den durch lange Stenoseerscheinungen heruntergekommenen Kranken vielfach gut, was auch für die akuten Verschlüsse bei karzinomatösen Strikturen gilt, da die kleinen ringförmigen Karzinome gewöhnlich zum Verschluß führen, noch bevor eine ausgedehntere Metastasierung und Allgemeinwirkung eingetreten ist.

Eine unmittelbar lebensbedrohliche, nicht allzu seltene Komplikation ist der Durchbruch eines Dehnungsgeschwüres in die freie Bauchhöhle, in günstigen Fällen kommt es bei frühzeitigen Verklebungen nur zu abgesackten Eiterungen. Erweichungsvorgänge im Bereich der strikturierenden Neubildung (Tuberkulose, Aktinomykose, Karzinom u. a.) führen vielfach zur Abszedierung und zum Durchbruch nach außen. Die langdauernden Fisteleiterungen tragen ebenfalls zur Störung des Allgemeinbefindens bei.

Bei den Rektalstrikturen stehen die außerordentlich quälenden und erschöpfenden Stuhlveränderungen im Vordergrunde des Krankheitsbildes. Die Zerfallsvorgänge in den Tumoren, die geschwürigen Schleimhautveränderungen bei den entzündlichen Strikturen, der nie ausbleibende Katarrh der Dickdarmschleimhaut haben eine starke Absonderung von Schleim, Eiter und Blut zur Folge. Der fortwährende Reiz bedingt einen schmerzhaften und häufigen Stuhldrang, bei dessen Befriedigung vielfach nur die genannten Entzündungsprodukte abgehen. Trotz dieser häufigen Entleerungen besteht jedoch in Wirklichkeit eine Verstopfung, die sich auch durch sichtbare Peristaltik und Stenosegeräusche kundgibt. Die eigentliche Kotmasse kann neben Schleim-, Eiter-, Blutbeimengung normale Form und Konsistenz besitzen; nicht selten wird auch bandförmiger und kleinkalibriger, schafkotähnlicher Stuhl (Stenosefaeces) abgesetzt. Häufiger ist ein Wechsel von Verstopfung und Durchfällen; die oberhalb der Striktur zurückgehaltenen Kotmengen werden durch die Schleimhautsekrete verflüssigt und unter heftigen Tenesmen ausgestoßen. Die Durchfälle können, besonders wenn eine Verhaltung vorausgegangen ist, tagelang anhalten. Da sehr oft eine Erschlaffung des Afterschließmuskels eintritt, lassen die Kranken häufig unter sich.

Das Leiden zieht sich besonders bei den entzündlichen Strikturen oft über viele Jahre hin. Die schmerzhaften Tenesmen, die Kotstauung, die Unterernährung, der Säfteverlust bringen auch diese Kranken sehr herunter. Sie magern ab, werden durch den dauernden Blutverlust anämisch und erhalten vielfach nicht nur bei den karzinomatösen, sondern auch bei den entzündlichen Strikturen ein kachektisches Aussehen und gehen so allmählich zugrunde; periproktitische Eiterungen und Fistelbildungen, Durchbruch in die Blase und freie Bauchhöhle beschleunigen das Ende. Zum völligen Verschluß führen die entzündlichen Strikturen verhältnismäßig selten. Auch bei den tiefsitzenden Mastdarmkrebsen tritt ein Verschluß im Gegensatz zu den Krebsen des Colon pelvinum, die in ihrem Verhalten dem Sigmakrebs sehr ähnlich sind, selten ein.

Beispiele zum klinischen Bilde der häufigeren Strikturformen.

Tuberkulöse Narbenstriktur des Dünndarmes (Beobachtung Wieting). Die 30jährige Frau überstand in ihrem 15. Lebensjahre einen Typhus, einige Jahre später Malaria und erwarb vor 3 Jahren eine Syphilis. Bereits vor 5 Jahren traten zuerst Bauchschmerzen auf, die allmählich stärker wurden, einen kolikartigen Charakter annahmen und besonders im letzten Jahre sich häuften. Befund: Abgemagerte anämische Frau mit spärlichen Rasselgeräuschen über den Lungenspitzen; im Sputum Tuberkelbazillen; im Urin reichlich Indikan vorhanden. Der Bauch ist weich und leicht aufgetrieben, von Zeit zu Zeit treten in den verschiedensten Gegenden des Bauches unter Schmerzen Steifungen auf; unter Surren endet der Anfall. Operation: Das obere Jejunum ist mächtig aufgetrieben; $1^1/_2$ cm unterhalb des Duodenum sitzt eine 4—5 cm lange, nach beiden Seiten sich trichterförmig erweiternde, ringförmige Striktur, weiter nach abwärts finden sich noch 8 ziemlich ähnliche, teils breitere, teils kürzere Strikturen, deren letzte etwa $^1/_2$ m oberhalb der Coecalklappe sitzt. Die zwischen den Strikturen liegenden Darmabschnitte sind ebenfalls erweitert, doch nimmt diese Erweiterung und Hypertrophie, besonders in den letzten Abschnitten distalwärts ab. Der Dickdarm ist frei und kontrahiert. Seitliche Anastomose zwischen dem oberen und unteren freien Darmteil. Tod nach 18 Tagen an Entkräftung.

Beispiele von hyperplastischer Dünndarm- und Coecaltuberkulose sind im Text angeführt (S. 323).

Syphilitische Striktur des Jejunum (Beobachtung Schmilinsky). Bei der 60jährigen Frau war vor Jahren, nachdem bereits 10 Jahre lang Magenbeschwerden bestanden, während einer Schmerzperiode pechschwarze Stühle entleert wurden und im Anschluß an die Korinthenprobe Bluterbrechen aufgetreten war, die Diagnose auf Ulcus pylori gestellt worden. Nach dem Bluterbrechen besserte sich der Zustand wesentlich; 4 Jahre später traten trotz Diät und Magenspülungen wieder starke Beschwerden auf. Im nüchternen Magen fanden sich geringe Speisereste, die keine freie HCl, dagegen Gallenbeimengung enthielten. Ein Tumor war nicht zu fühlen. Bei der Magenaufblähung fiel auf, wie schnell die Luft für eine Pylorusstenose, die angenommen wurde, in den Darm entwich. Operation: Der Magen stand tief und war groß; Pylorus, Pars ascendens superior und descendens des Duodenum waren erweitert. 4 cm unterhalb der Plica duodenojejunalis fand sich eine unscheinbare Härte im Jejunum und angrenzenden Mesenterium. Der Darm war hier stark verengt, der oberhalb der Stenose befindliche kurze Anfangsteil des Jejunum erweitert, der abführende Teil wesentlich enger. Resektion der Stenose und Vernähung der Stümpfe End zu End. Die mikroskopische Untersuchung (E. Fraenkel) zeigte typische luetische Veränderungen an den Gefäßen.

Karzinom des Dünndarmes mit Verschlußerscheinungen (Beobachtung Kaspar). 45jähriger Mann. Bis vor 3 Monaten völlig gesund; erkrankte damals mit Schmerzen in der Magengegend, die nach der Nahrungsaufnahme auftraten, Schwere und Völle im Leibe und Erbrechen 4—5 Stunden nach den Mahlzeiten. Der Stuhl war dünnflüssig, dunkelgelb mit schleimigen Beimengungen. Befund: Abgemagerter Mann mit leichter Gelbfärbung der Haut. Bauch: Untere Magengrenze drei Querfinger unter dem Nabel, in Nabelhöhe Plätschern, zeitweise auftretende Darmsteifungen im linken Unterbauche; in der linken Unterbauchgegend fühlt man eine wurstförmige Resistenz, an deren Spitze ein eigroßer, beweglicher, harter und höckriger Tumor angeheftet erscheint. Indikan vermehrt. Röntgenuntersuchung ergibt nach Bi-Mahlzeit eine anscheinend hochsitzende Dünndarmstenose und ein abnorm langes und breites Colon, das besonders in der Flexura lienalis zu eigentümlicher Schlingenbildung führt. Mehrmaliges Erbrechen galliger, leichtkotiger Massen. Operation: 1,20 cm unterhalb der Flexura duodenojejunalis findet sich ein harter, zirkulärer Tumor des Jejunum von 5 cm Durchmesser, in dessen zugehörigem Gekröse sich mehrere harte und weiche Drüsen vorfinden; der zuführende Dünndarm ist stark gebläht, der abführende bis zum Coecum zusammengefallen, Quercolon, Colon descendens und Flexura sigmoidea stark gebläht, letztere ist um 180° nach rechts gedreht. Resektion eines fast 1 m langen Stückes des Jejunum mit zugehörigem Mesenterium. Rückdrehung der Flexura sigmoidea. Der Tumor (Adenokarzinom) hat die Darmlichtung ringförmig bis auf Federkieldicke eingeschnürt; die Schleimhaut ist zum Teil abgestoßen und durch Geschwulstmassen ersetzt. Tod 11 Tage nach der Operation.

Karzinom der Flexura lienalis mit chronischen Stenoseerscheinungen und Verschluß (eigene Beobachtung). 36 jähriger Mann. Seit 4 Monaten Appetitlosigkeit, Gewichtsabnahme, Kollern im Leibe, Durchfälle; seit einem Monat heftigere Bauchkoliken mit Erbrechen, Auftreibung des Leibes und Stuhlverstopfung; seit 4 Tagen völlige Stuhl- und Windverhaltung und häufiges übelriechendes, kotiges Erbrechen. Befund: Leidlich gut genährter Mann, Temp. 36,6, Puls 120. Trommelartig aufgetriebener, mäßig gespannter Bauch mit metallischer Tympanie und metallisch klingenden Darmgeräuschen; starker Druckschmerz und tumorartige Resistenz in der rechten Unterbauchseite. Operation: Schnitt über der Resistenz im rechten Unterbauche; es wird ein Kotabszeß eröffnet und ausgiebig drainiert. In den nächsten Tagen fließt reichlich aufgestauter Kot aus dem Darm ab; 5 Tage nach Eröffnung des Kotabszeßes erfolgt endlich Stuhlgang auf natürlichem Wege. Die Kotfistel schließt sich nach 4 Wochen von selbst, da regelmäßiger Stuhlgang auf natürlichem Wege erfolgt. Das Röntgenbild (Wismutmahlzeit) zeigt eine gewaltige Erweiterung des Dickdarmes bis zur Flexura lienalis, der Wismutschatten steht hier fest (Stenose der Flexura lienalis); der Magen zeigt abnorm kleine Form und entleert sich rasch, so daß in Verbindung mit dem frischen Koterbrechen an eine Magencolonfistel gedacht wird. Auf Wunsch vorläufige Entlassung. Nach 2 Tagen wird der Kranke mit völligem Verschluß und trommelförmig aufgetriebenem Bauche wieder eingeliefert. Zunächst wird das Coecum an alter Stelle wieder eröffnet. Nach Beseitigung der Aufstauung und Spülung des Darmes wird 8 Tage später erneut eingegriffen. Operation: Schnitt parallel dem linken Rippenbogen. An der Flexura lienalis wird ein kleinfaustgroßer mit Magen und Umgebung fest verwachsener, harter Tumor gefühlt, der nicht entfernbar ist. Schluß der Operationswunde. Anlegung einer Ileosigmoideostomie von einem unteren Bauchschnitte aus. Tod nach 2 Tagen. Obduktion: Ulzeröses Karzinom der Flexura lienalis mit Durchbruch in den Magen. Pneumonie.

Karzinom der Flexura hepatica mit chronischen Stenoseerscheinungen (eigene Beobachtung). 61 jähriger Mann. Leidet seit 8 Wochen an zeitweise auftretenden heftigen, kolikartigen Leibschmerzen, die mit Erbrechen, Durchfällen und Verstopfung einhergehen. Jetzt bestehen wieder seit 8 Tagen Schmerzen, Erbrechen und Stuhlverstopfung. Befund. Kleiner, schwächlich gebauter Mann in schlechtem Ernährungszustande; Temp. 36,8, Puls 72. Der Bauch ist im ganzen mäßig aufgetrieben; es sind deutliche Dünndarmsteifungen und Plätschergeräusche nebst aktiven klingenden Darmgeräuschen vor allem im Bereich des Unterbauches vorhanden. Indikan ++. Eine Geschwulst ist nicht nachweisbar, doch wird eine solche im aufsteigenden Dickdarm angenommen. Operation. Pararektalschnitt im rechten Unterbauche. Es wird ein hühnereigroßer Tumor der Flexura hepatica festgestellt und zunächst eine Coecalfistel angelegt. Nach 10 Tagen nach provisorischer Verschließung der Fistel Resektion des proximalen Dickdarmes bis zum mittleren Drittel des Colon transversum und End zu Seiteinpflanzung des Ileum in das Quercolon. Tod nach 10 Tagen an einem vom Decubitus ausgehenden Erysipel.

Karzinom des Colon transversum mit chronischen Stenoseerscheinungen (eigene Beobachtung). 50 jährige Frau. Leidet seit drei Monaten an zeitweise auftretenden kolikartigen Leibschmerzen, Erbrechen, Durchfällen abwechselnd mit Verstopfung. Befund: Schlechter Ernährungszustand; Temp. 37, Puls 84. Bauch aufgetrieben, lebhafte Dünndarmsteifungen und Coecalblähung. Operation: Schnitt im linken Unterbauch in der Annahme eines Krebses des S. romanum. Flexur und absteigender Dickdarm sind zusammengefallen und leer; man fühlt eine hühnereigroße Geschwulst des Colon transversum mit dem in die Bauchhöhle eingeführten Finger. Schnitt in der Bauchmittellinie oberhalb des Nabels, Verlagerung und Abtragung des Karzinoms (Skirrhus) mit Einnähung der Darmenden. Nach 6 Wochen vorläufig mit künstlichem After entlassen.

Karzinom des Colon descendens mit intermittierenden Verschlußerscheinungen (eigene Beobachtung). 54 jähriger Mann. Seit 4 Wochen krampfartige Bauchschmerzen von wechselnder Stärke, zeitweise stärkere Auftreibung des Bauches, Verstopfung und Durchfälle nach Abführmittel und Einläufen; seit 2 Tagen völlige Stuhlverhaltung, häufiges Aufstoßen und Erbrechen. Befund: Leidlich guter Ernährungszustand; Temp. 38,8, Puls 100. Bauch im ganzen stark aufgetrieben; in der Coecalgegend Plätschern und Surren; Geschwulst nicht fühlbar. Auf Kochsalzeinlauf erfolgt reichlich dünnflüssiger, stinkender Stuhl. Erneut auftretende Verschlußerscheinungen werden wieder durch Kochsalzeinlauf gelöst. Operation: Linksseitiger Pararektalschnitt. Es findet sich ein walnußgroßer Krebs des Colon descendens, der sich nach Abbinden des Mesocolon gut vorlagern läßt. Einnähen und Abbinden der beiden Schenkel, Abtragen der vorgelagerten Geschwulst nach 6 Stunden. Später nach Durchquetschung des Spornes operativer Schluß des Kunstafters durch Vernähung der umschnittenen Fistelränder und Aufdecken eines Hautbrückenlappens. Heilung.

Karzinom der Flexura sigmoidea mit chronischen Stenoseerscheinungen und Verschluß (eigene Beobachtung), 73 jährige Frau. Leidet schon seit mehreren Monaten an zeitweise auftretenden Bauchkoliken und Stuhlunregelmäßigkeiten; jetzt besteht seit 8 Tagen völlige Stuhl- und Windverhaltung, häufiges Aufstoßen, kein Erbrechen. Befund: Alte, abgemagerte Frau; Temp. 36,8, Puls 116. Bauch trommelförmig aufgetrieben, zeigt deutliche Reliefbildung, die dem Coecum und Colon transversum anzugehören scheint. Operation: Anlegung einer Coecalfistel. Nach reichlicher Entleerung des Darmes fühlt man jetzt in der linken Unterbauchseite eine walnußgroße Geschwulst, die dem S. romanum angehört. 3 Wochen nach Anlegung der Fistel Freilegung des Sigmakrebses, Resektion und primäre Vereinigung der Stümpfe End zu End; Selbstschluß der Fistel. Heilung.

Karzinom der Flexura sigmoidea mit akutem Verschluß (eigene Beobachtung). 63 jähriger Mann. Bis vor 8 Tagen völlig gesund, seitdem zunehmende Auftreibung des Bauches und Stuhlverhaltung, seit Tagen keine Winde, vereinzeltes Aufstoßen, kein Erbrechen. Befund: Kräftig gebauter Mann in gutem Ernährungszustand. Faßförmige Auftreibung des ganzen Bauches und metallische Tympanie; Leberdämpfung fast verschwunden. Vom Mastdarm aus fühlt man durch die Wand hindurch im Douglas einen Tumor, der der unteren Sigmaschlinge anzugehören scheint. Operation: Anlegung einer seitlichen Kotfistel am unteren Colon descendens. Nach Säuberung des Darmes und Erholung des Kranken 3 Wochen später erneute Operation. Mittelschnitt unterhalb des Nabels. Im unteren Schenkel der Flexura sigmoidea sitzt ein gut walnußgroßes, den Darm wie ein Faden abschnürendes Karzinom. Vorlagerung und Resektion nach Einnähung der beiden Enden. Entlassung mit Kunstafter.

Karzinom der Flexura sigmoidea mit akutem Verschluß (eigene Beobachtung). 58 jährige Frau war bis vor 8 Tagen völlig gesund; an diesem Tage erkrankte sie zuerst mit mäßigen krampfartigen Schmerzen im Leibe, Brechreiz mit Erbrechen schleimigen Mageninhaltes. Seit dieser Zeit besteht trotz Einläufen und Abführmitteln eine völlige Stuhl- und Windverhaltung. Befund: Guter Ernährungszustand, kräftig entwickeltes Fettpolster, gutes Allgemeinbefinden; Temp. 36,8, Puls 96. Der Bauch ist mäßig stark aufgetrieben, überall weich; in der rechten Unterbauchgegend tritt bei Berührung eine deutliche Coecalsteifung auf, auch sind hier Plätschergeräusche auszulösen; hoher tympanitischer Metallklang im Bereich des ganzen Dickdarmes. Von der Scheide und dem Mastdarm aus ist hinter dem Uterus eine kleinhühnereigroße Geschwulst zu fühlen, die als Karzinom der Flexura sigmoidea angesprochen wird. Operation: Linksseitiger Pararektalschnitt. Colon descendens und oberer Sigmaschenkel sind stark gebläht; an der Kuppe der Flexura sigmoidea sitzt eine kleinhühnereigroße, harte, ringförmig schnürende Geschwulst, die sich leicht vorlagern läßt. Nach Abbinden und Abtrennen des Mesenterium werden die beiden Schenkel aneinander fixiert und in die Bauchwunde eingenäht; die vorgelagerte Schlinge mit der Geschwulst wird nach Abbinden des abführenden Schenkels abgetragen und in das zuführende Rohr ein dickes Drainrohr eingebunden; Heberdrainage. An dem aufgeschnittenen Präparat sieht man, daß die Geschwulst (Adenokarzinom) den Darm in einer Ausdehnung von 2 cm bis auf Bleistiftdicke verengt hat; der Verschluß ist durch ein mit der Nahrung eingeführtes Knorpelstückchen bedingt, das sich in die Enge eingezwängt hatte. Nach 14 Tagen wird der Sporn durch Anlegen der Spornquetsche beseitigt, einige Tage später erfolgt Stuhl auf natürlichem Wege. 3 Wochen später wird der künstliche After, der sich bis auf Markstückgröße verkleinert hat, durch Umschneidung und Naht der Schleimhaut und Aufdecken eines Hautbrückenlappens geschlossen.

Karzinom des Colon pelvinum mit chronischen Stenoseerscheinungen (eigene Beobachtung). 41 jährige Frau. Vor 4 Jahren Entfernung beider Ovarien wegen Cystenbildung. Seit einem Jahre besteht eine hochgradige Verstopfung, in den letzten Wochen leidet die Kranke an ruckweise auftretenden Leibschmerzen, schmerzhaftem Stuhldrang und Abgang von Schleim und Blut mit dem Stuhl. Befund: Kräftige Frau in gutem Ernährungszustande. Leib weich, nicht aufgetrieben, keine Steifungen. Bei der digitalen Mastdarmuntersuchung erreichte man gerade mit der Fingerspitze eine wallartige Vorbuchtung in das Darminnere, über der sich die Schleimhaut zerklüftet anfühlt. Bei der Einstellung mit dem Rektoskop sieht man einen, den ganzen Umfang des Darmes einnehmenden, stark verengernden Tumor mit zerklüfteter und blutender Schleimhaut. Ein entnommenes Probestückchen erweist sich mikroskopisch als Adenokarzinom. Da die Operabilität der Geschwulst in Frage steht, wird nach gehöriger Vorbereitung die abdomino-sacrale Operation vorgenommen. Schnitt in der Mittellinie unterhalb des Nabels. Nach Abbindung der Art. haemorrhoidalis oberhalb des kritischen Punktes wird das das Colon pelvinum in ganzer Ausdehnung einnehmende Karzinom freigemacht und die Exstirpation mit Bildung eines Bauchafters beschlossen: Durchtrennung der Flexura sigmoidea, doppelte Vernähung des peripheren und provisorische Vernähung des zentralen Endes; Vereinigung des Douglasperitoneums über dem in die Tiefe versenkten peripheren Darmabschnitt; Einnähung des zentralen Darmstumpfes in die Bauchwunde als Bürzelafter mittels Hautplastik. Dorsaler Schnitt nach Völcker, Resektion des Steißbeins, völlige Auslösung und Exstirpation des Mastdarmes. Heilung.

Hochsitzendes Mastdarmkarzinom mit akutem Verschluß (eigene Beobachtung). 72jähriger Mann. Bis vor 3 Tagen völlig gesund; seit dieser Zeit heftige kolikartige Schmerzen im Leib, zeitweise Brechreiz und schleimiges Erbrechen, völlige Stuhl- und Windverhaltung und Auftreibung des Leibes. Befund: Verhältnismäßig guter Ernährungszustand; Temp. 36,8, Puls 112. Der Bauch ist faßförmig aufgetrieben und weist besonders in der Coecalgegend helle, metallische Tympanie auf; es besteht völlige Darmruhe. Im Mastdarm erreicht man mit dem Finger gerade eine wallartig vorspringende Stenose, in die die Fingerkuppe kaum eindringen kann. Operation: Schrägschnitt in der linken Unterbauchgegend. Die nur mäßig geblähte Flexura sigmoidea wird eingenäht und punktiert; da nur geringe Gasmengen abgehen, wird der Bauch auch in der rechten Unterbauchgegend eröffnet und das stark geblähte Coecum eingenäht und punktiert, worauf sich reichlich Gase entleeren. Am nächsten Tage wird das eingenähte Coecum eröffnet; es entleeren sich große Mengen dünnen aufgestauten Stuhles. Mit Kotfistel nach Verpassung eines Kotfängers entlassen, da wegen des hohen Alters und der bestehenden Myokarditis von der Radikaloperation Abstand genommen wird.

Entzündliche Mastdarmstriktur (eigene Beobachtung). 28jährige Frau. Vor 8 Jahren regelrechte Schwangerschaft und Geburt; 10 Tage nach der Geburt wurde sie vom Arzt rektal untersucht, wobei im Anschluß eine Darmblutung auftrat. Seit dieser Zeit ist dem Stuhl zeitweise Schleim und Blut beigemengt. Jetzt traten vor 9 Tagen heftige Schmerzen im Bauche und häufige Durchfälle mit schmerzhaftem Stuhldrang auf; im Anschluß daran stellte sich eine völlige Stuhlverstopfung mit Zunahme der Bauchschmerzen ein. Befund: Blasse, schlecht genährte, schwächliche Frau; Temp. 38.3, Puls 100, Mastdarmbefund: Am After mehrere Hämorrhoidalknoten. 5 cm oberhalb des Afters füllt man eine ringförmige, scharfrandige Verengerung, durch die gerade die Kleinfingerkuppe hindurchgeführt werden kann; die Schleimhaut oberhalb der Enge ist zerklüftet, unterhalb glatt. Wassermannsche Reaktion: stark positiv; zahlreiche Gonokokken im Darmschleim nachweisbar. Nach der zweiten Bougierung zweimaliger Schüttelfrost, weshalb die Bougiebehandlung ausgesetzt wird. Darmspülungen mit 2 Prom. Höllensteinlösung, später mit 1 Proz. Tanninlösung. Antiluetische Kur mit Neosalvarsan, Hg-Injektion, Jodkali ist völlig ohne Einfluß auf die Striktur. Später Wiederaufnahme der Bougiebehandlung. Wird nach 5 monatlicher Behandlung mit einer für den Zeigefinger gut durchgängigen Striktur in beschwerdefreiem Zustande entlassen.

Weitere Beispiele: Striktur nach Ruhr (S. 330), entzündliche Dünn- und Dickdarmgeschwülste (S. 333 u. f.), Narbenstriktur nach Mesenterialverletzung (S. 339), Dünndarmsarkom (S. 350), Polyposis intestini (S. 351), perimurale Strikturen (S. 354) sind im Text wiedergegeben.

Anhang.

Inhaltsaufstauung in ausgeschalteten Darmteilen.

Beachtung verdienen Wegstörungen nach Ausschaltung von Darmteilen. Wir haben zu unterscheiden zwischen der operativ und der spontan im Verlauf gangränescierender Prozesse auftretenden Darmausschaltung.

1. Inhaltsaufstauung nach operativer Darmausschaltung.

Da die operativen Ausschaltungen meist am Coecum und Colon ascendens vorgenommen werden, so sind auch diese Darmteile am häufigsten der Sitz der Aufstauung; weniger oft findet man sie im Ileum, noch seltener im Bereich des ganzen Dickdarmes. Wir sehen sie vor allem nach der Ileocolostomie, Jejunoileostomie und Ileosigmoideostomie. Mit ihrem Vorkommen hat sich Finsterer eingehend beschäftigt.

a) **Totale Ausschaltung.** Da bei der vollständigen (bilateralen) Ausschaltung von Darmteilen frischer Stuhlgang nicht in das ausgeschaltete Darmstück eintritt, so kann es hier zur Zersetzung und Aufstauung der Sekrete der normalen und der pathologisch veränderten Darmschleimhaut nur dann kommen, wenn nicht für hinreichenden Abfluß der stagnierenden Massen durch Anlegen einer äußeren Fistel gesorgt ist. Diese sogenannte bilaterale, totale, dauernde Ausschaltung mit blindem Verschluß an beiden Enden, ohne Drainage nach außen, ist aber wegen der großen Gefahr nachträglicher, ulzerativer Prozesse und dadurch bedingter Perforation auf Grund der Warnung von Salzer seit langem verlassen. Sogar der lange Jahre als Beweis für die Ungefährlichkeit eines solchen Vorgehens angeführte einschlägige Fall Wiesingers ist schließlich noch nach mehr als 13 Jahren an perforativer Peritonitis gestorben.

Beobachtung Wiesinger: 31jährige Frau; wegen ulceröser Colitis künstlicher After an der Flexura coli dextra; später quere Durchschneidung der Flexura sigmoidea am unteren Ende des abführenden Schenkels und Anastomose zwischen dem zentralen Stumpf des ebenfalls quer durchschnittenen Colon ascendens und dem distalen Ende der Flexur unter blindem Verschluß des abführenden Schenkels des ausgeschalteten Darmteiles. Da die Sekretion aus dem Kunstafter fast ganz aufhörte, wurde nun auch dieser verschlossen. Die Patientin fühlte sich 13 Jahre lang wohl und starb schließlich plötzlich. Bei der Autopsie war das Schaltstück armdick aufgetrieben; es nahm den größten Teil des Bauches ein. Sein Inhalt war graugelb, dünnflüssig. Die Mucosa des Schaltstückes war atrophisch. Mehrere Geschwüre reichten bis in die im ganzen stark hypertrophische Muskulatur. An einer Stelle des Colon transversum war eine Perforation in die Bauchhöhle erfolgt, die den tödlichen Ausgang hervorgerufen hatte.

Die gegenteiligen Ergebnisse der Tierexperimente, in denen es in ausgeschalteten gesunden Darmstücken nicht zu schwerer Sekretansammlung und Zersetzung kam, können an diesem ablehnenden Standpunkt nichts ändern.

b) **Teilweise Ausschaltung.** Wird durch seitliche oder durch End-zu-Seit-Anastomose zweier Darmabschnitte ein Darmteil, z. B. das Coecum und Colon ascendens (vgl. Abb. 238) ausgeschaltet, so besteht die Möglichkeit, daß ein Teil des Darminhalts in dem ausgeschalteten Stück sich ansammelt. Das kann bei der einfachen seitlichen Anastomose auf zweierlei Weise geschehen: 1. Es kann ein Teil des Kotes den normalen Weg in das Coecum und Colon ascendens weiternehmen und hier, z. B. durch einen stenosierenden

Tumor, an der Flexura hepatica aufgehalten werden, ohne daß bei schlußfähiger Bauhinscher Klappe eine rückläufige Entleerung der Inhaltsmassen
aus dem Coecum mit Hilfe der Antiperistaltik erfolgt. 2. Es kann sich, z. B.
bei stenosierendem Tumor im Bereich des Coecum, antiperistaltisch in das
Colon ascendens und in das Coecum von der Anastomosenstelle getriebener
Darminhalt trotz offener Verbindung mit dem Colon ascendens und dem Colon
transversum im obersten Dickdarm aufstauen, wenn der physiologische An-
reiz zur Austreibung dieser Massen aus irgendeinem Grunde fehlt. Bei der
End-zu-Seit-Anastomosierung und bei den anderen Varianten der Dickdarm-
ausschaltung liegen Verhältnisse wie im zweiten Falle vor. Das gleiche gilt,
wenn andere Bezirke des Darmes ausgeschaltet sind.

Neben der einfachen Kotaufstauung kann es in ausgeschalteten Dünndarmschlingen auch zu Volvulus kommen. In einem solchen Falle hingen die
mit stinkenden Massen gefüllten Darmschlingen an einem langen Mesenterium.

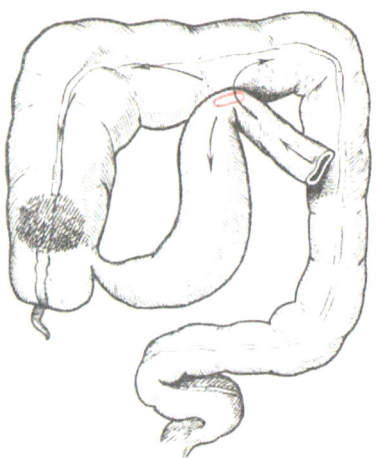

Abb. 238. Aufstauung bei Seit-zu-Seit-
Anastomose wegen Coecaltumors
(schematisch).

Beobachtung A. v. Bergmann: 20jäh-
riger Mann. Behufs Verschlusses einer Kotfistel
in der Coecalgegend Enteroanastomose zwischen
Ileum und Flexura sigmoidea, die, da sie rechts
lag, für das zur Anastomose bestimmte Colon
ascendens gehalten wurde. Die Ausschaltung war
nicht ausreichend, denn die Fistel entleerte
weiter Kot. 9 Monate später starb der Patient
unter unbestimmten Erscheinungen. Die Sektion
ergab einen Volvulus des ausgeschalteten Ileum
in 120 cm Ausdehnung; sein unteres Ende lag
30 cm oberhalb der Ileocoecalklappe; eine Perforation befand sich an der Kreuzungsstelle.
Die Schlingen waren stark gebläht, ihr Inhalt
schwarz-grünlich, stinkend. Mehrere Liter derselben Flüssigkeit fanden sich in der Bauchhöhle.

Stauen sich in unvollständig ausgeschalteten Darmteilen große Massen, so
können die betroffenen Darmteile ganz gewaltige Dimensionen annehmen; ihre Wandung erfährt dabei eine schwere entzündliche Schädigung und Verdickung. Die
Folgen einer derartigen Aufstauung können
sich aber auch auf starke Zersetzung des Inhalts und auf eine Darmwandschädigung ohne besondere Auftreibung beschränken und dann umgekehrt zur
Schrumpfung des Darmteiles führen. Der Inhalt des Darmes zeigt eine verschiedenartige Beschaffenheit; er kann aus eingedicktem, wenig verändertem
Kot oder aus zahlreichen harten Kotballen bestehen; häufiger besteht er aus
zersetzten, stinkenden, flüssigen Massen. Auch bei hochgradiger Aufstauung kann
es häufig längere Zeit hindurch in gewissen Abständen zu einer teilweisen Ausstoßung des Inhalts und zum vorübergehenden Verschwinden der Auftreibung
kommen. Schließlich wird das Mißverhältnis größer, weil der Inhaltsreiz immer
seltener zur Auslösung peristaltischer Abwehrleistung genügt; endlich erlahmt
jegliche peristaltische Kraft. Je ungünstiger die Abflußverhältnisse sind, um
so eher wird das totale Versagen eintreten. Die Beurteilung kann sehr schwierig sein, wenn ein großer Teil des Kotes auf normale Weise entleert wird.

Ein Hinweis auf derartige Störungen ist es, wenn abwechselnd normale
und alte, harte, bzw. stinkende, Kotmassen entleert werden. Nach derselben Richtung hin verwertbar ist das Auftreten und Verschwinden eines

Tumors (Kottumor), der Nachweis einer stark geblähten Schlinge und das Verschwinden derselben nach einiger Zeit. Zu Zeiten der Auftreibung hört man in der ausgeschalteten Schlinge aktive und passive Geräusche. Indican ist oft sehr reichlich im Urin vorhanden. Die subjektiven Beschwerden äußern sich dann in krampfhaften Leibschmerzen; den Kranken fallen selbst die lebhaften, glucksenden Darmgeräusche auf.

Das klinische Bild ähnelt am meisten dem der schwersten Formen chronischer Stenosierung des Darmes, mit dem Unterschiede, daß die Dilatation der Schlingen hier noch weit höhere Maße annimmt als bei den einfachen Stenosen.

Auch wenn das Grundleiden, dessentwegen die Anastomose ausgeführt wurde, eine zunehmende Verschlechterung des Allgemeinbefindens nicht verursacht, so führt doch die dauernde Inhaltsaufstauung zu fortschreitender Verelendung und zum Tode, wenn nicht schon vorher eine Sepsis oder infolge einer Perforation eine Peritonitis eingetreten ist.

2. Inhaltsaufstauung bei spontaner Darmausschaltung.

Spontane Darmausschaltungen als Folge einer Selbstamputation abgeschnürter oder eingeklemmter Schlingen oder ihrer Fußpunkte sind äußerst selten, da die Patienten dabei fast immer sofort an Peritonitis oder Sepsis zugrunde gehen. Eine sehr interessante Beobachtung dieser Art liegt von Esau vor (Abb. 239 u. 240).

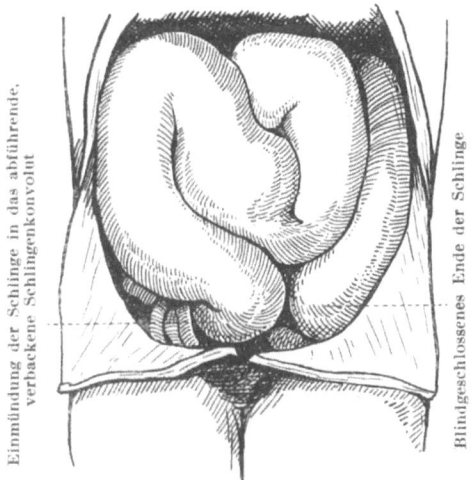 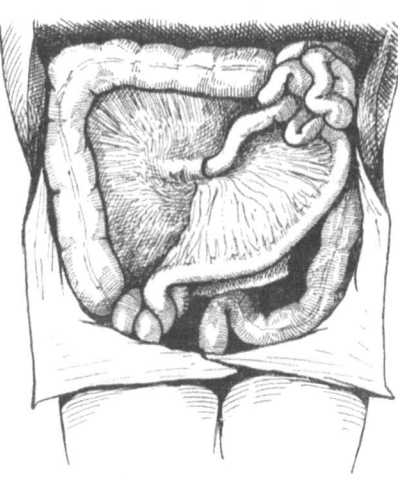

Abb. 239. Meteorismus einer spontan ausgeschalteten Dünndarmschlinge (nach Esau).

Abb. 240. Übersicht des Bauches nach Entfernung der blind geschlossenen Schlinge. Verschluß des in das Dünndarmconvolut führenden Endes (nach Esau).

21 jähriges, blasses, schmächtiges Mädchen; im 11. und 12. Lebensjahre schwere Erkrankung des Abdomens mit tagelang dauernden, schweren Verschlußerscheinungen. Seit den letzten 3 Jahren kränkelte es bei allmählich zunehmendem Meteorismus und anfangs unbestimmten, von der Nahrungsaufnahme unabhängigen, später kolikartigen Leibschmerzen, Übelkeit und Brechreiz. Gewichtsverlust im letzten Jahre 22 Pfund. Hochgradig aufgetriebener, weicher, nicht druckempfindlicher Bauch mit außergewöhnlich breiten, langsam ablaufenden, gelegentlich von links nach rechts ziehenden Steifungen, dabei laut hörbares Kollern und Gurren im Bauch mit mäßigen Schmerzen in der linken Unterbauchgegend. Stuhlgang täglich nach Klystier. Bei der Ope-

ration stellt sich in der Bauchwunde eine mannsarmdicke, mehrfach gewundene und 10 Liter fassende, im linken Unterbauch blindverschlossene Schlinge ein, deren Wandung stark verdickt ist. Die Schlinge hat eine solche Ausdehnung, daß die kontrahierten, nur kleinfingerdicken Jejunum- und Ileumschlingen in einem kleinen Teil des linken Oberbauches zusammengepreßt liegen. Die unteren Dünndarmschlingen sind etwas weiter und stehen mit einem Convolut untereinander durch breite Adhäsionen und Stränge verbackener Dünndarmschlingen in Zusammenhang. An dem dann folgenden Coecum und am übrigen Dickdarm ist bis auf eine starke Kontraktion nichts Abnormes festzustellen. Die Besichtigung des blindverschlossenen Endes der mannsarmdicken Dünndarmschlinge ergibt eine weiße, breite Narbe von den Maßen 4 : 1$^1/_2$ cm, handbreit oberhalb eine zweite, kleinere Narbe. Das Mesenterium dieser Schlinge ist gegenüber dem übrigen Dünndarmmesenterium sehr lang, verdickt, narbig verändert, seine Lymphdrüsen sind stark geschwollen. An der Stelle, wo die Schlinge verschlossen ist, endet das Mesenterium frei mit einer fingerdicken, narbigen Leiste. Das andere Ende dieser gewaltig gedehnten Schlinge steht mit dem in der Coecalgegend gelegenen Schlingenconvolut in Zusammenhang. Nach Klärung des Bauchsitus wird die ausgeschaltete Schlinge reseziert und der zuführende Schenkel blind verschlossen. Beim Versuch, das Convolut der erwähnten, verbackenen Schlingen in die einzelnen Schlingen aufzulösen, zeigt sich, daß sie durch kleine Perforationen untereinander in Verbindung stehen; daher Verzicht auf Lösung und Enteroanastomose zwischen Ileum und Colon ascendens. Schluß des Abdomens. Heilung. Esau nimmt an, daß es sich bei der Kranken früher um eine Strangulation oder um einen Volvulus gehandelt hatte, wobei es zum Durchschneiden des einen Darmendes kam, und daß sich das eine Ende durch Narbenbildung von selbst geschlossen hatte. Der Inhalt bestand aus stinkenden, dünnflüssigen Massen.

Weitere einschlägige Beobachtungen sind von Pullmann, v. Eiselsberg, Paltauf, Enderlenn, B. Schmidt u. a. mitgeteilt.

Beobachtung Pullmann: 53jährige Frau, seit mehreren Wochen bestehende stärkere Obstipation, seit 3 Tagen absoluter Darmverschluß. Bei der Aufnahme Facies abdominalis, fadenförmiger Puls, starker Meteorismus des Bauches. Rektal: rechts ein großer Tumor palpabel. Wegen des schlechten Allgemeinbefindens in Lokalanästhesie Laparotomie im rechten Hypogastrium und Anlegen einer Fistel an einer stark geblähten Dünndarmschlinge. Das Exsudat in der Bauchhöhle ist klar und geruchlos. Die Fistelentleerung ist reichlich, nach 4 Tagen Stuhlgang auf natürlichem Wege. Bei gutem Allgemeinbefinden wurde einige Wochen später das mechanische Hindernis durch eine zweite Laparotomie angegangen. Es bestand eine Einklemmung in einem bruchpfortenartigen Gebilde, das aus dem Uterus, den rechtsseitigen Adnexen und einem Strang bestand. Das abführende Ende des hier eingeklemmten Dünndarmes zeigte nur eine leichte, seichte Einschnürung der Serosa an der Schnürstelle. Beim Hervorholen des Darmes aus der verbindenden Tasche stellte man fest, daß der zuführende Darm am Schnürring bis auf das Mesenterium durchtrennt war, ohne daß es zum Kotaustritt in die Bauchhöhle gekommen war. Nach der Auffassung von Pullmann hatte sich wenigstens gelegentlich etwas Kot durch die Schlinge hindurchbewegt. Die beiden offenen Lumina wurden blindgeschlossen und 10 cm davon entfernt eine Anastomose angelegt. Später nach einer dritten Operation völlige Heilung.

Beobachtung v. Eiselsberg: 1$^1/_2$jähriger, schwächlicher Knabe, seit der Geburt eine eigroße Geschwulst in der linken Kreuzbeingegend, die durch Operation entfernt werden sollte. Es handelte sich um eine Hernia ischiadica, die als Inhalt eine an beiden Enden blind geschlossene, wurstförmige Dünndarmschlinge enthielt, die nur durch einen kleinfingerdicken Mesenterialstiel mit der Bauchhöhle in Zusammenhang stand. Der ausgeschaltete Darm zeigte eine Atrophie der Mucosa mit nekrotischem Epithel; Muscularis und Serosa waren gut entwickelt. Der Darminhalt bestand aus grauem Brei, die bakteriologische Untersuchung verlief ergebnislos. Die Wandung des Darmes war im allgemeinen verdünnt, an einer Stelle fanden sich kleine Hämorrhagien.

Paltauf fand nach v. Eiselsberg bei einer Autopsie 4 offene Darmlumina in der Bauchhöhle, die dadurch entstanden waren, daß bei einem Dünndarmvolvulus der Darm nur im Bereich der Kreuzungsstelle gangränös geworden war, während der Volvulusdarm selbst, weil er mit seinem Mesenterium weiter in Verbindung stand, lebensfähig geblieben war.

B. Schmidt erwähnt eine Beobachtung, wo nach Gangrän von zwei im Bruchring einer äußeren Hernie gelegenen Darmschlingen vier Darmlumina zu erkennen waren; von diesen bildeten zwei die offenen Enden der in der Bauchhöhle liegenden, lebensfähig gebliebenen Verbindungsschlinge.

8. Kapitel.

Verengerung und Verschließung des Darmes durch Kompression.

Im strengen Wortsinne gehören zu den Kompressionen alle Verschlüsse, die durch einen von außen auf den Darm wirkenden Druck zustandekommen. Der allgemeine Gebrauch trennt aber die Abklemmungen und Schnürungen durch Bänder oder Stränge und die inneren Einklemmungen ab und rechnet zu den Kompressionen nur die Wegstörungen, die durch eine breite, mehr flächenhafte, von außen auf den Darm drückende Gewalt bedingt sind. Die Kompression des Darmes im engeren Sinne kann hervorgerufen werden durch Vergrößerung und Lageveränderung der verschiedenen Bauchorgane, durch Geschwülste, Cysten, abgesackte Flüssigkeitsansammlungen im peritonealen und retroperitonealen Raum, schließlich auch durch massige Tamponade nach operativen Eingriffen im Bereich der Bauchhöhle. Mehr zur perimuralen und intramuralen Strikturbildung als zu einer Kompression führen die bösartigen Geschwülste der verschiedensten Organe und die plastisch entzündlichen-peritonitischen Vorgänge, die die Darmwand infiltrativ um- und durchwachsen; diese werden auch bei den erworbenen Strikturen berücksichtigt. (S. 354).

Es kann hier nicht jede Möglichkeit einer Darmkompression durch einen Bauchtumor eingehend besprochen werden, da schließlich jeder den Bauchraum beengende Vorgang die Möglichkeit einer Darmverlegung in sich birgt, meist auch die Geschwulst mit ihren direkten Erscheinungen im Vordergrunde steht und die Darmstörung häufig nur eine mehr oder minder schwere Nebenerscheinung darstellt. Wir begnügen uns daher mit einer kurzen allgemeinen Darstellung des Mechanismus und der klinischen Bilder und einer gedrängten Übersicht über die verschiedenen Ursachen des Kompressionsverschlusses.

Mechanismus. Es wäre von vornherein nicht auffallend, wenn große Geschwülste, die den größten Teil des Bauches für sich in Anspruch nehmen und den Darmschlingen nur einen kleinen Teil ihres ursprünglichen Raumes belassen, häufig eine erhebliche Behinderung des Kotweges bedingen würden. Erstaunlicher ist es eigentlich, wie wir es beispielsweise täglich beim hochgraviden Uterus sehen, daß trotz der Bewegungsbeschränkung und der Zusammenpressung der Darmschlingen auf einen engen Raum keine oder nur geringe Erschwerungen der Kotabsetzung eintreten. Dies beweist, daß die Darmschlingen, solange sie ihre Bewegungsfreiheit besitzen, dem Tumordruck auszuweichen und sich engeren Verhältnissen anzupassen vermögen. Daher sind vor allem die fixierten Darmabschnitte, die kein oder nur ein kurzes Mesenterium besitzen, den Gefahren einer stärkeren Druckwirkung ausgesetzt, da sie dem Druck nur in beschränktem Maße ausweichen können. Kompressionsverschlüsse finden sich daher vorwiegend am Duodenum, auf- und absteigendem Dickdarm, Leber-Milzflexur, Mastdarm und unterem Ileum. Wichtig für das Zustandekommen einer völligen Zusammenpressung der Darmwandung ist der Gegendruck, der am stärksten zutage tritt, wenn der Darm gegen einen unnachgibigen Körper gepreßt wird, wie ihn vor allem das knöcherne Skelett darstellt. Aus diesem Grunde sind vor allem Mastdarm und unteres Ileum, die rings von dem starren Beckenring umgeben sind, ferner das Duodenum durch seine fixierte Lage neben der

Wirbelsäule am häufigsten einer Kompression ausgesetzt. Das starke Überwiegen dieser Verschlußart im kleinen Becken besonders bei Frauen ist neben den räumlichen Verhältnissen durch die Häufigkeit der Neubildungen und entzündlichen Vorgänge im Bereich der Kleinbeckenorgane bedingt.

Eine erhebliche Kompression beweglicher Darmabschnitte entsteht gewöhnlich nur dann, wenn diese mit dem Tumor durch örtliche, entzündlich-peritonitische Vorgänge Verlötungen eingehen; zu einem völligen Verschluß durch den Druck allein kommt es aber auch in diesen Fällen, wenn ein stärkerer Gegendruck fehlt, verhältnismäßig selten; häufiger beruht der Verschluß dann letzten Endes auf durch Verlötungen bedingten Abknickungen, Torsionen und Ventilbildungen.

Eine Zusammenstellung Leichtensterns über 165 Kompressionen gibt Auskunft über den Anteil der einzelnen Darmabschnitte: Rektum $60^0/_0$, unterstes Ileum $10^0/_0$, S. romanum, Colon descendens, Flexura sinistra zusammen $12^0/_0$, Duodenum $7^0/_0$, Colon ascendens und Flexura dextra $6^0/_0$, mittleres Ileum $4^0/_0$, Colon transversum $1^0/_0$.

Klinisches Bild. Die allgemeinen und lokalen Erscheinungen bei der Darmkompression geben ein mannigfaltiges Bild. Man sieht alle Verschlußerscheinungen von der schleichenden Stenose bis zum stürmisch eintretenden und stürmisch verlaufenden Verschluß; alle Darmabschnitte vom Duodenum angefangen bis zum Mastdarm herab können der Ort der Kompression sein, die Lieblingsstellen sind bereits genügend hervorgehoben worden. Die Besprechung des Bildes im einzelnen erübrigt sich, da die verschiedenen Verschluß- und Höhenerscheinungen an anderer Stelle besprochen sind, eine Übersicht über die Kompressionsursachen mit erläuternden Beispielen noch folgt.

Vorherrschend ist das Bild der chronischen Wegbehinderung vor allem bei den Kompressionen des Mastdarmes, dem am häufigsten einem Druck ausgesetzten Darmabschnitt, wo ausgesprochenere Stenoseerscheinungen, stärkere Koliken, Steifungen, Aufstauung oder völliger Verschluß trotz hochgradiger durch die Untersuchung leicht nachzuweisender Einengung der Darmlichtung meist erst sehr spät aufzutreten pflegen. Die akuten Kompressionsverschlüsse kommen durch Lageveränderungen von Organen und Tumoren beispielsweise Wandermilz und Wanderniere, durch plötzliche Einklemmungen von Schlingen zwischen Geschwulst und Widerlager zustande; eine größere Zahl dieser akuten Verschlüsse wird weniger durch den Druck als durch Abknickung, Torsion oder Ventilbildung ausgelöst und kann daher mit gleichem Recht diesen Verschlußformen zugerechnet werden. Wenn die akuten Verschlüsse durch Kompression im Schrifttum einen verhältnismäßig breiten Raum einnehmen, so beruht das darauf, daß diese als seltene Vorkommnisse mitteilenswert erscheinen, zumal da vielfach ihr Auftreten überhaupt die erste Krankheitsäußerung bedeutet, während die Masse der chronischen Stenosierungen dieser Art gewissermaßen dem gesetzmäßigen Ablauf der primären Krankheit entspricht. Dadurch wird es verständlich, daß beispielsweise Treves unter 22 von ihm gesammelten Druckverschlüssen 12 akute, innerhalb von 2—9 Tagen tödlich endigende Darmverschließungen vorgefunden hat.

1. Darmkompression bei Erkrankungen der Leber und Gallenwege.

Häufige Wegstörungen treten im Gefolge der Cholecystitis und Cholelithiasis auf. Diese werden in der überwiegenden Zahl durch Verwachsungen hervorgerufen, die sich in solchen Fällen meist in der Form breiter Verlötungen, seltener als Stränge zwischen den Gallenwegen und benachbarten Darmabschnitten, Pylorus, Duodenum, Flexura hepatica ausbreiten. Gewöhnlich ist das obere Duodenum, seltener die tieferen Duodenalabschnitte der Sitz der Enge. Bei den Fällen, wo der Druck größerer Einzelsteine als das Hindernis angesehen wurde, fanden sich auch immer ausgedehnte Verwachsungen, doch weisen Beobachtungen, in denen die Entfernung großer Gallensteine allein genügte, um den Weg freizumachen, daraufhin, daß die Kompression des Duodenum durch den Stein der Hauptgrund der Störung sein kann (Lit. Melchior).

In dem Falle von Severin handelte es sich um einen großen Cysticusstein mit den Erscheinungen der tiefen Duodenalstenose, wo nach Entfernung des Cysticussteines das Duodenum sofort wieder durchgängig wurde. Es können Gallensteine auch nach dem Verlassen der Gallenblase vor dem Durchbruch in den Darm das Duodenum zusammenpressen (Rehn, Körte).

Seltener kommt es beim Cysticusverschluß mit Hydrops oder Empyem der Gallenblase zu einer ausgesprochenen Kompression im Bereich des oberen Dickdarmabschnittes (Kelynak, Goldberg, Anschütz). Letzterer hat allein 3 Beobachtungen mitgeteilt, wo die gewaltig vergrößerte, prall gefüllte, starrwandige, zwischen Leber und Darmbeinschaufel eingeklemmte Gallenblase Colon transversum, Colon ascendens und Coecum so komprimiert hatte, daß als Gesamtwirkung des Druckes ein Verschluß eintrat; in 2 Fällen wurde die Druckwirkung durch die Annäherung vom Rippenbogen und Beckenschaufel infolge der bestehenden Alterskyphose begünstigt.

Die gutartigen Geschwülste der Leber (Adenom, Fibrom, Angiom), das Syphiloma, die hypertrophische Cirrhose bedingen wohl kaum eine mechanische Wegstörung. Dagegen können die Krebse der Gallenwege und der unteren Leberfläche ebenso wie die des Magens mehr durch Umwachsung und Infiltration der Wand als durch einfachen Druck hochgradige Verengerungen des Duodenum und Colon transversum hervorrufen (S. 354).

Von der unteren Leberfläche ausgehende Echinokokkuscysten, die bisweilen den ganzen Bauchraum ausfüllen können, machen häufiger, zumal sie nicht selten mit benachbarten Schlingen, Duodenum, Dünndarm und Dickdarm Verklebungen eingehen, leichtere Störungen der Magendarmtätigkeit, geben aber trotz ihrer Größe nur selten Veranlassung zu einem Verschluß, welcher dann gewöhnlich durch die vorhandenen Verwachsungen mitbedingt ist (Kehr u. a.); einen akuten Verschluß durch reine Kompression beobachtete Reichold:

Die 30 jährige Frau erkrankte akut mit heftigen, kolikartigen Leibschmerzen; fortwährendes galliges Erbrechen, seit 3 Tagen kein Stuhl, keine Winde. Handbreit unter dem rechten Rippenbogen in Nabelhöhe fand sich eine apfelgroße, vorspringende und sehr schmerzhafte, pralle Geschwulst, links davon eine umschriebene Auftreibung des Bauches mit zeitweise auftretenden, starken peristaltischen Bewegungen. Bei der Operation stellte sich nach Vorwälzen der Cyste unter gurrenden Geräuschen und sichtbarer Peristaltik die Passage wieder her. Die tannenzapfenähnliche Cyste (15 cm lang, 3 cm Durchmesser) verlief vom Rande des rechten Leberlappens nach innen unten und hinten zur Wirbelsäule. Einnähung und Eröffnung der Cyste brachte Heilung.

Die Wanderleber, die gewöhnlich mit einer Eingeweidesenkung verknüpft ist, kann außer den durch Abknickung und Druck auf Gallenwege und Pfortader bedingten Zuständen auch verschlußähnliche, allgemeine und abdominelle Erscheinungen, Kollaps, Aufstoßen, Erbrechen, Stuhl- und Windverhaltung hervorrufen, die auf Druck, Zerrung und Knickung der Eingeweide zurückzuführen sind.

Über die Kompression eines zwischen Rippenbogen und Leberkonvexität verlagerten Darmteiles liegen nach Leichtenstern einige ältere Beobachtungen von Lavater und Kellenberg vor.

2. Darmkompression bei Erkrankungen der Milz.

Die Riesenmilzen bei Leukämie, Banti, Malaria u. a. verursachen so gut wie nie eine stärkere mechanische Behinderung des Darmkanales. Gegenüber der Grundkrankheit treten die Verdauungsstörungen, die vielleicht auf die Raumbeschränkung des Darmes zu beziehen sind, in den Hintergrund.

Auch von dem bösartigen Tumor der Milz, dem Sarkom, sind Fälle mit Darmstenosen nicht bekannt, da sich die Neubildung meist innerhalb der Milzkapsel hält und nur selten infiltrativ auf das retroperitoneale Bindegewebe, Pankreas, Magen übergreift.

Die Cysten der Milz (Blutcysten, seröse Cysten, sehr selten Echinokokkuscysten) erreichen zwar einen gewaltigen Umfang, gehen auch häufiger Verwachsungen mit dem benachbarten Darm ein, machen aber in der Regel nur leichtere Verdauungsstörungen, wenn nicht Verlagerung oder Stieldrehung der Cysten verschlußähnliche Erscheinungen bedingen (Bircher).

Häufiger ruft die Wandermilz Verschlußerscheinungen hervor, die aber nur in dem kleineren Teil der Fälle auf einer Kompression des Darmes durch das meist vergrößerte Organ beruhen. Die Wandermilz kann sich weit von ihrem Stammplatze entfernen und in der Nabelgegend, auf der linken Beckenschaufel, im Beckeneingang, im kleinen Becken und sogar auf der rechten Beckenschaufel angetroffen werden. Sie hängt zunächst beweglich an ihrem Stiel, der die Gefäße, Aufhängebänder, häufig auch den Schwanz des Pankreas enthält, geht dann aber im weiteren Verlauf als Folge der Zirkulationsstörungen, welche durch die sehr häufig bleibenden oder intermittierenden Stieldrehungen hervorgerufen werden, oft Verwachsungen mit Netz, Darm, vor allem mit den Organen des kleinen Beckens ein und wird dadurch in der pathologischen Lage festgehalten. Die Stieldrehungen können klinisch erscheinungslos verlaufen, recidivierende Koliken auslösen, aber auch akute Verschlußerscheinungen, Kollaps, Erbrechen, Stuhlverhaltung, Bauchauftreibung hervorrufen. Gegenüber diesen reflektorisch bedingten Erscheinungen tritt der mechanische Verschluß durch die Milzverlagerung an Zahl zurück, doch sind Kompressionen durch die verlagerte Milz oder ihren Stiel im Bereich des Duodenum, Dünn- und Dickdarmes beobachtet worden, welche fast durchweg einen akuten Verschlußcharakter gezeigt haben:

Die Kompression des Colon durch eine Wandermilz führte innerhalb 24 Stunden zum Tode (Baimbrigge). In einem Falle von Commanus und de Cnaep wurde der Tod durch Kompression des Ileum durch eine bis in die rechte Fossa iliaca verlagerte Milz bedingt. Eine Kompression der Flexura lienalis durch eine verlagerte leukämische Milz endete ebenfalls tödlich (Collins). Bemerkenswert ist eine Beobachtung Birchers: Eine 34jährige Frau erkrankte 8 Tage vor der Einlieferung mit heftigen, krampfartigen Bauchschmerzen, Erbrechen und Verstopfung, später traten Durchfälle auf. Es fand sich im Oberbauch ein mannskopfgroßer, teils cystischer, teils derber Tumor, der handbreit den Nabel überschreitend bis zum rechten Darmbeinstachel reichte. Bei der Operation wurde eine mit dunkelbrauner, dickflüssiger Masse gefüllte Milzcyste festgestellt; die Milz selbst war um das 6fache vergrößert und um 360° stielgedreht. Resektion der Cystenwand, Rückdrehung und Zurücklegung der Milz. 2 Tage nach der Operation Auftreten von kotigem Erbrechen, weiterhin Auftreibung des Bauches, Steifungen; 6 Tage nach der Operation Tod. Bei der Obduktion zeigte sich, daß die 500 g schwere reponierte Milz eine Dünndarmschlinge 230 cm oberhalb der Bauhinschen Klappe völlig komprimiert und dadurch den Verschluß herbeigeführt hatte.

In anderen Fällen wurde der Druck durch den Stiel des verlagerten Organes ausgeübt. Beobachtung Helm und Klob: Bei der Obduktion einer unter dem Bilde der Peritonitis gestorbenen 21jährigen Arbeiterin fanden sich in der Bauchhöhle 5 l einer mit Speiseresten vermischten, sauer riechenden Flüssigkeit. Die um das 4fache vergrößerte Milz lag auf der Innenfläche des linken Darmbeines und hing an einem 2mal um seine Längsachse gedrehten Stiel, der aus den Gefäßen, dem Pankreas und dem Ligamentum pancreaticolienale bestand. Das Pankreas war so über das untere Querstück des Duodenum gespannt, daß es fest gegen die Wirbelsäule gepreßt wurde, so daß der eingeführte Finger nur mit einiger Gewalt durch die enge Stelle vordringen konnte. Die Magenwand war erweicht und in Handtellergröße zerfallen.

Im Falle Babesius lag die allseitig verwachsene Milz in der linken Leistengegend, reichte nach rechts bis in das kleine Becken, wo sie einen Douglasabszeß abschloß. Das Ligamentum gastrolienale war 3mal um seine Längsachse gedreht, die Milzgefäße waren teilweise obliteriert. Zwischen dem gespannten Ligamentum gastrolienale und der Wirbelsäule war eine Jejunumschlinge durchgezogen und zusammengepreßt.

3. Darmkompression bei Erkrankungen des Pankreas.

Die Lagebeziehung des Pankreas zum Duodenum macht es verständlich, daß Vergrößungen des Organes, besonders seines von der Duodenalschlinge umrandeten Kopfteiles häufiger eine Druckwirkung auf den Zwölffingerdarm ausüben. An erster Stelle stehen die bösartigen Tumoren, von denen das Karzinom verhältnismäßig häufig, das Sarkom sehr selten angetroffen wird. Da sie meist nicht nur durch Druck, sondern vor allem durch infiltratives Überwuchern das Duodenum einengen, so bedingen sie häufig eine hochgradige Stenose des Duodenum, die nicht selten die erste und vorherrschende Krankheitsäußerung auslöst. Meist handelt es sich um Verengerung des tiefen Duodenalabschnittes, doch sind auch solche des ersten Abschnittes und im Bereich der Papille beobachtet worden (Lit. Körte, Gulecke, Melchior u. a.).

Beispiel Holscher: Bei einem 48jährigen Manne, der 7 Monate lang an Magen- und Verdauungsbeschwerden, zuletzt an hochgradiger Verstopfung, Singultus und

Magenerbrechen litt, hatte das auf die Größe eines 4monatlichen Foetuskopfes angewachsene Pankreas das Duodenum auf eine Länge von fast 3 Zoll so eingeschlossen und verengt, daß ein Gänsekiel nicht durchgeführt werden konnte. Das Duodenum oberhalb der Enge war bauchig ausgedehnt und bildete eine Art von Vormagen.

Beispiel Kerkring. 40jähriger Mann. Litt seit Jahren an einer zehrenden Krankheit und ging akut nach 10tägigem Darmverschluß und 7tägigem Kotbrechen 1668 in Amsterdam zugrunde. Bei der Obduktion fand sich ein Scirrhus des Pankreas im Gewicht von 19 Unzen, der auf den Anfangsteil des Ileum übergegriffen hatte und diesen strikturierte.

Gutartige Tumoren des Pankreas (Adenom, Fibrom, Lymphom) sind sehr selten; auch sie können wie beispielsweise in einem Falle von Neve eine klinisch zutage tretende Druckwirkung auf das Duodenum ausüben.

Die chronische, sklerosierende Pankreatitis verursacht, da sie vorwiegend im Pankreaskopfe auftritt, verhältnismäßig häufig eine Stenosierung des Zwölffingerdarmes (Nathan, Siegel, Ledderhose, Lexer); auch sie wirkt nicht nur kompressiv, sondern häufig auch durch Umwachsen des Darmes verengernd.

Lerat verfügt über eine Beobachtung, wo der chronisch entzündete Kopfteil der Drüse das Duodenum ringförmig umgab und einengte; eine Teilresektion des Ringes brachte Heilung.

Im Nathanschen Falle war das Duodenum in der unteren Hälfte seines absteigenden Abschnittes durch den Druck des stark vergrößerten, fast mörtelharten Pankreas ganz verschlossen, die Wand stark verdickt.

Chvostek beobachtete eine Kompression des Duodenum und Choledochus durch die tuberkulös erkrankte, vergrößerte Drüse. Im Falle Rosenbachs wurde die Kotstauung durch den Druck eines mit Pankreasnekrose einhergehenden, parapankreatischen Abszesses auf den obersten Teil des Dünndarmes, welcher mit ihm entzündlich verlötet war, hervorgerufen.

Die Cysten des Pankreas machen, trotzdem sie gewaltige Größen erreichen können, verhältnismäßig selten hochgradigere Stenoseerscheinungen. Ihrer Druckwirkung ist neben dem Duodenum vor allem das Colon transversum ausgesetzt, wenn sie sich zwischen den Blättern des Mesocolon entwickeln. Esau beobachtete eine Stenose der Flexura coli sinistra durch eine Pankreascyste. Wir sahen bei einer 41jährigen Frau eine hochgradige Abplattung und Ausziehung des Colon descendens durch eine große, die linke Bauchhälfte einnehmende, bis ins kleine Becken reichende Pankreascyste, ohne daß irgend welche Stuhlbeschwerden bestanden. Eine Kompression des Duodenum durch Cysten wurde mehrfach gesehen (Roux, Hagenbach).

Beispiel Hagenbach. 45jährige Frau erkrankt akut mit Schmerzen im ganzen Leib, fortwährendem galligem Erbrechen, Verstopfung. Nach vorübergehender Besserung Wiederauftreten des Erbrechens und der Verstopfung; nach dreitägiger Dauer plötzlich Erscheinen eines kinderkopfgroßen Tumors im Epigastrium. Bei der Operation wurde eine Blutcyste des Pankreas festgestellt und punktiert. Die Obduktion zeigte, daß die Cyste die Pars horizontalis und descendens duodeni komprimierte und abplattete.

Im Falle Gerhardi wurde der absteigende Schenkel des Duodenum und das Colon transversum durch die Blutmassen einer nekrotisierenden, haemorrhagischen Pankreatitis komprimiert.

4. Darmkompression bei Nierenerkrankungen.

Die Wanderniere kann bei plötzlicher Verlagerung des Organes rein reflektorisch durch die plötzlich auftretende Zerrung, Abknickung oder Drehung des Stieles die Erscheinungen des akuten Verschlusses, kolikartige, zunehmende Schmerzen, Übelkeit, Erbrechen, Kollaps, Stuhl- und Windverhaltung, Meteorismus hervorrufen. Andererseits macht es die Nachbarschaft der meist beteiligten rechten Niere zum Duodenum, Colon ascendens und Flexura hepatica verständlich, daß diese Erscheinungen durch die Kompression dieser Darmabschnitte mitbedingt oder verstärkt werden, zumal bei ausgiebiger Verlagerung zu der Kompression eine Drehung des aufsteigenden Colon hinzutreten kann. Als Ausdruck der Wegbehinderung hat man mehrfach eine Erweiterung des Coecum angetroffen (Albarran, Alglave). Erschwert wird die Deutung der Krankheitserscheinungen im Einzelfalle dadurch, daß meist nervöse Frauen die Träger einer Wanderniere sind. Ein völliger Verschluß ist jedenfalls sehr selten. Im Falle Brown hatte die verlagerte, mit ihrem oberen Pole in der Nähe des Nabels fixierte Niere das Colon ascendens so komprimiert, daß ein akuter Verschluß die Folge war, der durch operative Beseitigung des Hindernisses behoben wurde.

Geschwülste, Cystenbildungen, Erweiterungen des Nierenbeckens führen nicht selten zu so erheblichen Vergrößerungen des Organes, daß eine gewisse Druckwirkung auf die benachbarten Darmteile Duodenum, Colon ascendens und descendens unausbleiblich ist, da diese wegen ihrer Befestigung dem Druck nur in beschränktem Maße ausweichen können; jedoch treten ausgesprochene Stenoseerscheinungen klinisch verhältnismäßig selten zutage, wenn es sich nicht um eine Stenosierung durch das Übergreifen eines bösartigen Nierentumors oder einer schwartigen Entzündung auf die Darmwand handelt. Bei der Cystenniere und Hydronephrose werden verhältnismäßig oft plötzliche, auch intermittierende Verschlußerscheinungen beobachtet; diese können auf einer verstärkten Druckwirkung bei eintretender Vergrößerung des Organes beruhen, meist kommt aber jedenfalls wie bei der Wanderniere der Reflexwirkung eine erhebliche Bedeutung zu.

Eigene Beobachtung. 63 jährige Frau. Seit mehreren Jahren zunehmende Schwellung in der rechten Bauchseite, seit 36 Stunden heftige Schmerzen im Bauche, Brechreiz, Stuhl- und Windverhaltung. Einlieferung wegen Ileus. Die rechte Bauchseite ist fast bis zur Symphyse herab durch einen mannskopfgroßen Tumor vorgewölbt; über dem Coecum sind lautes Plätschern und gurrende Darmgeräusche wahrzunehmen, der übrige Leib ist leicht aufgetrieben, weich, nicht druckschmerzhaft. Bauchschnitt: Durch Druck einer mannskopfgroßen Cystenniere ist das Colon ascendens nach einwärts verdrängt und komprimiert, das Coecum ist stark erweitert, mit flüssigem, laut plätscherndem Inhalt gefüllt. Nephrektomie, Heilung.

Schmieden beobachtete eine durch Cystenniere bedingte Kompression des Coecum. Dieses lag fest dem unteren, tastbaren Pol der Niere auf und war völlig abgeplattet, die Schleimhaut war im Druckbereich ulceriert. Das Röntgenbild mit Füllungsdefekt, der große, an der Vorderfläche Darmschall zeigende Tumor, der regelmäßige Blutbefund im Stuhl und negative Urinbefund ließen eine Ileocoecaltuberkulose diagnostizieren.

Im Falle Hügelmann handelte es sich um eine intermittierende Hydronephrose infolge Gefäßknickung bei einer 45 jährigen Frau, die regelmäßig jeden Sonnabend heftige Kolikanfälle mit galligem Erbrechen und leichtem, bald verschwindendem Ikterus auslöste. Die allmähliche Füllung des Nierenbeckens, die jedesmal 5 Tage in Anspruch nahm, führte jedesmal wegen Verwachsung mit dem Duodenum und Anlagerung an die untere Leberfläche zur Kompression des Duodenum.

5. Darmkompression durch Netzgeschwülste, mesenteriale und retroperitoneale Cysten und Geschwülste, retroperitoneale Haematome, Aneurysma der Bauchaorta.

Die Cysten und Geschwülste des Netzes und Mesenterium sind, wenn sie klinisch ausgesprochene Druckerscheinungen auf den Darm hervorrufen, von solcher Größe, daß sie nicht übersehen werden können. Verschlußerscheinungen ohne durch Tastung nachweisbaren Tumor sind so gut wie nie durch einfachen Druck, sondern durch eine der anderen Verschlußarten, Volvulus, Abknickung, Striktur bedingt. Hier kann nur unter Wiedergabe einiger Beispiele ihre Druckwirkung auf den Darm berücksichtigt werden; eine erschöpfende Darstellung der chirurgischen Erkrankungen des Gekröses und Netzes besitzen wir von Prutz und Monnier.

Die seltenen Cysten des Netzes (Lymphcysten, Dermoidcysten, Echinokokkuscysten) können bei erheblicher Ausdehnung durch die starke Raumbeengung Verdauungsstörungen, Verstopfung, Durchfälle, Kreislauf- und Atemstörungen hervorrufen; akutere, wiederholte Reizerscheinungen, Koliken, Erbrechen werden auf die meist vorhandenen Verwachsungen mit Darm und Bauchwand oder auf den Zug am Colon transversum und Magen zurückgeführt (Witzel).

Auch die seltenen soliden Geschwülste des Netzes (Lipom, Fibrom, Sarkom, Karzinom), von denen besonders die Lipome und Sarkome Riesengewichte erreichen können, machen nur selten schwerere Wegstörungen. Beispielsweise entfernte Meredith mit Erfolg ein Lipom von $50^1/_2$ Ø Gewicht bei einer 62 jährigen Frau, Wilms ein 10 Ø schweres Netzsarkom bei einem 20 jährigen Mann, das trotz Fixation und Einkeilung in der Bauchhöhle von gelegentlichen, leichteren kolikartigen Schmerzen und Erbrechen abgesehen keine Kompressionserscheinungen gemacht hatte. In einigen Fällen von Netzsarkom war die gewaltige Ansammlung eines blutigen Ascites die Ursache des Darmverschlusses (Capelle, Colb).

Die entzündlichen Netzgeschwülste machen verhältnismäßig selten durch Schrumpfung des infiltrierten Netzes perimurale Strikturen des Colon transversum und ascendens (H. Braun, Monod, Schmieden, Lindqvist).

In dem Falle von Schmieden hatte sich schubweise im Verlaufe vieler Monate ein mannskopfgroßer, nicht entfernbarer Tumor gebildet, der durch Freilegen und Einschnitte nicht zu beeinflussen war. Schließlich wurde wegen hochgradiger Wegstörungen das vom Tumor umwachsene Coecum und Colon ascendens durch Einpflanzung der unteren Ileumschlinge in das Colon transversum einseitig ausgeschaltet. Durch Fernhaltung des Kotreizes trat innerhalb 8 Monaten eine völlige Rückbildung des Prozesses ein.

Die **mesenterialen und retroperitonealen Geschwülste und Cysten** (Lipome, Fibrome, Sarkome, Karzinome und Mischformen, seröse Cysten, Blutcysten, Enterocystome, Dermoide, Teratoide) führen häufiger zu einer stärkeren Druckwirkung auf den Darm. Von diesen rufen die retroperitonealen Gebilde trotz der gewaltigen Ausdehnung, welche die vor allem in Betracht kommenden Lipome und Sarkome erreichen können, verhältnismäßig selten schwerere Darmstörungen hervor. Am meisten sind noch die Bedingungen für eine stärkere Druckwirkung im Bereich des Duodenum gegeben, doch sind auch die hierher gehörigen Beobachtungen spärlich. Melchior berichtet 1917 nur von 4 Beobachtungen retroperitonealer, sarkomatöser und karzinomatöser Drüsenmetastasen und einigen retroperitonealen tuberkulösen Drüsenpaketen mit Stenosierung des Duodenum. Wir beobachteten selbst einen Kompressionsverschluß des Duodenum durch ein retroperitoneales Teratom und einen solchen des Colon descendens durch ein retroperitoneales Fibrosarkom, die kurz wiedergegeben werden sollen.

Eigene Beobachtung. 12jähriges Mädchen leidet seit längeren Wochen an einer Geschwulstbildung im Bauch, häufigem Erbrechen schwarzer Massen, in den letzten Tagen völlige Stuhlverhaltung. Elendes Kind, allgemeiner, leichter Ikterus. In der rechten Oberbauchgegend findet sich ein über kindskopfgroßer, wenig beweglicher Tumor; Magensteifungen; Unterbauch völlig eingesunken; im Magen tiefschwarze Massen. Operation: Nach Öffnung der Bauchhöhle in der Mittellinie oberhalb des Nabels zeigt sich ein cystischer, retroperitoneal gelagerter Tumor, über den das plattgedrückte Duodenum hinwegzieht. Einnähung des Sackes in die Bauchwunde und Eröffnung, worauf sich eine dickliche, milchkaffeeartige, mit Talgbröckeln und Haaren untermischte Flüssigkeit entleert. Tod nach 3 Tagen. Obduktion: Auf der vorderen Konvexität des schlaff fluktuierenden, eingenähten Sackes zieht das platt gedrückte Duodenum (besonders starke Kompression der Pars descend. duod.) nach abwärts, während das Colon ascendens und transversum unbeeinträchtigt davorlagern. Die Geschwulst ist mit dem unteren, hinteren Teil des rechten Leberlappens breit verwachsen, der Ductus choledochus ist bleistiftdick, stark in die Länge gezogen (17 cm), Pankreas platt gedrückt. Der stark geblähte Magen und die oberen Teile des Dünndarmes enthalten tintenschwarze, blutige Flüssigkeit. Meckelsches Divertikel. Der aufgeschnittene Tumor entleert außer einer dicklichen Flüssigkeit festere mit Haaren verfilzte Talgmassen; er besteht aus mehreren Abteilungen mit verschieden gefärbtem Inhalt, Knochenspangen und Zähnen (Teratoma cysticum retroperitoneale subhepaticum).

Eigene Beobachtung. 49jährige Frau, leidet seit einem Jahre an Stuhlverstopfung; seit 24 Stunden Uebelsein, Erbrechen, Stuhl- und Windverhaltung, Auftreibung des Leibes. Der Leib ist faßförmig aufgetrieben, tympanitisch, unterhalb des Nabels leicht druckschmerzhaft. Bei kombinierter Untersuchung fühlt man undeutlich eine kindskopfgroße Geschwulst, die dem linken Ovarium anzugehören scheint. Bei der Operation wird ein fast mannskopfgroßer Tumor am Eingang zum kleinen Becken festgestellt, der von der linken Seite auszugehen scheint und den Eindruck der Fixation an der Wirbelsäule macht; von einer Entfernung wird Abstand genommen. Unter Zunahme der Verschlußerscheinungen, starker Auftreibung des Bauches, völliger Stuhl- und Windverhaltung, zuletzt Koterbrechen, Eintritt des Todes 7 Tage nach dem Probeschnitt. Obduktion: Über dem Kleinbeckeneingang und links seitlich der Wirbelsäule liegt retroperitoneal ein großer, birnenförmiger, mit der Spitze nach oben gerichteter Tumor, der mit dem unteren Nierenpol durch straffes Bindegewebe, nicht aber mit der Wirbelsäule verwachsen ist. Länge: 32,5 cm parallel der Wirbelsäule; Breite: oben 17 cm, unten 22 cm; Dicke: 7 cm; Gewicht: 3,6 kg. Der Dickdarm zeigt bis in die Höhe der Geschwulst eine starke Erweiterung von fast 30 cm Umfang und stellenweise eine tief schwarzrote Färbung. Im Bereich der unteren Hälfte der Geschwulst ist der Dickdarm bandartig abgeplattet, die Wandung normal. Mikroskopische Diagnose: Retroperitoneales Fibrosarkom.

Häufiger noch macht sich eine Druckwirkung auf den Darm bei den Cysten und Geschwülsten des Mesenterium klinisch bemerkbar, deren Zustandekommen nicht nur von ihrer Größe, sondern auch von der Ausgangsstelle des Tumors im Gekröse abhängig ist. Je näher die Cyste der Anheftungsstelle des Darmes sitzt, um so eher ist eine Druckwirkung auf das Darmrohr zu erwarten. Bei stärkerer Entwicklung wird der Darm oft an der Konvexität des Tumors als plattes Band angetroffen, so daß die betreffende Schlinge sich wie eine „Halskrause" um die Konvexität legt (Monnier). Einer derartigen Abplattung des Darmrohres über der Neubildung entspricht klinisch durchaus nicht immer ein Verschluß; vielfach kommt es aber durch Störung der Blut- und Lymphzirkulation zu einer ödematösen Durchtränkung und Verdickung der Darmwand und des Mesenterium mit folgenden Verwachsungen, die die Ursache einer Abknickung oder Verdrehung sein können.

Die **Cysten** (Lymphcysten, Blutcysten, Enterocystome, Dermoide, Echinokokkuscysten) sitzen hauptsächlich im Dünndarmgekröse, vorwiegend des Ileum; im Mesocolon saßen unter 137 von Berger zusammengestellten Fällen nur 15. Sie werden in allen Lebensaltern, vor allem im 3. und 4. Jahrzehnt beobachtet; ihre Größe schwankt zwischen Kleinapfel- und Kopfgröße, kann jedoch einen solchen Umfang erreichen, daß der ganze Bauch ausgefüllt erscheint. Sie entwickeln sich gewöhnlich gleichmäßig zwischen den Blättern des Gekröses, häufiger auch gegen das vordere Blatt zu. In seltenen Fällen kommt es zur Stielbildung, wobei wie in einer Beobachtung von Moynihan eine Darmschlinge zwischen Cyste und Stiel abgeklemmt werden kann. Nicht selten finden sich mehrere selbständige oder mit einander in Verbindung stehende Cysten; durch Umwachsung können sie das Darmrohr völlig zwischen sich fassen, so daß es dem Druck von allen Seiten ausgesetzt ist (Gildemeister, Gabscewicz). Außer diesen sind noch eine größere Zahl von Kompressionsverschlüssen bei Mesenterialcysten beobachtet worden (Millard und Tillaux, Eve, Colby, Scheremezinskaja u. a.), ebenso häufig ist aber ein Volvulus die Ursache der Verschließung (Bennecke, Genersich, Fertig, Rosenheim, Dalziel u. a.). Die nicht selten im Krankheitsverlauf der Gekröscysten akut auftretenden, intermittierenden Verschlußerscheinungen, die mehrfach auch wegen des nachweisbaren prallen Tumors eine Invagination vermuten ließen, sind vielleicht auf solche, sich selbsttätig wieder ausgleichende Achsendrehungen zurückzuführen (Blum), lassen sich aber auch durch Kompression und von selbst zurückgehende Abknickung und Ventilverschluß erklären.

Beispiel Scheremezinskaja. 12 jähriger Knabe erkrankte zuerst vor 2 Jahren an Verschlußerscheinungen, Leibschmerzen mit Erbrechen und Stuhlverhaltung, die nach 1½ Wochen zurückgingen. Jetzt bestehen seit 4 Tagen Erscheinungen eines Strangulationsileus; eine undeutliche Resistenz ist in der linken Oberbauchgegend nachzuweisen. Bei der Operation findet sich in der Nähe der Plica duodenojejunalis zwischen den Gekrösblättern eine kopfgroße Cyste mit milchigem Inhalt, über deren Kuppe eine bandartig abgeplattete, dunkelviolette Dünndarmschlinge verläuft. Die Cyste nimmt die ganze Breite des Gekröses von der Wurzel bis zum Darm ein und dringt in die Darmlichtung vor. Entfernung der Cyste und des anliegenden Darmabschnittes, da die Ausschälung unmöglich ist. Heilung.

Beispiel Gildemeister. 3 jähriger, bis vor ¼ Jahr gesunder Knabe; vor ¼ Jahr heftige Bauchschmerzen, allmähliche Zunahme des Bauchumfanges unter Nachlassen der Schmerzen; keine Verdauungsstörungen. Der Umfang des stark aufgetriebenen Bauches beträgt 57,5 cm, in der Nabelgegend befindet sich ein Dämpfungsbezirk. Bei der von v. Mikulicz vorgenommenen Operation fand sich eine Cyste mit dunkelbrauner Flüssigkeit, die vom Mesenterium und Darmrohr nach beiden Seiten zu ausging, den Darm umspannte und auf eine 10 cm lange Strecke abplattete. Heilung durch Exstirpation der Cyste mit Resektion eines 15 cm langen Darmstückes.

Beispiel Gabscewicz. Seit 8 Tagen Darmverschluß. Bei der Operation fand sich zwischen zwei kommunizierenden Mesenterialcysten die zugehörige Schlinge fest eingeklemmt, abgeknickt und an einer Stelle brandig. Tod im Kollaps nach Resektion der Darmschlinge und des cystenhaltigen Mesenterialabschnittes.

Die selteneren **Geschwülste des Mesenterium** (Fibrom, Lipom, Sarkom, Mischformen, äußerst selten Karzinom) verursachen ähnliche Darmstörungen wie die Cysten. Leichtere Verdauungsstörungen, gelegentliches Erbrechen, Verstopfung, Durchfälle werden häufiger beobachtet und sind zum Teil wohl auf die Abplattung des Darmrohres durch die Geschwülste zu beziehen; Stenosierungen und akute Verschlußerscheinungen werden beobachtet (Szenes, Chenzinski, Gildemeister u. a.), sind aber selten, trotzdem alle genannten Geschwulstarten sich zu riesigen Gebilden auswachsen können. Selbst die bösartigen Geschwülste verlaufen klinisch trotz Abplattung des zugehörigen Darmes und Ausbildung ausgedehnter Verwachsungen vielfach ohne stärkere Stenoseerscheinungen (Wilms, Fraundorfer, Kempner u. a).

Beispiel Chenzinski. 68jähriger Mann mit seit 2 Tagen bestehendem Darmverschluß nach reichlichem Kartoffelgenuß. Anhaltendes Erbrechen, Stuhlverhaltung, weicher Bauch. Tod nach 4 Tagen. Obduktion: Der untere Teil des Ileum und der ganze Dickdarm sind zusammengefallen, der übrige Dünndarm mäßig gedehnt. $^{1}/_{2}$ m von der Bauhinschen Klappe entfernte Ileumschlinge, deren Gekröse zu beiden Seiten in zwei faustgroße Geschwülste übergeht, liegt im kleinen Becken so fest zwischen der gefüllten Blase und Rektum, daß sie nur mit einiger Kraft herauszunehmen ist. Die Geschwülste drücken die Schlinge fest zusammen, daß sie vollkommen eingeklemmt und undurchgängig ist. Die Geschwulst ist ein mesenteriales Lipom, das sich während des Wachstums in zwei Stücke geteilt hat.

Beispiel Szenes. 51jähriger Mann bemerkt seit $^{1}/_{4}$ Jahr eine kugelige Geschwulst im Bauche, die zunächst nur leichte ziehende Schmerzen machte; seit 2 Monaten bestehende heftige, wässerige Durchfälle; vor der Aufnahme plötzliche, heftige kolikartige Schmerzen, daß der Kranke sich zusammenkrümmt. Im Bauche des stark abgemagerten, kachektisch aussehenden Mannes ist ein über mannskopfgroßer, wenig beweglicher Tumor zu tasten. Bei der von Finsterer vorgenommenen Operation wird ein Mesenterialtumor der obersten Jejunumschlinge festgestellt. Resektion des Tumors mit der zugehörigen Darmstrecke von $1^{1}/_{2}$ m. Der zuführende Darm ist stark dilatiert und hypertrophisch. Mikroskopische Diagnose: Fibrom mit Übergangsstellen in Sarkom. Heilung.

Eigene Beobachtung. 68jährige Frau leidet seit 8 Tagen an völliger Stuhl- und Windverhaltung, kein Erbrechen. Der Bauch ist stark aufgetrieben, gespannt und ziemlich druckempfindlich. Starkes Aufstoßen, kein Erbrechen. Ein Tumor ist nicht zu fühlen. Thrombose der rechten Femoralvene. Eingießung ohne Erfolg. Operation: Nach Eröffnung der Bauchhöhle drängen sich stark geblähte Dünndarmschlingen vor, auch das Coecum ist gebläht, während der Dickdarm vom Colon transversum ab zusammengefallen ist. Anlegen einer Coecalfistel, aus der sich sofort Gase und Stuhl entleeren. Gute Tätigkeit der Fistel in der Folgezeit, zeitweilig etwas Stuhl auf natürlichem Wege. Ausgedehnter Decubitus. Tod 6 Wochen nach der Operation an Marasmus. Obduktion: Halbhandbreit oberhalb der Bauhinschen Klappe sitzt im Mesenterium ein hühnereigroßer, knolliger Tumor, über dem die Dünndarmschlinge leicht abgeknickt ist; von der anderen Seite ist das Colon ascendens an den Tumor herangezogen und abgeknickt. Auf dem Durchschnitt stellt sich der Tumor als cystischer Körper mit etwa 1 cm dicker, bläulich-grauer Wandung dar, der einen bräunlich trüben Inhalt enthält. Mikroskopische Diagnose: Spindelzellensarkom.

Beispiel Gildemeister. Dieser Fall ist dadurch bemerkenswert, daß der Verschluß nicht durch Kompression des Darmrohres, sondern durch die Kompression der Mesenterialgefäße ausgelöst wurde. 22jähr. Mädchen leidet seit 8 Tagen an Erbrechen, das seit 3 Tagen kotig ist. Leib aufgetrieben, sichtbare Peristaltik; links von der Mittellinie ist in der Tiefe ein hühnereigroßer Tumor zu fühlen, dem nach unten ein kleinerer fest anliegt. Bei der von v. Mikulicz vorgenommenen Operation zeigt sich, daß der im Dünndarmmesenterium sitzende Tumor (Fibrom) sich durch einen Schlitz in der Mitte des Gekröses hindurchgedrängt und nach links unten verlagert hat, so daß der kurze Stiel das Gekröse umgreift und umschnürt, ohne daß Gangrän des zugehörigen Darmes eingetreten ist. Exstirpation des Tumors. Heilung.

Die **Mesenterialdrüsentuberkulose** ist verhältnismäßig häufig von stärkeren Darmstörungen begleitet. Bei 53 von Prutz zusammengestellten Fällen war 16mal ein Darmverschluß der Grund zur Operation. In diesen 16 Fällen konnte nur dreimal vor der Operation ein Tumor gefühlt werden. Daraus geht hervor, daß der Verschluß gewöhnlich nicht durch eine Kompression des Darmes infolge der Größe der Lymphome hervorgerufen wird; es kommt vielmehr und zwar besonders frühzeitig bei den kleineren Lymphomen zur Einschmelzung und zu entzündlichen Veränderungen der Umgebung, Gekröseschrumpfung und Verwachsungen mit dem Darm, die die Grundlage für Abknickungen, Verdrehungen, Abschnürungen, perimurale Strikturen abgeben. Die Verschlußerscheinungen sind daher sehr wechselnd; häufig ist der akut auftretende Verschluß überhaupt das erste Zeichen der Erkrankung, ohne daß vorhergehende Baucherscheinungen oder ein Tumor auf die Mesenterialdrüsentuberkulose hinweisen.

Die Knickung einer Jejunumschlinge um ein im zugehörigen Mesenterium sitzendes Gumma war bei einer Beobachtung von Friedrich die Ursache intermittierender, akut einsetzender Verschlußanfälle.

Beim **Aneurysma der Bauchaorta** kommt ähnlich wie bei den retroperitonealen Tumoren eine stärkere Kompression des Darmes fast nur im Bereich des Duodenum zur Beobachtung (Lebert, Spisharny). Eine Druckwirkung auf das Colon transversum mit hochgradiger Erweiterung des Anfangsteiles des Dickdarmes, aber ohne ausgesprochene klinische Stenoseerscheinungen konnten wir beobachten:

Eigene Beobachtung. 46jähriger Mann leidet seit 4 Jahren an vorübergehenden Leibschmerzen, zeitweisem Erbrechen, häufigen Durchfällen; seit 5 Wochen Zunahme der Leibschmerzen. Es besteht eine Spannung der ganzen rechten Bauchseite, besonders der Coecalgegend; unter dem rechten Rippenbogen läßt sich ein mit der Atmung nicht verschieblicher gänseeigroßer Tumor abgrenzen, der der rechten Niere anzugehören scheint. Das Röntgenbild (Abb. 263) zeigt eine starke Vergrößerung des proximalen Dickdarmabschnittes und Verdrängung des aufsteigenden Colon nach links. Bei der Operation wird ein um mehr als das Doppelte vergrößertes Coecum und Colon ascendens angetroffen, die mit harten Kotballen gefüllt und nach einwärts verdrängt sind. Der gefühlte Tumor entspricht der rechten, normal großen Niere, die aber auffällig nach vorn gedrängt erscheint. Wegen des elenden Allgemeinzustandes wird von einer weiteren Erforschung der Bauchhöhle Abstand genommen, das Coecum eingenäht und später eröffnet. Tod nach einigen Tagen. Obduktion: Coecum, Colon ascendens und Flexura hepatica stark erweitert, Wandung verdickt. Beide Nieren, besonders die rechte sind nach oben links verschoben, und zwar durch einen beiderseitis über dem Psoas liegenden, schwappenden, blauschwarz durchscheinenden Tumor. Ein Aneurysma der Bauchaorta hat die Körper des 1. und 2. Lendenwirbels in einer Tiefe von 3 cm und einer Länge von $3^1/_2$ cm angefressen; das Aneurysma kommuniziert mit den beschriebenen beiderseitigen, subfascial gelegenen Tumoren, deren Inhalt geronnene, thrombosierte Blutmassen darstellen. 4 cm oberhalb des Pylorus sitzt an der vorderen Magenwand ein kreisrundes, $2^1/_2$ cm im Durchmesser großes Geschwür, welches mit der Leber durch frische Verwachsungen verklebt ist und bei der Sektion durchbricht. Die starke Erweiterung und Hypertrophie des proximalen Dickdarmabschnittes ist am besten auf eine Kompression des Quercolon durch das jahrelang bestehende Aneurysma zurückzuführen, deren Wirkung wahrscheinlich durch Spasmen verstärkt wurde, die von dem lebhaft pulsierenden Aneurysma ausgelöst wurden.

Beobachtung Spisharny. Bei einem 40jährigen Manne fand sich entsprechend der Mitte des Quercolon eine pulsierende Geschwulst, über der ein systolisches Geräusch zu hören war; kopfwärts davon fühlte man eine ausgedehnte Resistenz. Es bestand eine lebhafte Peristaltik, aber völlige Stuhlverstopfung. Operation wegen Verdachtes auf chronische Stenose des Quercolon. Hinter dem Duodenum fand sich ein dem Darm eng anliegendes Aortenaneurysma; als Folge der Periaortitis war das Duodenum durch starke Bindegewebsentwicklung fest fixiert; der Magen war erweitert. Der chronische Ileus war durch die Festlegung de Duodenum und seine Kompression zwischen Aneurysma und verhärtetem Mesenterium an der Durchtrittsstelle der A. mesenterica superior entstanden.

6. Darmkompression durch Geschwülste der Kleinbeckenorgane.

Die bösartigen Geschwülste der Blase (Karzinom und Sarkom) erreichen bisweilen eine solche Größe, daß sie durch Zusammenpressen der Mastdarmwand chronische Stuhlstörungen hervorrufen können; die Karzinome erzeugen noch häufiger Stenosen durch infiltratives Übergreifen auf das periproktale Gewebe und die äußeren Wandschichten des Mastdarmes. Blasensteine erreichen nur ausnahmsweise einen solchen Umfang, daß sie einen die Entleerung stärker behindernden Druck auf das Rektum ausüben (Tulpius). Jedenfalls beherrschen aber in allen Fällen Blasenerscheinungen das klinische Bild, bevor Darmstörungen zutage treten.

Häufiger noch führen die bösartigen Geschwülste der Prostata zu einer erheblichen Einengung der Mastdarmlichtung. Die selteneren, besonders im jugendlichen Alter auftretenden Sarkome komprimieren oft allein durch ihre Ausdehnung, die Kindskopfgröße und darüber erreichen kann, den Mastdarm so erheblich, daß stärkere Stuhlstörungen auftreten; gelegentlich durchwachsen sie auch die vordere Rektalwand, wobei jedoch wie beim Karzinom die Schleimhaut meist nicht geschwürig zerfällt. Das Karzinom, die bösartige Geschwulst der Prostata im höheren Alter engt weniger durch seine Größe, die zwischen Hühnerei- und Mannesfaustgröße schwankt, als durch infiltrative Umwachsung des Mastdarmes, die Lichtung bisweilen derartig ein, daß ein völliger Verschluß eintritt. Wie bei den Blasengeschwülsten, so stehen auch bei den Prostatageschwülsten gewöhnlich Blasenerscheinungen schon längere Zeit im Vordergrund des klinischen Bildes, bevor Darmstörungen sich zeigen; doch sind auch Fälle beobachtet worden, in denen schwere Stuhlstörungen, aber keine oder nur geringe Schwierigkeiten bei der Urinentleerung bestanden (E. Burckhardt, Fenwick, Wilms).

Beobachtung Burckhardt. 50jähriger Mann leidet seit 4 Monaten an hartnäckiger Verstopfung; blutfreie, bandförmige Stühle; keine Störungen von seiten der Urinentleerung. Vom Mastdarm aus fühlte man an Stelle der Prostata eine faustgroße, elastische Geschwulst von gleichmäßiger, glatter Oberfläche, an der der Finger nur mit Mühe vorbeigeführt werden konnte; die obere Wand war nicht zu erreichen. Die Harnröhre war völlig frei. Der Tumor (Angiosarkom) wurde entfernt; nach 4¹/₂ Jahren trat ein Rezidiv auf, das wieder nur Stuhlstörungen machte. Anlegung eines künstlichen Afters.

Beobachtung Wilms. 30jähriger Mann mit nur geringen Beschwerden seitens der Harnentleerung, aber völliger Stuhlverhaltung, so daß die Colostomie gemacht werden mußte. Der Mastdarm war durch Geschwulstmassen (Karzinom), die ihn vorn und seitlich umgaben, völlig verschlossen; schließlich füllten diese das ganze Becken aus, ohne daß ein geschwüriger Zerfall der Schleimhaut eintrat, auch zu einer Harnverhaltung kam es nicht.

Die **Geschwülste der weiblichen, inneren Genitalien** bilden wegen ihres häufigen Vorkommens, ihres Größenwachstums und ihrer Lage im kleinen Becken bei weitem die häufigste Ursache eines Kompressionsverschlusses. Die gutartigen Geschwülste, Uterusmyome und Ovarialcystome rufen gewöhnlich nur dann stärkere Stenoseerscheinungen hervor, wenn sie im kleinen Becken eingekeilt sind, während sonst selbst sehr große, bewegliche Geschwülste die Darmtätigkeit nur wenig behindern, da gewöhnlich keine Verwachsungen mit dem Darm einzutreten pflegen. Bemerkenswert ist eine Beobachtung Payrs, in der ein versteinertes, aus dem Uterus völlig ausgestoßenes Myom (Uterusstein) durch eine Art von Invagination in die vordere Mastdarmwand schwere Stenoseerscheinungen gemacht hatte.

Viel häufiger bedingen die bösartigen Geschwülste des Uterus, der Ovarien und Tuben starke Stenosen oder völligen Verschluß, sie rufen nicht nur durch Kompression und Ummauerung des Mastdarmes die Erscheinungen der tiefen Dickdarmstenose hervor, sondern sehr häufig auch infolge der bestehenden Verwachsungen mit Ileumschlingen die der Dünndarmstenose, wobei nicht selten der Verschluß infolge eintretender Abknickung und Ventilbildung mit akuten Erscheinungen einsetzt. Zur Kennzeichnung dieser häufigen Verschlüsse mögen einige Beispiele aus der Zahl unserer eigenen Beobachtungen genügen.

Die **Retroflexio uteri fixata** macht häufiger Stuhlgangsbeschwerden verschiedenen Grades, die sich aber gewöhnlich nur dann zu ausgesprocheneren Stenoseerscheinungen auswachsen, wenn es sich um einen myomatösen oder graviden Uterus handelt.

Kurz erwähnt sei, daß auch die Geschwülste der Kreuzsteißbeingegend (Teratome, Lipome, Lymphangiome), die von den Beckenknochen ausgehenden Geschwülste (subperitoneale Beckenfibrome, Exostosen, Enchondrome, Sarkome), die Tumoren des Beckenzellgewebes (Dermoid, Echinokokkus) den Mastdarm stenosieren können.

Eigene Beobachtung. 34jährige Frau. Seit ¹/₄ Jahr besteht eine allmählich größer gewordene Geschwulst im Bauche; Stuhlgang ist seit längerer Zeit erschwert und nur durch Abführmittel und Klistiere zu erzielen, seit 3 Tagen völlige Stuhlverhaltung, angeblich kotiges Erbrechen. Der Bauch ist im ganzen mäßig aufgetrieben, leicht gespannt und druckempfindlich; oberhalb der Symphyse zur linken Darmbeinschaufel hinreichend findet sich eine kindskopfgroße, feste Geschwulst, die anscheinend vom linken Ovarium ausgeht. Die Mastdarmlichtung ist durch knollige Auswüchse der Geschwulst, die die vordere Wand vorbuchten, stark verengt. Durch Einläufe werden reichlich dünne, stinkende Entleerungen erzielt. In den nächsten 2 Tagen wieder reichliches, galliges Erbrechen, trotz mehrerer Einläufe kein Stuhl- und Windabgang. Bei der Operation wird ein kindskopfgroßer Tumor (Carcinoma ovarii) im kleinen Becken festgestellt, dessen oberer Auswuchs mit der linken Beckenschaufel fest verwachsen ist. Es finden sich stark geblähte und kollabierte Dünndarmschlingen; am Übergange dieser Abschnitte ist der Dünndarm breit mit dem Tumor verwachsen und bandartig abgeplattet. Enteroanostomose zwischen den geblähten und kollabierten Dünndarmschlingen, wodurch der Verschluß behoben wurde. Es lag also außer der Rektumstenose eine Kompression und Abknickung des Dünndarmes vor.

Eigene Beobachtung. 36jährige Frau leidet seit 4 Tagen an starken Schmerzen im Unterbauche, Erbrechen und Stuhlverhaltung. Bauch aufgetrieben, weich, leicht druckempfindlich; rechtsseitiger irreponibler birnengroßer Leistenbruch. Herniotomie. Im Bruchsack findet sich keine eingeklemmte Schlinge, sondern nur ein Netzzipfel und trübseröses Exsudat; deshalb wird die Laparotomie angeschlossen. An der rechten Beckenwand subperitoneal zwischen den Blättern des Lig. latum findet sich eine überfaustgroße Cyste, an der eine Dünndarmschlinge innig verlötet und abgeknickt ist und Fibrinauflagerung zeigt; die zuführende Schlinge ist gebläht, die abführende leer und zusammengefallen. Die Cyste platzt beim Lösen, wobei sich eine Flüssigkeit mit schrotkorngroßen Fibrinkugeln (Dermoid) entleert. Entfernung der Cystenwand bis auf das mit der Darmschlinge fest verlötete Stück. Mikuliczbeutel. 6 Tage nach der Operation Auftreten einer Kotfistel, die sich nach 8 Tagen von selbst schließt. Heilung.

7. Darmkompression durch den schwangeren Uterus.

Der im kleinen Becken eingekeilte, retroflektierte schwangere Uterus muß bei fortschreitendem Wachstum einen zunehmenden Druck auf den Mastdarm ausüben, so daß schließlich eine völlige Kotsperre eintreten kann. Ludwig führt in seiner Zusammenstellung über den Ileus in der Schwangerschaft und im Wochenbett 4 schwere Verschlußfälle durch retroflektierten Uterus im 4.—7. Schwangerschaftsmonat auf. Die Seltenheit dieser Beobachtungen beruht wohl darauf, daß meist vor Eintritt stärkerer Verschlußerscheinungen eine spontane oder künstliche Entleerung des Uterus erfolgt. In dem von Treub mitgeteilten Falle hatte der im 7. Monat schwangere, retroflektierte Uterus den Dickdarm so komprimiert, daß eine Gangrän eingetreten war; in einer anderen Beobachtung (Chantemesse, Widal und Legry) wurde die Druckwirkung durch einen zwischen retroflektiertem, im 4. Monat schwangerem Uterus und Mastdarm befindlichen Abszeß verstärkt. Bemerkenswert ist eine Mitteilung von Jackson: Eine im 2. bis 3. Monat schwangere Frau erkrankte plötzlich unter Verschlußerscheinungen; bei der Laparatomie fand sich ein Uterus bicornis, in dessen nach hinten gelegenem Horn ein $2^1/_2$ Monate alter Fötus saß. Die abnorme nach hinten gerichtete Lage des schwangeren Gebärmutterhornes hatte den Mastdarm komprimiert und den Verschluß ausgelöst; Entfernung der Frucht brachte Heilung.

Das Eintreten eines Verschlusses durch Zusammenpressen des Enddarmes durch einen myomatösen, schwangeren Uterus oder zwischen schwangerem Uterus und einer Bauchgeschwulst bedarf keiner besonderen Erklärung.

Stratz beobachtete beispielsweise einen Verschluß durch Einklemmung des Coecum und Wurmfortsatzes zwischen schwangerem Uterus und einer Ovarialgeschwulst; Heilung nach Ovariotomie. Im Falle Turners erkrankte eine 40jährige Frau im 4. Schwangerschaftsmonat an Ileus, abortierte und starb. Bei der Obduktion zeigte sich das S. romanum durch ein großes Uterusfibrom völlig zusammengedrückt.

Schwieriger ist die Beantwortung der Frage, wie bei beweglichem, schwangerem Uterus eine so starke Kompression des Darmes eintreten kann, daß es zum Verschluß kommt. Es liegen einwandfreie Beobachtungen dieser Art vor; werden alle Verschlüsse in der Schwangerschaft und im Wochenbett, bei denen autoptisch keine andere mechanische Ursache für den Verschluß festzustellen ist, diesem „Schwangerschaftsileus" zugerechnet, so nehmen sie sogar $1/_6$—$1/_5$ aller in der Schwangerschaft und im Wochenbett zur Beobachtung kommenden Verschlußfälle für sich in Anspruch (Van der Hoeven, Kreis, Fleischhauer). Die meisten Verschlüsse dieser Art sind bei einer verhältnismäßig kleinen Gebärmutter im 4. bis 7. Schwangerschaftsmonat oder in den ersten Tagen des Wochenbettes gesehen worden. Van der Hoeven nimmt wohl mit Recht auf Grund eigener und anderer Beobachtungen eine verstärkte Zugwirkung als Ursache an, die in dieser Zeit den Uterus in den Beckeneingang hineinpreßt und dadurch den Mastdarm komprimiert. „Der schwangere Uterus liegt zuerst im kleinen Becken und steigt etwa im 3. oder 4. Monat über den Beckeneingang. Ist die Scheide nicht so dehnbar, daß sie bei diesem Steigen leicht nachgibt, so übt sie eine Traktion nach unten an der Cervix aus und zieht sie in den Beckeneingang. Ebenso zieht in den ersten Tagen des Puerperium die sich involvierende Vagina die noch vergrößerte Gebärmutter nach unten. Ist dieser Zug ziemlich stark und die Gebärmutter ziemlich groß oder das Becken eng, so entsteht wieder eine Einzwängung." Welche erhebliche Bedeutung dem engen oder formveränderten Becken bei der Enstehung dieser Verschlußform zukommt, beweist das verhältnismäßig häufige Auftreten des „Schwangerschaftsileus" in Frühwochenbett nach Entbindungen durch Kaiserschnitt oder vorhergehender Symphyseotomie wegen anormaler Beckenverhältnisse (Kehrer, Pollosson, van der Hoeven, Rieck). Außer dieser erhöhten Druckwirkung der schwangeren Gebärmutter kann auch eine primäre Trägheit und Muskelschwäche des Darmes die auslösende Ursache sein. Gegen eine allgemeine Geltung dieses Vorganges spricht die Seltenheit des „Schwangerschaftsileus" im Vergleich zu der Häufigkeit der Darmträgheit bei Frauen (Fleischhauer, Füth); daß jedoch das Zusammenwirken von Darmschwäche und Druck des Uterus einen Verschluß auslösen kann, beweisen verschiedene

Beobachtungen aus höheren Schwangerschaftsmonaten, in denen der Darmschwäche eine umschriebene Appendicitis (Wilms, Mandach) oder ein grober Diätfehler (Handorn) zugrunde lag. Vautrin nimmt bei 3 von ihm beobachteten schweren Verschlußfällen, die sich in höheren Schwangerschaftsmonaten (7. bis 8. Monat) befanden, eine Kompression am Genu recto-romanum durch das bei Fortschreiten der Schwangerschaft sich anspannende Ligamentum infundibulo-pelvicum an, die gemeinsam mit leichten Achsendrehungen und der schon vorher bestehenden Darmatonie das Krankheitsbild verschuldet; der Erfolg der Coecalfistel, nach deren Anlegung normale Entleerungen und Heilung eintraten, beweist, daß die Darmschwäche auch in diesen Fällen für das Auftreten von Verschlüssen eine erhebliche Bedeutung zukommt.

Die Möglichkeit einer zum Verschluß führenden Kompression des nicht fixierten Dünndarmes durch den beweglichen Uterus erscheint unwahrscheinlich, doch läßt sich ein von Roberts und Wallis beobachteter hoher Dünndarmverschluß auf andere Weise nicht erklären. Ein arteriomesenterialer Duodenalverschluß im 9. Schwangerschaftsmonat wurde von Richelot durch Hervorholen der Dünndarmschlingen zur Heilung gebracht. Die Eigenart des „Schwangerschaftsileus" verdient die etwas ausführlichere Wiedergabe einiger Beispiele.

Beobachtung Füth. ³/₄ Jahr verheiratete, im 4. Monat schwangere Frau. ³/₄ Jahr vor der Heirat trat erstmalig eine schmerzhafte Anschwellung der linken Bauchseite mit erschwertem Stuhlgang auf, die von selbst zurückging. Seit Beginn der Schwangerschaft zunehmende Stuhlbeschwerden, seit 2 Tagen völliger Verschluß. Befund: Wurstartige, gespannte, druckempfindliche Schwellung oberhalb des linken Leistenbandes; allgemeine Auftreibung des Bauches; Uterus gravidus mens IV. Laparotomie: Im 4. Monat gravider Uterus. Die linken Adnexe sind durch prall gefüllten, stark injizierten Dickdarm verdeckt. Das gefüllte Colon descendens reicht bis zur Spina iliaca superior auf die linke Beckenschaufel herab und sitzt seiner Unterlage fest auf; die ebenso stark gefüllte Flexur geht in gleicher Richtung bis in die Fossa vesicouterina hinter die Symphyse herab, biegt hier scharf um und verläuft unterhalb und parallel der Linea innominata als dünner, durch den graviden Uterus zusammengepreßter Schlauch bis zur linken Synchondrosis sacroiliaca und geht hier in den Mastdarm über. Zurückschlagen der Schlinge und Lösen der unteren Anheftungsstelle des Colon descendens lateral von der Beckenschaufel, um die Rückkehr in die alte Lage zu verhüten. Heilung.

Beobachtung Fleischhauer. Die 48jährige, im 4. Monat schwangere Frau wird unter den Erscheinungen einer schweren Peritonitis aufgenommen. Operation: Der Dickdarm ist in seiner ganzen Länge gleichmäßig fast bis zur Dicke eines Oberschenkels gedehnt, die Serosa an einigen Stellen geplatzt; am Colon transversum und am stärksten am Übergang der Flexur in den Mastdarm findet sich eine gangränöse Verfärbung. Flexur und Colon transversum haben ein ziemlich langes Mesenterium, eine Achsendrehung besteht aber nicht; der im 4. Monat schwangere Uterus ist beweglich, keine Tumoren, keine Inkarzeration. Vorlagerung des Colon descendens bis zum Colon transversum. Obduktion: Das zurückgelassene Coecum ist ebenfalls brandig geworden. Der rechte Ureter ist fingerdick bis zu der Stelle erweitert, wo er über die Kante des Psoas ins kleine Becken heruntersteigt, während die Strecke, welche zwischen Uterus und Beckenwand gedrückt wurde, dünn war. Darm und Ureter sind genau an der entsprechenden Stelle verlegt, nämlich beim Eintritt ins kleine Becken, wo die Möglichkeit der Kompression zwischen Beckenwand und schwangerem Uterus gegeben ist.

Beobachtung Rieck. Frau mit stark vorspringendem Promontorium erkrankte unmittelbar im Anschluß an den transperitonealen Kaiserschnitt unter Verschlußerscheinungen. Der hoch ins Rektum eingeführte Finger ließ erkennen, daß dieses zwischen Uterus und Promontorium vollkommen abgeklemmt war. Nach hoher Einführung eines Darmrohres unter Leitung des Fingers gingen sofort Winde und dünnflüssiger Stuhl ab. Heilung.

Beobachtung Mandach. Drittgebärende im 9. Monat. Seit 2 Tagen bestehen an Stärke zunehmende Verschlußerscheinungen. Becken allgemein leicht verengt, Kopf steht beweglich über dem Beckeneingang. Heftige Kolikschmerzen, Darmsteifungen besonders in der Nabelgegend und rechtem Epigastrium, völlige Stuhlverhaltung, galliges Erbrechen. Laparotomie, nachdem durch Bauchlage, Einlauf keine Besserung erzielt werden konnte. Es wurde eine starke Blähung des Dickdarmes festgestellt, eine Stenose oder Abknickung war auch nach Vornahme des Kaiserschnittes nicht zu finden; dagegen war die Appendix stark in die Länge gezogen und mit der Bauchwand verwachsen, in ihrer Umgebung saßen einige Fibrinflocken, die auf eine leichte Entzündung hinwiesen. Als Ursache des Verschlusses wird die Kompression des Dickdarmes durch den schwangeren Uterus bei durch Appendicitis geschädigter Motilität des Darmes angesehen.

Beobachtung Roberts und Wallis. Im Anfang des 10. Monates schwangere, 20jährige Frau. 2 Anfälle heftiger, zuletzt andauernder Leibschmerzen mit Erbrechen. Bei der Operation fand sich eine starke Erweiterung des Magens, Duodenum und der obersten Jejunumschlinge, an deren Grenze die Peristaltik scharf aufhörte; der ganze, unterhalb gelegene Dünndarm war kollabiert und untätig. Innerhalb einer Minute nach Anheben des Uterus begann die Füllung und Tätigkeit des kollabierten Darmes: 6 Stunden später setzten Wehen ein und förderten ein 8 Pfund schweres, totes Kind zutage. Heilung.

8. Darmkompression durch Abszesse und Hämatome der Bauchhöhle.

Von den Abszessen in der Bauchhöhle ruft häufiger der im Anschluß an Adnex-entzündungen, para-perimetritischen Entzündungen und Appendicitis sich einstellende Douglasabszeß Kompression des Mastdarmes und der im kleinen Becken lagernden, verklebten Ileumschlingen hervor. Verhältnismäßig selten ist jedoch besonders bei kleinen Eiteransammlungen die Druckwirkung die Hauptursache eines völligen Darm-verschlusses; akute Verschlußerscheinungen im unmittelbaren Anschluß an das Auf-treten des Abszesses sind meist auf die toxische Schädigung der Darmtätigkeit, auf Verklebungen und Abknickungen von Dünndarmschlingen zurückzuführen, ebenso be-ruht auch das Einsetzen akuter Verschlußerscheinungen im Verlauf chronischer Weg-störungen, die einer Kompression zur Last fallen, häufig auf der Verlötung und Ab-knickung von Ileumschlingen; in solchen Fällen genügt das Ablassen des Abszesses nicht immer zur Beseitigung des Verschlusses. Bei der Resorption des Exsudates tritt nicht allzu selten eine ausgedehnte Schwartenbildung im Bereich des kleinen Beckens auf, die das Colon pelvinum und Teile oder die ganze Flexura sigmoidea schraubstock-artig umklammern und die Lichtung hochgradig einengen kann. Ermüdung des Darmes, Stauungsvorgänge in den zugehörigen Gefäßen und Lymphbahnen mit anschließender Schwellung der Darmwand, Überstülpen des proximalen Darmabschnittes an der Ein-trittsstelle in den Schwartenkanal machen den Verschluß vollständig (Brewitt).

Ein ähnliches Verhalten zeigen die Hämatocelen im Anschluß an geplatzte Eileiter-schwangerschaften. Auch hier treten die Verschlußerscheinungen innerhalb einiger Tage oder nach Wochen auf; die Ursache des Verschlusses kann einfache Kompression sein, häufiger sind aber Verwachsungen und Abknickungen im Spiel (Treves, Ludwig, Pétel).

Mechanische Verschließungen des Darmes durch Abszesse oder abgesackte Blutungen in den übrigen Abschnitten der Bauchhöhle sind im Vergleich zu der Zahl der Kom-pressionsverschlüsse durch Flüssigkeitsansammlungen im kleinen Becken selten. Große Senkungsabszesse, appendicitische und paranephritische Abszesse, peritoneale Blutungen können durch Druck und Verlagerung des anliegenden Darmes Wegstörungen hervor-rufen. Retro- und intraperitoneale Blutungen und Verletzungen sind häufiger von verschluß-ähnlichen Erscheinungen begleitet, die jedoch meist auf einer toxisch-reflektorischen Schädigung des Darmes, bei späterem Auftreten auf Verklebungen, Abknickungen und Abschnürungen beruhen; Beobachtungen, in denen ein größeres Hämatom eine er-hebliche Druckwirkung auf einen Darmteil ausübte, liegen dagegen nur vereinzelt vor (Kapesser, Mader, Mursell).

Beobachtung Kapesser. Bei einem 59jährigen Manne traten 6 Tage nach stump-fer Bauchverletzung durch Balkenstöße in den nächsten 3 Tagen an Heftigkeit zunehmende Verschlußerscheinungen, galliges Erbrechen, Stuhlverhaltung auf. Befund: Bauch flach eingesunken, links vom Nabel eine faustgroße, unverschiebliche Geschwulst. Laparotomie: Ein vom Netz bedeckter überfaustgroßer Tumor liegt vor; die Därme sind völlig leer und kollabiert. Nach Emporschlagen des Netzes sieht man auf der Geschwulst zusammen-gefallene, unverletzte Dünndarmschlingen liegen, deren Anheben sich ein großer, teils flüssiges, teils geronnenes Blut enthaltender Erguß eröffnet, der zwischen Dünndarm-schlingen, Mesenterium und Wirbelsäule sitzt. Magen, Duodenum und oberste Jejunum-schlinge sind im Gegensatz zu den übrigen, kollabierten Schlingen sehr stark mit Flüssig-keit und Gas gefüllt und fallen nach Ausräumung des Blutergusses zusammen. Heilung. Ursache des Verschlusses, Kompression und Verklebung der Dünndarmschlingen, Ab-knickung und Ventilverschluß.

Beobachtung Mursell. 31jährige Frau erkrankte 12 Tage nach normaler Ent-bindung unter Verschlußerscheinungen und dem Größerwerden einer seit einem früheren Wochenbett bestehenden harten Geschwulst in der linken Bauchseite. Bei der Operation fand sich ein großer, retroperitonealer Bluterguß, der den Dickdarm vor- und auswärts geschoben und ganz platt gedrückt hatte. Das von einer derben Kapsel umgebene Hä-matom enthielt altes und frisches Blut, das entleert wurde, die Kapselränder wurden eingenäht. Heilung. Die Ursache der Blutung konnte nicht aufgeklärt werden.

9. Darmkompression durch Mesenterium und Darmschlingen.

Die Abklemmung des unteren Duodenalabschnittes durch das gestraffte Mesenterium wird als selbständiges Krankheitsbild an anderer Stelle besprochen (S. 169 ff. u. 186 ff.). Eine Abklemmung anderer Darmabschnitte durch das ausgezogene Dünndarmgekröse findet sich gewöhnlich nur unter besonderen Umständen.

Beobachtung Heller: 45jähriger Mann, der seit langer Zeit an trägem Stuhlgang leidet, stirbt nach 3tägigem völligem Darmverschluß. Obduktion: Achsendrehung des gewaltig vergrößerten über Leber und Magen hinaufgeschlagenen Sigmoideum. Auseinanderweichen der Serosa des Sigmoideum mit Kotaustritt in die Bauchhöhle. Kompression der gekreuzten Sigmaschenkel durch das übergelagerte Mesenterium des Dünndarmes. Die starken Veränderungen der Leber beweisen, daß Verlängerung, Erweiterung und Verlagerung, wahrscheinlich auch die Achsendrehung schon lange bestehen; der Darmverschluß ist offenbar nicht durch die Achsendrehung, sondern durch die Kompression der gekreuzten Schenkel durch das übergelagerte Mesenterium verursacht.

Eigene Beobachtung. 34jährige, im 4.—5. Monat schwangere Frau wird nach Abgang eines 20 cm langen Foetus, der in das Krankenhaus mitgebracht wird, blutend eingeliefert. Bei der Untersuchung wird im Innern des Uterus in der linken Tubenecke ein walnußgroßer Placentarest, links neben dem Uterus eine hühnereigroße, druckempfindliche Geschwulst, die als entzündete Tube angesprochen wird, festgestellt. Der Placentarest wird mit dem Finger entfernt. 3 Tage nach der Aufnahme plötzlicher Kollaps und alle Zeichen einer abdominalen Blutung. Die Diagnose wird jetzt auf geplatzte Eileiterschwangerschaft im uterinen Teil der Tube mit Ausstoßung der Frucht nach außen gestellt. Bei der Operation zeigt sich der Bauch mit Blut gefüllt. Im linken Drittel des Fundus uteri findet sich ein zehnpfennigstückgroßes Loch, aus dem Placentargewebe hervorschaut; die über hühnereigroße, intramural sitzende Placenta nimmt die linke Seitenwand und die linke Hälfte des Fundus uteri ein. Supravaginale Amputation des Uterus. Nach anfänglicher Besserung des Allgemeinzustandes Auftreten eines paralytisch-mechanischen Darmverschlusses, weshalb 3 Tage nach der ersten Operation in der linken Unterbauchseite eine Dünndarmfistel an einer stark geblähten Ileumschlinge angelegt wird, durch die der Verschluß behoben wird. 15 Tage nach der Fistelanlegung tritt eine plötzliche Verschlechterung ein, die Fistel sondert nicht mehr ab. Stuhl auf natürlichem Wege ist nicht mehr zu erzielen; unter zunehmendem Meteorismus Tod nach 2 Tagen. Obduktion: Nach Hochklappen des mit der Bauchwand verklebten Netzes, des Quercolon und des gefüllten und stark geblähten Magens liegt ein 35 cm langes, hämorrhagisch infarciertes, stark geblähtes Stück des unteren Jejunum vor, das durch die schräg zur linken unteren Bauchseite hinziehende Mesenterialplatte abgeklemmt ist, welche durch die Anheftung der zur Fistelbildung benutzten, etwa 1 m oberhalb der Bauhinschen Klappe befindlichen Ileumschlinge straff gespannt wurde.

Die in der älteren Literatur zahlreicher vorliegenden Beobachtungen über Verschließungen eines Darmteiles durch andere geblähte, kotgefüllte, verlagerte Schlingen — Verschluß des Mastdarmes, des Ileum, des Quercolon durch das ungewöhnlich ausgedehnte, kotbeladene Colon sigmoideum, der Flexura hepatica durch den bis in das rechte Hypochondrium verlagerten Dünndarm — beruhen meist auf einer Verkennung des eigentlichen Krankheitsbildes (Leichtenstern), ein derartiger Verschluß gehört vielmehr zu den Seltenheiten.

Beobachtung Heller. Bei der Obduktion eines an Darmverschluß verstorbenen Mannes fand sich eine gewaltige Ausdehnung des Sigmoideum und Colon. Ein Dünndarmpaket war im Douglasschen Raume eingelagert, der durch die tentoriumähnliche Plica rectovesicalis in zwei durch eine enge Öffnung miteinander verbundene Etagen geteilt war; der Darm selbst war normal, hatte aber das Rektum komprimiert.

Kelling sieht auf Grund von vier eigenen Beobachtungen in der Kompression der obersten Dünndarmschlinge durch das geblähte Colon bei tiefer Colonstenose eine bestimmte Art von Kombinationsileus. Es soll dabei die oberste Jejunumschlinge etwas unterhalb der Flexura duodenojejunalis durch den oberen Teil des Colon descendens oder durch die linke Hälfte des Colon transversum bei starker Blähung komprimiert werden, wenn diese Schlingen links der Wirbelsäule entlang liegen. Klinisch besteht trotz des tiefen Sitzes des Hindernisses das Bild des hohen Dünndarmverschlusses oder der akuten Magenerweiterung.

Beobachtung Kelling. 53jähriger Mann leidet seit 2 Jahren zeitweise an Verstopfung und Leibschmerzen. Bauch meteoristisch aufgetrieben, in der linken Leistengegend unbestimmte Resistenz. Nach Einnahme von Ricinus Änderung des Krankheitsbildes: Heftige Leibschmerzen, heftiges galliges Erbrechen, leichter Ikterus; Meteorismus, besonders aufgetrieben ist die Gegend des Colon und Coecum. Operation: Karzinom des unteren Colon descendens. Der Dünndarm ist von der Flexura duodenojejunalis an völlig leer. Das ganze Colon, besonders das Coecum sind stark aufgetrieben, das Quercolon hängt girlandenförmig tief nach unten und ist um 180° gedreht, dabei liegt der rechte Teil des Quercolon nach vorn, der linke nach hinten; dieser linke Teil komprimiert die oberste Jejunumschlinge dicht unterhalb der Flexura duodenojejunalis durch Anpressen gegen die Wirbelsäule. Nach Zurückdrehung und Einrichtung des Quercolon hörte das Erbrechen sofort auf, trotzdem der eingenähte Darm erst nach 2 Tagen geöffnet wurde. Auch der Ikterus, der offenbar von der Rückstauung der Galle infolge des Duodenalverschlusses herrührte, verschwand nach einigen Tagen.

9. Kapitel.

Angeborene Stenosen und Atresien.

I. Pathogenese.

1. Angeborene Stenosen und Atresien des Dünndarmes und der oberen Dickdarmabschnitte.

Die angeborenen Verengerungen oder Verschließungen sitzen am häufigsten im Jejunum und Ileum, häufig auch im Duodenum, seltener im Dickdarm. Nach der Sammelstatistik von Kreuter sind diese einzelnen Abschnitte in einem Anteil von 52,5 : 30 : 17,5 betroffen. Im Duodenum sitzen sie vorwiegend oberhalb der Papilla Vateri. Unter 46 von Kuliga gesammelten Fällen saß der Verschluß 26 mal oberhalb, 8 mal unterhalb der Papille, 4 mal an der

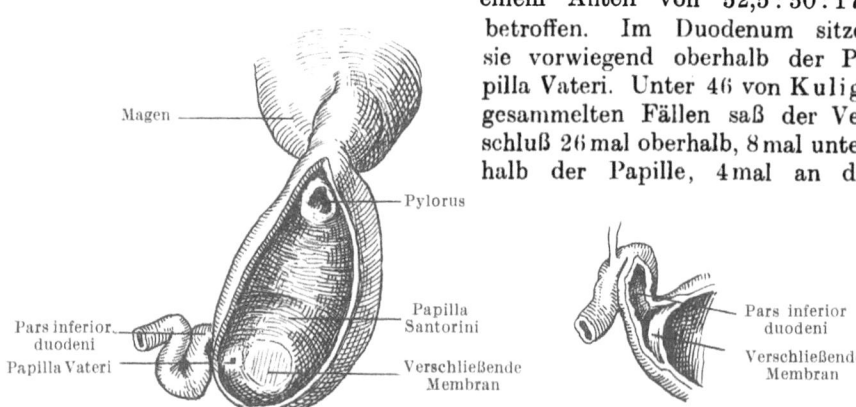

Abb. 241 u. 242. Atresia duodeni congenita (nach Weber).

Flexura duodenojejunalis, 2 mal erstreckte sich die Atresie über das ganze Duodenum. Vom Jejunum und Ileum ist die unterste Ileumschlinge am häufigsten in Mitleidenschaft gezogen. Nach einer Schätzung von H. Braun kommt auf etwa 16800 Geburten ein Fall von angeborener Dünndarmatresie. Von den einzelnen Dickdarmabschnitten sind vorwiegend das Colon ascendens und Coecum, weniger oft die Flexura sigmoidea, das obere Rektum und die übrigen Dickdarmteile befallen. Nicht gerade selten finden sich mehrere Stenosen und Atresien in den verschiedenen Abschnitten des Dünn- und Dickdarmes (Thorel, Gärtner, Petrivalsky, Fanconi u. a.).

Pathologisch-anatomisch weisen die Atresien und Stenosen im Duodenum, Jejunum und Ileum, Dickdarm dieselben Formverschiedenheiten auf. Uns begegnen im wesentlichen folgende anatomischen Bilder. Die Darmlichtung ist durch eine dünne, aus Mucosa und Submucosa bestehende, trommelfellartig im Innern ausgespannte Membran abgesperrt, der Zusammenhang der Darmwand im übrigen nicht gestört; nicht selten findet sich in der Membran eine meist zentral gelegene feine Öffnung, die je nach ihrer Weite eine größere oder geringere Durchgängigkeit für den Inhalt bietet (Abb. 241 und 242). Bei einer anderen Form der Stenosen ist der Darm auf einer längeren oder kürzeren Strecke bandartig verengert. Häufig ist der Zusammenhang der Darmwand völlig unterbrochen; die Enden stoßen entweder dicht aneinander oder sind räumlich in kleinerer oder größerer Ausdehnung voneinander getrennt (Abb. 243). Häufiger überbrückt in dem letzten Falle ein solider fibröser Strang die Lücke, der noch bisweilen rudimentär die Zeichnung der Darmwand erkennen läßt. Das Mesenterium im Bereich der Atresie ist normal, verkürzt oder fehlt auch ganz. Der .zuführende Darm ist bei vollkommenem Verschluß stets stark gebläht, der abführende bis auf Federkieldicke zusammengefallen; bei unvollkommenem Verschluß zeigen die Kaliberunterschiede je nach dem Grade der Verengerung geringere Maße. Im zuführenden Darm finden sich bisweilen geschwürige Veränderungen, die wohl als Dehnungsgeschwüre infolge der Kot- und Gasstauung aufzufassen sind. Stränge und Membranen, Verklebungen und Verwachsungen als Überreste einer fötalen Peritonitis werden häufig angetroffen. Der Inhalt des abführenden Darmes bei Atresien besteht aus eingedickten Massen, die je nach dem Sitze des Verschlusses ober- oder unterhalb der Papilla Vateri ein kreidiges oder durch Gallenbeimengung ein mekoniumartiges Aussehen haben; bei Stenosen findet sich gewöhnlich Mekonium im abführenden Darme.

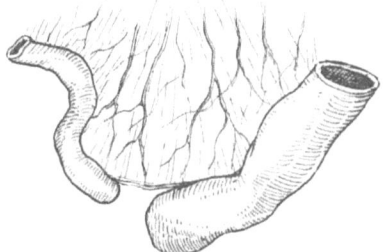

Abb. 243. Atresia ilei (nach Fockens).

Über die Entstehung herrscht noch keine völlige Klarheit. Die einen erkennen verschiedene Ursachen ihrer Entstehung an, andere suchen alle Fälle auf eine einheitliche Grundlage zurückzuführen. Entzündliche, mechanische, entwicklungsgeschichtliche Gründe werden zur Deutung herangezogen. So erblicken viele für einen Teil der Fälle in einer fötalen Peritonitis (Theremin, Küttner, Silbermann u. a.) oder fötalen Enteritis (Späther, Thorel, Kirchner, Hempel, Ritter, Fanconi u. a.) die Entstehungsursache. Chiari, H. Braun, Karpa, Sella fanden in je einem Falle im distalen Darmende eine Invagination, die sie auf die Fötalzeit zurückführen und für die Atresie verantwortlich machen. Andere beziehen die Atresien auf Achsendrehungen, Abschnürungen und Verziehungen in frühfötaler Zeit, die durch Fortsetzung der Torsion der Nabelschnur auf den Darm, Wachstumsunterschiede zwischen Darm- und Mesenterialentwicklung, Fixation durch den persistierenden Ductus omphalomesentericus, Adhäsionen zustandekommen sollen (Hüttenbrenner, Gärtner, Ciechanowski, Gliński, Morley, Levy, Owen. Sidney und Lake u. a.). Sehr naheliegend ist es, an eine Entwicklungsstörung zu denken, zumal Bildungsfehler an anderen Organen und Erblichkeit bisweilen darauf hinweisen (Wyß, Weber, Forrer, Kristeller, Wünsche). Hyperplasie und Verschmelzung Kerkringscher Falten, Hyperplasie oder Sklerose der zuführenden Gefäße (Wyß, Davis, Delmer und Poynter u. a.), Lage- und Formveränderung der Leber oder des Pankreas (Clogg) werden als ursächliche Momente angenommen: ganze Darmschlingen können außerhalb der Bauchhöhle zurückbleiben, hier abgeschnitten werden und zugrunde gehen, so daß große Defekte am Darmkanal entstehen (Ahlfeld, Ichenhäuser). Durch die Untersuchungen von Tandler, Kreuter, Beneke-Karpa wurde eine breitere Grundlage für die Auffassung der Atresien als Folgezustände von Entwicklungsstörungen geschaffen.

Tandler konnte für das menschliche Duodenum, Kreuter auf Grund vergleichender embryologischer Untersuchungen für die übrigen Abschnitte des Darmes nachweisen, daß im zweiten Fötalmonat durch eine vermehrte Zellproliferation in das bereits entwickelte Darmlumen hinein eine mehr oder minder vollkommene Verschließung der Lichtung eintritt, die sich normalerweise nach einiger Zeit wieder dadurch löst, daß die Zellen auseinanderweichen. Aus dieser vorübergehenden Verschließung entsteht nach ihrer Auffassung eine bleibende kongenitale Atresie, wenn aus irgendeinem Grunde in dem Okklusionsstadium eine Hemmung in der weiteren Entwicklung eintritt, das verklebte und veränderte Entoderm zugrunde geht und durch Bindegewebe ersetzt wird. Forssner sieht weniger in der Epithelverschließung die Ursache, als in einer hyperplastischen Entwicklung der Mesenchymzapfen, den Vorläufern der Zottenbildung, zu einem Zeitpunkt, wo das Lumen noch von einem wenig widerstandsfähigen embryonalen Epithel ausgefüllt ist. Beneke-Karpa führen die kongenitalen Atresien auf eine physiologische Epithelabschnürung zurück, für die die embryonale Atresie die besten Bedingungen abgibt; nach ihnen steht das häufige Vorkommen der Duodenalatresien in Beziehung zu der lokalen Wachstumssteigerung beim Auftreten der ersten Leberanlage, in deren Verlauf es dann bei weiterem Wachstum des Darmes zur Abschnürung kommt. Fanconi konnte in zwei Fällen von Duodenalstenosen im Bereich der verengernden Membran und Falte Streifen typischer Choledochusmukosa nachweisen und machte die Verlagerung der Choledochusmukosa, die sich normalerweise an der Papille von der des Duodenum abgrenzt, für die Bildung der Membran und Falte verantwortlich. Beim Embryo sind zu Anfang des dritten Monates Choledochus und Duodenalrohr durchgängig und gleich weit, der Bau des Epithels unterscheidet sich dadurch, daß das Epithel des Choledochus im Sinne der späteren sekretorischen Tätigkeit weiter ausdifferenziert als das des Duodenum ist und daher eine herabgeminderte Wachstums- und Teilungsenergie besitzt, so daß im weiteren Verlauf das Wachstum langsamer vor sich geht und bei Verlagerung in das Duodenalrohr eine Stenose auftritt.

Danach wird man die angeborenen Verengerungen und Verschließungen zu einem großen Teil als Bildungsfehler auf Grund einer Entwicklungshemmung im physiologischen Okklusionsstadium, einer embryonalen Epithelabschnürung oder Epithelverlagerung auffassen. Für alle Fälle reicht diese Erklärung jedoch nicht aus. Dagegen sprechen vor allem die Beobachtungen, bei denen Gallebestandteile unterhalb der Atresie im Darm angetroffen wurden, da die Galle, deren Sekretion erst im 3.—4. Fötalmonat einsetzt, nach Verschwinden der im 2. Fötalmonat vorhandenen physiologischen Verschließung in den unterhalb der Atresie gelegenen Darmabschnitt gelangt sein muß, zumal man Galle nicht nur bei Duodenalatresien, wo zur Erklärung ein übersehener, unterhalb der Atresie mündender akzessorischer Gallengang herangezogen werden könnte, sondern auch bei Verschließungen des freien Dünndarmes in den unteren Abschnitten nachgewiesen hat (Schnizlein, Heß, Odermatt, Fanconi, Levy). Man muß in bestimmten Fällen die fötale Invagination, eine Schnürung durch den Nabelring oder durch fötale Strang- und Membranbildungen, den Einfluß eines nicht zurückgebildeten Dotterganges, einer fötalen Enteritis u. a. als ursächlich von Bedeutung anerkennen. Die vorliegenden Untersuchungen und Beobachtungen gestatten keine Verallgemeinerung des Entstehungsvorganges, sondern fordern zur Prüfung jeden Falles nach den gegebenen Verhältnissen auf. Völlig ungeklärt bleibt jedoch gewöhnlich, worauf auch Melchior hinweist, warum im Einzelfall die Entwicklungsstörung oder fötale Erkrankung eintritt, die

die Atresie auslöst, wenn nicht Erkrankungen der Mutter während der Schwangerschaft, wie beispielsweise die Syphilis (Rochet und Wertheimer) oder Grippe (Fanconi) gewisse Anhaltspunkte geben.

2. Angeborene Stenosen und Atresien des Afters und Mastdarmes.

Die Atresien des Afters und Mastdarmes sind die praktisch wichtigsten angeborenen Verschlüsse im Bereich des Darmkanales. Sie sind etwa doppelt so häufig als die angeborenen Verschlüsse der höher gelegenen Darmteile. Ziemendorff berechnet auf 7581 Geburten einen Fall einer solchen Mißbildung. Man unterscheidet drei Hauptformen.

1. Atresia ani (Abb. 244, V). Die Afteröffnung fehlt, ihre Stelle ist durch ein Grübchen angedeutet. Der Verschluß wird durch eine einfache epitheliale Verklebung, durch ein dünnes Häutchen oder eine etwas dickere Gewebsschicht bedingt, über welcher der Mastdarm als erweiterter Blindsack endet. Der Sphincter ani externus und der Levator ani sind immer vorhanden.

2. Atresia recti (Abb. 244, VI). After und Aftergrube sind normal angelegt; letztere ist nach oben kuppenartig geschlossen. Der Dickdarm endet als Blindsack in wechselnder Entfernung von der Kuppe der Aftergrube. Die Scheidewand der beiden Hohlräume kann eine Dicke von mehreren Zentimetern haben, häufig wird sie durch eine dünne Membran dargestellt, die in der Mitte perforiert sein kann (kongenitale, membranöse Rektumstenose). Diese Stenosen können so eng sein, daß kaum eine Sonde hindurchgeht, in anderen Fällen werden sie durch halbmondförmige Klappen dargestellt.

3. Atresia ani et recti (Abb. 244, VII). After und Mastdarm fehlen völlig. Der Blindsack endet hoch oben, meist in der Höhe des oberen Kreuzbeinendes oder des letzten Lendenwirbels. Das fehlende Rektum ist häufig durch einen soliden Gewebsstrang angedeutet.

Außer den membranösen Stenosen werden noch kanalförmige Verengerungen beobachtet, die sich über die ganze Länge des Rektum erstrecken können. Die auf den untersten Abschnitt des Mastdarmes beschränkten Stenosen werden auch zu den äußeren Fisteln gerechnet (Atresia ani analis Hilgenreiner).

Nicht selten besteht eine Verbindung des Mastdarmblindsackes mit dem Sinus urogenitalis (innere Fisteln) oder mit der Körperoberfläche (äußere Fisteln). Für die inneren Fisteln wird auch die Bezeichnung „Communicatio" gebraucht, um dadurch die ätiologisch verschiedenen Formen schärfer voneinander zu trennen (Stieda).

Innere Fisteln. [Atresia ani (s. recti) complicata cum communicationibus.]

1. Atresia ani vesicalis. (Atresia ani et communicatio recti cum vesica urinaria.) (Abb. 244, IX *CV*). Es besteht eine meist enge, seltener weite Verbindung des Darmblindsackes mit der Blase, die vorwiegend am Blasengrund, selten höher oben mündet. Diese Mißbildung wird fast ausschließlich bei männlichen Individuen beobachtet, doch kann sie auch beim weiblichen Geschlechte vorkommen. Es sind vier weibliche Fälle gesammelt, bei denen das Zustandekommen dieser Mißbildung durch eine doppelte Anlage der Gebärmutter ermöglicht wurde (Bickelmann).

2. Atresia ani urethralis s. prostatica. (Atresia ani et communicatio recti cum parte prostatica urethrae.) (Abb. IX *C.pr.*) Der Blindsack steht mit der Pars prostatica urethrae durch einen meist engen Gang in Verbindung. Kommt nur beim männlichen Geschlechte zur Beobachtung.

3. **Atresia ani vaginalis.** (Atresia ani et communicatio recti cum vagina.) (Abb. VIII.) Der Blindsack ist durch einen Gang mit der Vagina oberhalb des Hymen verbunden, ein im Gegensatz zu der Atresia ani vestibularis, die zu den äußeren Fisteln gezählt wird, sehr seltenes Vorkommnis. Noch seltener wird die Kommunikation von Rektum und Uterus (Atresia ani uterina) beobachtet.

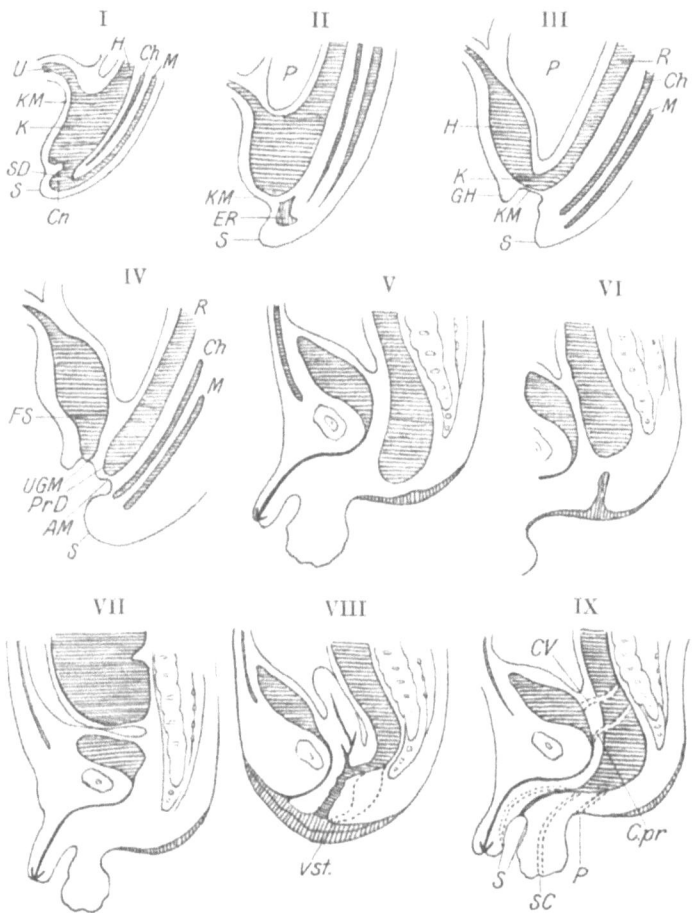

Abb. 244. (Schema von **Kaufmann** nach **Stieda** [I—IV] und v. **Esmarch** [V—IX]).
I—IV. Entwickelung des Urogenitales und Mastdarmes vom Stadium der Kloake an. I. *U* Urachus im Bauchstiel, *K* Kloake, *KM* Kloakenmembran, *SD* Schwanzdarm, *S* Schwanzende oder Schwanzstummel, *Cn* Canalis neurentericus, *H* Hinter- oder Enddarm, *Ch* Chorda, *M* Medullarrohr. II. *P* Peritonealhöhle, *ER* Epithelreste des Schwanzdarmes. III. *H* Harnblase, *R* Mastdarm, *GH* Genitalhöcker. IV. *FS* Frontale Scheidewand, *UGM* Urogenitalmembran, *PrD* Primitiver Damm, *AM* Analmembran.
    V. **Atresia ani.**   VI. **Atresia recti.**   VII. **Atresia ani et recti.**
VIII. **Atresia ani vaginalis, vestibularis** (*vst*).
  IX. **Atresia ani suburethralis** (*S*), **scrotalis** (*SC*), **perinealis** (*P*), **vesicalis** (*CV*.), **prostatica** (*C.pr*).

Äußere Fisteln. (Atresia ani complicata cum fistulis). Der Mastdarmblindsack tritt gewöhnlich dicht an den Sphincter ani externus heran oder durch seinen Ring hindurch. Die von ihm ausgehenden, meist sehr engen, häufig kaum für eine Sonde durchgängigen Fistelgänge verlaufen gewöhnlich dicht unter der Haut und münden an der Körperoberfläche.

1. **Atresia ani cum fistula anali.** Der Fistelgang mündet im Aftergrübchen (angeborene Afterenge).

2. **Atresia ani cum fistula perineali.** (Abb. IX *p*.) Der Fistelgang mündet in der Raphe des Dammes, am häufigsten hinter der Scrotalwurzel.

3. **Atresia ani cum fistula scrotali.** (Abb. IX *SC*.) Der Fistelgang mündet in der Raphe des Skrotum.

4. **Atresia ani cum fistula suburethrali (praeputiali).** (Abb. IX *S*.) Der Fistelgang mündet in der Raphe des Penis.

5. **Atresia ani cum fistula vestibulari.** (Abb. VIII *vst*.) Der Fistelgang mündet im Scheidenvorhof. Im Gegensatz zu den übrigen äußeren Fisteln hat diese verhältnismäßig häufig zur Beobachtung kommende Scheidenvorhoffistel sehr oft eine für die Darmentleerung völlig ausreichende Weite. Die Mündung im Scheidenvorhof ist mit dem Sphinkter ani internus versehen, so daß die Bezeichnung **Scheidenafter** eine gewisse Berechtigung hat.

Die angeborenen Mastdarmverschließungen sind zuweilen mit anderen Mißbildungen, Verschließungen höher gelegener Darmteile, Mißbildungen des Urogenitaltraktus, Defekten des Steißbeines, des 4. 5. Kreuzbeinwirbels, hochgradiger Enge des Beckens, besonders bei sehr hoch endigendem Rektum vergesellschaftet.

Die Erklärung für die Entstehung der angeborenen Mastdarmverschlüsse wird durch die Entwicklungsgeschichte des Mastdarmes und Urogenitalkanales gegeben. In aller Kürze seien die einschlägigen Daten angeführt, zur genaueren Orientierung muß auf die Lehrbücher der Entwicklungsgeschichte, auf Spezialarbeiten und die zusammenfassenden Arbeiten über die Mastdarmmißbildungen verwiesen werden (v. Esmarch, Frank, Rotter, Keibel, Stieda, Ziemendorff, H. E. Anders u. a., Abb. 244, I—IV).

In frühembryonaler Zeit stehen Enddarm und Allantois durch einen gemeinsamen Hohlraum, die Kloake in weiter Verbindung. Die Kloake, die anfangs durch den Canalis neurentericus mit dem Medullarrohr verbunden ist, endigt später blind im Schwanz des Embryo. Nach außen ist sie durch die aus einem inneren (entodermalen) und äußeren (ektodermalen) Blatt bestehende Kloakenmembran abgeschlossen. Diese kommt nun in die Tiefe einer flachen Grube zu liegen, die von den sich erhebenden Seitenrändern der Kloakenmembran, der Geschlechtshöckeranlage und dem Schwanzstummel begrenzt wird (ektodermale Kloake, Anogenitalgrube bei Stieda).

Im Innern senkt sich allmählich der an der dorsalen Wand der Vereinigungsstelle von Allantois und Darmrohr befindliche Sattel tiefer herab. Es entsteht eine frontal gestellte Falte (Septum Douglasii), die sich bogenförmig in zwei laterale, abwärts ziehende Falten fortsetzt. Durch diese Falte wird die Kloake zunächst unvollständig, nach Auftreffen des Septum auf die Kloakenmembran vollständig in einen ventralen und dorsalen Abschnitt getrennt. Aus dem ventralen Teil entwickelt sich die Harnblase und der Sinus urogenitalis, aus dem dorsalen das Rektum. An der Verschmelzungsstelle von Kloakenmembran und Septum entsteht der **primitive Damm**, durch den die Kloakenmembran in die vordere, den Sinus urogenitalis verschließende **Urogenitalmembran** und in die hintere, das Rektum verschließende **Analmembran** geteilt wird. Durch Bildung des **definitiven Dammes** wird dann die Anogenitalgrube in eine vordere Urogenitalgrube und eine hintere Analgrube geschieden.

An den Rändern der Urogenitalmembran erheben sich die **Geschlechtsfalten,** die die **Geschlechtsrinne** begrenzen und sich vorn am **Geschlechtshöcker** vereinigen. Seitlich von ihnen entstehen die **Geschlechtswülste.** Dann schwindet die Urogenitalmembran und der Sinus urogenitalis öffnet sich in die Geschlechtsrinne. Der Durchbruch der Aftermembran erfolgt später. Bei der Entwicklung des definitiven Dammes und Bildung der Aftergrube rückt die Analmembran in die Tiefe, so daß die Durchbruchstelle (Ento-Ektodermgrenze) sich oberhalb der Stelle des definitiven Afters befindet, der völlig im Bereich des Ektoderms zu liegen kommt.

Beim **Weibe** entsteht aus dem Geschlechtshöcker die Klitoris, aus den Geschlechtsfalten die kleinen und aus den Geschlechtswülsten die großen Schamlippen. Die Ento-Ektodermgrenze liegt unmittelbar oberhalb der kleinen Schamlippen. Beim **Manne** wird der Geschlechtshöcker zum Penis. Die Geschlechtsrinne schließt sich durch Verwachsung der freien Ränder der Geschlechtsfalten und bildet den vorderen Teil der

Harnröhre. Aus der Vereinigung der Geschlechtswülste entsteht der Hodensack. Die Ento-Ektodermgrenze liegt etwa in der Gegend der Pars bulbosa urethrae.

Die Deutung eines Teiles der besprochenen Veränderungen des Mastdarmes und Afters an der Hand der Entwicklungsgeschichte ist leicht. Bei der Atresia ani ist die Bildung der Aftergrube und der Schwund der Aftermembran ausgeblieben. Bei der Atresia recti hat sich die Aftergrube gebildet, doch ist der Durchbruch der Aftermembran nicht erfolgt. Schwieriger ist die Atresia ani et recti zu erklären, da das untere Ende des Mastdarmes im Verlaufe der normalen Entwicklung immer mit der äußeren Hautdecke in Berührung steht. Man suchte früher ihre Entstehung durch eine Obliteration des ursprünglich angelegten Darmes infolge fötaler Proctitis zu deuten (v. Esmarch, Frank). Stieda nimmt zwei Möglichkeiten an. Es kann entweder die normalerweise eintretende Atrophie des Schwanzdarmes nach oben weiter fort-schreiten, oder es kann nach Trennung von Blase und Mastdarm durch eine starke Wucherung des Mesenchyms das Schwanzende des Mastdarmes von der Kloakenmembran gelöst werden. Andere glauben, daß die horizontale Spaltung der Analmembran durch Zug am Nabelstrang bei Bewegungen des Fötus im Uterus zustande kommt; durch den Ductus omphaloentericus wird der Zug auf den Enddarm übertragen, das ento-dermale Blatt der Analmembran löst sich vom ektodermalen, das Beckenbindegewebe nimmt den leer gewordenen Raum ein und drückt vielleicht sogar den Enddarm weiter nach oben (Ahlfeld, Ziemendorff).

Die inneren Fisteln sind reine Hemmungsmißbildungen. Die frontale Scheide-wand hat die Kloake nicht völlig getrennt, so daß eine Verbindung des Enddarms und des Sinus urogenitalis bestehen bleibt. Für die Darmscheidenfisteln nimmt Ziemen-dorff einen abnormen Durchbruch an, da während der Entwicklung niemals eine Ver-bindung des Enddarmes mit den Müllerschen Gängen, aus deren Verschmelzung im unteren Teile die Vagina hervorgeht, besteht. Die Auffassung der äußeren Fisteln als Hemmungsmißbildungen bei der Ausbildung des Dammes, der Vulva, des Penis und Scrotum wird bestritten. Stieda hält sie für ein durch den Druck des Meconium hervorgerufenes pathologisches Produkt. Dafür spricht die anatomische Beschaffenheit des Fistelganges, der in seinem zentralen Abschnitt wie die Mastdarmschleimhaut mit Epithel, in der Mitte bindegewebig und in seinem vorderen Teile mit Epidermis aus-gekleidet ist; der Gang müßte in ganzer Ausdehnung mit Epidermis umkleidet sein, wenn seine Herleitung aus einer in der Mittellinie des Dammes verlaufenden Furche (Reichelsche Furche) richtig wäre. Gegen diese Anschauung wird vor allem geltend gemacht, daß vor der Geburt kein Meconiumdruck in den unteren Darmabschnitten besteht (Läwen). Ziemendorff sucht die Bildung dieser Fisteln so zu erklären, daß die Urogenitalplatte infolge Harnstauung frühzeitig platzt, bevor die Verbindung des Septum mit der Kloakenmembran genügend erstarkt ist, und der Riß sich über den eben entstandenen primitiven Damm hinaus bis in die Analplatte hinein fortsetzt; durch Unregelmäßigkeiten bei Verschluß dieses Dammrisses, des Sinus urogenitalis und der Harnröhre können dann die Fisteln im Bereich des Penis entstehen.

II. Klinisches Bild.

1. Angeborene Stenosen und Atresien des Dünndarmes und der oberen Dickdarmabschnitte.

Die klinisch beobachteten, lebensfähig geborenen Kinder, die sich auf die beiden Geschlechter in ungefähr gleicher Zahl verteilen, waren meist ausgetragen und körperlich wohl gebildet; nur in wenigen Fällen waren auch äußerlich sichtbare Fehler geringeren Grades, Klumpfußbildung, Ge-sichtsasymmetrie, Phimose, Leistenbruch, Afterspaltung, Afterverschluß u. a., vorhanden.

Der Verlauf ist bei Verschlüssen und hochgradigen Stenosen gleich; unter allmählicher Abmagerung gehen die Kinder in der ersten oder zweiten Woche zugrunde. Die Todesursache ist fast immer die Inanition und der Säfteverlust, seltener setzt eine Peritonitis dem Leben ein Ziel (Gaupp, Schlegel). Bei nicht allzu hochgradiger Stenose ist der Verlauf weniger stürmisch, die Kinder können monatelang leben, ja höhere Lebensjahre erreichen.

Z. B. lebte ein Kind mit einer röhrenförmigen Stenose des ganzen Colon descendens 7 Wochen lang (Grüneberg). Ein Kind mit einer membranösen Stenose an der Ileojejunalgrenze und einer 3—5 cm langen, für einen dünnen Bleistift durchgängigen Stenose an der Flexura duodenojejunalis erreichte ein Alter von 4 Monaten (Demme). Kongenitale membranöse Duodenalstenosen sind mehrfach auch bei Erwachsenen beobachtet worden (Perry und Shaw, Lardennois). Holzknecht führt zwei, bei einem 10jährigen Mädchen und bei einem 13jährigen Knaben röntgenologisch nachgewiesene Stenosen an der Flexura duodenojejunalis auf einen kongenitalen Ursprung zurück.

Die Magenerscheinungen treten zuerst auf. Sehr bald schon wird die genossene Nahrung ständig erbrochen; dabei pflegt das Erbrechen bei den tieferen Verschlüssen später einzusetzen als bei den höheren. Bei den Verschlüssen oberhalb der Papilla Vateri besteht das Erbrochene aus Schleim und Nahrungsbestandteilen; bei den unterhalb der Papille sitzenden Verschlüssen beobachtet man häufiges galliges Erbrechen, das im weiteren Verlaufe mekoniumartigen Charakter annnehmen kann. Blutige Beimengungen finden sich nicht selten in den letzten Lebenstagen bei den Duodenalverschlüssen. Cordes konnte unter 57 angeborenen Verschlüssen des Duodenum 5mal galliges, 16mal mekoniumartiges, 8mal blutiges und schwarzes Erbrechen feststellen.

Der Stuhlgang kann völlig angehalten sein; häufig finden sich nur schleimige, weißliche Entleerungen. Milchstühle können bei der Atresie nicht auftreten, sind aber bei sehr hochgradigen Stenosen gesehen worden. So beobachtete Kreuz in einem Falle, in welchem das Duodenum an der Flexura duodenojejunalis durch eine trommelfellartige, am mesenterialen Rande mit einer feinen Öffnung versehenen Membran abgeschlossen war, bis zum 10. Lebenstage spärliche Hungerstühle, erst am 11. Tage einen Milchstuhl. Gallig gefärbter Darminhalt ist nicht nur bei suprapapillären Stenosen und Atresien und infrapapillären Stenosen, sondern in seltenen Fällen auch bei vollkommenen Verschlüssen unterhalb der Papille im Duodenum und freien Dünndarm beobachtet worden.

Diagnostisch wichtig ist die Untersuchung des Mekonium auf Lanugohärchen und die Bestandteile der Fruchtschmiere (Epidermiszellen, Fetttröpfchen, Cholestearinkrystalle), die normalerweise immer vorhanden sind. Da Lanugohärchen und Fruchtschmiere erst im 5. Monat der embryonalen Entwicklung auftreten, so ist ihr Fehlen im Mekonium ein sicheres Zeichen eines vor dem 5. Schwangerschaftsmonat entstandenen vollkommenen Darmverschlusses (Walz). Die Harnsekretion ist vermindert oder aufgehoben.

Das Abdomen ist bei tiefer sitzenden Verschlüssen aufgetrieben und zeigt häufig lebhafte Darmsteifungen. Beim Duodenalverschluß fehlt gewöhnlich die Auftreibung; bisweilen werden Magen-Duodenalsteifungen sichtbar (Weber, Ernst).

2. Angeborene Stenosen und Atresien des Afters und Mastdarmes.

Das völlige Fehlen des Abganges von Mekonium erweckt zunächst die Aufmerksamkeit. Die Besichtigung der Analgegend deckt den Mangel des Afters auf, nur bei der Atresia recti, bei der ja der Afterteil ausgebildet ist, kann die Diagnose mit dem Auge nicht sofort gestellt werden, doch ist auch hier durch rektale Fingeruntersuchung der Verschluß leicht nachweisbar. Es entwickeln sich allmählich die Zeichen des tiefen Darmverschlusses: Trommelförmige Auftreibung des Leibes, Nahrungsverweigerung, Aufstoßen, Erbrechen der aufgenommenen Nahrung, später auch von Mekonium. Der

starke Meteorismus bedingt Zwerchfellhochstand, Atmungsbehinderung, Kohlen-
säureüberladung und Cyanose. Ohne Operation gehen die Kinder beizeiten
unter Krämpfen gewöhnlich in der ersten, seltener in der zweiten Woche an
Inanition und Entkräftung und Peritonitis zugrunde.

Bei den angeborenen Stenosen und den mit Fisteln vergesellschafteten
Atresien ist das klinische Bild von der Weite der Stenose oder der Fistel
abhängig. Bei einiger Durchgängigkeit der Stenose kann ein höheres Alter
erreicht werden; doch wird die Daseinsfreude durch die mit dünnen Entleerungen gepaarte Verstopfung und den schmerzhaften Stuhldrang sehr
beeinträchtigt. Die Fisteln sind nur in der kleinen Hälfte der Fälle so
durchgängig, daß die notwendige Darmentleerung erfolgen kann; die größere
Hälfte bietet das Bild des vollkommenen Verschlusses. Am ungünstigsten
stellen sich die Vesikal- oder Urethralfisteln dar. Bei der Atresia ani vesicalis löst sich das Mekonium im Urin und wird auf diese Weise noch verhältnismäßig leicht nach außen befördert; daher gehen diese Kinder weniger
an den Verschlußfolgen als an der sehr bald eintretenden Cystopye-
litis zu Grunde. Bei der Atresia ani urethralis findet dagegen der bröck-
lige Darminhalt große Wegschwierigkeiten. Die Blasen- und Urethralfisteln
besitzen differential-diagnostische Merkmale. Bei der Blasenfistel ist der
Urin mit dem Darminhalt innig gemischt, daher immer dick, braun und
zersetzt; bei der Urethralfistel fehlt diese innige Mischung, der Urin spült
den Kot in teilweise bröckligem Zustande nach außen, ist zeitweise auch
klar und ohne Kotbeimengung, andererseits ist auch der Abgang von Kot
ohne Urinbeimengung denkbar. Lotsch berichtet allerdings über einen Fall
mit breiter Verbindung zwischen Blase und Darm, bei dem zeitweise völlig
klarer Urin abging.

Einige merkwürdige Fälle aus der Literatur mit Afterverschluß und inneren
Fisteln verdienen kurz angeführt zu werden. Ein Mädchen mit Atresia ani vesicalis
wurde 17 Jahre alt, bis es unter dauernden Harnbeschwerden an Entkräftung und
Anämie starb (Eichmann). Page berichtet von einem Manne, der mit einer angeborenen Atresia ani urethralis ein Alter von 54 Jahren erreichte.

Von den äußeren Fisteln sind gewöhnlich die perinealen, skrotalen und
suburethralen so eng, daß der Kotabfluß ungenügend ist. Nur die Atresia
ani vestibularis zeichnet sich im allgemeinen dadurch aus, daß ausreichende
Stuhlentleerungen erfolgen; daher hat auch eine größere Zahl von Kranken
ein höheres Lebensalter erreicht. Bei den weiten Fisteln kann der Stuhlgang vermittels des vorhandenen Sphinkter internus willkürlich entleert
werden, so daß das Leben ganz erträglich ist.

Bei einer 22jährigen Frau mit dieser Mißbildung erfolgte der Stuhlgang immer
periodisch, ohne daß der Mann nach einer 3jährigen Ehe eine Ahnung von diesem
Leiden hatte (Ricard). Ein sonst gesundes 7jähriges Mädchen hatte eine so weite
Fistel, daß sich ein Prolapsus recti entwickelt hatte (Ammon).

Anhang.

Angeborener Darmverschluß durch eingedicktes Mekonium.

Auf die Mekoniumeindickung als Ursache eines angeborenen Darmverschlusses
haben Forrer und Landsteiner auf Grund von Obduktionsbefunden hingewiesen, bei
denen sich keine Veränderungen im Sinne einer angeborenen Atresie oder Stenose
nachweisen ließen. Bei dem am 5. Lebenstage verstorbenen Kinde Forrers, bei welchem
am Tage zuvor wegen des völligen Darmverschlusses eine nicht in Tätigkeit tretende
Dünndarmfistel angelegt war, fand sich im untersten Ileum in einer Länge von 30 cm
eine zähe, graugelbe, 1 cm dicke Masse von der Beschaffenheit eines stark eingedickten

Glaserkittes, die mit einem kurzen Zapfen durch die Bauhinsche Klappe in das Coecum vorragte. Das Colon war vollkommen contrahiert und enthielt eine geringe Menge zarten weißen Schleimes; im Ileum oberhalb des Mekoniumpfropfes wurde der Inhalt pechartig, weniger fest und endlich dickflüssig, gleichzeitig erweiterte sich das Darmrohr und erreichte etwa in der Mitte des ganzen Darmrohres einen Umfang von 7 cm, zugleich war die Wand hypertrophiert; noch weiter mundwärts wurde der Darm allmählich wieder enger, der galliggrün gefärbte Inhalt dünnflüssig. Die Fistel war an der durch den Mekoniumpfropf verstopften Ileumschlinge 10 cm oberhalb der Bauhinschen Klappe angelegt und daher nicht in Tätigkeit getreten. Fanconi hat neuerdings unter Mitteilung eines eigenen Falles 6 Beobachtungen zusammengestellt, die diesem noch weiterer Erforschung bedürftigen Krankheitsbilde zuzurechnen sind, von denen einige früher eine andere Erklärung gefunden hatten. Torkel sah in seinem Falle in einer primären Erweiterung des Dünndarmes im Sinne der Hirschsprungschen Krankheit, Gidionsen in einer primären Hypoplasie des Dickdarmes trotz bequemer Durchgängigkeit für eine Sonde die angeborene Verschlußursache, während die vorhandene Mekoniumeindickung als Ursache garnicht in Erwägung gezogen wurde.

Zur Erklärung der eigentümlichen Veränderung des Mekonium werden Entzündungen der Darmwand, Leber- und Pankreasveränderungen herangezogen. Mracek, der bei einem 15 1/2 Stunde nach der Geburt ohne Mekoniumentleerung verstorbenen Neugeborenen mit schwerer hereditärer Lues den größten Teil des Dünndarmes durch einen zähen Mekoniumpfropf verstopft fand, führt diese Veränderung des Darminhaltes auf eine anatomisch nachweisbare Entzündung der Darmwand zurück. In den anderen Fällen fehlten derartige Veränderungen der Darmwand, dagegen bestand einmal eine schwere Pankreaserkrankung (Landsteiner), in den übrigen Fällen Störungen der Gallensekretion oder des Gallenabflusses in den Darm (Fanconi, Forrer, Landsteiner). Letzten Endes sieht Fanconi in einer Schwächung der Peristaltik infolge Behinderung des Gallenabflusses in den Darm und in einer Störung der Fettverdauung durch das Fehlen eines der bei der Fettverdauung wirksamen Sekrete, der Galle oder des Pankreassaftes, den Grund der Mekoniumveränderung.

10. Kapitel.

Die Hirschsprungsche Krankheit.
I. Pathologische Anatomie und Pathogenese.

Als Hirschsprungsche Krankheit bezeichnet man mit dem Namen des Forschers, dessen Mitteilungen im Jahre 1886 diesem Krankheitsbilde erhöhte Aufmerksamkeit verschafften, eine eigenartige, durch schwere Störungen der Kotentleerung ausgezeichnete Erkrankung des Dickdarmes, die vorwiegend im jüngeren Kindesalter, seltener in späteren Lebensjahren in Erscheinung tritt. Dieser Sammelname für eine Krankheitsgruppe, die durch ein in den Grundzügen übereinstimmendes klinisches und pathologisch-anatomisches Bild zusammengehört, verdient den Vorzug vor anderen Benennungen (Megacolon bzw. Megasigmoideum congenitum, idiopathische Dickdarmerweiterung), die den verschiedenen Entstehungsmöglichkeiten nicht volle Rechnung tragen.

Die Veränderungen bestehen in einer hochgradigen Erweiterung, Hypertrophie und Verlängerung des ganzen Dickdarmes oder einzelner Teile, ohne daß am aufgeschnittenen Darme ein mechanisches Hindernis sichtbar ist. Meist ist die Flexura sigmoidea der ausschließliche Sitz der Erkrankung, neben der kleinere oder größere Strecken des übrigen Dickdarmes befallen sein können; selten sind einzelne Dickdarmabschnitte ohne Mitbeteiligung der Flexura sigmoidea erkrankt.

Eine Zusammenstellung Neugebauers gibt eine Übersicht über die Häufigkeit, mit der die einzelnen Dickdarmabschnitte beteiligt sind: Sigma allein 74 mal; das ganze Colon mit Rektum 13 mal; das ganze Colon ohne Rektum 32 mal; das ganze Colon bis zur Flexura sigmoidea 2 mal; Coecum, Colon transversum und Sigma 1 mal; Coecum,

Colon ascendens und Colon transversum 3 mal; Colon ascendens, transversum, descendens und Sigma 3 mal; Colon ascendens, transversum und descendens 3 mal; Colon ascendens, transversum und Sigma 1 mal; Colon ascendens, Flexura hepatica und lienalis 1 mal; Colon ascendens, transversum, Sigma und Rektum 1 mal; Colon ascendens, Flexura sigmoidea und Teil des Rektum 1 mal; Colon transversum, descendens, Sigma und Rektum 1 mal: Colon transversum, descendens und Sigma 5 mal; Colon transversum, Sigma und Rektum 1 mal; Colon transversum und Sigma 4 mal; Colon transversum allein 5 mal; Colon descendens und Sigma 6 mal; Colon descendens allein 1 mal; Sigma und Rektum 9 mal. Auch das Coecum wurde einige Male als alleiniger Sitz der Erkrankung angetroffen (Machell, Haim).

Umfang und Verlängerung des Dickdarmes können gewaltige Grade erreichen. Gewöhnlich beträgt der Umfang Mannesarm- oder Oberschenkeldicke, die Längenzunahme erfolgt meist auf Kosten der frei beweglichen Flexura sigmoidea, deren Länge und Lagerung ja schon unter normalen Verhältnissen außerordentlich verschieden sein kann. Im allgemeinen besteht das Sigma aus einer einzigen nach oben gerichteten, gewaltigen Schlinge, doch ist eine zwei- oder dreifache Schlingenbildung nicht allzu selten. Andere Dickdarmabschnitte können ebenfalls nicht unerheblich zu der Verlängerung beitragen oder sie bedingen. So bildet an zweiter Stelle verhältnismäßig häufig wegen seines freien Mesenterium das Colon transversum mächtige Schlingen (H. Braun, Biermans u. a.), selten das Colon ascendens, da die Voraussetzung hierfür ein freies Mesocolon ist. Das Mesocolon zeigt gewöhnlich eine starke Verlängerung bei normaler Dicke; in einigen Fällen wurde auch ein Mesenterium ileocommune beobachtet (F. Goebel). Die Erweiterung zeigt nicht immer den gleichmäßig verlaufenden Charakter wie bei den gewöhnlichen mechanischen Darmverschlüssen, da erweiterte Strecken mit normalweiten Abschnitten abwechseln können. Äußerst selten geht die Rückstauung auf den Dünndarm über, so daß außer leichten Erweiterungen und Hypertrophien des unteren Ileum Dünndarmveränderungen fehlen. Einige Beispiele geben am besten einen Begriff von den vorkommenden Größenmaßen.

Hoffmann: Riesendickdarm von 240 cm Länge, 55 cm Umfang, mit einem Fassungsvermögen von 10 l. Formad: 76 cm Umfang. Hilbert: Erwachsener mit 2,10 m Dickdarmlänge. Eigene Beobachtung: 34jähriger Mann, Dickdarmlänge 2,90 cm, Umfang des Coecum 28 cm, des Colon transversum 65 cm, des Colon descendens 53 cm, des S. romanum 46 cm, Fassungsvermögen 20 l. Barth: 10jähriges Kind mit 140 cm Länge. Neugebauer: 1½jähriges Kind mit 108 cm Länge. Delkeskamp: Megasigmoideum von 90 cm Länge (Erwachsener). Borsowski: Megasigmoideum von 50 cm Länge (7jähriges Kind) u. v. a.

Fast immer geht die Erweiterung mit einer Hypertrophie der Darmwand einher, wobei auch die zwischen den erweiterten Teilen bisweilen eingeschalteten normalweiten Strecken an dieser Wandverdickung teilnehmen. Sie erstreckt sich auf alle Schichten der Darmwand, vor allem auf die Muskulatur, besonders die Ringmuskellage; entzündliche Veränderungen, Ödem, kleinzellige Infiltration, Bindegewebswucherung im Schleimhaut- und Muskulaturbereich tragen zur Verdickung der Darmwand bei. Dem Verhalten der Blutgefäße, der Nerven und des elastischen Gewebes ist besondere Beachtung geschenkt worden. Die Gefäßwandungen sind vielfach im Sinne einer Arteriitis und Periarteriitis verdickt. Das Verhalten der nervösen Bestandteile wechselt; in einzelnen Fällen ist eine Verminderung der Ganglienzellen des Plexus myentericus, in anderen normaler Ganglienzellenreichtum oder auch eine Hypertrophie der Nerven festgestellt worden. Das elastische Gewebe wurde nur in einem Fall schwach entwickelt, in den übrigen darauf gerichteten Untersuchungen kräftig ausgebildet gefunden (Hirschsprung,

Neugebauer, Zoepffel, Schmidt, Brentano, Pfisterer, Concetti, Tittel, Petrivalsky u. a.).

Als Folge der langdauernden Dehnung verschwinden Tänien und haustrale Zeichnung, wodurch der Darm ein eigenartiges, glattes Aussehen wie Dünndarm, Magen, Uterus, und meist eine außerordentlich derbe und steife Beschaffenheit erhält. Selten tritt infolge der Zerstörung der Muskulatur durch Bindegewebswucherung bei fortdauerndem Druck der Gase und Kotmassen eine Verdünnung der Wand ein. Auch die Schleimhaut verliert infolge der Blähung ihre Falten. Häufig treten Druck- und Dehnungsgeschwüre auf, die nicht selten in die Bauchhöhle durchbrechen.

Die Raumbeanspruchung der gewaltigen Darmmassen bleibt nicht ohne Einfluß auf die benachbarten Bauch- und Brustorgane. Der Hochstand des Zwerchfells bedingt hochgradige Lungenkompressionen und Herzverlagerungen. Magen, Dünndarm, Leber, Milz werden verdrängt. Der langdauernde Druck des Riesendarmes ruft bisweilen eine Atrophie größerer Teile des Leberparenchyms hervor. Die Kompression der Vena cava inferior und der Vena portae führen zur Stauung im Pfortaderkreislauf und zu starker Erweiterung der Bauchdeckenvenen. Ascitesbildung wird nur im geringen Grade beobachtet. Einige Male sind Störungen durch Kompression der Ureteren aufgetreten. Die Behinderung der arteriellen Blutzufuhr durch die starke Anspannung der Bauchdecken und die Störung des venösen Abflusses hat nicht selten eine stärkere Atrophie der Bauchdeckenmuskulatur zur Folge.

Der Entstehung dieses Krankheitsbildes sind verschiedene Deutungen zugrunde gelegt worden. Charakteristisch ist, daß am aufgeschnittenen Darm jedes Hindernis für die Fortbewegung des Inhaltes fehlt. Hirschsprung selbst nimmt eine angeborene Erweiterung und Hypertrophie der betreffenden Darmabschnitte an, die bei Eintritt der Darmtätigkeit nach der Geburt die Ursache für die Kotstauung und weiteren Schädlichkeiten bilden. Diese Auffassung hat eine ganze Zahl von Anhängern gefunden, die allerdings zum Teil nur die Erweiterung als angeboren, die Hypertrophie als eine Folge der durch das größere Fassungsvermögen des Darmes bedingten, erhöhten Arbeitsleistung ansehen.

Stützen für die Annahme des angeborenen Riesenwuchses sind vereinzelte Beobachtungen von Erweiterungen von Dickdarmteilen bei Föten und Neugeborenen, angeborene Erweiterungen anderer Organe, der angeborene Riesenwuchs anderer Teile des Magendarmkanales, gleichzeitige Hypertrophie der Blase, welche einen Abkömmling des Enddarmes darstellt, die unregelmäßige Form der Erweiterungen (forme ondulante), die häufige Mitbeteiligung des Mastdarmes an der Erweiterung und Hypertrophie, welche nicht auf ein mechanisches oder funktionelles Hindernis bezogen werden können, wenn nach Anastomosierung im Bereich des Mastdarmes Heilung eintritt, ferner das Ausbleiben der Rückbildung erweiterter und hypertrophischer Darmteile nach operativer Ausschaltung. Ungeklärt bleibt bei dieser Anschauung, warum der kräftigen Darmmuskulatur die Durchtreibung des Darminhaltes nicht gelingt.

Der Annahme des angeborenen Riesenwuchses steht vor allem die Ansicht gegenüber, daß nur eine übermäßige Längen- und Schlingenbildung angeboren, alles andere, Kotstauung, Erweiterung, Wandverdickung eine nachträgliche Folge funktioneller oder mechanischer Einflüsse ist (Marfand, Neter, Heller u. a.). Lage- und Gestaltsveränderungen des Dickdarmes sind häufig (s. bei Volvulus). Man sieht sie im Bereich aller Dickdarmabschnitte, vor allem der Flexura sigmoidea, die der Hauptsitz der Hirschsprungschen Krankheit ist. Bei der Obduktion Neugeborener oder frühverstorbener Kinder findet man häufig eine ungewöhnliche Längen- oder

Schlingenbildung der Flexura sigmoidea vor, da die fötale und kindliche Sigmaschlinge verhältnismäßig viel länger als die der Erwachsenen ist. Die späteren Längenunterschiede werden durch den geringeren oder stärkeren Grad der nach der Geburt einsetzenden physiologischen Rückbildung bedingt. Von den verschiedenen Störungen während der fötalen Entwicklung können für die Entstehung einer übermäßigen Längen- und Schlingenbildung wirksam werden: die mangelhafte Ausbildung der Längsmuskulatur, deren Folge durch Fortfall der Zusammenziehung im Längsdurchmesser ein längerer Darm ist; das Mißverhältnis zwischen dem fötalen Wachstum des Dickdarmes und der Bauchdecken und die abnorm große Entwicklung aller oder einzelner Mesenterien, wodurch eine ungewöhnliche Beweglichkeit des Colon und die Bildung ungewöhnlicher Flexuren erzeugt wird (Leichtenstein, A. Schmidt). In einigen neueren Arbeiten wird der Versuch gemacht, die große Mehrzahl der Krankheitsfälle auf eine Hemmungsbildung des Mesenterium im Verlaufe der fötalen Drehung und Anheftung des Dickdarmes, auf ein mehr oder minder vollständig ausgebildetes Mesenterium ileocolicum commune als einheitliche Ursache zurückzuführen (Navarro, F. Goebel).

Concetti beobachtete in einem Falle eine Aplasie der Darmmuskulatur im untersten Sigmaabschnitt und sah diese als angeborene und primäre Ursache der Erkrankung an; richtiger ist sie wohl als eine Folgeerscheinung, als eine nachträgliche Verdünnung der Wand aufzufassen. Von Petrivalsky wurde einmal eine mangelhafte Entwicklung des elastischen Gewebes gesehen und mit der Krankheit ätiologisch in Zusammenhang gebracht; weitere Beobachtungen dieser Art liegen nicht vor.

Die angeborenen, ungewöhnlichen Größen- und Lageverhältnisse des Dickdarmes bedeuten nicht ohne weiteres die Erkrankung; diese wird erst durch besondere Störungen funktioneller und mechanischer Art ausgelöst. Am häufigsten ist ein durch Abknickung bedingter Ventilverschluß beobachtet worden (Göppert, Perthes, Schmidt, H. Braun, Konjetzny, Blochmann, Ibrahim, Schneiderlöhn, Saucke u. v. a.) Dieser tritt meist zwischen Flexura sigmoidea und Rektum auf. Für die Entstehung der Abknickung an dieser Stelle sind zwei Punkte von wesentlicher Bedeutung: der Übergang der an einem langen Mesosigma aufgehängten Flexur in den durch ein kurzes Mesorektum festgelegten Mastdarm und die im Vergleich mit den großen Darmschlingen zu engen Raumverhältnisse der Bauchhöhle. Man stellt sich den Vorgang so vor, daß Teile der leeren Flexur im kleinen Becken liegen und bei starker Anfüllung sich infolge Platzmangels in der Bauchhöhle nicht mehr aufzurichten vermögen oder daß bei Füllung der großen Flexur der absteigende Schenkel ins kleine Becken rückt und um das obere, feststehende Ende des Rektum abknickt. Durch die Abknickung entsteht ein spornartiger Vorsprung in der Darmlichtung; füllt sich die Schlinge weiter mit Kotmassen und Gasen, so wird der Sporn durch den Druck klappenartig gegen die gegenüberliegende Wand gepreßt und dadurch der Verschluß hergestellt (Abb. 245). Die Abknickung ist am offenen Bauche nicht immer sichtbar, weil nach Eröffnung der Bauchhöhle die Raumbeengung fortfällt, die wesentlich zum Eintritt der Knickung beiträgt und den Wiederausgleich verhindert. Seltener wird ein ähnlicher Abknickungs- und Ventilmechanismus an anderen, durch Lage oder ungewöhnliche Mesenterialverhältnisse und Schlingenbildung begünstigten Stellen wirksam: am Übergang des festsitzenden Colon descendens in die bewegliche übergroße Flexura sigmoidea, im Bereich der Flexur selbst, an der Milzflexur, im Bereich des Colon transversum und ascendens. Hierdurch läßt sich auch der Teilriesenwuchs höherer Dickdarmabschnitte erklären. Auch mehrfache Knickungen im Bereich der Flexura sigmoidea und ihrer Übergangsstellen oder zwischen Sigma und Rektum und an der Milzflexur sind beobachtet worden. Durch peritoneale Falten und Membranen kann das Eintreten der Knickung begünstigt werden (Versé, G. Hoffmann u. a.). In einer bemerkenswerten Beobachtung Payrs (G. Hoffmann) wurde das Krankheitsbild durch einen angeborenen Narbenring am unteren Fußpunkt des Sigma hervorgerufen.

Eigene Beobachtung: $3^1/_2$ jähriges Mädchen leidet seit der Geburt an hartnäckiger Stuhlverstopfung; letzter Stuhl vor 12 Tagen; kein Erbrechen. Schlechter Ernährungszustand. Thorax faßförmig erweitert. Leib sehr stark aufgetrieben; Colon transversum und vor allem die Flexura sigmoidea als armdicke Wülste sicht- und fühlbar. Die Ampulle ist leer, hoch oben im Rektum, mit der Fingerspitze gerade erreichbar, fühlt man an der Vorderwand eine vorspringende Falte. Gleich nach der digitalen Untersuchung anhaltende Entleerungen dünner, stinkender Stühle, reicher Gasmengen. Sprengung des Ventilverschlusses durch die digitale Untersuchung. Weiterer Beobachtung entzogen.

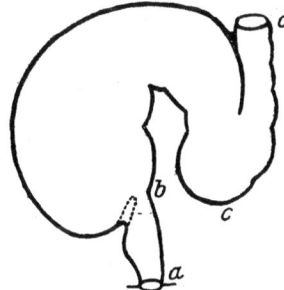

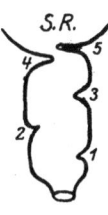

Abb. 245. Schema des Ventilverschlusses bei Hirschsprungscher Krankheit (nach Perthes).

a b Mastdarm, *b c* S. romanum, *c d* Colon descendens.

Abb. 246. Schema des Klappenmechanismus (nach Josselin de Jong und Muskens).

1—5 Valvulae rectales, *S. R.* S. romanum.

Beobachtung Perthes: Der Klappenmechanismus ließ sich bei einem 15 jährigen Knaben dadurch nachweisen, daß Einläufe nur dann zurückkamen, wenn das Darmrohr über die Klappe hinaus vorgeschoben wurde. Nach Anlegung eines künstlichen Afters am Colon descendens ging die Durchspülung vom Anus zum künstlichen After glatt vonstatten, mißlang aber völlig in umgekehrter Richtung; die Heilung wurde schließlich erst durch Resektion der Knickungsstelle erzielt.

Beobachtung Göppert: Mageres, verfallenes $3^1/_2$ jähriges Kind. Der Leib wurde zuerst vor $^3/_4$ Jahren dicker, dann Besserung; seit 2 Monaten wieder stärkere Auftreibung. Im Epigastrium armdicke Schlinge. Nach Einführung eines Darmrohres über 20 cm hoch Abgang reichlicher Gasmengen und $^3/_4$ l flüssigen Kotes. Leibumfang sinkt von 70,8 auf 57 cm, am nächsten Tag auf 54 cm. Nach Einführung eines Darmrohres über 30 cm hoch wurde der Darm aufgebläht, so daß der Leibumfang von 54 cm auf 64 cm stieg; nach Zurücknahme des Rohres völliger Windverschluß, nach Wiedereinführen des Rohres in einer Länge von 26 bis 27 cm entweicht die Luft.

Beobachtung Payr (G. Hoffmann): $5^1/_2$ jähriges Mädchen leidet seit der Geburt an aufgetriebenem Leib; in den ersten Lebensjahren oft Verstopfung bis zu 2 Tagen, auf Tee und Seifenzäpfchen Entleerung unter starkem Gepolter und furchtbarem Gestank. Erd- und Kalkesser. Seit 3 Jahren oft 8 bis 10 mal am Tage stinkende Durchfälle. Leib kugelig aufgetrieben, zeitweilig erscheint unterhalb des Nabels eine wurstförmige Anschwellung. Rektal: Ampulle weit, am Ende der vom Zeigefinger erreichbaren Darmpartie biegt der Darm scharf nach vorn oben um. Röntgenbild: nach Wismuteinfüllung gute Ampullenfüllung, am Übergang des Genu recto-romanum ein ringförmiger Füllungsdefekt, Flexura sigmoidea sehr groß und verlängert. Operation: Es findet sich eine Verlängerung, Erweiterung und Verdickung des gesamten Dickdarmes einschließlich des S. romanum, am stärksten ist das Coecum bis auf Oberarmdicke erweitert. Es findet sich ein Mesenterium commune des aufsteigenden und queren Dickdarmes, der gleichsam ein die Bauchhöhle halbierendes Gebilde darstellt, so daß der Dünndarm auf das kleine Becken und die linke Bauchseite beschränkt wird. Der obere Fußpunkt des Sigma ist ziemlich scharf geknickt, am unteren Fußpunkte findet sich ein weicher, fibröser, starker Schnür- und Adhäsionsring, der lateral im Peritoneum parietale, medial an dem zentralen Blatt des Mesosigma verankert ist und mindestens ³/₄ Umfang des Darmes umspannt. Einkerbung des Schnürringes auf 1¹/₂ cm Länge nach Unterschieben einer Hohlsonde; Vorlagerung der Flexur. Der Schnürring ist zwanglos als die Ursache des Krankheitsbildes anzusprechen. F. Goebel geht in seinem Streben, die Bedeutung des Mesenterium commune für die Entstehung der Hirschsprungschen Krankheit zu verallgemeinern, zu weit, wenn er auch in diesem Falle das vorhandene Mesenterium commune als Hauptursache anspricht. Die stärkere Erweiterung des Coecum gegenüber der weniger starken der Flexur, was Goebel vor allem die Bedeutung des Schnürringes bestreiten läßt, steht nicht im Widerspruch zu der Hoffmannschen und unserer Auffassung, da es eine den Chirurgen sehr geläufige Tatsache ist, daß bei tiefem Dickdarmverschluß das Coecum aus früher schon erörterten Gründen häufig der weitaus am stärksten geblähte Dickdarmabschnitt ist.

Ein mechanisches Hindernis können ungewöhnlich kräftig entwickelte Valvulae rectales bilden und auch in selteneren Fällen Bedeutung für die Entstehung der Hirschsprungschen Krankheit gewinnen (Josselin de Jong und Muskens, Läwen u. a.). Diese Klappen, von denen gewöhnlich 3, bisweilen 2, 4 oder mehr vorhanden sind, bestehen aus Schleimhautfalten, in die Rings- und Längsmuskulatur eingestülpt sind (Houston, Gant, Martin u. a.). Die höchste Falte liegt regelmäßig an der Grenze von Sigma und Rektum, die tiefste 3 bis 8 cm oberhalb des Afters; ihre Lageanordnung ist im übrigen ziemlich unregelmäßig, sie wechselt zwischen rechter und linker und auch vorderer und hinterer Wand ab. Bei übermäßiger Entwicklung engen sie die Darmlichtung ein; ferner kann dadurch ein Verschluß entstehen, daß bei Anfüllung der zuführenden Schlinge die höher gelegene Klappe auf die räumlich benachbarte tiefere Falte aufgepreßt wird (Abb. 246). In dem Falle von Josselin de Jong und Muskens wirkten Falte und Abknickung zusammen.

12jähriger Knabe mit ausgesprochenem Hirschsprungschen Krankheitsbild. Der Mastdarm ist leer und wird durch einen im Douglas liegenden Tumor plattgedrückt. Bei möglichst hohem Einführen des Fingers, etwa 12 cm hoch erreicht man eine Falte, hinter der der Tumor gefühlt wird. Einlauf ohne Erfolg. Durch Druck gegen den Tumor von unten her wird wiederholt die Entleerung stärkerer breiiger Stühle und Windabgang erzielt. Die Falte wird jetzt leicht mit dem Finger erreicht, wird sie nach vorn gezogen, so fließen Kotmassen ab. Oberhalb der Falte eingedickte Kotmassen, die den Tumor gebildet hatten. Tod an Erschöpfung. Obduktion: Flexura sigmoidea und Colon transversum außerordentlich vergrößert. An der Übergangsstelle zwischen Flexur und Rektum an der Hinterwand eine dicke kräftige Klappe; sie drückt auf den gegenüberliegenden klappenförmig nach innen gestülpten Vorderrand und schließt den Durchgang ins Rektum ab. An der Vorderseite zwischen Flexur und Rektum eine Knickung.

Beispiel Läwen: 12jähriges Mädchen leidet seit 3 Jahren an Verstopfung, häufigen Leibschmerzen und Erbrechen. Flexura sigmoidea vergrößert. 6 cm oberhalb des Afters ist eine weit in das Mastdarmlumen halbmondförmig vorspringende, von der linken Seite kommende Falte zu fühlen. Abquetschen der Klappe durch ein 6 Tage lang liegendes Kompressionsinstrument bringt Heilung.

Nächst dem Ventilverschluß kommen Achsendrehungen bei der Hirschsprungschen Krankheit zur Beobachtung. Neugebauer stellt 17 Fälle von Volvulus, darunter 8mal bei Kindern zusammen. Überkreuzungen der Flexurschenkel bei großer Sigmaschlinge und langem Mesosigma scheinen im Kindesalter nicht allzu selten zu sein. Sie brauchen keine gröberen Erscheinungen zu machen, können aber unter dem Einfluß des verschiedenen Füllungszustandes des Darmes intermittierende Verschlußerscheinungen hervorrufen; auch kann in den verschiedenen Zeiten der Darmtätigkeit ein Ausgleich und Wiedereintritt der Drehung stattfinden. Liegen diese dauernden Überkreuzungen oder wiederholten Achsendrehungen bereits im Kindesalter vor, so können dadurch schon frühzeitig chronische Wegstörungen bedingt sein. Es kann aber auch die ganze Kindheit vergehen, ohne daß die ungewöhnliche Länge und Schlingenbildung der Flexura sigmoidea oder eines anderen Dickdarmabschnittes sich durch Stuhlstörungen kundgibt. Der Volvulus kann dann plötzlich auch in späteren Jahren aus irgendeinem Anlaß eintreten, ohne daß die Vorgeschichte Beziehungen zur Kindheit aufweist. Heller bezeichnet die mit angeborenen, großen und ungewöhnlich gelagerten Sigmaschlingen behafteten Kinder, welche nicht an Hirschsprungscher Krankheit in der Jugend sterben, als die Anwärter für eine Achsendrehung im weiteren Leben. Wir müssen aber auch damit rechnen, daß normal angelegte Schlingen sich infolge stärkerer Obstipationszustände oder besonderer Ernährungsverhältnisse nachträglich vergrößern können. Die Zunahme der Volvulusfälle in den Kriegsjahren ist wohl auf die fettarme, umfangreiche vegetabilische Nahrung zu beziehen, die einerseits durch ihren Schlackenreichtum eine ungewöhnlich starke Belastung für den Darm bedeutet, andererseits Entfettung und größere Nachgiebigkeit des Gekröses zur Folge hat (S. 233). Die Entstehung eines Teilriesenwuchses anderer Dickdarmabschnitte, des Colon transversum, des Coecum und aufsteigenden Colon ascendens auf dem Boden gehäufter Achsendrehungen ist ebenfalls in Rechnung zu ziehen. Einige Beobachter grenzen sogar alle Fälle von Riesenwuchs einzelner Dickdarmabschnitte bei Erwachsenen, die keine auf die Kindheit zurückgehende Erscheinungen aufweisen, von der Hirschsprungschen Krankheit ab und führen sie meist auf solche häufigen, abgelaufenen Volvulusfälle zurück (Levy, Philipowicz u. a.). Wir haben im Gefolge der Kriegsernährung mehrere Fälle von Achsendrehungen der Flexura sigmoidea bei vorher gesunden Erwachsenen beobachtet, bei denen die Flexur ähnliche riesige Ausmaße wie bei der Hirschsprungschen Krankheit zeigte, doch rechnen wir solche Fälle nicht wie G. Hoffmann der Hirschsprungschen Krankheit, sondern dem Krankheitsbild des Volvulus zu.

Beispiel Bessel-Hagen: 6jähriger elender Knabe mit ausgesprochenem Hirschsprungschen Krankheitsbild. Bei der Operation zeigt sich, daß die Schenkel einer bis zu Mannesarmdicke aufgeblähten und stark hypertrophisch gewordenen Darmschlinge etwa $3/4$ des ganzen Bauchraumes einnehmen; sie sind unter Bildung eines Volvulus derart gelagert, daß der zuführende Schenkel vom Colon descendens aus in das kleine Becken hinunterstieg, dann zur anderen Bauchseite hinabzog und der abführende Schenkel von dort und der Oberbauchseite her an der Hinterwand des Beckens abwärtslief, also zwischen Beckenwand und zuführenden Schenkel eingeengt war. Jede Füllung und Drehung des zuführenden Schenkels mußte so zu einem temporären Verschluß führen. Vorlagerung der Schlinge. Später Schluß des künstlichen Afters.

Beispiel Heller: 45jähriger Mann. Seit langem träger Stuhlgang, vor 3 Tagen völliger Verschluß. Obduktion: Achsendrehung des gewaltig vergrößerten, über Leber und Magen hinaufgeschlagenen Sigmoideum. Auseinanderweichen der Serosa des Sigmoideum mit Kotdurchtritt in die Bauchhöhle. Kompression der gekreuzten Sigmoideumschenkel durch das übergelagerte Mesenterium des Dünndarmes. Starke Verlagerung der Leber nach rechts mit Herauszerrung von Lebergewebe in das Ligamentum hepatis. — Die Auszerrung des Lebergewebes beweist, daß die Hinüberdrängung der Leber nach rechts schon sehr lange bestanden haben muß. Die starke Verlängerung, Erweiterung und Verlagerung, wahrscheinlich auch die Achsendrehung bestehen schon lange; der Darmverschluß ist offenbar nicht durch die Achsendrehung, sondern durch die Kompression der gekreuzten Schenkel durch das übergelagerte Mesenterium verursacht.

Bei einer weiteren Gruppe stehen Innervationsstörungen in enger Beziehung zum Krankheitsbilde. Größere Bedeutung beanspruchen Spasmen der unteren Dickdarmabschnitte oder des Afterschließmuskels. Spastische Stenosen des unteren Sigmaschenkels wurden mit dem Rektoromanoskop (Schreiber), durch Finger- und Sondenuntersuchung (Koeppe), durch das Röntgenbild (Oswald Meyer) nachgewiesen; der Beweis, daß es sich um Krampfzustände mit erheblichem Einfluß auf die Gestaltung des Krankheitsbildes gehandelt hat, liegt in der Beseitigung des Spasmus und der Krankheitserscheinungen durch Opium- und Belladonnagaben. Perthes sah während der Operation bei einer Patientin mit angeborener großer Flexura sigmoidea einen hochgradigen Spasmus des zuführenden Schenkels und einen weniger beständigen Spasmus des Colon transversum, die das Bild der Hirschsprungschen Krankheit auslösten. Die Fälle, bei denen auch eine Erweiterung und Wandverdickung des Mastdarmes besteht, finden zum Teil ihre Erklärung in einem Dauerkrampfzustand im Bereich des Mastdarmes und vor allem des Sphinkter. Es liegen mehrere Beobachtungen vor, in denen der Spasmus des Schließmuskels einen beherrschenden Einfluß auf das Krankheitsbild hatte (Fenwick, Bertelsmann, Vogel u. a.); als Ursache des Sphinkterkrampfes kommen kleine Angiome und Fissuren am After (Bertelsmann, Kästner) oder auch Störungen des zentralen Nervensystems in Frage (Vogel). Fleiner führt allgemeiner das Krankheitsbild auf einen während des fötalen Lebens physiologischerweise bestehenden, über die Geburt hinaus andauernden Dauertonus des rektoanalen Verschlusses zurück. Fälle, bei denen mechanische Verengerungen des Enddarmes dem Leiden zugrunde liegen (ringförmige Reste der fötalen Analmembran bei Moser, narbige Verengerung dicht oberhalb des Afters bei F. Goebel) und bei dem man den Spasmus nur als etwas Aufgepfropftes ansehen kann, gehören dem Krankheitsbilde der Strikturen an. Dagegen muß in einer anderen Beobachtung Mosers der Spasmus der Ringmuskulatur der Mastdarmschleimhaut als Ursache des Krankheitsbildes angesehen werden, zumal dieser Fall in einer Beobachtung R. Göbells einen Vorläufer hat, bei dem sich außer einem Volvulus des Sigma drei starre, kontrahierte Muskelringe des Mastdarmes vorfanden. Wilms sucht die Erklärung für die Fälle, bei denen die Kotmassen bis zum After hinabreichen, ein Spasmus des Schließmuskels aber nicht direkt nachweisbar ist, in einer fehlerhaften Wechselwirkung von Mastdarm- und Sphinkterkontraktion: Die Kontraktion des Schließmuskels tritt im Augenblick der Entleerung ein, wenn seine Erschlaffung notwendig wäre; vielleicht genügt schon das Ausbleiben der Sphinktererschlaffung beim Eintritt der Mastdarmkontraktion, um die Störungen hervorzurufen. Gegen diese verallgemeinernde Annahme sprechen schon die durch Resektion oder Anastomose geheilten Fälle.

Auch ein durch mangelhafte Innervation bedingter schwacher Tonus der Dickdarmmuskulatur wird von einigen Beobachtern für die Erkrankung verantwortlich gemacht (Hawkins, Bing, Pennato u. a.). Die histologische Untersuchung der nervösen Bestandteile des Dickdarmes hat jedoch unsichere und wechselnde Befunde gezeitigt. Retzlaff stellte in einem Falle eine starke Erhöhung des Sympathikotonus neben einer ausgesprochenen Vagusschwäche fest, wobei möglicherweise der verstärkte Sympathikotonus die Folge einer primären Vagusschwäche ist. Die in den meisten Fällen vorhandene kräftige Peristaltik spricht gegen das Vorliegen einer solchen Tonusherabsetzung.

Beispiel Fenwick: 12 Monate altes Brustkind, nur in den ersten Lebenswochen regelrechte Entleerungen, sodann allmählich zunehmende hochgradige Verstopfung. Stark abgemagertes Kind; Bauch hochgradig aufgetrieben; oberhalb des Nabels eine armdicke Darmschlinge mit Peristaltik. **Starke Kontraktion des Afterschließmuskels, die dem Einführen des Fingers großen Widerstand entgegensetzt. Mastdarm erweitert, mit flüssigem Kot gefüllt.** Stuhl durch Abführmittel, dann spontan mehrere Male täglich. Tod an interkurrenter Erkrankung. Obduktion: Starke Erweiterung und Hypertrophie des ganzen Dickdarmes. After für Zeigefinger gut durchgängig, Schließmuskel kräftig entwickelt. Der trichterförmige Mastdarm ist am Übergang in die Flexura sigmoidea stark erweitert, am After von normaler Breite.

Beispiel Koeppe: 20 Tage altes Mädchen, seit der Geburt Verstopfung, zuletzt Kotbrechen. Elendes Kind, hochgradig aufgetriebener Leib. **Afterschließmuskel stark kontrahiert, legt sich wie ein stark gespannter Ring um den Finger; Mastdarm leer; hoch oben im Mastdarm ein Widerstand, der sich wie ein enger Ring auf die Fingerspitze aufsetzt, aber nicht überwunden werden kann.** Nach Einführen eines Gummikatheters durch die Enge erfolgt reichlicher normaler Stuhl. Nach anfänglicher Besserung wieder Kotbrechen. Striktur an alter Stelle, kann jetzt von eingeführtem Finger überwunden werden und wird wiederholt gedehnt. Tod an Peritonitis. Obduktion: Eitrige Peritonitis. Perforation am Sigmaschenkel. Der ganze Dickdarm, besonders Colon transversum, erweitert; Flexur und Rektum leer, der übrige Dickdarm mit Kot prall gefüllt.

Beispiel Goebell: 14jähriger Knabe, der seit seiner Kindheit an Verstopfung leidet, erkrankte plötzlich unter dem Zeichen des tiefen Darmverschluß. Resektion einer $1^1/_2$ mal um ihre Mesenterialachse gedrehten fast 60 cm langen, mannsoberschenkeldicken Flexur. Die Erweiterung erstreckte sich nicht nur auf Flexur und Colon descendens, sondern auch auf das Rektum unterhalb der Achsendrehung. **Im Rektum etwa 5 cm oberhalb des mit starken Hämorrhoidalknoten besetzten Afters drei enge, übereinander gelagerte, stark kontrahierte Muskelringe, die den Mastdarm so fest verschlossen, daß auch nach der Operation Stuhlentleerung nur nach Dehnung der Ringe durch zwei eingeführte Finger erfolgte.** Eine Kotfistel an der Resektionsstelle schloß sich erst nach Dehnung der Muskelringe in Narkose und Einführen eines dicken Darmrohres.

Die Ansichten über die Entstehung der Hirschsprungschen Krankheit lassen sich kurz dahin zusammenfassen, daß in der Regel eine kongenitale Anlage, und zwar selten der Riesenwuchs (Erweiterung, Wandverdickung, Verlängerung), meist ungewöhnliche Gekrösverhältnisse, übermäßige Länge und Schlingenbildung des Dickdarmes, besonders der Flexura sigmoidea dem Leiden zugrunde liegen. Die Anlage bedeutet noch nicht die Erkrankung; diese wird erst durch das Hinzutreten besonderer Störungen mit ihren Folgewirkungen (Ernährungsschäden, ungeregelte Lebensweise, Bauchmuskelschwäche, Abknickung und Ventilverschluß, Achsendrehung, Mastdarmklappen, Spasmus des unteren Dickdarmes und des Afterschließmuskels u. a.) ausgelöst und zur vollen Ausbildung gebracht. Die häufigste Gelegenheitsursache ist der Nahrungswechsel des Säuglings, der vielfach mit Verdauungsstörungen aller Art einhergeht, die selbst wieder den mechanischen Wegstörungen, Abknickung und Drehung vorarbeiten; in gleicher Weise können auch die Mastdarmklappen oder Spasmen der unteren Dickdarmabschnitte und des Afterschließmuskels wirken. Die Krankheit braucht trotz bestehender Anlage nicht im Säuglingsalter zum Ausbruch kommen; die auslösenden Störungen können erst in der späteren Kindheit oder bei Erwachsenen auftreten. Eine angeborene Anlage ist aber nicht unbedingte Voraussetzung für die Entstehung des Krankheitsbildes: es können durch Dauerkrampf des Afterschließmuskels und der unteren Dickdarmabschnitte, durch besondere Ernährungs- und Verdauungsverhältnisse bei ursprünglich normalen Mesenterial- und Darmverhältnissen die Bedingungen zur Abknickung, chronischen Achsendrehung und Entwicklung des Riesendarmes

geschaffen werden. Bei vollausgebildeter Erkrankung ist eine Unterscheidung
zwischen angeborenem und erworbenem Megacolon ohne Zwang vielfach nicht
möglich, doch dürfte bei Erwachsenen, bei denen die Darmstörungen nicht
bis in die Jugend zurückreichen, erworbenen Veränderungen eine größere
Bedeutung als unmittelbare Ursache des Krankheitsbildes zuerkannt werden
müssen, als es bisher geschieht. Lehrreich ist in dieser Hinsicht die einzig-
artige Beobachtung Corbins über ein Massenvorkommen von Riesensigmas
in der Stadt Mendoza (Argentinien), die in ihrem Innern harte, bis zu
Fußballgröße anwachsende, als Faecalome bezeichnete Kottumoren bargen.
Da die beobachteten 200 Fälle sämtlich Erwachsene im Alter von 35 bis
50 Jahre betreffen, so sieht Corbin unter Ablehnung angeborener Ursachen wohl mit Recht äußere Verhältnisse — Trägheit und Gleichgültig-
keit der Leute in Verbindung mit den schlechten Abortverhältnissen — als
Grundursache an.

II. Klinisches Bild.

Die Hirschsprungsche Krankheit ist vorwiegend eine Erkrankung
des frühen Kindesalters, bei späterem Auftreten lassen sich oft die ersten Erscheinungen auf die Kindheit zurückführen, doch fehlt auch diese Beziehung
zur Jugend nicht gerade selten. In den von Neugebauer gesammelten
254 Fällen kann in 44 Fällen eine Erkrankung seit frühester Kindheit ausgeschlossen werden, bei den bleibenden 210 Fällen wurden, soweit Angaben vorlagen, die ersten Krankheitserscheinungen 57 mal bei oder unmittelbar nach der
Geburt, 26 mal einige Tage nach der Geburt, 23 mal in frühester Jugend,
14 mal in den ersten 6 Monaten, 9 mal im ersten, 10 mal im 2. bis 4., 8 mal
im 5. bis 10., 11 mal im 10. bis 15. Jahre beobachtet. Das männliche Geschlecht ist dreimal so häufig wie das weibliche betroffen; eine sichere
Deutung für diese Bevorzugung des männlichen Geschlechtes liegt nicht
vor, man sucht die Erklärung in dem engeren männlichen Becken
(Pfisterer).

Die Krankheit tritt entweder von vornherein in ausgesprochener Weise
in Erscheinung oder entwickelt sich allmählich in einem verschieden langen
Zeitraume zur vollen Höhe. Die Stuhlverstopfung bildet fast ohne
Ausnahme zeitlich das erste, nicht selten schon von Geburt ab bestehende
Zeichen. Die Mekoniumentleerung läßt Tage, ja Wochen auf sich warten,
später erfolgen Stuhlentleerungen nicht selten nur in mehrwöchentlichen
oder mehrmonatlichen Zwischenräumen. Die Verstopfungsperioden werden
dann unter Umständen von tagelang dauernden Durchfällen abgelöst.
Daneben kommen jedoch auch in Ausnahmefällen regelmäßige, aber ungenügende Entleerungen zur Beobachtung. Der Abgang der Gase ist im
Gegensatz zur einfachen Verstopfung äußerst erschwert; durch Einnahme
einer bestimmten Körperhaltung, Knieellenbogen- oder Seiten-Bauchlage gelingt
es dem Kranken bisweilen, den Klappenmechanismus auszuschalten und
Gasabgang zu erzielen. Infolge der langen Stuhlverhaltung sammeln sich
große Kotmassen an, die sich eindicken und zu gewaltigen Kottumoren auswachsen können. Die von Zeit zu Zeit, häufig erst nach therapeutischen
Maßnahmen erfolgenden Entleerungen fördern gewöhnlich unter stürmischem
Gasabgang riesige Mengen flüssigen, breiigen oder eingedickten Kotes von
unerträglichem Gestank zutage. So entleerte z. B. ein 8 jähriger Knabe
(Concetti) innerhalb 5 Tagen 11 Pfund; der herausgenommene Dickdarm

des von Formad beschriebenen „Luftmenschen" wog mit Inhalt 47 Pfund. Die Farbe des Stuhles bietet gewöhnlich nichts besonderes, einige Male wurden teerfarbene Blutstühle und lehmartige Entleerungen beobachtet.

Die Auftreibung des Bauches kann schon bald nach der Geburt vorhanden sein und erreicht sehr oft hohe Grade; z. B. 59 bzw. 62 cm Bauchumfang bei 3 Monate alten Säuglingen (Genersich, Zoepffel, Fuchs), 77 cm Bauchumfang bei einem $3^1/_4$ jährigen Knaben (Escherich), 220 cm Umfang bei dem Formadschen „Luftsack.". Bei jüngeren Kindern besteht gewöhnlich eine gleichmäßige Auftreibung, während Peristaltik, Steifung der Schlingen in diesem Alter seltener zu sehen sind. In späteren Lebensaltern bilden dagegen die reliefartig die verdünnten Bauchdecken vorwölbenden Umrisse der erweiterten und hyper-

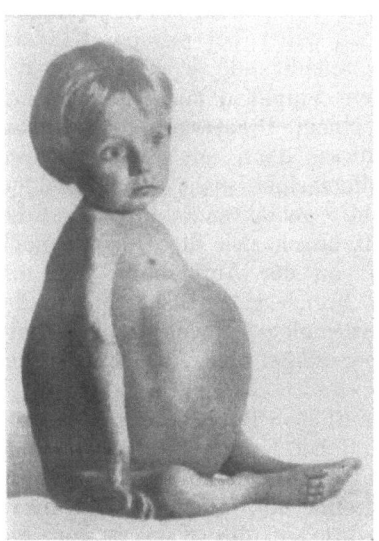

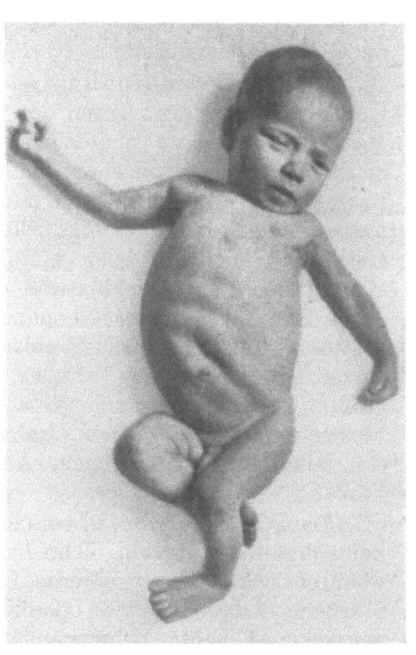

Abb. 247. Hirschsprungsche Krankheit bei einem $3^1/_2$ jährigen Kinde (nach Fischl).

Abb. 248. Steifung des S. romanum bei Hirschsprungscher Krankheit (nach Ibrahim).

trophierten Dickdarmschlingen, besonders der Flexura sigmoidea gewöhnlich einen augenfälligen Befund. Druckschmerz, reflektorische Bauchdecken-spannung fehlen gewöhnlich in stärkerem Grade. Die Kottumoren von ge-nügender Größe sind der Palpation ebenfalls zugänglich, perkutorisch geben sie entsprechende Dämpfungsbezirke; sonst besteht tympanitischer Klopf-schall, da eine größere Ansammlung von Ascites nicht vorkommt. Die Leber- und Milzdämpfung sind verkleinert, können auch völlig fehlen.

Die rektale Untersuchung gibt nicht selten wertvolle Aufschlüsse. Das Rektum kann mit festen Kotmassen angefüllt sein, nach deren Aus-räumung erst eine weitere Untersuchuung möglich ist, in vielen Fällen ist der Mastdarm aber leer. Mitunter ist er auffallend erweitert, häufig wird die vordere Wand durch den kotgefüllten, abgeknickten unteren Sigma-abschnitt vorgebuchtet. Unter günstigen Umständen fühlt man mit der Finger-spitze bei Kindern eine die Abknickungsstelle darstellende Falte; kommt man an ihr mit entsprechender Fingerkrümmung vorbei, so gelangt man in den großen Hohlraum der erweiterten Flexur, in der vorhandene Kottumoren dann unmittelbar tastbar sind. Die Untersuchung allein genügt mitunter, um eine augenblickliche Sprengung des Verschlusses herbeizuführen. Ungewöhnliche Klappenbildungen und Krampfzustände des Mastdarmes und des Afterschließmuskels kommen ebenfalls durch die Fingereinführung zu unserer Kenntnis. Einläufe, die man in Mengen von mehreren Litern einlassen kann, werden häufig ebenso wie eingeblasene Luft infolge Einsetzens des Klappenmechanismus ganz oder teilweise zurückgehalten, können aber nach Überwindung der Knickungsstelle durch hohe Einführung eines Darmrohres wieder zum Vorschein gebracht werden. Der Nachweis der Knickungsstelle oder eines Spasmus der Flexura sigmoidea gelingt auch mit Hilfe der Rekto-Romanoskopie.

Die Röntgenaufnahme gibt uns wertvolle Aufschlüsse (Abb. 281—285). Kontrasteinläufe sind wegen der zur Ausfüllung des Dickdarmes notwendigen Mengen nicht ganz ungefährlich und können daher bei elenden Kindern nicht immer verwendet werden. Um eine schädigende Überbürdung des Darmes zu vermeiden, kann man nach einem Vorgehen von Perthes zur Feststellung der Knickungsstelle ein mit einem Präservativ bewaffnetes Darmrohr möglichst hoch einführen und dieses dann mit dem Kontrastmittel füllen. Wismutmahlzeiten geben im allgemeinen nicht so gute Bilder. Auch ohne Kontrastmittel kommen die mächtig geblähten Schlingen auf der Platte zur Geltung; durch Einblasen von Luft lassen sich die Umrisse noch besser zur Anschauung bringen, doch darf von der Aufblähung nur mit größter Vorsicht Gebrauch gemacht werden. Ferner geben schonend in die Flexur eingeführte, durch Drahteinlage röntgenologisch sichtbar gemachte Gummikatheter vorzüglichen Aufschluß über Lage und Ausdehnung der Flexur.

Das Allgemeinbefinden kann trotz deutlichen Bauchbefundes längere Zeit hindurch gut sein. Die Schmerzen sind bei Kindern im allgemeinen wenig ausgeprägt, in späteren Lebensaltern gewöhnlich kolikartiger Natur. Stärkeres Erbrechen tritt bei Kindern fast nie ein, nur ganz vereinzelt wurde unstillbares Erbrechen beobachtet, das auf die Kompression des · Duodenum durch die große Flexur zurückgeführt wurde (Kleinschmidt). Kotiges Erbrechen findet sich bei Kindern äußerst selten, bei Erwachsenen etwas häufiger. Schmerzen, höhere Temperaturen, allgemeiner Verfall treten gewöhnlich bei Einsetzen der entzündlichen Vorgänge im Dickdarm ein. Hochgradige Kompression der Lungen und Verlagerung des Herzens rufen Asphyxie und Kollapszustände hervor. Erscheinungen von seiten des Nervensystems, Bewußtlosigkeit, tetanieartige, epileptiforme und meningitische Erscheinungen, die hier bisweilen zutage treten, sind auf die Resorption der Fäulnisprodukte zurückzuführen. Im Urin finden sich bisweilen geringe Eiweißmengen und Indikanvermehrung, mitunter besteht Oligurie und Harndrang. Gewöhnlich weist das Einsetzen der Allgemeinstörungen auf das nahende Ende hin, trotzdem die in diesem Zeitpunkte häufig einsetzenden, regelmäßigeren Entleerungen vorübergehende Besserungen vortäuschen. Berstung eines Darmgeschwüres und das Versagen des verlagerten und toxisch geschädigten Herzens bedingen nicht selten einen plötzlichen Tod.

Beobachtung: 16jähriges Mädchen; leidet seit der Geburt an Verstopfung, Stuhl nur auf Einlauf; zeitweise starke Auftreibung des Leibes. Seit 4 Tagen keinen Stuhl, keine Winde, heftige Leibschmerzen; kein Erbrechen. Blasses, in der Entwicklung zurückgebliebenes Mädchen. Bauch faßförmig aufgetrieben, überall Tympanie und armdicke Darmsteifungen. Auf hohen Einlauf und Physostigmin massige Entleerungen und Abgang übelriechender Gase. Weiterhin auf Eingießungen, teils auch spontan reichliche Entleerungen, mehrfach Durchfälle. Röntgenbild: Sehr starke Erweiterung und Atonie des Colon descendens, transversum, ascendens und Coecum; Flexura sigmoidea im Kontraktionszustande (Abb. 281—283).

Beobachtung: 44jähriger Portier. Im 7. Lebensjahr zuerst starke Blähung und Koprostase, die durch Einläufe behoben wurde. Später öfter Anfälle, immer starken „geblähten" Leib; seit der Kriegsnahrung Zunahme der Störungen, Stuhl nur nach Abführmitteln und Einläufen; viel übelriechende Blähungen. Kräftig gebauter, leidlich genährter Mann, auffallende Anämie. Leib hochgradig aufgetrieben, Bauchdecken schlaff und dünn; in der linken Bauchseite, besonders im linken Oberbauch mächtig geblähte Schlingen mit Peristaltik, kein Tumor, kein Ascites, Magen leer; Mastdarm reichlich mit breiigem Kot gefüllt. Nach hohem Einlauf große Entleerungen breiigen Stuhles. Täglich Stuhl spontan oder nach Einläufen. Die Auftreibung der Darmschlingen ist auch nach reichlicher Entleerung unverändert. In das Rektum eingeblasene Luft entweicht nicht sofort. Röntgenbild (Abb. 284): Bariumeinlauf (2 l) füllt nur unvollständig die untere Hälfte des Dickdarmes bis zur Mitte des Colon transversum. Starke Erweiterung des S. romanum, Colon descendens nur wenig gefüllt, mächtige Erweiterung der Flexura lienalis, ungewöhnliche Schlingenbildung der distalen Hälfte des Colon transversum; völliges Fehlen einer haustralen Segmentation des ganzen Colon.

Beobachtung: 31jährige Näherin. In der Kindheit keine Stuhlbeschwerden. Sie führt ihr Darmleiden darauf zurück, daß sie aus Zeitmangel als Näherin den Stuhlgang oft tagelang gewaltsam unterdrückt hat. Dann trat vor 2 Jahren wochenlang Verstopfung und Gassperre ein, auch Erbrechen. Vor einem halben Jahr wurde in einem anderen Krankenhause wegen Megacolon der Dickdarm vom Coecum bis zur Flexura lienalis (ausschließlich) reseziert; Blindverschluß an der Flexura lienalis und Ileosigmoideostomie. Zustand durch die Operation nicht wesentlich gebessert; wochenlang kein Stuhl, Erbrechen. Kräftig gebaute Frau, mäßiger Ernährungszustand, blasse Gesichtsfarbe. Morphinistin. Bauch stark aufgetrieben, Bauchdecken fest, in der Mittellinie große, feste Operationsnarbe. In der Magengegend und im linken Hypochondrium doppeltfaustgroße, luftkissenartige Auftreibung, die nach Einführung der Magensonde (Magen leer) nicht verschwindet. In der linken Bauchseite und im linken Unterbauch nahezu armdicke, harte Darmschlingen fühlbar; keine Dämpfung. Zeitweise laute Darmgeräusche. Rektum leer, sonst o. B. Nach größerem Einlauf Entleerung eines gehäuften Steckbeckens voll breiigen Stuhles. Später Stühle nur nach Einläufen, meist in mehrtägigen Zwischenräumen; der Einlauf kommt vielfach nicht zurück und kann erst nach Vorschieben des Rohres in etwa 20 cm Höhe wieder zum Vorschein gebracht werden. Anhaltende Temp. 37,5—39⁰. Löwisches Symptom negativ, Adrenalin- und Atropininjektionen ohne Wirkung. Erneute Operation abgelehnt. Röntgenbild: Sehr starke Erweiterung und Schlingenbildung der Flexura sigmoidea. Große Gasblase in der Flexura lienalis.

Anhang zu den mechanischen Darmverschließungen.

Zwei- und mehrfache Verschlüsse.

Die zwei- und mehrfachen Verschlüsse waren schon Treves und Nothnagel bekannt; das Interesse wurde besonders durch eine vielzitierte Publikation Hocheneggs auf sie gelenkt. Finsterer hat sich später eingehend mit ihnen beschäftigt. Es kann sich um das gleichzeitige oder aufeinanderfolgende Auftreten gleichartiger oder verschiedenartiger Verschlüsse handeln.

I. Zwei- und mehrfache Verschlüsse gleicher Herkunft. Wir sind derartigen Verschlüssen schon häufiger in den früheren Kapiteln begegnet. Wir sehen sie besonders oft bei ausgedehnten Verwachsungen und Strangbildungen in der Bauchhöhle. Erwähnt sei das gleichzeitige Vorkommen von

Abklemmungen und Abknickungen des Dünndarmes und des Dickdarmes, von
Abknickungen oder Abklemmungen mit Torsion und Achsendrehung oder
mit Strangulation, bzw. innerer Einklemmung an anderen Stellen des Dünndarmes, u. a. m. Vielfach wird die völlige Unwegsamkeit des Darmes erst
durch das Zusammenwirken der Widerstände an den verschiedenen Verschlußstellen bedingt, während das einzelne Passagehindernis noch für den
Kotstrom mehr oder weniger vollständig überwindbar gewesen wäre. Die
meist durch Aufblähung und Auftreibung bedingte Gleichgewichtsstörung des
Darmes kann an mehreren Stellen zu gleicher Zeit die Wegsperre hervorrufen, sie kann aber auch zuerst nur an dem am weitesten analwärts
gelegenen Hindernis zu Verschluß oder Passageerschwerung führen und
von dort aus rückläufig, nach Stunden oder Tagen, an den höher gelegenen
Stellen das vordem vielleicht noch überwindbare Weghindernis unüber-
windlich machen. Diese Formen bilden den Übergang zu den Verschlüssen,
die wir in der Gruppe IIb zusammenfassen. Die seltenen Beobachtungen
von mehrfachen Verschlußstellen bei Strikturen, spastischer Wegstörung,
Invaginationen, Gallensteinverschließungen und Dünndarmvolvuli sind fast
immer auf die gleiche auslösende Bedingung zurückzuführen. Sie treten
infolgedessen auch meist gleichzeitig auf. Finsterer und Block haben
mehrere derartige Fälle zusammengestellt.

Hierher gehören schließlich Verschlüsse verschiedener Art, die durch
die gleiche Bedingung hervorgerufen sind. Als Beispiel diene hier die
S. 421 genauer mitgeteilte eigene Beobachtung, wo dieselbe Gewalteinwirkung (Hufschlag) gleichzeitig die Einklemmung zweier vorher freier äußerer
Leistenbrüche und einen Darmspasmus mit Invagination hervorrief. Weiter
sei noch ein Fall erwähnt, wo es nach einem Diätfehler zu mehrfachen
Abknickungen des unteren Dünndarmes und zu einem Volvulus einer höher
gelegenen Dünndarmschlinge kam.

**II. Zwei- und mehrfache Verschlüsse verschiedener Herkunft und
Art.** Hier handelt es sich fast immer um das zeitlich getrennte Auftreten
der verschiedenen Verschlüsse. Wir unterscheiden Verschlüsse a) ohne inneren
ursächlichen Zusammenhang, b) mit innerem ursächlichem Zusammenhang.

a) Verschlüsse ohne inneren, ursächlichen Zusammenhang: Die zuerst
auftretende Wegstörung verläuft meist chronisch oder subakut und betrifft
vor allem den Dickdarm (z. B. verengendes oder verschließendes Dickdarmkarzinom, Kompressionsverschluß des Dickdarmes durch einen Tumor). Der
zweite Verschluß stellt ein zufälliges Ereignis dar. Hierzu einige Beispiele:
1. Stenosierendes Dickdarmkarzinom, — unabhängig davon äußere oder
innere Einklemmung infolge von Hustenstoß oder Erbrechen: 2. Stenosierendes Dickdarmkarzinom, bzw. Kompressionsverschluß des Dickdarmes,
— unabhängig davon äußere oder innere Brucheinklemmung infolge eines
Trauma.

b) Aufeinanderfolgende Verschlüsse mit innerem ursächlichem Zusammenhang: Für eine hierher gehörige Gruppe, nämlich für die als Folge
eines chronischen Dickdarmverschlusses sich entwickelnden akuten Dünndarmverschließungen, hat Hochenegg die Bezeichnung „kombinierter
Ileus" oder „Kombinationsileus" geprägt. Mit dieser Form haben
sich weiter Finsterer, Clairmont, Gersuny, Schnitzler und Block
beschäftigt. Es gehören dazu auch die als Folge von akuten, bzw. subakuten Dickdarm- und Dünndarmverschließungen auftretenden Dickdarm-
oder Dünndarmverschließungen.

$\alpha)$ In den bisher mitgeteilten Fällen von primärem chronischen Verschluß lagen hauptsächlich folgende Kombinationen vor: 1. chronischer Dickdarmkarzinomverschluß, — äußere oder innere Brucheinklemmung; 2. chronischer Dickdarmkarzinomverschluß — Abknickung- oder Abklemmungsverschluß des Dickdarmes oder Dünndarmes; 3. chronischer Dickdarmkarzinomverschluß — Volvulus; 4. Kompression des Dickdarmes — Volvulus des Dickdarmes; 5. Volvulus des Dickdarmes und Kompression des Jejunum (Kelling); 6. chronische Dünndarmstenose — Dünndarmvolvulus. Die Zahl der uns in der Literatur zugänglichen Beobachtungen beträgt 30; wir selbst beobachteten zwei derartige Fälle. Unter 24 primären Dickdarmverschlüssen war 14 mal eine Stenose, meist karzinomatöser Art, 7 mal eine Kompression, 3 mal eine Abknickung des Darmes die Ursache; bei den 6 primären Dünndarmverschließungen handelte es sich 3 mal um Abknickungen und 3 mal um Stenosen. Der sekundäre Verschluß war 12 mal durch Einklemmungen in äußeren Hernien, 18 mal durch innere Verschlüsse verschiedener Art bedingt.

$\beta)$ Die Kombinationen von primärem akutem oder subakutem Verschluß mit anderen Verschlußformen waren am häufigsten folgende: 1. Brucheinklemmung — Volvulus; 2. Brucheinklemmung — äußere oder innere Inkarzeration; 3. innere Abschnürung — äußere Hernie; 4. Volvulus — äußere oder innere Abschnürung. In der uns zugänglichen Literatur haben wir 35 Fälle gefunden. Bei dem primären Verschluß in äußeren Brüchen bestand der zweite Verschluß meist in einem Volvulus (nach Finsterer unter 22 Fällen 12 mal). — Die anderen Kombinationen erscheinen regellos.

Mechanismus: Abgesehen von dem äußerst seltenen Vorkommnis, daß der zuerst auftretende Verschluß weiter oberhalb reflektorisch einen Spasmus oder eine Auftreibung hervorruft, ist der zweite Verschluß in solchen Fällen immer die Folge der mechanischen Auf- und Rückstauung im oberhalb gelegenen Darm. In äußeren oder inneren Brüchen und im Bereich abklemmender Stränge sind die Voraussetzungen für dadurch bedingte Einklemmungen, Torsionen und Abknickungen besonders günstig. Infolge der Raumbeschränkung werden die Schlingen durch Bruchpforten oder durch bruchpfortenähnliche Stränge hindurchgepreßt und nach dem S. 126 ff. geschilderten Mechanismus eingeklemmt oder abgeknickt, bzw. werden bereits vordem im Bereich eines Stranges gelegene, bis dahin durchgängige Schlingen durch die Auftreibung verschlossen; ebenso ist nach den S. 208 ff. gemachten Ausführungen das Auftreten eines Dünndarmvolvulus oberhalb einer Brucheinklemmung ohne weiteres verständlich.

Nicht immer handelt es sich bei den oberhalb einer Stenose oder eines Verschlusses in äußeren Bruchsäcken gefundenen geblähten Schlingen um wirkliche Einklemmungen. Oft ist der Bruchring zu weit, als daß eine tatsächliche Einklemmung erfolgen könnte. Wie wir bei der Erklärung des Mechanismus der Verschließungen in weiten Ringen gezeigt haben, können aber auch Verschlüsse durch Abklemmung, Torsion, Abknickung und Mesenterialachsendrehung dann entstehen, wenn geblähte und in ihrer Bewegung durch Raumbeengung behinderte Schlingen sich innerhalb eines Ringes oder Stranges gefangen haben. Daß manchmal auch im weiteren Verlauf infolge der anschließenden Zirkulationsstörung mit ihren Folgen für Darm und Mesenterium das Mißverhältnis zwischen einschnürendem Ring und Bruchinhalt nachträglich noch ein so großes werden kann, daß sich

eine Einklemmung entwickelt, ist ebenfalls schon ausgeführt worden. Bei
stärkerer Darmauftreibung können geblähte und gespannte Schlingen in
äußeren Brüchen infolge der Raumbeengung und der Bauchdeckenspannung
irreponibel werden, ohne daß eine Einklemmung oder auch nur ein Verschluß
an beiden Schenkeln vorhanden ist. Gerade in solchen Fällen werden
Verschlußerscheinungen häufig irrtümlich auf den Bruchinhalt bezogen. Die
Grenze zwischen irreponiblen, nicht verschlossenen Darmschlingen und den
geschilderten Verschlüssen im Bereich von Bruchringen und wirklichen Einklemmungen ist nach dem Gesagten häufig eine flüssige und bei der Operation manchmal nicht zu ziehen. Der Widerspruch in der Auffassung Fin-
sterers und Blocks gegenüber Clairmont über die Häufigkeit von Schein-
einklemmungen in Brüchen bei tiefsitzendem Verschluß dürfte aber hierdurch eine ausreichende Erklärung finden.

Klaubers Ansicht, daß zum sogenannten Kombinationsileus auch die
Fälle gehörten, bei denen verschiedene ursächliche oder auslösende Momente einen einsitzigen Verschluß hervorrufen, können wir nicht teilen.

Ein besonderes klinisches Bild können die mehrsitzigen Verschlüsse
nicht zeitigen; Symptome und Verlauf werden beherrscht von der schwereren
Form des Verschlusses, oder es summieren sich die lokalen und allgemeinen
Wirkungen beider Verschlüsse. Es können sich also vor allem die führenden,
lokalen Darmsymptome einer primären Dickdarm- bzw. Dünndarmstenose
mit den schweren Allgemeinerscheinungen des zweiten Verschlusses vereinigen.

Beispiele:

Beobachtung Rhigetti. Bei einem 4 Tage alten Kinde, das seit der Geburt
erbrach, fand man 2½ cm oberhalb des Afters einen Verschluß, der aber zur Erklärung
der Schwere des Krankheitsbildes nicht ausreichte. Die Laparotomie ergab, daß außerdem mehrere Dünndarmverschlüsse vorlagen. Oberhalb der Verschlußstellen Erweiterungen des Darmes. Die mikroskopische Diagnose ergab Schleimhautschwund und
Hypertrophie der Submukosa. Als Ursache wurde eine fötale Enteritis angenommen.

Beobachtung Stierlin. 25 jähriges, schwindsüchtiges Mädchen; seit 7 Wochen
wiederholt mit kolikartigen Schmerzen im Oberbauch erkrankt. Nach Abgang von aufgestautem Stuhl und nach Darmblutungen Besserung. Während der Kolikanfälle Darmsteifungen und Stenosengeräusche im rechten Unterbauch. Druckempfindlichkeit im
rechten Oberbauch, 2 Querfinger unterhalb des rechten Rippenbogens, etwas außerhalb
der Mittellinie. Die Röntgenaufnahme mit Kontrastbrei zeigte 8 Stunden nach der
Mahlzeit 2 dilatierte Dünndarmschlingen und 24 Stunden nach der Mahlzeit eine dritte
dicht oberhalb der Ileocoecalklappe. Die Wahrscheinlichkeitsdiagnose lautete auf zwei
Stenosen des Dünndarmes. Der Operationsbefund bestätigte das Vorhandensein von drei
Stenosen tuberkulösen Ursprungs an der Ileocoecalklappe und 15, bzw. 28 cm oberhalb.

Beobachtung Čačkovic. Die Autopsie eines 54 jährigen, 8 Tage nach Auftreten
des Darmverschlusses verstorbenen Mannes zeigte 2 Gallensteine 10 cm unterhalb
des Pylorus und 25 cm oberhalb der Ileocoecalklappe. Erweiterung des Darmes oberhalb der Steine, Verengerung unterhalb derselben. In der Epikrise meint C., daß
man zwar bei einer ev. Operation die untere Verschlußstelle gefunden, die obere aber
vermutlich übersehen hätte und erst durch das Fortbestehen der Verschlußerscheinungen
auf sie aufmerksam geworden wäre.

Beobachtung Bircher. 53 jährige Frau; seit 2 Tagen heftige Leibschmerzen
und fäculentes Erbrechen. Abdomen stark aufgetrieben, Darmsteifungen links, Druckschmerzhaftigkeit in der Ileocoecalgegend. Die Laparotomie ergab, daß die Tube als
derber Strang am Promontorium und an der Linea innominata der rechten Seite fixiert
und daß hinter ihr eine Dünndarmschlinge abgeknickt war. Da sich aber die abführenden Schlingen nicht füllten, wurde nach einem zweiten Hindernis gesucht. Hinter
einem zweiten, von der Linea innominata zum Lig. latum ziehenden Strang war eine
30 cm lange Dünndarmschlinge abgeschnürt. Lösung des Stranges, darauf Füllung der
abführenden Darmschlingen. Heilung.

Beobachtung Hochenegg, auf Grund deren der Begriff „kombinierter Ileus"
oder „Kombinationsileus" geprägt wurde: 52 jähriger, seit Jahren an Verdauungs-

störungen leidender Mann, im Anschluß an einen Diätfehler Verschlußerscheinungen, die sich zum Kotbrechen steigerten. Anfangs Meteorismus der rechten Flanke und des Oberbauches, später allgemeiner Meteorismus ohne Beteiligung des Dickdarmes. Darmsteifungen in der Ileocoecalgegend. Seit einem Tage Umschlagen des Bildes eines Obturationsverschlusses in das eines Strangulationsverschlusses. Laparotomie durch Mittelschnitt. Dickdarm leer und kontrahiert, Dünndarm stark gebläht. Ein vom Netz oder Mesenterium ausgehender, hinter dem Mesenterium endigender Strang schnürte das unterste Ileum ab. Lösung des Verschlusses. Einnähen der zuführenden Schlinge in die Bauchwunde. Schluß des Abdomens. Die Passage wurde nach Anlegen einer Fistel an dem eingenähten Darm frei. Einen Monat nach dem spontanen Schluß der Fistel erneuter Darmverschluß. Die Operation bestätigte den Verdacht eines Abknickungsverschlusses des Dünndarmes an der alten Fistelnarbe. Resektion des adhärenten Dünndarmes. Bei der Operation fiel auf, daß die Wandung des Colon transversum viel dicker war als die des Colon descendens. 8 Monate nach der Heilung erneuter Verschluß, anfangs unvollständig und intermittierend, später dauernd. In der Zeit des Verschlusses starker Meteorismus einer Schlinge von der rechten Flanke bis unter den Rippenbogen. Dritte Laparotomie ergab ein stenosierendes Karzinom an der Flexura lienalis. Resektion. Exitus.

Eigene Beobachtung. 55 jähriger Mann, seit 7 Tagen absoluter Darmverschluß, seit den letzten 3 Tagen zunehmender allgemeiner Meteorismus. Faßförmig aufgetriebener, aber nicht druckempfindlicher Leib. Im Urin Indikan. Bei rektaler Untersuchung erreicht der Finger eben noch ein stenosierendes Rektumkarzinom. Laparotomie durch Mittelschnitt unterhalb des Nabels; bei Eröffnung des Peritoneum entweicht Luft aus der Bauchhöhle, geringes trübes Exsudat. Karzinom noch beweglich, Colon descendens leer. Da in der rechten Bauchseite auch noch geblähte Schlingen gefühlt werden, Verlängerung des Schnittes nach rechts. Coecum um 180° im entgegengesetzten Sinne des Uhrzeigers gedreht und nach oben gegen die Zwerchfellkuppe geschlagen, wo es mit Dünndarmschlingen entzündlich verklebt ist. Beim Lösen der Verklebungen kommt Kot aus dem Coecum. Abklemmen der Perforationsstelle, Rücklagerung des Coecum nach Einnähen der Perforationsstelle in die Bauchhaut als Fistel und nach Spülung der Bauchhöhle. Drainage des Abdomens. Exitus. Autopsie: Eitrige Peritonitis. Strikturierendes Rektumkarzinom. Abknickung an der r Flex. coli.

Beobachtung Schnitzler. 65 jähr. Frau mit mehrtägigen Verschlußerscheinungen und Schmerzen an der Innenseite des linken Oberschenkels erkrankt. Vaginale Untersuchung ergibt Kompression des Darmes durch einen im Douglas eingekeilten Ovarialtumor. Diagnose: Stenose des Dickdarmes und Hernia obturatoria. Operation verweigert. Sektionsdiagnose: Komprimierender Ovarialtumor und Hernia obturatoria incarcerata.

Der Darmverschluß in der Schwangerschaft und im Wochenbett.

Die Form des Darmverschlusses, die durch Kompression des Mastdarmes durch den graviden oder puerperalen, vergrößerten Uterus hervorgerufen wird, nimmt im Rahmen des Kompressionsverschlusses eine besondere Stellung ein und ist bei diesem bereits eingehender berücksichtigt worden (S. 384). Außer diesem sogenannten „Schwangerschaftsileus" werden fast alle übrigen Arten des mechanischen Verschlusses in der Schwangerschaft und im Wochenbett beobachtet. Sie verdienen deshalb eine zusammenfassende Übersicht, weil die Lage- und Größenveränderung der schwangeren Gebärmutter Einfluß auf das Eintreten des Verschlusses hat, die Deutung des klinischen Bildes eine Erschwerung erfährt, die Prognose sich ungünstiger gestaltet und die bestehende Schwangerschaft besondere therapeutische Erwägungen notwendig macht.

Wegen dieser Sonderstellung haben die Verschlüsse in der Schwangerschaft und im Wochenbett schon früher (L. Meyer, Gauchery u. a.), in neuerer Zeit (1914) von Ludwig eine Zusammenstellung erfahren, die uns einen Überblick über die Beteiligung der einzelnen Verschlußarten gibt: Unter 95 Fällen (Ludwig) waren als Ursache des Verschlusses anzusprechen: 28 mal Briden, 13 mal Volvulus, 10 mal Kompression durch den vergrößerten, normal gelagerten oder retroflektierten schwangeren Uterus, 1 mal mesenteriale Abknickung, 25 mal Tumoren und Exsudate, 7 mal Obturation, 4 mal Invaginationen und 7 mal Hernien.

Die durch Verwachsungen und Stränge hervorgerufenen Abschnürungen, Abklemmungen und Abknickungen werden am Dünn- und Dickdarm, vor allem in der Ileocoecalgegend und am S. romanum beobachtet. Von den 13 Volvulusfällen kommen 10 auf das S. romanum, je eine auf das Coecum-Colon ascendens, Colon transversum und den Dünndarm. Bei den mit Tumoren und Exsudaten vergesellschafteten Schwangerschaften handelt es sich 1 mal um ein Uterusfibrom, 8 mal um bösartige oder cystische Ovarialtumoren, bei denen in 3 Fällen Stieldrehungen stattgefunden hatten, 1 mal um eine eitrige Adnexitis, 1 mal um ein subseröses Lipom, 1 mal um ein Lithopädion im 7. Monat, 13 mal um geplatzte Eileiterschwangerschaften und 1 mal um Parametritis nach kriminellem Abort. Unter den Obturationsverschlüssen befinden sich eine fibröse Striktur am Genu rectoromanum, ein Mastdarmkarzinom und 5 Kotobturationen. Von den 7 Hernieneinklemmungen sind nur 3 äußere (2 epigastrische, 1 Nabelhernie); bei den 4 inneren Einklemmungen handelt es sich je 1 mal um eine Hernia mesenterica, um eine Einklemmung in einer Lücke des linken Ligamentum latum, um eine Kompression des ungewöhnlich hinter dem Dünndarmgekröse verlaufenden Colon transversum durch den schwangeren Uterus und um eine Zwerchfellhernie. Eine weitere Hernia diaphragmatica bei einer 22 jährigen, im 4. Monat Erstschwangeren, bei der der ganze Dünndarm und ein Teil des Dickdarmes und Magens in die Brusthöhle eingetreten war, wird von Wilms angeführt. Bemerkenswert ist die Seltenheit der äußeren Brucheinklemmungen, besonders der Schenkel- und Leistenhernien, was darauf zurückzuführen ist, daß durch den wachsenden Uterus die Eingeweide zurückgedrängt und die Bruchpforten direkt verschlossen werden (L. Meyer, Ludwig).

Die Invagination ist während der Schwangerschaft nicht ganz so selten, als die Ludwigsche Aufstellung annehmen läßt; Wichmann konnte bereits 1893 6 Fälle in der Schwangerschaft und 4 im Wochenbett sammeln, von denen nur 2 in der obigen Statistik enthalten sind. In neuerer Zeit berichtet Steber über eine retrograde Invagination bei hinterer Gastroenterostomie (S. 274), H. Dietrich über eine Kombination von Invagination und Volvulus in der Schwangerschaft. Die Zahl der Kompressionsverschlüsse durch den schwangeren Uterus hat in den letzten Jahren eine Vermehrung erfahren (S. 384). Über Adhäsionsverschlüsse berichten in neuerer Zeit Hohorst, Fleischhauer und Möller.

Bovin beobachtete einen Coecalvolvulus 8 Tage nach erfolgter normaler Geburt, dessen Zustandekommen durch alte Adhäsionen an der Flexura hepatica begünstigt wurde. Enderlen (Handorn) operierte einen Volvulus des S. romanum im 6. Schwangerschaftsmonat; die Flexur war um 180° gedreht und umschlang als ein strangförmiges Gebilde den Uterus in Höhe des inneren Muttermundes derartig, daß sie an der Vorderfläche des Uterus vorbeizog und sich an der rechten Kante nach hinten umschlug.

Sunde sah bei einer Zweitgebärenden in der 35. Schwangerschaftswoche, die schon in der ersten Schwangerschaft einen leichten Verschlußanfall durchgemacht hatte, am Tage nach der spontanen Entbindung einen völligen Verschluß auftreten, nachdem bereits 12 Tage lang vorher Koliken, Erbrechen und Ikterus bestanden hatten; bei der Operation wurde ein Volvulus des ganzen Dünndarmes um 360° und eine eigenartige Anomalie — Hindurchtreten der unteren Ileumschlinge durch einen Spalt des Mesenterium — festgestellt. E. König berichtet über einen Dünndarmvolvulus im 6. Schwangerschaftsmonat bei Vorhandensein einer faustgroßen Chyluscyste.

Einen Ventilverschluß an der Flexura hepatica bei Situs inversus — Leber links, Magen rechts — im 5. Schwangerschaftsmonat beobachtete Coenen: Das Coecum und Colon ascendens lagen ursprünglich an normaler Stelle, das Colon transversum lag in der rechten Bauchseite, stieg von der normalfixierten Flexura hepatica nach unten hinab und scheitelte sich hier als Flexura sinistra, das Colon descendens stieg dem Colon transversum eng angelehnt wieder nach oben und bog hier in das nach unten verlaufende Rectum um; durch den schwangeren Uterus wurde das Coecum und Colon descendens quer nach oben verdrängt, so daß an der Flexura hepatica durch diese Verlegung ein Ventilverschluß entstand. Fomenko berichtet über das Auftreten einer akuten Magendilatation 15 Minuten nach erfolgter Entbindung, die durch Magenspülungen behoben wurde. Weitere, uns nur in kurzem Referat zugängliche Beobachtungen wurden auf dem 11. Kongreß des nordischen chirurgischen Vereins in Gothenburg 1916 mitgeteilt (Essen-Möller, Gröné, Hellström, Hedlund, Ekehorn).

Das Lebensalter der Frauen ist hinsichtlich der Zahl der Verschlüsse insoweit von Bedeutung, als in dem Alter, in dem die meisten Geburten stattfinden, auch die meisten Verschlüsse zur Beobachtung kommen. Mehrgebärende sind der Gefahr eines Verschlusses nicht stärker ausgesetzt als Erstgebärende; unter 46 Fällen der Ludwigschen Statistik finden sich 11 Erst-, 9 Zweit-, 3 Dritt- und 23 Vier- und Mehrgebärende. Dagegen geht der Einfluß des Alters der Schwangerschaft auf die Häufigkeit des Eintretens eines Darmverschlusses aus den Zahlen deutlich hervor:

im 1. Monat	0 mal
„ 2. „	1 „
„ 3. „	5 „
„ 4. „	9 „
„ 5. „	9 „
„ 6. „	7 „
„ 7. „	8 „
„ 8. „	8 „
„ 9. „	7 „
am Ende	13 „
im Wochenbett	14 „

In den ersten 3 Schwangerschaftsmonaten, solange sich der schwangere Uterus im kleinen Becken befindet und hier genügend Platz hat, gehört der Darmverschluß zu den größten Seltenheiten, wenn nicht durch das Vorhandensein von Tumoren, wie es bei 3 von den 5 Verschlußfällen im 3. Monat vorlag, eine größere Raumbeschränkung hervorgerufen wird. Im 4. Monat steigt mit dem Heraustreten des Uterus aus dem kleinen Becken die Zahl der Fälle plötzlich an, hält sich bis zum 9. Schwangerschaftsmonat auf ungefähr gleicher Höhe und erfährt wieder am Ende der Schwangerschaft und im Wochenbett eine erhebliche Steigerung. Demnach lassen sich mit Ludwig u. a. 3 für das Eintreten eines Darmverschlusses besonders günstige Zeiten festhalten: 1. das Heraustreten der schwangeren Gebärmutter aus dem kleinen Becken, 2. das Eintreten des Kopfes am Ende der Schwangerschaft, 3. das plötzliche Kleinerwerden der Gebärmutter im Wochenbett.

Mit dem Heraussteigen des Uterus aus dem kleinen Becken tritt eine stärkere Verdrängung des Darmes ein, so daß bei Vorhandensein von Verwachsungen, Strängen, ungewöhnlichen Taschenbildungen und Lücken leicht eine Abschnürung, Einklemmung oder Abknickung einer Darmschlinge eintreten kann. Ebenso werden durch die Verdrängung und Verlagerung des Darmes Achsendrehungen ausgelöst, an deren Spitze weitaus der Sigmavolvulus steht; dabei üben natürlich auch die sonstigen begünstigenden Vorgänge, langes Mesenterium, Annäherung der Fußpunkte durch Schrumpfung der Gekröswurzel, Ansammlung großer Kotmassen in der Flexur, die selbst wieder durch die Darmträgheit in der Schwangerschaft bedingt sein kann, ihren Einfluß aus. Für das Auftreten eines Volvulus des Coecum ist auch in der Schwangerschaft eine größere Beweglichkeit des Coecum Vorbedingung, auch können Adhäsionen für das Auftreten und Bestehenbleiben von Achsendrehungen von Bedeutung sein; so war im Frommeschen Falle ein Mesocolon ascendens vorhanden; in dem von Bovin begünstigten alte Adhäsionen an der Flexura hepatica sein Auftreten. Daß die Zahl der Darmverschlüsse im 4. Monat ebenso groß oder noch größer als in den folgenden Monaten trotz zunehmender Verdrängung des Darmes ist, findet seine Erklärung darin, daß in diese Zeit nicht nur bei retroflektiertem, sondern auch bei regelrecht gelagertem Uterus die Bedingungen für das Zustandekommen einer Abklemmung des Mastdarmes im Beckeneingang besonders günstig liegen.

Die Ursache für die Häufung der Verschlußfälle am Ende der Schwangerschaft kann entweder in dem Geburtswehenbeginn oder in dem Eintreten des Kopfes in das kleine Becken gesucht werden. Die meisten Krankenberichte lassen erkennen, daß zuerst die Verschlußerscheinungen und dann die Geburtswehen einsetzen. Auch der Umstand, daß oft Totgeburten erfolgen und daß bei Auftreten eines Verschlusses in früheren Monaten sich häufig eine Fehlgeburt anschließt, was auf die vorhergehende schwere Schädigung der Mutter hinweist, spricht dafür, daß das Einsetzen der Geburtswehen eine Folge des Verschlusses ist. Man darf daher die Steigerung der Verschlußfälle am Ende der Schwangerschaft im wesentlichen auf die durch den Eintritt des Kopfes in das kleine Becken und durch das Senken des Fundus erneut auftretenden Raumveränderungen, zum kleineren Teil vielleicht auch auf eine unmittelbare Druckwirkung des Kopfes zurückführen.

Noch ausgiebiger gestaltet sich die Verlagerung der Darmschlingen durch das plötzliche Kleinerwerden des Uterus nach der Geburt, wodurch günstige Bedingungen für Abschnürungen, Abknickungen und Achsendrehungen geschaffen werden. Auch kommt in dieser Zeit wieder die Kompression des Mastdarmes im Beckeneingang durch die noch vergrößerte Gebärmutter stärker zur Geltung, die besonders bei verengtem oder formverändertem Becken eine verhältnismäßig häufige Verschlußursache im Wochenbett bildet (S. 384).

Der Einfluß der Schwangerschaft auf die Auslösung von Verschlüssen bei Anwesenheit von Tumoren oder Strikturen bedarf keiner Erläuterung. Eine besondere Einwirkung der Schwangerschaft oder des Puerperium auf das Auftreten von Invaginationen, die ja auch nur selten eine Komplikation der Schwangerschaft darstellen, ist nicht zu erkennen; dagegen kann man den Geburtsvorgang als auslösende Ursache für die den Invaginationen zugrunde liegenden Spasmen ansehen, wobei jedoch im Auge zu behalten ist, daß der Wehenbeginn auch die Folge der Invagination sein kann.

Das klinische Bild wird zunächst durch Art (Abschnürung, Volvulus, Invagination u. a.) und Sitz (Dünn- oder Dickdarm) des Hindernisses bestimmt, deren Einfluß die Darmverschlüsse in der Schwangerschaft in ihrem Beginn und Verlauf, in ihren allgemeinen und lokalen Erscheinungen in gleicher Weise wie die ohne Schwangerschaft unterworfen sind. Durch das Bestehen der Schwangerschaft wird aber das Verschlußbild verwischt und die Deutung der allgemeinen und örtlichen Zeichen erschwert. Das Erbrechen im Beginn des Verschlusses kann, solange es nicht kotig wird, irrtümlicherweise als Schwangerschaftserbrechen angesehen werden. Der Verschlußschmerz, sowohl der Abschnürungs- als auch der Kolikschmerz kann in den jüngeren Monaten als drohende Fehlgeburt, am Ende der Schwangerschaft als Eintritt der Geburtswehen und im Wochenbett als schmerzhafte Nachwehen gedeutet werden. Wegen der in der Schwangerschaft und im Wochenbett häufig vorhandenen Darmträgheit liegt die Gefahr nahe, daß der Stuhlverhaltung nicht die genügende Beachtung geschenkt wird, besonders wenn sie nicht mit bedrohlichen Zeichen, Kollapserscheinungen, heftigen Bauchschmerzen und Erbrechen einhergeht, die vor allem bei dem einfachen Kompressionsverschluß längere Zeit fehlen können.

Die Beurteilungsmöglichkeit des Bauchbefundes durch Inspektion, Palpation und Auskultation ist in der ersten Hälfte der Schwangerschaft und nach der Geburt, wo der Uterus nur das kleine Becken oder die unteren Teile der Bauchhöhle einnimmt, verhältnismäßig günstig. In dieser Zeit treten die feineren und gröberen Verschlußzeichen, Darmplätschern, metallische Darmgeräusche, grobe Stenosegeräusche, Darmsteifungen gewöhnlich gerade so in Erscheinung wie sonst ohne Bestehen einer Schwangerschaft. In den höheren Monaten, wo die Gebärmutter den größten Teil der Bauchhöhle für sich in Anspruch nimmt, den Darm überlagert oder auf solche Bezirke zurückdrängt, die der Untersuchung nur wenig zugänglich sind, liegen die Verhältnisse für die Beurteilung wesentlich ungünstiger und verschlechtern sich noch, wenn als Folge des Verschlusses Geburtswehen einsetzen, die die Vorgänge noch mehr verschleiern. In solchen Fällen müssen vor allem die Allgemeinerscheinungen und die Vorgeschichte, deren genaue Erhebung von großer Bedeutung ist, der Beurteilung zugrunde gelegt werden. Die Abgrenzung gegenüber perforativen Vorgängen, Appendicitis, innere Blutung, Uterusruptur wird nicht immer möglich sein, zumal wenn es sich um vorgeschrittene Verschlußfälle mit begleitender Peritonitis handelt, doch vermag auch hier die Vorgeschichte, die vielleicht auf Verschlußanfälle in früheren Schwangerschaften, vorhergehende Bauchoperationen oder Adnexentzündungen hinweist, manchmal Fingerzeige zu geben.

Die Prognose des Darmverschlusses in der Schwangerschaft ist für die Mutter und das zu erwartende Kind sehr ernst. Von 89 Müttern (Ludwig) gingen 49 (55) zugrunde; als Folge der Verschlüsse traten in $^2/_3$—$^3/_4$ aller Fälle Fehl- oder Frühgeburten ein (Essen-Möller).

Beispiele zum klinischen Bilde.

Abknickungs- und Torsionsverschluß (Beobachtung Fleischhauer). 42jährige IX para im 6. Monat. Vor 9 Jahren wurden die rechten Adnexe wegen einer Ovarialcyste vaginal entfernt. Seit Beginn der Schwangerschaft sind häufig Leibschmerzen vorhanden gewesen. Jetzt bestehen seit 3 Tagen Erbrechen und heftige kolikartige Schmerzen, die die Frau selbst für schmerzhafte Wehen hält. Kein Abgang von Stuhl und Winden. Befund: Temperatur und Puls normal. Fundus uteri in Nabelhöhe. Es sind leichte Wehen vorhanden, die alle 5—10 Minuten auftreten, aber nicht als schmerzhaft empfunden werden, daneben treten aber Dünndarmkoliken mit Steifungen auf, die jedesmal heftige Schmerzäußerungen auslösen. Diagnose: Dünndarmileus. Operation: Die vordere Uteruswand ist breit mit der Bauchwand verwachsen; in dem Drittel zwischen vorderer Bauchwand und Uterus ist eine Darmschlinge verwachsen, welche so gedreht ist, daß an der Verwachsungsstelle ein Verschluß zustande kommt, auch bestehen Verwachsungen der Schlingenschenkel untereinander und mit dem Ligamentum latum. Lösung der Schlinge und Übernähung der blutenden Stelle am Darm und Uteruswand. Heilung. Keine Unterbrechung der Schwangerschaft.

Strangabklemmung des Dünndarmes (Beobachtung Ludwig). 24jährige II para im 8. Monat. Vor 4 Jahren trat 4 Wochen nach der ersten normalen Geburt ein Verschlußanfall auf, der durch Einläufe und Magenspülungen beseitigt wurde. Jetzt traten vor 4 Tagen plötzlich Magenschmerzen und Erbrechen auf, die bald über den ganzen Leib ausstrahlten. Befund: Kräftige Frau; Zunge feucht; Puls 80—90, Temperatur 37,4. Keine Brechneigung, vor 2 Stunden Abgang von Blut. Der Bauch ist namentlich in der Magengegend etwas aufgetrieben, überall besteht geringgradige Bauchdeckenspannung. Der Uterus zeigt von Zeit zu Zeit deutliche Kontraktionen. Diagnose schwankt zwischen Appendicitis und Ileus. Operation: Das Coecum ist breit mit der unteren Wand des Uterus verwachsen; vom Ovarium geht ein Strang zur Einmündungsstelle des Ileum ins Coecum, der das Ileum fest gegen den Uterus drückt. Nach Durchtrennung desselben und Vorwälzen des schwangeren Uterus zeigt sich das Ileum auf eine Strecke von etwa 40 cm völlig gangränös. Resektion. Schluß der Bauchhöhle. Nach Erweiterung des kleinhandtellergroßen Muttermundes durch seitliche Inzisionen wird ein lebendes Kind mit der Zange entbunden. Heilung.

Invagination und Volvulus (Beobachtung Dietrich). 31jährige I para im 7. Monat. Bald nach Beginn der Schwangerschaft öfter starke krampfartige Schmerzanfälle in der linken Oberbauchgegend, die aber ohne ärztliche Hilfe vorübergingen. Jetzt seit einigen Tagen vor der Aufnahme keine Stuhlentleerungen, seit 2 Tagen kleine Blutungen, seit einem Tage verstärkte krampfartige Bauchschmerzen und anhaltendes Erbrechen. Befund: Kräftige Frau, Temperatur 37,6, Puls 110. Bauch stark aufgetrieben und äußerst druckempfindlich. Fundus uteri 2 Querfinger über dem Nabel, rechts vom Uterus kindliche Herztöne wahrnehmbar. Links oberhalb des Uterus und unterhalb des Rippenbogens überfaustgroße, verschiebliche Resistenz, über der Darmschall nachweisbar ist; zeitweise treten Darmsteifungen in der Umgebung der Resistenz zutage. Diagnose: Darmverschluß. Sofortige Operation: Mittelschnitt. Normal gravider Uterus im 7. Monat. Die links vom Uterus gefühlte Resistenz erweist sich als äußerst gedehnte um 270° gedrehte Dünndarmschlinge, in der sich nach Rückdrehung eine 60 cm lange Invagination feststellen läßt. Desinvagination ist bis auf die letzten 15 cm möglich; die Schnürringe an der Drehungsstelle des Dünndarmes sind gangränös. Resektion von 150 cm Darm. Heilung mit Erhaltung der Schwangerschaft. Später spontane Entbindung am Ende der Schwangerschaft.

Volvulus des Coecum und Colon ascendens (Beobachtung Fromme). 24jährige I para im 9. Monat. Normal verlaufene Schwangerschaft. Wurde mit leichten Wehen, die ungefähr alle $1/_2$ Stunden auftraten, auf den Gebärsaal aufgenommen, nachdem sich 3 Wochen in der Anstalt als Hausschwangere aufgehalten hatte. Portio verstrichen, Muttermund gerade für Fingerkuppe durchgängig; Cervicalkanal entfaltet, Kopf in das Becken eingetreten. Temperatur und Puls normal. Am nächsten Tage trat eine gewisse Unruhe und größere Ängstlichkeit auf, als es dem Wehencharakter entsprach; weiterhin Zunahme der Unruhe, aber auch kräftigere Wehen, die alle 7 Minuten eintreten. Blasses, leidendes Aussehen, mehrmaliges Erbrechen grüner Massen, starke von den Wehen unabhängige Leibschmerzen. Uterus fest und gespannt, Leib leicht druckempfindlich, kindliche Herztöne nachweisbar. Am Abend stärkerer Verfall, Gesichtsfarbe äußerst blaß, Augen tiefliegend, Puls 120—130, Atmung beschleunigt. Der Leib war gespannt, aber nicht besonders druckempfindlich, der Uterus so fest, daß kindliche Teile nicht mehr durchgefühlt werden können; kindliche Herztöne sind nicht mehr hörbar. Weitere Verschlechterung in der nächsten halben Stunde. Annahme einer inneren Blutung hinter die Eihäute bei vorzeitiger Placentarlösung wegen des straffgespannten Uterus und des anscheinend abgestorbenen Kindes. Deshalb wurde die sofortige Entbindung mittels der Hysterotomia vaginalis anterior ausgeführt Das Kind war abgestorben, die Placenta saß aber noch fest, eine Blutung in den Uterus war nicht erfolgt. $1/_2$ Stunde nach der Operation Exitus. Obduktion: Achsendrehung des Colon ascendens und transversum.

Volvulus des S. romanum (Beobachtung G. Braun). 34jährige IX para im 10. Monat. Immer normale Geburten und Wochenbetten. In den ersten Monaten der 9. Schwangerschaft zeitweilig Stuhlverhaltung und kolikartige Bauchschmerzen, die in den letzten Monaten heftiger wurden. Seit 8 Tagen vor der Aufnahme kein Stuhlgang, seit 3 Tagen Schmerzen im Unterleib, Übelkeit und Erbrechen. Befund: graue Gesichtsfarbe, Temperatur 37,6, Puls 108. Unterleib sehr stark ausgedehnt, Uterus dem 10. Monat entsprechend, kindliche Herztöne nicht hörbar, erste Schädellage, innerer Muttermund durchgängig, Kopf beweglich. Am nächsten Tage collabiertes Aussehen, Puls 120, Erbrechen grünlicher Massen, stärkerer Meteorismus und heftigere Schmerzen. Am folgenden Tage plötzlich Weheneintritt und rasche Geburt eines toten Kindes, darauf stärkerer Collaps, ausgesprochene Zeichen einer Darmstenose; Tod am übernächsten Tage. Obduktion: Volvulus des S. romanum. Der ganze Dickdarm war bis an das S. romanum mit knolligen, bis faustgroßen, sehr derben Kotmassen angefüllt.

Beispiele von Kompressionsverschlüssen des Mastdarmes durch den schwangeren Uterus finden sich auf S. 385.

11. Kapitel.

Die Wegsperre des Darmes durch nervöse Einflüsse.

Die funktionellen Passagestörungen des Darmes.

Eine große praktische Bedeutung haben die auf Störungen der Triebkraft beruhenden, rein funktionellen Wegstörungen des Darmes. Wir haben vielfach bereits bei der Erklärung der mechanischen Verschlüsse auf nervöse Einflüsse zurückgreifen müssen. Bei den funktionellen Wegstörungen haben wir zu unterscheiden 1. die selteneren, auf Darmhemmung und Darmspasmus zurückzuführenden und 2. die weit häufigeren, auf Atonie, Parese und Paralyse beruhenden Formen; (sogen. dynamischen und adynamischen Ileus). Die mannigfachen allgemeinen Bedingungen für die verschiedenen Arten der funktionellen Passagestörungen sind bereits S. 51 ff. besprochen.

Der Spasmus des Darmes stellt eine — mit dem normalen Ablauf der Peristaltik verglichen — länger dauernde, tonische Contraction mit völliger Aufhebung des Lumens auf kürzerer oder längerer Strecke dar. Infolge der Contraction des Darmes kann in dem betroffenen Darmstück gleichzeitig eine Veränderung der Circulationsverhältnisse eintreten; es

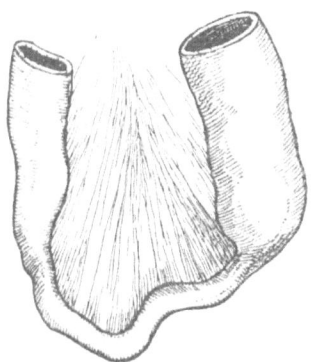

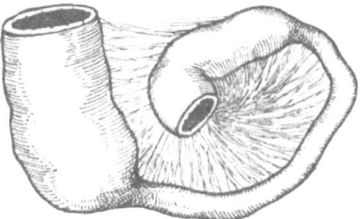

Abb. 249. Spastisch contrahierter Darm (nach Heidenhain). Abb. 250. Spastisch contrahierter Darm (nach Murphy).

kann in hochgradigen Fällen anämisch werden. Der Darmbezirk sieht dann wie ein derber, marmorierter, grauroter oder blasser Strang aus, ein Lumen ist nicht tastbar. Experimentell kann der Spasmus durch die verschiedensten Reize hervorgerufen werden (Kochsalz, Bariumchlorit, Elektrizität, experimentelle Abschnürung usw.). Eine besondere Erscheinungsform des Spasmus bildet die spastische Invagination, die auf S. 269 ff. besprochen ist.

Bei der Atonie ist die Herabsetzung der normalen Contractionsfähigkeit des Darmes und die dadurch ermöglichte, leichte Dehnbarkeit des Darmrohres das Charakteristische. Der Darminhalt neigt infolge der gleichzeitigen Störung der Darmsecretion und Darmresorption zur flüssigen und gasförmigen Zersetzung. Bei der Atonie geringeren Grades ist kaum eine wesentliche Erweiterung des Darmrohres festzustellen, da fürs erste nur die normale, den Tonus regulierende Tätigkeit des Darmes gestört ist. In dem Maße aber, als Tonusverlust und Versagen der Peristaltik (Parese) fortschreitet und die Aufstauung zunimmt, weitet sich das Darmrohr gemäß der Innenspannung.

27*

In den schwersten Graden kommt es zum völligen Tonusverlust und zur Lähmung. Die Bedingungen, unter denen die Atonie eintreten kann, sind sehr verschieden.

Beide Formen, der Spasmus und die Atonie, können nebeneinander oder zeitlich nacheinander auftreten; es können sogar beide Zustände durch örtlich graduell verschiedene Ausschläge ein und desselben Reizes erfolgen, so daß bald der Spasmus, bald die Atonie vorherrscht.

Während schwerere Parese und Paralyse eines größeren Darmbezirks durch die klinischen Untersuchungsmethoden leicht festzustellen ist, entziehen sich die leichten Formen der Atonie und fast alle spastischen Verschließungen der klinischen Feststellung. Nicht selten ist erst bei der Autopsie durch Fehlen eines mechanischen Hindernisses, bei gleichzeitiger Aufstauung in den oberen Darmpartien, rückschließend die Diagnose eines funktionellen Verschlusses möglich geworden; in Körtes Material war dies vier- oder fünfmal der Fall. Einwandfreie Feststellungen von Darmkrampf können nur durch die Laparotomie gemacht werden, weil der Darmkrampf nach dem Tode sich meist von selbst löst und weil andrerseits bei der Sektion festgestellte Contractionszustände agonal entstanden sein können. Die Zahl der durch die Operation sichergestellten Fälle von Enterospasmus hat in den letzten 20 Jahren sehr zugenommen, nachdem Heidenhain die Aufmerksamkeit darauf gelenkt hatte. Während sonst nur Einzelbeobachtungen mitgeteilt sind, konnte Körte in allerneuester Zeit über 27 eigene Beobachtungen aus einem Zeitraum von 32 Jahren berichten. Von diesen wurden 4 bei Hysterischen, 4 bei Nephritikern, 5 bei gastroenterostomierten Kranken gemacht, fünfmal war die Ursache völlig unbekannt. Daß der Enterospasmus ernste Erscheinungen zeitigen kann, zeigt das Material Körtes, wo elfmal fäculentes Erbrechen auftrat. Bei der klinischen Bewertung der durch Darmkrampf hervorgerufenen Störungen ist zu beachten, daß eine große Zahl von ihnen Nebenbefunde bei gleichzeitig vorhandenem mechanischem Verschluß oder bei anderen schweren Abdominalprozessen waren.

Um eine einigermaßen brauchbare Übersicht zu gewinnen, müssen wir die funktionellen Störungen nach ätiologischen Gesichtspunkten gliedern.

a) Darmspasmus und Darmatonie nach Trauma. In einer Gruppe von Beobachtungen findet sich als auslösendes Moment der funktionellen Darmsperre eine Verletzung. Trendelenburg hat 6 und 11 Stunden nach Bauchkontusion einen lokalen Spasmus des Darmes beobachtet. In dem letzten Falle hatten sich bereits fibrinöse Beläge gebildet.

Rehn beobachtete folgenden Fall: Bei der Laparotomie eines 9 Stunden nach einer Kontusion der linken Bauchseite in der Annahme einer Perforationsperitonitis operierten Mannes, der, im Kollaps liegend, einen frequenten Puls, Bauchdeckenspannung und Fehlen von Blähungen zeigte, fand sich als einzige pathologische Veränderung eine tetanische Contraction des S. romanum auf Fingerdicke. Der Darmkrampf entsprach der Verletzungsstelle.

Daß dasselbe Trauma gleichzeitig an verschiedenen Stellen des Darmes lokalen Spasmus und Lähmung herbeiführen kann, beweist eine Beobachtung Jordans:

Bei einer Laparotomie wegen traumatischer Milzruptur fand sich ein Teil des Dünndarmes und das S. romanum spastisch contrahiert, der andere Teil des Darmes war meteoristisch gebläht.

Welche hohen Grade der Spasmus am Magen annehmen kann, zeigt ein von Hesselberg mitgeteilter Fall:

Bei der Operation, 5 Stunden nach einer Magenschußverletzung, wurde der Magen in stärkster Contraction gefunden, wie wenn er in Formalin gehärtet wäre.

Sicher ist, daß sich nach anfänglicher spastischer Contraction des Darmes meist bald eine Tonusherabsetzung einstellt. Sie kann weiter zur Darmparese und -paralyse führen. Es kommen nicht selten Fälle zur Beobachtung, bei denen trotz geringfügigen Traumas sehr früh ein erheblicher Meteorismus angetroffen wird, so daß man an eine Perforationsperitonitis denken muß.

Pathologisch-anatomisch zeigt sich bei derartigen Traumen am Darm selbst weiter nichts als Contraction und Auftreibung auf kürzerer oder längerer Strecke.

Die durch Spasmus und Atonie hervorgerufenen klinischen Erscheinungen der Wegsperre nach schweren Bauchverletzungen treten gegenüber den Organverletzungen und dem Schock zurück. Der Verlauf hängt von der Schwere der inneren Organverletzung ab; wo diese fehlt, ist er meist ein günstiger, da sich nach einiger Zeit der Darm erholen und seinen normalen Tonus wieder erlangen kann:

Die S. 283 mitgeteilte Beobachtung W. Brauns von gleichzeitigem Vorkommen von Spasmus und Invagination zeigt die nahen Beziehungen zwischen beiden. Interessant ist diese Beobachtung auch als Beispiel dafür, daß bei Spasmen des Darmes gleichzeitig eine Pulsverlangsamung einsetzen kann.

Ein jüngerer Mann mit linksseitigem Leistenbruch erhielt einen Hufschlag gegen die linke Bauchseite, wodurch der vorher nicht herausgetretene Bruch zur Incarceration kam. Einlieferung in schwerem Schock. Abdomen besonders links sehr empfindlich, sonst eingezogen und gespannt, Puls zwischen 48 und 56, zeitweise aussetzend, von wechselnder Stärke. Wegen des schweren, durch die Inkarzeration allein nicht erklärlichen Allgemeinzustandes 4 Stunden nach der Verletzung Herniolaparotomie. Dünndarm im Einklemmungsbezirk mäßig gebläht, im Kontusionsbezirk in etwa $^1/_2$ m Länge blaß marmoriert, in tetanischem Contractionszustand, einem Strick vergleichbar. Beim Hervorholen des Darmes Nachlassen des Spasmus und Füllung durch den nachrückenden Dünndarminhalt bis auf den zentralen Abschnitt, der anfangs als Knoten imponiert hatte, sich aber als Invagination herausstellte. Erlöschen des Spasmus nach Lösen der Invagination. Glatte Heilung.

Die Größe der Gewalteinwirkung braucht gar nicht sehr beträchtlich zu sein, manchmal nicht einmal das Abdomen selbst zu betreffen.

Beobachtung Fromme. 5 Tage nach einem Rippenbruch in Höhe der 6. bis 8. Rippe infolge Sturzes Aufstoßen, Stuhl- und Urinverhaltung. Abdomen etwas aufgetrieben, nicht druckempfindlich, sehr lebhafte Peristaltik. Anfangs auf Einlauf Besserung, dann Verschlimmerung, namentlich Zunahme der Schmerzen, deutliche Darmsteifungen. Laparotomie: Dünndarm stellenweise auf das Kaliber eines kleinen Fingers contrahiert. Heilung.

Beobachtung Fromme. $11^1/_2$ Jahre altes Kind, plötzlich in der Turnstunde nach Dauerlauf von 10 Minuten erkrankt. Am folgenden Tage Erbrechen, nach 5 Tagen Stuhl- und Windverhaltung; Laparotomie wegen Verdachts auf Invagination des Darmes. Dünndarm auf größerer Strecke blaß und stark contrahiert. Während der Operation Lösung des Spasmus. Heilung.

Manchmal ist bei der Laparotomie nicht mehr zu entscheiden, ob in dem spastisch contrahierten Darmteil gleichzeitig eine Invagination bestanden hat.

Beobachtung Szumann. Laparotomie bei 5tägigem Verschluß unbekannter Ursache. Unterhalb einer stark geblähten Dünndarmschlinge 20 cm langes, zu einem lumenlosen, strangförmigen Gebilde contrahiertes Darmstück, das sich bei der Betastung wieder normal weitete. Heilung.

b) Darmspasmus und Darmatonie bei mechanischem Verschluß. Weiter können Spasmus und Atonie des Darmes bei mechanischen Verschlüssen reflektorisch durch den Occlusionsreiz, z.B. durch den Inkarzerationsreiz, hervorgerufen

werden. Solche Beobachtungen sind vor allem bei äußeren Brucheinklemmungen und bei Volvuli gemacht worden (vgl. zweifachen Verschluß).

Beobachtung Heidenhain: 30jähriger Mann, vor 2 Tagen mit absoluten
Verschlußerscheinungen plötzlich erkrankt. Temp. 38,5⁰ rektal, Puls 51 in der Minute.
Vom Rektum aus waren im kleinen Becken leere Dünndarmschlingen zu fühlen. Bei
der Laparotomie zeigte sich ein Volvulus der Sigmaschlinge. Die im kleinen Becken ge-
legenen Dünndarmschlingen waren hart contrahiert und leer, die weiter oralwärts ge-
legenen wenig gefüllt. Ein mechanisches Hindernis am Dünndarm war nicht zu finden.
Rückdrehung des Volvulus. Schluß des Abdomens. Erst etwa 48 Stunden später erster
Stuhlgang bei einer Pulszahl von 60.

Auch bei der Littrèschen Hernie mit unvollständiger mechanischer
Unterbrechung der Kotpassage, aber mit deutlichen Verschlußerscheinungen
wurde gelegentlich der Laparotomie der zuführende Darm in starker spastischer Contraction gefunden.

**c) Darmspasmus und Darmatonie bei sonstigen intraabdominellen Er-
krankungen.** Auch bei Erkrankungen anderer intraabdomineller Organe
(Netztorsion, Torsion von Ovarium und Tube, Gallenblasenerkrankungen,
Pankreaserkrankungen usw.) können reflektorische Störungen der Darmtätigkeit
mit Erbrechen und tagelanger Unterbrechung des Stuhles auftreten, ohne
daß man sagen kann, wie weit Spasmus, wie weit Atonie zugrunde liegt.

Eigene Beobachtung: Einige Tage nach einer Magenresektion traten erhebliche Pulsverlangsamung, Erbrechen und Stuhlverhaltung bei leidlichem Allgemeinbefinden ein. Der Zustand dauerte einige Tage an; etwa 8 Tage nach der Operation
ließ sich durch die schlaffen Bauchdecken eine Reihe spastisch contrahierter Dünndarmschlingen unmittelbar feststellen.

Mackenrodt: 38jährige Frau, stielgedrehtes Dermoid, Darmverschluß mit Koterbrechen. Ovariotomie. Heilung.

Jacobsen: 73jährige Frau, Torsion von Ovarialtumor und Uterus, Zeichen von
Darmverschluß. Operation, Exitus.

d) Darmspasmus und Darmatonie bei retroperitonealen Erkrankungen.
In einer weiteren Gruppe von Erkrankungen ist die Ursache des Verschlusses
in Reizungen oder Schädigungen des Nervenapparates im retroperitonealen
Raum zu suchen. Ob es sich hier um reine Abdominalreflexe handelt,
oder ob der Weg über Gehirn und Rückenmark führt, wissen wir nicht.
Es sind vor allem Spasmen bei retroperitonealen Tumoren und Blutergüssen,
nach Nierenexstirpationen, bei Nierensteinen und Wandernieren beobachtet
worden.

Beobachtung Pankow: 40jähriges Fräulein, Laparotomie wegen intraligamentär
entwickelten Uterusmyoms, das sich zum Teil submesenterial hinzog; gleichzeitig rechtsseitige Nierenexstirpation. Das Mesocolon wurde an einigen Stellen eingerissen und die
Flexura sigmoidea vom Mesenterium fast entblößt. Anfangs gutes Befinden nach dem
großen Eingriff. Seit dem 6. Tage Fehlen von Stuhl und Winden, zunehmender Meteorismus und Bauchdeckenspannung; seit dem 10. Tage Koterbrechen, Puls 140.
Zweite Laparotomie: Colon descendens und Flexura sigmoidea kleinfingerdick contrahiert. Rektum schlaff, von normaler Weite. Der ganze übrige Darm enorm gebläht.
Kotfistel am Colon transversum, danach Schwinden aller klinischen Erscheinungen.
4 Tage später Schluß der Fistel. Darauf Wiedereintreten der Verschlußerscheinungen,
so daß die Fistel wieder geöffnet werden mußte. Einläufe per rectum passierten die
contrahierte Stelle nicht; erst 13 Wochen später gingen die ersten Blähungen per anum
ab, dann Fistelschluß. Heilung.

e) Darmspasmus und Darmatonie bei Genitalerkrankungen. Weiter
ist Hemmung der Darmtätigkeit, Erbrechen und Meteorismus bei Krankheiten des weiblichen Genitaltraktus, bei Entzündungen des Testis, bei Inkarzerationen des Leistenhodens (Treves, Kocher) und bei Hämorrhoiden
zu nennen.

Eigene Beobachtung: 18 jähriger Mann mit linksseitigem Wasserbruch und weitem Leistenring erkrankte am Tage vor der Aufnahme mit Übelkeit, Aufstoßen, Brechreiz, Fehlen von Stuhlgang und Winden. In der Nacht öfteres Aufstoßen und einmaliges Erbrechen. Die Operation der Hydrocele brachte sofort alle Erscheinungen zum Schwinden.

Nur selten bilden sich in diesen Fällen schwere Verschlußerscheinungen aus. Es liegt aber eine Beobachtung von Valette vor, wo bei eingeklemmtem Leistenhoden Koliken, Meteorismus und Koterbrechen auftraten.

f) Darmsperre nach Operationen. Ebenso wie die vorerwähnten Reize können operative Reize, welche das Peritoneum parietale und viscerale treffen, durch Atonie bedingte Störungen der Darmtätigkeit hervorrufen. Es ist anzunehmen, daß der Darmatonie auch hier oft eine mit Contraction der Wandung verbundene Hemmung der Darmtätigkeit vorangeht. Neben der rein mechanischen Schädigung des Peritoneum sind die Abkühlung und Austrocknung des Darmes während der Operation, die Tamponade und Blutungen von Bedeutung.

Die rein mechanische Schädigung der Serosa durch die Operation und die gleichwertige Schädigung durch subcutane Traumen nimmt meist einen leichten Verlauf. Es beschränken sich dann die Erscheinungen auf die einfache Verhaltung von Stuhl und Winden bei wenig gestörtem Allgemeinbefinden und Puls; die Auftreibung nimmt keine sonderlich hohen Grade an. Die Intensität des Erbrechens kann aber auch bei rein mechanischer Reizung des Peritoneum recht lebhaft sein. Das Wiedereinsetzen der Darmtätigkeit ist oft von kolikartigen Schmerzen, die auf unregelmäßige und starke Contractionen des Darmes zurückzuführen sind, begleitet, bis die gewohnte Peristaltik wiederhergestellt ist. Dies ist meist nach 3—4 Tagen der Fall. Die Atonie kann nicht nur den Dünndarm, sondern auch den Dickdarm und Magen betreffen. In manchen Fällen steht dieser im Vordergrund.

Eigene Beobachtung: 29 jährige Frau wegen rechtsseitiger, geplatzter Eileiterschwangerschaft laparotomiert, klagt nach der Operation über heftige Magenschmerzen. Epigastrium aufgetrieben und druckempfindlich. Reichliche Rückstauung in den Magen. Magenspülung, die öfters in den folgenden Tagen wiederholt wird, schafft Erleichterung. Heilung.

In seltenen Fällen kann auch ohne komplizierende Peritonitis die postoperative Darmatonie einen bösartigen Charakter annehmen; zumal wenn eine toxische Narkosenschädigung, starke Anämie oder sonstige Schädigungen der zentralen Apparate hinzutreten, kann nach Entwicklung eines hochgradigen Meteorismus der Tod erfolgen. Meist entwickelt sich gleichzeitig eine akute Magenatonie und Magendilatation. Hier muß man allerdings stets mit der Möglichkeit einer gleichzeitigen septisch - peritonitischen Infektion rechnen. Daß eine solche Infektion auch bei negativem bakteriologischem Befund in allen Fällen anzunehmen ist (Riedel), glaube ich nicht.

Gegenüber den zahlreichen, atonischen, postoperativen Wegestörungen ist die spastische sehr selten. Bunge berichtete über zwei derartige Fälle nach gynäkologischen Operationen.

1. Unter heftigen, kolikartigen Schmerzen hatte sich innerhalb von 5 Tagen im ersten Fall bei Verhalten von Stuhl und Winden ein so hochgradiger Meteorismus entwickelt, daß relaparotomiert werden mußte. Das Coecum war kindskopfgroß gebläht, der ganze übrige Dickdarm spastisch contrahiert. Der aufgestaute Dünndarminhalt wurde durch Ileostomie beseitigt. Heilung.

2. In dem zweiten Falle mußte am 6. Tage relaparotomiert werden; hier hatte sich ohne vorangehende kolikartige Schmerzen und vermehrte Peristaltik der Meteorismus eingestellt. 30—40 cm Dünndarm und der ganze Dickdarm waren spastisch contrahiert. Ein Teil des Quercolon zeigte eine Gasauftreibung größer wie eine Mannsfaust.

Weitere Beobachtungen liegen von Barth u. a. vor.

Erwähnt seien auch noch Enterospasmen nach Magenoperationen. Ich habe bereits vor längerer Zeit folgende Beobachtung mitgeteilt:

Junger Mann, operiert wegen Ulcusblutungen und -beschwerden: Gasteroenterostomie, Enteroanastomose, außerdem Jejunostomie. 10 Tage lang Erbrechen sämtlicher vom Munde aus eingeführten Nahrung. Entfernung des Drains aus der Jejunumfistel, weil sich ein mit spastischen Darmkontraktionen einhergehender, zu Gallenrückstauung führender Reizzustand ausbildete. Heilung.

Körte verfügt über 5 Beobachtungen von Enterospasmus nach Gastroenterostomie, der dreimal nachträglich die Jejunostomie, einmal die Enteroanastomose notwendig machte.

g) Atonische und paralytische Darmsperre bei Peritonitis. Passagestörungen des Darmes infolge von Atonie, Parese und Paralyse entwickeln sich bei Peritonitiden der verschiedensten Ätiologie. Sie haben verschiedene klinische Bedeutung. Oft bilden sie nur eine unwesentliche Teilerscheinung, oft das beherrschende Symptom, bzw. die ausschlaggebende Komplikation der Peritonitis. Entsprechend dem wechselnden zeitlichen Auftreten der Schwächung und Lähmung der Triebkraft treten die Passagestörungen zu ganz verschiedenen Zeiten auf und dauern ganz verschieden lange. Im wesentlichen kann man zwei Gruppen aufstellen, nämlich die kurz nach der primären Infektion oder bei einem frischen Exsudat zur Erscheinung gelangende frühperitonitische Darmsperre und die im Spätstadium oder nach Abklingen der übrigen entzündlichen Erscheinungen einsetzende, spätperitonitische Darmsperre. Vielfach gehen die Fälle beider Gruppen ineinander über. So kann sich z. B. bei stürmisch verlaufenden, schon nach 2—3 Tagen zum Tode führenden Peritonitiden die Darmparalyse unmittelbar an die frühperitonitische Darmatonie anschließen. Weiter kann sich bei Peritonitiden von langsamem oder schleichendem Verlauf die Störung der Darmfunktion über die ganze Krankheitsdauer in größerer oder geringerer Stärke, mit oder ohne Unterbrechungen, erstrecken, bzw. die frühperitonitische Wegsperre der ersten Krankheitstage abklingen, um nach einigen weiteren Tagen erneut als spätperitonitische Darmsperre wieder aufzutreten. Trotz des Fehlens einer mechanischen Verlegung kann die Verhaltung von Stuhl und Winden eine vollständige sein, wie andererseits auch noch spärlich Flatus und Kot abgehen können. Ja, es können der Darmsperre Diarrhöen vorausgehen, um erst bei hochgradigem Darmmeteorismus völliger Gas- und Kotsperre zu weichen. Die hier in Betracht kommenden allgemeinen pathologischen Fragen sind auf S. 51 ff. behandelt.

Auch bei der Peritonitis ist vielfach eine Hemmung der Darmbewegung ohne Auftreibung der Vorläufer der atonischen Passagestörung. Diese Tatsache ist durch experimentelle und operative Erfahrung gesichert. Die Dauer der initialen Hemmung dürfte gewöhnlich nicht länger als 1—2 Tage betragen; sie geht klinisch unmerklich in die Darmatonie über. Oft tritt zweifellos die Atonie auch ohne vorherige oder nur kurz dauernde Hemmung ein. Bei schlaffen Bauchdecken kann man die beginnende Darmauftreibung schon bald nach ihrem Einsetzen erkennen und ihre weitere Zunahme verfolgen. Bei normal oder pathologisch gespannten Bauchdecken läßt sich zunächst nur ein etwas höherer Klopfschall über dem Abdomen, ein leichter Grad von Zwerchfellhochstand und die Ausfüllung des Douglas durch geblähte Schlingen feststellen. Auskultatorisch fehlen aktive Darmgeräusche meist völlig. Solange die Inhaltsaufstauung fehlt, werden auch Plätschergeräusche und metallisches Klingen vermißt; durch Einläufe läßt sich manchmal Abgang von Stuhl und spärlichen Winden erzielen. Der Grad des Aufstoßens und Erbrechens richtet sich nach der gleichzeitigen Schädigung der Magenfunktion, speziell nach dem Grade der reflektorischen Erregung des Brechzentrums. Das Erbrochene ist frei von fäkulenten Beimengungen, also reines Magen- und Gallenerbrechen. Indikan fehlt im Urin im Gegensatz zu denjenigen peritonitischen Wegsperrungen, bei denen mechanische Momente mitspielen. Die ersten Stühle sind bei stärkerer und länger bestehender Auftreibung nur dann dünn und stinkend, wenn eine mechanische Aufstauung und Zersetzung großer Massen von Dünndarminhalt erfolgt. Bei klinisch gutartigen Peritonitiden (z. B. Appendix-, Adnex-, Gallenblasenperitonitis usw.) bildet die atonische Darmsperre oft eine harmlose Begleiterscheinung der Erkrankung, die zwar frühzeitig einsetzt, aber nach wenigen Tagen von selbst oder mit leichter Kunsthilfe wieder verschwindet. Aber auch da, wo sie vorübergehend oder während mehrerer Tage höhere Grade erreicht und damit unmittelbar zur Erschwerung der Atmung und des Blutumlaufs beiträgt, kann sie häufig noch abklingen. Das Allgemeinbefinden wird ebenso wie die übrigen Symptome (Bauchschmerz usw.) von dem zugrunde liegenden Entzündungsprozeß bestimmt. Die Störung der Atmung und Zirkulation kann den Ausgangspunkt komplizierender Pneumonien bzw. des Herzkollapses bilden oder die Widerstandsfähigkeit des Herzens soweit herabsetzen, daß auch wenig virulente Bakterienprodukte den tödlichen Zusammenbruch herbeiführen können. Ob spontan, bzw. auf unblutigem oder operativem Wege Hilfe möglich ist, richtet sich in erster Linie nach dem Charakter und der Beeinflußbarkeit der zugrunde liegenden Infektion.

Nicht selten tritt die Dünndarmauftreibung gegenüber der Dickdarmatonie und -auftreibung zurück. Hier kann die stärkere Beteiligung und das verhältnismäßig schnelle Auftreten höherer Grade von Meteorismus der Flanken, der Nachweis gespannter, tympanitischer Schlingen im Verlauf des Dickdarmes, bzw. eine lokale Auftreibung einzelner Dickdarmabschnitte (Coecum, Colon transversum, Flexur) deutlich werden. Der Dickdarmmeteorismus läßt sich in gutartigen Fällen durch einfache Einläufe beheben. Ich habe den Eindruck, als ob seit Beschränkung bzw. Aufgabe der Opiumbehandlung die hochgradigen Formen des Dickdarmmeteorismus bei gutartigen Peritonitiden seltener geworden wären. Die Auftreibung des Oberbauches ist häufig durch die Atonie und den Meteorismus des Magens bedingt. Ich verweise auf meine frühere Arbeit (Braun und Seidel).

Bei den schwersten Formen der Peritonitis (puerperale, perforative Peritonitis, Streptokokkenperitonitis), aber auch bei schweren appendicitischen und gynäkologischen Peritonitiden, entwickeln sich höhere Grade der Darmauftreibung nicht selten schon wenige Stunden oder 1—2 Tage nach erfolgter Infektion der Bauchhöhle mit hochvirulenten Keimen. Es kann aber auch in sehr ernsten Fällen die Auftreibung eine Reihe von Tagen mäßig bleiben, um dann plötzlich einem hochgradigen Meteorismus Platz zu machen, wie wir das bei appendicitischen und gynäkologischen Peritonitiden sahen. In solchen Fällen ist die plötzliche Bauchauftreibung dann meist auf die fast gleichzeitig mit dem Erlöschen der reflektorischen Bauchdeckenspannung und dem toxischen Versagen der Zentren einsetzende allgemeine Darmparalyse zurückzuführen. Der Meteorismus ist hier der Ausdruck der absolut lebensgefährlichen Infektion und der toxischen Darmlähmung. Ganz besonders starker Meteorismus ist bei den von vornherein schlaffen

Bauchdecken der Wöchnerinnen zu beobachten, wo der Darm ohne Gegendruck der Bauchwand mehr und mehr aufgetrieben werden kann. Trotz der Erschlaffung der Bauchdecken sind die Konturen der einzelnen geblähten Schlingen meist weniger deutlich als bei den hochgradigen mechanischen Verschlüssen zu erkennen, da sie infolge der Erschlaffung der Darmwand fest aneinandergepreßt werden. Aktive Darmgeräusche sind in solchen Fällen niemals nachzuweisen; es herrscht absolute Ruhe im Abdomen. Passiv lassen sich bei längerem Bestehen, zumal bei voraufgegangener oder gleichzeitiger mechanischer Aufstauung, Plätschergeräusche, Gasspannung und Gasklingen nachweisen. Neben diesen zu vollständiger Darmlähmung führenden Formen gibt es Fälle, in denen zwar noch auf der Höhe der Peritonitis die Beseitigung des Meteorismus und der Darmsperre durch die Enterostomie gelingt, der entzündlich toxische Prozeß aber weitergeht.

Bei der spätperitonitischen Darmsperre ist der pathologisch-anatomische Befund ein wechselnder. Auch wenn zur Zeit der Operation große Exsudatmassen vorhanden waren, können diese etwa 8—10 Tage später ziemlich vollständig verschwunden und an ihrer Stelle nur noch spärliche Verklebungen erkennbar sein. Oft ist aber das Bild ein anderes. Die Darmwand zeigt noch als Spuren der Entzündung Hyperämie und Ödem. Die geblähten Dünndarmschlingen sind ausgedehnt verbacken, ohne daß sie an irgendeiner Stelle ein absolutes mechanisches Hindernis für die Passage bilden. Trotzdem reicht die Triebkraft nicht aus, die Widerstände zu überwinden. Hier ist die Darmsperre die Folge der Summation der Widerstände im atonischen Darm und der Ventilwirkung der Gasspannung. Neben den geblähten oberen Dünndarmschlingen können sich aber auch verbackene, kollabierte tiefere Ileumschlingen in der Gegend des Hauptentzündungsherdes (Ileocoecalgegend, Becken) finden, die durch unmittelbare entzündliche Schädigung der Wand vollständig ihre Elastizität verloren haben. Daß derartige Schädigungen bei der Peritonitis einen wichtigen Grund für Passagestörungen bilden, hat Heidenhain zuerst betont und Wilms später ausdrücklich anerkannt. Besonders nach Tamponade der Bauchhöhle muß man mit ihnen rechnen. Wenn derartige Schlingen einen größeren Bezirk umfassen, kann die Einbuße an peristaltischer Kraft des gesamten Darmes so groß sein, daß trotz offenen Lumens die Fortbewegung unterbrochen wird (Heidenhain). Die Abknickung und die dadurch bedingte mechanische Verlegung solcher gelähmten, erschlafften und verbackenen Schlingen dürfte aber dabei eine größere Rolle spielen (entzündlich — mechanische Darmaufstauung). Diese Fälle bilden den Übergang zu den rein mechanischen, nicht entzündlichen Abknickungs-, Torsions- und Ventilverschlüssen vgl. S. 192 ff. Bei diesen gibt, wie wir sahen, auch erst die stärkere Füllung und Auftreibung des Darmes die Möglichkeit des vollständigen Verschlusses.

Die rein funktionellen Wegstörungen setzen am häufigsten in der ersten und zweiten Woche der peritonitischen Erkrankung ein. Auch in dieser Zeit wirken aber schon oft die mechanischen Momente der Verklebung und Auftreibung mit der Atonie zusammen. Später gewinnt das mechanische Moment immer mehr an Bedeutung. Hierdurch werden Widerstände geschaffen, die zwar ein normaler Darm, aber nicht der in seiner Triebkraft durch Peritonitis längere Zeit geschädigte Darm überwindet.

Das Einsetzen der Darmauftreibung und damit die Unterbrechung der Darmpassage ruft in den Spätfällen meist zunächst keine stürmischen

Erscheinungen hervor; sie beeinträchtigt auch nicht wesentlich das Allgemeinbefinden und den Puls. Die Entleerungen und Winde werden spärlich
oder hören ganz auf. Die Patienten klagen bei mäßig gestörtem Allgemeinbefinden über Völle und Spannung im Leibe, äußern aber wenig Schmerzen.
Es besteht leichtes Aufstoßen und seltenes Erbrechen. Im Magen finden sich
zunächst geringe Rückstände von nicht fäkulenten Massen. Der Meteorismus
nimmt allmählich zu, falls es nicht vorher gelingt, die Darmsperre mit
Einläufen, Physostigmin usw. zu beheben. Durch die erschlafften Bauchdecken kann man häufig Konturen von geblähten Dünndarmschlingen
erkennen und palpieren. Die perkutorisch nachweisbare Gasspannung nimmt
zu, Plätschern und Klingen bei Gegenschlag werden deutlich, wo die
mechanischen Momente überwiegen. Auskultatorisch sind zunächst spärliche, dann gehäufte aktive Darmgeräusche (Kullern usw.) zu hören. In
diesem Stadium besteht der Mageninhalt nicht selten aus fäkulenten Massen,
im Urin tritt Indikan auf. Bei den vielfachen Übergängen der rein entzündlichen und der entzündlich mechanischen zu den rein mechanischen Abknickungsverschlüssen läßt sich oft gar nicht entscheiden, welches Moment
überwiegt. Es ergeben sich wechselnde klinische Bilder, weil die Darmsperre einmal eine totale, das andere Mal eine unvollkommene ist. In vielen
Fällen haben wir klinisch zum Schluß ein Bild, das dem der subakut verlaufenden Abknickungsverschlüsse entspricht.

h) Darmspasmus durch vom Darminnern ausgehende Reize. Als
auslösendes Moment eines Darmspasmus kommen ferner vom Darminnern
ausgehende Reize in Betracht. Es sei hier zunächst auf die spastische Kontraktion der Darmwand durch Gallensteine und Kotsteine im Bereich des
Dünndarmes und des Dickdarmes hingewiesen (vgl. S. 364).

Ebenso können von Würmern (Ascariden und Taenien) spastische Kontraktionen des Darmes ausgelöst werden (Enterospasmus verminosus vgl.
S. 316). Nordmann laparotomierte ein Kind von 2 Jahren wegen Darmverschlusses; es fand sich nur ein Spasmus im Bereich einer tiefen Ileumschlinge. Der Fall blieb ungeklärt, bis 1 Jahr später ein Knäuel Spulwürmer
abging.

Enteritiden können die gleiche Wirkung ausüben.

Von Geschwüren des Darmes (Tuberkulose, Dysenterie, Lues, Typhus usw.)
können toxisch-bakterielle, mechanische und chemische Reize ausgehen,
die zu spastischen Contractionen des Darmes führen (Strehl, Pankow).
Schließlich sei noch auf die Verschlüsse bei kleinen stenosierenden Darmtumoren hingewiesen, bei denen der vollständige Verschluß manchmal erst
durch einen hinzutretenden Darmspasmus erfolgt.

i) Zentral bedingte toxische Darmatonie und Darmparalyse. Ebenso
wie bei peritonitischer Sepsis kann sich bei einer Reihe von Infektionskrankheiten (Pneumonie, Diphtherie, allgemeine Sepsis, Meningitis) eine Darmatonie und -paralyse infolge toxischer Schädigung der Hirnzentren einstellen. Ihnen gleichzusetzen ist die Darmatonie infolge von Narkose (Chloroform, Äther, vgl. S. 54). Je nach der Intensität der Schädigung der Triebkraft und der Resorption beobachten wir Veränderungen des Darmes von
leichter Atonie bis zur vollständiger Paralyse mit hochgradigem Meteorismus. Der Ausgang hängt von der Schwere der toxischen Schädigung der
Zentren ab. Die Auftreibung beschränkt sich manchmal auf den Dickdarm,
in anderen Fällen betrifft sie den ganzen Magendarmkanal. Die toxische

Darmparalyse ist mit klinischen Mitteln häufig nicht zu beheben. Wir selbst versuchten in einem nach Pneumonie entstandenen Fall von Darmparalyse durch Enterostomie vergeblich die Darmtätigkeit wieder in Gang zu bringen.

Eine besondere Stellung nimmt der Darmspasmus bei der Bleivergiftung ein; es sei im übrigen auf die Ausführungen im ersten Abschnitt verwiesen.

Beobachtung Murphy. Bei der Operation einer an Bleivergiftung erkrankten Person, die wegen 5tägiger Verschlußerscheinungen ausgeführt werden mußte, zeigte eine in der Regio hypogastrica liegende Dünndarmschlinge eine starke Auftreibung; eine angrenzende 20,5 cm lange Schlinge befand sich im Zustand stärkster Contraction, sie hatte nur 1 cm Durchmesser und war hart wie ein Tau, ohne daß ein mechanisches Hindernis zu finden war. Nach 10 Minuten löste sich der Spasmus, nach weiteren 10 Minuten hatte der Darm einen Durchmesser von $2^1/_2$ cm; 3 Stunden später Stuhlgang.

j) Darmspasmus und Darmatonie bei Hysterie. Schon vor Jahrhunderten nahmen manche Autoren (Cülln, Pinel, Alibert) als sicher an, daß schwere Formen der Darmsperre auf Grund „einer pathologischen Innervation" und infolge einer Umkehr der Peristaltik entstehen könnten. Als Stütze dieser Auffassung wurde die Feststellung spastisch contrahierter Darmabschnitte bei Obduktionen herangezogen (de Haën). Zweifellos wurde zeitweise die Häufigkeit des nervösen Darmverschlusses weit überschätzt. Nicht angängig jedoch ist es, die Tatsache seines Vorkommens — wie es Leichtenstern u. a. wollten (vgl. S. 3) — völlig abzulehnen, wenn er auch im Vergleich zu den mechanischen Darmverschließungen selten ist.

Wir wissen, daß bei Hysterischen und Neurotikern anderer Art (Morphinisten, Kokainisten u. a. m.) Störungen der verschiedensten Organe recht häufig sind. Erinnert sei an die spastischen Zustände anderer Organe, den Vaginismus, den Sphinkterkrampf der Urethra (Sohn) und den Laryngospasmus. Anerkannte, spastische Zustände am Magendarmkanal sind der Ösophagospasmus, der Kardiospasmus und der Pylorospasmus. Erwähnt seien ferner die Durchfälle rein psychischer Natur, die vermehrte Magenmotilität und der damit vergesellschaftete Heißhunger Hysterischer, das Aufstoßen und Erbrechen bei eingebildeter Schwangerschaft und das rein psychische Erbrechen beim Sehen und Genuß gewisser Speisen. Hier interessiert uns nur das Vorkommen des Spasmus und der Atonie am Darm derartiger Kranken und die Frage, wie weit sie Wegstörungen des Darmes verursachen.

A. Darmspasmus: Ob die heftigen, anfallsweise auftretenden Schmerzen der Neuropathen bei kurzdauernder Wegsperre auf spastische Contractionen des Darmes ganz oder teilweise zurückzuführen sind, läßt sich nicht sicher entscheiden. Mit Körte und anderen möchte ich es aber in vielen Fällen annehmen. Wegen langdauernder, bedrohlicher Wegsperre sind derartige Kranke mehrfach operiert worden, andere sind sogar unter solchen Erscheinungen gestorben. Bei den Operationen und Obduktionen solcher Kranken sind gelegentlich spastisch contrahierte Darmschlingen bei Fehlen jeglichen mechanischen Hindernisses festgestellt worden. Es sei hier auf die Beobachtungen von Schloffer, Neugebauer, Brunzel und Körte hingewiesen, in denen sich bei der Operation an einer oder mehreren Stellen des Dünndarmes und des Dickdarmes spastisch contrahierte Darmschlingen fanden. Gelegentlich zeigten sich außerdem noch oberhalb, bzw. zwischen den spastischen Schlingen atonische Schlingen.

B. Nervöse Darmatonie und nervöser Meteorismus. Leichtere Grade von Darmatonie und Meteorismus bei Neuropathen und Psychopathen

sind nicht selten; sie sind wie die oben beschriebenen Formen des Darmspasmus häufig vorübergehende und ohne ernste Gefährdung des Kranken
verlaufende Erscheinungen.   Schwere Fälle von Darmmeteorismus auf rein
nervöser Basis sind recht selten.   Sie sind vor allem am Dickdarm und
Magen beobachtet worden und infolgedessen mit mechanischen Mitteln
(Magenschlauch und Einläufe) zu bekämpfen.   Der Magenmeteorismus bei
Hysterischen wird manchmal durch Verschlucken von Luft hervorgerufen.
Bei insuffizientem Pylorus kann die Luft auch in den Dünndarm gelangen
und zu dessen gleichzeitiger Auftreibung führen.   Für das künstliche Hervorrufen des Meteorismus spricht ein relativ niedriger Zwerchfellstand und
das Verschwinden im Schlaf, sowie ein gutes Allgemeinbefinden bei hochgradigem Meteorismus.   Oberbauchmeteorismus war in einer Beobachtung
Talmas durch Erschlaffung der Muskulatur bedingt. Das Poltern und Kollern
im Bauche Hysterischer (peristaltische Unruhe) ist nach Kußmaul manchmal
auf Luftschlucken, in anderen Fällen auf abnorme Gärung und Gasbildung
im Darm zurückzuführen.

Beobachtung Schloffer. 26jähriges Mädchen, seit 6 Jahren Magendarmstörun-
gen. Vor 8 Monaten Verschlußerscheinungen von 14tägiger Dauer, vor 8 Tagen erneuter
Verschluß mit Erbrechen fäkulent riechender Massen verbunden, daher Laparotomie:
20—25 cm lange, auf Kleinfingerdicke contrahierte Dünndarmschlinge, Erweiterung des
zuführenden Schenkels auf das Dreifache. Nach der Vorlagerung spontane Wiederherstellung normaler Verhältnisse am Darm, vorübergehende Heilung. Einige Monate später
wieder Abdominalerscheinungen.

Beobachtung Schloffer. 28jährige, hysterische Frau, seit 5 Tagen Verschlußerscheinungen, vom Arzt beobachtetes Erbrechen von geformtem Kot, bei Magenspülung Spülwasser fäkulent. Laparotomie: Unteres Ileum stellenweise contrahiert.
Heilung bestand noch $\frac{1}{2}$ Jahr post operationem.

Beobachtung Neugebauer. Patientin mit 2tägigen Verschlußerscheinungen
eingeliefert, Urinverhaltung, Blase bis oberhalb des Nabels reichend. Krampf des
Sphincter vesicae; bei rektaler und vaginaler Untersuchung Sphinkterkrampf und
Vaginismus; trotz interner Therapie kein Zurückgehen der Erscheinungen, daher Laparotomie: Im Quercolon und Colon descendens 20 harte Kotballen einzeln liegend, zwischen diesen Kotballen war der Darm aufs engste contrahiert. Ferner Volvulus der
Flexura sigmoidea, der auf einen harten, runden Kotstein im Schlingenende zurückgeführt wurde.

Beobachtung Brunzel: 30 Jahre altes hysterisches Mädchen; Morphium- und
Codeinmißbrauch. Seit einem halben Jahre häufig Anfälle von Erbrechen grüngalliger Flüssigkeit, dabei Meteorismus, klingende Darmgeräusche, Steifungen, Leibschmerzen; auf Abführmittel Heilung. Der letzte, 2 Tage bestehende, äußerst bedrohliche Anfall führte zur
Laparotomie: Der obere Teil des Dünndarmes war mit Luft und Flüssigkeit gefüllt, stellenweise überdehnt, der untere Dünn- und Dickdarm leer und kontrahiert; der Übergang erfolgte allmählich auf einer Strecke von 10 cm. Beim Absuchen nach einem mechanischen
Hindernis wurde folgendes beobachtet: An verschiedenen Stellen sowohl des unteren
leeren, wie des oberen gas- und flüssigkeitgefüllten Darmes, — wahrscheinlich überall, wo
bei der Absuchung des Darmes dieser berührt wurde, — fanden sich Contractionsringe von
etwa 1 cm Breite, die das Lumen des Darmes vollkommen einengten. Diese Contractionsringe blieben etwa $\frac{1}{2}$ Minute lang bestehen, konnten dann aber durch leicht
massierende Bewegung, wenn man den Darminhalt durch den Contractionsring trieb,
bis auf geringe Reste zum Verschwinden gebracht werden. Der Dünndarm wurde nun
im leeren wie im angefüllten Teil mit dem Finger leicht gedrückt, worauf sofort neue
Contractionsringe entstanden, die sich ebenso verhielten, wie die vorher beobachteten.
Diese Erscheinungen ließen sich an beliebigen Stellen des Dünndarmes beliebig oft
wiederholen.

Da die spastischen Contractionen des Darmes — wie wir es selbst
sahen — unter den Händen des Operateurs verschwinden können, ist es
durchaus möglich, daß sie sich in einer Reihe klinisch gleichartiger Fälle,
bei denen ein vollkommen negativer Operationsbefund erhoben wurde, schon
vorher, vielleicht unter der Wirkung des Narkotikum, gelöst haben. Hierher

gehört ein von Treves erwähnter Fall, bei dem der Autor wegen des Kot-
brechens an eine Magenkolonfistel gedacht hatte:

22 jährige Frau, nach einer sehr heftigen Aufregung Obstipation, Erbrechen geformten Kotes und Meteorismus, der in der Narkose schwand. Zur Kontrolle des
kotigen Erbrechens Methylenblaueinlauf, der nach 40 Minuten erbrochen wurde, ein Befund, der sich aber ein anderes Mal bei der Magenaushebung nicht vorfand. In der
Annahme einer Colon-Magenfistel zweimal ergebnislose Laparotomie. Vorübergehende
Besserung, hysterische Anfälle, dann wieder Verschlußerscheinungen mit Kotbrechen.
Wegen allmählichen Kräfteverfalles dritte Laparotomie (Treves): wenig Verwachsungen
an der alten Narbe. Heilung nach Isolierung der Kranken. 6 Jahre nach der ersten
Beobachtung wieder Tympanie und Erbrechen.

Diese Flüchtigkeit der Spasmen läßt es erklärlich finden, daß man
noch seltener bei den Obduktionen als bei den Operationen anscheinend
gleichwertiger Fälle Spasmen nachweisen kann. Auf eine einschlägige Beobachtung Voisins sei hingewiesen.

Voisin: Die Sektion eines hysterischen Mädchens, das nach 2 mal überstandenem
Darmverschluß im dritten Anfall starb, zeigte am Darm nur Spasmen.

Man muß sich aber umgekehrt davor hüten, jeden Fall von schwerer
spastischer Wegsperre ohne bekannte Ätiologie ohne weiteres als hysterisch
zu betrachten. So konnte Nordmann z. B. in einem tödlich verlaufenden
Falle keine Unterlagen für nervöse Einflüsse gewinnen.

Nordmann: 66 jährige Frau, vor 7 Tagen plötzlich Leibschmerzen in der rechten
Bauchseite, Erbrechen, Fehlen von Stuhl und Winden. Starker Meteorismus des Abdomens, Betastung schmerzhaft. Temperatur leicht erhöht. Puls 116. Magenausheberung ergibt $2^1/_2$ Liter Dünndarminhalt. Operation: Am Jejunum alte Adhäsionen ohne
Passagestörung. Unterstes Ileum auf Bleifederdicke kontrahiert, oberhalb ist der Dünndarm enorm gebläht, unterhalb wieder ein 2 cm langes Dünndarmstück etwas weiter als
der contrahierte Darm. Jejunostomie dicht oberhalb des contrahierten Darmes. Kotabfluß aus dem Darm gering. Tod 2 Tage nach der Krankenhausaufnahme. Sektion:
Die contrahiert gewesene Dünndarmstelle ist nur etwa halb so dick wie der geblähte
obere Dünndarm. Ursache des Spasmus nicht festzustellen.

Ebensowenig darf man vergessen, daß Hysterische und Neurotiker anderer Art auch an mechanischen Verschlüssen erkranken und daß sich funktionelle und mechanische Momente kombinieren können, zumal wenn auf
dem Boden vorangegangener Entzündungen chronische Reizzustände und Adhäsionen entstanden sind. Besonders hingewiesen sei auf die Neurotiker,
die wegen heftiger abdomineller Krisen mit Verschlußerscheinungen immer
wieder auf eine Operation drängen und daraufhin auch operiert werden. Hier
findet man bei den späteren Laparotomien schließlich derartige Verwachsungen, daß die Entscheidung unmöglich ist, wie weit die Erscheinungen funktionell oder mechanisch bedingt oder wie weit sie überhaupt nur vorgetäuscht
sind. Zwei eigene derartige Beobachtungen seien mitgeteilt:

Beobachtung 1. 33 jährige, schwere Hysterica, wegen anderer Erkrankungen
angeblich vierzehnmal operiert, kommt wegen Darmverschlusses zur Aufnahme. Rechter
Unterbauch aufgetrieben und schmerzhaft, Meteorismus und Schmerzhaftigkeit täglich
an anderer Stelle; nur das Coecum wird stets als Tumor palpiert, aus dem mit glucksenden Geräuschen Inhalt entweicht. — Laparotomie: Colon ascendens mit seitlicher
Bauchwand und Colon transversum flächenhaft verwachsen, Abknickung an der Flexura
hepatica, Torsion des Colon ascendens und des Coecum um die Längsachse,
Lösung der Verwachsungen, Anastomose zwischen Ileum und Colon transversum,
Schluß des Abdomens. Während der ungestörten Rekonvaleszenz Vortäuschung von
Fieber und heftigen Leibschmerzen. Zwei Monate später wieder Aufnahme wegen
heftigster Leibschmerzen, objektiv kein Befund. Ein halbes Jahr später dritte Auf-
nahme wegen Magenbeschwerden und Leibschmerzen besonders nachts; wiederum
Entlassung ohne Operation.

Beobachtung 2. Schwerer Morphinist, 31 J. alt; zahlreiche Narben am Unterbauch. Wegen Fibrosarkom des Nerv. tibialis Amputation des Unterschenkels. In
der Rekonvaleszenz heftigste Leibschmerzen und Verschlußerscheinungen, Laparotomie,

zahlreiche Verwachsungen des Dünndarmes mit Peritoneum und Netz. Anastomose zwischen Dünndarm und Colon transversum. Geheilt entlassen. In anderen Krankenhäusern später noch mehrfache Laparotomien, darunter zweimal Anlegen eines künstlichen Afters am Coecum trotz Funktionierens der Ileocolostomie. Bei einer weiteren Aufnahme im Krankenhaus im Friedrichshain wieder Vortäuschen von Verschluß-erscheinungen. Pat. wünscht nun Schluß des Anus artif., der in einem anderen Krankenhaus auch vorgenommen wird.

Zwei weitere Beobachtungen s. S. 531 u. 671.

Der Darmspasmus der Hysterischen kann sowohl zentral (psychisch) wie reflektorisch von irgendeiner Stelle des Darmes oder von einem anderen Körperteile ausgelöst werden; im Einzelfall ist die Entscheidung über den Auslösungsweg meist unmöglich. In den beweiskräftigen operierten Fällen ist äußerst selten das auslösende Moment mit Sicherheit festgestellt worden. Am häufigsten findet sich die Angabe, daß eine starke Aufregung vorangegangen sei.

Ob beim Darmspasmus der Hysterischen der Reflexbogen sich nur auf den Darm beschränkt oder ob er sich über den Plexus solaris und das Zentralnervensystem erstreckt, entzieht sich unserer Kenntnis.

Die nervöse Darmsperre zeitigt oft ein weniger schweres Krankheitsbild als die mechanischen Verschlüsse. Es besteht dann vor allem ein Mißverhältnis zwischen der Schwere der Klagen und dem Allgemeinbefinden; selbst bei stürmischem Erbrechen wird das Erbrochene selten fäkulent. Es muß aber betont werden, daß viele Kranke infolge des dauernden Erbrechens und des dadurch verursachten hochgradigen Säfteverlustes eine weitgehende Entkräftung erleiden. In einer Reihe der publizierten Fälle hat aber die nervöse Darmsperre dieselben schweren allgemeinen und lokalen Erscheinungen, einschließlich des Polterns und Kollerns und des fäkulenten Erbrechens, gezeitigt wie akute, glatte Verschlüsse. Mehrfach mußte bei solchen Kranken der Schwere der Erkrankung wegen eingegriffen werden, einige von ihnen sind sogar an den Folgen des Verschlusses gestorben. In diesen Fällen war es fast immer zum Kotbrechen gekommen. Dies beweist, daß die spastisch contrahierte Stelle des Darmes wie ein mechanisches Hindernis wirken kann. Dem entspricht die Tatsache, daß der zuführende Darm bei der Operation oder Sektion die gleiche Inhaltsaufstauung gezeigt hat, wie wir sie sonst nur bei den mechanischen Verschlüssen sehen. Das spricht dafür, daß die Sekretion und die Resorption des Darmes ebenfalls gestört sind.

Beim Darmverschluß der Hysterischen lösen sich die Spasmen des Darmes meist in wenigen Tagen, seltener halten die Verschlußerscheinungen bis zu 14 Tagen an. Stuhlverhaltung von einem Monat ist wohl stets vorgetäuscht.

Auf die Frage, ob bei Neuropathen und Psychopathen geformte Kotmassen erbrochen werden können, und auf die Erklärung dieser Erscheinung in zuverlässig beobachteten Fällen sind wir bereits auf S. 86 eingegangen. Hier sei nur noch einmal betont, daß es sich meist um Täuschungen handelt. So wurde mehrfach bei Kontrollaushebungen des Magens festgestellt, daß es sich um Koprophagie handelte, da der Mageninhalt im übrigen unzersetzt war. Auch der von Densos mitgeteilte Fall, in dem der Kranke nach einem 2 Jahre zurückliegenden Trauma täglich die Defäkation durch den Mund zur bestimmten Zeit ausgeführt haben soll, dürfte wohl auf eine Täuschung der beobachtenden Ärzte zurückzuführen sein.

k) Darmspasmus und Darmatonie bei organischen Erkrankungen des Zentralnervensystems. Anhangsweise sei noch erwähnt, daß auch bei organischen Erkrankungen des Zentralnervensystems Verschlußerscheinungen vorkommen, vor allem bei Tabes. Den gastrischen Krisen entsprechend kommen auf gleicher Basis Darmkrisen, d. h. Motilitäts- und Sensibilitätsstörungen vor. Wo der Angriffspunkt zur Auslösung dieses Krankheitsbildes liegt, ob in den degenerierten Bahnen der hinteren Wurzeln oder weiter darmwärts, ist nicht bekannt. Sicher ist nur, daß bei derartigen Krisen umschriebene Spasmen in der Darmmuskulatur in Erscheinung treten. B. Schmidt erwähnt z. B. einen Fall, bei dem er während der Krisen das Quercolon als harten Strang fühlen konnte. Ein weiterer Fall ist von Santocz mitgeteilt:

55 jähriger Tabiker, der während eines Anfalls von gastrischer Krise Verschluß-erscheinungen darbot: Leibschmerzen, Meteorismus, Fehlen von Stuhl, anfangs galliges, später kotiges Erbrechen. Trotz Magen- und Darmspülungen Zunahme des Meteorismus bis zum 11. Tage. Patient fast moribund, bekommt am 11. Tage Blähungen, Abgang von dünnflüssigem und halbfestem, reichlichem Stuhlgang.

Eigene Beobachtung. 65 jähriger Mann, vor 5 Tagen mit Aufstoßen, Erbrechen und Stuhlverhaltung erkrankt; nach dreitägigem Bestehen der Erscheinungen Durchfälle während eines Tages, dann wieder Verschlußerscheinungen, heftiger Leibschmerz, mäßiger Meteorismus des ganzen Abdomens, geringe Druckempfindlichkeit im Oberbauch. Bei der Palpation Steifungen im linken Mittelbauch und spastische Contractionen von Dünndarm-schlingen, die sich reliefartig von den Bauchdecken abheben. Sehr lebhafte Darmperistal-tik, kein Plätschern. Puls 100, wenig kräftig; Patient macht einen schwerkranken Ein-druck. Erbrechen von galligen, flüssigen Massen. Temperatur 38°. Tabes dorsalis. Von der Operation wird wegen der Darmkrisen Abstand genommen. Nach einem Tag Abgang von Winden bei fortbestehendem Erbrechen, am dritten Tage nach der Aufnahme Abgang von dünnflüssigem Stuhl. Am 4. Tage Tod. Sektion: Am Darm keine Ver-änderungen, Syphilis der Leber, Ulcus duodeni. Tabes dorsalis.

Weiter wurde fäkulentes Erbrechen von Paviot bei einem Hirntumor beschrieben. Weiter hat Schüle einen Fall mitgeteilt, in dem Ver-schlußerscheinungen in den Vordergrund des klinischen Bildes traten, wo sich ein Cysticercus am Boden des vierten Ventrikels fand. Auch bei Apo-plektikern sind bedrohliche Verschlußerscheinungen beobachtet worden. In-wieweit bei Meningitis die kahnförmige Einziehung des Oberbauches durch Spasmus des Dünndarmes oder aber durch Muskelspannung bedingt sind, bedarf noch weiterer, eingehender Untersuchungen.

Schließlich sei das Auftreten von Verschlußerscheinungen nach Wirbel-frakturen und nach Rückenmarksoperationen erwähnt.

Eigene Beobachtung: 30 jähriger Mann: wegen Kompressionserscheinungen des Rückenmarkes Laminektomie. Bei der Untersuchung des nicht mehr operablen, tuberku-lösen Herde an den Rückenmarkshäuten und dem Rückenmark selbst wurde letzteres mehrfach berührt und von seiner Unterlage abgehoben; 30 Stunden später waren durch die schlaffen Bauchdecken Dünndarmschlingen in spastischer Contraction festzustellen. Am folgenden Tage Schwinden des Spasmus und 2 Tage später Ablösung durch eine Darmparese, die sich erst allmählich, bis zu dem 12 Tage später erfolgenden Tode, etwas zurückbildete.

l) Darmsperre bei vasomotorischen Störungen der Abdominalgefäße.

Schließlich sei auf die durch vasomotorische Störungen hervorgerufenen Krämpfe der Arterien bei Arteriosklerose hingewiesen, die wieder eine Darmsperre nach sich ziehen können. Alkoholmißbrauch, Tabak, Blei und Syphilis sollen in der Ätiologie eine große Rolle spielen. Ortner sieht als auslösendes Moment die Arteriosklerose der Gefäße des Splanchnicusgebietes, insbesondere eine solche der Art. mesenterica sup., an. Er bezeichnet das Krankheitsbild als Dyspragia intermittens angiosclerotica intestinalis. Heftige Schmerzattacken, Meteorismus, Stuhlverhaltung, Aufstoßen und Erbrechen kennzeichnen das Bild. Die Blähung soll, entsprechend dem Ausbreitungsgebiet der Art. mes. sup., Dünndarm, Colon ascendens und transversum betreffen; Peristaltik und Steifungen sollen fehlen. Buchs Epigastralgie bewegt sich auf ähnlicher

Basis. Die Ähnlichkeit der Erscheinungen mit der Sklerose anderer Organe (Angina pectoris, intermittierendes Hinken), die allgemeine Gefäßsklerose, die Blutdrucksteigerungen während des Anfalls und die medikamentöse Beeinflußbarkeit durch Jod, Herz- und Gefäßmittel werden von ihm als Parallele herangezogen. Es bestehen gewisse Beziehungen zu den im nächsten Kapitel zu besprechenden Verstopfungen der Mesenterialgefäße.

m) Spastische und atonische, chronische Obstipation des Dickdarmes. Anhangsweise muß auf die spastische und die atonische Form der chronischen Obstipation des Dickdarmes eingegangen werden, da hie und da bei ihr Verschlußsymptome auftreten. Nur von diesem Gesichtspunkt aus erfolgt die Betrachtung.

Während unter normalen Verhältnissen der feste Kot bei Berührung mit der Darmwand einen Reiz auslöst, der zur Kotentleerung führt, bewirkt er bei der spastischen Obstipation eine Contraction des Darmes um die Kotsäule und dadurch ihre Zurückhaltung. Bei Neurasthenikern, bei Hysterischen, bei Menschen mit Senkung der Abdominalorgane findet man die spastische Obstipation. Die chemische Zusammensetzung des Kotes zeigt gegenüber der Norm keine Verschiedenheit; nur wird er in fingerdünnen, länglichen, zuweilen abgeplatteten, kleinen Stücken entleert. Der Defäkationsakt ist bei solchen Patienten erschwert; nach der Entleerung haben sie kaum das Gefühl der Erleichterung, trotzdem eingeführte Klistiere beweisen, daß kein Stuhl mehr im Rektum vorhanden ist.

Es können Verwechslungen mit Darmverschluß vorkommen, vor allem mit dem hochsitzenden Rektum- und Colon pelvinum-Verschluß, wenn solche Kranke bei fehlendem Stuhl über wühlende Schmerzen in der Nabelgegend, über starke Gasansammlung im Darm und über erschwerten Gasabgang klagen. Es fehlt gegenüber dem mechanischen Verschluß ein nennenswerter Meteorismus. Nach Fleischer soll lokaler Spasmus eines Darmabschnittes mit oberhalb davon gelegener, mäßiger Atonie vorkommen. Es handelt sich hauptsächlich um Contractionen des Colon descendens und des S romanum, also um solche Darmteile, in denen der dünnflüssige Kotstrom bereits eine feste Konsistenz angenommen hat. Bei dünnen Bauchdecken gelingt es bisweilen, das Colon transversum und das S romanum durchzufühlen. Aber auch das Coecum ist nach Obrastow häufiger der Sitz spastischer Zustände. Es ist dann als ein wurstförmiger Tumor palpabel, dessen Inhalt durch massierende Bewegungen unter Kollern entweicht. Die Windverhaltung dauert nur kürzere Zeit.

Bei der atonischen Form der Obstipation handelt es sich um eine Herabsetzung der Darmperistaltik, sei es, weil der Inhalt des Darmes infolge seiner Beschaffenheit die Reizschwelle zur Auslösung der Peristaltik nicht erreicht, sei es, weil die Nervenapparate nicht sensibel genug sind, den Reiz zu empfinden, oder schließlich, weil die Darmmusculatur von Natur aus zu schwach ist, die Kotsäule fortzubewegen (Nothnagel). Diese Obstipation kommt vor bei psychisch-depressiven Kranken, bei Leuten mit Herzfehlern und Pfortaderstauung, sowie nach schwächendem Krankenlager. Die Beschwerden der Kranken bestehen in der Seltenheit und Mangelhaftigkeit der Stuhlentleerungen. In Zwischenräumen von mehreren Tagen wird ein sehr stark eingedickter, trockener, oft in eine Schleimschicht eingebetteter Stuhl in kleinen oder größeren Klumpen entleert. Fehlen in solchen Fällen noch die Winde, so kann der Verdacht eines mechanischen Darmverschlusses entstehen. Je länger die Obstipation besteht, desto mehr summieren sich die schädigenden

Momente, so daß in hochgradigen Fällen die Fähigkeit der spontanen Stuhlentleerung verloren geht und überhaupt nur durch Klysmen und Abführmittel die Defäkation erreicht wird. Bei länger bestehender Obstipation
klagen die Patienten, abgesehen von den sonstigen dyspeptischen Beschwerden,
über Aufstoßen, Meteorismus, Appetitlosigkeit, Sodbrennen und Kopfschmerzen.
Zu einer längeren Verhaltung von Winden kommt es meist nicht. Bei lange
bestehender Obstipation können sich Divertikel der Dickdarmwand entwickeln, Kotsteine sich ablagern und geschwürige Prozesse entstehen. Als Folge-
zustand von Druckgeschwüren im Darm können Narbenstrikturen auftreten.

Häufig kommen die spastische und die atonische Form der Obstipation
nebeneinander vor. Es kann sich an eine spastische Obstipation durch
unzweckmäßige Lebensweise eine atonische anschließen.

Anhang.

Darmauftreibung infolge Gärung.

Es handelt sich bei der Blähsucht (sog. Gärungsileus) um eine in
Deutschland und Rußland erst in der Kriegszeit wieder infolge der ungünstigen Ernährungsverhältnisse aufgetretene Form der Darmsperre. In
früheren Zeiten ist sie unter ähnlichen Verhältnissen schon gelegentlich zur
Beobachtung gekommen. Das Wesen der Erkrankung beruht in der plötzlichen enormen Auftreibung der Därme durch Gase, die zu einer Überdehnung der Muscularis und zum Stillstand der Darmtätigkeit führt.

Bedingung für das Zustandekommen dieser plötzlichen Gasproduktion ist
der Genuß einer zellulosereichen Nahrung; angeschuldigt werden Kriegsbrot,
Hülsenfrüchte, namentlich ungekochte grüne Bohnen (Brünzel), Gurkensalat, Mohnsuppe (Peukert), mangelhaft zerkleinertes Getreide (Walter).

Befallen wird sowohl der Dünndarm wie der Dickdarm, von letzterem
besonders das Coecum, in dem bereits die Eindickung des Kotes vor sich
geht. Der bei der Operation oder Obduktion erhobene Befund ergab
stärkste Blähung und blaurote Verfärbung des Darmes; gelegentlich fanden
sich neben Stellen von ganz normaler Weite bereits gedehnte Partien
mit Dehnungsgeschwüren. Die Tatsache, daß Vegetarier anstandslos große
Mengen schwer verdaulicher Vegetabilien vertragen, spricht dafür, daß bei
Einstellung und Gewöhnung des Darmes sich Gärungsvorgänge dieser Art
nicht abspielen. Daß die bei dem Genuß von rohen Pflanzensamen sich
bildenden Phasine keine entscheidende Bedeutung für das Zustandekommen
des Meteorismus haben, hat Brünzel betont.

Bekannt ist das Krankheitsbild in der Veterinärmedizin bei älteren Pferden und
Rindern. Bei solchen Tieren mit herabgesetzter peristaltischer Kraft des Darmes tritt
nach Genuß von frischem Gras und Klee durch die rasche Gärung des Futters eine
hochgradige Gasbildung ein. Infolgedessen wird der Darm so überdehnt, daß er nicht
mehr imstande ist, den Inhalt zu resorbieren und zu entleeren. Die Punktion des
Darmes ist in der Veterinärmedizin üblich.

Klinisch geben die hohen Grade von Blähsucht ein Bild, das dem der
entzündlichen Darmparalyse sehr ähnlich sein kann. Der Krankheitsbeginn
ist oft ein plötzlicher, Stuhl und Winde setzen aus, lokaler Meteorismus
und umschriebene Leibschmerzen beherrschen die Anfangsstadien, später
werden sie von allgemeinem Meteorismus mit Zwerchfellhochstand und
Erbrechen abgelöst. Der Inhalt des Erbrochenen stellt aufgestauten Darm-

inhalt dar. In den schwereren Fällen hört man auskultatorisch hohen Gasklang, gelegentlich auch Plätschergeräusche, aktive Darmgeräusche fehlen. Bei sehr starker Gasspannung kann es später zur Durchwanderungsperitonitis kommen. Im Gegensatz zu den mechanischen Verschlüssen und auch zu der peritonitischen Darmparalyse fehlt meist die Muskelspannung des Bauches; es fällt das verhältnismäßig gute Allgemeinbefinden und der gute Puls zu einer Zeit auf, wo man bereits bei den erwähnten Verschlußformen nach dem Grade der Auftreibung ein Versagen der Kräfte erwartet.

Beobachtung Walter: 42jähriger Mann erkrankte einen Tag nach dem Genuß von zerkleinerten gerösteten Getreidekörnern mit heftigen Leibschmerzen, Erbrechen, Stuhl- und Windverhaltung. 2 Tage nach Einsetzen der Schmerzen zeigte der Leib Meteorismus, Druckschmerzhaftigkeit, Tympanie, Zwerchfellhochstand und Fehlen aktiver Darmgeräusche. Puls 90, kräftig, regelmäßig, Temperatur 39,2⁰. Nach Entleerung der $1^{1}/_{2}$ Liter enthaltenden Blase geringe Besserung. Durch mehrfache Einläufe und digitale Entfernung des Ampulleninhalts, der aus zerkleinerten Getreidekörnern bestand, Heilung.

Beobachtung Brünzel: 68jähriger Mann, zeigt $1^{1}/_{2}$ Tage nach Genuß von Gurkensalat Verschlußerscheinungen, die infolge der starken galligen Rückstauung, der Plätschergeräusche, des enormen Meteorismus usw. den Verdacht einer Dünndarmverlegung erweckten. Die Laparotomie zeigte den Dünndarm maximal gebläht und blaßrot, mit Dehnungsgeschwüren. 1 m oberhalb der Ileocoecalklappe und im oberen Jejunum fand sich je ein Stück ganz normal aussehenden Darmes. Kurz vor der Ileocoecalklappe ging der geblähte Darm in den normalen über. Der Dickdarm zeigte keine Veränderungen. Schluß des Abdomens. Auf interne Therapie Heilung.

Der Verlauf der Erkrankung ist — wie die Beobachtungen lehren — bei fehlender Kunsthilfe ernst, da sich eine Durchwanderungs- oder Perforationsperitonitis einstellen kann. Von 8 Beobachtungen sind 2 tödlich geendet.

12. Kapitel.

Die Wegstörungen bei Verstopfung der Mesenterialgefäße.

1. Anatomische und pathologisch-anatomische Vorbemerkungen.

Die Unterbrechung der Darmzirkulation infolge von Embolie und Thrombose der Mesenterialarterien und Mesenterialvenen kann zu Passagestörungen des Darmes führen. Es handelt sich um Verstopfungen im Gebiete der A. und V. mesenterica sup. und inf.

Die A. mesenterica sup. versorgt durch die A. pancreatico-duodenalis inf. das Duodenum, durch die Aa. jejunales und ileae das Jejunum und Ileum, durch die A. ileocolica das unterste Ileum und das Coecum, durch die A. colica dextra das Colon ascendens und durch die A. colica media die Hälfte des Colon transversum. Durch die A. pancreatico-duodenalis anastomosiert die A. mesenterica sup. mit der A. coeliaca, durch die A. colica dextra mit der A. mesenterica inf.

Die A. mesenterica inf. versorgt die linke Hälfte des Colon transversum durch die A. colica sinistra, die Sigmaschlinge durch die A. sigmoidea, den oberen Mastdarm durch die A. haemorrhoidalis sup. Durch letztere geht sie Anastomosen mit der A. hypogastrica ein.

Durch die Anastomosen der beiden Gekrösearterien untereinander und mit der A. coeliaca und der A. hypogastrica ist dafür gesorgt, daß bei ungleichmäßiger Zufuhr des Blutes von einer Seite her doch noch die Versorgung des Darmes unter normalen Verhältnissen einigermaßen sichergestellt ist. Zum Zweck einer gleichmäßigen Verteilung des Blutes auf die ganze Strecke des Darmes teilen sich bald nach Abgang aus dem Hauptschlagader die Gefäße erster Ordnung in je zwei Äste zur Anastomose mit dem benachbarten Gefäß; auf diese Weise entsteht ein Arkadenbogen. Von diesem Bogen gehen darmwärts wieder Gefäße ab, die sich in gleicher Weise verhalten. Durch diese Aufteilung der Hauptschlagader in mehrere Arkadenbögen wird sowohl die Blutströmung verlangsamt, als auch die gleichmäßige Ernährung des Darmes gewährleistet.

Die V. mesenterica sup. entspricht dem Verbreitungsgebiet der entsprechenden Arterie und zeigt eine ähnliche Gefäßanordnung. Die V. mesenterica inf. geht durch die V. haemorrhoidalis sup. ein reiches Anastomosennetz im Plexus haemorrhoidalis mit den hypogastrischen Venen ein. Beide Venen bilden mit der Blutader für den Magen und die Milz die Hauptstämme der Pfortader.

Wenn auch die Äste der Gekröseschlagadern im anatomischen Sinne (Cohnheim) keine Endarterien sind, sondern reichlich untereinander anastomosieren, so ist der Kollateralkreislauf unter pathologischen Verhältnissen für die Darmversorgung nicht immer ausreichend. Daher hat Litten für die A. mesenterica sup. den Begriff der funktionellen Endarterie geprägt.

Die Verstopfung der Mesenterialgefäße ist ein an und für sich seltenes Leiden, so daß der Einzelne über eine größere Zahl von Eigenbeobachtungen nicht verfügt und die Beurteilung des Gegenstandes erst durch Zusammenstellung der beobachteten Fälle und ihre kritische Verarbeitung ermöglicht wird.

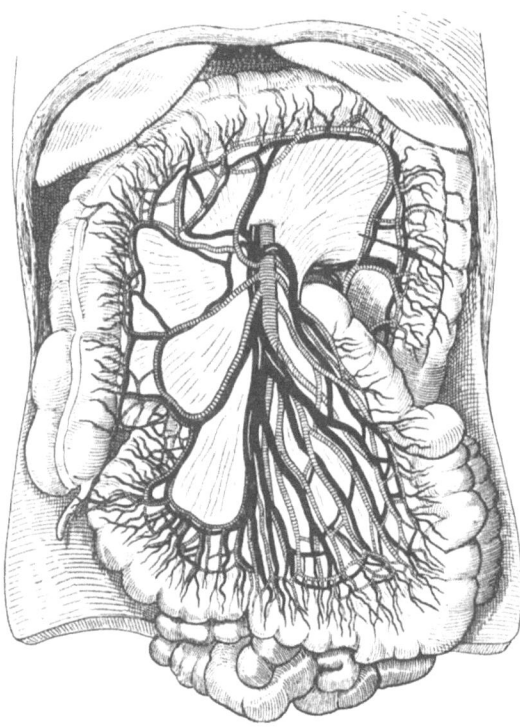

Abb. 251. Ausbreitungsgebiet der A. und V. mesenterica sup. u. inf. (nach Corning).

In seinem monographischen Beitrag zur Chirurgie der mesenterialen Gefäßverschlüsse und Darminfarkte kann Reich z. B. nur über 3 Beobachtungen aus der Tübinger Klinik bei 22 738 Gesamtaufnahmen während eines Dezennium berichten. Aus der Literatur konnte er im ganzen 214 verwertbare Fälle von Verstopfungen der Mesenterialgefäße zusammenstellen. Auf den beiden chirurgischen Abteilungen des Krankenhauses im Friedrichshain kamen während meiner Tätigkeit von 1903 bis 1922 fünf Fälle vor. Nachforschungen auf den inneren Abteilungen des Krankenhauses ergaben, daß bis auf die überwiesenen Kranken keine sonstigen Beobachtungen vorlagen. Bei den Sektionen wurde auf das Vorkommen von Gefäßverstopfungen stets geachtet; nach Angabe des Prosektors Prof. Dr. Pick sind aber keine weiteren Fälle registriert worden. Um so erstaunlicher ist, daß nach Schley im John Hopkins Hospital 14 Fälle bei 1600 Sektionen beobachtet wurden.

Reich fand in seinen 214 aus der Literatur zusammengestellten Fällen 100 Verstopfungen von Arterien und 114 Verlegungen von Venen.

Bei den arteriellen Verstopfungen fand er gegenüber 68 durch Embolie bedingten 28 durch Thrombose herbeigeführte, also ein Überwiegen der Embolien. Unter den 68 Fällen befinden sich ferner 8, bei denen sowohl Arterien wie Venen befallen sind. Bei der Embolie läßt sich, unter Einrechnung der kombinierten Fälle, ein Überwiegen der A. mensenterica sup. gegenüber der A. mesenterica inf. erkennen (62 : 2), viermal waren die A. mesenterica sup. und inf. gleichzeitig Sitz der Embolie.

Auch bei der Thrombose der Arterien ist nach Reich die A. mesenterica sup. viel häufiger befallen als die A. mesenterica inf. (23 : 2), in 3 Fällen lag eine Kombination vor.

Bei den Verlegungen der Venen kommen Embolien — abgesehen von den später zu erwähnenden sogenannten retrograden Embolien — nicht vor, sondern nur Thrombosen. Die Venenverstopfung als solche war nach Reich etwas häufiger als die arterielle. Andere Autoren fanden ein umgekehrtes Verhältnis; dies ist zweifellos darauf zurück-

zuführen, daß die septischen Thrombosen ohne Infarktbildung von ihnen nicht mit verrechnet wurden. Mit Reich und anderen unterscheiden wir die primäre und die sekundäre Mesenterialvenenthrombose. Unter primärer Mesenterialvenenthrombose ver-
steht man die im Mesenterialvenengebiet selbst entstehenden, unter sekundärer die vom
Stamme der Pfortader oder von den großen Stämmen des Pfortadergebietes (Milzvene usw.)
auf die Mesenterialvenen fortschreitenden Thrombosierungen. Reich erwähnt 40 primäre —
und zwar 34 der V. mesenterica sup. und 6 der V. mesenterica inf. — und 34 sekundäre,
anscheinend nicht schwer septische Thrombosen. Bei der sekundären Thrombose war
in 27 Fällen die Pfortader und in 7 Fällen die Milzvene der Ursprungsort der Thrombose. Außer diesen Fällen erwähnt Reich noch 40 Beobachtungen von septischen
Thrombosen — Thrombophlebitis mesenterica —, ohne genau zu sagen, ob es primäre
oder sekundäre waren. Die Thrombosen der Venen mit der Tendenz der Weiterentwicklung nach dem Darm zu werden als deszendierende (Ursprungsort: Pfortader,
Milzvene und große Mesenterialvenen), die mit der Tendenz zum Fortschreiten nach
der Pfortader als aszendierende bezeichnet.

Auch nach Zesas ist die Embolie der Mesenterialarterien häufiger als
ihre Thrombose und die Embolie der A. mesenterica sup. wesentlich häufiger
als die der inf. Dies wird zum Teil auf ihr größeres Kaliber, ihren höheren
Ursprung und ihren parallelen Verlauf zur Aorta zurückgeführt. Die Emboli
stammen meist aus dem Herzen oder der Aorta, nur äußerst selten aus der
A. pulmonalis. Embolie ist beobachtet worden bei rheumatischen und septischen Endocarditiden und Klappenfehlern, bei Fettherz, Myocarditis (mehr
als $^2/_3$ aller Fälle), bei chronischer Aortitis, Aortenneurysma und ulzeröser
Sklerose der A. mesenterica sup. selbst.

Die Thrombose der Mesenterialarterien beruht meist auf Arteriosklerose luetischer Natur, der Verschluß kann direkt durch eine Endarteriitis
obliterans oder durch wandständige Thrombenbildung bedingt sein. Demgegenüber kommen Endarteriitiden anderer Art weniger in Betracht. Es
sei erwähnt, daß nach Stieda-Pommer manchmal die arteriellen Thrombosen sich von den kleineren Arterien nach den großen Hauptstämmen zu
entwickeln können. Daß gerade die sklerotischen Thrombosen der Mesenterialarterien zu schweren Darminfarkten und zu Gangrän führen, dürfte mit
darauf zurückzuführen sein, daß die Durchblutung des Darmes im Bereich
sklerotischer, unelastischer Gefäße an sich schon herabgesetzt ist, so daß für ein
Inkrafttreten der Kollateralen hier besonders ungünstige Bedingungen bestehen.

Die Thrombose der Mesenterialvenen ist meist die Folge entzündlicher Vorgänge im Abdomen und speziell im Darm. Besonders häufig ist eine
septische Thrombose bei und nach Appendicitiden und Enteritiden. Es
handelt sich hier dann nach Zesas um portale und mesaraische infarzierte
Thromben, die zum Teil auf dem Wege der retrograden Embolie, zum Teil durch
fortschreitende Erweichung primärer Thromben entstanden sind. Weiter
treten Thrombosen der Mesenterialvenen, und zwar aseptische wie septische,
nach Einklemmung, Strangulation, Invagination von Darmschlingen, sowie nach
Gastroenterostomie, Milzexstirpation u. a. auf. Ferner sind sie bei luetischen,
tuberkulösen, typhösen, karzinomatösen und dysenterischen Darmgeschwüren
beobachtet worden. Von Payr wurde traumatische, beziehungsweise operative Kontusion des Darmes und mechanische Kompression der Darmgefäße zur Erklärung herangezogen. Aber auch bei anderen abdominellen
und nicht abdominellen Erkrankungen, ferner nach Geburten und Frühgeburten, nach eitriger Parotitis, nach Halsphlegmone, Strumektomie
usw. sind Thrombosen beobachtet worden. Schließlich können sich sekundäre Thrombosen im Anschluß an primäre Pfortaderthrombosen und an die dadurch bedingte Stauung im Darmgefäßsystem entwickeln. Solche wurden

bei Leberkarzinom und Lebercirrhose beobachtet. In manchen Fällen begünstigen bei Herzkranken, bei Fettleibigkeit, Marasmus, Neigung zu Phlebitiden und Varizenbildung allgemeine Zirkulationsstörungen ihr Zustandekommen. Schließlich steht für eine kleinere Gruppe eine Erklärung noch aus. Es dürfte aber auch hier in der Mehrzahl mit fortgeleiteten Entzündungsprozessen vom Darm aus zu rechnen sein.

Das Alter der Erkrankten lag meist zwischen 30 und 60 Jahren. Männer scheinen häufiger als Frauen befallen zu werden, aber auch Kinder bleiben, wie die Literatur zeigt, nicht verschont.

2. Anatomische Folgen der Gefäßverstopfung.

Die Folgen der Verstopfung, bzw. Undurchgängigkeit eines Mesenterialgefäßes sind sehr verschieden; sie sind abhängig nicht allein vom Grade der Undurchgängigkeit, sondern auch von der Geschwindigkeit des Eintrittes, von der Größe des verschlossen Gefäßversorgungsgebietes, von dem Zusammenhang des Gefäßes mit andern Gefäßgebieten des Darmes, von der Anpassungsfähigkeit des Darmes und von der allgemeinen Widerstandsfähigkeit des Individuums. Tritt nur eine unvollkommene Verlegung eines Gefäßes durch Embolie oder Thrombose ein, so braucht nur eine geringfügige Stase einzutreten. Bei allmählichem Einsetzen der Störung kann sich der Darm eher als bei plötzlichem Gefäßverschluss anpassen; es brauchen dann an ihm keine nennenswerten Schädigungen einzutreten.

Unterbrechung der arteriellen Zirkulation im Hauptstamm der Art. mes. sup.: Die ersten Stadien der Darmveränderungen bei Verlegung von Mesenterialgefäßen des Menschen sind nicht bekannt. Die experimentellen, plötzlichen Verlegungen lassen aber Analogieschlüsse für den Menschen ziehen. Litten sah bei Ligatur des Hauptstammes der A. mesenterica sup. Blutleere eintreten, während die Venen sich füllten. Der Darm wurde anfangs blasser, zeigte ganz energische Kontraktionen und ging für einige Zeit in Dauerkontraktion über; allmählich folgte dann eine Tonusherabsetzung und fortschreitender Meteorismus. $2^1/_2$ Stunden nach Anlegen der Ligatur waren bereits Schleimhautnekrosen im Darm feststellbar, 12 bis 48 Stunden nach Anlegen der Ligatur war der Darm im Bereich der durch die Ligatur betroffenen Gefäße blaurot verfärbt und seine Wandung verdickt. Er bot das Bild des sogenannten hämorrhagischen Infarktes dar. In diesem Stadium sehen wir in der menschlichen Pathologie frühestens den Darm. Die Wandung des hämorrhagisch infarzierten Dünndarmes nimmt oft um ein Mehrfaches an Volumen und Dicke zu. Die Schlingen nehmen das Aussehen eines starren, unelastischen Rohres an. Meist kommt es neben starker Blutdurchtränkung der Gewebe zu hochgradiger Bluttranssudation in den Darm und in die Peritonealhöhle; manchmal wird die infarzierte Schlinge durch Blutgerinnsel völlig verstopft. Mit der Bildung des Darminfarktes geht oft eine starke Infarzierung des dazugehörigen Mesenterium und eine dadurch bedingte hämorrhagische Verdickung desselben Hand in Hand. In seltenen Fällen sieht man statt eines hämorrhagischen Infarktes einen anämischen.

Die anämisch infarzierte Darmschlinge sieht gegenüber einer normalen sehr blaß aus; anfangs zeigt sie eine nur ödematöse Aufquellung der Gewebe, verfällt dann aber weiter der Nekrose, wird weich, schlaff und matschig. Wie groß die Widerstände in dem ausgeschalteten Bezirk sind, zeigt die Beobachtung Katzensteins, daß nach Ligatur der A. mesenterica sup. beim Hund der allgemeine Blutdruck um 20 bis 25 mm Hg steigt, ferner die Angabe Littens, daß das $2^1/_2$ fache des Aortendruckes angewendet werden müßte, um das ausgeschaltete Gebiet annähernd mit genügender Blutmenge zu versorgen. Die Ansicht Virchows, Beckmanns, Cohnheims und Littens, daß die Bildung des hämorrhagischen Infarkts auf venöse Rückstauung zurückzuführen sei, ist allmählich fallen gelassen worden. Die Anschauung Mareks, Niedersteins, Cohns und Biers, daß sie auf das Nachfließen des arteriellen Blutes vom Rande her in das unterbrochene Stromgebiet zurückzuführen sei, hat allgemeinere Anerkennung gefunden. Über die Entwicklung des anämischen Infarktes konnte bis jetzt diese Einigkeit nicht erzielt werden. Sprengel hat auf das Vorkommen des anämischen Infarktes zuerst aufmerksam gemacht. Über die Voraussetzungen, unter denen er zustande kommen kann, läßt sich heute nur sagen, daß besonders die arterielle, aber auch die venöse Verstopfung des Gefäßgebietes eine plötzliche, fast gleichzeitige und absolute sein muß, so daß das Blut gar keine Möglichkeit hat, in das unterbrochene

Stromgebiet hinein zu gelangen. Am besten treffen diese Voraussetzungen bei plötzlichem absolutem Verschluß von Arterie und Vene zu. Sind diese Voraussetzungen nicht vorhanden, so bilden sich Übergangsformen heraus; es kann sogar eine Schlinge das Bild des hämorrhagischen, eine andere das des anämischen Infarktes zeigen.

Wenn auch der Infarkt in typischen Fällen mit der Spitze wie ein Keil nach der Stelle der Zirkulationsunterbrechung im Mesenterium zeigt, und noch nach Tagen Gangrän vermissen lassen kann, so treten doch recht häufig schon frühzeitig leichte oder schwere Peritonitiden auf, die auf die Durchlässigkeit der veränderten Wandung für Keime zurückzuführen sind. In anderen Fällen sind die betroffenen Darmabschnitte schon nach kurzer Zeit ganz oder teilweise gangränös. Andere Male sind nur an bestimmten Stellen der infarzierten Schlingen Nekrosen, Ulzerationen und daran anschließende Perforationen und septische Peritonitis zu finden.

Ausdehnung des hämorrhagischen Infarktes und der Darmgangrän. Im Tierexperiment konnte Litten tatsächlich einen hämorrhagischen Infarkt vom untersten Teil des Duodenum bis zur Mitte des Dickdarmes erzielen, Hunde gingen nach 12 bis 48 Stunden, Kaninchen und Meerschweinchen schon nach 4 bis 6 Stunden zugrunde. Auch beim Menschen kann außer dem ganzen Dünndarm noch ein Teil des Dickdarmes infarziert sein.

Eine ausgesprochene Demarkationslinie gibt es meist nicht. Besonders bei großen Infarkten finden sich neben gut ernährten und scheinbar normal aussehenden Darmpartien, die aber mikroskopisch auch schon schwere Schleimhautnekrosen zeigen können, schwer infarzierte, gangränöse Schlingen. Das hängt im einzelnen Falle mit der Blutversorgung, mit der Anastomosenbildung, mit der Geschwindigkeit der Gefäßverstopfung und mit anderen, oft nicht zu kontrollierenden Momenten zusammen.

Unterbrechung der arteriellen Zirkulation im Arkadengebiet der Art. mes. sup. Bei der Ligatur eines Astes der A. mesenterica sup. kurz oberhalb der Aufteilung in die Gefäßarkaden oder bei der Ligatur im Arkadengebiet selbst ist die Anastomosenbildung im allgemeinen ausreichend, um die Blutversorgung des Darmes sicherzustellen (Niederstein, Marek, Cohnheim).

Wurden durch Unterbindung mehrerer nebeneinander liegender Gefäße, oder bei Außerkrafttreten der Anastomosen ganz ungünstige Zirkulationsverhältnisse geschaffen, dann fanden Litten, Marek und Niederstein im Experiment leichte hämorrhagische Nekrose der Mukosa, sowie Hyperämie und Ödem der Darmwand. Es ergibt sich aus diesen Versuchen der Analogieschluß für den Menschen, daß bei Verlegung der Gefäße dicht über und im Arkadengebiet die Anastomosenbildung den Darm vor verhängnisvoller Zirkulationsstörung schützt.

Folgende eigene Beobachtung zeigt, daß der Darm bei größeren Rissen des Mesenterium in diesem Teil des Gefäßabschnittes zunächst wenigstens ernährt sein kann: 63jähriger Mann wird wegen einer seit einem Tage bestehenden subkutanen traumatischen Blutung in die Bauchhöhle laparotomiert. Das Mesenterium des Dünndarmes ist an zwei nahe nebeneinander liegenden Stellen, etwa handbreit vom Darmansatz entfernt, in einer Ausdehnung von 4 cm und 8 cm quer durchtrennt. Der zum Mesenterium gehörige Darm sieht an einer Stelle grauschwarz, an einer anderen graurot aus, daher Resektion von 1,30 cm Dünndarm. Patholog. anat. Befund (L. Pick): 1) Grauschwarzes Darmstück: Sehr starke Füllung der Blutgefäße, insbesondere in der Submukosa und der Mukosa, keine Extravasation aus den Gefäßen, überall gute Kernfärbung, bis auf die innerste Schicht. Epithelien allgemein zugrunde gegangen (kadaveröse Veränderung?); 2) rötliches Darmstück: normal aussehendes Darmstück, keine Abweichung, auch nicht bezüglich der Gefäßfüllung.

Unterbrechung der Zirkulation dicht am Darmansatz. Gefährlich für die Blutversorgung des Darmes ist wieder die Zirkulationsstörung dicht am Darm selbst. Eine Ablösung des Darmes peripher von den Gefäßarkaden dicht am Darm, bzw. Unterbindung und Verstopfung der hier verlaufenden Gefäße in 2 cm und mehr Ausdehnung zieht den Untergang des zugehörigen Darmabschnitts beim Menschen mit großer Wahrscheinlichkeit nach sich. Im Tierversuch sind die Verhältnisse sehr verschieden je nach der Versuchsanordnung und nach dem Sitz der abgelösten Darmstrecke. Ganz eindeutig sind die Versuche nicht, da bei der Ablösung des Darmes von dem Mesenterium auch die Venen durchtrennt werden. Die Versuche (Zesas, Schloffer, Rydygier, Madelung, Tausini) ergaben, daß bei Ablösung von 5 cm eine Zirkulationsstörung von Dauer nicht eintrat; bei 10 bis 15 cm erfolgte der schon beschriebene hämorrhagische Infarkt, bei mehr als 15 cm die anämische Gangrän.

Unterbrechung der Zirkulation im Bereich der Art. mes. inf. Bei Zirkulationsunterbrechungen im Bereich der A. mesenterica inf. sind Veränderungen am Darm von längerer Dauer sehr selten, da die Anastomosenbildung eine so reiche ist, daß fast immer wieder ein Ausgleich geschaffen werden kann. Zirkulationsunterbrechung im Hauptstamm und im Gebiet der Gefäßarkaden gibt daher nur in den seltensten Fällen Anlaß zu einem Eingriff. Es sind aber einige Fälle mitgeteilt, wo Gangrän bei hoher Verstopfung der A. mesenterica inf. eingetreten ist. Für die Ablösung des Darmes vom Mesenterium gelten sinngemäß die gleichen Bedingungen wie für die A. mesenterica sup.

Zirkulationsunterbrechungen im Bereich der V. mes. sup. Die plötzliche Verlegung der großen Mesenterialvenen kann ebenso verhängnisvoll wie die der entsprechenden Arterien sein. Jedoch bleibt viel häufiger als dort bei der Venenthrombose die Gangrän ganz aus oder bleibt wenigstens auf kleinere Strecken beschränkt. Übrigens ist auch nach operativen Unterbindungen (z. B. in Fällen von Robson und Wilms) nach Verletzung großer Mesenterialvenen Gangrän des Darmes nicht erfolgt. Daß bei der meist nicht ganz unvermittelt erfolgenden, septischen Thrombosierung großer Mesenterialvenen sowie der Pfortader die Gangrän des Darmes häufig ausbleibt, ist durch zahlreiche Obduktionsbefunde erhärtet; wir konnten es selbst mehrfach sehen. Die zahlreichen Anastomosen der Darmvenen untereinander und des Pfortadergebietes mit dem Cavasystem machen dies verständlich. Bei der Mesenterialvenenthrombose werden am häufigsten Dünndarmabschnitte infarziert und gangränös, manchmal der ganze Dünndarm, öfters kleinere, 30 bis 40 cm lange Jejunum- oder Ileumabschnitte, das Coecum usw. Meist erstreckt sich die Thrombose über die dem Darminfarkt entsprechenden Venen hinaus und betrifft auch bei kleinen Darminfarkten große Venenstämme. Das Zustandekommen schwerer Darmveränderungen ist besonders da zu befürchten, wo ausgedehnte Thrombosierung sich mit septischen Vorgängen in der gefährdeten Darmpartie verbindet. Es sei hier erwähnt, daß bei der septischen Mesenterialvenenthrombose nach Appendicitis von einigen Autoren (Eichberg u. a.) eine retrograde Embolie und Thrombose angenommen wird. Die aseptische Thrombose der Venen einzelner Darmschlingen im Mesenterium oder im Darm selbst braucht nicht zur Gangrän zu führen; jedoch entwickeln sich im Anschluß an die hämorrhagische Infarzierung öfter weitgehende Schrumpfungsprozesse, so daß hochgradige Verengungen entstehen. Der Darm wird also immerhin auch hier stark in seiner Lebensfähigkeit beeinträchtigt. Mit dieser Möglichkeit ist bei schwer geschädigten, eingeklemmten oder invaginierten Darmschlingen ebenso wie auch beim Volvulus und der Strangulation zu rechnen. Es können aber in solchen Fällen auch trotz stärkerer Darmblutungen dauernde Störungen ausbleiben.

Zirkulationsunterbrechungen im Bereich der V. mes. inf. Die Thrombose der V. mesenterica inf. führt ebenso wie die der Arterie wegen der zahlreichen Anastomosen gewöhnlich nicht zum Infarkt.

3. Beziehungen der Thrombose und Embolie der Mesenterialgefäße zum Darmverschluß.

Die Tierversuche Littens und Kaders sowie die klinischen Beobachtungen weisen darauf hin, daß kurz nach Eintritt der Verstopfung der Mesenterialgefäße eine starke Erregung der motorischen Nerven und Muskeln des Darmes erfolgt. Die Erregung der Darmnerven und Darmmuskeln kann sowohl zu einer Steigerung der Peristaltik und damit zu Diarrhöen, als auch zu starker Kontraktion des Darmes bis zum Spasmus mit Stillstand der Inhaltsbewegung im Darm führen. Das schwere Erbrechen, der heftige initiale Schmerz und die profusen Anfangsdiarrhöen sind als Ausdruck der starken Darmerregung zu bewerten. Lépine und Cohn vertreten die Anschauung, daß Anämie des Darmes die normale Darmperistaltik aufheben könne. Die Zahl der Fälle, die mit einer Vermehrung der Peristaltik, d. h. mit Diarrhöen beginnt, ist so groß, daß Borzecki es als Regel aufstellt, daß ein Stadium vermehrter Peristaltik der Darmlähmung vorausgehe. Daß dieser Reiz auch noch im Stadium des hämorrhagischen Infarktes häufig fortbestehen kann, beweisen die in vielen Fällen beobachteten blutigen Durchfälle. Die Stühle sind breiig-wäßriger Natur, gelegentlich mit Schleimfetzen und Blutspuren im Anfangsstadium versetzt.

Bei älteren Pferden, bei denen die Propfbildung der Mesenterialgefäße infolge eines Wurmes (Strongylus armatus) sehr häufig ist, beginnt die Erkrankung fast regelmäßig mit starkem Krampf und heftigen Koliken.

Aber nicht immer beginnt die Erkrankung mit einer Erregung des Darmes, sondern gelegentlich auch von vornherein mit einer Schwächung, bzw. Lähmung der motorischen Kraft des Darmes. Die hat Meteorismus mit gleichzeitiger Unterbrechung der Kotpassage und Inhaltsaufstauung zur Folge. Pillit sah kurz nach Auftreten des initialen Schmerzes einen starken, auf Darmlähmung beruhenden Meteorismus. Auch Jürgens beobachtete die initiale Schwächung der motorischen Darmfunktion, die erst mit der Besserung der Zirkulationsverhältnisse nachließ. Bollinger hat angenommen, daß eine Atonie dann sofort einträte, wenn die Verstopfung der Gefäße eine absolute wäre. Die Zahl der Fälle, die mit Atonie einsetzen und in denen die Atonie im weiteren Verlauf bestehen bleibt, ist aber gering (Virchow, Parensky, Cattani, Kaufmann, Deckart). Es sei darauf hingewiesen, daß auch in anderen Krankheitsprozessen bei aufgehobener Zirkulation sich gleich eine Lähmung herausbilden kann, so kann z. B. nach Inkarzerationen (Sachs, Heidenhain) die geschädigte Darmpartie noch lange Zeit Darmlähmung zeigen.

In den stürmischen, zur Gangrän führenden Fällen kann schon nach kurzer Frist der initialen Reizung oder Lähmung die septisch-peritonitische Lähmung, oft mit hochgradigem Meteorismus verbunden, folgen.

Neben diesen eben erwähnten funktionellen Bedingungen können auch rein mechanische Momente eine Wegsperre herbeiführen. Beim Herabsinken der ödematösen, blutdurchtränkten und atonischen Schlingen können sich Knickungen und Drehungen entwickeln, die ein Hindernis für die Kotpassage bilden. Bruckmüller fand unter 43 Gefäßverstopfungen bei Pferden 7 mal Drehung des Dünndarmes und 2 mal Drehung des Dickdarmes um die Längsachse. Ein von Frank mitgeteilter und als primäre Thrombose mit sekundärem Volvulus gedeuteter Fall ist hiernach verständlich.

Bei einem mit akuten Verschlußerscheinungen erkrankten Patienten fand sich bei der Operation eine gangränöse Schlinge mit einem Volvulus; in ihrem Mesenterium waren alle Gefäße thrombosiert, sie fühlten sich wie harte Stränge an, so daß man annehmen mußte, daß sie schon lange Zeit bestanden. Bei der Autopsie fanden sich auch in der Vena portae alte Pröpfe.

In anderen Fällen können geronnene Blutmassen den infarzierten Darm verstopfen und ein rein mechanisches Hindernis für die Fortbewegung bilden. Schließlich kann bei hämorrhagischer Blutdurchtränkung der Gewebe das infarzierte Darmstück in ein starres unbewegliches Rohr verwandelt werden, welches dem normalen Ablauf der Peristaltik Widerstand entgegensetzt.

Da wo die hämorrhagische Infarzierung nicht Totalgangrän nach sich zieht, kann es zu mehr oder minder selbständiger Wiederherstellung normaler Darmverhältnisse kommen, in andern Fällen können sich Strikturen als Spätfolge anschließen (vgl. S. 333).

4. Klinisches Bild der Wegstörungen des Darmes bei Verstopfung der Mesenterialgefäße.

Die vorstehenden Ausführungen geben eine Vorstellung von den verschiedenen Möglichkeiten, unter denen die Erscheinungen des Darmverschlusses auftreten können. Sie machen es außerdem verständlich, daß bei scheinbar gleichem Befund sich das eine Mal die Diarrhoe, das andere Mal Verschlußerscheinungen finden, das dritte Mal blutige Stühle und Verschlußerscheinungen abwechseln.

In schätzungsweise $^2/_3$ aller Fälle von Verstopfung der Mesenterialgefäße treten früher oder später Wegstörungen des Darmes auf. Der Verlauf kann bei Arterien- und Venenverstopfungen ein akuter, subakuter und chronischer sein. Die Symptome der Embolie und Thrombose der Mesenterialarterien und die der Thrombose der Mesenterialvenen lassen sich wegen der Gleichartigkeit nur zusammen besprechen.

I. Akut verlaufende Fälle. Man schätzt die Zahl der akuten Fälle auf $35^0/_0$. Es befinden sich unter ihnen Kranke, die so rasch sterben, daß die Verschlußerscheinungen keine Zeit zur Entwicklung haben. Fast immer ist das erste Symptom der Gefäßverstopfung ein plötzlicher, heftiger, kolikartiger Bauchschmerz, der durch die oben erwähnten anämischen, bzw. dyspnoischen Kontraktionen des betroffenen Darmteiles bedingt ist. Der Schmerz wird meist unbestimmt lokalisiert. Sehr bald macht sich eine Spannung der Bauchdecken und erhebliche Druckempfindlichkeit des ganzen Abdomens oder einzelner Teile desselben bemerkbar. Frühzeitig tritt Singultus und Erbrechen auf. Reich legt auf letzteres großen Wert, denn er fand es in allen klinischen Beobachtungen mit Ausnahme von zwei Fällen. Der Inhalt des Magens wird selten fäkulent. Ist er reich an Blut, so ist dies auf ein Zurückfließen, bzw. auf eine Rückstauung des in die infarzierte Darmpartie entleerten Blutes zurückzuführen. Die in den abführenden Darm aus den infarzierten Schlingen abfließenden Blutmengen können besonders bei eintretender Zersetzung als Inhaltsreiz die Peristaltik anregen. A. Neumann fand Blutabgang in $50^0/_0$; er hat allerdings nur eine kleinere Anzahl klinisch gut beobachteter Fälle verwertet. Das hervorragendste Symptom ist der Kollaps; er ist zum Teil auf die schwere Reflexwirkung, zum anderen Teil auf die Blutabgabe in das Darminnere zurückzuführen. Der Puls ist fast immer beschleunigt, die Temperatur oft erniedrigt. Diese Anfangssymptome der Gefäßverstopfung lassen sich am ehesten mit dem Bilde der schweren, strangulierenden Verschlüsse vergleichen. Im Gegensatz zu diesen setzen bald nach Ausbruch der Krankheitssymptome dünne, blutige, bald frischrote, bald schwarzrote, teerartige Stühle ein und treten meist in den Vordergrund des klinischen Bildes. Diese Entleerungen werden im weiteren Verlauf von Darmverschlußerscheinungen abgelöst. Der Blutverlust kann sehr stark sein und mit zu dem tödlichen Ausgang beitragen. In einer nicht unbeträchtlichen Zahl von Beobachtungen erfolgt schon in diesem Schockstadium der Tod, so daß die klassischen Symptome des Verschlusses sich gar nicht in voller Schärfe entwickeln können.

Beobachtung Pieper (zit. nach Litten): 38jähriger Mann erkrankt plötzlich mit Erbrechen und kolikartigen Leibschmerzen; teerartige, dann dünner werdende, blutige Stühle. Temperatur erniedrigt. Tod innerhalb der ersten 24 Stunden. Die Autopsie ergab eine Endocarditis mit einer Embolie der A. mesenterica sup. am Abgang der A. pancreatico-duodenalis.

Selten treten die Verschlußerscheinungen schon einige Stunden nach der Gefäßverstopfung auf und bleiben im weiteren Krankheitsverlauf in voller Stärke bestehen. Ich erwähne Fälle von Pilliet, Jürgens, Delatur, Dreyfous, Concilman.

Beobachtung Pilliet: 72jähriger Mann; plötzlich heftige Leibschmerzen, einige Stunden danach zunehmender Meteorismus und Druckempfindlichkeit des Abdomens, Fehlen von Stuhl und Winden, Erbrechen von kaffeesatzartigen Massen. Tod. Autopsie: Die Venen des Mesenterium mit festhaftenden Gerinnseln erfüllt. 40 cm lange Darmschlinge im Stadium der Infarktbildung, keine Peritonitis.

Gewöhnlich treten Verschlußerscheinungen nicht vor dem 2. oder 3. Krankheitstage auf. Sie bleiben nur in einer geringen Zahl der Beobachtungen bis zum Tode bestehen.

Beobachtung Deckart: 40jähriger Mann, Lues inveterata, vor 2 Tagen unter heftigem Erbrechen und kolikartigen Schmerzen rechts vom Nabel erkrankt; nach mehrfachen Entleerungen völliges Versagen von Stuhl und Winden. Temp. 37,8°, Puls 140, im Urin: Alb +, Indikan +, mäßiger Meteorismus insbesondere der Ileocoecalgegend, allgemeine Druckempfindlichkeit des Leibes. In Lokalanästhesie Laparotomie: intraperitonealer Absceß in der Appendixgegend. Behandlung des Meteorismus mittels Punktion, Temp. 36,4°, Puls 154; dann Darmfistel, trotzdem Zunahme des Meteorismus. Im Verlauf des Krankenlagers Erbrechen von schwarzen Massen und einmaliges Abgehen eines Flatus nach Einlegen eines Darmrohres in den After. Tod. Autopsie: In der Aorta haselnußgroßer Thrombus. A. mesenterica sup. von ihrer Teilungsstelle bis dicht an den Mesenterialansatz ebenso wie die Venen mit an der Wand festhaftenden Gerinnseln erfüllt. Leichter fibrinöser Belag des Dünndarmes, blauschwarze Verfärbung der Darmschlingen von der Mitte des Jejunum bis ins Ileum. Perforation der Appendix.

Eigene Beobachtung: 67jähriger kachektischer Mann; seit 2 Tagen absolute Verschlußerscheinungen und starkes Leibweh. Verbreiterung der Herzdämpfung nach beiden Seiten, Puls inäqual und irregulär, 92 in der Minute. Temp. 35,9°. Urin: Alb +, Indikan +. Abdomen stark aufgetrieben. Laparotomie durch Mittelschnitt zum Teil oberhalb, zum Teil unterhalb des Nabels. Trüb seröser, faulig riechender Erguß in der Bauchhöhle. Eine 50 cm lange Partie einer dem mittleren Dünndarm angehörigen, gedrehten Schlinge ist blauschwarz verfärbt. In der richtigen Annahme einer Mesenterialthrombose Abbrechen der Operation wegen schlechten Allgemeinbefindens. Tod. Autopsie: Carcinoma pylori. Übergreifen des Karzinoms auf das Colon transversum. Marantische Thrombose der A. mesenterica sup., Gangrän der dazugehörigen Dünndarmschlingen, Myodegeneratio cordis, Peritonitis.

Die Krankheitsdauer dieser stürmisch einsetzenden Fälle ist verschieden lang. Meist tritt der Tod innerhalb der ersten Woche ein. Nicht selten erliegen die Kranken — zumal schon vorher hinfällige und durch andere Krankheiten geschwächte Individuen — im initialen Schock oder Kollaps, vor allem, wenn große Massen Blutes an den Darm abgegeben werden. Für gewöhnlich gesellt sich aber auch hier als unmittelbar tödliches Moment die septisch peritonitische Infektion dazu. Bei längerem Verlauf ist die peritonitische Darmlähmung das führende Krankheitssymptom, es tritt der Tod an septischer Peritonitis ein.

Eigene Beobachtung: 28jähriger Mann bekommt im Verlaufe einer schweren Grippeerkrankung, bei der die Temperatur zwischen 38,0° und 39,0° schwankte, aber am Herzen sich keine Veränderungen fanden, gegen Mittag des vierten Tages der Krankenhausbehandlung plötzlich heftige Magenschmerzen, Druckempfindlichkeit im Epigastrium und einige blutige Entleerungen. Am folgenden Morgen diffuse Druckempfindlichkeit im Epigastrium, Puls 120. Singultus, dunkle, blutige Entleerungen, Meteorismus, Kollaps. Laparotomie, Gangrän aller zu Gesicht kommenden Schlingen, hämorrhagisch-jauchiges Exsudat im Abdomen. Abbruch der Operation. Tod. Autopsie: Thrombose der A. mesenterica sup. 3 querfingerbreit von der Aorta entfernt. Gangrän des ganzen Dünndarmes und seines Mesenterium, fibrinöse Peritonitis.

Die Abreißung des Darmes vom Mesenterium und größere Einrisse des Mesenterium können dieselben klinischen Erscheinungen wie die akuten embolischen und thrombotischen Verschlüsse der Mesenterialgefäße hervorrufen. Meist ist hier aber die Unterbrechung der Kotpassage durch die bewegungsunfähige, geschädigte Schlinge unwesentlich im Vergleich zu der rasch einsetzenden peritonitischen Darmhemmung und Darmlähmung. Es herrschen die Symptome der Organperforation oder der Verblutung vor.

II. In der Mehrzahl der Fälle bestehen die absoluten Verschlußerscheinungen nicht während der ganzen Krankheitsdauer, sondern werden zeitweise durch blutige Stühle abgelöst. Je länger die Krankheit besteht, um so stinkender werden die teerfarbenen Stühle, während sie zuerst dünnflüssig und schwärzlich-rot, ja frischrot sein können, letzteres besonders bei Beteiligung des Dickdarmes (Gerhardt).

Nach Reich tritt ziemlich häufig im Stadium der Infarktbildung eine umschriebene Resistenz, Spannung und Druckempfindlichkeit auf; das Krankheitsbild kann dann einer Invagination gleichen.

Beobachtung Ritterhaus: 71jähriger Mann, mäßige Arteriosklerose der peripheren Gefäße, öfters schon Leibschmerzen, Stuhlverstopfung und Erbrechen; jetzt nach mehreren diarrhöischen Entleerungen Aufnahme wegen Darmverschlusses, da bald nach den Durchfällen völliges Aufhören von Stuhl und Winden eintrat. Puls 126, regelmäßig. Lebhafte, allgemeine Druckempfindlichkeit des Abdomens, abnorme Resistenz oberhalb des Nabels. Mageninhalt fäkulent mit etwas Blut vermischt. Die Diagnose schwankte zwischen Perforationsperitonitis, Invagination, Volvulus und Abknickungsverschluß. Bei der Laparatomie fand man eine hämorrhagische Nekrose des untersten Ileum. Resektion von 1,70 m Ileum, Anastomose zwischen Ileum und Colon ascendens. Tod am 5. Tage. Autopsie: Embolie mehrerer zum Ileum gehender Äste der A. mesenterica sup., ausgehend von einer Atheromatose der Aorta.

Wo der bewegungsunfähige oder auch verstopfte Darmteil ein mechanisches Hindernis bildet, sind durch die Bauchdecken gesteigerte peristaltische Bewegungen festzustellen. Sind die Steifungen sehr ausgesprochen, so kann sich das Bild des Obturationsverschlusses herausbilden; zur Zeit der Darmblutungen kann sogar ein dem Typhus ähnliches Bild sich darbieten.

Den Versuch von Sprengel, gesonderte klinische Symptome und Krankheitsbilder für den anämischen und hämorrhagischen Infarkt aufzustellen, halten wir für aussichtslos.

Beobachtung A. Neumann: 42jährige Frau, seit 22 Jahren Struma Basedowii, seit 14 Jahren schwere Gallensteinkoliken; 3 Tage vor der Aufnahme heftige Schmerzen unter dem rechten Rippenbogen und im linken Unterbauch, Ikterus; seit einem Tage absolute Verschlußerscheinungen. Temp. normal, Puls zwischen 124 und 140, Herzaktion verstärkt, 1. Ton an der Spitze unrein, 2. Pulmonalton unrein und verstärkt. Im Verlauf des Krankenhausaufenthaltes starke Zunahme des Meteorismus, kotiges Erbrechen, in der linken Unterbauchgegend oberhalb der Darmbeinschaufel handtellergroße Dämpfung, Druckempfindlichkeit und Resistenz. In der Annahme eines mechanischen Verschlusses, ev. eines Gallensteinverschlusses, Laparotomie am 2. Tage des Krankenhausaufenthaltes. In der Bauchhöhle 1¹/₂ Liter bernsteingelbe, klare Flüssigkeit, in der linken Oberbauchgegend eine 25 cm lange Jejunumschlinge, die sich ebenso wie ihr Mesenterium im Zustand des anämischen Infarktes befindet. Der abführende Darm ist kollabiert und zum Teil contrahiert. Resektion von 40 cm Jejunum samt Mesenterium. Gefäßlumina im Mesenterium mit Thromben erfüllt. Schluß des Abdomens. Am 9. Tage nach der Operation eine Resistenz in der linken Unterbauchgegend, die allmählich zunahm und nach oben in unregelmäßig gezackter Linie aufhörte; sie wurde für eine blutinfiltrierte Mesenterialplatte gehalten (erneute Thrombose?). Allmähliches Schwinden der Resistenz und Heilung.

Je länger die Krankheit unter unklaren Erscheinungen sich hinzieht, desto mehr Aussichten sind dafür vorhanden, daß sich eine leidliche Zirkulation wieder einstellt. Hierher dürften auch jene Fälle gehören, bei denen die Vorgeschichte und die klinischen Erscheinungen einen Darmverschluß durch Verstopfung der Gefäße wahrscheinlich machen, wo es aber spontan zur Heilung kommt (vgl. die Beobachtung A. Neumann). Der Übergang von diesen Formen zum Angiospasmus, wie er von Ortner, Schnitzler, Warburg u. a. beschrieben ist, ist ein fließender. Nur selten,

wie in Karchers Fall, wird man durch spätere Nachprüfung imstande
sein, den Prozeß einigermaßen zu klären.

Beobachtung Karcher: 41jährige Frau, herzkrank; Embolie der A. poplitea.
Plötzlich heftige Schmerzen links unterhalb des Nabels, blutige Durchfälle, Kollaps,
Meteorismus und Druckempfindlichkeit des Abdomens. Einen Tag später Schwinden
der Erscheinungen. 14 Tage später erneuter Kollaps, galliges Erbrechen, Stuhlgang
frei von Blut. In der Folgezeit abwechselnd Besserung und Kollaps. 6 Wochen später
Tod. Autopsie: Mitralinsufficienz und -stenose, Lungen-, Milz-, und Niereninfarkte.
Embolie am Abgang der A. mesenterica sup., Hämatochromatose des Jejunum.

Von nichtoperierten Fällen sind uns bei der Durchsicht der Literatur nur
wenige bekannt geworden, die wegen einer Gefäßverstopfung nicht unmittelbar zum Tode geführt haben (Finlayson, Moos, Cohn, Karcher, Virchow,
Chieme). Vier von diesen Beobachtungen stützen sich auf den Sektions-
befund, in den beiden anderen fanden sich offensichtliche Embolien anderer
Organe; dies zusammen mit dem übrigen klinischen Bild ließ die Verstopfung von Mesenterialgefäßen wahrscheinlich erscheinen. Es gehören hierher auch die Fälle, bei denen nach der Reposition einer Hernie, nach Strangulation, Inkarzeration des Darmes, nach Volvulus und Invagination sich bei
späteren Operationen oder bei der Sektion strikturierende Veränderungen
am Darm zeigen. Hier muß angenommen werden, daß die schweren
Schrumpfungsvorgänge zum Teil wenigstens am Darm auf dem Boden
thrombotischer Zirkulationsstörung sich entwickelt haben (Parenski, A.
Neumann u. a.)

Dritter Abschnitt.

Diagnostik.

1. Kapitel.
Methodik der Untersuchung.

Das frühzeitige Erkennen des Darmverschlusses hat für das endgültige Schicksal der Kranken entscheidende Bedeutung; man muß daher in kurzer Zeit Klarheit über den Charakter der Darmstörung gewinnen, um ohne gefährlichen, nicht wieder einzuholenden Zeitverlust die richtigen Maßnahmen zu treffen. Die Notwendigkeit einer frühzeitigen Diagnose bei einem so mannigfaltigen Krankheitsbilde verlangt die Beherrschung und erschöpfende Anwendung aller zur Verfügung stehenden diagnostischen Hilfsmittel. Schon Obalinski, Nothnagel, Graser, Wilms, de Quervain, Kausch u. a. weisen in diagnostischen Fragestellungen und Schemata auf ein planmäßiges Vorgehen bei der Untersuchung hin. Hier sollen in gedrängter Form die Mittel und Anhaltspunkte zusammengefaßt werden, die sich aus der Vorgeschichte und Untersuchung zur Klärung der Wegstörung ergeben. Während bisweilen bei ausgesprochenen Erscheinungen eine kurze Untersuchung genügt, um den Verschluß und seine Ursache zu erkennen, muß bei der Vielseitigkeit der Krankheitserscheinungen in vielen Fällen zur Erreichung oder Annäherung an dieses Ziel unser ganzes diagnostisches Rüstzeug zur Anwendung kommen.

I. Vorgeschichte.

Die Fragen erstrecken sich auf Geschlecht, Alter, Beruf, familiäre Erkrankungen, frühere Erkrankungen und den Verlauf des jetzigen Leidens.

Familiäre Erkrankungen. Mißbildungen, Lues, Tuberkulose, Nerven- und Geisteskrankheiten.

Frühere Erkrankungen. Bruchleiden? Sind Einklemmungserscheinungen beobachtet, Bruchbänder getragen? Frühere Operationen an den Bauch- oder Nachbarorganen, Vaginaloperationen, deren Heilverlauf. Frühere Wegstörungen, genauer Verlauf und Behandlung. Frühere abdominelle Erkrankungen, Krankheiten des Magendarmkanales und der benachbarten Organe: Peritonitis, Appendizitis, Geschwülste, Magen-Darmgeschwüre, Darmtuberkulose, Typhus, Dysenterie, nervöse Erkrankungen des Magendarmkanales, Nephrolithiasis, Cholelithiasis, Pankreatitis. Allgemeines Verhalten der Magendarmtätigkeit bis zum Eintritt der jetzigen Erkrankung, Art der Ernährung, Verdauungsbeschwerden, Stuhlbeschaffenheit (Verstopfung, Durchfall, Wechsel von Verstopfung und Durchfall, Blähungsbeschwerden, Tenesmen, Konsistenz und Form, Geruch, Farbe, Beimengungen von Blut, Schleim,

Eiter, Würmern, Konkrementen). Von anderen überstandenen Krankheiten können Hinweise geben: Erkrankungen des Herzens, der Lunge (Tuberkulose, Erkrankungen des Rippenfelles), Geschlechtskrankheiten (Lues, Gonorrhoe), Geistes- und Nervenkrankheiten (Hysterie, Tabes dorsalis, gastrische Krisen).

Frauen: Verhalten der Menstruation, Schwangerschaft, Verlauf und Folgezustände früherer Geburten, Erkrankungen des Uterus und der Adnexe.

Säuglinge und Kinder: Bildungsfehler (After, Nabelfistel, Hernien), Störung der Darmfunktion seit der Geburt? Art und Menge der Nahrung, Diätfehler, Stuhlbeschaffenheit (Blut! Würmer).

Jetzige Erkrankung. Die einzelnen Phasen der jetzigen Erkrankung, die vom Kranken zugrunde gelegte Ursache, Beginn, Dauer, Verlauf und Behandlung sind eingehend zu erkunden. Ursache: Diätfehler, Genuß unverdaulicher Dinge, Erkältung, Bauchtraumen, Menstruationsstörung usw.? Art und Zeitpunkt des Einsetzens der Erkrankung. Etwaige Prodromalsymptome, Frieren, Zerschlagenheit, Kopf-, Hals-, Genickschmerzen, Atembeschwerden. Plötzliche Erkrankung bei voller Gesundheit? Kollaps? Ohnmacht? Erreichte die Krankheit allmählich fortschreitend oder mit Steigerungen ihren jetzigen Stand? Krankheitsgefühl während der einzelnen Zeiten. Charakter der Schmerzen bei Beginn und im weiteren Verlauf. Perforationsschmerz, dumpfes Spannungsgefühl, gleichmäßig anhaltende, aufflackernde, kolikartige, intermittierende Schmerzen. Sitz und Ausstrahlung der Schmerzen. Singultus. Erbrechen.

Zeitpunkt des Auftretens der Magenerscheinungen und Verhalten im weiteren Verlaufe der Krankheit. Nach Nahrungsaufnahme oder spontan? Art, Aussehen, Geruch, Farbe des Mageninhaltes und des Erbrochenen (genossene Speisen, schleimig, gallig, kotig). Stuhlgang im Beginn und weiteren Verlauf der Krankheit. Völlige Verhaltung von Stuhl und Winden seit Beginn der Erkrankung? Stuhlverhaltung bei Abgang von Blähungen? Wechsel von Verstopfung und Durchfällen? Tenesmen? Wenn Stuhl erfolgt ist: Konsistenz und Form (flüssig, breiig, bandförmig, großkalibrige, kleinkalibrige Knollen), Farbe, Geruch, Beimengungen (Blut, Schleim, Eiter, Würmer, Konkremente). Brachte der Gasabgang, der Stuhlgang merkliche Erleichterung? Spontane Urinentleerung? Menge (Anurie, Oligurie), Farbe (klar, trüb, hell, dunkel).

Bisherige Behandlung? Abführmittel, Morphium, Opium, Atropin (Stuhlzäpfchen), Glycerinspritzen, Einläufe? Mit welchem Erfolge?

II. Physikalische Untersuchung.

1. Allgemeinzustand.

Die Beobachtung des Allgemeinzustandes hat große Bedeutung für die Beurteilung des Charakters des Verschlusses. Zu berücksichtigen sind Ernährungszustand (Kachexie, Abmagerung, Adipositas), schock-kollapsartiger Eindruck, Gesichtsausdruck (Facies abdominalis), Haut und Schleimhäute (anämisch, cyanotisch, schlaff, feucht, kalt), kühle Nasenspitze und Glieder, Puls, Blutdruck, Atmung (Nasenflügelatmen), Temperatur, Zunge (trocken, belegt, feucht), Zahnfleisch (Bleisaum), Kopfhaltung (Meningitis), Sensorium (Benommenheit, Unruhe, Euphorie), Aufstoßen, Erbrechen.

Auch die Untersuchung der dem Bauchraum nicht unmittelbar benachbarten Organe muß vorgenommen werden. Die Feststellung einer Herzerkrankung (Endocarditis, Myocarditis) ist von Bedeutung für das Erkennen einer bestimmten Art von Darmwegstörung, der Embolie und Thrombose der Mesenterialgefäße; andererseits treten bisweilen bei Nachlassen der Herzkraft Baucherscheinungen auf, die einen peritonitischen Prozeß oder mechanischen Verschluß vortäuschen können. Bei Erkrankungen der Lunge oder des Brustfelles können reflektorisch-toxisch-peritoneale oder verschlußähnliche Erscheinungen in den Vordergrund treten. Die Feststellung eines tuberkulösen Herdes in der Lunge weist bei Vorhandensein einer Darmstriktur auf ihre tuberkulöse Natur hin. Unter Umständen muß zur Klärung der Diagnose der gesamte nervöse Apparat untersucht werden (gastrische Krisen, Hysterie, Geisteskrankheiten).

2. Untersuchung des Abdomens.

a) Inspektion.

Um Täuschungen durch die gefüllte Blase zu entgehen, muß der Kranke zunächst Urin lassen oder katheterisiert werden, wenn die spontane

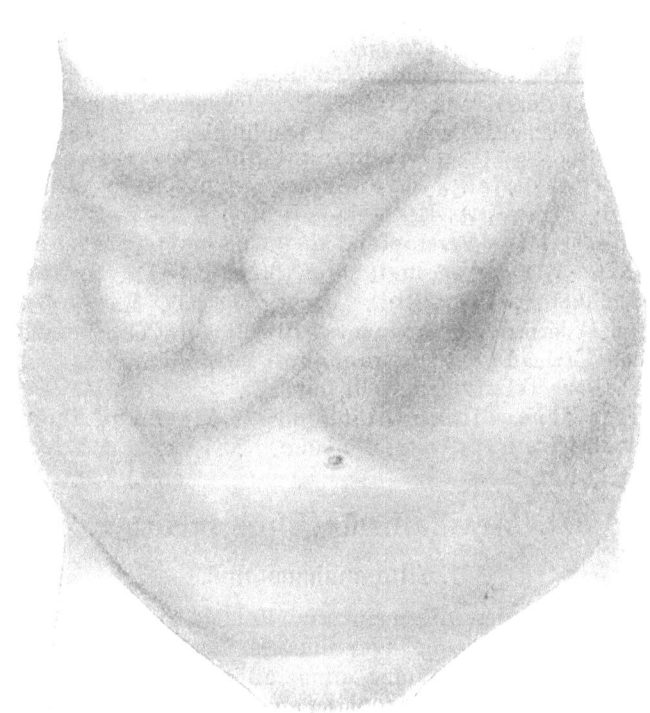

Abb. 252. Stenose im S. romanum mit Dick- und Dünndarmperistaltik
(nach Nothnagel).

Entleerung nicht möglich oder unvollkommen ist. Man besichtigt zuerst sämtliche Bruchpforten, Nabel, Leisten-, Schenkelkanal, Linea alba, Dammgegend, wobei der Kranke zum Husten und Pressen aufgefordert wird, um Bruchanlagen, eine etwa vorhandene Diastase der Musculi recti in Erscheinung zu bringen. Zugleich richtet man sein Augenmerk auf Veränderungen der Bauchhaut, vor allem auf Operationsnarben, die oft leicht übersehen werden können. Gestaltveränderungen des Bauches treten uns beim Darmverschluß als Einziehung und Auftreibung vor Augen. Einen eingezogenen Leib sehen wir häufiger im Frühstadium der Abschnürung, innerer Einklemmung, Invagination, auch bei zur Unterernährung führenden chronischen Strikturen. Einer gleichmäßigen, faßförmigen Auftreibung des Bauches begegnen wir besonders bei tiefsitzendem Dickdarmverschluß mit

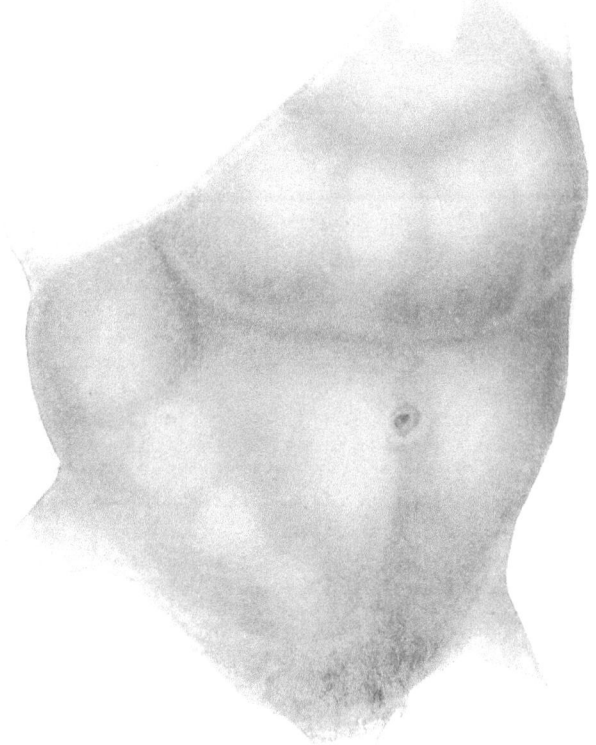

Abb. 253. Narbenstriktur an der Flexura lienalis (nach Nothnagel).

schlußunfähiger Bauhinscher Klappe (Abb. 252); wir sehen sie ferner beim dynamischen Verschluß, bei freien Gas- und Flüssigkeitsansammlungen im Bauchraume, bei Störungen des Pfortaderkreislaufes, bei hysterischem Meteorismus. Häufig finden wir beim Darmverschluß eine ungleichmäßige Auftreibung, wofern eine mit dem Auge erkennbare Veränderung überhaupt vorhanden ist. Sitzt das Hindernis im Colon, dann beschränkt sich der Meteorismus bei erhaltener Schlußfähigkeit der Ileocoecalklappe vielfach auf die Randabschnitte des Bauches entsprechend dem Verlauf der Dickdarmteile oberhalb der Verschlußstelle, wobei das Coecum und Colon ascendens auch bei tiefsitzender Stenose nicht selten der Ort der stärksten Auftreibung ist (Abb. 253). Bei Verlegungen im oberen Dünndarm sehen wir eine Vortrei-

bung des Oberbauches, bei Verlegungen im tieferen Dünndarm und an der
Bauhinschen Klappe eine solche der Bauchmitte. Von diesem schulmäßigen
Verhalten gibt es jedoch so häufig Abweichungen — die geblähten, beweglichen Dickdarmabschnitte, Colon transversum, Flexura sigmoidea, können eine
Vorwölbung der Mitte, die Dünndarmschlingen bei hochgradiger Erweiterung
einen ausgesprochenen Flankenmeteorismus hervorrufen —, daß aus der Auftreibung allein keine sicheren Schlüsse zu ziehen sind (Abb. 254).

Sorgfältig ist der Bauch auf unscheinbare Vorwölbungen (lokaler
Meteorismus, Tumoren) abzusuchen; das Auge muß darauf geschult werden,
da es sich häufig nur um geringe Erhebungen handelt.

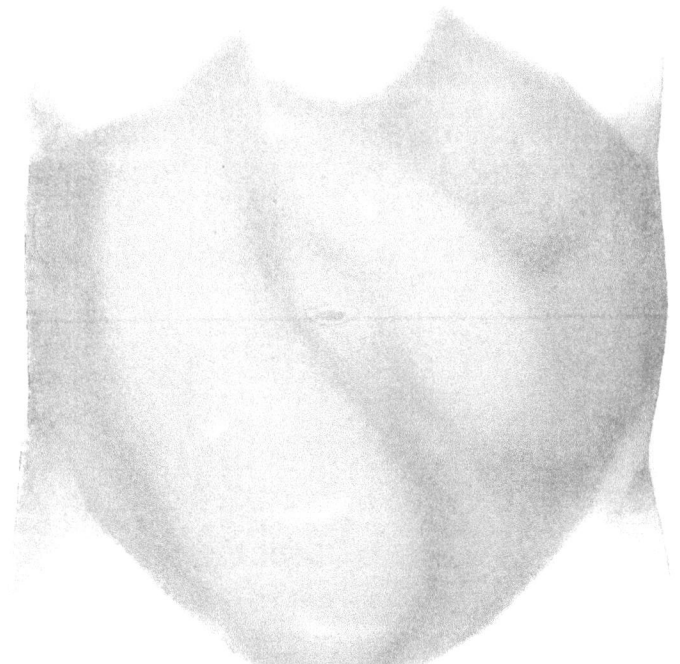

Abb. 254. Stenose durch Karzinom im untersten Teil des S. romanum
(nach Nothnagel).

Einen charakteristischen Anblick geben die als Darmsteifungen bekannten, auf der Bauchdecke sich plastisch abzeichnenden Kontraktionen
hypertrophischer und erweiterter Darmschlingen. Sie sind vor allem das
Zeichen einer chronischen Verengerung, werden jedoch, wenn auch meist weniger
ausgeprägt, bei dünnen Bauchdecken im Verlaufe akuter Verschlüsse sichtbar. Besonders deutlich wird das abwechselnde Spiel von Steifung und
Erschlaffung bei chronischen Stenosen des Dünndarmes und der Ileocoecalklappe wahrgenommen, wobei nicht selten die gesteiften Dünndarmschlingen
in charakteristischer Weise orgelpfeifen- oder schlangenartig als pralle Wülste
nebeneinander liegen (Abb. 255). Die Dickdarmsteifungen treten selten auf,
verlaufen langsamer und sind dem Auge weniger sichtbar. Durch Reize,
Palpation, Kälteeinwirkung u. a. kann man die Peristaltik anregen und

Steifungen auslösen. Das Aufbäumen der Schlingen und das Nachlassen der
Kontraktion ist nicht selten, besonders bei straffen und fettreichen Bauchdecken besser zu fühlen als zu sehen. Die Gefahr einer Verwechslung mit
normalen Darmbewegungen liegt nicht vor. Die physiologische Dünndarmperistaltik ist nur selten bei sehr dünnen, schlaffen Bauchdecken und breiter
Diastase der Recti wahrnehmbar; man sieht dann kurze, niemals die prall-
elastische Härte einer gesteiften Schlinge aufweisende, rasch auftauchende
und wiederverschwindende Knäuel (Abb. 256). Die fortschreitende peri-

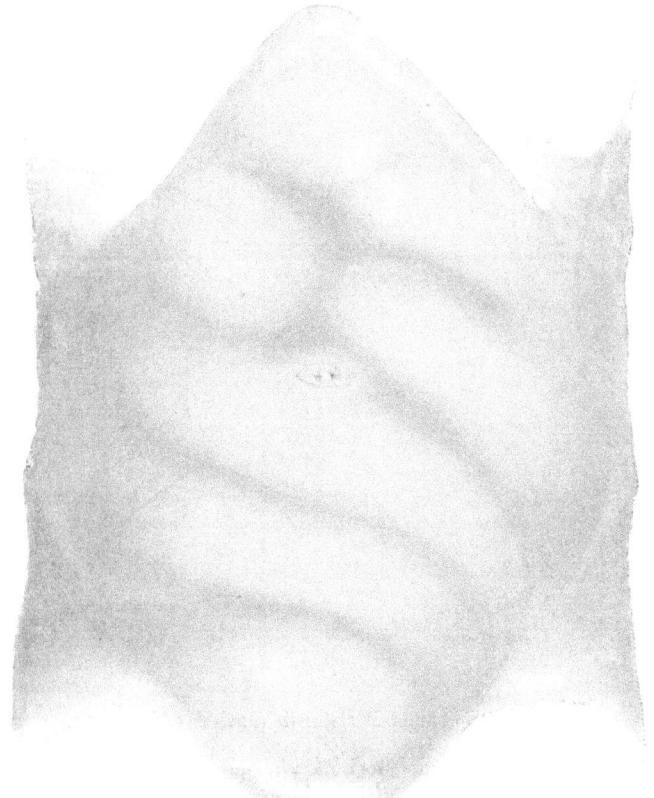

Abb. 255. Stenose des unteren Ileum durch Verwachsungen (nach Nothnagel).

staltische Welle (Schlanges Zeichen) weist dagegen auf ein Hindernis
hin. Das zeitweise Sichtbarwerden tetanischer Kontraktionen leerer Darmschlingen bei der Bleikolik und der epidemischen Genickstarre ist bisher
nur von Nothnagel beobachtet worden.

b) Palpation.

Zuerst werden die Bruchpforten mit dem Finger abgetastet. Beim
Auflegen der Hände auf den Leib wird man sich über die Druck-
schmerzhaftigkeit und Spannung der Bauchdecke klar und stellt Grad und
Ausbreitung derselben fest; dabei muß daran gedacht werden, daß der

Druck auf den Bauch bei akuten Verschlüssen bisweilen den spontanen Bauchschmerz mildert. Dann tastet man den Bauch auf ungewöhnliche Widerstände und geschwulstartige Gebilde ab, stellt ihre Form, Größe, Konsistenz und topographische Beziehung zu den Bauchorganen fest, prüft ihre Beweglichkeit und respiratorische Verschieblichkeit, beobachtet, ob sie ihre ursprüngliche Lage beibehalten oder ändern und ob sie zeitweise verschwinden. Fühlt man eine prallelastische Geschwulst, die auf eine geblähte Schlinge hinweist, so ist es wichtig, mit Auge, Gefühl und Gehör festzustellen, ob es sich um eine ruhende Schlinge, was eine Abschnürung dieser Schlingen anzeigen würde (v. Wahlsches Zeichen), oder um einen peristaltisch tätigen Darmteil handelt. Die Palpation bildet einen guten Reiz, um Steifungen auszulösen, doch bedarf es bisweilen einer längeren, sorgfäl-

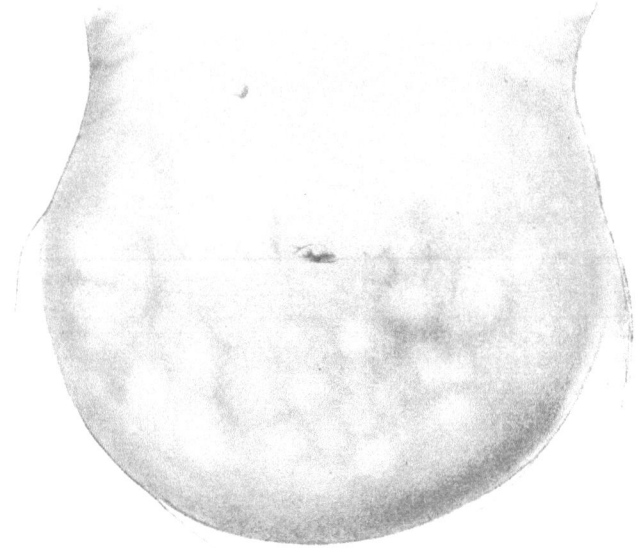

Abb. 256. Normale Peristaltik (nach Nothnagel).

tigen Beobachtung, um sie zu Gesicht zu bekommen. Einzelne Teile des Dickdarmes, Flexura sigmoidea, Colon descendens, transversum, Coecum sind bei dünnen schlaffen Bauchdecken auch physiologischerweise je nach dem Kontraktionszustande als mehr oder weniger derbe, glatte, bei Anwesenheit von Kotballen höckrige Stränge zu fühlen; jedenfalls muß nicht ohne weiteres einem solchen Befunde ein pathologischer Krampfzustand zugrunde liegen. Die Kotballen sind durch ihre Eindrückbarkeit und Knetbarkeit von pathologischen Resistenzen zu unterscheiden; das Gersunysche Klebezeichen, das fühlbare Lösen der Darmwand vom Kotballen bei allmählichem Nachlassen des Druckes ist unzuverlässig. Bei Verdacht auf Coecalinvagination ist auch auf das Dancesche Zeichen (Gefühl der Leere in der Coecalgegend) zu achten.

c) Perkussion und Auskultation.

Der Bauch wird in gewohnter Weise zur Abgrenzung des tympanitischen Darmschalles von etwa vorhandenen Dämpfungszonen perkutiert. Die

Perkussion bei verschiedener Lagerung zusammen mit dem Ondulations-gefühl gestattet die Unterscheidung freier Flüssigkeit von abgesackten Exsu-daten in der Bauchhöhle. Dämpfungsbezirke ohne pathologische Bedeutung können in den seitlichen Bauchabschnitten auch durch leere oder gefüllte Darmschlingen hervorgerufen werden. Das Fehlen der Leberdämpfung ist ein wichtiges Zeichen freier Gasansammlung in der Bauchhöhle, sie kann aber auch bei hochgradigem intestinalen Meteorismus völlig verschwinden.

Beim Dickdarmverschluß haben wir häufig im Gegensatz zum Dünn-darmverschluß in der rechten Lumbadorsalgegend, bisweilen auch bei tiefer Dickdarmstenose in der linken einen lauten tympanitischen Klopfschall.

Große Bedeutung kommt dem metallischen Perkussionsklang zu, der uns mit Sicherheit überdehnte Darmschlingen anzeigt; er findet sich fast nur über geblähten Dickdarmschlingen, während die geblähten Dünn-darmschlingen einen tiefen tympanitischen Schall geben. Vor allem muß zur Feststellung einzelner geblähter Schlingen planmäßig vorgegangen werden. Wir führen die Perkussion in der Weise aus, daß wir bei aufgesetztem Stethoskop den hakenförmig gekrümmten, durch den Daumen zurück-gehaltenen Zeigefinger mit der Nagelseite kräftig gegen die Bauchdecken schnellen lassen. Auch die Stäbchenplessimeterperkussion leistet gute Dienste.

Die Auskultation des Bauches darf bei Verdacht auf Darmverschluß niemals unterlassen werden; sie muß dem Arzt geradeso geläufig wie das Abhorchen der Lungen werden. Mit freiem Ohr und bisweilen auf große Entfernungen sind zu Zeiten die groben Stenosegeräusche, Surren, Kollern, Poltern, Sausen zu hören, die ein ähnliches Geräusch darstellen, wie es beim Entleeren gefüllter Flaschen entsteht. Sie sind kein völlig sicheres Zeichen einer Stenose, da sie auch nach dem Einnehmen von Abführmitteln und bei nervösen Personen (Tormina intestinorum nervosa) beobachtet werden, ohne daß ein mechanisches Hindernis vorliegt. Mit der dem Bauch flach aufgelegten Hand ist das Vorbeirieseln des flüssigen Darm-inhaltes und das Erzittern der geblähten Darmwand mitunter deutlich zu fühlen.

Mit freiem Ohr werden auch bisweilen die Darmplätschergeräusche wahrgenommen, die bei ruckweiser Palpation des Bauches in dem mit Flüssigkeit und Gas gefüllten, gedehnten Schlingen entstehen. Um einer Irreführung durch Magenplätschern zu entgehen, ist vorher immer der Magen auszuhebern. Häufiger muß man das Stethoskop zu Hilfe nehmen, damit feinere Plätschergeräusche der Beobachtung nicht entgehen. Der regel-mäßige Gebrauch des Hörrohres empfiehlt sich auch zur genauen Bestim-mung des Ortes des stärksten Plätscherns, dessen Kenntnis gewisse Hin-weise auf den Sitz des Verschlusses gibt. Weiter fahndet man mit dem Stethoskop nach metallisch klingenden Darmgeräuschen, die nur in stärker gedehnten, mit Flüssigkeit und Luft gefüllten, peristaltisch tätigen Schlingen entstehen; bisweilen können sie auch passiv in ähnlicher Weise wie das Plätschern durch Stoß- oder Schüttelpalpation ausgelöst werden. Hat man durch Perkussion und Palpation eine geblähte Schlinge, eine Stelle mit metallischem Klopfschall festgestellt, so empfiehlt es sich, diesen Bezirk mit besonderer Sorgfalt und Ausdauer wiederholt in kurzen Zwischenräumen mit dem Stethoskop zu untersuchen. Die geblähten, gasgefüllten Darm-schlingen leiten als gute Schalleiter die Aortentöne weithin fort, so daß diese mit dem Stethoskop über dem Bauche deutlich gehört werden. Ihr Vorhandensein ist nicht, wie Höfer annimmt, charakteristisch für einen mechanischen Verschluß, sondern zeigt nur ganz allgemein, worauf auch Drüner (Dewes) hinweist, meteoristische Darmschlingen an. Bei allgemeinem Meteorismus sind sie im Bereich des ganzen Bauches, bei begrenztem nur über den betreffenden Bezirken in voller Stärke hörbar. Welch hervorragenden Resonanzboden überdehnte Darmschlingen abgeben können, haben wir bei einer Zwerchfellhernie beobachtet, bei der die linke Hälfte des Colon transversum in der linken Brusthöhle eingeklemmt war und die Rückstauung auf den ganzen Dünndarm übergegriffen hatte (Abb. 279); hier waren die Herztöne sowohl hinten über der linken Brustseite, als auch über dem Bauche bis zum Unterbauche hinab in außergewöhnlicher Klarheit zu hören.

d) Vaginale Untersuchung.

Die vaginale Untersuchung, die immer mit der Palpation des Bauches zu vereinen ist, gibt Aufschluß über Gravidität, Lageveränderungen, entzündliche und geschwulstige Veränderungen der Gebärmutter und Adnexe, die in Zusammenhang mit der Darmstörung stehen können. Wichtig ist die Palpation vom hinteren Scheidengewölbe aus zur Abtastung des Douglasschen Raumes, in dem man gegebenenfalls einen Invaginationstumor, strangulierte, fixierte Schlingenpakete, eine Schlinge mit einem Gallenstein oder ein Exsudat fühlen kann. Auch Kottumoren, deren Deutung manchmal Schwierigkeit macht, sind von der Scheide aus getastet worden.

e) Rektale Untersuchung.

Zur digitalen Untersuchung lassen wir den Kranken Rückenlage mit gut angezogenen Beinen einnehmen. In dieser Lage ist bequem und sicher die bimanuelle Untersuchung von der Bauchdecke und vom Rektum aus auszuführen. Die Besichtigung der Aftergegend läßt sich leicht in Seitenlage vornehmen, die vor der Knieellenbogenlage den Vorzug der geringeren Anstrengung für den Kranken hat; man achtet auf Blutung, Hämorrhoiden, Fisteln, perineale Entzündungen, Vorfall (Invaginationstumor). Zur digitalen Untersuchung wird der gut eingefettete, behandschuhte Zeigefinger langsam und schonend eingeführt, wobei ein auftretender Sphinkterkrampf allmählich überwunden wird. Bei der Einführung beurteilt man den Kontraktionszustand des Schließmuskels (straffer, schlaffer, offenstehender Sphinkter), fühlt nach, ob Hämorrhoidalknoten, Fissuren oder Geschwüre im Bereich der Schleimhaut vorhanden sind. Bei der tieferen Einführung achtet man auf die Weite der Ampulle (Ampullenweitung bei peritonitischen Reizzuständen, Invagination), auf ein etwaiges Hochziehen des Afters und Mastdarmes (Dickdarmeinscheidung), auf den Inhalt der Ampulle (Kotknollen, breiiger Kot, Konkremente, Fremdkörper, leer) und tastet nach, ob geschwürige Veränderungen der Schleimhaut, Strikturen, Tumoren, Polypen vorhanden sind. Die portioähnliche Spitze einer Invagination ist nicht selten besonders bei Säuglingen im Mastdarm zu fühlen. Durch die vordere Mastdarmwand palpiert man mit dem Finger pathologische Veränderungen im kleinen Becken (Exsudat, fixiertes Schlingenpaket, Invaginationstumoren, Gallensteine); durch Entgegendrücken von der Bauchdecke her gelingt es auch nicht selten, mit dem eingeführten Finger ein Karzinom des Colon pelvinum oder der Flexura sigmoidea zu fühlen. An dem herausgezogenen Finger haftende Bestandteile (Kot, Blut, Schleim) geben Aufschluß über den Inhalt der Ampulle.

Durch die Rekto-Romanoskopie können Strikturen des Colon pelvinum, unter günstigen Umständen auch der Flexura sigmoidea, die dem Finger nicht mehr erreichbar sind, dem Auge zugänglich gemacht werden. Wir machen von ihr nur bei chronischen Stenoserscheinungen, niemals bei Verschluß Gebrauch. Je nach dem Kräftezustand nimmt der Kranke dabei die Knieellenbogenlage oder die weniger ermüdende Rücken- oder Seitenlage ein. Die gefährliche und unsichere diagnostische Sondierung ist durch die Rektoskopie entbehrlich geworden.

III. Besondere Untersuchungsverfahren.

a) Stuhluntersuchung.

Bei den akut entstandenen Formen des Darmverschlusses bieten die Stuhlverhältnisse bis zum Eintreten der völligen Stuhl- und Windverhaltung gewöhnlich ein normales Bild. Die Stuhlveränderungen bei chronischen Stenosen äußern sich, wenn überhaupt eine Abweichung von der Norm besteht, in Verstopfung, Durchfällen oder in einem Wechsel von Verstopfung und Durchfällen. Die dünnflüssigen Entleerungen zeichnen sich häufig infolge der Fäulnis durch einen aashaften Geruch und dunklen Farbenton aus. Schafkot-Band-Bleistiftform des Kotes kommen bei tiefsitzenden Dickdarmstenosen gepaart mit Tenesmen vor, sind jedoch kein sicheres Stenosezeichen, da sie auch bei anderen Darmstörungen, beim Spasmus und bei Hungerzuständen zur Beobachtung kommen; großkalibrige Knollen weisen auf eine Atonie des Dickdarmes hin.

Blut ist, wenn wir hier von Hämorrhoidalblutungen und geschwürigen Darmkatarrhen absehen, häufig in größerer Menge als hellrotes, unzersetztes Blut in Form der blutig-schleimigen Abgänge bei der Invagination dem Stuhl beigemischt. Auch Geschwüre, Krebse und Polypen des Dickdarmes können größere blutig-schleimige Absonderungen aufweisen. Bei längerem Verweilen des Blutes im Darme erhält der Kot infolge der Umwandlung des Hämoglobins in Hämatin eine schwarzbraune Farbe. Größere Mengen zersetzten Blutes bedingen den pech-teerartigen Stuhl, wie wir ihn bei Magen-Duodenalgeschwüren, bei Invagination und Verstopfung der Mesenterialgefäße sehen. In ganz seltenen Fällen wird auch bei der Strangulation und beim Volvulus Blutabgang beobachtet. Geringer, mit dem Auge nicht wahrnehmbarer Blutgehalt (okkulte Blutung) muß durch besondere chemische Reaktionen (Benzidinprobe, Guajakprobe u. a.) nachgewiesen werden.

Die Entleerung größerer Mengen von Eiter weist auf die Perforation eines Abszesses in dem Darm hin. Sonst findet sich mit freiem Auge erkennbarer Eiter fast nur in Verbindung mit Schleim bei entzündlichgeschwürigen Prozessen und zerfallenden Neubildungen des Dickdarmes.

Schleimabgang ist der Ausdruck eines entzündlichen Vorganges im Darm. Der Hauptsitz der Schleimproduktion ist der Dickdarm, aus der die grobflockigen Schleimbeimengungen herrühren; membranöse und röhrenförmige Schleimgebilde stammen fast ausschließlich aus den tiefen Dickdarmabschnitten. Eine feinere Verteilung und innigere Vermischung des Schleimes mit dem Kot spricht für die Beteiligung höherer Abschnitte. Die Größe der Schleimabsonderung entspricht nicht ohne weiteres der Schwere der entzündlichen Vorgänge. Die spontane Entleerung einer schleimig-wässerigen Flüssigkeit ist sehr selten auch bei schnürenden Verschlüssen beobachtet worden (Cholera herniaire).

Von anderen Stuhlbeimengungen können für uns Konkremente, Gallensteine, Darmgrieß, Fremdkörper, Würmer, Wurmeier Bedeutung gewinnen.

b) Urinuntersuchung.

Beim Mann wird der von selbst gelassene, bei der Frau immer der mit dem Katheter entnommene Urin untersucht; bei akutem Verschluß ist die Urinentleerung nicht selten gehemmt. Für unsere Zwecke sind Menge (Oligurie, Anurie), Farbe (klar, trüb, Blutbeimischung), spezifisches Gewicht, die chemischen Reaktionen auf Eiweiß, Zucker und Indikan von Belang, auch die mikroskopische Untersuchung des Sedimentes wird häufig erforderlich sein. Eine Verminderung der Harnausscheidung, die sich bis zur völligen Harnversiegung steigern kann, sehen wir vor allem bei akuten Dünndarmverschlüssen, wo sie durch die reflektorische Reizwirkung und den großen Flüssigkeitsverlust bedingt ist; Dickdarmverschlüsse gehen wegen der geringeren Reizwirkung und des weniger starken Säfteverlustes seltener mit einer hochgradigen Harnverminderung einher.

Eiweiß ist in geringerer oder größerer Menge bei akuten, schweren Verschlüssen (Strangulation, innerer Einklemmung, Volvulus) schon nach sehr kurzer Zeit nachzuweisen, im Sediment finden sich in solchen Fällen nicht selten Zylinder vorwiegend hyalinen Charakters.

Wertvoll ist die regelmäßige Untersuchung des Urins auf Indikan. Normalerweise finden sich nur geringe Spuren, eine deutliche Vermehrung weist auf eine erhöhte Eiweißfäulnis im Dünndarm hin. Eine Vermehrung trifft man bei den meisten Dünndarmkatarrhen spezifischen und nicht spezifischen Ursprungs; ferner findet sich ein hoher Indikangehalt regelmäßig bei der peritonitischen Darmlähmung, wenn eine stärkere Aufstauung vorhanden ist, und bei den chronischen Dünndarmverengerungen, bei den akuten Dünndarmverschlüssen nur dann, wenn sie einige Zeit bestanden haben. Bei Dickdarmverschlüssen haben wir gewöhnlich nur dann höhere Werte, wenn infolge Versagens der Ileocoecalklappe die Stauung stärker auf den Dünndarm übergreift.

Den bei allen möglichen Erkrankungen im oberen Ring der Hellerschen Eiweißprobe auftretenden Eiweißkörpern kommt eine diagnostische Bedeutung für den Darmverschluß nicht zu. Die Giftigkeit vieler Ileusurine, die diesen Eiweißkörpern zugeschrieben wird, beruht nach unseren Untersuchungen auf ihrer hohen Konzentration, die man leicht durch die Bestimmung des spezifischen Gewichtes messen kann. Es muß davor gewarnt werden, von der Giftwirkung des Urins gegenüber weißen Mäusen das operative Handeln abhängig zu machen.

Indikanprobe. Der Harn wird mit etwa $1/6$ seines Volumens $10^0/_0$iger Bleizuckerlösung zur Ausfällung störender Bestandteile versetzt und filtriert. Dem Filtrat fügt man die gleiche Menge konzentrierter Salzsäure und tropfenweise verdünnte Chlorkalklösung hinzu, bis die stärkste Blaufärbung erreicht ist. Durch Hinzufügen einiger ccm Chloroform kann das Indigo ausgeschüttelt werden. Aus der Stärke der Blaufärbung kann man in für unsere Zwecke ausreichender Weise den Grad des Indikangehaltes abschätzen. Durch Bildung von Indigorot tritt bisweilen eine rote oder rotviolette Verfärbung auf. Wird Chlorkalklösung im Überschuß zugesetzt, so bildet sich Indigoweiß und der Urin entfärbt sich. Die Rosenbachsche Indigorotprobe (burgunderrote Verfärbung des tropfenweise mit Salpetersäure versetzten kochenden Urins) dient in ähnlicher Weise zum Nachweis des Indikans.

c) Diagnostischer Einlauf.

Wir bedienen uns des diagnostischen Einlaufes, der in bestimmten Fällen zugleich therapeutisch wirksam ist, wenn die Diagnose zwischen Verschluß und Obstipationszustand schwankt oder wenn Zweifel bestehen, ob eine nur auf chirurgischem Wege oder eine auf natürliche Weise lösbare Verlegung vorliegt. Sofort im Anschluß an die körperliche Untersuchung wird mittels Irrigator und Schlauch eine Eingießung von $^1/_2$ bis $^3/_4$ l konzentrierter ($7^0/_0$) Kochsalzlösung gemacht, die unter Umständen nach einigen Stunden wiederholt wird, wenn der erste Einlauf kein Ergebnis gehabt hat und der Allgemeinzustand nicht zur sofortigen Entschließung drängt. Den Mitteilungen über Abgang von Blähungen im Anschluß an die Eingießung kommt nur dann ein Wert zu, wenn eine deutliche Erleichterung des Kranken eingetreten ist. Fördert der Einlauf Stuhl zutage, so ist seine Besichtigung durch den Arzt selbst unbedingt geboten, da nur dieser entscheiden kann, ob eine **wirkliche Entleerung** oder eine **Scheinentleerung** stattgefunden hat. Durch die Eingießung werden mitunter größere Mengen alten, unterhalb des Hindernisses sitzenden Kotes entfernt, obwohl der Verschluß unbeeinflußt fortbesteht. Erzielen wir dagegen einen flüssigen oder weichen, dunkelgefärbten und infolge der Zersetzung faulig, aashaft stinkenden Stuhl, so ist es ein fast sicheres Zeichen, daß ein Hindernis bestanden hat oder noch besteht, ohne jedoch eine völlige Verlegung des Darmes zu bedingen. An einen Ventilverschluß im Bereich der tieferen Dickdarmabschnitte muß gedacht werden, wenn wiederholte Eingießungen nicht wieder entleert werden. Bleiben ein oder mehrere, in kurzen Abständen gegebene Einläufe ohne Erfolg, so wird der Entschluß zu einem aktiven Vorgehen erleichtert.

d) Luftaufblähung. Großer Wassereinguß.

Die Aufblähung des Dickdarmes zur Bestimmung des Höhensitzes von Verengerungen, die digital oder rektoskopisch nicht erreichbar sind, wird nur bei Verdacht einer chronischen Stenose vorgenommen; bei akuteren Erscheinungen ist sie wegen Gefährdung des Kranken nicht statthaft. Sie geht in der Weise vor sich, daß ein Darmrohr möglichst tief in den Mastdarm eingeführt und die Luft unter Zusammendrücken der Gesäßbacken, wodurch das Entweichen aus dem After neben dem Rohr verhütet wird, mit einem Doppelgebläse langsam eingeblasen wird. Man kann sich auf diese Weise allmählich in Verbindung mit Palpation und Perkussion Lage und Umriß der einzelnen Dickdarmabschnitte kenntlich machen; mitunter wird auch die Ileocoecalklappe überwunden. Darmgeschwülste werden der Bauchdecke genähert und dadurch besser tastbar, wenn sie dem der Bauchdecke zugekehrten Darmabschnitt angehören; nehmen sie nur den hinteren Wandteil ein, so entsteht durch die Aufblähung über ihnen eine tympanitischer Schallbezirk, wodurch eine Verwechslung mit Tumoren retroperitonealer Organe möglich wird. Auch Stenosen lassen sich nicht immer einwandfrei feststellen und lokalisieren. Bei mäßigen Verengerungen kann trotz klinisch deutlicher Erscheinungen die eingeblasene Luft die Enge überwinden, so daß sich auch der oberhalb der Einengung gelegene Dickdarmabschnitt mit Luft füllt, anderseits läßt sich bei den für die Luft unwegsamen Strikturen nicht immer eine genügende Aufblähung der unteren Abschnitte erzielen, weil wegen des Dehnungsschmerzes die Luft wieder herausgepreßt wird.

In ähnlicher Weise kann man das Vordringen großer Eingießungen ($1^1/_2$ bis
2 l angewärmten Wassers) durch das Auftreten von Plätschern verfolgen
und aus der Menge des einlaufenden Wassers auf einen tieferen oder
höheren Sitz des Hindernisses schließen. Die Untersuchungsergebnisse dieser
Methoden sind sehr vorsichtig zu beurteilen; ihre Anwendung ist durch die
zuverlässigere Röntgenuntersuchung fast verdrängt.

e) Magenausheberung.

Die Einführung des gut angefeuchteten oder eingefetteten Magenschlauches gelingt fast immer ohne größere Anstrengung des Kranken und
macht sich häufig schon durch die Erleichterung belohnt, welche die Entlastung des Magens bringt. Sie gibt immer Aufschluß über Vorhandensein,
Grad und Zunahme einer Rückstauung.

Die Anwesenheit dunkler oder bräunlicher, faulig, kotig riechender,
flüssiger Massen im Magen, die nicht selten in größeren Mengen durch den
Schlauch entleert werden, bevor sie sich durch den Brechakt verraten, ist
eines der wichtigsten Verschlußzeichen. Kotige Rückstauung sehen wir bei
mechanischen Verschlüssen, bei der Peritonitis, wenn Abknickungen und
Verklebungen die Aufstauung begünstigen, und bei abnormen Verbindungen
zwischen Magen und Darm. Erbrechen geformter Kotmassen ist einwandfrei nur bei hysterischen Personen beobachtet worden und mit Vorsicht
zu bewerten.

Durch den Nachweis von Hydrobilirubin mit der Schmidtschen Sublimat-
probe läßt sich bei nicht ausgesprochenem Geruch und Farbe erkennen, ob es sich um
zurückgestauten Darminhalt handelt. Einige ccm der ausgeheberten Flüssigkeit werden
mit ungefähr der gleichen Menge konzentrierter, wässriger Sublimatlösung vermischt und
bei Zimmertemperatur mehrere Stunden bis zu einem Tage in einem weiten, bedeckten
Glasschälchen stehen gelassen. Bei Anwesenheit von Hydrobilirubin tritt eine rötliche
Färbung der Mischung auf. Brutschrankwärme beschleunigt den Eintritt der Reaktion.

Gallig-schleimiger Inhalt findet sich beim Darmverschluß und bei peritonealen Reizzuständen häufig schon recht frühzeitig. Die regelmäßige Gallebeimischung dient auch zur Differentialdiagnose der infrapapillären Duodenalstenosen von den suprapapillären und der Pylorusstenose. Blutbrechen wird
in seltenen Fällen bei hochsitzender Dünndarmstrangulation, Verstopfung der
Mesenterialgefäße, Invagination, Gallensteindarmverschluß beobachtet.

f) Röntgenuntersuchung.

Die Röntgenuntersuchung bildet eine wertvolle Bereicherung der
Diagnostik der Verengerungen und Verschließungen des Darmes, deren
Ergebnisse aber nur bei enger Anlehnung an die Erhebungen am Krankenbett unter Berücksichtigung der ihr gezogenen Grenzen zuverlässig gedeutet
werden können. Zur Darstellung der Dünndarmstenosen im Röntgenbild
bedienen wir uns der Kontrastmahlzeit, zur Sichtbarmachung der Dickdarmverengerungen vorwiegend des Kontrasteinlaufes; diese lassen sich aber
auch besonders in den oberen Abschnitten durch die Kontrastmahlzeit zur
Anschauung bringen. Beim Verschluß verbietet sich die Mahlzeit,
weil sie zu diesem Zeitpunkt eine nicht zu verantwortende Belastung des
Kranken darstellt, ihre Einnahme in den meisten Fällen dem Kranken auch
physisch unmöglich ist.

Die Technik und die physiologischen Verhältnisse des Verdauungskanales im
Röntgenbild werden nur in aller Kürze besprochen, da sie in einer Reihe von Spezial-

werken ausführlich dargestellt sind (Groedel, Faulhaber, Schwarz, Stierlein, E. Schlesinger u. a.). Vor der Aufnahme ist, besonders wenn es sich um eine Dickdarmuntersuchung handelt, eine möglichst vollkommene Entleerung des Darmes anzustreben. Am Vorabend wird ein Abführmittel und ein Einlauf, am Morgen des Aufnahmetages ein weiterer Einlauf gegeben; durch Einlegen eines Darmrohres sucht man den Dickdarm so gut wie möglich von den Gasen zu befreien. Bei Vorhandensein stärkerer Stenoseerscheinungen verzichten wir auf Abführmittel, die eine Verschlimmerung der Erscheinungen hervorrufen können und beschränken uns auf Einläufe. Während der Vorbereitung erhält der Kranke nur flüssige Nahrung. Die Kontrastmahlzeit wird gewöhnlich am Morgen bei nüchternem Magen eingenommen und ihre Wanderung vor dem Leuchtschirm und durch zeitlich getrennte Aufnahmen verfolgt; sollen vor allem die tieferen Dickdarmabschnitte einer Untersuchung unterworfen werden, so verabreichen wir die Mahlzeit in den späteren Abendstunden, so daß der ganze folgende Tag für die Beobachtung zur Verfügung steht. Von den gebräuchlicheren Kontrastmitteln (Bismutum carbonicum purissimum, Bismutum oxychloricum, Kontrastin (Zirkonoxyd, Bariumsulfat) hat das völlig ungiftige Bariumsulfat die weiteste Verwendung gefunden. Das Bismutum subnitricum, das Rieder bei seinen grundlegenden Untersuchungen verwandt hat, wird kaum noch benutzt, da Vergiftungen beobachtet sind. Als Vehikel dienen vorwiegend Grieß-, Stärke-, Kartoffelbrei, Mondamin, Bolus alba. Wir verwenden seit Jahren das Barium sulfuricum purissimum (chemisch rein, für Röntgenversuche), welches in dieser Verordnungsform völlig ungiftig und wesentlich billiger als die Wismutsalze ist; es ruft so gut wie keine Umstimmung der Peristaltik hervor, während den Wismutsalzen darmadstringierende Eigenschaften zugeschrieben werden. Nach den Untersuchungen von Wolf hat nicht die Art des Kontrastmittels, sondern vor allem die Konsistenz, ferner Gewicht und Volumen des Breies einen bestimmenden Einfluß auf die Entleerungszeit des Magens, die ja auch für die Beurteilung der Durchmarschzeit durch den Darm berücksichtigt werden muß; danach haben alle Kontrastmittel dieselbe Austreibungszeit, die scheinbare Beschleunigung des Bariumsulfats und des Citobariums ist durch ihr geringes Volumen bedingt. Wir nehmen zn einer Mahlzeit 150 g Bariumsulfat, das dieselbe Schattendichte wie 75 g Bismutum carbonicum gibt, verrühren es mit 100 g warmen Wassers und setzen 250 g Grießbrei zu, so daß der Brei eine nicht zu steife Konsistenz erhält; gelegentlich verwenden wir auch Citobarium (200 g), das durch Verrührung mit warmem Wasser die sehr bequeme und rasche Herstellung eines passenden Breies gestattet.

Zur Füllung und Beobachtung des Duodenum bei Stenosenverdacht eignet sich nach Holzknecht besonders eine Kontrastmittelaufschwemmung in Wasser bei nüchternem Magen, die sehr rasch den Magen verläßt und leicht ins Duodenum massiert werden kann, da hier sehr oft der Schließungsreflex des Pylorus nicht ausgelöst wird. Auch die Duodenalsonde findet zur Füllung und besseren Darstellung des Duodenum und der oberen Jejunumschlingen Verwendung (Skinner, David, Holzknecht und Lippmann u. a.)

Als Kontrasteinlauf hat sich uns ein Gemisch von 150 g Bariumsulfat und 250 g Bolus alba bewährt, das mit warmem Wasser angerührt und mit Wasser auf 1 l aufgefüllt wird. Zur Darstellung des Dickdarmes genügen im allgemeinen 1000 ccm, bei Männern sind etwa 1500 ccm nötig; nur beim Megacolon sind beträchtlich größere Mengen erforderlich, wenn man einen Ausguß des ganzen Dickdarmes erstrebt.

Nach der Bariummahlzeit ist der Magen gewöhnlich nach 2—3 Stunden leer. Duodenum, Jejunum werden schnell, das Ileum etwas langsamer durcheilt, vor der Ileocoecalklappe kommt es zu einer Ansammlung des Kontrastinhaltes. Nach 8 bis 9 Stunden ist der Dünndarm völlig leer. Die Coecumfüllung beginnt bereits $1^1/_2$ bis 2 Stunden nach Einnahme der Mahlzeit. Nach 6 Stunden sind Coecum und Colon ascendens gefüllt. Nach beendigter Entleerung des Dünndarmes (8 bis 9 Stunden) sind Coecum, Ascendens und etwa die Hälfte des Transversum gefüllt. Nach je zwei weiteren Stunden etwa werden die Flexura lienalis, das Descendens, das Sigma und die Ampulle erreicht. Nach 24 Stunden findet sich das Coecum und Ascendens bis auf Spuren leer, der Kontrastinhalt über das Transversum, Descendens, Sigma und Ampulle verteilt. Nach erfolgtem Stuhlgang sind gewöhnlich nur noch kleine Reste im Colon. Für diese Zahlen muß nach oben und unten ein beträchtlicher Spielraum gelassen werden, der als im Bereich des Normalen gelegen anzusehen ist.

Nach Anlegung eines Pneumoperitoneum erhält man durch das Röntgenbild ein oft überraschendes klares Bild von den Organen der Bauchhöhle (Meyer-Behr, Rautenberg, Goetze, A. Schmidt). Die Anwendung für unser Gebiet ist beschränkt, da es nur bei latenten Stenosen in Frage kommt, die keine nennenswerte

Darmauftreibung im Gefolge haben. Der akute Verschluß oder die chronische Verengerung mit stärkerer Darmblähung bildet wegen der Gefahr einer Verletzung des Darmes eine Gegenanzeige gegen die Vornahme einer Gaseinblasung. Die Auffüllung der Bauchhöhle kann in einfachster Weise durch ein Doppelgebläse mit gewöhnlicher, unsterilisierter Luft ohne Schaden vorgenommen werden, so daß kostspielige Sauerstoffeinblaseapparate entbehrt werden können. Der Besitz besonderer Kanülen, des „festen Verdrängers" von Goetze — einer mit einem stumpfen, federnd fixierten Mandrin versehenen Hohlnadel — oder der an der Spitze geschlossenen, stumpf abgeschrägten Kanüle mit seitlichem Loch (A. Schmidt) ist nicht unbedingt nötig; am einfachsten wird eine feine gewöhnliche Kanüle mit nicht zu langer Spitze verwandt, die unter gleichzeitigem Durchströmen mit Luft bei Rückenlage der Kranken eingestochen wird (Rautenberg, Goetze). Man empfiehlt, sie in der Mittellinie unter- oder oberhalb des Nabels oder einige Zentimeter seitlich und unterhalb des Nabels durch den Rektus oder auch direkt unterhalb des Rippenbogens durch den Rektus einzuführen. Es wird soviel Luft eingeblasen, daß der Bauch sich leicht vorwölbt, wozu im Durchschnitt $1^1/_2$—2 l notwendig sind, doch ist eine genaue Messung nicht erforderlich. Die Nadel kann bis zur Beendigung der Durchleuchtung an Ort und Stelle bleiben, um nötigenfalls Luft nachfüllen oder um sie später durch sanften Druck auf den Bauch entfernen zu können, da ihr Verbleiben besonders bei späterem Aufrichten Schmerzen verursachen kann. Vor dem Röntgenschirm werden dann durch Lagewechsel, Rückenlage, rechte und linke Seitenlage, Erhöhung des Oberkörpers oder Beckens die einzelnen Bezirke und Organe der Bauchhöhle der Besichtigung zugänglich gemacht. Der Möglichkeit, daß mit Hilfe des angelegten Pneumoperitoneum das Innere der Bauchhöhle durch das Jacobäussche Laparoskop unmittelbar betrachtet werden kann, sei kurz gedacht.

Duodenalstenose. Vom Duodenum kommt unter normalen Verhältnissen ohne Anwendung einer besonderen Technik nur die erste Hälfte der Pars superior (Ampulle, Bulbus duodeni, Magenhaube, Nachmagen) durch das Kontrastmittel als halbmond-, zipfelmützenförmiger Schatten in größerer Regelmäßigkeit zur Darstellung. Die Pars descendens und inferior treten gewöhnlich nur andeutungsweise in Erscheinung, da sie vom Inhalt rasch, in kleinen, münzengroßen Portionen durchflossen, zum Teil auch vom Pankreas und Magen verdeckt werden. Die Umrisse zeigen, wenn es gelingt, sie im Bilde festzuhalten, häufig eine den Kerkringschen Falten entsprechende Rippung. Die Verengerungen des Duodenum verraten sich röntgenologisch hauptsächlich durch ihre motorischen Folgezustände, daher entgehen Stenosen geringeren Grades ohne ausgesprochene Störung der Funktion leicht dem Nachweis. Die direkte Darstellung der Stenose im Ausguß gelingt nur selten. Bei hochgradigen, dem Pylorus nicht allzunahen Verengerungen wird eine charakteristische Zapfenbildung im Anfang des Duodenum beobachtet (Bier). Als bezeichnend für die Duodenalstenosen irgendwelcher Art sind folgende von Holzknecht zuerst beobachteten, von anderen (Haudek, Stierlin, Aßmann und Becker, Bosch und Schinz u. a.) bestätigten und ergänzten radiologischen Erscheinungen anzusehen (Abb. 257): 1. Die pralle und anhaltende Füllung des Duodenum oberhalb der Stenose, wenn ein größerer Abschnitt als die Ampulla duodeni beteiligt ist; die pralle Füllung der Ampulle allein wird nicht nur bei der hochsitzenden Duodenalstenose, sondern auch bei nicht verengernden Geschwüren mit Pylorusinsuffizienz beobachtet; 2. die Stenosenperistaltik im Bereich des Ausgusses oberhalb der Enge, die sich durch kräftige, aber erfolglose oder erfolgsarme, rhythmische Kontraktionen kundgibt, die eine Formveränderung, aber keine Ortsveränderung des Inhaltes hervorrufen; das Ausbleiben der Jejunumfüllung steht dabei im Gegensatz zu der starken Duodenalperistaltik; 3. Antiperistaltik des Duodenum und Magens (Haudek); 4. bei hochgradigeren Stenosen Erweiterung des Duodenum allein oder des Duodenum und Magens und Rückhaltung von Resten nach 6 Stunden im Duodenum oder Duodenum und Magen. Die geringeren Grade der hochsitzenden, pylorusnahen Stenosen sind schwer zu erkennen, da eine länger anhaltende Füllung des Bulbus duodeni allein auch schon durch die Insuffizienz des Pylorus bedingt sein kann; die höheren Grade charakterisieren sich nach Holzknecht durch die vollständige Füllung des ersten Duodenalabschnittes, erfolgsarme, rhythmische Peristaltik, stark verlangsamte Austreibungszeit und Erweiterung des Magens. Über die Herkunft der Stenose

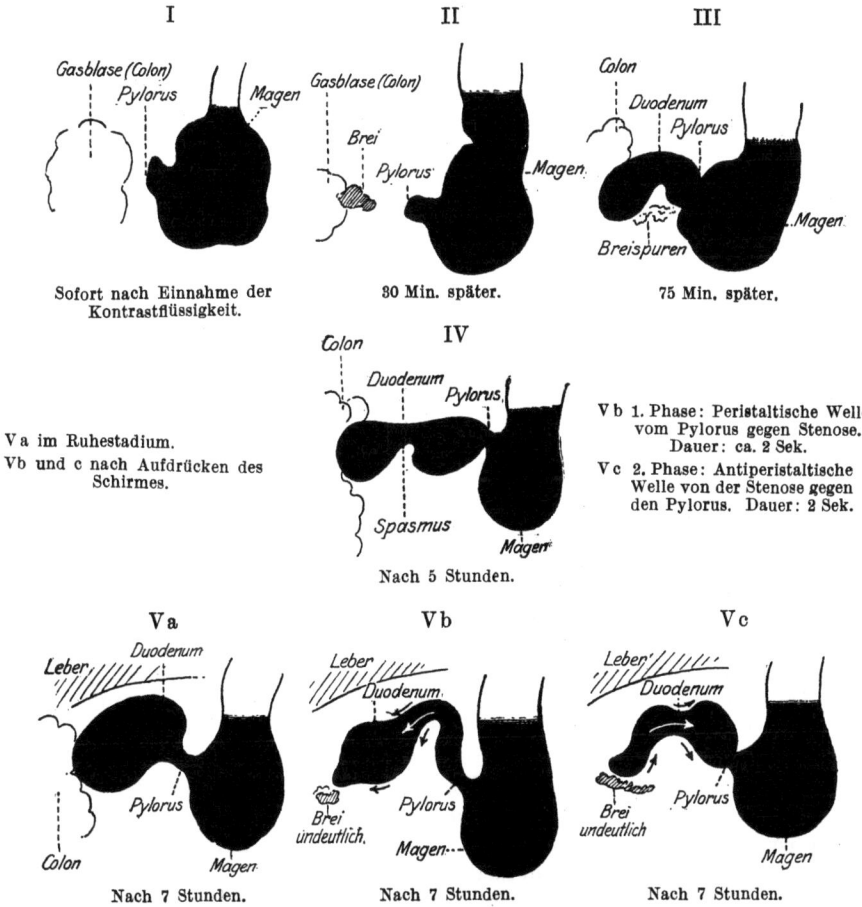

Abb. 257. Kongenitale Duodenalstenose (nach Bosch und Schinz).

erhalten wir durch die Röntgenuntersuchung gewöhnlich keine Auskunft. Die geschwürigen Verengerungen finden sich vorwiegend im ersten, die nicht geschwürigen (kongenitale Stenosen, Tumoren, Adhäsionen, Kompressionen) im zweiten und dritten Duodenalabschnitt. Auch spastische Kontraktionszustände können ähnliche röntgenologische Erscheinungen wie die organischen Stenosen hervorrufen; hier können nur die klinische Beobachtung und wiederholte Durchleuchtungen eine Klärung bringen.

Dünndarmstenose. Die zusammenhängende Darstellung des Dünndarmes in ganzer Ausdehnung durch Verabreichung einer Kontrastmahlzeit gelingt wegen der Länge und lebhaften Peristaltik des Dünndarmes nicht.

Im Jejunum und oberen Ileum verstreut sich die Kontrastfüllung rasch über eine große Strecke, so daß nur kleine, wolkige, einige Zentimeter lange und fingerbreite Schatten hervortreten, die oft als Ausdruck der Kerkringschen Falten ein geripptes oder gefiedertes Aussehen haben. Im unteren Ileum schiebt sich die Kontrastfüllung zusammen, so daß hier gewöhnlich einige Stunden nach der Mahlzeit ein größerer Schattenballen von gewundenen, eingekerbten und gerippten Schlingen liegt. Bei dieser unzusammenhängenden Füllung des Dünndarmes darf man kaum mit einer direkten Darstellung einer Verengerung durch einen als Füllungsdefekt anzusprechenden Schattenausfall wie beim Magen oder Dickdarm rechnen. Im Gegensatz dazu scheint sich das Sarkom, das eine spindelförmige, aneurysmatische Erweiterung größerer Strecken bedingt, dadurch auszuzeichnen, daß die erkrankte Schlinge selbst im Kontrast häufiger sichtbar wird (Freud).

Die Stenosen erkennen wir an ihrer Rückwirkung auf die Beförderungsdauer des Kontrastmittels, auf die Peristaltik, auf die Form und Lagerung des Dünndarmschattens (Schwarz, Novak, Kienböck, Levy-Dorn, Stierlin, Aßmann, Marcuse, Kretschmar u. a.), sie entgehen gewöhnlich dem röntgenologischen Nachweis, solange sie durch die gesteigerte Triebkraft des zuführenden Darmes ausgeglichen werden.

Die Verzögerung der Dünndarmpassage wird durch die Bestimmung des Zeitpunktes der beginnenden Schattenbildung im Coecum und der vollständigen Entleerung des Dünndarmes berechnet. Unter physiologischen Verhältnissen beginnt bei normaler Magenmotilität die Coecumfüllung 2 bis 5 Stunden nach der Mahlzeiteinnahme, der Dünndarm ist spätestens nach 9 Stunden leer. Funktionelle Störungen, Enteroptose, Spasmus des Sphinkter ileocolicus, Insuffizienz der Ileocoecalklappe können eine um Stunden längere Füllung des unteren Ileum im Gefolge haben. Eine organische Dünndarmstenose höheren Grades liegt nach Stierlin dann mit Sicherheit vor, wenn die Coecumfüllung erst nach 12 Stunden beginnt und Reste 24 Stunden und länger im Dünndarm verbleiben. Bei weniger hochgradigen Verzögerungen, die aber immer den Verdacht auf ein mechanisches Hindernis wachrufen, ist das Augenmerk auf charakteristische Veränderungen der Peristaltik und Gestalt der gefüllten Schlingen zu richten. Vor dem Leuchtschirm beobachtet man bei mechanischer Behinderung des Darmweges eine sehr lebhafte Peristaltik an den gefüllten Schlingen oberhalb des Hindernisses, die auf der Platte durch tiefe Einschnürungen der Schattenumrisse zu erkennen ist. Trotz der übermäßigen Tätigkeit nimmt der Inhalt nur wenig ab; wir begegnen hier also derselben Wirkung einer Stenosenperistaltik, wie sie von Holzknecht zuerst bei der Duodenalstenose beobachtet wurde. Die Schlingen bilden breite, zusammenhängende Schatten, die Colondicke erreichen und wegen der tiefen spastischen Einziehungen eine haustrale Zeichnung wie der Dickdarm erhalten können, daneben findet sich aber als Ausdruck hypertrophischer Kerkringscher Falten häufig eine deutliche Rippung der Schattenumrisse. Gegenüber der Enteroptose ist die Lagerungsänderung der zuführenden, schattengebenden, erweiterten Schlingen charakteristisch, auf die zuerst Schwarz aufmerksam gemacht hat; während bei dieser die unteren Ileumschlingen wie unter normalen Verhältnissen sich in Knäuelform lagern, sind sie bei der tiefen Dünndarmstenose aufgerollt, so daß sie ein langes, quer über den Bauch ausgespanntes Schattenband bilden, eine Erscheinung, die wir mit Stierlin als den Ausdruck der Darmsteifung ansehen. Der Sitz des Hindernisses läßt sich gewöhnlich nur annähernd aus der Lage der erweiterten, das Kontrastmittel zurückhaltenden Schlingen bestimmen, aus der man auf einen höheren oder tieferen Sitz der Stenose im Bereich des Dünndarmes schließen kann. Getrennte Dauerschatten in Dünndarmschlingen erwecken den Verdacht auf mehrere Strikturen.

Ein charakteristisches Bild erhält man bei den funktionell nicht ausgeglichenen Stenosen, die sich auch klinisch durch eine ausgesprochene Aufstauung auszeichnen. Die vermehrte Gasbildung in den zuführenden Schlingen und ihre dadurch bedingte oft hochgradige Blähung kenn-

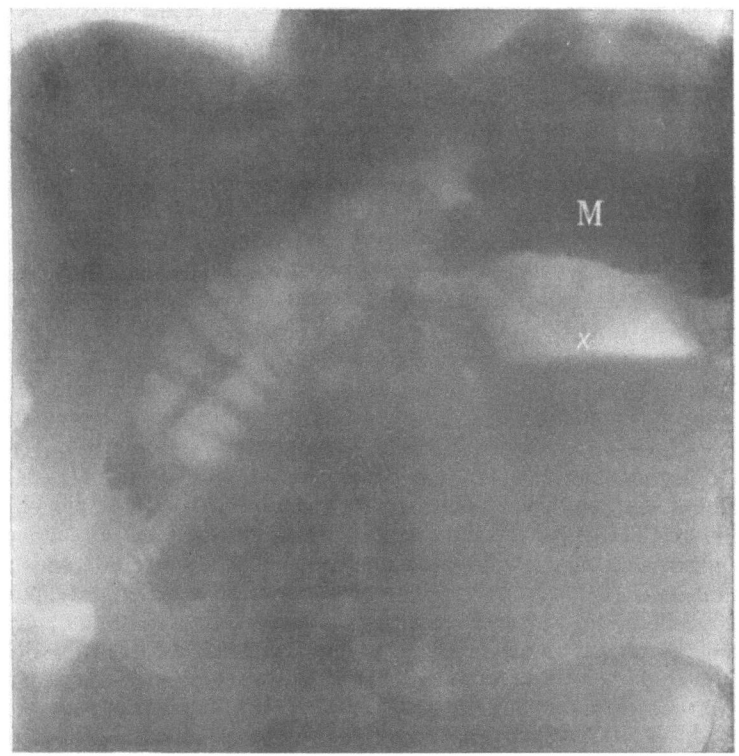

Abb. 258. Stenose des oberen Jejunum durch Adhäsionen. 2 Stunden nach Einnahme der Kontrastmahlzeit.

M Magen nach links oben verdrängt.   X Breiter Flüssigkeitsspiegel in der stark erweiterten, quer den Oberbauch durchziehenden, gesteiften obersten Dünndarmschlinge, an der die Kerkringschen Falten deutlich zum Ausdruck kommen.

zeichnet sich im Röntgenbild durch eine ungewöhnliche Aufhellung, während normalerweise größere Gasblasen im Dünndarm nicht nachzuweisen sind; besonders bei aufrechter Körperhaltung wird durch die Trennung von Gas und Flüssigkeit entsprechend dem Gesetz der Schwere ein eindeutiger Befund erhoben. Man sieht im Bild oder bei der Durchleuchtung im Stehen in den geblähten, ampullenförmigen oder quer über den Bauch hinziehenden Dünndarmschlingen in der unteren Hälfte den nach oben horizontal scharf begrenzten, flüssigen Kontrastschatten, in der oberen Hälfte die dem Schatten pelottenartig aufliegende Gasblase. Dabei kommen in den gasgedehnten Schlingen die Kerkringschen Falten bisweilen außerordentlich plastisch zur Anschauung (Abb. 258). Vor dem Röntgenschirm ist bei

Schütteln der Kranken eine deutliche Wellenbewegung im Bereich des flüssigen Schattens zu sehen; bei Veränderungen der Körperhaltung stellt sich wie in allen Fällen, wo in einer freien Höhle Gas und Flüssigkeit vorhanden sind, der Flüssigkeitsspiegel immer mit horizontaler Begrenzung ein.

Eigene Beobachtung (Abb. 258). 26jähriger Mann, Zuerst vor 3 Monaten im Anschluß an Phlegmone und Erysipel des rechten Armes heftige Bauchschmerzen und Erbrechen. Klinischer Befund: Laute kollernde Stenosegeräusche; Steifung rechts unterhalb des Nabels; bei Schütteln des Leibes in Nabelhöhe Plätschern, das auch nach Aushebung des reichlich Galle enthaltenden Magens vorhanden ist. Röntgenbefund: Magen nach links oben verdrängt, Fundus eingebuchtet, Umrisse unregelmäßig; nach 2 Stunden noch großer Rest der Kontrastmahlzeit. Bogenförmig, nach oben konvex zieht eine durch Luftansammlung mächtig geblähte, obere Dünndarmschlinge quer durch den Oberbauch, welche durch die hypertrophischen Kerkringschen Falten eine regelmäßige Rippung zeigt. Die Gasblase ist im linken Oberbauch durch einen horizontalen Flüssigkeitsspiegel begrenzt, der vor dem Röntgenschirm bei Schütteln des Kranken Wellenbewegung zeigt. Die Diagnose „hohe Dünndarmstenose" wird durch die Operation bestätigt (s. S. 189).

Die Gasansammlung und Spiegelbildung ist das ausgesprochenste röntgenologische Zeichen einer hochgradigen Wegstörung. Auch ohne Verabreichung einer Kontrastmahlzeit tritt es bei Dünndarmverschlüssen klar in Erscheinung, sobald eine größere Aufstauung und Gasbildung eingetreten ist. Wir sind daher auch in der Lage, worauf Kloiber besonders hingewiesen hat, den akuten Verschluß, bei dem sich die Kontrastmahlzeit verbietet, im Röntgenbild zu erkennen. Beim Dünndarmverschluß gelingt dies schon verhältnismäßig früh, da es gewöhnlich bald nach Einsetzen des Verschlusses zu einer vermehrten Säfteausscheidung und infolge der Zersetzungsvorgänge und verminderten Gasresorption zu einer stärkeren Luftansammlung in den Schlingen kommt. Je nach der Dehnung und Füllung der Schlingen sieht man schmalere und breitere Spiegel, größere und kleinere Gasblasen von verschiedener Höhe und Breite. Besonders breite Aufhellungen und Spiegelbildungen erscheinen bei Querstellung des Darmes oder wenn die Luft im Kuppelraum beide Schenkel der Schlinge zugleich überwölbt; bisweilen liegen die Spiegel in den beiden einer Schlinge zugehörigen Schenkeln in gleicher Höhe oder zeigen bei verschiedener Breite der Schenkel eine terrassenförmige Anordnung. Die Zahl der Spiegel und Gasblasen hängt von der Stärke der Aufstauung und von der Höhe des Sitzes des Hindernisses ab. Wenige Spiegel und Gasblasen im oberen Teile des Leibes weisen auf einen hochsitzenden Dünndarmverschluß, zahlreiche über den ganzen Bauchraum verteilte Spiegel, besonders wenn sie auch im kleinen Becken auftreten, auf ein Hindernis im tiefen Dünndarm oder am Coecum hin (Abb. 259). Auch bei Dickdarmverschluß können, wenn die Aufstauung auf den Dünndarm übergeht, Spiegel und Gasblasen im Dünndarm vorhanden sein.

Die Röntgenuntersuchung ist in den meisten Fällen von Dünndarmverschluß zu entbehren, da jeder Arzt am Krankenbett durch Auskultation des Bauches die Gas- und Flüssigkeitsaufstauung im Dünndarm nachweisen kann. Nach unserer Erfahrung verrät sich diese durch die Plätschergeräusche in den zuführenden Schlingen mindestens ebenso frühzeitig wie im Röntgenbild; ebenso kann man aus der Lage der plätschernden Schlingen, Oberbauch oder Unterbauch Schlüsse auf einen hohen oder tiefen Sitz des Hindernisses im Dünndarm ziehen. Die Aufnahme im Stehen ist, selbst wenn man auf die längere Zeit in Anspruch nehmende Durchleuchtung verzichtet, ein für viele Verschlußkranke nicht gleichgültige Anstrengung, so daß sie immer nur mit Auswahl berechtigt erscheint, wenn von ihr nicht nur eine Bestätigung, sondern auch eine Ergänzung des klinischen Befundes erwartet werden kann. Bei der Aufnahme in Rückenlage entstehen weniger charakteristische Bilder, da hier keine Flüssigkeitsspiegel, sondern durch die Gasaufhellung nur die Umrisse der erweiterten Dünndarmschlingen zutage treten; sie sind bei dieser Aufnahmetechnik vielfach nicht mit Sicherheit von geblähten Dickdarmschlingen zu unterscheiden, da sie häufig eine der haustralen Dickdarmzeichnung ähnliche unregelmäßige, grobe polygonale Felderung aufweisen, die hauptsächlich wohl durch Abknickungen und Überlagerungen der verschiedenen stark erwei-

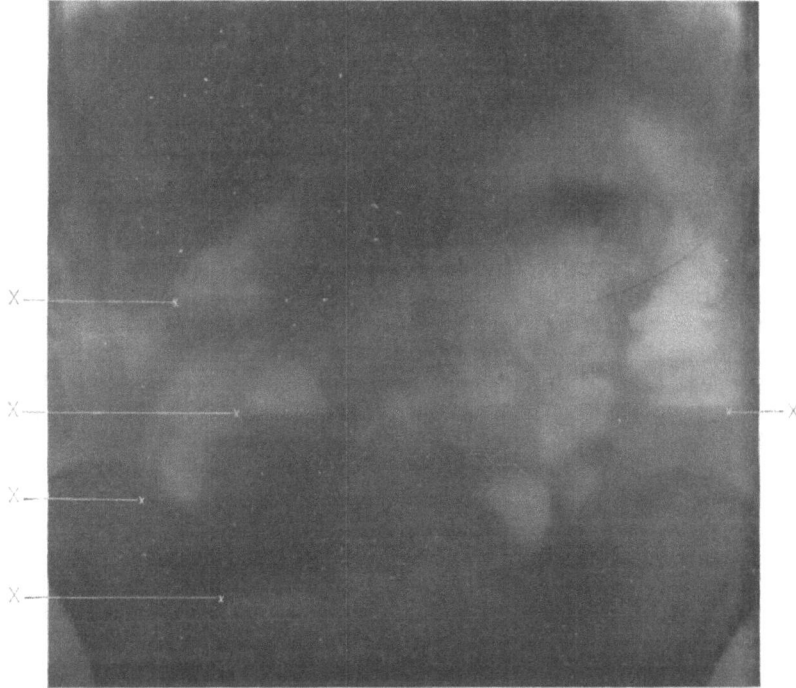

Abb. 259. Adhäsions-Abknickungsverschluß des unteren Ileum. Aufnahme im Stehen ohne Kontrastmittel.
X Zahlreiche z. T. terrassenförmig angeordnete Flüssigkeitsspiegel in Dünndarmschlingen.

terten Dünndarmschlingen, zum Teil vielleicht auch, wie Stierlin annimmt, durch tiefe, teils ganz durchgehende Einschnürungen zustandekommt. Gewißheit, daß die lufthaltigen Schlingen dem Dünndarm angehören, kann man sich durch die Darstellung des Dickdarmes mittels Kontrasteinlaufes verschaffen, was aber in vorgeschrittenen Verschlußfällen eine Belastung der Kranken ist. Durch dorso-ventrale Aufnahme in Seitenlage (Kloiber) lassen sich in schonendster Weise für den Kranken Spiegel und Gasblasen auf der Platte zum Ausdruck bringen, doch wird die Topographie erheblich unübersichtlicher als bei der Aufnahme im Stehen (Abb. 260).

In bestimmten Verschlußfällen können aber die Röntgenstrahlen, wenn wir hier zunächst von ihrem besonderen Wert für den Dickdarmverschluß absehen, die Diagnose wesentlich fördern. Die klinisch nicht immer mögliche Unterscheidung, ob ein Dünn- oder Dickdarmverschluß vorliegt, kann bisweilen mit ihrer Hilfe auch ohne Kontrastmittel getroffen werden, da in manchen Fällen sicher zu erkennen ist, ob Spiegel und Luftansammlung dem Dünn- oder Dickdarm oder beiden angehören. Für ihre Zugehörigkeit geben der Grad der Aufhellung und die Lage der Gasblasen bestimmte Anhaltspunkte. Die Gasblasen des Dünndarmes finden sich in unregelmäßiger Anordnung im Bereich des ganzen Bauchfeldes, während die des Dickdarmes die charakteristische Lage und Gestalt sowohl der festen als auch der beweglichen Teile wiedergeben. Die gewöhnlich starke Aufhellung des Dickdarmes bringt meist die Umrisse größerer Abschnitte mit den durch die Haustren bedingten Einkerbungen und Ausbuchtungen zur Geltung, während die Gasblasen des Dünndarmes mit ihrer nach oben konvexen, glatten Begrenzung häufig nur die Kuppe einer Schlinge widerspiegeln. Bei hochgradigeren Dünndarmmeteorismus erscheinen aber auch die Umrisse ganzer Schlingen. Diese zeigen häufig eine charakteristische gleichmäßige parallele Rippung, die als Abbild der Kerkringschen Falten diese Schlingen als Dünndarm abstempelt; man findet aber auch nicht allzuselten eine unregelmäßige grobe Felderung, die eine sichere Abgrenzung dem Dickdarm gegenüber unmöglich macht. Breite Flüssigkeitsspiegel sind nicht ohne weiteres dem Dickdarm zuzurechnen, da auch im Dünndarm Spiegel von erheblicher Breite anzutreffen sind.

Gewisse Rückschlüsse auf die Zugehörigkeit der geblähten Schlingen gestattet auch die Veränderung der Magenform, die durch die Verdrängung des Magens durch die aufgetriebenen Därme zustande kommt. Die Umrisse des Magens können auch ohne Kontrastbrei in solchen Verschlußfällen gut zur Anschauung gelangen, bei denen sich infolge Rückstauung eine größere Flüssigkeitsmenge im Magen angesammelt hat. Die Verabreichung einer Kontrastmahlzeit empfiehlt sich im allgemeinen nicht, da in den Fällen, wo deutliche Verdrängungsformen zu erwarten sind, gewöhnlich so hochgradige Wegstörungen bestehen, daß die Belastung des Kranken mit der Kontrastmahlzeit untunlich ist. Durch den Druck stark geblähter Dünndarmschlingen entsteht infolge Einbuchtung des Magenfundus das Bild des sogenannten „reitenden Magens“ oder Kaskadenmagens (Révész, Kloiber, Markó). Der gefüllte Magen zeigt bei sagittaler Durchleuchtung nebeneinanderliegend einen großen kardialen und kleinen pylorischen Sack, die durch eine schmale, nach oben konvexe, zusammenhängende oder unterbrochene Brücke miteinander in Verbindung stehen. Bald nach der Mahlzeit ist, da die Pars pylorica sich rasch entleert, nur noch der kardiale Teil mit einem dem Pylorus zugewandten, dem Karzinomzapfen ähnlichen Auswuchs vorhanden. Bei der frontalen Durchleuchtung tritt die Reitoder Kaskadenform in ähnlicher Weise durch einen breiten hinteren kardialen und dünneren vorderen pylorischen Teil zutage (Markó). Die von Markó als Unterscheidungsmerkmal gegenüber den durch Magenwanderkrankungen bedingten Formveränderungen angegebene Glattwandigkeit der Einwölbung ist nicht in allen Fällen vorhanden (Abb. 258). Die Verdrängungsformen bei der Dickdarmauftreibung zeigen ein anderes Bild. Die Blähung der Flexura lienalis hat eine Einbuchtung der großen Kurvatur im Gefolge, die sich bei Verstärkung der Auftreibung zu einer Rechtsverdrängung des ganzen Magens auswächst; bei Übergreifen des Meteorismus auf das Colon transversum tritt auch eine Verdrängung nach oben ein.

Eigene Beobachtung (Abb. 259). 61 jähriger Mann, vor 4 Tagen mit heftigen Bauchschmerzen und Stuhlverhaltung erkrankt; seit 4 Tagen kein Stuhlgang; selten spärlicher Windabgang. Im Magen kotiger Inhalt. Bauch stark aufgetrieben, überall leicht druckschmerzhaft und tympanitisch, in beiden Lumbodorsalgegenden leerer Schall. Laute klingende Darmplätschergeräusche im Ober- und Unterbauch, verein-

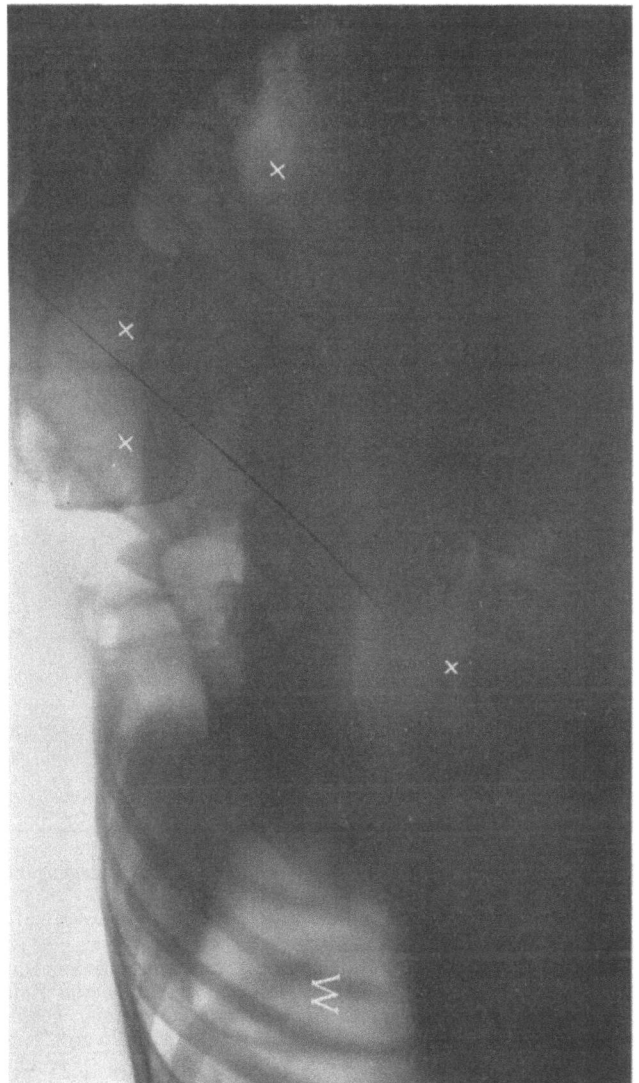

Abb. 260. Tiefer Dünndarmverschluß durch Adhäsion und Torsion. Dorsoventrale Aufnahme in rechter Seitenlage ohne Kontrastmittel. Kyphoskoliose.
M Magenblase, darunter Magenspiegel. ✕ Flüssigkeitsspiegel im Dünndarm.

zelte klingende, aktive Darmgeräusche. Rektale Untersuchung o. B., beim Heraus- ziehen der Finger gehen einige Blähungen ab. Indikan stark vermehrt. Klinische Dia- gnose: Tiefer unvollkommener Dünndarmverschluß. Das Röntgenbild im Stehen ohne Kontrastmittel zeigt zahlreiche, verschieden breite Flüssigkeitsspiegel in der unteren Hälfte des Bauches, auch im kleinen Becken; über den Spiegeln Gasballen, die z. T. größere Abschnitte gedehnter Schlingen widerspiegeln, die durch ihre glatten Umrisse oder durch die gleichmäßige Fiederung sich als Dünndarmschlingen zu erkennen geben. Die Operation stellte einen Adhäsions-Abknickungsverschluß im unteren Ileum auf Grund einer alten tuberkulösen Peritonitis fest.

Eigene Beobachtung (Abb. 260). 33jähriges Fräulein vor 3 Tagen mit heftigen Leibschmerzen, Erbrechen, völliger Stuhl- und Windverhaltung erkrankt. Starke Kyphoskoliose. Es wird etwa 1 l faulig-galliger Mageninhalt ausgehebert. Leib im ganzen, besonders in den mittleren Teilen stark aufgetrieben, tympanitischer Klopfschall. Bei Schütteln der Bauches werden laute Darmplätschergeräusche besonders im Unterbauch hörbar; zeitweise ist links unterhalb des Nabels eine gesteifte Dünndarmschlinge wahrnehmbar. Uterus retroflektiert, klein, beweglich. Rekt. Bef. ohne Bes. Harn enthält Spuren Eiweiß, reichlich Indikan. Diagnose: Tiefer Dünndarmverschluß. Dorsoventrale Röntgenaufnahme in rechter Seitenlage ohne Kontrastmittel. Starke Skoliose. Man sieht einen sehr breiten Flüssigkeitspiegel mit großer, glatt umrandeter Luftblase dicht unter dem Zwerchfell, die dem Magen, mehrere schmalere Spiegel mit

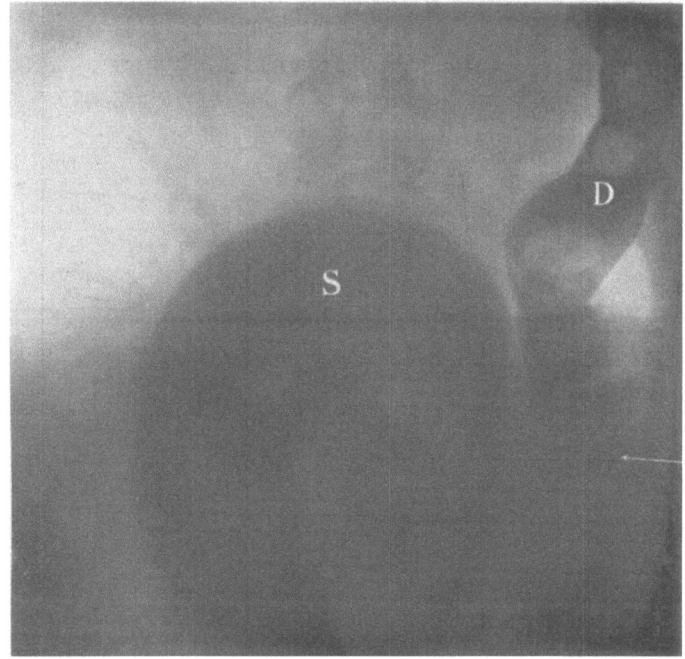

Abb. 261. Stenosierendes Karzinom des S. romanum am Übergang zum Colon descendens (Pfeil).

S S. romanum.   D Colon descendens.   T Colon transversum.

aufsitzender Gasblase, darunter eine im kleinen Becken liegend, die dem Dünndarm angehören. Die stark erweiterten, luftgeblähten Schlingen in der oberen Hälfte des Bildes (linke Bauchseite) zeigen eine unregelmäßige „haustrale" Zeichnung, gehören aber nach dem klinischen Befunde dem Dünndarm an. Bei der Operation wurde eine Abknickung und Torsion des unteren Ileum infolge ausgedehnter Adhäsionen vorgefunden.

Dickdarmstenose. Während wir die Dünndarmstenose im Röntgenbild fast ausschließlich nur an ihren zum Ausdruck kommenden Folgeerscheinungen, Stagnation des Kontrastinhaltes, Erweiterungen der Schlingen, Gasbildung, erkennen können, gründet sich die röntgenologische Diagnose einer mechanischen Behinderung des Dickdarmweges auch auf der direkten Darstellung der stenosierten Darmstrecke selbst, da uns das Kontrastmittel größere Abschnitte oder die ganze Länge des Dickdarmes in zusammenhängender Füllung vor Augen führt. Wir erhalten daher durch die Röntgenstrahlen die Möglichkeit, Verengerungen des Dickdarmes vor Auftreten ausgesprochener klinischer Stenoseerscheinungen zu erkennen und zu lokalisieren. Auf der anderen Seite sind verlangsamter Durchmarsch, Erweiterungen kleinerer oder größerer Abschnitte des Dickdarmes, Luftansammlung für sich allein vorsichtiger im Sinne einer mechanischen Behinderung zu verwerten. Gas findet sich immer normalerweise im Dickdarm besonders an den Scheiteln der Flexuren und kann bei verstärkten Gärungsvorgängen irgendwelcher Art in größerer Ausdehnung den Dickdarm aufblähen; hochgradige Überschreitungen der normalen Austreibungszeiten einzelner Dickdarmabschnitte sehen wir bei den verschiedenen Formen der Obstipation.

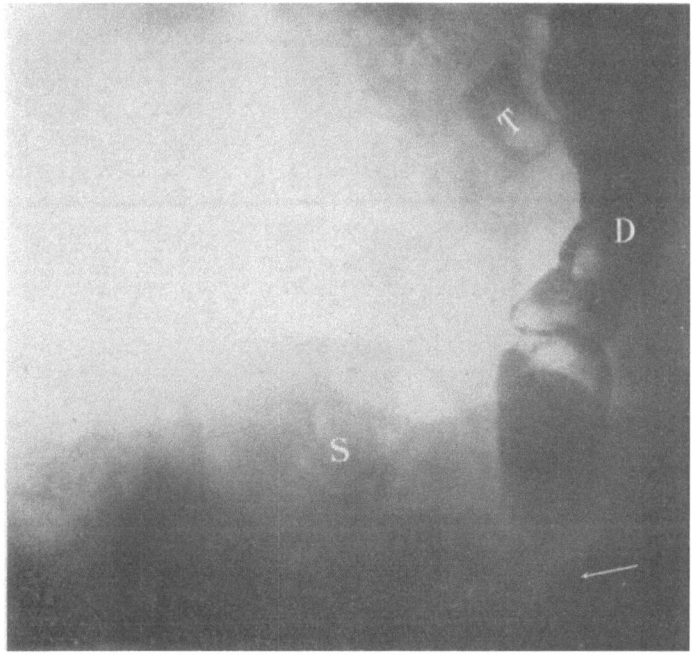

Abb. 262. Derselbe Fall wie Abb. 261 nach teilweisem Ablassen des Kontrasteinlaufes. Die Striktur kommt viel besser zum Ausdruck.
Pfeil zeigt zu weit nach unten.

Wir stellen uns zunächst den Dickdarm durch einen Kontrasteinlauf dar, durch den wir einen Ausguß bis zum Coecum erhalten; besonders die Stenosen der tieferen Dickdarmabschnitte sind mit dieser Methode am sichersten nachzuweisen. Auch mit der Kontrastmahlzeit gelingt es, die Stenose selbst, besonders im Bereich des Coecum und der oberen Dickdarmteile zur Anschauung zu bringen. Bei Stenosen mit gröberen klinischen Erscheinungen genügt häufig eine Aufnahme nach Verabreichung eines Kontrasteinlaufes, um den klinischen Befund zu klären; bei zweifelhaften klinischen Erscheinungen sind Kontrolluntersuchungen gewöhnlich unerläßlich, um nicht groben Täuschungen zu unterliegen. Stierlin empfiehlt bei Verdacht auf hochsitzende Dickdarmstenose zunächst mit der Kontrastmahlzeit zu beginnen und einige Tage später auf jeden Fall mit dem Kontrasteinlauf nachzuuntersuchen, diesen bei zweideutigem Befund einige Tage später zu

wiederholen und wenn nötig, noch eine dritte Kontrolle mit der Kontrastmahlzeit anzuschließen.

Die zuverlässigsten Ergebnisse werden mit der radioskopischen Untersuchungsmethode nach Haenisch auf dem Trochoskop mit Kontrasteinlauf

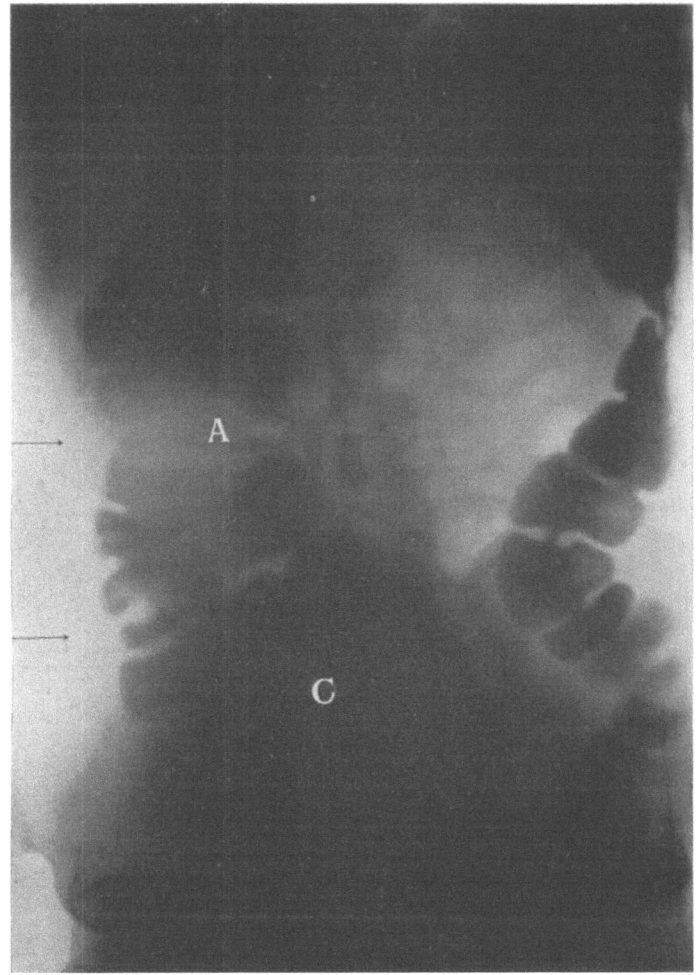

Abb. 263. Megacoecum (C) und Megacolon ascendens (A) infolge Kompression
des Colon transversum durch ein Aneurysma der Bauchaorta. Verdrängung
der rechten Dickdarmhälfte nach medialwärts durch einen großen subfascialen
Bluterguß aus dem geplatzten Aneurysma. Kontrasteinlauf.

erzielt, durch die man direkt das Einlaufen und Vordringen des Einlaufes
beobachtet und eine genaue Vorstellung von der Lage und dem Verlauf der
sich allmählich füllenden Schlingen erhält. Die Füllung des Dickdarmes bis
zum Coecum geht in wenigen Minuten vor sich; die Haustrierung fehlt zunächst und bildet sich erst nach geraumer Zeit aus. Bei vorhandener Verengerung beobachtet man zunächst einen Stillstand im Vordringen des Einlaufes, der je nach dem Grade der Verengerung entweder bestehen bleibt oder

nur kürzere oder längere Zeit anhält. Beobachtet man etwas Auffälliges, einen Stillstand des Einlaufes (Kontrolle der Schlauchleitung!), eine Verengerung der Lichtung, eine ungewöhnliche Schlingenbildung, so wird der Vorgang durch eine Aufnahme im Bild festgehalten und dann die Beobachtung vor dem Schirm fortgesetzt. Am Schluß der Beobachtung wird der Einlauf so-

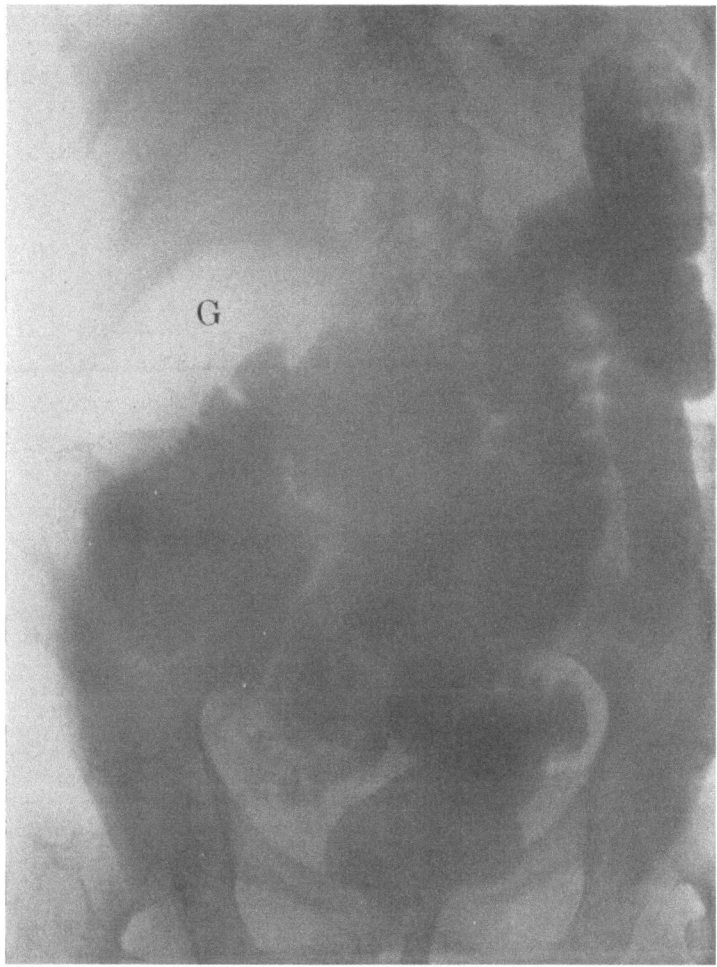

Abb. 264. Verdrängung der Flexura hepatica und des Colon ascendens durch einen subphrenischen Gasabszeß (G).

fort ausgehebert und das Verhalten der verdächtigen Stelle beobachtet. Bei Stenosen entleert sich zunächst der unterhalb der Verengerung gelegene Darmteil, während der obere noch gefüllt bleibt; von Zeit zu Zeit füllt und entleert sich dann weiterhin der untere Abschnitt, während unter normalen Verhältnissen die Entleerung gleichmäßig vom Coecum nach dem Rektum zu erfolgt (Haenisch). Einen guten wenn auch nicht ganz gleichwertigen Ersatz für die zeitraubende, den Kranken ziemlich in Anspruch nehmende Beobachtung des Einlaufes in statu nascendi bietet das Vorgehen von de Quervain und Stierlin. Nach Verabfolgung der halben Einlaufmasse wird die erste Aufnahme gemacht; auf diese Weise können geringgradigere Stenosen durch den Stillstand des Einlaufes zum Ausdruck kommen, welche nach Verabreichung des ganzen Einlaufes durch Weitung des Abschnittes überwunden werden und nicht zur Darstellung zu kommen brauchen. Bei Auftreten von Schmerzen und Stuhldrang wird eine Aufnahme gemacht, ebenso nach Verabreichung des ganzen Einlaufes. Zum Schluß macht man noch eine Auf-

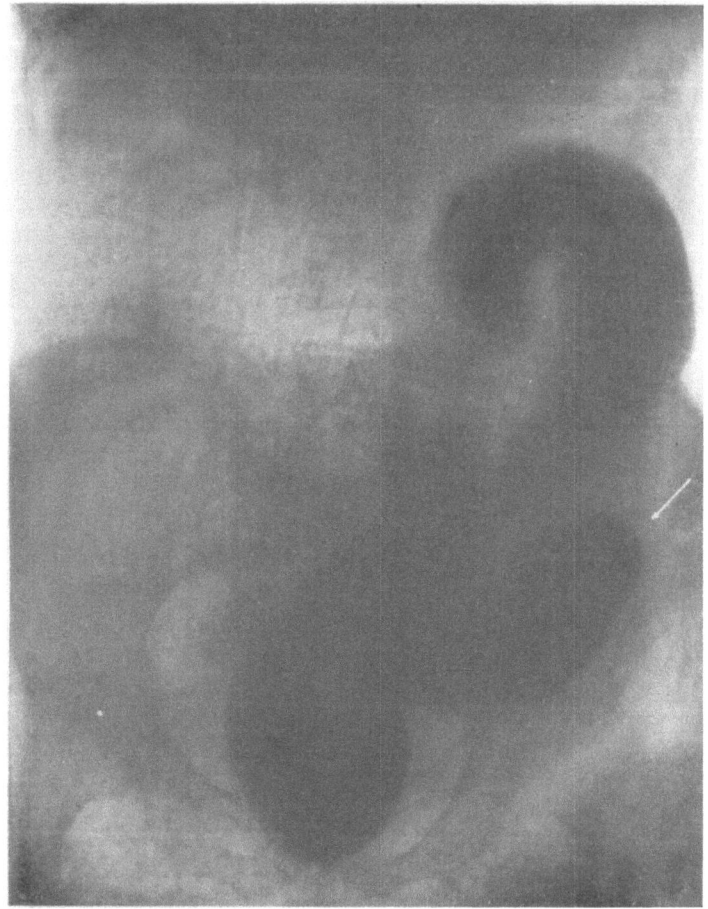

Abb. 265. Verschluß durch ein Karzinom des Colon descendens.
Überkreuzung der Schenkel der langen Flexura sigmoidea. Kontrasteinlauf.

nahme des Einlaufrestes nach Ablassen eines Teiles des Einlaufes, wodurch die Stenose dadurch zur Geltung kommt, daß der Schatten oberhalb des Hindernisses bestehen bleibt, während sich der Darm unterhalb entleert hat (Abb. 261 u. 262).

Eine noch bessere Darstellung der Dickdarmstrikturen verspricht die vor kurzem von Fischer angegebene kombinierte Methode mit Kontrasteinlauf und Lufteinblasung, bei der die Dickdarmumrisse in ausgezeichneter Weise hervortreten.

Durch die zusammenhängende Darstellung des Dickdarmes treten ungewöhnlich starke Schlingenbildungen (Abb. 265, 282, 284), unnatürliche Befestigungen z. B. des Colon transversum am Zwerchfell bei der Zwerchfellhernie, Verdrängungen einzelner Abschnitte ohne weiteres vor Augen. So lassen sich unter Umständen durch eine Aufnahme Zweifel lösen, ob ein tastbarer

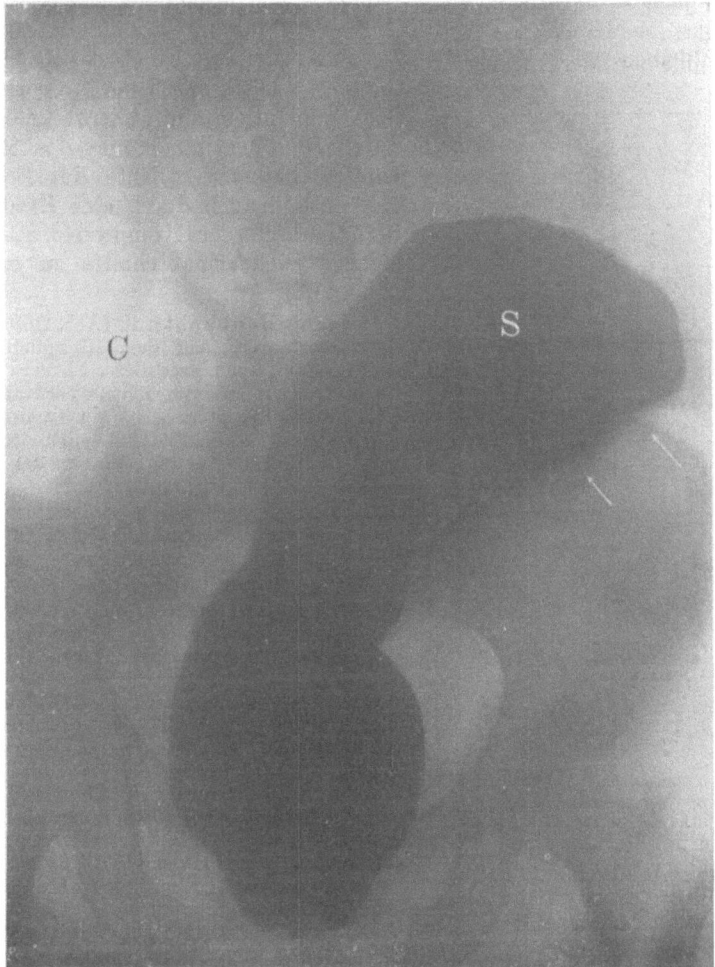

Abb. 266. Karzinom des oberen Schenkels der Flexura sigmoidea.
S Flexura sigmoidea.   C Mächtige Gasblähung des Coecum.   Kontrasteinlauf.

Tumor oder ein undeutlicher Palpationswiderstand dem Darm selbst angehört oder außerhalb des Darmes liegt; auch läßt sich, ähnlich wie aus der Verlagerung und Verzeichnung des Magens aus der Richtung der Verdrängung einzelner Dickdarmabschnitte mit größerer Sicherheit als aus der Verdrängung der Dünndarmschlingen bestimmen, von welchem Organ der verdrängende Körper ausgeht, da die Lage des Dickdarmes durch seine Anheftungspunkte normalerweise festgelegt ist. So sehen wir die Verlagerung des Coecum und Ascendens nach medialwärts bei rechtsseitigem Nierentumor, iliacalen Senkungsabscessen, retroperitonealer Blutung (Abb. 263), die Verdrängung der Flexura hepatica nach unten innen bei rechtsseitiger Wanderniere, Lebervergrößerung, subphrenischem Abszeß (Abb. 264), des Colon transversum nach oben durch große Uterus- oder Ovarialtumoren, des Colon descendens nach medialwärts durch linksseitige Nierentumoren; der Milztumor zeichnet sich nach Stierlein differentialdiagnostisch gegenüber dem Nierentumor durch das Ausbleiben einer stärkeren Verdrängung, besonders durch das Bestehenbleiben der Flexura lienalis aus. Kompressionen des Dickdarmes, die sich auch klinisch durch Störungen in der Stuhlentleerung äußern, geben sich durch eine Verschmälerung des Schattenbandes, geringere Dichte des Schattens, gelegentlich auch durch eine Erweiterung der oberhalb der Kompressionsstelle gelegenen Dickdarmabschnitte zu erkennen (Abb. 263).

Eigene Beobachtung (Abb. 263). 48 jähriger Bierfahrer. Auf dem Röntgenbild sieht man Coecum, Colon ascendens, Flexura hepatica stark erweitert und nach links verdrängt. Die Ursache der Erweiterung ist ein Aneurysma der Bauchaorta, das den 1. u. 2. Lendenwirbelkörper arrodiert und das Colon transversum komprimiert hatte. Die Verdrängung der rechten Dickdarmhälfte wurde durch eine große Blutung unter die Fascie der Ileopsoas hervorgerufen, die von einer Perforation des Aneurysma herrührte.

Eigene Beobachtung (Abb. 264). Bei einer 78 jährigen Frau, die unter dem rechten Rippenbogen einen wurstförmigen, quergestellten, 10 ccm langen, nach unten gut abgrenzbaren Tumor hatte, der Luftschall gab und sich auf Druck unter gurrenden Geräuschen verkleinerte, glaubten wir uns die Diagnose „chronische Coecalinvagination" sicher zu sein, zumal auch die Vorgeschichte, Beginn mit Schmerzen und Brechreiz vor vier Wochen, Auftreten einer Schwellung in der Blinddarmgegend, die sich später nach oben verzog, Schwarzfärbung des Stuhles und Verstopfung, darauf hinwies. Das Röntgenbild aber zeigt, daß die Flexura hepatica und das Colon ascendens durch einen großen subphrenischen Gasabsceß nach unten und medialwärts verdrängt sind. Der Röntgenbefund wurde durch die Operation bestätigt.

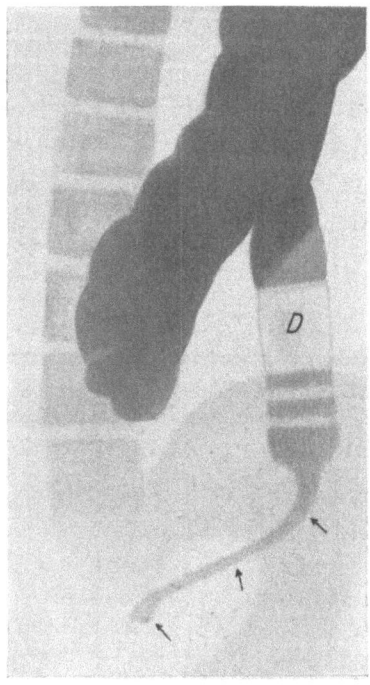

Abb. 267. Proktosigmoiditis tuberculosa. Flexura sigmoidea und Mastdarm sind in ein enges Rohr verwandelt (Pfeile) (nach de Quervain).
D Colon descendens

Für die Ursache der Stenose gibt ihr röntgenologisches Abbild Hinweise, deren Beurteilung in Gemeinschaft mit den klinischen Erklärungen unter Ausnutzung aller Kontrollen erfolgen muß. Die stenosierenden Tumoren, deren hauptsächlichster Vertreter das Karzinom ist, kennzeichnen sich durch einen umschriebenen, mehr oder weniger vollständigen Füllungsdefekt im Kontrastschatten des übrigen Dickdarmes oder durch einen Schattenabriß, der häufig einen kurzen Fortsatz aufweist (Abb. 262, 265, 266). Auch Krebse von einiger Größe, die keine Behinderung des Kotweges verursachen, können sich durch einen Füllungsdefekt zu erkennen geben. Der Schattenausfall ist nicht ohne weiteres als charakteristisch für das Karzinom anzusehen, in ähnlicher Weise findet er sich bei den seltneren narbigen und entzünd-

lichen Stenosen spezifischer und nicht spezifischer Art (Abb. 269). Auch
geschwürige Prozesse des Dickdarmes ohne Einengung der Lichtung, mit
oder ohne Infiltration der tieferen Wandschichten (tuberkulöse und ulceröse
Kolitis), verraten sich durch eine Schattenaussparung, die sich häufig durch
eine glatte, haustrenlose Umrahmung, Streifung und Marmorierung auszeichnet
(Abb. 270). Dieser Schattenausfall verdankt nach Stierlin sein Entstehen
einer durch den Geschwürsreiz hervorgerufenen Hypermotilität des erkrankten

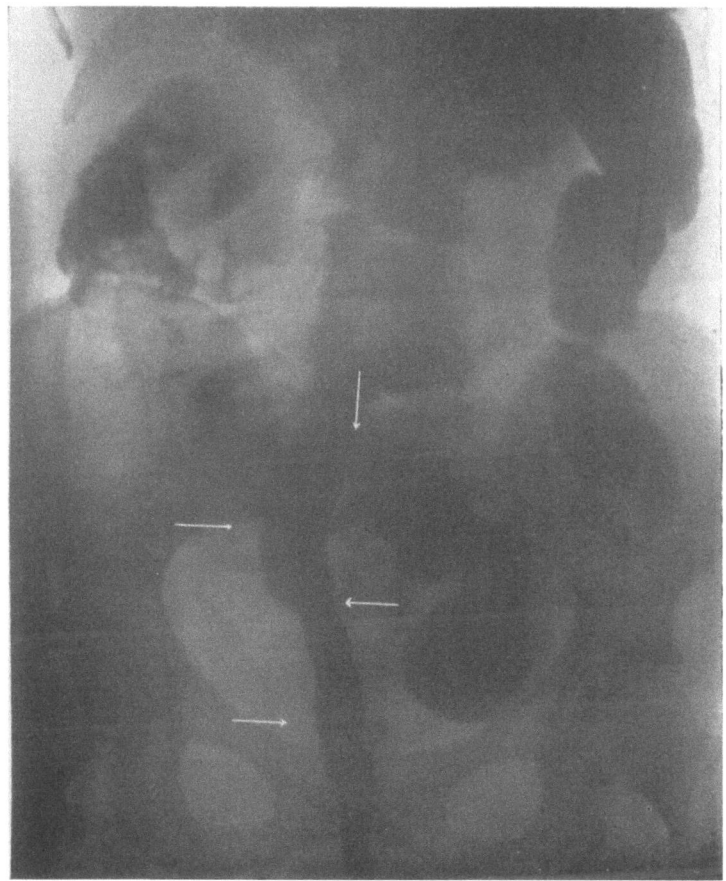

Abb. 268. Stenosierende ulceröse Proktitis. Kontrasteinlauf.

Abschnittes. Der stenosierenden Sigmoiditis entspricht häufiger ein schmales,
längeres, haustrenloses, glattumrändertes Schattenband und ein durch die
narbige Schrumpfung des Abschnittes in der Längsrichtung bedingter ge-
streckter Verlauf, während das Karzinom sich als kurze, unregelmäßige Verengerung abzeichnet (Abb. 267). Einige Male ist es gelungen, aus dem
Vorhandensein kleiner, stachelförmiger, divertikelartiger Schattenauswüchse
am S. romanum die Divertikulitis röntgenologisch als Grund der Sigmoiditis
nachzuweisen (de Quervain, Wolff, Spriggs u. a.).

Eigene Beobachtung. 68 jähriger Mann, seit 6 Wochen zeitweise Bauchschmerzen, die zwei Tage vor der Aufnahme heftiger wurden. Stuhlgang zeitweise leicht verstopft, Blähungsbeschwerden. Links seitlich vom Nabel ist eine faustgroße, längliche Geschwulst zu fühlen. Colon ascendens und transversum zeichnen sich zeitweise auf der Bauchdecke ab. Röntgenuntersuchung. Das Kontrastmittel läuft glatt ohne Beschwerden ein (Abb. 261). Man sieht die prall gefüllte aufrechtstehende Flexura sigmoidea, am Übergang ins Colon descendens eine schmale Aussparung; das Colon descendens ist bis zur Flexura lienalis gefüllt und zeigt sofort eine ausgesprochene

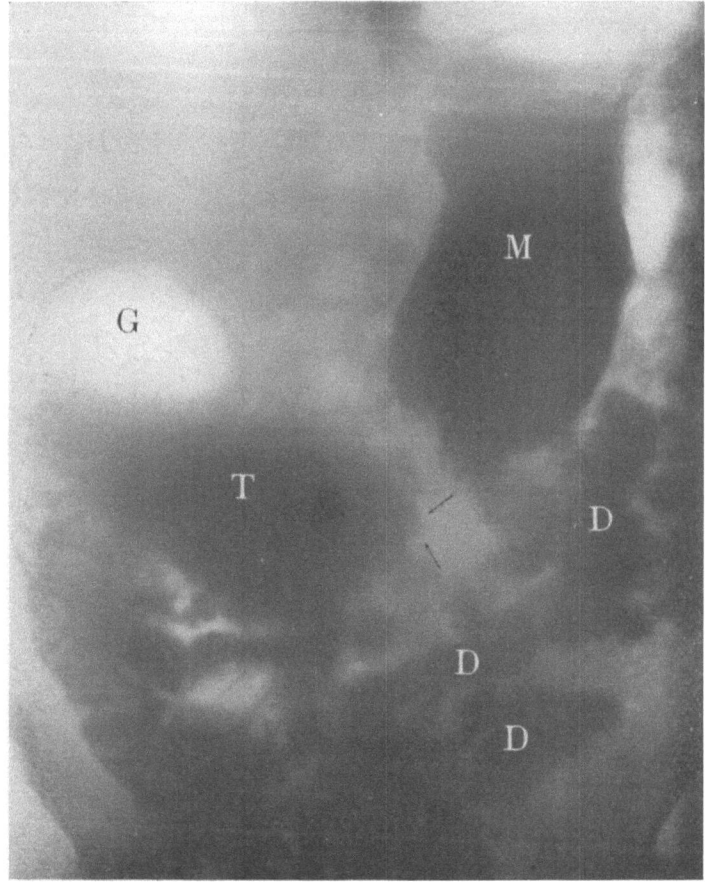

Abb. 269. Narbenstriktur des Colon transversum mit Magenresektion 3 Stunden nach Kontrastmahlzeit (nach Billroth II).
M Magen.   **D** Dünndarm.   **T** Colon transversum.   **G** Große Gasblase in der Flexura hepatica, darunter ein breiter Spiegel.

Segmentierung. Charakteristisch ist erst die zweite Aufnahme nach teilweisem Ablassen des Kontrasteinlaufes (Abb. 262). Das Sigma ist leer, mit Luft gefüllt, so daß die Konturen zu erkennen sind; der Schatten des Colon descendens ist unverändert und endet am Übergang in das Sigma mit einem zapfenförmigen Fortsatze. Colon transversum, ascendens und Coecum sind luftgefüllt. Die Diagnose — Tumor des oberen Sigmaschenkels am Übergang zum Colon descendens — wurde durch die Operation bestätigt.

Eigene Beobachtung (Abb. 265). 65 jähr. Frau. Vor 8 Tagen plötzlich mit Bauchkolik und völliger Stuhl- und Windverhaltung erkrankt. Der Bauch ist bei der

Aufnahme stark aufgetrieben, weich, nicht gespannt, hoch tympanitisch; im Unterbauche plätschernde Darmschlingen nachweisbar. Das Coecum ist als stark geblähte Schlinge deutlich durchzufühlen; rektal kein Tumor nachweisbar. Es wird ein Karzinom der Flexura sigmoidea angenommen. Der Kontrasteinlauf stockt, nachdem etwa $^3/_4$ l eingeflossen sind. Auf dem Bilde sieht man die ungewöhnlich lange, bis ins linke Hypochondrium hinaufreichende Flexura sigmoidea, deren Schenkel sich am Fußpunkte überkreuzen; der Einlauf selbst ist über die Fußpunkte hinaus vorgedrungen und schneidet am unteren Ende des Colon descendens nach oben bogenförmig scharf ab. Bei der Operation wurde ein strikturierender Krebs am unteren Ende des Descendens gefunden, dessen bleistiftdicke Lichtung durch einen Kirschkern völlig verschlossen war.

Eigene Beobachtung (Abb. 266). 67 jährige Frau. Seit 1 Jahr langsam zunehmende Stuhlbeschwerden; in der letzten Zeit war der Stuhl bandförmig. Seit 4 Tagen kein Stuhl, vereinzelt noch Blähungen, Auftreibung des Leibes und anfallsweise heftige Leibschmerzen. Bauch stark aufgetrieben, weich; unterhalb des Nabels und im rechten Hypogastrium armdicke Darmschlingen sicht- und fühlbar, die hochtympanitischen, metallischen Perkussionsklang geben.

Vaginale, rektale Untersuchung ohne Besonderheit. Kontrasteinlauf (1 l) fließt glatt ohne Beschwerden ein. Der Schatten schneidet scharf im oberen Schenkel der Flexura sigmoidea ab. Mastdarm und Flexura sigmoidea sind stark geweitet, fassen 1 l Flüssigkeit. Im Bereich des Coecum-Ascendens-Transversum große Gasblasen. Die Diagnose — strikturierender Krebs des S. romanum — wurde durch die Operation bestätigt.

Beobachtung de Quervain (Abb. 267). 38 jährige Frau leidet seit $1^1/_2$ Jahren an hartnäckiger Verstopfung im Wechsel mit Durchfällen und Bauchschmerzen besonders bei der Entleerung. 5 cm oberhalb des Afters sind zwei ringförmige, 1 cm voneinander entfernte, scharfe, nur für den kleinen Finger durchlässige Strikturen zu fühlen. Kontrasteinlauf: Die Flexura sigmoidea stellt sich als ein schmales, leicht S-förmig geschwungenes, annähernd parallelrandiges Schattenband dar, das sich von der linken Beckenschaufel ins kleine Becken hinab erstreckt. Umrisse und Füllung sind rein gekörnt. Durch die Operation wurde eine tuberkulöse Proktosigmoiditis mit derber Wandinfiltration festgestellt.

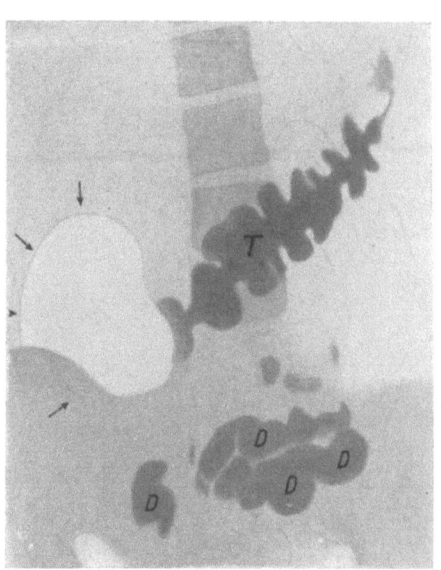

Abb. 270. Tuberkulose des Coecum und Colon ascendens (nach Stierlin). $4^1/_2$ Stunden nach Kontrastmahlzeit.

Eigene Beobachtung (Abb. 268). 46 jährige Frau. Seit 10 Jahren Stuhlverstopfung, seit 4 Jahren Darmverengung; Stuhl bandförmig, nur auf Abführmittel oder Einlauf. Seit 3 Wochen Blut- und Eiterabgang. Rektalbefund: 6 cm oberhalb des Afters sitzt eine für die Fingerkuppe eben durchgängige, zirkuläre Striktur. Wassermann stark positiv. Nach Erweiterung der Striktur durch Bougieren wird rektoskopisch festgestellt, daß der Mastdarm oberhalb der Striktur diffus verengert, die Schleimhaut geschwürig verändert ist; ein tieferes Eindringen mit dem Rektoskop ist unmöglich. Röntgeneinlauf: Das ganze Rektum bis zum S. romanum stellt sich als ein schmales Schattenband dar; am Übergang zum S. romanum ist ein schmaler Schattenausfall vorhanden (oberer Pfeil), der einer zirkularen, narbigen Verengerung ähnlich der unteren Mastdarmverengerung zu entsprechen scheint.

Eigene Beobachtung (Abb. 269). 41 jähriger Mann. Narbenstriktur des Colon transversum nach Magenresektion (nach Billroth II) Vorgeschichte S. 483.

Beobachtung Stierlin (Abb. 270). Tuberkulose des Coecum und Colon ascendens. 16 jähriges Mädchen; vor 2 Jahren appendektomiert; sechs Monate später Darmblutung. Seit 14 Tagen Stechen in der rechten Nierengegend und Diarrhoe. Abgemagert, blaß. Bauch nicht aufgetrieben; in der Blinddarmgegend nicht abgrenzbare

Resistenz. Röntgenuntersuchung: $4^1/_2$ Stunde nach der Mahlzeit ist ein Konvolut unterer Darmschlingen und das Colon transversum an der Feigenkranzform des Schattens deutlich erkennbar. Die Außenbegrenzung des Coecum-Ascendens ist als feiner, zum Teil unterbrochener, gebogener Streifen sichtbar; ein massiver Füllungsschatten fehlt, starke Gasansammlung. Operationsbefund: Zahlreiche Verwachsungen im Bauche. Coecum und Colon ascendens sind in ein starres Rohr verwandelt, auf der Serosa Knötchen.

Die chronischen Coecal- und Coloninvaginationen, die bisher nur vereinzelt Gegenstand der radioskopischen Untersuchung gewesen sind, spiegeln sich im Röntgenbild nicht einheitlich wieder. Während in einem Fall von Groedel die Ileocoecalinvagination nur als Stenose in den Folgezuständen, Aufrollung und verzögerte Entleerung des Dünndarmes ihren Ausdruck fand, haben sich in anderen Fällen Schattengebilde abgezeichnet, die den Gedanken an eine Invagination sehr nahe legten. In einer Beobachtung von Lehmann setzte sich der im Quercolon scharf abschneidende Einlaufschatten an den äußersten Ecken der Unterbrechung durch zwei schmale, 15 bis 20 cm lange, haustrierte Schatten fort, die zwischen sich noch ein ganz schmales, eben erkennbares Wismutband faßten. Andere Untersucher erzielten mit der Kontrastmahlzeit deutungsfähigere Bilder als mit dem Einlauf (Stierlin, Altschul, Muff). Besonders in der Beobachtung von Muff gibt das Röntgenbild die Form- und Lageveränderung des beteiligten Darmabschnittes, die Fältelung der Scheide und sogar den führenden Tumor als getreues Abbild der Invagination wieder (Abb. 271). Bei der Differentialdiagnose zwischen Rektaltumor und Invagination der unteren Dickdarmabschnitte läßt sich ein Tiefstand der Flexura lienalis für Invagination verwerten (Karewski).

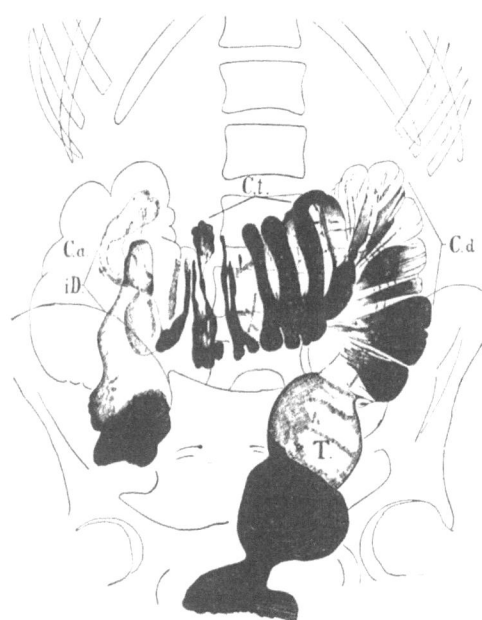

Abb. 271. Invaginatio ileocolica (nach Muff).
Aufnahme 10 Stunden nach Einnahme des Kontrastbreies. **iD.** invaginierter Dünndarm. **C.a.** Colon ascendens. **C.t.** (Colon transversum) und **C.d.** (Colon descendens) zeigen eine für Invagination typische Form der Haustrierung. **T.** Tumor (Fibrosarkom).

Für Stenosen auf dem Boden von Verwachsungen sprechen nach Haenisch längere Verengerungen des Schattens, besonders wenn eine allmähliche Verjüngung vorliegt oder mit der Zeit eine Segmentierung eintritt. Besonders ist hier der Abknickungen und Verengerungen an der Flexura lienalis und hepatica auf Grund perikolitischer Verwachsungen und Schwartenbildungen zu gedenken, die sich in ausgesprochenen Fällen durch die spitzwinklige Ausziehung der Flexur nach oben und die Aneinanderlagerung der beiden Schenkel auf eine längere Strecke hin bei frontaler und sagittaler Durchleuchtung kennzeichnen. Hier kommt auch die Ventilbildung gelegentlich im Röntgenbild in schöner Weise zum Ausdruck

(Abb. 272). Hochgradige schwartige Verengerungen können durchaus dem Karzinomausguß gleichen, so daß in der Beurteilung die klinischen Erhebungen das letzte Wort zu sprechen haben (Abb. 273).

Eigene Beobachtung. 32 jährige Frau. Klagt über zeitweilige heftige Kolikschmerzen; zeitweise Stuhlstörungen, die in einem Wechsel von Verstopfung und Durchfällen bestehen. Der Leib ist leicht aufgetrieben, weich und in der rechten Bauchseite etwas druckempfindlich. Von Zeit zu Zeit wird das sich steifende Coecum als entenei-

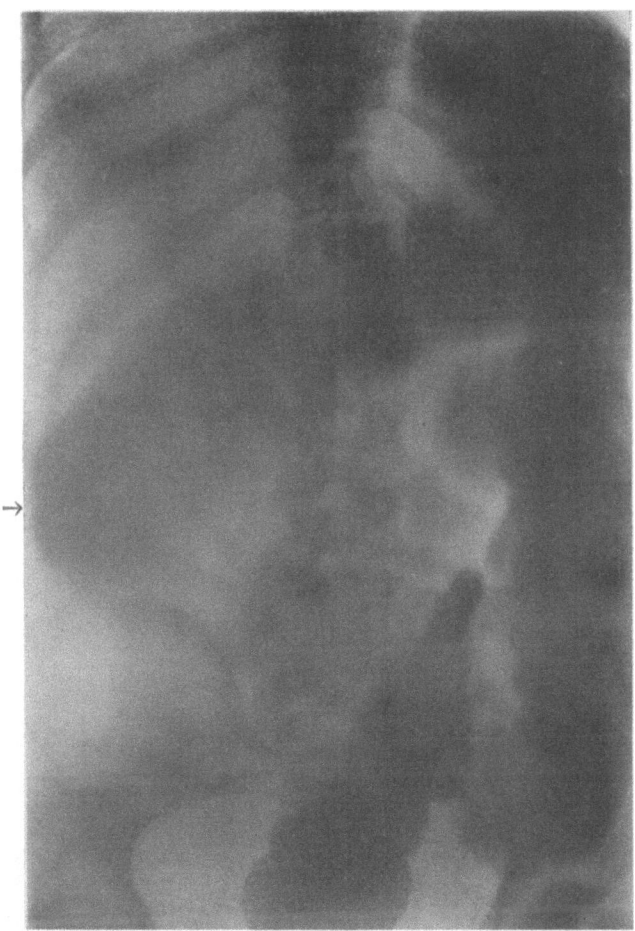

Abb. 272. Ventilstenose an der Flexura hepatica durch Adhäsionen (Pfeil).
Colon ascendens und Coecum mit Luft angefüllt. Kontrasteinlauf.

großer, praller Tumor fühlbar und verschwindet wieder unter glucksenden und gurrenden Geräuschen. Röntgenuntersuchung mit Kontrastmahlzeit. Bereits nach 5 Stunden wird baryumhaltiger Stuhl entleert. Nach 24 Stunden finden sich noch größere Reste im Mastdarm, ein kleiner Rest im Coecum. Das Coecum zeigt außergewöhnlich starke Kontraktionsringe. Einlaufbild (Abb. 272). Der Einlauf läuft glatt ein. Der Dickdarm ist bis zur Flexura hepatica prall gefüllt, hier schneidet der Schatten mit konvexer Bogenlinie scharf ab. Colon ascendens und Coecum sind mit Luft gefüllt. Spätere Aufnahmen zeigen keinen nachträglichen Übertritt von Kontrastinhalt in das Ascendens und Coecum. Die Diagnose wurde auf Ventilstenose durch Verwachsungen gestellt. Bei der Operation fand sich eine Torsion des Colon ascendens nach außen durch eine Membran, ferner eine Verwachsung des geschrumpften Netzes mit dem Coecum in breiter Ausdehnung, die eine Torsion und Abknickung am oberen Ascendens und an der Flexura hepatica bedingte.

Eigene Beobachtung. 47 jähriger Mann. Vor 4 Jahren Rippenresektion wegen linkseitigem Empyem. Seit 14 Monaten zeitweise heftige krampfartige Schmerzen im Leibe, Verhalten von Stuhl und Blähungen. Wird jetzt nach 5 wöchiger Behandlung wegen Magengeschwüres als perforiertes Magengeschwür auf die Abteilung gelegt. Bei

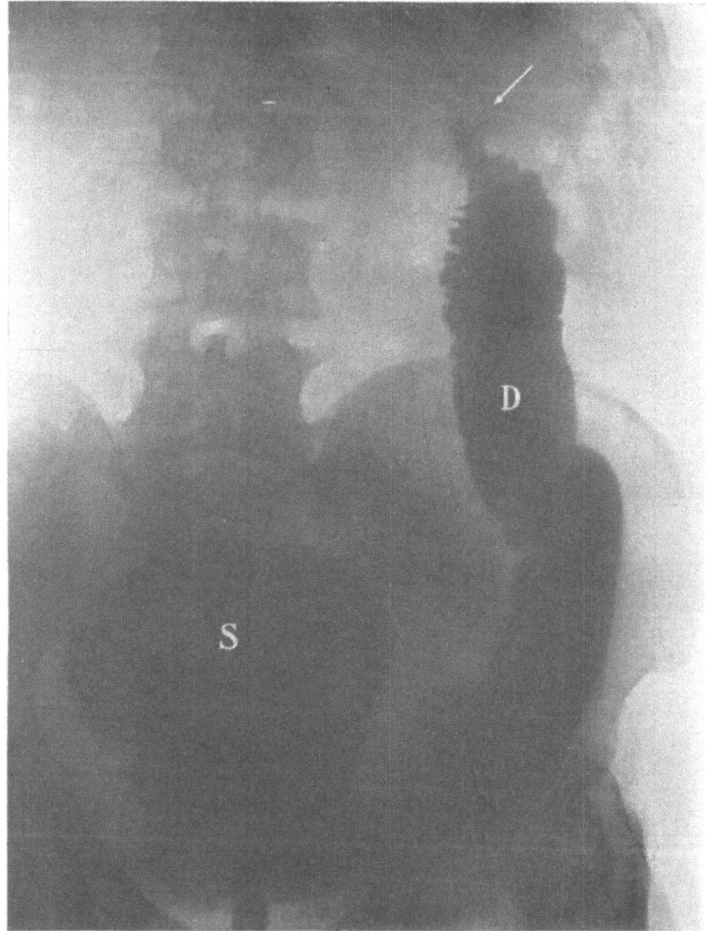

Abb. 273. Striktur der Flexura lienalis durch Schwarten (Pfeil).
D Colon descendens.   S Flexura sigmoidea.

der Aufnahme fand sich ein stark aufgetriebener, tympanitisch-metallisch klingender Bauch, in den abhängigen Partien des rechten Hypogastrium gedämpfter Klopfschall; die Leberdämpfung war aufgehoben, der Leib im ganzen leicht druckempfindlich. Im Magen galliggefärbte Massen. Rektale Untersuchung ohne Bef. Anlegen einer Coecalfistel wegen Verschlusses in der untern Hälfte des Dickdarmes. Kontrasteinlauf nach Erholung des Kranken (Abb. 273); nach Einfluß von $^1/_2$ l stockt der Einlauf. Der Kontrasteinlauf ist bis zur Flexura lienalis vorgedrungen und verjüngt sich hier zu einer feinen Spitze. Wegen des vorausgegangenen Empyems wird eine entzündliche Stenose angenommen, ein Tumor läßt sich auf Grund des Röntgenbildes aber nicht ausschließen. Bei der Operation fanden sich die Schenkel der Flexura lienalis unlöslich in schwartige, derbe Massen eingebettet, die hauptsächlich von der Milz und dem Pankreas gebildet wurden und eine hochgradige spitzwinklige Ausziehung der Flexur zur Folge hatten.

Durch Spasmen können ebenfalls Füllungsdefekte, schmale und segmentierte Schattenbänder, also ähnliche Bilder wie bei organischen Stenosen hervorgerufen werden; sie sind dadurch von diesen abzugrenzen, daß die Schattenveränderungen während der Beobachtung vor dem Schirm ver-

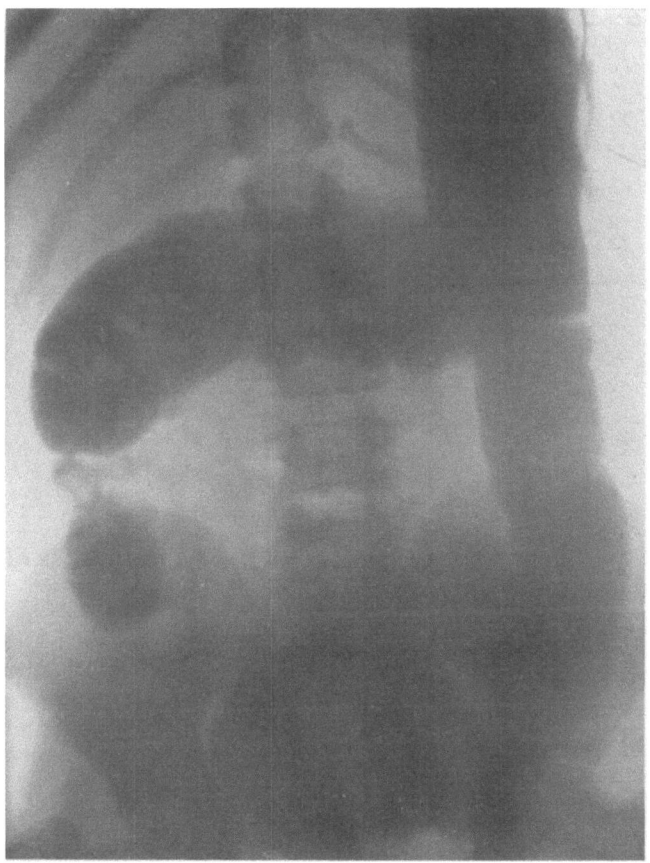

Abb. 274. Spasmus des Colon ascendens. Doppelflintenlagerung der Schenkel der Flexura lienalis. Kontrasteinlauf.

schwinden oder bei späteren Aufnahmen nicht mehr zutage treten. Liegen einwandsfreie, mit dem Röntgenergebnis sich deckende klinische Erscheinungen nicht vor, so kann man sich nur durch die Wiederholung der Untersuchung und durch die kombinierte Kontrolluntersuchung mit Mahlzeit und Einlauf vor Täuschungen schützen.

Eigene Beobachtung (Abb. 274). 10jähriges Mädchen; der Vater soll an Lues gelitten haben. Seit zwei Jahren bestehen krampfartige Schmerzen im Leibe, die besonders um den Nabel und in der rechten Bauchseite auftreten. Bei der Aufnahme wurde ein leichter Druckschmerz und geringe Anspannung der Bauchdecken in der

Coecalgegend, sonst klinisch nichts Krankhaftes festgestellt. Kontrasteinlauf. Der Dickdarm ist bis zum Colon ascendens prall gefüllt. Descendens und Transversum sind an der Flexura lienalis scheinbar doppelflintenartig aneinander gelagert. In der Mitte des Ascendens findet sich ein 2 cm breiter Füllungsdefekt, der nur Schattenspuren aufweist, während das Coecum wieder größere Kontrastmengen enthält. Auf Grund des Röntgenbildes wird eine Tuberkulose des Ascendens angenommen. Eine Kontrolluntersuchung wurde unterlassen. Bei der Operation wurden Colon ascendens und Coecum völlig normal angetroffen. Der sehr lange, nicht entzündlich veränderte Wurmfortsatz wurde entfernt; er enthielt sehr viele Oxyuren. Der Füllungsdefekt im Colon ascendens ist daher wohl auf einen Spasmus vermicularis zu beziehen.

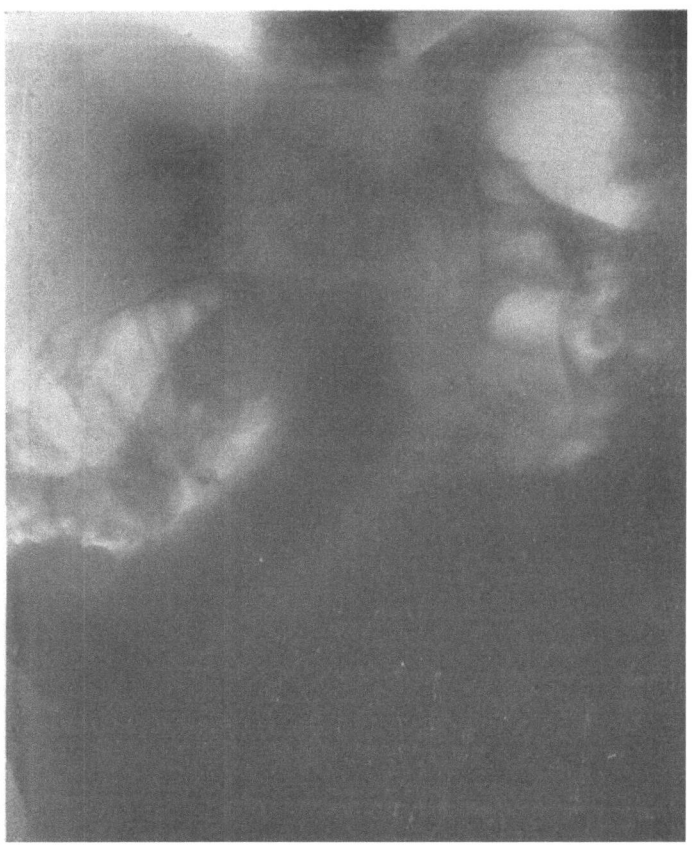

Abb. 275. Strikturierendes Karzinom des Colon pelvinum.
Mächtige Gasblasen und Kontrastspiegel in Milz- und Leberflexur.
22 Stunden nach der Kontrastmahlzeit.

Die Folgeerscheinungen der dekompensierten Dickdarmstenosen kommen wie bei den vorgeschrittenen Dünndarmstenosen durch charakteristische Bilder zur Geltung. Man sieht die Aufstauung des Konstrastinhaltes und der Gase vor der Stenose und die bisweilen hochgradige Erweiterung des prästenotischen Dickdarmabschnittes. Häufig kommt auch die Appendix zur Darstellung; unter 31 beobachteten Appendixschatten Stierlins handelte es sich 12 mal um eine Dickdarmstenose. Bei starker Aufstauung, bei welcher der Inhalt auch in den tieferen Dickdarmabschnitten bis zu einem gewissen Grade flüssig ist, trifft man bei der Aufnahme im Stehen die charakteristischen, horizontalen Kontrastspiegel mit darüber befindlichen Gasblasen an (Abb. 275, 276). Steifungen des Quercolon bei Verengerungen der tieferen Dickdarmabschnitte geben sich, worauf Fritsche und Stierlin aufmerksam gemacht haben, durch eine charakteristische Bogenstellung des Transversum nach oben kund, die durch die Kontraktion der Ringmuskeln zustande kommt und zugleich mit einer Längsdehnung des Dickdarmes verbunden ist, da die Längsmuskeln an der Kontraktion nicht teilnehmen. Die schon physiologischerweise an verschiedenen Dickdarmabschnitten vorhandene Antiperistaltik ist bei Stenosen besonders ausgesprochen (Abb. 281 u. 282)

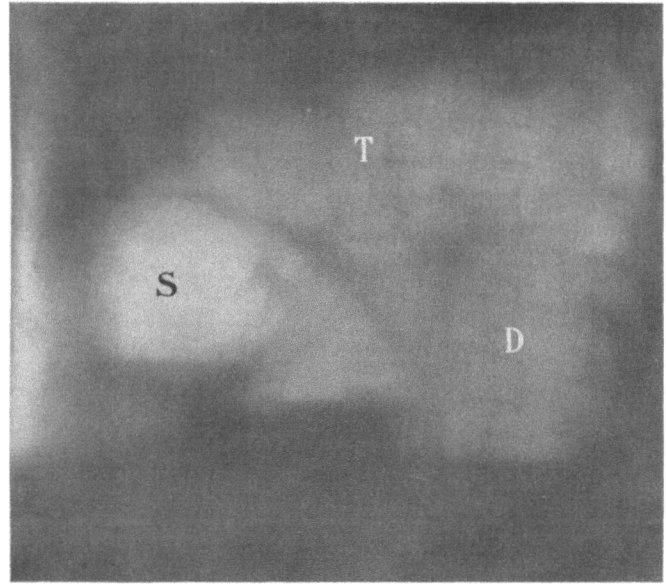

Abb. 276. Verschluß durch Karzinom des Colon pelvinum.
Mächtige Gasansammlung im Colon transversum (T), descendens (D) und Scheitel der Flexura sigmoidea (S). Flüssigkeitsspiegel im C. desc. und in den Schenkeln der bis in den rechten Oberbauch ragenden Flexur.
Aufnahme im Stehen ohne Kontrastmittel.

Bei der Coecalstenose haben wir die gleichen Erscheinungen wie bei der tiefen Dünndarmstenose, Stauung des Kontrastmittels in der untersten Ileumschlinge, Verbreiterung und Aufrollung dieser Schlingen, Gasbildung im Dünndarm.

Eigene Beobachtung. 41jähriger Mann. Vor 4 Monaten wegen eines stenosierenden und penetrierenden Pylorusulcus Magenresektion nach Billroth II. Seit einem Monate bestehen kolikartige Leibschmerzen, auch beobachtet der Kranke seit einigen Wochen das schmerzhafte Aufbäumen einer Darmschlinge in der rechten Bauchseite. Bei der Aufnahme ein umschriebener Meteorismus in der rechten Bauchseite; von Zeit zu Zeit treten deutliche Steifungen des Coecum und der rechten Transversumhälfte auf. Röntgenaufnahme 3 Stunden nach der Kontrastmahlzeit (Abb. 269). Der Magen enthält noch große Bariumreste. Die Anastomose ist sichtbar. Die Dünndarmschlingen sind in großer Ausdehnung gefüllt. Coecum, Colon ascendens und transversum stark erweitert, mit Kontrastbrei gefüllt. Im Scheitel der Leberflexur findet sich eine große Gasblase über einem breiten, unregelmäßigen, horizontalen Kontrastspiegel. Aus dem breiten Schattenabschnitt in der Mitte des Transversum ragt ein kleiner, schmaler Fortsatz hervor. Die Diagnose — narbige Striktur des Colon transversum — wurde durch die Operation bestätigt (S. 338).

Eigene Beobachtung. 45 jähriger Mann. Mit 29 Jahren durch Lues infiziert. Seit 5 Wochen hartnäckige, nur durch Einläufe und Abführmittel zeitweise zu behebende Verstopfung. Befund: Leib im ganzen aufgetrieben, zeitweise deutliche Steifung der stark erweiterten Flexura sigmoidea und des Quercolon. Bei bimanueller Palpation läßt sich

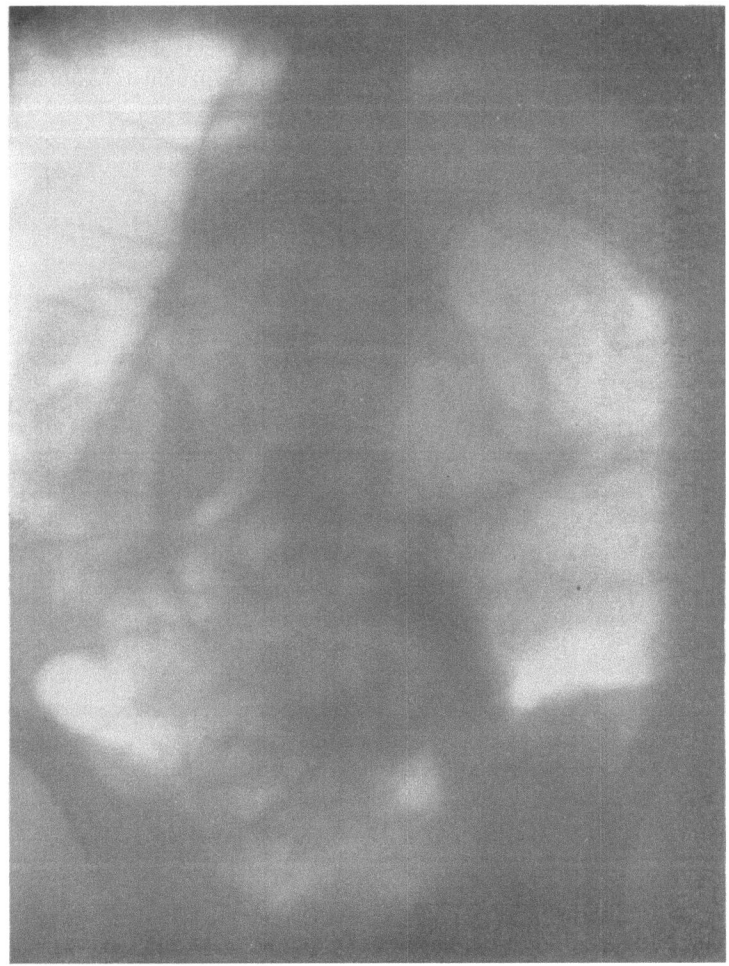

Abb. 277. Volvulus der Flexura sigmoidea (dorso-ventrale Ansicht).

dem rektal eingeführten Finger ein dem Colon pelvinum angehöriger Tumor entgegendrücken. Kontrasteinlauf fließt nur zum kleinen Teil ein und schneidet scharf am oberen Ende des Colon pelvinum ab. Der ganze Dickdarm darüber ist mit Luft angefüllt. Die Aufnahme 22 Stunden nach der Kontrastmahlzeit (Abb. 275) zeigt den Kontrastbrei bis zum Sigma vorgedrungen. Der ganze Dickdarm ist hochgradig erweitert. Das Colon transversum ist stark verlängert und reicht bis in das kleine Becken hinunter; Colon transversum und descendens doppelflintenartig nebeneinander gelagert. Riesige Luftblasen füllen die Flexura hepatica, die linke Hälfte des Colon transversum und den Scheitel der Flexura lienalis aus. Die Flexura lienalis steht sehr hoch und drängt die Zwerchfellkuppe in die Höhe. In der Flexura hepatica und in den Schenkeln der Milzflexur finden sich Kontrastspiegel. Bei der Operation wurde nach vorhergegangener Colostomie ein die Lichtung bis auf Kleinbleistiftdicke einengendes Karzinom des Colon pelvinum entfernt.

Auch ohne Kontrastmittel erhält man beim Dickdarmverschluß zum Teil eindrucksvolle, die klinische Diagnose bestätigende oder ergänzende Bilder. Vor allem geben sich hier die durch die Gasbildung hochgradig erweiterten Dickdarmabschnitte vor der Stenose durch eine mächtige Aufhellung kund, die als solche durch die grobe Haustrierung, Form, Lagerung und Dicke der Wandumrisse oft mit Sicherheit festzustellen sind; auch die Aufstauung und Verflüssigung des Dickdarminhaltes vor der Stenose findet bei Aufnahme in aufrechter Körperhaltung ihren Ausdruck in der Bildung von Flüssigkeitsspiegeln mit aufsitzender Luftblase; bei Rückstauung in den Dünndarm sehen wir auch hier Gasblasen und Spiegel auftreten. Mit Hilfe einer solchen Aufnahme erhalten wir mitunter eine genauere Lokalisation der Verschlußstelle als durch die klinische Untersuchung allein, gelegentlich auch unter Verwertung der klinischen Erfahrungen Anhaltspunkte für die Art des Verschlusses; wenn nötig, kann dann noch durch Verabreichung eines Kontrasteinlaufes eine weitere Klärung erstrebt werden.

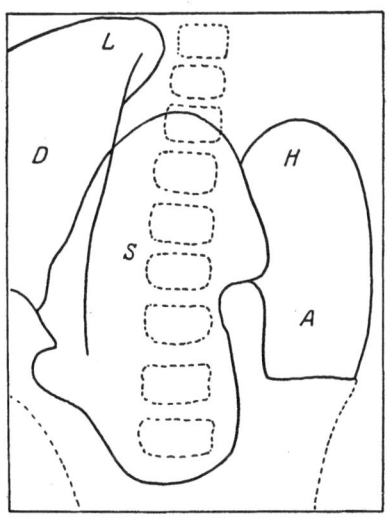

Abb. 278. Erklärung zu Abb. 277.
A Colon ascendens.   *H* Flexura hepatica.
S Flexura sigmoidea.   *L* Flexura lienalis.
D Colon descendens.

73jähriger Mann. Seit längerer Zeit schwerer Stuhlgang, jetzt seit 8 Tagen kein Stuhl trotz Abführmitteln und Einläufen, Aufstoßen, kein Erbrechen; starke kolikartige Bauchschmerzen. Faßförmig aufgetriebener, leicht druckempfindlicher und gespannter Bauch; keine deutlichen Steifungen auslösbar, metallischer Perkussionsklang über dem Oberbauch, Plätschern im Bereich des ganzen Bauches. Rektale Untersuchung o. Bef. **Röntgenaufnahme im Stehen ohne Kontrastmittel** (Abb. 276): Mächtige Gasansammlung im Colon transversum, descendens und Scheitel der Flexura sigmoidea; Flüssigkeitsspiegel in den Schenkeln der Flexur und des Colon descendens. Der Scheitel der Flexura sigmoidea reicht bis in den rechten Oberbauch. Die Operation (Colostomie) bestätigt die Diagnose: Karzinom am Übergang des Sigma in das Colon pelvinum.

Eigene Beobachtung. *18jähriges Mädchen.* Vor 7 Monaten Volvulus der Flexura sigmoidea; bei der damals vorgenommenen Operation wurde die Flexur zurückgedreht. Jetzt besteht seit 8 Tagen Stuhlverstopfung, seit 36 Stunden gehen keine Winde mehr ab und bestehen heftige Leibschmerzen. Der Bauch ist bei der Aufnahme faßförmig aufgetrieben, hart und im ganzen druckschmerzhaft; überall hoher tympanitischer Metallklang. In der Mitte des Bauches erhebt sich eine armdicke Schlinge etwas über das Niveau des übrigen Bauches. **Röntgenaufnahme in Rückenlage ohne Kontrastmittel** (Abb. 277). Der ganze Bauch ist durch mächtige Gasblasen völlig aufgehellt. Coecum, Colon ascendens, und descendens zeichnen sich in ihrem Verlaufe durch die Gasaufhellung ab. In der Mitte des Bauches erstreckt sich eine gut handbreite riesige Luftblase von der Symphyse bis zum 12. Brustwirbel, die der aufrechtstehenden Flexura sigmoidea entspricht. Die Drehung an der Kreuzungsstelle der beiden Schenkel kommt nicht so gut wie in einem Falle von Hintze zum Ausdruck. Bei der Operation fand sich eine riesige aufrechtstehende, um 180° gedrehte Schlinge vor, deren Drehpunkt im kleinen Becken lag.

Eigene Beobachtung. *28jähriger Mann.* Im Felde vor 4 Jahren durch linksseitigen Brust-Bauchschuß schwer verwundet; seitdem zweimal ein Anfall von heftigen

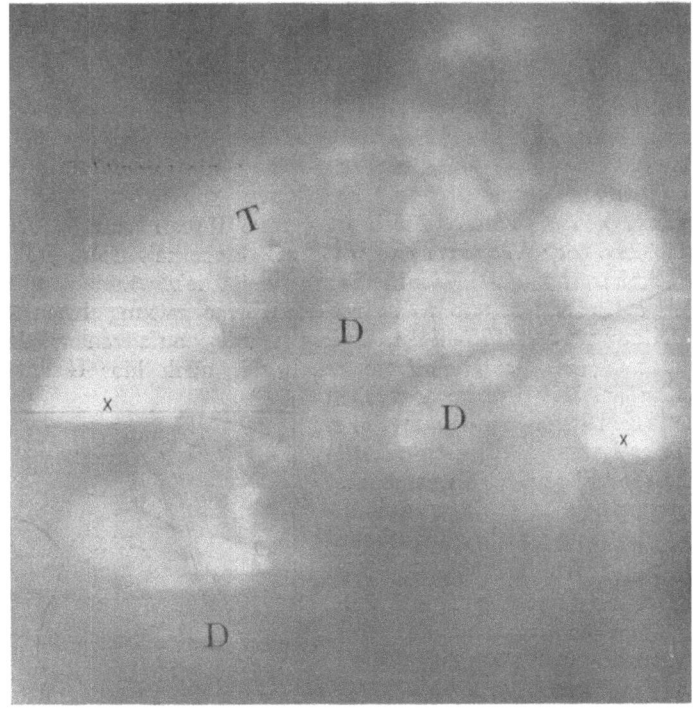

Abb. 279. Eingeklemmte linksseitige Zwerchfellhernie.
Die zahlreichen Flüssigkeitsspiegel (auch bei ✕ ✕) gehören dem Dünndarm an.
Aufnahme im Stehen ohne Kontrastmittel.
T Colon transversum.   **D** Dünndarm.

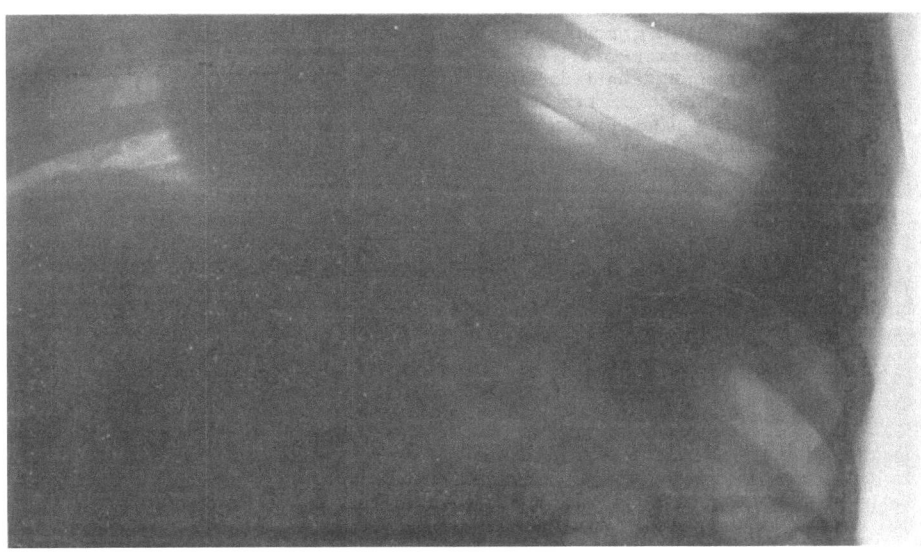

Abb. 280. Eingeklemmte linksseitige Zwerchfellhernie.

Bauchschmerzen. Der dritte Anfall setzte vor 5 Tagen mit heftigen linksseitigen Bauchschmerzen, verbunden mit Durchfällen im Anschluß an das Tragen von schwerem Gepäck ein; seit 24 Stunden völlige Stuhl- und Windverhaltung. Bei der Aufnahme ist der Bauch stark aufgetrieben, die Leberdämpfung verschwunden; überall besteht hoher tympanitischer Klopfschall; in der ganzen linken und in der rechten Unterbauchseite sind mit dem Stethoskop laute, klingende Dünndarmplätschergeräusche nachweisbar, zugleich hört man auch über dem Unterbauch deutlich die fortgeleiteten Herztöne. Eine linsengroße Narbe (Einschuß) findet sich in der vorderen

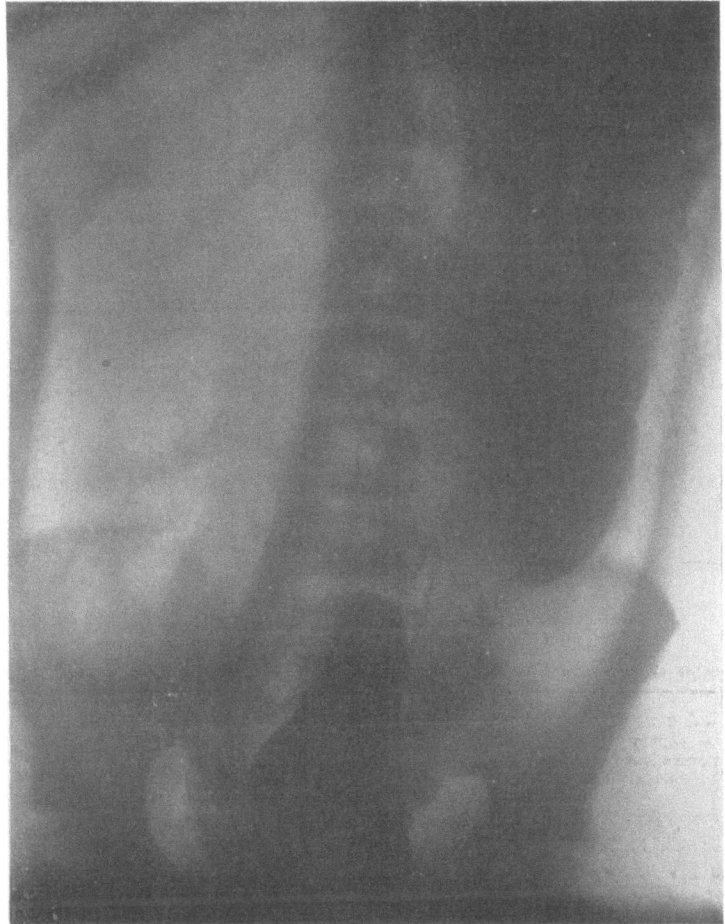

Abb. 281. Hirschsprungsche Krankheit.
Aufnahme im Anschluß an die Verabreichung des Kontrasteinlaufes.

Axillarlinie handbreit oberhalb der Brustwarze, eine pfennigstückgroße Narbe (Ausschuß) 3 querfingerbreit links oberhalb des Nabels. Herz nach rechts verlagert. Hinten über der linken Lunge ist das Atemgeräusch scharf und rauh; auch hier sind die fortgeleiteten Herztöne deutlich hörbar. Röntgenbild ohne Kontrastmittel im Stehen (Abb. 279). Zahlreiche lufthaltige, stark geblähte Schlingen nehmen den Bauch oberhalb des kleinen Beckens ein, von denen eine durch die Haustrenzeichnung und Lageanordnung deutlich als Colon ascendens und transversum zu erkennen ist. Das geblähte Colon transversum schneidet dicht links der Wirbelsäule unter dem Zwerchfell ab. Die übrigen luftgeblähten Schlingen gehören dem Dünndarm an, ebenso

sind zahlreiche Flüssigkeitsspiegel im Dünndarm vorhanden. Der Operationsbefund
entsprach dem klinischen Bilde und Röntgenbefunde. Die linke Hälfte des Colon
transversum bis zur Flexura lienalis war durch eine markstückgroße Öffnung |im
linken Zwerchfell in die linke Brusthöhle geschlüpft und hier eingeklemmt.

   Abb. 280 ist das Gegenstück einer zweiten, von uns beobachteten eingeklemmten
linksseitigen Zwerchfellhernie nach Kriegsverletzung (Krankengeschichte S. 154). Das
Herz ist ganz nach rechts hinübergedrängt; die linke Brusthöhle ist durch eine Luft-

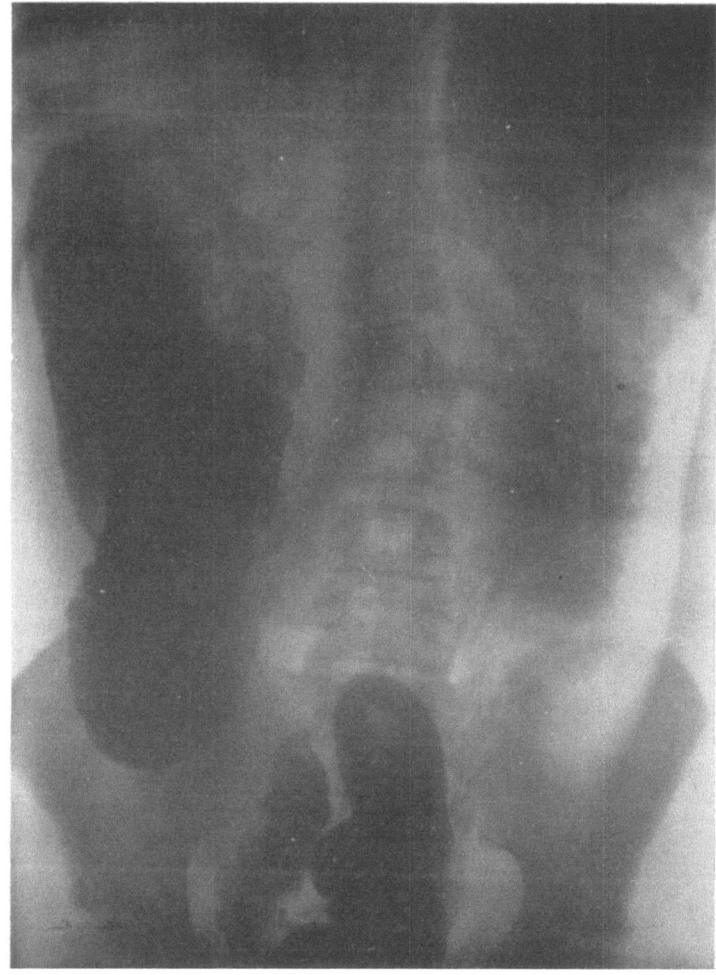

Abb. 282. Derselbe Fall wie Abb. 281.
Aufnahme $1^{1}/_{2}$ Stunden nach Verabreichung des Kontrasteinlaufes.

ansammlung aufgehellt (eingeklemmte, mächtig geblähte Schlinge des Colon transversum), die durch einen nach außen und unten konvexen Exsudatspiegel begrenzt
ist. Der Inhalt der linken Bauchhöhle bestand nach dem operativen und autoptischen
Befunde aus Colon transversum und Magen.

   Hirschsprungsche Krankheit. Trotz des meist charakteristischen klinischen Bildes ist die Röntgenuntersuchung nur schwer zu entbehren,
weil sie uns einen genaueren Aufschluß über Ausdehnung und Grad der

Erweiterung und Verlängerung des Dickdarmes gibt. Wir bedienen uns des Kontrasteinlaufes, von dem unter Umständen, wenn es sich um eine Erweiterung des ganzen Dickdarmes handelt, eine größere Zahl von Litern (5 l und mehr) notwendig ist, um einen vollständigen Ausguß des ganzen Dickdarmes zu bekommen. Derartige Mengen stellen eine nicht unbedenkliche Belastung des Kranken dar; daher versuchen wir zunächst mit einem 2 l-Einlauf auszukommen, durch den man selbst bei hochgradiger Erweiterung des ganzen Dickdarmes einen ausreichenden Überblick über die Verhältnisse bekommt, wenn man sich nicht mit einer Aufnahme nach Verabreichung des Einlaufes begnügt, sondern durch weitere Aufnahmen in den folgenden Stunden die retrograde Verschiebung des Kontrastinhaltes im Bild festhält (Abb. 281 u. 282). Um jede Überbürdung des Darmes zu vermeiden, kann man nach dem Perthesschen Vorgehen zur Feststellung der Knickungsstelle ein mit einem Präservativ umscheidetes Darmrohr mög-

lichst hoch einführen und dieses dann mit dem Kontrastmittel füllen; ferner geben schonend in die Flexura sigmoidea eingeführte, durch Drahteinlage röntgenologisch sichtbar gemachte Gummikatheter Aufschluß über Lage und Ausdehnung der Flexura sigmoidea. Bauermeister empfiehlt mehrere Tage aufeinanderfolgende Mahlzeiten des ungiftigen Citobarium, wodurch sich nach seinen Erfahrungen große Abschnitte des Dickdarmes lückenlos füllen. Auch ohne Kontrastmittel kommen die geblähten Schlingen auf der Platte zur Geltung; durch Einblasen von Luft, das jedoch erhebliche Gefahren in sich birgt, lassen sich die Umrisse der Schlingen noch besser zur Anschauung bringen.

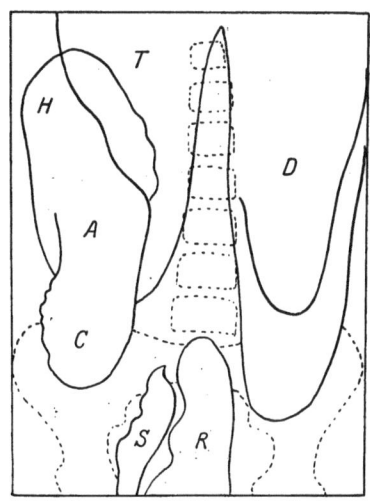

Abb. 283. Erklärung zu Abb. 281 u. 282. *R* Rektum. *S* Flexura sigmoidea. *D* Colon descendens. *T* transversum. *H* Flexura hepatica. *A* ascendens. *C* Coecum.

Eigene Beobachtung. 16 jähriges Mädchen. Klinisch das typische Bild der Hirschsprungschen Krankheit (Krankengeschichte S. 408). Der Einlauf (2 l) erfolgt glatt ohne Widerstand. Gleich nach dem Einlaufen (Abb. 281) sieht man die Ampulle gefüllt, die Flexura sigmoidea enthält nur Spuren des Kontrastmittels, befindet sich in einem starken Kontraktionszustande und ist nach unten, vielleicht durch Adhäsionen, abgeknickt. Das Colon descendens ist bis zur Flexura lienalis gefüllt und stark erweitert, enthält in seinem unteren Abschnitt Luft. Die Flexura lienalis füllt die linke Zwerchfellkuppe aus. Die rechte Bauchseite ist von einer mächtigen, aufrechtstehenden, von einer breiten Kontur begrenzten Luftblase eingenommen. Auf einem zweiten, eine halbe Stunde später aufgenommenen Bilde, das nicht wiedergegeben ist, sieht man die linke Hälfte des Colon transversum als oberarmdicken Schatten von der Zwerchfellkuppe zur rechten Beckenschaufel ziehen. 1½ Stunden nach dem Einlauf (Abb. 282) sieht man in der Flexura sigmoidea einen etwas stärkeren Schatten, das Colon descendens ist kontrastärmer, enthält in seinem unteren Drittel eine große Luftblase; das Colon transversum ist als breite Aufhellung zu erkennen und bildet vor seinem Übergang in das Colon ascendens eine Schlinge; das Colon ascendens und Coecum haben sich retrograd gefüllt. Ob der Füllungsmangel der Flexura sigmoidea allein auf einem Spasmus oder, was wegen der Lageanordnung der Flexur wahrscheinlicher ist, auch auf organischer Ursache (Abknickung und Ausziehung durch Verwachsungen) beruht, läßt sich nicht sicher entscheiden, da die Kranke nach Besserung ihres Zustandes sich sehr bald weiteren Untersuchungen entzog.

Eigene Beobachtung (Abb. 284). 44jähriger Mann. Klinisch das typische Bild der Hirschsprungschen Krankheit (Krankengeschichte S. 409). Der Einlauf (2 l) erfolgt glatt ohne Widerstand; er füllt nur unvollständig die untere Hälfte des Dickdarmes bis zur Mitte des Colon transversum; die rechte Bauchseite nimmt eine große Gasblase ein. Flexura sigmoidea stark erweitert und verlängert, nur zum geringen Teile mit Kontrastinhalt gefüllt, starke Erweiterung der Flexura lienalis, ungewöhnliche Schlingenbildung der distalen Hälfte des Colon transversum, die an eine Fixation des Scheitels denken läßt; völliges Fehlen einer haustralen Segmentation des ganzen Colon.

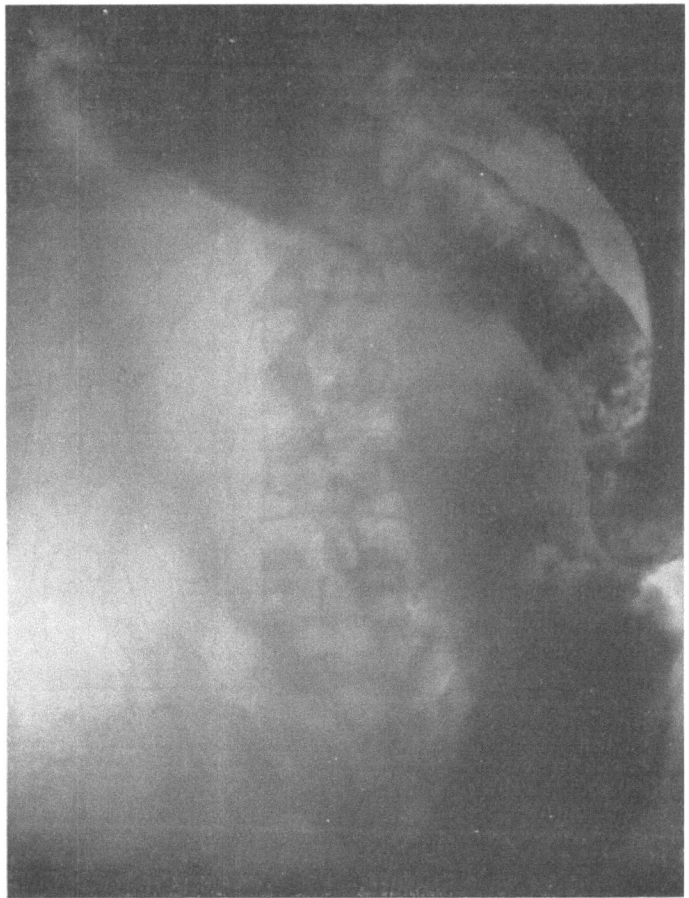

Abb. 284. Hirschsprungsche Krankheit.

g) Fortgesetzte Beobachtung.

Die fortgesetzte ununterbrochene Beobachtung ist geboten, wenn sich wie besonders wohl im Beginn von Wegstörungen, leichtere und unbestimmte Erscheinungen bieten, hinter denen trotzdem schwere Verschlußvorgänge verborgen sein können; wenn die Diagnose zwischen akutem mechanischen Verschluß, reflektorischer Darmhemmung (Nephrolithiasis, Cholelithiasis), unvollkommener Verlegung, einfacher Koprostase oder nervösen Darmstörungen schwankt und der geringe lokale Befund und gute Allgemeinzustand einen sofortigen Eingriff nicht gerechtfertigt erscheinen lassen. Bis zur erneuten Untersuchung und Stellungnahme dürfen aber nur Stunden vergehen. Es muß dem weiteren Verhalten des Allgemeinbefindens (Aussehen, Puls, Temperatur, psychisches Verhalten, Schmerzcharakter, Magenerscheinungen usw.) und des Bauchbefundes (lokaler Meteorismus, allgemeiner Meteorismus, Plätschergeräusche, metallische Phänomene, Peristaltik, Steifungen, Bauchdeckenspannung) volle Aufmerksamkeit geschenkt werden. In der Zwischenzeit wird durch konzentrierte Kochsalzeinläufe die Lage weiter zu klären versucht; gegebenenfalls wird eine erneute Magensondierung vorgenommen. Die wiederholte Untersuchung des Urins gibt Aufschluß über ein etwaiges Ansteigen des Indikanwertes. Abführmittel per os dürfen grundsätzlich nicht gegeben werden, da sie verhängnisvolle Verschlimmerungen hervorrufen können, ebenso sind Opium-Morphium-Atropingaben mit wenigen Ausnahmen zu widerraten, da sie das Krankheitsbild, dessen kleinste Veränderung wichtig sein kann, verschleiern; auch Physostigmin kann bei ungenügend geklärter Sachlage schädlich wirken.

h) Narkosenuntersuchung.

Die bimanuelle Untersuchung in tiefer Narkose ist besonders dann nicht zu umgehen, wenn fette Bauchdecken, Schmerzhaftigkeit und Spannung, Sphinkterkrampf oder unvernünftiges Verhalten des Kranken die Abtastung des Bauches, der Kleinbeckenorgane und des Mastdarmes erschweren oder unmöglich machen. Es gelingt auf diese Weise nicht selten überraschend gut, vorher nicht tastbare Tumoren, Resistenzen, Invaginationen, geblähte Schlingen, Stränge u. a. nachzuweisen. Die rektale Untersuchung mit eingeführter ganzer Hand (Simon) ist zu entbehren und wird wegen der schweren Sphinkterschädigung wohl kaum noch geübt.

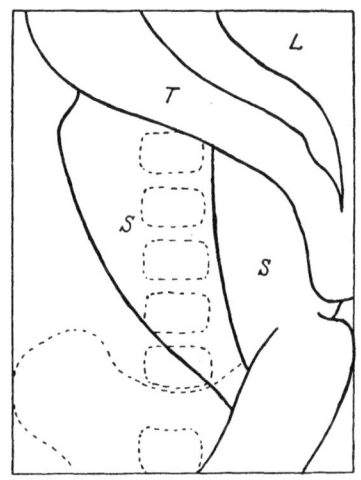

Abb. 285. Erklärung zu Abb. 284.
S Flexura sigmoidea. *L* Flexura lienalis. *T* Colon transversum.

Scheint ein baldiger operativer Eingriff geboten, so werden vor Beginn der Narkose alle Operationsvorbereitungen getroffen.

i) Klärungsbauchschnitt.

Trotz Ausnützung aller diagnostischen Hilfsmittel wird man in einem kleinen Teil der Fälle nicht über die Wahrscheinlichkeitsannahme eines Darmverschlusses hinauskommen. Schwankt in solchen Fällen im Krankheitsbeginn die Differentialdiagnose zwischen stürmischen Verschlußformen, Abschnürungen, Einklemmungen, Volvulus, Invaginationen einerseits und Perforationsperitonitis, Pankreatitis, abdomineller Blutung, Stieldrehungen andererseits oder im späteren Stadium zwischen mechanischem Verschluß und peritonitischem Meteorismus, so ist man nicht nur berechtigt sondern auch verpflichtet, den Bauchschnitt vorzunehmen, da bei jeder dieser Erkrankungen nur ein operativer Eingriff erhebliche Aussicht auf Rettung des Kranken bietet. Aber auch in den anscheinend weniger bedrohlichen Fällen, bei denen wiederholte Einläufe erfolglos bleiben, die Verdachtsgründe unvermindert fortbestehen oder sich verstärken, muß der Bauchschnitt vor Stellung einer sicheren Diagnose zur Klärung herangezogen werden. Das Abwarten, bis klassische Verschlußerscheinungen alle Zweifel beheben, ist gleichbedeutend mit dem Verzicht auf eine rechtzeitige sachgemäße Behandlung einer Anzahl stürmischer Verschlüsse, deren Schicksal sich in den ersten Krankheitstagen entscheidet.

2. Kapitel.

Allgemeine und spezielle Diagnostik.

Die Mannigfaltigkeit des klinischen Verlaufes bei ätiologisch und anatomisch gleichartigen Verschlußvorgängen, die Ähnlichkeit der allgemeinen und abdominellen Erscheinungen bei ätiologisch und anatomisch ganz andersartigen Wegstörungen erschwert die Diagnose und macht sogar nicht selten eine sichere Diagnose der Art des Verschlusses unmöglich. So wünschenswert die Kenntnis der Ätiologie und Anatomie des Verschlusses ist, so verfehlt wäre es, ihr Erkennen in jedem Falle zur Bedingung unseres Handelns zu machen. Es müssen vor allem praktisch wichtige, allgemein diagnostische Fragen erwogen werden, deren Beantwortung uns in der überwiegenden Zahl aller Fälle das zum Handeln notwendige Urteil erlaubt. Von diesem Gesichtspunkte aus soll die Diagnose in ihren Grundzügen zusammenhängend in folgender Gliederung behandelt werden: 1. Allgemeiner Verschlußcharakter, 2. Bestimmung der Verschlußstelle im Bauchraum und Darm, 3. Abgrenzung des mechanischen Verschlusses gegenüber verschlußähnlichen Vorgängen, 4. Diagnose der anatomischen Verschlußart.

I. Beurteilung des allgemeinen Verschlußcharakters.

1. Der akut verlaufende Verschluß.

(Zirkuläre Darmabschnürung und Darmeinklemmung, Dünndarmvolvulus, Fälle von Coecal- und Flexurvolvulus, Dünndarminvagination, Fälle von seitlicher Abklemmung und Abknickung des Darmes, Fälle von Obturationsverschluß.)

Frühstadium. Die hervorstechendsten Erscheinungen dieses Zeitraumes (1. bis 2. Tag) sind die schweren reflektorischen, allgemeinen und abdominellen Reizerscheinungen. Die Krankheit setzt meist plötzlich mit heftigem Bauchschmerz ein, der einen beständigen, zeitweise aufflackernden, auch kolikartigen Charakter mit kurzen Ruhepausen zu tragen pflegt. Es bestehen schwere Schock- und Kollapserscheinungen: Pulsveränderungen (ungleichmäßig, klein, weich, beschleunigt, oder verlangsamt) beschleunigte Atmung, verfallener Gesichtsausdruck, kühle Nasenspitze und Extremitäten. Singultus, initiales Erbrechen von Mageninhalt und Galle treten sofort oder bald nach Beginn der Erkrankung oft in stürmischer Weise in die Erscheinung. Stuhl und Winde gehen nicht mehr ab, nur selten erfolgt noch die Entleerung des unterhalb der Verschlußstelle befindlichen Darminhaltes in Gestalt geformter oder diarrhoischer Stühle. Hämorrhagische Stühle, blutig-schleimige Abgänge sind charakteristische Zeichen der Invagination und des Mesenterialgefäßverschlusses; doch werden die blutig-schleimigen Abgänge bei der stürmischsten Form der Invaginationen, der Dünndarmeinscheidung wegen der stärkeren, reflektorischen Darmhemmung noch am häufigsten vermißt. Bei der Strangulation und beim Volvulus sind blutige Abgänge und schleimig-wässerige Entleerungen (Cholera herniaire) große Seltenheiten.

Die Urinausscheidung ist reflektorisch meist beträchtlich vermindert, mitunter besteht völlige Anurie; häufig finden sich schon zu dieser Zeit Eiweiß und Cylinder im Urin, für deren Auftreten ebenfalls die Reflexwirkung verantwortlich zu machen ist, während eine Steigerung des Indikanwertes gewöhnlich noch nicht vorhanden ist.

Im Gegensatz zu der schweren Reizwirkung steht der geringe Bauchbefund. Dieser zeigt normale Form, Einziehung, leichte allgemeine, selten auch geringe lokale Auftreibung. Die Bauchdecken sind meist weich, nicht druckempfindlich, häufiger wird sogar der Verschlußschmerz durch Druck auf die Bauchdecken gemildert; bisweilen findet sich auch eine mäßige, umschriebene oder allgemeine Druckschmerzhaftigkeit und Spannung, sehr selten eine ausgesprochene Bauchdeckenspannung. Meist besteht infolge reflektorischer Hemmung des Gesamtdarmes völlige Darmruhe; nur vereinzelt gelingt zu dieser Zeit der Nachweis deutlicher Darmplätschergeräusche.

In wenigen Fällen führt die schwere, reflektorische Schädigung der lebenswichtigen Zentren unmittelbar zum Tode, bevor sich Aufstauung, Gangrän und Sepsis entwickeln können.

Nicht allzu selten aber weisen diese gefährlichen Verschlußformen auch einen milden Krankheitsbeginn auf, welcher dem der subakuten Verschlüsse (S. 494) gleicht, so daß, zumal diese auch in stürmischer Weise beginnen können, eine sichere Unterscheidung zwischen den beiden Verschlußbildern im Frühstadium vielfach nicht möglich ist.

Höhenstadium. Nach Abklingen der anfänglichen Schockwirkung, besonders auch nach Beruhigung durch Narkotika tritt oft am Ende des ersten oder am zweiten Krankheitstage eine Besserung der Kreislaufverhältnisse und eine Verminderung des Krankheitsgefühles ein. Der Schmerz zeigt gewöhnlich in erheblicher Stärke einen anhaltenden oder krampfartigen Charakter. Es entwickelt sich im Laufe der nächsten Tage ein örtlicher oder allgemeiner Meteorismus geringeren oder stärkeren Grades; Druckschmerzhaftigkeit und Bauchdeckenspannung fehlen auch jetzt noch häufig, in andern Fällen findet sich eine mäßige, begrenzte oder allgemeine Druckempfindlichkeit. Wichtige Befunde lassen sich durch Auskultation und Perkussion erheben: Darmplätschergeräusche, passive durch Palpation erzeugte, seltener aktive metallisch klingende Darmgeräusche, tympanitischer, auch metallisch klingender Perkussionsklang. In den abhängigen Bauchabschnitten sind nicht selten Dämpfungszonen nachweisbar, die seltener durch ein Stauungstranssudat, häufiger durch die gewaltige Flüssigkeitsansammlung in den Darmschlingen hervorgerufen werden.

Der ausgeheberte oder erbrochene Mageninhalt ist sehr häufig kotig; Stuhl und Winde bleiben völlig abgesperrt, bei der Invagination und beim Mesenterialgefäßverschluß können allerdings auch in dieser Zeit noch blutige Abgänge vorhanden sein. Der Urin ist gewöhnlich spärlich und konzentriert und zeigt bei Dünndarmverschlüssen in dieser Zeit fast immer einen hohen Indikanwert.

Endstadium. Das Endstadium, das etwa um die zweite Hälfte der Krankheitswoche einzusetzen pflegt, kennzeichnet sich durch den allgemeinen Verfall: Schwere Kreislaufstörungen, stark beschleunigter, kleiner, weicher, irregulärer Puls, Blutdruckerniedrigung, kühle Nase und Extremitäten, Bauchgesicht, Störungen des Sensorium (Unruhe, Euphorie, Benommenheit), heisere Sprache, trockene, belegte Zunge. Aufstoßen, Erbrechen, Stuhl und Urin zeigen das gleiche Verhalten wie im Höhestadium. Der Bauchschmerz ist häufig weniger heftig. Der Bauchbefund deckt sich im wesentlichen mit dem im Höhestadium, wenn der Endkollaps als eine Folge des Verschlusses durch den Säfte- und Flüssigkeitsverlust und die schweren Kreislaufstörungen infolge der abdominellen Blutanschoppung und peripheren Blutentziehung hervorgerufen wird. Tritt zum Verschluß Darmgangrän, Peritonitis und Sepsis hinzu, so sind die entsprechenden Erscheinungen, Bauchdeckenspannung, Druckschmerz, allgemeine Auftreibung und Temperatursteigerung vorhanden.

2. Der subakut verlaufende, vollständige und unvollständige Verschluß.

(Milde Einklemmungen, seitliche Abklemmungen und Abknickungen, Dickdarmvolvulus, Dickdarminvagination, Obturation, Strikturverschluß, Fälle von Kompression.)

Frühstadium. Die initialen allgemeinen und abdominellen Reizerscheinungen, die das Frühstadium des stürmischen Verschlusses beherrschen, treten bei den subakuten Verschlüssen meist milder auf, lassen bald an Stärke nach oder fehlen völlig. Das Allgemeinbefinden und die Kreislaufverhältnisse erscheinen mehrere Tage lang nur wenig gestört. Erbrechen in dieser Zeit kann völlig fehlen oder tritt seltener und in geringen Mengen auf. Die Schmerzen sind meist durchaus erträglich, anhaltend oder von Ruhepausen unterbrochen. Die Stuhlverhältnisse sind davon abhängig, ob ein vollständiger oder unvollständiger Verschluß vorliegt: Völlige Stuhl- und Windverhaltung, Gasabgang ohne Stuhlentleerung, von Zeit zu Zeit dünne Entleerungen. Der Urin weist gewöhnlich keine ausgesprochenen Veränderungen auf; vor allem fehlt meist die Eiweißausscheidung oder tritt nur in Spuren auf, die beim stürmischen Verschluß fast immer als Ausdruck der schweren reflektorischen Reizwirkung schon in den ersten Tagen vorhanden ist. Der Bauchbefund bei dem subakuten Dünndarmverschluß ist gering: Umschriebene oder allgemeine Bauchdeckenspannung, Druckschmerz und Auftreibung fehlen oder sind nur in leichten Graden vorhanden; Darmplätschergeräusche und vermehrte Gasspannung treten erst allmählich mit zunehmender Aufstauung in Erscheinung. Beim Dickdarmverschluß stehen dagegen im Frühstadium ausgesprochene Baucherscheinungen, stärkerer Meteorismus und Gasspannung in einem gewissen Gegensatz zu der geringen Allgemeinwirkung.

Höhestadium. Allgemeinbefinden und Kreislaufverhältnisse sind in diesem Zeitraume, der sich bei unvollständigen Verlegungen über 2 bis 3 Wochen erstrecken kann, bei völliger Verlegung nach Tagen zu bemessen ist, häufig in einem verhältnismäßig guten Zustand. Der Bauchschmerz ist von wechselnder Heftigkeit, anhaltend, aufflackernd oder kolikartig. Allmählich treten die Zeichen der Aufstauung hervor: Kotiges Erbrechen und Plätschergeräusche bei Dünndarm- und hoher Dickdarmverlegung, umschriebener oder allgemeiner Meteorismus, der oft höchste Grade erreicht, metallische Darmgeräusche, tympanitischer oder metallischer Perkussionsklang beim Dünn- und Dickdarmverschluß. Die gesteigerte Darmtätigkeit kommt durch fortschreitende peristaltische Wellen, Steifungen und Stenosegeräusche zum Ausdruck, die jedoch zumal bei den vollkommenen Verlegungen mit ihrer kürzeren Verschlußdauer meist nicht solche Grade wie bei den chronischen Verengerungen erreichen. Bei nicht völlig aufgehobener Darmpassage pflegt die Kot- und Gassperre mit dem Abgang stinkender, flüssiger Stühle und spärlicher Blähungen abzuwechseln, die jedoch oft erst durch Einläufe erzielt werden. Der Urin ist gewöhnlich stark vermindert und konzentriert, der Indikangehalt bei Dünndarmverschlüssen und Dickdarmverschlüssen mit Rückstauung in den Dünndarm erheblich vermehrt; Eiweiß- und Cylinderausscheidung kann vorhanden sein oder fehlen.

Endstadium. Das Endstadium, das bei völliger Verlegung in der zweiten Krankheitswoche einzusetzen pflegt, bei unvollständiger Sperre bis zu einem Monat und länger sich hinziehen kann, steht unter dem Zeichen der allgemeinen Erschöpfung, des Säfte- und Flüssigkeitsverlustes, der schweren Gesamtkreislaufstörung oder der Sepsis und Peritonitis: Allgemeiner Verfall des Kranken, schlechter Puls, Häufung der Schmerzanfälle, völlige Stuhl- und Windverhaltung, bei Verschluß des Dünn- und oberen Dickdarmes dauerndes und massiges kotiges Erbrechen. Der Bauchbefund ist ähnlich dem des Höhestadium, nur entwickelt sich häufig infolge der eintretenden Ermüdungslähmung ein allgemeiner Stauungsmeteorismus und völlige Darmruhe. Ausgesprochene Bauchdeckenspannung und Druckschmerz treten gewöhnlich nur dann auf, wenn der Verschluß sich mit Gangrän und Peritonitis vergesellschaftet.

3. Die chronische Verengerung und Verschließung.

(Striktur, Kompression, Fälle von Obturation, Invagination, unvollständige Abklemmung und Abknickung.)

Frühstadium. Ein abgrenzbares Anfangsstadium fehlt gewöhnlich. Meist gehen dem ersten Verschlußanfall wochen-, monate-, jahrelang in Zwischenräumen auftretende unbestimmte Baucherscheinungen voraus: Bauchschmerzen nicht einheitlichen Charakters, Blähungsbeschwerden, mehr oder weniger ausgeprägte Stuhlstörungen wechselnder Art. Das Allgemeinbefinden ist nur wenig oder gar nicht gestört, wenn nicht der Charakter der Grundkrankheit eine stärkere Allgemeinwirkung bedingt. Bisweilen bleibt die Stenose völlig erscheinungslos und verborgen, bis sie dann aus irgend einer Ursache plötzlich mit ganzer Schärfe als Verschluß in die Erscheinung tritt. Diese Fälle entsprechen in ihrem Verschlußcharakter den akut oder subakut verlaufenden Verschließungen.

Höhestadium. Das Allgemeinbefinden und die Pulsverhältnisse pflegen längere Zeit hindurch in leidlich gutem Zustand zu sein. Klassische Zeichen der chronischen Verengerung sind die periodisch auftretenden Kolikschmerzen, die groben Stenosegeräusche (Kollern, Gurren, Quietschen, Sausen) und die Darmsteifungen. Reines Magenerbrechen oder schleimig-galliges Erbrechen erfolgt bisweilen, kotiges Erbrechen sehr selten auf der Höhe des Anfalles. Die Stuhlentleerungen zeigen ein von dem Sitz der Verengerung abhängiges, sehr wechselndes Verhalten: normale Stühle, Verstopfung, Durchfälle, Wechsel von Verstopfung und Durchfall, Schafkot-, Bandform. Blut und Eiter finden sich in größerer Menge und Regelmäßigkeit gewöhnlich nur bei Invaginationen, geschwürigen und zerfallenden karzinomatösen Verengerungen.

Endstadium. Ohne Eintreten einer Komplikation gehen die Kranken allmählich durch das Grundleiden, die langdauernde Unterernährung, Stoffwechselstörung und Schmerzattacken an Inanition und Erschöpfung zugrunde. In anderen Fällen stellt sich durch Verlegung der Striktur durch einen Fremdkörper, Abknickung oder Ventilbildung ein völliger Verschluß ein. Die Schmerzanfälle häufen sich, das Erbrechen wird bei Dünn- und hoher Dickdarmstenose massig und kotig, der Stuhl- und Windabgang hört völlig auf. Das Allgemeinbefinden weist die Verschlechterung auf, wie wir sie bei den akuten und subakuten Verschlüssen zu sehen bekommen. Schließlich können auch Veränderungen der Darmwand an der Verschlußstelle oder am zuführenden Darm (Berstung von Dehnungsgeschwüren) zur Peritonitis führen, die dann mit ihren Erscheinungen das Schlußbild beherrscht.

II. Bestimmung der Verschlußstelle.

Die Bestimmung der Verschlußstelle im Bauchraum ist dann leicht, wenn die direkte Tastung der Verschlußstelle in Gestalt einer Striktur, einer Geschwulst, eines Schlingenpaketes u. a. gelingt. Häufig ist damit auch der Höhensitz im Darm festgelegt: Mastdarmverengerungen, Dickdarmgeschwülste. In anderen Fällen spricht die Lage wenigstens mit großer Wahrscheinlichkeit für einen bestimmten Darmabschnitt. Im kleinen Becken tastbare geblähte Schlingen gehören meist dem unteren Ileum an, ebenso sitzen hier fühlbare Gallensteine gewöhnlich in einer unteren Ileumschlinge; bei der im Mastdarm tastbaren Invagination handelt es sich fast immer um eine Coecal- oder Coloneinscheidung. Schwieriger, ja bisweilen unmöglich ist die genauere Bestimmung des Sitzes, wenn die direkte Palpation der Verschlußstelle nicht gelingt. Wir sind dann auf die Bewertung der Vorgeschichte, der einzelnen Allgemein- und Abdominalerscheinungen und die Ergebnisse besonderer Untersuchungsverfahren angewiesen.

1. Vorgeschichte.

Frühere Operationen, Bauchverletzungen, Bruchleiden und peritonitische Entzündungen (Appendicitis, weibliche Geschlechtsorgane, Cholecystitis) weisen auf bestimmte Bauchabschnitte hin. Eine Tuberkulose-, Lues-, Gonorrhoe-, Dysenterie-Vorgeschichte lenkt die Aufmerksamkeit auf die entsprechenden Lieblingssitze im Darm.

2. Verschlußcharakter.

Der Verschlußcharakter gestattet für sich allein kein sicheres Urteil, ob der Verschluß im Dünn- oder Dickdarm sitzt, da wir in beiden Abschnitten akut, subakut und chronisch verlaufende Verschlußvorgänge kennen. Da jedoch die hauptsächlich in Frage zu ziehenden akuten Verlegungen des Dickdarmes, Coecum-, Flexurvolvulus, Invagination, schon meist frühzeitig einen charakteristischen Bauchbefund (lokaler Meteorismus, Invaginationstumor) bieten, so spricht im Zweifelsfall beim Fehlen eines solchen Befundes ein akuter Verschlußprozeß mehr für Dünndarmsitz.

3. Schmerz.

Der spontane Bauchschmerz ist für die Ortsdiagnose nur mit Vorsicht zu verwerten; doch gelingt es bei genügender Aufmerksamkeit von

intelligenten Kranken nicht allzu selten richtig lokalisierte Angaben zu erhalten: beispielsweise Oberbauch, Unterbauch, rechte Seite, linke Seite, Nabelgegend. Kreuzschmerzen sind ziemlich beständig bei Flexurvolvulus vorhanden,
bei Dünndarmverschließung wird der Schmerz häufig in die Nabelgegend verlegt. Art und Grad der Schmerzempfindung können im Verein mit dem spontanen, örtlichen Auftreten mit Vorsicht zur Unterscheidung von Dünn- und
Dickdarmverlegung herangezogen werden: Heftiger, beständiger Abschnürungsschmerz weist mit größerer Wahrscheinlichkeit auf Dünndarmsitz hin, wenn
Coecal-Flexurvolvulus, Coecal-Dickdarminvagination ausgeschlossen werden
können, da sonstige Strangulationsvorgänge des Dickdarmes sehr selten sind;
Kolikschmerzen sind bei Dünndarmverschlüssen gewöhnlich heftiger, rascher
folgend und mit stärkerer Rückwirkung auf das Allgemeinbefinden verknüpft
als bei Dickdarmverschlüssen.

Der Druckschmerz ist dann ein ziemlich zuverlässiger Wegweiser,
wenn er immer an gleicher umschriebener Stelle vorhanden ist, seine Bedeutung erhöht sich noch, wenn er mit umschriebener Bauchdeckenspannung
verbunden ist. Bei längerer Dauer des Verschlusses sind Bauchschmerz
und spontanes Empfinden vorsichtiger zur Ortsdiagnose zu verwerten, da
dann der Schmerz an der am stärksten geblähten Schlinge zumal bei
stärkeren Wandveränderungen (Dehnungsgeschwüre) häufig überwiegt. Der
Grad der Druckschmerzhaftigkeit gestattet keine Unterscheidung zwischen
Dünn- und Dickdarmverschluß.

4. Erbrechen.

Initiales Erbrechen und Singultus wird beim Dünn- und Dickdarmverschluß beobachtet, so daß nur durch die Stärke und Art des Auftretens
Unterscheidungsmerkmale gegeben sind. Stürmisches, zeitig auftretendes
Erbrechen, das sich bald wiederholt, spricht sehr für Dünndarm- oder
hohen Dickdarmverschluß (Coecumvolvulus). Kotiges Erbrechen weist von
vornherein auf einen Dünndarmverschluß hin, bei längerem Bestehen der
Verlegung muß auch der hohe Dickdarmverschluß in Betracht gezogen
werden, bei tiefem Dickdarmsitz fehlt es fast stets.

Bei der suprapapillären Duodenalstenose verhält sich das Erbrechen
wie bei der Pylorusstenose: Erbrechen zersetzter Speisemassen, von Magensaft und Schleim, stets ohne Gallebeimischung. Bei der infrapapillären
Duodenalstenose, beim Duodenojejunalverschluß enthält das Erbrochene stets
Galle und Pankreassaft, unter Umständen besteht massiges, galliges Erbrechen, das auch faulig sein kann.

5. Urin.

Der Indikangehalt des Urins hat eine nicht zu unterschätzende Bedeutung für die Unterscheidung des Dünn- und Dickdarmverschlusses. Die
Höhe des Indikanwertes entspricht der Stärke der Eiweißfäulnis im Dünndarm; hoher Indikangehalt gestattet dann einen fast sicheren Schluß auf
Dünndarmsitz, wenn er schon frühzeitig, einige Tage nach Beginn der Erkrankung nachgewiesen werden kann. Besteht der Verschluß schon längere
Zeit, so verliert seine Zunahme an Bedeutung, weil dann auch bei Dickdarmverlegungen eine Indikanvermehrung auftreten kann. Eiweiß- und
Cylinderausscheidung im Frühstadium findet sich häufiger bei einem Hin-
dernis im Dünndarm, weil akute mit starker Reflexwirkung verbundene
Verschlüsse im Dünndarm viel häufiger als im Dickdarm vorkommen.

Eine Verminderung der Urinmenge wird bei Dünn- und Dickdarmsitz
beobachtet; doch bestehen im allgemeinen beim Dünndarmverschluß zunächst
wegen der stärkeren Reflexwirkung, in den späteren Tagen wegen des
größeren Säfte- und Flüssigkeitsverlustes höhere Grade von Oligurie oder
sogar Anurie als beim Dickdarmverschluß, bei dem noch ein gewisser
Ausgleich zwischen Sekretion und Resorption vorhanden ist.

6. Stuhlverhältnisse.

Bei den akuteren Verschlüssen gibt das Verhalten des Stuhlganges
selten Hinweise auf den Sitz, da bei den akuteren Dünn- und Dickdarmverschlüssen in gleicher Weise fast immer Stuhl- und Windverhaltung
besteht; Entleerung des unterhalb der Verschlußstelle befindlichen Darminhaltes kann bei beiden von selbst oder auf Einlauf erfolgen. Bei der
akuten Invagination kann das Fehlen oder Vorhandensein blutig-schleimiger
Abgänge bei unsicherer Höhenbestimmung Anhaltspunkte geben. Der Mangel
blutiger Entleerungen spricht mehr für Dünndarmeinscheidung, da bei der
reinen Dünndarminvagination infolge stärkerer reflektorischer Hemmung des
ganzen Darmes blutige Abgänge häufiger als bei der Coloneinscheidung
und den ileocoecalen Formen fehlen.

Auch bei den chronischen Verengerungen lassen sich aus den
Stuhlveränderungen nur in begrenztem Maße Schlüsse auf den Sitz ziehen.
Dünndarmstenosen äußern sich, wenn überhaupt eine Abweichung von der
Norm besteht, durch vorübergehende Verhaltungen, an die sich dann gewöhnlich anhaltende, diarrhoische, oft stinkende Entleerungen anschließen.
Bei den hochsitzenden Dickdarmstenosen finden sich sehr lange Zeit hindurch
regelmäßige, normalgeformte Stühle, da im oberen Dickdarm der Inhalt
flüssig ist und die Formung erst jenseits der Stenose in der unteren Hälfte,
von der linken Transversumhälfte oder dem Colon descendens abwärts
vor sich geht; treten Veränderungen auf, so bestehen sie gewöhnlich in einem
Wechsel von Verhaltung und flüssigen, weichbreiigen Entleerungen. Auch
die Veränderungen bei den tiefen Dickdarmstenosen geben sich am häufigsten
in ähnlicher Weise durch Verhaltung und weichbreiige oder flüssige Abgänge
kund. Bandförmige Stühle finden sich fast nur bei tiefsitzenden, bequem
mit dem Finger erreichbaren Mastdarmeinengungen; nur ganz selten kommt
Band- und Schafkotform bei Verengerungen im Bereich des Colon pelvinum
und der Flexura sigmoidea zur Ausbildung. Tenesmen, Abgang von nicht
mit dem Stuhl vermischtem Eiter oder Blut weisen auf den Sitz der Stenose
im Mastdarm oder tieferem Dickdarmabschnitt hin.

7. Meteorismus. Darmsteifung. Darmgeräusche. Klopfschall.

Allgemeiner, gleichmäßiger Meteorismus kann bei Dünn- und Dickdarmverschluß vorkommen. Verwertbare Anhaltspunkte geben unscheinbare
und ungleichmäßige Auftreibungen. Der lokale Meteorismus im Sinne von
v. Wahls als Ausdruck einer abgeschnürten, ruhenden Schlinge gestattet
häufig eine genaue Bestimmung der Verschlußstelle, doch entspricht der
Ort der stärksten Auftreibung nicht immer dem Sitze des Hindernisses, da
beispielsweise beim Flexurvolvulus die gewaltig geblähte Sigmaschlinge bis
zum Oberbauch reichen und hier die stärkste Vorwölbung hervorrufen kann.
Bei Verschlüssen an der Flexura sigmoidea, Colon descendens, Flexura lienalis
ist häufig das Coecum am stärksten gebläht und nicht die dicht oberhalb
des Hindernisses befindlichen Schlingen.

Auftreibung der Bauchmitte bei eingesunkenen Flanken spricht für Sitz im Dünndarm oder Coecum, Auftreibung der Flanken entsprechend dem Verlauf des Dickdarmes für Dickdarmsitz. Unter Umständen gestattet die Ausdehnung des Flankenmeteorismus eine genauere Bestimmung im Dickdarmbereich: Auftreibung der rechten Seite, der Oberbauchgegend und der linken Seite bei Sitz im Mastdarm oder S. romanum (häufig aber nur ein ausgesprochener Meteorismus der rechten Seite!), Auftreibung der rechten Seite und Oberbauchgegend bei Verlegung der Flexura lienalis, Auftreibung der rechten Seite bei Sitz an der Flexura hepatica. Es handelt sich hier nur um ganz allgemeine Anhaltspunkte, da geblähte Dickdarmschlingen auch stärkere Vorwölbungen der Bauchmitte, gedehnte Dünndarmschlingen Flankenmeteorismus erzeugen können.

Dünn- und Dickdarmsteifungen besitzen gewisse Unterscheidungsmerkmale. Die Dünndarmschlingen erreichen gewöhnlich nicht das Kaliber der Dickdarmschlingen, die nicht selten als oberarmdicke Wülste sicht- und tastbar sind. Sie zeigen häufig neben unregelmäßiger Anordnung eine charakteristische orgelpfeifen- oder schlangenartige Lagerung, während die gesteiften Dickdarmschlingen als großkalibrige Wülste die Randzonen des Bauches, die beweglicheren Abschnitte nicht selten auch eine Uförmige Lagerung einnehmen (Abb. 252—255).

Peristaltisch lebhaft tätige Schlingen sind als Dünndarmschlingen anzusprechen, am Dickdarm beobachtet man besten Falles eine langsam ablaufende, sich selten wiederholende Welle. Durch die Verfolgung der Wellenrichtung und Feststellung der Umkehrstelle kann der Sitz der Stenose bisweilen genauer bestimmt werden. Mit dem Erkennen von Dünndarmsteifungen ist nicht immer der Beweis geliefert, daß das Hindernis im Dünndarm oder Coecum sitzt; auch bei der Dickdarmverlegung, besonders der oberen Abschnitte können bei eintretender Insuffizienz der Ileocoecalklappe Dünndarmsteifungen vorherrschen.

Das Fehlen jeglichen Meteorismus oder nur die Auftreibung des Oberbauches durch Magenmeteorismus bei Einziehung des übrigen Leibes wird vor allem bei Duodenal- und hochsitzenden Jejunalverschlüssen und bei Abschnürungen im Bereich des übrigen Dünndarmes beobachtet; unter Berücksichtigung der übrigen Erscheinungen spricht also ein solcher Befund für einen dieser Verschlüsse. Bei der Beurteilung des Danceschen Zeichens, der Leere in der Blinddarmgegend, die durch das Fortwandern des Coecum bei den ileocoecalen Formen der Invagination bedingt wird, unterliegt man sehr leicht einer Selbsttäuschung.

Der Nachweis von Darmplätschern in einer geblähten Schlinge an umschriebener und gleichbleibender Stelle läßt eine ziemlich zuverlässige Ortsbestimmung zu, wenn es sich um eine ruhende Schlinge handelt, die der Ausdruck einer abgeschnürten oder gedrehten Schlinge ist. Aber auch das nicht streng umschriebene Darmplätschern ist für die Erkennnng des Sitzes des Hindernisses bedeutungsvoll. Plätschern nach vorhergehender Magenausheberung, das durch schonendes Schütteln des Bauches leicht auszulösen und mit unbewaffnetem Ohr oder dem Stethoskop deutlich wahrzunehmen ist, zeigt mit ziemlicher Sicherheit eine Aufstauung im Dünndarm an. Plätschern in Dickdarmabschnitten läßt sich selten nachweisen, klingt dem Ohre ferner liegend und gleicht mehr einem singenden Rauschen; es ist verhältnismäßig am häufigsten in gedrehten Schlingen (Coecum- und Flexurvolvulus), bei sonstigen Verschlußformen im Dickdarm fast nur gelegentlich im Be-

reich des Coecum nachzuweisen, wo es seine Zugehörigkeit zu diesem
durch die Beschränkung auf die rechte untere Bauchseite verrät.

Aus der Verbreitung des Dünndarmplätscherns erhält man gewisse
Anhaltspunkte über den Sitz der Verschlußstelle: Auf den Oberbauch be-
schränktes Plätschern weist auf einen höheren, deutliches Plätschern im
Unterbauch auf einen tieferen Sitz im Dünndarm hin. Dündarmplätschern
kann aber auch beim Dickdarmverschluß auftreten, wenn die Rückstauung
auf den Dünndarm übergeht; in solchen Fällen kann eine sichere Abgrenzung
unmöglich werden, wenn nicht Meteorismus, Palpation und Perkussion bestimmte Hinweise geben.

Die Perkussion kann wesentlich zur Unterscheidung von geblähten
Dünn- und Dickdarmschlingen beitragen. Geblähte Dünndarmschlingen
geben einen lauten tympanitischen Ton, der nur selten einen metallischen
Beiklang erhält, während stark gedehnte Dickdarmschlingen einen ausgesprochenen metallischen Klopfschall haben. Wichtig ist die Perkussion der
Lumbodorsalgegenden: Bei starker Blähung des Coecum und Colon descendens wird der sonst dumpfe, leere Schall in der rechten Lendengegend
in laute Tympanie verwandelt, deren Nachweis fast sicher für Dickdarmverschluß spricht, während ihr Fehlen vorsichtiger zu beurteilen ist; auch
bei tiefem Dickdarmverschluß finden wir meist nur rechts eine deutliche
Lendentympanie, so daß ihr Fehlen auf der linken Seite nicht gegen ein
tiefes Dickdarmhindernis verwertet werden kann.

Laute Stenosegeräusche (Kollern, Poltern, Quietschen) am Ende
einer Kolik treten hauptsächlich bei Dünndarmstenosen auf. Sie kommen
im wesentlichen nicht an der Darmenge zustande, sondern weiter oberhalb
durch das Zurückfließen des Darminhaltes aus den geblähten in die leeren,
kontrahierten Schlingen beim Nachlassen des Krampfes, daher ist auch der
Punkt, wo sie am stärksten mit dem Stethoskop gehört werden, nicht für
die örtliche Festlegung der Stenose zu verwenden; dagegen wird gelegentlich auf der Höhe des Anfalles vor Auftreten der Poltergeräusche ein
Spritzen oder Sausen wahrgenommen, das auf den Durchtritt von Flüssigkeit
und Gas durch die Striktur zu beziehen ist.

Die Bedeutung besonderer Untersuchungsverfahren zur Bestimmung
des Sitzes (Rekto-Romanoskopie, Lufteinblasung, Röntgenuntersuchung) ist bei der Beschreibung der Methodik gewürdigt.

8. Höhensitzübersicht.

Duodenalstenose oberhalb der Papilla Vateri wie Pylorusstenose
(Abb. 256b): Zeitweise mäßiges Erbrechen zersetzten Mageninhaltes (zurückgehaltene Speiseteile, Magensaft, Schleim, verändertes, selten frisches Blut);
Fehlen von Galle und Bauchspeicheldrüsensaft. Magenerweiterung. Magenplätschern. Röntgenbild: Ausguß des prästenotischen Duodenalabschnittes,
Kontrastreste längere Zeit im Bulbus und Magen; bei nicht zu nahem Sitz
am Pylorus Stenosenperistaltik.

Duodenalstenose unterhalb der Papilla Vateri (c): Reichliches
immer galliges, pankreassafthaltiges Erbrechen, auch Magenerweiterung,
Magenplätschern. Beim Verschluß (arteriomesenterialer Duodenalverschluß)
massiges galliges Erbrechen, hochgradiger Magenmeteorismus, Magenplätschern; bisweilen ist nach Magenaushebung die Aufstauung im Duodenum
durch Plätschern im rechten Hypochondrium nachweisbar. Verminderung

der Urinmenge. Röntgenbild: Duodenalausguß, Stenosenperistaltik, auch Magenrest; bei Verschluß Spiegel und Luftblase.

Hoher Dünndarmverschluß (d): Frühzeitiges kotiges Erbrechen. Meteorismus (kann auch fehlen), Darmplätschern, metallische Darmgeräusche in der Oberbauchgegend (vorhergehende Magenaushebung!), bei subakutem, chronischem Verlauf möglicherweise Dünndarmsteifung. Oligurie. Hoher Indikanwert nach einiger Dauer der Verlegung. Röntgenbild: Bei Verschluß mäßig zahlreiche Flüssigkeitsspiegel und Gasballen nur im Oberbauchbereich, bogenförmige Streckung, ausgeprägte Fiederung zuführender Schlingen; bei hochgradiger Verengerung Zurückhaltung des Kontrastmittels in den prästenotischen Abschnitten, bei geringeren Verengerungen kein Röntgenbefund.

Tiefer Dünndarmverschluß (e), Ileocoecalklappe (f): Verhältnismäßig frühzeitige kotige Rückstauung in den Magen oder kotiges Erbrechen. Allgemeine Auftreibung (in den ersten Tagen gering oder fehlend) besonders der Bauchmitte, Plätschern vor allem in der Nabelgegend. Bei subakutem oder chronischem Verlauf charakteristische Dünndarmsteifungen, Stenosegeräusche; stinkende, dünne Stühle. Tastbefund im Douglasschen Raume bei digitaler Untersuchung, Blinddarmgegend. Oligurie. Hoher Indikanwert nach einiger Dauer des Verschlusses. Röntgenbild: Bei Verschluß zahlreiche Flüssigkeitsspiegel und Luftblasen im Bereich des ganzen Bauches, besonders auch im kleinen Becken; bei stärkeren Stenosen erhebliche Verzögerung der Dünndarmentleerung, Erweiterung und Aufrollung der schattengebenden Schlingen, Stenoseperistaltik.

Verschluß an der Flexura hepatica, Colon transversum, Flexura lienalis (g—h): Kotiges Erbrechen erst spät, wenn es überhaupt auf-

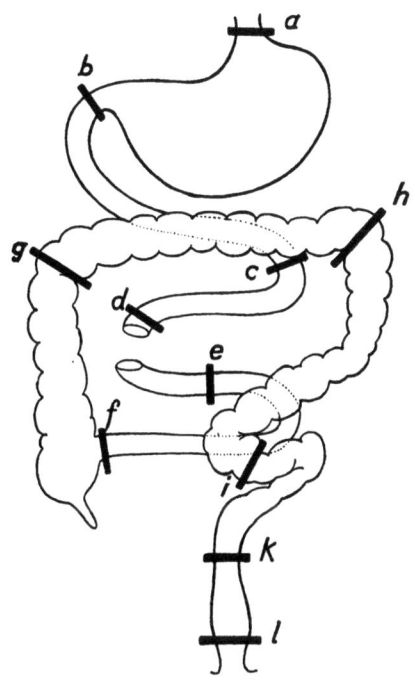

Abb. 286. Höhensitztafel (nach de Quervain).

tritt. Meteorismus der rechten Flanke, Tympanie in der rechten Lumbodorsalgegend, bei Sitz an der Flexura lienalis auch Auftreibung des Oberbauches, Steifung des Colon transversum, metallischer Perkussionsklang. Verkleinerung oder Aufhebung der Leberdämpfung. Häufig Übergreifen der Rückstauung auf den Dünndarm, dann allgemeiner Meteorismus, Plätschergeräusche, bei chronischen Verengerungen auch Dünndarmsteifungen. Stuhl bei unvollständiger Verlegung von normaler Form oder Wechsel von Verhaltung und dünnen Entleerungen. Röntgenbild: Bei stärkerer Verengerung direkte Darstellung der Stenose nach Kontrasteinlauf und Mahlzeit; mächtige Gasaufhellung der erweiterten Dickdarmschlingen, auch Spiegelbildung.

Verschluß an der Flexura sigmoidea, Colon pelvinum, Ampulle (i, k, l): Späteres und geringfügiges Magenbrechen, fast nie Koterbrechen.

Meteorismus allgemein, starke Ausdehnung der Flanken, besonders der Coecalgegend, metallischer Klopfschall; Tympanie der rechten, seltener der linken
Lendengegend. Verkleinerung oder Aufhebung der Leberdämpfung. Bei
unvollständigem Verschluß charakteristische Steifungen einzelner Dickab-
schnitte. Chronische Stenose an der Flexura sigmoidea: Meist Wechsel
von Verhaltung und Durchfall, selten Band- und Schaftkotform, Tenesmen.
Chronische Stenose des Colon pelvinum: Wechsel von Verhaltung und Durchfällen, auch regelmäßige, häufige dünne Entleerungen, verstärkter Stuhldrang, seltener ausgesprochene Tenesmen. Chronische Stenose der Ampulle: Stuhlträgheit und anhaltende Durchfälle, bandförmige Entleerungen,
häufig starke Tenesmen. Durch rektale und bimanuelle Untersuchung
sind die Stenosen der tiefen Dickdarmabschnitte häufig der Palpation zugänglich. Rekto-Romanoskopie. Darstellung der Stenose durch das Röntgenbild mit Kontrasteinlauf.

III. Abgrenzung des mechanischen Verschlusses von den funktionellen, verschlußähnlichen Wegstörungen.

1. Abgrenzung gegen peritonitische Wegstörungen.

Die Hemmung oder Lähmung der Darmtätigkeit bei umschriebener
Peritonitis macht wegen des meist deutlichen Bauchbefundes, Spannung und
Druckschmerz an typischen Stellen, nur äußerst selten differentialdiagnostische
Schwierigkeiten. Die Verwechslung der Appendicitis mit den ileocoecalen
Formen der Invagination liegt bei der Häufigkeit dieser beiden Krankheitsbilder im Bereich der Möglichkeit, wenn nicht blutigschleimige Abgänge
von vornherein die Klärung bringen. Im Säuglingsalter, in dem die Invagination am häufigsten beobachtet wird, ist die Appendicitis so selten, daß
sie kaum je in Frage gezogen zu werden braucht. Bei der Invagination fehlt
im Gegensatz zur akuten Appendicitis so gut wie immer die Bauchdeckenspannung. Gegenüber dem appendicitischen Abszeß ist die charakteristische,
oft gut umgreifbare wurstförmige Gestalt und die Beweglichkeit des Invaginationstumors zu beachten. Temperatursteigerungen, welche die appendicitischen Prozesse meist in mehr oder weniger hohen Graden zu begleiten
pflegen, fehlen bei der Invagination im Krankheitsbeginn fast immer und
erreichen in den späteren Tagen nur selten höhere Grade. Die Unterscheidung kann unmöglich werden, wenn sich an die Invagination eine Gangrän
und Peritonitis anschließt.

Größere Schwierigkeit kann die Abgrenzung der Allgemeinperitonitis
(Appendixperforation, Ulcusperforation, Gallenblasenperforation, Pankreatitis)
von den stürmischen Verschlüssen machen. Die Allgemeinerscheinungen
im Frühstadium gleichen sich im wesentlichen: meist plötzlicher Beginn
mit heftigem Bauchschmerz, reflektorischem Erbrechen, starker Beteiligung
des Allgemeinbefindens und starkem Krankheitsgefühl. Während die Allgemeinwirkung bei der Peritonitis sich weiterhin verstärkt, pflegt aber beim
Verschluß nach Überwindung des initialen Kollapses eine gewisse Erholung,
Besserung des Pulses und Allgemeinbefindens einzutreten. Bei den subakuten
Verschlußformen sind die Kreislaufverhältnisse und das Allgemeinbefinden
von Anfang an weniger gestört. Die Temperatur ist bei der Peritonitis
gewöhnlich sofort erhöht und behält auch während des weiteren Verlaufs
ihre Steigerung bei; beim Verschluß ist sie meist normal oder subnormal

und steigt gewöhnlich erst dann, wenn Gangrän, Peritonitis und Sepsis hinzutreten. Eine sichere Unterscheidung gestatten die Temperaturverhältnisse aber nicht, da die Peritonitis auch besonders bei alten Leuten mit normaler oder subnormaler Temperatur beginnt und verläuft, beim Verschluß auch im Frühstadium bisweilen höheres Fieber beobachtet wird; immerhin spricht eine erhebliche Temperatursteigerung in den ersten Krankheitstagen mehr für Peritonitis.

Frühzeitiges kotiges Erbrechen kann als sicheres Zeichen eines mechanischen Verschlusses angesehen werden; bei der Peritonitis tritt es erst später auf, weist dann aber im Gegensatz zu dem schwarzen, kaffeesatzartigen, rein peritonitischen Erbrechen auf eine gleichzeitige mechanische Behinderung (Verklebung, Abknickung) hin. Aus dem Urinbefund lassen sich nur mit Vorsicht differentialdiagnostische Schlüsse ziehen: Verminderung der Harnmenge, hohes spezifisches Gewicht, Eiweiß- und Zylinderausscheidung können bei beiden Erkrankungen in allen Stadien vorhanden sein; hohe Indikanwerte finden sich bei der mit Aufstauung einhergehenden Peritonitis und beim Dünndarmverschluß. Schwankt aber die Diagnose zwischen Dickdarmverschluß und Peritonitis, so kann die Indikanvermehrung zugunsten der letzteren den Ausschlag geben.

Der Bauch ist bei der Perforationsperitonitis meist von Anfang an stark druckempfindlich und gespannt, beim Verschluß weich und nicht druckschmerzhaft; nicht selten wird der Verschlußschmerz sogar durch Druck auf die Bauchdecke gemildert. Von dieser Regel gibt es aber Ausnahmen, die die Unterscheidung sehr erschweren können. Bretthart Spannung und heftiger Druckschmerz kommen in seltenen Fällen von strangulierenden Verschlüssen im Frühstadium zur Beobachtung, häufiger trifft man dagegen eine mäßige allgemeine Druckempfindlichkeit und Spannung an, wie man sie auch bei der fortgeleiteten eitrigen Peritonitis, tuberkulösen Peritonitis, Gallenperitonitis, Pankreatitis sieht.

Umschriebener Meteorismus mit umschriebenen Plätschergeräuschen lassen mit Sicherheit einen Verschluß diagnostizieren. Bei allgemeinem Meteorismus spricht eine rege peristaltische Tätigkeit mit metallischen Darmgeräuschen und Plätschergeräuschen oder groben Stenosegeräuschen für Verschluß; doch treffen wir auch bei der Peritonitis nicht allzu selten Peristaltik an, metallische Darmgeräusche und Plätschergeräusche aber, die eine starke Wanddehnung und Aufstauung zur Vorbedingung haben, weisen in solchen Peritonitisfällen darauf hin, daß Abknickungen und Verklebungen im Spiele sind. Darmruhe kann bei der Peritonitis und beim Verschluß im Frühstadium (Reflexwirkung) und Endstadium (Ermüdung) vorhanden sein. Dämpfungsbefunde bieten keinen unterscheidenden Wert, da sie bei der Peritonitis durch Exsudat, bei Verschluß durch Transsudat oder Flüssigkeitsansammlung in den Schlingen erzeugt sein können.

Die Röntgenuntersuchung, die in diesen Fällen nur unter Verzicht auf eine Kontrastmahlzeit statthaft ist, läßt nicht immer eine sichere Abgrenzung zu, da die Aufstauung bei der Peritonitis und beim Verschluß sich in gleicher Weise durch Flüssigkeitsspiegel und Gasblasen kundgibt.

Ein unbedingt unterscheidendes Zeichen für die beiden Krankheitsarten bei fehlendem eindeutigen Palpations- und Auskultationsbefund besitzen wir nicht. Wägt man aber Vorgeschichte, die einzelnen abdominellen und allgemeinen Erscheinungen unter Berücksichtigung des Krankheitszeitpunktes gegeneinander ab, so wird in den meisten Fällen die richtige Diagnose zu stellen sein. Immer ist es selbst bei sorgfältiger Untersuchung nicht möglich, zumal wenn sich mechanischer Verschluß und Peritonitis vergesellschaften. In solchen Fällen genügt aber die Kenntnis des tödlichen Charakters der Erkrankung, um die praktischen Folgerungen ziehen zu können.

2. Abgrenzung gegen Wegstörungen auf reflektorischer und toxischer Grundlage.

Die reflektorisch und zugleich durch peritoneale Reizung bedingten Darmhemmungen bei intraabdominellen Blutungen, Stieldrehung vom Netz und Ovarialgeschwülsten können einem akuten mechanischen Verschluß in ihrer Allgemeinwirkung und ihren Baucherscheinungen sehr ähnlich sehen. Da die inneren Blutungen in der Hauptsache durch die Tubargravidität bedingt sind, so wird die Diagnose aus der Vorgeschichte und dem Genitalbefunde in der Regel leicht zu stellen sein. In den anderen Fällen kann sie schwierig und unter Umständen erst nach Eröffnung der Bauchhöhle möglich sein, wenn ein charakteristischer Palpationsbefund (Narkose) fehlt.

Akute Verschlußerscheinungen, starke allgemeine Reizwirkung, initiales Erbrechen, völlige Stuhl- und Windverhaltung können reflektorisch auch durch extraperitoneale Erkrankungen hervorgerufen werden: Gallensteinkolik, Nierensteinkolik, Hodeneinklemmung, akute Hydrocele der Kinder, Entzündungen der Geschlechtsorgane, der inguinalen und retroperitonealen Drüsen und der Bauchdecken. Stumpfe Bauchverletzungen, Hodenquetschungen können reflektorische Erscheinungen hervorrufen, die eine Differentialdiagnose zwischen Berstung eines Bauchorganes, Verschluß, Spasmus, Darmatonie notwendig machen. Gründliche Untersuchung des ganzen Körpers, fortgesetzte Beobachtung des Bauches und Allgemeinzustandes, diagnostische Einläufe, häufig schon allein das Denken an die Möglichkeit solcher Wegstörungen schützen in der Regel vor einer Fehldiagnose.

Die Beurteilung der postoperativen Darmstörungen kann sehr schwierig sein. Der Operationsschock, die mechanische Schädigung kleinerer oder größerer Darmabschnitte führt nicht selten reflektorisch zu einer völligen Darmhemmung oder zur Teillähmung der unmittelbar geschädigten Schlingen; ähnliches wird nach dem ordnungsmäßigen Zurückbringen eingeklemmter Brüche beobachtet. Klinisch besteht in einem Teil der Fälle völlige Darmruhe, in anderen eine lebhafte peristaltische Tätigkeit. Sicher liegen diesen Erscheinungen nicht selten echte, wenn auch vielfach von selbst sich lösende Verlegungen, Verklebungen oder Abknickungen zugrunde. Auch hier ist durch diagnostische Einläufe, fortgesetzte Beobachtung (Auftreten von lokaler Auftreibung, Plätschergeräuschen, metallischen Darmgeräuschen) die Entscheidung zwischen Verschluß und funktioneller Störung zu treffen. Die Heranziehung der Röntgenuntersuchung mit Kontrastmahlzeit zur Unterscheidung zwischen paralytischem und mechanischem postoperativen Verschluß (Krönig) ist unnötig und zur Schonung des Kranken zu unterlassen; das Röntgenbild ohne Kontrastschatten vermag uns nur die Gas- und Flüssigkeitsansammlung zu zeigen, die wir auch am Krankenbett durch Auskultation und Palpation feststellen können.

3. Abgrenzung gegen Innervationsstörungen.

Auf die verschlußähnlichen Wegstörungen bei funktionellen und organischen Erkrankungen des Nervensystems (Hysterie, tabische Krisen, Hirn-,

Rückenmarksverletzungen, Geisteskrankheiten) sei nur kurz hingewiesen. Sie lehren, daß eine genaue Aufnahme des Nervenstatus und Berücksichtigung entsprechender Angaben aus der Vorgeschichte in unklaren Fällen zur Vermeidung von Irrtümern unerläßlich ist; doch ist zu beachten, daß eine Erkrankung des Nervensystems keineswegs einen mechanischen Verschluß ausschließt.

In dieser Gruppe muß auch der selbständige, spastische Ileus erwähnt werden, wobei wir hier von seiner Bedeutung bei den Obturationen (Gallensteine, Fremdkörper, Würmer) absehen. Wenn nicht eine mildere abdominelle und allgemeine Reizwirkung, die weitere Beobachtung, der Erfolg von Einläufen, Atropingaben seinen funktionellen Ursprung aufdecken, kann die Unterscheidung von einem mechanischen Verschluß unmöglich werden. Die bei neuropathischen Kindern innerhalb verschieden großer Zeiträume auftretenden rezidivierenden Nabelkoliken können, zumal die minuten- oder stundenlang dauernden Anfälle häufig mit Erbrechen und Kreislaufstörungen einhergehen, neben der Appendicitis auch ernstere Verschlußformen (Invagination, Abschnürung) vortäuschen, doch deckt die genaue Erhebung der Vorgeschichte die neuropathische Grundlage des Leidens gewöhnlich auf.

4. Weitere diagnostische Täuschungsmöglichkeiten.

Die Meningitis bietet bisweilen die Baucherscheinungen der inneren Einklemmung, eingezogenen Leib, Stuhlverhaltung, Erbrechen, während bei der Strangulation meningitisähnliche Symptome, getrübtes Sensorium, Krämpfe auftreten können; Opisthotonus, das Kernigsche Zeichen und Lumbalpunktat weisen den Weg. Die tetanischen Krampfzustände des Darmes mit Spannung und Einziehung des Bauches und Verstopfung bei der Bleikolik lassen mitunter ernsthaft einen Verschluß in Frage ziehen; Bleisaum und Beruf führen zur Diagnose. Kurz sei vermerkt, daß akute Verschlüsse mit Cholera und Arsenikvergiftung verwechselt worden sind. Häufiger sind die blutig-schleimigen Entleerungen bei der Invagination als dysenterische Entleerungen angesprochen worden; in Narkose läßt sich häufig der Invaginationstumor tasten, sofern die Möglichkeit einer Invagination überhaupt in Betracht gezogen wird. Bei einer Magendarmfistel kann kotiges Erbrechen auftreten; der Mangel sonstiger Verschlußerscheinungen und das Röntgenbild klären den Befund. Die Früherscheinungen des stürmischen Verschlusses, Erbrechen, Konvulsionen, Eiweiß-Zylindergehalt des Urins haben schon zur Verwechselung mit Urämie geführt; genaue Palpation, Perkussion, Auskultation, diagnostischer Einlauf führen zur Diagnose.

IV. Diagnose der anatomischen Verschlußart.

Die gruppenförmige Aufstellung soll kurze Hinweise geben, die zur Erkennung der anatomischen Natur des Hindernisses beitragen können. Der Verschlußcharakter wird mit kurzen Worten gestreift, das zugehörige klinische Bild ist der zusammenhängenden Besprechung zu entnehmen. Auf die differentialdiagnostische Besprechung der mechanischen Verschlußformen untereinander wird verzichtet, da sie einer Wiederholung der gesamten Symptomatologie des Verschlusses gleichkommen würde; zur genauen Erkenntnis aller Erscheinungsmöglichkeiten muß daher auf die Beschreibung der einzelnen Krankheitsbilder verwiesen werden.

1. Ringförmige Abschnürung. Einklemmung. Seitliche Abklemmung. Abknickung.

Vorgeschichte. Erkrankungen des Bauchfelles. Bruchleiden. Bauchoperationen, Bruchoperationen. Bauchverletzungen. Frühere Verschlußanfälle. Alter. Geschlecht. Häufigste Verschlußform in den mittleren Lebensaltern (15. bis 40. Lebensjahr). Bei Männern häufiger als Frauen; Meckelsches Divertikel bei Männern doppelt so häufig beteiligt als bei Frauen. Bei Frauen spielen Erkrankungen im kleinen Becken eine bedeutende Rolle.

Verschlußcharakter. Bei Abschnürungen und Einklemmungen akut, bei kleinen und milden Abschnürungen oder Einklemmungen auch subakut. Bei seitlichen Abklemmungen und Abknickungen seltener akut, häufiger subakut, bei unvollständiger Verlegung auch chronisch. Die Differentialdiagnose zwischen diesen Formen ergibt sich bei undeutlichem Palpationsbefunde aus der Beurteilung des Verschlußcharakters; häufig ist nur eine Wahrscheinlichkeitsdiagnose möglich.

Palpationsbefund. Untersuchung sämtlicher Bruchpforten auf Einklemmung (Hernia inguinalis, femoralis, umbilicalis, epigastrica, obturatoria u. a.), interstitielle, retrograde Inkarzeration bei Hernien. Einklemmung in Bauchnarbenbrüchen. Peritonitische Überreste besonders im kleinen Becken. Abdominale, vaginale, rektale Untersuchung auf geblähte, ruhende Schlingen, Konvolute kollabierter Schlingen, Strangbildung. Bei Abschnürung und Einklemmung häufig, aber nicht immer völlige Darmruhe, bei den seitlichen Abklemmungen und Abknickungen meist Peristaltik.

Sitz. Dünndarm, sehr selten Dickdarm.

2. Volvulus. Verknotung.

Vorgeschichte. Nicht selten sind leichtere oder schwerere Verschlußanfälle vorausgegangen. Oft werden auslösende Ursachen angeführt: starke Mahlzeiten, Abführmittel, Darmkatarrhe, schwere Anstrengungen; Auftreten des Anfalles nach entzündlichen Erkrankungen der Bauchhöhle, Herniotomien, Taxis, Entbindungen u. a. Häufig im Osten, Nord- und Südosten Europas (Baltische Provinzen, Rußland, Serbien). Als Folge der Kriegsernährung gehäuftes Auftreten in Deutschland.

Alter. Geschlecht. Dünndarmvolvulus, Coecumvolvulus vorwiegend vor dem 40. Lebensjahr, Flexurvolvulus später zwischen dem 40. bis 70. Lebensjahre. Männer viel häufiger als Frauen. Bei Kindern wird der Flexurvolvulus fast nur in Gemeinschaft mit Hirschsprungscher Krankheit angetroffen.

Verschlußcharakter. Meist akut, bisweilen intermittierend. Bei unvollständiger Drehung auch subakuter oder chronischer Verlauf.

Bauchbefund beim Dünndarmvolvulus. Lokaler Meteorismus (geblähte, ruhende Schlinge), oder allgemeiner Meteorismus; in den akut einsetzenden Fällen meist allgemeine Darmruhe, bei den mehr allmählich sich entwickelnden Anfällen oft gesteigerte Darmtätigkeit. Darmplätschern.

Bauchbefund beim Coecumvolvulus. Lokaler Meteorismus der Nabelgegend (Plätschern, Metallklang), auch allgemeiner Dünndarmmeteorismus. Einfließen und Rückfließen größerer Wassermengen nicht behindert.

Bauchbefund beim Flexurvolvulus. Die geblähte, ruhende Schlinge zeichnet sich als ungleichmäßige Vorwölbung im Epigastrium, linken Hypochondrium, Nabelgegend ab (metallische Tympanie, selten auch Plätschern).

Die Schenkel des S. romanum sind häufig als prallelastische Wülste in ihrem Verlauf zu verfolgen. Häufig, nicht immer allgemeine Darmruhe. Kreuzschmerz. Undurchgängigkeit des S. romanum für Wassereinlauf; bisweilen bei nicht vollkommener Schnürung Einfließen möglich, aber Rückfluß behindert. Im Röntgenbilde kann die Drehung der Schlinge durch Kontrasteinlauf zum Ausdruck gebracht werden.

3. Invagination.

Vorgeschichte. Meist Brustkinder. Diätfehler, besonders im Säuglingsalter, Übergang zur künstlichen Ernährung; Trauma, Keuchhusten, Purpura, Askariden u. a.

Alter. Geschlecht. Vorwiegend Säuglings- und Kindesalter. Im Säuglings- und Kindesalter männliches Geschlecht doppelt so häufig betroffen, später gleiche Zahlen für beide Geschlechter.

Verschlußcharakter. Akut, subakut, bei Erwachsenen häufiger chronisch.

Hauptzeichen. Akuter Beginn mit heftigem Bauchschmerz, wurstförmiger Invaginationstumor, blutig-schleimige Entleerungen. Spitze der Invagination häufig im Rektum mit dem Finger zu fühlen. Nachweis des Tumors durch bimanuelle Untersuchung, Narkose. Unsichere Zeichen: Leere in der Coecalgegend (Dancesches Zeichen), offenstehender, schlaffer Afterschließmuskel, Hochziehen des Mastdarmes, Weitung der Ampulle.

Sitz. Die topographische Lage des Invaginationstumors kann wegen der Wanderung der Invagination nur bedingt für den Höhensitz verwertet werden. Ist die Spitze im Rektum tastbar, so handelt es sich mit wenigen Ausnahmen um eine Colon- oder Coecaleinscheidung; die Coecaleinscheidung ist bisweilen an dem doppelten Lumen (Coecalostium, Appendixostium) erkennbar. Im Säuglingsalter ist der Invaginationstumor am häufigsten in der linken Bauchseite, später in der rechten Bauchseite zu fühlen. Bei der Colon- und Coecaleinscheidung sind fast immer frühzeitig blutig-schleimige Abgänge vorhanden, bei der reinen Dünndarmeinscheidung werden sie häufiger vermißt. Indikanvermehrung bei Dünndarm- und Coecalinvagination, bei Coloninvagination nicht. Ileocoecale Formen sind im Kindesalter weitaus am häufigsten. Bisweilen charakteristischer Röntgenbefund.

4. Embolie und Thrombose der Mesenterialgefäße.

Vorgeschichte. Erkrankungen des Herzens und Gefäßsystems.

Krankheitscharakter. Stürmischer Beginn mit heftigen, anhaltenden, zunehmenden Bauchschmerzen, Erbrechen. Starke Pulsbeschleunigung. Kollapstemperatur.

Bauchbefund. Ein Teil verläuft völlig ohne Wegstörungen mit Durchfällen, die häufig schon frühzeitig teerartiges, stinkendes Blut enthalten. Bisweilen Bluterbrechen. Bauch gewöhnlich gleichmäßig gespannt und druckempfindlich. In den andern Fällen beherrschen Verschlußerscheinungen das Bild: Völlige Verhaltung von Stuhl und Winden, allgemeine Darmruhe. Allgemeine oder unregelmäßige Auftreibung, Druckempfindlichkeit und Spannung des Bauches. Häufiges Erbrechen, das schließlich kotig werden kann.

Abgrenzung gegen Invagination, Abschnürung, Volvulus, Strikturverschluß u. a. mit einiger Sicherheit nur möglich, wenn Herz- oder Gefäßveränderungen vorliegen, die auf eine Mesenterialgefäßverschließung hinweisen.

5. Obturation.

a) Durch Gallensteine.

Vorgeschichte. Gallensteinvorgeschichte, kann auch fehlen.

Alter. Geschlecht. Vorwiegend 40. bis 70. Lebensjahr. Frauen sind viel häufiger als Männer befallen.

Verschlußcharakter. Akut, subakut, intermittierond.

Palpation des Steines durch abdominale, vaginale, rektale Untersuchung bisweilen möglich.

Haupteinklemmungsstellen. Unteres Ileum, Duodenum, Mastdarm.

b) Durch Darmsteine.

Vorgeschichte. Gewohnheitsmäßiger Genuß von Schellacklösung (Politursäufer), Arzneimitteln, Salzen. Hafersteine bei der schottischen Arbeiterbevölkerung infolge Genusses von Haferkleiebrot. Haferileus in Rußland durch Genuß rohen Hafers. Haarsteine bei hysterischen Personen.

Verschlußcharakter. Chronisch, akute Steigerungen.

Palpation bisweilen von den Bauchdecken und vom Mastdarm aus möglich.

Sitz. Dickdarm, besonders Coecum. Gelegentlich im Röntgenbild darstellbar.

c) Durch Würmer.

Vorgeschichte. Askariden, sehr selten Bandwurm.

Alter. Meist Kinder und jugendliche Personen.

Verschlußcharakter. Gewöhnlich akut.

Palpation des Wurmknäuels bisweilen möglich. Differentialdiagnose gegenüber Invaginationtumor gelegentlich schwierig, zumal Invagination als Komplikation auftreten kann. Nachweis der Würmer oder Wurmeier im Stuhl. Diagnostischer Einlauf.

Sitz. Hauptsächlich Dünndarm.

d) Durch Kottumor.

Vorgeschichte. Langdauernde chronische Verstopfungszustände. Hirschsprungsche Krankheit. Häufig nervöse, geisteskranke Personen.

Alter. Bei Hirschsprungscher Krankheit Kinder und jugendliche Personen, sonst Erwachsene.

Verschlußcharakter. Chronisch, auch akut und intermittierend.

Kottumor häufig tastbar. Die Abgrenzung gegen Neubildungen des Darmes und anderer Bauchorgane kann Schwierigkeiten bereiten. Gewisse Knetbarkeit der Kottumoren; Gersunysches Klebesymptom.

e) Durch Fremdkörper.

Vorgeschichte. Verschlucken; Einführen in den Mastdarm. Bei Operationen in der Bauchhöhle zurückgelassene Gegenstände.

Verschlußcharakter. Subakut, intermittierend. Röntgenbild.

6. Erworbene Strikturen.

Vorgeschichte. Tuberkulose, Lues, Gonorrhoe, Dysenterie, Typhus; frühere Bauchverletzungen, Invagination, Brucheinklemmung, Darmnähte.

Alter. Geschlecht. Strikturen entzündlichen Ursprungs finden sich häufiger in früheren und mittleren Lebensaltern. Das Karzinom bevorzugt das höhere Alter (40. bis 70. Jahr); ein Verschluß bei alten Leuten läßt zunächst an einen Dickdarmkrebs (S. romanum, Colon pelvinum) denken. Das Sarkom findet sich verhältnismäßig häufig in jüngeren Jahren. Das männliche Geschlecht wird vom Karzinom etwas, vom Sarkom weit häufiger als das weibliche befallen.

Allgemeinbefund. Lungentuberkulose, Lues, Gonorrhoe lassen an einen entsprechenden Ursprung der Striktur denken. Kachexie spricht für Karzinom, kachektische Hydrämie für Sarkom. Starke Anämie bei tuberkulösen Strikturen.

Verschlußcharakter. Chronischer Verlauf mit der charakteristischen Trias: Kolikschmerz, Steifungen, Stenosegeräusche. Nicht selten setzt ein plötzlicher Verschluß ein, ohne daß die Striktur vorher Erscheinungen gemacht hat; in solchen Fällen sind jedoch häufig hypertrophische erweiterte Schlingen nachweisbar, die auf den chronisch stenosierenden Vorgang hinweisen.

Tastbefund. Strikturen der Ampulle und des Colon pelvinum (Karzinom, Sarkom, Tuberkulose, Lues, Gonorrhoe, Aktinomykose) sind durch digitale Untersuchung, Rektoromanoskopie gewöhnlich leicht nachweisbar. Eine Differentialdiagnose ist unter Umständen erst durch spezifische Reaktionen, mikroskopische Untersuchung, Probeexcision zu stellen. Die entzündlichen, tuberkulösen, karzinomatösen und sarkomatösen Geschwülste des Dickdarmes sind mit Ausnahme der an der Flexura sigmoidea und lienalis sitzenden oft der Palpation zugänglich; das Karzinom der Flexura sigmoidea, eine der häufigsten Verschlußursachen im höheren Alter, ist wegen seiner Kleinheit sehr oft nicht tastbar. Am Dünndarm sind die Sarkome häufiger, die Karzinome seltener, die narbigen Strikturen fast nie palpabel.

Lieblingssitze der einzelnen Strikturarten können bei Erkennen des Höhensitzes gewisse Anhaltspunkte geben. Karzinom: Rektum, S. romanum, Coecum, der übrige Dickdarm, selten Dünndarm. Sarkom: Dünn- und Dickdarm, hier Mastdarm und Ileocoecalgegend stark überwiegend. Tuberkulose: Vorwiegend Ileocoecalgegend, Rektum, Multiplizität. Lues: Rektum, Ileocoecalgegend, Jejunum. Gonorrhoe: Mastdarm. Aktinomykose: Ileocoecalgegend, selten Colon, Rektum, Dünndarm. Typhus: Ileum, Coecum. Ruhr: Dickdarm (Ruhrstrikturen fast nur im S. romanum und Mastdarm). Hochgradigere Strikturen des Dickdarmes kommen im Röntgenbild direkt zur Darstellung.

7. Kompression.

Verschlußcharakter. Chronisch, subakut, intermittierend, auch akut.

Nachweis·der Ursache. Uterusgeschwülste, schwangerer Uterus, Lageveränderungen des Uterus, Ovarialtumoren, Eileiterschwangerschaft, Blasen-Prostatageschwülste, Nierentumoren, Wanderniere, Wandermilz, Netz-Mesenterialgeschwülste, Gallensteine, Echinokokkuszysten, Geschwülste und Zysten des Pankreas, Abszesse und Hämotome besonders des kleinen Beckens.

Lieblingsstellen. Mastdarm, übriger Dickdarm, unteres Ileum, Duodenum.

8. Angeborene Stenosen und Atresien.

Angeborene Verengungen und Verschließungen des Afters und Mastdarmes sind durch Besichtigung der Aftergegend und digitale rektale

Untersuchung leicht zu erkennen. Vorwölbung der Aftergegend beim Schreien und Pressen der Kinder läßt auf eine nicht allzuhohe Endigung des Mastdarmes schließen; das Fehlen jeder Andeutung eines Aftergrübchens und eine stärkere Verengerung des Beckens weisen auf sein vollständiges Fehlen hin. Das Vorhandensein äußerer oder innerer Fisteln ergibt sich aus der Untersuchung der Dammgegend, des Penis, der Scheide, des Scheidenvorhofes, des Urins.

Verschlußerscheinungen bald nach der Geburt (Nahrungsverweigerung, Erbrechen, Auftreibung des Bauches, mangelhafter Mekoniumabgang) ohne Störungen im Bereich des Mastdarmes legen die Annahme eines weiter oben sitzenden angeborenen Verschlusses nahe. Die Art des Erbrechens, des Meteorismus, der Steifungen gibt Anhaltspunkte für den Sitz. Zu beachten ist, daß auch bei Verschlüssen unterhalb der Papilla duodeni gallig gefärbter Stuhl beobachtet worden ist. Zur Unterscheidung akuter Verschlüsse bei Neugeborenen (Achsendrehung, Abschnürung durch Meckelsches Divertikel, Einklemmung in Mesenteriallücken, Invagination) von den Atresien hat die mikroskopische Untersuchung des Mekonium großen diagnostischen Wert: beim angeborenen Verschluß fehlen im Mekonium die sonst immer vorhandenen Lanugohärchen und Bestandteile der Fruchtschmiere.

9. Hirschsprungsche Krankheit.

Alter. Geschlecht. Vorwiegend Erkrankung des Säuglings- und Kindesalters, bei den Erwachsenen reicht die Vorgeschichte häufig bis in die Jugend zurück. Männliches Geschlecht dreimal so häufig wie das weibliche in Mitleidenschaft gezogen.

Verschlußcharakter. Das Allgemeinbefinden ist im Gegensatz zu den rein mechanischen Verschlüssen trotz deutlicher Baucherscheinungen längere Zeit hindurch wenig gestört; völlig erscheinungsfreie Zwischenzeiten wie bei den intermittierenden Verlegungen fehlen. Massiges Erbrechen, Kotbrechen ist im kindlichen Alter so selten, daß sein Auftreten sehr für einen anderen, mechanischen Verschluß (Volvulus, Invagination u. a.) in die Wagschale fällt. Die bei Einsetzen der Kolitis auftretenden Erscheinungen, Fieberbewegungen, diarrhoische Entleerungen, allgemeiner, allmählicher Verfall machen unter Umständen in Differentialdiagnose gegen Peritoneal-Darm-Miliartuberkulose, Typhus notwendig, auch meningeale und cerebrale Erscheinungen treten gelegentlich auf. Häufig bei Rachitikern.

Bauchbefund. Haupterscheinungen sind die auffallende Verstopfung und hochgradige Auftreibung des Bauches. Steifungen der erkrankten Dickdarmschlingen, kolikartige Schmerzen sind bei Erwachsenen fast immer vorhanden, fehlen bei Kindern häufiger. Rektaler Befund: Bisweilen Sphinkterkrampf; weites Rektum; eingedickte Kotmassen; Valvulae rectales; Tastung der Knickungsstelle am Übergang des S. romanum in den Mastdarm; Kottumoren im S. romanum; Abgang großer Mengen stinkender Gase beim Herausziehen des Fingers. Masseneinläufe von 2 bis 3 l Wasser können ohne erhebliche Beschwerden eingelassen werden, laufen jedoch häufig infolge eintretenden Ventilverschlusses gar nicht oder nur unvollständig ab; erst Höherführen des Darmrohres über die Knickungsstelle hinaus verschafft Abfluß. Röntgenuntersuchung mit und ohne Kontrasteinlauf gibt charakteristische Bilder.

Vierter Abschnitt.

Therapie des Darmverschlusses.

1. Kapitel.

Allgemeine Therapie.

Geschichtlicher Überblick. Solange die Lehre von den Darmverschließungen nicht auf klarer, wissenschaftlicher Erkenntnis aufgebaut war,
konnte die Behandlung nur eine primitive, rein symptomatische sein. Die
zur Anwendung gebrachten physikalischen und chemischen Methoden und
Heilmittel waren, da zuerst keinerlei Rücksicht auf die den behandelten
Erscheinungen zugrunde liegenden pathologischen Vorgänge genommen wurde,
häufig geradezu widersinnig und verfehlt; es war ein glücklicher Zufall,
wenn sie im Einzelfall zweckdienlich und erfolgreich waren. Das gilt vor
allem für die lange Zeit herrschende Behandlung der Darmverschließungen
mit Schwermetallen (Schrotkugeln, Quecksilber — sog. Mercurius vivus), bis
zu einem gewissen Grade auch für die verschiedenen Abführmittel, sowie
für das Opium und das Atropin. Mit wachsender Klärung der Pathologie
der mechanischen Darmverschließungen mußten deshalb zwangsläufig die
Unterlagen der alten internen Behandlungsmethoden erschüttert werden.
Noch war aber die Entwicklung der Abdominalchirurgie nicht so weit vorgeschritten, daß eine von großen Gesichtspunkten geleitete operative Behandlung an die Stelle der unbefriedigenden internen Behandlung hätte
treten können. Diese Entwicklung wurde außerdem noch dadurch auf
gehalten, daß — bis in das letzte Jahrzehnt des vorigen und das erste
Jahrzehnt des jetzigen Jahrhunderts — die klinische Beobachtung der
Anfangsstadien und die operative Indikationsstellung in erster Linie in der
Hand der praktischen Ärzte und der Internisten blieb und deshalb verhältnismäßig wenig Chirurgen imstande waren, auf Grund eigener Erfahrungen die
komplizierten pathologischen und klinischen Zusammenhänge und damit die
Möglichkeiten und Aussichten der operativen Behandlung in den verschiedenen
Phasen und bei den verschiedenen Formen der Darmverschließungen selb-
ständig zu beurteilen. Unter welchen Voraussetzungen auch heute noch
nichtoperative Behandlungsmethoden allein oder im Verein mit operativen
Maßnahmen Berechtigung haben, wird im folgenden besprochen werden.

Eine sehr lesenswerte Darstellung der Entwicklung der chirurgischen
Behandlung des Darmverschlusses finden wir bei U h d e in Pitha-Billroths
Handbuch der Chirurgie aus dem Jahre 1882. Die wichtigsten Daten
habe ich ihm entnommen.

Schon im Altertum finden wir Bestrebungen, Darmverschlüsse mit mechanischen Mitteln zu beseitigen. Hippokrates empfahl Klystiere und Lufteinblasungen in den Mastdarm; Praxagoras von Kos (geb. 341 v. Ch.) hat nach Caelius Aurelianus sogar schon die Enterotomie mit nachfolgender Verschlußnaht der Darmwunde ausgeführt. Uhde legt aber wohl mit Recht die Beschreibung des Caelius Aurelianus dahin aus, daß es sich nicht um einen Eingriff bei innerem Darmverschluß, sondern bei äußerer Brucheinklemmung gehandelt hat. Dann wird es durch die Jahrtausende still von operativen Behandlungsversuchen, bis im 17. Jahrhundert Barbette die Eröffnung der Bauchhöhle zur Entwirrung verschlungener Eingeweide empfahl. Es ist aber zweifelhaft, ob diese Empfehlung wirklich in die Tat umgesetzt worden ist. Erst von Nuck († 1691) wird berichtet, daß er zwecks Lösung einer schweren Invagination erfolgreich bei einer 50jährigen Frau den Bauchschnitt ausgeführt hat. Der Trierer Arzt Hoegg hatte um 1762 bei dem Versuch, auf dem gleichen Wege einen „Volvulus" zu lösen, keinen Erfolg, wies aber darauf hin, daß er in Paris eine solche Operation unter besseren Umständen gesehen hätte. Das Mitglied der Pariser Akademie Hévin hat um die Mitte des 18. Jahrhunderts in einer Abhandlung für geeignete Fälle von „innerer Einklemmung" die operative Behandlung empfohlen, in einer weiteren Schrift aber die Befürwortung derselben nicht aufrecht erhalten. Erst aus dem Jahre 1810 ist wieder ein von Ohle in Dresden unternommener Versuch der operativen Lösung einer Invagination und aus dem Jahre 1817 ein weiterer Versuch Dupuytrens bei „innerer Einklemmung" bekannt geworden. Im 3.—6. Jahrzehnt des vorigen Jahrhunderts wurden Mitteilungen über teils erfolgreich, teils tödlich verlaufene Bauchschnitte bei den verschiedenen Formen der den Darm und das Mesenterium abschnürenden Verschlüsse häufiger. Sie bleiben aber bis in die siebziger Jahre hinein immer noch solche Seltenheiten, daß Uhde sämtliche, ihm aus der Literatur zugänglichen, einschlägigen Beobachtungen unter genauer Angabe des Operateurs und des Operationsjahres aufführt. Neben den auf Beseitigung des Hindernisses durch Bauchschnitt gerichteten Versuchen liefen die Bemühungen, durch den Darmschnitt (Enterotomie, Enterostomie, Anus arteficialis) oder die Darmpunktion Heilung zu erzielen. Dem Anatomen Littrè (1710) wird die Idee zur Enterostomie behufs künstlicher Afterbildung zugeschrieben. Aber erst Mannoury hat die Frage der Enterotomie von einem größeren Gesichtspunkt aus behandelt, als er 1819 den Pariser Chirurgen die Frage vorlegte, ob nicht diese Operation als entérostomie secondaire bei Unerreichbarkeit der Lösung der „inneren Einklemmung" nach ausgeführtem Bauchschnitt anzuraten sei. Wie die Laparotomie zur Lösung der mechanischen Verschließungen wurde auch die Enterotomie bzw. der Anus arteficialis mit und ohne Eröffnung des Peritoneum in den folgenden Jahrzehnten immer häufiger ausgeführt. Die Enteroanastomose verdanken wir Maisonneuve. Erwähnt sei schließlich noch, daß die erste erfolgreiche Verbindung von zwei Darmenden nach Resektion eines gangränösen Darmstückes in einem Fall von äußerer Brucheinklemmung nach vielfachen, vergeblichen Versuchen anderer Operateure anscheinend Ramdohr (1728) gelang (s. C. Beck); er benutzte dazu ein Invaginationsverfahren. Auf sicheren Boden ist die Vereinigung zweier durchtrennter Darmschenkel erst durch die Einführung der Lembertschen Serosa-Naht und ihre Entwicklung durch Czerny u. a. gestellt worden. Von einer unseren heutigen Ansprüchen genügenden Beurteilung der Pathologie der Darmverschlüsse ist bei Uhde noch ebensowenig die Rede wie von einer klaren Indikationsstellung. Man empfindet deutlich die Unsicherheit in der Bewertung der zur Verfügung stehenden Operationsmethoden. Allerdings erkannte Uhde bereits die Notwendigkeit und Bedeutung der Frühoperation bei der „inneren Einklemmung" ebenso wie manche andere Chirurgen (Bonnet, Duchaussoy, Pagenstecher u. a.), ohne die Wege zur besseren operativen Erfassung der Frühformen weisen zu können.

Die in den achtziger Jahren schnell wachsenden Erfolge bei der operativen Behandlung der verschiedensten Abdominalerkrankungen brachten es mit sich, daß Internisten wie Chirurgen auch beim Darmverschluß der operativen Behandlung gesteigerte Aufmerksamkeit zuwandten. Auf dem Chirurgenkongreß 1887 und dem Internistenkongreß 1889 wurde eingehend von den besten Kennern beider Disziplinen dieses Problem behandelt. Die deutschen Chirurgen konnten sich mangels klarer diagnostischer Unterlagen und Indikationen und wegen der noch sehr bescheidenen operativen Ergebnisse nicht für ein prinzipielles operatives Vorgehen entscheiden und räumten freiwillig der internen Behandlung eine wichtige Stellung ein

(Madelung, v. Mikulicz, Schede u. a.). Wegen der ungünstigen Ergebnisse der radikalen Laparotomie hielten Madelung, v. Mikulicz und Schede die Enterostomie für das aussichtsreichere Verfahren, ohne zwischen den einzelnen Verschlußformen hinreichend scharf zu unterscheiden, während v. Rydygier lebhafter für die radikale Beseitigung der Abschnürungsverschlüsse eintrat und die Enterostomie nur für die nicht strangulierenden Formen und die Spätfälle vorbehalten wissen wollte. Madelung glaubte auch für die Folgezeit vor zu weitgehenden Hoffnungen warnen zu müssen.

Zwei Jahre später trat Zoege v. Mannteuffel entschieden der Anwendung der Enterostomie bei den akuten gangräneszierenden Formen des mechanischen Verschlusses entgegen; er verlangte, daß die große Gruppe der Abschnürungsverschlüsse aus dem Gesamtkomplex der Verschlüsse ausgeschieden und unter einheitlichen Gesichtspunkten betrachtet würde. Er sah die Aufgabe des Klinikers vor allem darin, in den akuten Fällen von Darmverschluß das Vorhandensein oder Fehlen einer Strangulation unter Berücksichtigung der von v. Wahl angegebenen Richtlinien zu diagnostizieren.

Die Zahl der operativen Erfolge wurde zu dieser Zeit von Chirurgen (Schede, v. Wahl u. a.) auf höchstens ein Drittel geschätzt, wobei man allerdings berücksichtigen muß, daß die Operationen meist bei längere Zeit intern vorbehandelten Kranken und bei Spätfällen mit Koterbrechen, Peritonitis und Gangrän ausgeführt wurden.

Schede hatte unter 26 operativ behandelten Fällen nur 8 Heilungen bei frühzeitig operierten Kranken.

Schramm kam auf Grund einer Sammelstatistik von 192, bis zum Jahre 1884 überhaupt publizierten operativ behandelten Fällen von mechanischem Darmverschluß zu dem Ergebnis, daß von ihnen 122, d. h. 64,2 % gestorben waren. Davon entfielen auf die vorantiseptische Zeit — bis 1873 — 78 Operationen mit 57 = 73% Todesfällen, auf die antiseptische Zeit von 1873—1883 114 Fälle mit 65 = 58% Todesfällen.

Treves gab etwa zu der gleichen Zeit eine Übersicht über 155 von ihm zusammengestellte Fälle mit 101 Todesfällen = 65 % Mortalität. Die von ihm gesammelten Fälle verteilten sich folgendermaßen:

Verschlußform	Zahl	Geheilt	Gestorben
1. Innere Hernien	9	3	6
2. Einklemmung nach Bruchreposition . . .	13	7	6
3 Einklemmung durch Bänder aller Art . .	46	15	31
4. Volvulus	17	2	15
5. Einklemmung durch Spalten und Löcher .	4	1	3
6. Striktur usw.	11	6	5
7. Den Darm komprimierender Tumor . . .	2	2	—
8. Einklemmung durch Divertikel	11	3	8
9. Obstruktion durch Fremdkörper . . .	5	4	1
10. Obstruktion aus unbekannten Ursachen . .	4	2	2
11. Intussuszeption	33	9	24
Summa	155	54	101 = 65,1 %

Auf dem Internistenkongreß 1889 sprach sich Fürbringer auf Grund seiner gemeinschaftlich mit E. Hahn am Krankenhaus im Friedrichshain gemachten Erfahrungen dahin aus, daß die Erfolge der internen Therapie nicht schlecht genug und die der Chirurgen nicht gut genug wären, um die Behandlung allein den Chirurgen zu überlassen. Er betonte, daß auf der inneren Abteilung des Krankenhauses im Friedrichshain geradezu gesetzmäßig ein Drittel aller Fälle zur Heilung käme.

Dieser Standpunkt ist begreiflich, wenn man das von Hahn von 1885—1896 operativ behandelte Material betrachtet:

Nach den Operationsbüchern unseres Krankenhauses wurden in den Jahren 1885 bis 1896 77 Verschlüsse mit 63 Todesfällen, von 1897—1902 97 Verschlüsse mit 65 Todesfällen operiert, d. h. erst von 1897 an läßt sich eine deutliche Besserung der Heilerfolge feststellen. Im einzelnen verteilten sich die Fälle der chirurgischen Abteilung aus der Gesamtzeit nach den Operationsbüchern folgendermaßen auf die einzelnen Formen:

| | Strangulation | Volvulus | | Invagination | Kompression | Obturation durch Gallenstein | Stenose (meist durch Ca.) | Entzündl. mechanischer Verschluß | Unbekannt | |
		Dünndarm	Dickdarm							
	†	†	†	†	†	†	†	†	†	†
1885—1896	25 (19)	4 (3)	2 (2)	5 (5)	5 (4)	1 (1)	12 (12)	14 (14)	9 (3)	= 77 (63)
1897—1902	15 (7)	9 (6)	5 (4)	6 (6)	5 (4)	1 (1)	13 (10)	25 (16)	18 (10)	= 97 (65)
Summa	40 (26)	13 (9)	7 (6)	11 (11)	10 (8)	2 (2)	25 (22)	39 (30)	27 (13)	= 174 (128)

$$= 68\,^0/_0 \text{ Mortalität.}$$

Auf demselben Kongreß kam Curschmann in einem groß angelegten Referate ebenfalls auf Grund seiner eigenen und der von Bülau und Goldtammer beobachteten Fälle zu einer Heilungsziffer von $35\,^0/_0$ bei interner Behandlung.

Die von ihm verwerteten 105 Fälle verteilten sich folgendermaßen:

Leipziger Klinik 1858—1889   20 Fälle mit   9 Heilungen $= 45\,^0/_0$
Goldtammer   50   „   „   15   „ $= 30\,^0/_0$
Bülau   17   „   „   6   „ $= 35\,^1/_3\,^0/_0$
Curschmann   68   „   „   22   „ $= 32\,^1/_3\,^0/_0$

C. schränkte den Wert seiner eigenen Zahlen gleich dahin ein, daß er bei 35 früher zusammengestellten Fällen weit schlechtere Resultate, d. h. nur $14,3\,^0/_0$ Heilungen gehabt hätte. Er trat unter prinzipieller Verwerfung der Abführmittel für eine weitgehende Anwendung des Opiums und der Darmpunktion in der Therapie des Verschlusses ein. Scharf bezeichnete er die wichtigsten Gründe für die Unvollkommenheit der chirurgischen Therapie: 1. die mangelhafte Ausbildung der internen Diagnostik, die nur in der Minderzahl imstande wäre, mit wünschenswerter Genauigkeit den Sitz und die anatomische Beschaffenheit der den Darmverschluß herbeiführenden Affektion zu bestimmen, 2. die verspätete Überführung der Patienten in klinische Beobachtung, 3. die ungenügende Entwicklung der Operationstechnik. Eine Besserung erwartete er von gemeinsamer, ernster Arbeit der Chirurgen und Internisten von einheitlichen allgemeinen Gesichtspunkten aus.

Von Hoffmann wurde im Gegensatz dazu bei der gleichen Gelegenheit ausdrücklich hervorgehoben, daß seine Erfolge bei interner Therapie bei weitem nicht so günstig wären.

Die von Curschmann, Goldtammer, Bülau und Fürbringer mitgeteilten Erfolge erscheinen uns heute in einem wesentlich anderen Lichte. In dieser Ziffer kann nur eine verschwindende Zahl strangulierender Verschlüsse enthalten sein. Soweit es sich überhaupt um mechanische Verschlüsse gehandelt hat, können wir — zum Teil auf Grund der mitgeteilten Einzelbeobachtungen — sagen, daß es sich in erster Linie um glatte Adhäsionsverschlüsse, Stenosen, Kompressionen, um nicht zerstörende Formen von Gallensteinverschluß und leichte Formen von Volvulus und Invagination gehandelt hat. Die Erfolge bei innerer Behandlung sind also in keiner Weise mit den damaligen Operationserfolgen zu vergleichen, denn die operativen Heilresultate wurden fast immer bei Fällen erzielt, bei denen die interne Therapie bereits versagt hatte oder ohne Operation nach Art der pathologischen Verhältnisse ein unglücklicher Ausgang sicher gewesen wäre. Ein großer Teil der nach Operation zur Heilung gelangenden Darmverschlüsse war also auch damals schon als absoluter Gewinn zu buchen.

Daß die operativen Erfolge nicht bessere waren, lag zum Teil daran, daß die Fälle zu lange mit internen Mitteln behandelt, häufig sogar erst unmittelbar vor dem tödlichen Zusammenbruch der chirurgischen Behandlung zugeführt waren.

Die Billigkeit verlangt es aber, auszusprechen, daß immer noch eine verhältnismäßig große Zahl von unmittelbaren operativen Todesfällen — an Kollaps, an Peritonitis, Pneumonie, Darmlähmung, Erschöpfung usw. — vorkamen. Solche Todesfälle erfolgten nicht nur bei den destruierenden Formen, sondern auch bei solchen Formen, die wie die Abknickungen, manche Arten der Achsendrehung, der Invagination usw. noch verhältnismäßig günstige Heilungschancen bei interner Behandlung boten. Unter diesen Umständen war es der internen Medizin nicht zu verübeln, daß sie sich gegenüber der Forderung nach prinzipieller operativer Behandlung des mechanischen Darmverschlusses noch ziemlich ablehnend verhielt.

Die wichtigste Vorbedingung für die Erreichung besserer chirurgischer Resultate wurde dadurch gegeben, daß in den folgenden 20 Jahren unter dem Drucke der gewaltigen Reformation auf dem Gebiete der gesamten Abdominalpathologie und -chirurgie auch die Verschlußkranken mehr und mehr ohne längere internistische Beobachtung und Behandlung, und damit in früheren Krankheitsstadien, den Chirurgen zugeführt und von ihnen nach den allgemeinen chirurgischen Regeln behandelt werden konnten. So erst wurden die Chirurgen in die Lage versetzt, aus eigener Beobachtung und Erfahrung frühzeitig die pathologische Eigenart der Darmverschließungen zu beurteilen und ihre Indikationen und technischen Maßnahmen den Bedürfnissen des Einzelfalles und der Einzelform anzupassen und damit zur chirurgischen Frühdiagnose und Frühbehandlung zu gelangen.

Unterstützt wurde der Fortschritt durch die Entwicklung einer modernen, pathologischen und klinischen Vorstellungen und Ansprüchen genügenden Diagnostik und Indikationsstellung. Nothnagel vor allem hat durch seine glänzende Bearbeitung der Pathologie und Therapie des Darmverschlusses die Basis für eine selbständige, erfolgreiche Weiterarbeit der Chirurgie geschaffen.

Für die Vertiefung der chirurgischen wissenschaftlichen und praktischen Weiterarbeit war es schließlich von größter Bedeutung, daß Wilms (1906) alle vorliegenden Erfahrungen über den Darmverschluß in einer umfassenden Monographie kritisch würdigte und damit das Verständnis für das Problem des mechanischen Darmverschlusses weiten Kreisen der Chirurgen näher brachte.

Der Fortschritt in der chirurgischen Behandlung tritt bereits vor Wilms in einer Reihe um die Jahrhundertwende erschienener Arbeiten deutlich hervor.

Zunächst berichtete Rutkowski nach dem Tode von Obalinski über 140 von diesem behandelte Fälle. Sie zeigten folgende Heilerfolge:

1. Drehungen des S. romanum . . . . 31 Fälle, 15 Heilungen
2. Drehungen des Ileum . . . . 24 „ 6 „
3. Drehungen des Coecum . . . . 5 „ 2 „

Übertrag: 60 Fälle, 23 Heilungen

33*

Übertrag: 60 Fälle, 23 Heilungen

4. Strangulationen	16 „	7 „
5. Reposition en bloc und innere Hernien	8 „	5 „
6. Invaginationen	24 „	13 „
7. Winklige Knickungen	10 „	8 „
8. Ausgedehnte Adhäsionen	7 „	1 „
9. Kompression des Darmes	4 „	1 „
10. Verschluß durch Narben	3 „	2 „
11. Knickungen durch Darmtuberkulose und Stenose	8 „	5 „

Summa 140 Fälle, 65 Heilungen,
d. h. 46,4 %.

Heidenhain hat 1897 die Ergebnisse von 30 in der Greifswalder Klinik operierten Fällen mitgeteilt. Es waren

Dünndarmstrikturen durch Bänder und winklige Abknickung . .	7 Fälle,	4 geheilt,	3 gestorben	
Flexurvolvulus	6 „	4 „	2 „	(1 Pneumonie, 1 moribund)
Invagination	1 „	— „	1 „	(moribund)
Inkarzeration	6 „	4 „	2 „	
Enterospasmus	1 „	1 „	— „	
Darmlähmung	3 „	1 „	2 „	
Tiefe Dickdarmstriktur	6 „	— „	6 „	(2 davon erst nach Aus- führung der Resektion)

Kocher legte seine Erfahrungen über 96 Fälle, von denen 74 operiert wurden, im Jahre 1899 nieder.

1. Maligne Neubildung	22 Fälle operiert,	18 vom Verschluß geheilt	
2. Lokale Tuberkulose	18 „	„	16 „ „ „
3. Invagination	6 „	„	5 geheilt
4. Kompression des Darmes und Embolie der Arteria und Vena mesenterica . .	6 „	„	3 „
5. Innere Einklemmungen durch Stränge und Verwachsungen	16 „	„	9 „
6. Volvulus	6 „	„	1 „

Summa 74 Fälle operiert, 52 vom Verschluß geheilt
= 70,3 %.

A. v. Bergmann teilte im Jahre 1900 seine Ergebnisse beim Darmverschluß am städtischen Krankenhaus in Riga mit. Es handelte sich um 81 Kranke, von denen 15 ohne Operation vom Darmverschluß geheilt werden konnten. Die Operationen ergaben folgende Werte:

Strangulation	11 Fälle,	3 geheilt,	8 gestorben
Meckelsches Divertikel	4 „	2 „	2 „
Inkarzerierte innere Hernien	6 „	— „	6 „
Invaginationen	5 „	— „	5 „
Achsendrehung des Dünndarmes ohne nachweisbare Strangulation	11 „	1 „	10 „
Achsendrehung unter Erscheinungen des Dünndarm- verschlusses	4 „	— „	4 „
Coecalvolvulus	2 „	— „	2 „
Flexurvolvulus	15 „	5 „	10 „
Obturationen (Tumor oder anderweitige Verengerungen)	4 „	1 „	3 „
Adhäsionen	4 „	2 „	2 „

v. Mikulicz berichtete in einem Referat aus dem Jahre 1900 über 86 Fälle. Von ihnen wurden 16 nicht operiert, weil die Kranken entweder moribund waren oder ein operativer Eingriff nicht für notwendig gehalten wurde. 10 dieser nicht Operierten wurden geheilt. Von den 70 Operierten sind 36 gestorben; ohne Operation wären nach v. Mikulicz' Ansicht auch die 34 Geheilten gestorben. Durch Frühoperation hätten von den 36 Gestorbenen nach v. Mikulicz noch 21 gerettet werden können; denn in 14 Fällen bestand bereits Peritonitis bei der Operation, in 7 Fällen war bei der Operation der Darm gangränös. 13 Kranke starben im Kollaps oder an sekundärer Peritonitis im Anschluß an die Operation, 1 Kranker an Pneumonie und 1 Kind im Kollaps.

Im einzelnen verteilten sich die operierten Fälle folgendermaßen:

Strangulation . . . . 26 Fälle, 8 geheilt, 18 gestorben
Invagination . . . . 3 „ 2 „ 1 „
Thrombose der Mesenterialvenen . . . 2 „ — „ 2 „
Kompression des Darmes . . . . . . 1 „ 1 „ — „
Flexurvolvulus . . . . 8 „ 4 „ 4 „
Obturation: Tumor recti . . . . . . 6 „ 5 „ 1 „
       „ S. romani . . . . 12 „ 11 „ 1 „
       „ des oberen Dickdarmes 7 „ — „ 7 „
Unbekannt . . . . 4 „ 2 „ 2 „

In demselben Jahre teilte Zeidler seine Erfolge bei 17 am Obuchow-Krankenhaus (St. Petersburg) operierten Fällen mit. Es waren:

Strangulationen . . . . 8 Fälle, 5 geheilt, 3 gestorben
Obturationen . . . . 7 „ 3 „ 4 „
Invaginationen . . . . 2 „ — „ 2 „

Im einzelnen verteilten sich die Fälle folgendermaßen:

Bruchartige Einklemmungen . . . . 3 Fälle
Innere Einklemmungen . . . . 1 Fall
Volvulus ilei? Enterospasmus . . . . 1 „
   „ coeci . . . . 1 „
   „ flexurae sigmoideae . . . . 2 Fälle
Kompressions- und Adhäsionsverschlüsse durch chronische Peritonitis 5 „
Kompression und Adhäsionsverschluß bei malignem Tumor . . . 1 Fall
Darmtumor (Obturation) . . . . 1 „
Invagination . . . . 1 „

Hepner teilte 1902 seine Erfolge bei 37 Verschlußkranken mit. Sechs nicht operierte Kranke wurden geheilt, von den 31 Operierten kamen 15 zur Heilung. Die Fälle verteilten sich auf folgende Formen:

1. Volvulus der Flex. sigmoidea . . . . 3 Fälle, 1 geheilt, 2 gestorben
2. Volvulus ilei . . . . 1 „ — „ 1 „
3. Strangulation und Abknickung durch Pseudoligamente . . . . 14 „ 8 „ 6 „
4. Abknickung und Torsion durch Meckelsches Divertikel . . . . 1 „ — „ 1 „
5. Innere Einklemmung . . . . 1 „ 1 „ — „
6. Invagination . . . . 1 „ — „ 1 „
7. Kompression durch Tumor . . . . 1 „ 1 „ — „
8. Obturation des Dickdarmes durch Tumor . . . 5 „ 2 „ 3 „
9. Obturation durch metastatisches Karzinom . . 1 „ 1 „ — „
10. Paralytischer Verschluß . . . . 3 „ 1 „ 2 „

Summa 31 Fälle, 15 geheilt, 16 gestorben

Prutz, der die Ursache des Todes beim Darmverschluß auf Grund des Königsberger Materials v. Eiselsbergs aus der Zeit vom 1. IV. 1896 bis 31. III. 1899 einer kritischen Würdigung unterzog, kam zu dem aus der folgenden Tabelle ersichtlichen Ergebnis:

Gruppe	Zahl der Fälle	Geheilt	Gestorben	Gestorben an		
				schon bestehender Peritonitis	Folgen des Eingriffs	anderen Ursachen
vulus	8	5	3	2	1	—
agination	7	5	2	—	—	1 alte, intraperitoneale Abszes
nge und Verwachsungen	8	5	3	1	1 (Murphyknopf)	1 sekundäre Darmgangrän
nkarzinom, Tuberkulose etc.	13	4	9	4	5	—
.Zusammen:	36	19	17	7	7	2

W. Braun (F. Krause, Augusta-Hospital, Berlin, 1901—1903) hatte bei 34 Verschlußkranken einschließlich 5 nicht operierter eine Heilungsziffer von 64,7%; allerdings befanden sich unter ihnen verhältnismäßig wenig zerstörende Verschlußformen.

Gibsons Statistik über 645 innere Verschlüsse ergibt eine Todesziffer von 316, d. h. von 49%.

Das von Wilms aus einer Reihe von Statistiken berechnete Ergebnis der operativen Behandlung war bei 1074 Gesamtfällen eine Heilungsziffer von 605 = 56,3%.

Die Mitteilungen über die Resultate der operativen Behandlung aus der Zeit nach Wilms zeigen folgendes Bild:

Guillaume berichtete über die Heilerfolge von 3 Dezennien (1888—1907) aus dem St. Thomas-Hospital in London. 543 Verschlußkranke wurden operiert, von ihnen starben 319 = 58%.

Bei der Gegenüberstellung der in den Jahren 1888—1902 behandelten 309 und der in den Jahren 1903—1907 behandelten 234 Verschlußkranken ergibt sich eine wesentliche Besserung der Heilerfolge in der letzten Zeitspanne:

1888—1902. Das Heilungsergebnis bei 245 nicht karzinomatösen Verschlüssen
                                       betrug 88 = 37%
          „   „   „   64 karzinomatösen Verschlüssen
                                       betrug 20 = 31,3%
1903—1907. „   „   „ 155 nicht karzinomatösen Verschlüssen
                                       betrug 85 = 55%
          „   „   „   79 karzinomatösen Verschlüssen
                                       betrug 31 = 39,3%.

Küttner (Breslau) legte seiner Mitteilung aus dem Jahre 1914 456 Fälle — unter Ausschluß von hochsitzenden Rektumkarzinomen, inkarzerierten Hernien und diffusen Peritonitiden — zugrunde. Im einzelnen verteilten sich seine Fälle folgendermaßen:

1. Strangulationsileus . . . . 105 Fälle mit 61% Mortalität
2. Dynamischer Ileus   93   „   „   60%   „
3. Obturationsileus 242   „   „   44%   „
4. Circulus vitiosus, Hirschsprung usw. . . 16   „   „   54%   „

Finney hat von 245 Fällen — unter Einschluß von 50 eingeklemmten Brüchen — 217 operiert; von diesen sind 141 geheilt und 76 gestorben, was einer Mortalität von $33\frac{1}{3}\%$ entspricht. Von den nicht operierten 19 Kranken sind 17 geheilt und 2 gestorben. Der fehlende Rest seiner Beobachtungen ist in dem uns zugänglichen Referat nicht erwähnt.

Flint hatte bei 112 Fällen 26 † = 23,2% Mortalität. Seine Fälle verteilten sich folgendermaßen:

1. Stränge und Adhäsionen . . . . 39 Fälle mit 10 † = 25,6% Mortalität
2. Invaginationen 26   „   „   10 „ = 38,4%   „
3. Karzinom des Darmes 42   „   „   6 „ = 14,6%   „
4. Coecalvolvulus   2   „   „   — „
5. Innere Brüche   1   „   „   — „
6. Thrombose der Mesenterialgefäße   1   „   „   — „
7. Gallensteinileus   1   „   „   — „

Summa 112 Fälle mit 26 † = 23,2% Mortalität.

Medowoy berichtete aus der von Wilms geleiteten Baseler Klinik (1907—1909) über 38 Fälle, von denen 22, d. h. 58%, zur Heilung kamen; von 5 nicht operierten starben 2.

Flesch-Thebesius erwähnt, daß in der Frankfurter Klinik in der Zeit von 1904—1919 im ganzen 368 Fälle von Darmverschluß zur Behandlung kamen (186 †), unter Ausschluß der Verschlüsse durch Karzinom und Peritonitis wurden 280 Kranke operiert. Es starben 117, die Mortalität betrug also 41,8%.

Richardson veröffentlichte das Material des Allgemeinen Krankenhauses von Massachusetts unter Ausschluß von Tumoren und Brüchen:

Es umfaßt von 1898—1907 121 Fälle mit 60,0% Mortalität
      „   1908—1918 118   „   „   41,5%   „   .

Reusch brachte das Material der Würzburger Klinik aus den Kriegsjahren; er fand bei 113 Fällen eine Gesamtmortalität von etwa 40%. Er teilte ein:

	1914	1915	1916	1917	1918	
1. Dynamischer Ileus:						
1. Paralytischer Ileus	—	1	1	—	—	2
2. Spastischer Ileus	—	—	—	—	—	—
2. Mechanischer Ileus:						
1. Okklusionsileus	—	—	—	—	—	—
2. Obturationileus	2	5	1	3	3	14
3. Kompressionsileus	—	—	—	1	3	4
4. Stenosenileus	—	3	6	3	5	17
5. Inflexionsileus	7	9	8	11	16	51
6. Strangulationsileus	1	5	2	5	1	14
3. Ileusfälle, die mangels Krankenblätter nicht festgestellt werden konnten . .	—	—	5	5	1	11
	10	23	23	28	29	113

Das eigene Beobachtungsmaterial von mechanischen Darmverschließungen — unter Ausschluß der Karzinome, der leichten und der ganz aussichtslosen Peritonitiden — aus den Jahren 1903—1922 unter Mitberücksichtigung der auf der Abteilung A. Neumann behandelten kindlichen Invaginationen umfaßt 379 Fälle mit 148 † = 39,1% Mortalität.

Formen	Zahl der Fälle	Heilungen	†	Bemerkungen
1. Strangabschnürungen und -einklemmungen				
a) Dünndarm	52	35	17	
b) Dickdarm	2	—	2	
2. Innere Brucheinklemmungen	6	5	1	
Hernia diaphragmatica	2	—	2	
3. Strangabklemmungen				
a) Dünndarm	8	3	5	
b) Dickdarm	2	—	2	
4. Abknickungen, Torsionen und ihnen gleichwertige, einfache Verschlüsse	94*	72	22	* 24 davon nicht operiert, 0 †
5. Verschlüsse bei Peritonitis	44**	28	16	**6 davon nicht operiert, 1 †
6. Dünndarmvolvulis . .	41	26	15	
7. Coecalvolvulis	6	3	3	
8. Flexurvolvulis	16	10†	6	† 1 wahrscheinlich kurz nach der Krankenhausentlassung gestorben
9. Verknotungen	4	1	3	
10. Invaginationen	43	23	20	†† davon die Mehrzahl nach Behebung des Verschlusses an Kachexie oder Komplikationen, 5 an der nachfolgenden Radikaloperation gestorben.
11. Gallensteine	7	6	1	
12. Entzündliche Strikturen des Dünndarmes . . .	4	2	2	
13. Dickdarmkarzinome . .	48	17	31††	
Summa	379	231	148	

Bei den Heilungsziffern muß man noch die Einschränkung machen, daß es sich in den geheilten Fällen nicht immer um Dauerheilungen handelt, daß vielmehr — insbesondere bei den Adhäsionsverschlüssen und Volvuli — nicht selten Rezidive auftreten, daß zahlreiche Kranke·nach Be-

hebung des Verschlusses Wochen und Monate später an der dem Verschluß
zugrunde liegenden Krankheit (z. B. Karzinom, Tuberkulose) sterben und
daß sich unter den Verschlußkranken viele Greise befinden, deren Leben an
und für sich schon kurz befristet ist (vgl. S. 522).

Kritische Bewertung des vorliegenden Materials. Wir sehen
also, daß die Heilerfolge auch bei guten Kennern des Darmverschlusses
sich nicht in dem Maße wie z. B. bei der akuten Appendicitis und der
akuten Cholecystitis gebessert haben. Das erscheint zunächst überraschend,
wenn man bedenkt, daß eine Reihe wichtiger Voraussetzungen für eine
Erfolg verheißende chirurgische Behandlung in den letzten 20 Jahren
erfüllt sind, nämlich: 1. die Vertiefung des Verständnisses für die Pathologie
des Verschlusses bei den Chirurgen, 2. die ausschließlich chirurgische Beobachtung und Behandlung der Verschlußkranken in den Krankenanstalten,
3. zuverlässigere Operationsmethoden und dadurch bedingte Möglichkeit
weitgehender Frühoperation auch bei den nach Sitz und Art nicht völlig
geklärten Verschlüssen.

Die Erklärung liegt darin, daß die Zahl der zu Hause über den
günstigsten Zeitpunkt hinaus beobachteten, bzw. intern behandelten Fälle
der unbedingt lebenbedrohenden Formen des Darmverschlusses auch heute
noch eine viel größere ist als bei der Appendicitis. Eine wesentliche
Besserung dieser Verhältnisse ist erst dann zu erwarten, wenn sich die
Kenntnis der allgemeinen, auf eine Passagestörung hinweisenden Frühsymptome, die Überzeugung von der Gefahr der Verschleppung von mechanischen Darmverschlüssen und das Vertrauen auf die chirurgische Beurteilung und Behandlung der Darmverschließungen mehr und mehr bei
der Gesamtheit der Ärzte einbürgert. Hierin und in der sorgfältigen Auswahl der Operationsmethoden sehe ich den besten Weg zur Besserung der
Gesamtresultate, hierfür zu wirken muß deshalb eine der Hauptaufgaben
der nächsten Zeit sein. Es ist zu verlangen, daß, wie bei Verdacht auf
Appendicitis, auch bei Verdacht auf Darmverschluß der Hausarzt den
Kranken sofort dem Krankenhaus überweist.

Man kann nicht erwarten, daß die praktischen Ärzte exakte Frühdia-
gnosen und die schwierigen Indikationen zu frühzeitiger, d. h. rechtzeitiger Operation selbst stellen, weil der einzelne Arzt in der Praxis, auch bei großem
Krankenmaterial, zu wenig Darmverschließungen sieht. Die einzelnen Fälle
haben aber außerdem wegen ihrer Zugehörigkeit zu ganz verschiedenen
pathologischen Formen, wie wir gesehen haben, oft so wenig gleichartige
und dazu oft so unbestimmte Anfangssymptome, daß die sichere Beurteilung in diesen günstigsten Stadien häufig schwer oder unmöglich ist.
Ist doch sogar von den erfahrensten Diagnostikern — Internisten und
Chirurgen — häufig genug die Diagnose und vor allem die Indikation zum
Eingriff nicht rechtzeitig gestellt worden.

Nur bei frühzeitigster Krankenhausbehandlung ist zu erreichen,
daß die Kranken mit einer zerstörenden Form des Verschlusses vor Eintritt
der Darmnekrose und Darmgangrän und die Gesamtheit der Verschlußkranken vor Ausbildung der den Verfall des Organismus einleitenden starken
Aufstauung des Darminhalts zur Operation gelangt. So dankbar gerade
bei den zerstörenden Formen die Ausführung der Operation im Frühstadium,
d. h. vor Entwicklung des Gewebstodes des Darmes ist, so schlecht sind auch
heute noch die Erfolge bei ihnen in späteren Stadien. Auch der beste

Operateur kann bei Häufung von Gangränfällen kein gutes Gesamtresultat erzielen. Eine Vorstellung von der Bedeutung dieses Momentes für die Sterbeziffer der zerstörenden Formen (Abschnürungen, Einklemmungen, Verknotungen, Invaginationen, Volvuli) geben einige Zahlen:

Eigenes Material: 48 Fälle der erwähnten, zerstörenden Verschluß-formen mit Gangrän ergaben eine Mortalität von 66,6 $\%$, während 112 Fälle ohne Gangrän nur eine Mortalität von 30,3 $\%$ zeigten.

Das gleiche Bild bietet das Material anderer Chirurgen: Berkofsky, der über 34 Fälle von destruierenden, inneren Verschlüssen aus der Abteilung A. Neumanns von 1902—1909 berichtete, hatte bei 21 Fällen mit Gangrän (einschließlich von 5 sterbend eingelieferten Kranken) eine Sterblichkeit von 15, d. h. 71,4 $\%$, während bei 13 Fällen ohne Gangrän die Sterblichkeit nur 3 = 23 $\%$ betrug. A. v. Bergmann sah unter 66 operierten Fällen 27 mit mehr oder weniger ausgesprochener Gangrän des Darmes; es konnten von diesen 27 Kranken nur 3, d. h. 11,1 $\%$ zur Heilung gebracht werden. Obalinski fand bei seinen 110 Fällen 29 mal den Darm im Zustand der Gangrän und konnte von diesen 29 Kranken nur 6, d. h. 20,7 $\%$ heilen. Gibson errechnete für 163 Fälle, in denen der Darm bei der Operation brandig war, 124 † = 76 $\%$ Todesfälle.

Wir sehen hier das gleiche gesetzmäßige Verhalten wie bei den äußeren Brucheinklemmungen. Es mag genügen, dies durch einige Zahlen zu belegen: Bei einer Gesamtzahl von 1795 eingeklemmten äußeren Hernien, die in den Jahren 1903—1922 auf den beiden chirurgischen Abteilungen des Krankenhauses in Friedrichshain operiert wurden, betrug die Sterblichkeit 280 = 15,6 $\%$. Davon entfielen auf die Einklemmungen ohne Darmgangrän 1509 Fälle mit 136 † = 9 $\%$, dagegen auf 286 Einklemmungen mit Gangrän 144 † = 50,4 $\%$. Die Statistik wird ungünstig beeinflußt durch die schlechten Verhältnisse in den Kriegsjahren mit ihrer gehäuften Zahl verspätet operierter Kranker. In den 4 ersten Nachkriegsjahren (1919—1922) betrug die Gesamtmortalität der eingeklemmten Hernien meiner Abteilung bei 160 Fällen 14 = 8,75 $\%$. Von diesen waren nur 12 = 7,5 $\%$ gangränös mit einer Mortalität von 7 † = 58 $\%$.

Ein ähnliches Bild des Verlaufs der eingeklemmten Hernien zeigen Zusammenstellungen anderer Abteilungen:

	Gesamtzahl der Hernien	Gesamtmortalität	Gangränöse Hernien allein	Mortalität
Körte (1890—1900)	327	17,4 $\%$	73	46,6 $\%$
Riedel (1900—1910)	321	14,9 $\%$	40	55 $\%$
Wölfler (1895—1910)	778	19,4 $\%$	146	60,9 $\%$

Die Gesamtsterblichkeit ist demnach zwar bei den äußeren Brucheinklemmungen eine erheblich geringere als bei den inneren zerstörenden Darmverschlüssen, die Sterblichkeit bei den gangränösen Formen aber auch eine erschreckend hohe.

Welche Gefahr für die Gesamtheit der Kranken ein längeres Bestehen des Verschlusses zur Zeit der Operation bedeutet, bringen die Sammelstatistiken von Naunyn und Gibson am besten zum Ausdruck.

Naunyn fand unter 288 Gesamtfällen bei den vor dem dritten Tage Operierten eine Heilungsziffer von 75%, bei den nach dem dritten Tage eine solche von 35—40%.

Gibson zählte bei 645 Gesamtfällen 316 Todesfälle = 49% Gesamtsterblichkeit, und zwar bei 51 Erkrankungen des 1. Tages   18 Todesfälle = 35,29%,

     „   78   „   „ 2.   „   29   „   = 37,08%,

     „   516   „   „ 3.   „   269   „   = 52,13%.

	1. Tag		2. Tag		3. Tag usw.	
	Geheilt	Gestorb.	Geheilt	Gestorb.	Geheilt	Gestorb.
Bänder	3	2	12	4	95	70
Invagination	23	12	22	12	48	68
Volvulus	3	3	8	6	43	58
Meckelsches Divertikel	1	0	2	2	13	24
Gallensteine	1	1	1	1	17	20
Innere Einklemmungen . . .	1	0	0	3	12	18
Fremdkörper	0	0	1	0	11	4
Verschiedenes	1	0	3	1	8	7
Summe	33	18	49	29	247	269
Sterblichkeit	35,29%		37,08%		52,13%	

Guillaume hat in ähnlicher Weise auf Grund von 296 akuten inneren Verschlüssen aus dem St. Thomashospital und von 171 eigenen Beobachtungen an eingeklemmten Hernien kurvenmäßig gezeigt, daß vom dritten Tage an die Prognose der Darmverschlüsse sich wesentlich verschlechtert.

Dieses Ergebnis entspricht dem Eindruck, der sich jedem Chirurgen mit großem Material aufdrängt. Bei den Zusammenstellungen ist zu beachten, daß die Sterbeziffer der in den ersten 2 Tagen operierten Kranken noch mit den besonders ungünstigen Frühgangränfällen der destruierenden Formen belastet ist.

Gegen eine Reihe anderer Gründe für die Mißerfolge werden wir bis zu einem gewissen Grade machtlos bleiben. Hier ist zunächst zu nennen sehr jugendliches Alter (Invaginationen) und sehr hohes Alter (Volvuli, Strangulationen). Weiter trifft der Verschluß häufig in ihrer Widerstandskraft geschädigte Individuen (Karzinomkranke, Tuberkulöse). Die zunehmende, allgemeine Verelendung und Erschöpfung der deutschen Bevölkerung läßt für die Zukunft eine weitere Verschlechterung der Heilungsbedingungen befürchten.

I. Allgemeine Indikationsstellung.

Unsere heutigen Kenntnisse von dem natürlichen Ablauf der Darmverschließungen und von der Wirkungsweise, bzw. von den Grenzen der Leistungsfähigkeit der nicht operativen Maßnahmen, zusammen mit unseren Erfahrungen über die Heilaussichten und den tatsächlichen Heilerfolg der operativen Behandlung setzen uns in ausreichendem Maße in die Lage, klare allgemeine therapeutische Indikationen aufzustellen.

Es muß alles daran gesetzt werden, daß die Kranken im Frühstadium zur Operation gelangen, ehe noch der Spätsymptomenkomplex in ganzer Schwere zum Ausdruck gekommen ist und daß da, wo der Verschluß sich allmählich auf dem Wege über unvollständige Passagestörungen (Stenosen usw.) entwickelt, schon operiert werden kann, ehe der Verschluß vollständig ist. Bei einer Reihe von Verschlußformen — speziell bei den Inkarzerationen,

Strangulationen, Achsendrehungen und den akuten Dünndarm- und Coecalinvaginationen sowie bei den Mesenterialgefäßverlegungen — gibt es nur wenige
Fälle, in denen man von dieser Regel bei geklärter Diagnose abweichen
dürfte. Die Wahrscheinlichkeit der spontanen Rückbildung ist hier, wie wir
sahen, eine zu geringe, als daß man sie überhaupt als Faktor bei der Aufstellung allgemeiner Indikationen berücksichtigen könnte. Aber auch bei den
übrigen Formen, bei denen die spontane Lösung eher vorkommt, darf nur
dann von dieser Regel abgegangen werden, wenn ganz bestimmte Gründe
im Einzelfall dafür geltend gemacht werden können. Es sind dies die mit
leichten Symptomen einsetzenden Volvuli und Dickdarminvaginationen, die
Abknickungen, Kompressionen und Gallensteinobturationen, die durch stenosierende Tumoren bedingten Verschlüsse, schließlich die entzündlichen und
reflektorischen Passagestörungen.

Geeignet für eine planmäßige, den pathologischen Vorgängen im Darmtraktus angepaßte nichtoperative Behandlung sind nur solche Formen und
Fälle, bei denen destruierende Prozesse im Bereich des Darmes nicht zu be-
fürchten sind und die Wiederherstellung normaler Passageverhältnisse des
Darmes bei interner Therapie ohne größeres Risiko wahrscheinlich ist.
Diese Voraussetzungen treffen nur ganz selten bei den zerstörenden Verschlußformen zu, aber auch bei den häufiger spontan oder durch interne Therapie
löslichen Verschließungen der nicht destruierenden Verschlüsse ist im einzelnen
Fall dieser günstige Ausgang nur selten vorauszusagen. Für die Gesamtheit der
Fälle von mechanischen Verschließungen gilt heute der Satz, daß das durch
den operativen Eingriff selbst bedingte Risiko um ein Vielfaches geringer ist,
als die Gefahr eines unglücklichen Verlaufes bei nichtoperativer Behandlung.
Ganz energisch ist der Standpunkt zu bekämpfen, daß bei unklaren Passagestörungen irgendwelcher Art zunächst im Frühstadium ein Versuch mit interner medikamentöser Behandlung gemacht werden dürfte und daß erst nach
deren Versagen die operative Behandlung in Betracht käme. Da die besten
chirurgischen Erfolge bei allen Formen von mechanischen Darmverschließungen
in den nicht vorgeschrittenen Stadien erzielt werden und hier die operative Gefahr stark herabzudrücken ist, so ist der aufklärende Bauchschnitt
in allen unklaren Fällen zu verlangen.

Ganz besonders ist vor der Anwendung der Opiate in ungeklärten
Fällen irgendeines Stadiums zu warnen. Die hervorragenden schmerzstillenden
und narkotischen Wirkungen dieser Mittel sind keineswegs ein Grund für,
sondern ein ernster Grund gegen ihre Anwendung, denn sie bergen die große
Gefahr in sich, daß das Krankheitsbild verschleiert und damit der Zeitpunkt
der Operation verpaßt wird. Es kann heute nicht mehr zweifelhaft sein,
daß man den Weg, der unter Schmerzen mit großer Wahrscheinlichkeit zur
Genesung, und nicht den, der mit ziemlicher Sicherheit, allerdings schmerzlos
zum Tode führt, gehen muß.

Der Angelpunkt des therapeutischen Problems ist, wie weit oder wie eng
wir die Grenze der operativen Indikation da ziehen sollen, wo auf Grund
der Symptome die Diagnose auf mechanischen Darmverschluß gesichert oder
durch Ausschluß wahrscheinlich gemacht ist. Auf Grund des Gesamttatsachen-
materials ist mein Standpunkt ein durchaus radikaler. Ich erhebe die Forderung, daß in allen Fällen, in denen die allgemeine Diagnose auf mechanischen Darmverschluß gestellt ist, auch auf chirurgischem Wege die Behandlung zu erfolgen hat, wenn nicht durch Einläufe in den nächsten
Stunden Blähungen oder frischer Stuhlgang zu erzielen sind.

Eine nichtoperative, speziell eine intern-medikamentöse Behandlung kann nur da erwogen werden, wo ein ganz bestimmtes Urteil über den Charakter, den voraussichtlichen Verlauf und die spezielle Form einer Passagestörung vorliegt. Welche Methoden unter diesen Voraussetzungen bei den einzelnen Formen in Betracht kommen, wird später im einzelnen zu besprechen sein.

Vor allem ist die selbstverständliche Voraussetzung für die Unterlassung oder für den Aufschub einer Operation, daß der gutartige Charakter der Erkrankung unzweideutig zu erkennen ist. Das ist meist so wenig mit Bestimmtheit zu sagen, daß die Einleitung einer medikamentösen Therapie nur selten verantwortet werden kann. Je klarer die Bedingungen eines Krankheitsfalles zu erkennen sind, um so eher kann von dem Grundgesetz der sofortigen Operation abgewichen werden; je weniger klar die Bedingungen sind, um so peinlicher muß es befolgt werden.

Ist es nicht möglich, die Entscheidung zwischen mechanischer Verschließung und funktioneller Störung der Darmtätigkeit zu fällen, dann ist es ebenfalls besser, einen Aufklärungsschnitt zu machen, als zu warten.

Praktisch ist die Stellungnahme da ohne weiteres klar, wo bei kurz bestehender Erkrankung Verschlüsse destruierender Art differential-diagnostisch gegenüber Ulcusperforation, Processusangrän, Pankreasnekrose, Cholecystitis, Adnexentzündung bzw. Stieltorsion und Peritonitiden irgendwelcher Art in Betracht kommen. In späteren Stadien gilt das gleiche, wenn mechanischer Verschluß, peritonitischer Meteorismus, bzw. peritonitische Aufstauung differential-diagnostisch zur Entscheidung stehen. Alle hier erwähnten Krankheitsprozesse sind bei offener Spezialdiagnose nach der allgemein gültigen, modernen chirurgischen Regel zu behandeln, daß da, wo ein lebenbedrohender Abdominalprozeß vorliegt oder auch nur vorzuliegen scheint, das Abdomen geöffnet werden muß. Die zur endgültigen Klärung der Situation notwendige Eröffnung des Abdomens — meist nur an umschriebener Stelle — ist ein so kleiner Eingriff, daß dies Risiko auch wieder gegenüber der Gefährlichkeit eines Verpassens der rechtzeitigen Operation nicht in Betracht kommt. Auch da, wo es sich bei der Operation herausstellt, daß es sich nur um einen leichten oder mittelschweren, ohne Operation heilbaren Fall einer der erwähnten Erkrankungen handelt, wird fast stets mit der operativen Behandlung zum mindesten nicht geschadet.

Am schwierigsten ist die Entscheidung da, wo wir leichten oder ganz zweifelhaften Symptomen, besonders im Beginn der Erkrankung, gegenüberstehen. Ich verfüge hier einmal über einige Fälle, in denen ich nur auf Grund des Gesamteindruckes und des lokalen Befundes nicht sofort die Verantwortung für einen operativen Eingriff auf Grund der ein- oder mehrmaligen Untersuchung zu übernehmen wagte und wo trotzdem ein schwerer Prozeß sich vorbereitete. Mehrmals ist es mir begegnet, daß ich die Operation dann doch noch — und zwar unter ungünstigen Chancen, mehrmals überhaupt zu spät — ausführen mußte.

Aber es begegnen uns auch Krankheitsfälle, bei denen es falsch oder wenigstens gefährlicher wäre, ohne weiteres zu laparotomieren, nur um die Situation zu klären. Unter anderen sind z. B. Reizerscheinungen durch Nieren- oder Gallensteinkoliken, Graviditätsstörungen, einfache Koprostase, nervöse Störungen, Ascites bei Lebercirrhose u. a. zu nennen. Nur die Übung und die größte Achtsamkeit kann hier vor therapeutischen Fehlgriffen schützen. Bis zu einem gewissen Grade handelt es sich bei der letzten Entscheidung für oder gegen die Operation in solcher Lage um Imponderabilien. In einer Reihe von Fällen beweist erst der Erfolg oder Mißerfolg, ob operatives oder nichtoperatives Vorgehen im betreffenden Falle richtig oder falsch gewesen ist. Je größer die Erfahrung des Beobachters ist, um so eher wird er zu richtigen Entschlüssen und Handlungen kommen.

Zeitpunkt der Operation.

Für alle Arten von Passagestörungen des Darmes muß der Grundsatz gelten, daß, wenn überhaupt auf Grund der Allgemeindiagnose oder bei offener Differentialdiagnose die Indikation zur Operation gestellt wird, auch auf jede Weise ihre sofortige Ausführung angestrebt wird. Denn man kann nie wissen, ob nicht ein Aufschub von wenigen Stunden verhängnisvoll wird. Kocher betont mit Recht, daß gerade die schlimmsten Verschlußformen langsam beginnen und chronische Formen plötzlich akut werden können.

Ganz besonders gilt im Beginn der Erkrankung diese Dringlichkeit der Operation auch bei offener Spezialdiagnose. Gerade hier kann man durch schnelles Handeln den Kranken große lebensgefährliche Eingriffe, speziell die Darmresektion, ersparen und — schon nach wenigen weiteren Stunden verlorene — Kranke retten. Ein Verpassen der operativen Indikationsstellung innerhalb der ersten 12 bis 24 Krankheitsstunden besiegelt das Geschick einer ganzen Reihe äußerer und innerer Einklemmungen, Strangulationen, Invaginationen und Volvuli. Ich selbst sah kürzlich schon nach 10stündigem Bestehen eines Dünndarmvolvulus bei einer 66jährigen Frau den Tod im Kollaps eintreten und konnte bei einem Knaben schon nach 6 Stunden eine Invaginatio iliaca nur noch mit Mühe lösen. Auch bei äußeren Brucheinklemmungen (Nabel-Schenkelbrucheinklemmungen) älterer Individuen sieht man schon irreparable Veränderungen an den inkarzerierten Schlingen nach 6—8 Stunden. Man darf infolgedessen von Frühoperation hier nur dann reden, wenn man im Frühstadium, d. h. vor Eintritt der Gangrän und der Aufstauung, operiert. Sobald diese beiden Momente eingetreten sind, handelt es sich um Spätoperationen, gleichgültig, ob es sich um Operationen innerhalb der ersten 48 Stunden oder um spätere Operationen handelt.

Die Tatsache, daß es bei den Obturationen des Darmes (z. B. durch Gallensteine), bei den Adhäsionsverschlüssen usw. vom Beginn der Erkrankung bis zur Katastrophe durchschnittlich länger dauert als bei den von vornherein destruierenden Prozessen, kann diesen prinzipiellen Standpunkt nicht beeinflussen. Denn wir wissen bei offener Spezialdiagnose oft nicht einmal, ob es sich nicht doch um einen destruierenden Vorgang handelt; dann erfolgt aber auch bei nicht destruierenden Formen häufig unvorhergesehen und plötzlich der tödliche Zusammenbruch. So wenig ich zu bedauern habe, unter den erwähnten Bedingungen zur Operation geschritten zu sein, so sehr bedauere ich, daß ich mehrfach gezögert habe, bis es zu spät war.

In den Fällen, in denen man sich nicht sofort zur Operation entschließen kann, muß wenigstens eine möglichst ununterbrochene Beobachtung einsetzen. Es dürfen nur Stunden, nie Tage bis zur erneuten vergleichenden Untersuchung und weiteren Entscheidung vergehen. Diese Fristen sind vor allem dazu zu benutzen, mit Hilfe mechanischer Maßnahmen, vor allem durch wiederholte Einläufe, den Verschluß zur Lösung

zu bringen. Auf der ganzen Linie ist also die Forderung nach schnellen
Entschlüssen zu erheben. Für den Kranken ist es oft besser, frühzeitig von
einem weniger geübten, als zu spät von einem erstklassigen Chirurgen
operiert zu werden.

Von diesen Regeln darf man nur bei alten und dekrepiden Individuen,
für die eine Lebensverlängerung wegen irgend eines schweren chronischen
internen Leidens doch keinen Gewinn, sondern nur eine Verlängerung der
Qualen bedeuten würde, abweichen. Für Kranke, die mit Verschlüssen auf dem
Boden hoffnungsloser Abdominaltuberkulose, Karzinose oder Peritonitis dar-
niederliegen, wird man die Operation ablehnen. Ebenso kann es vorkommen,
daß man bei einem Pneumoniker, Diabetiker, Urämiker usw. trotz der
Möglichkeit einer progredienten, spontan nicht rückbildungsfähigen Passagestörung doch mit dem Eingriff zögert, wenn die Gefahr einer Verschlimmerung
durch denselben zu befürchten ist. Initialer Schock bildet keine Kontra-
indikation, wohl aber der extreme Kollaps. Allerdings muß man im letzteren
Fall aus dem ganzen Verlauf die völlige Hoffnungslosigkeit des Zustandes
mit Bestimmtheit erkennen. Wo man das nicht kann, soll man lieber bei
einem anscheinend Verlorenen doch noch inzidieren; man kann dann den
einen oder anderen Kranken retten, bei dem man es kaum für möglich gehalten hätte.

Ich befolge diese Richtlinien im großen und ganzen unverändert seit
20 Jahren und glaube nach meinen Erfahrungen zu dem Schluß berechtigt
zu sein, daß diese Normen den mit der Pathologie und den verschiedenen
Krankheitsbildern der Passagestörungen des Darmes vertrauten Chirurgen am
sichersten vor der Gefahr schützen, den richtigen Zeitpunkt der Operation zu
verpassen. Sie bringen uns bei sorgfältiger Anwendung aller diagnostischen
Hilfsmittel nur in ganz seltenen Fällen in die Lage, unnötige Operationen
auszuführen und dadurch den Patienten zu schaden.

II. Leistungsfähigkeit und Wirkungsweise der nicht operativen Behandlungsmethoden.

Bei der nicht operativen Behandlung von Wegstörungen kommen in
Betracht: 1. mechanisch-physikalische, 2. medikamentöse Behandlungsmethoden.

1. Mechanisch-physikalische Behandlungsmethoden.

Entziehung von Speisen und Getränken. Bei allen Wegstörungen
des Darmes ist die Nahrungs- und Flüssigkeitsaufnahme vom Munde aus
vollständig zu verhindern, da das Genossene sich doch nur im Magen und
Duodenum aufstaut, falls es nicht überhaupt sofort wieder erbrochen wird.
Mit der Anordnung der vollständigen Nahrungs- und Flüssigkeitsentziehung
wird niemals geschadet. Sie muß aber auch streng durchgeführt werden,
um in unklaren Fällen ein sicheres Urteil darüber zu gewinnen, wie sich
Aufstoßen, Brechreiz und Erbrochenes unter dieser Bedingung verhalten.

Massage. Die Anwendung der Bauchmassage kann höchstens bei
der einfachen Koprostase, der Kotobturation, der muskulären Darmparese
älterer Patienten mit schlaffen Bauchdecken und bei den auf Innervations-

störungen beruhenden Wegstörungen in Frage kommen. Sie kann mechanisch und reflektorisch die Peristaltik anregen, vielleicht auch zur Lösung eines Spasmus führen. Nach Nothnagel, Hirschsprung und anderen ist die Massage auch bei Invaginationen in der Narkose erfolgreich angewandt worden. Doch hält Nothnagel hier große Vorsicht für notwendig, da man oft genug unter dem Reize der reibenden Finger gerade umgekehrt das Härterwerden des Invaginationstumors und die Kontraktionen des Darmes fühlen, nicht aber die Lösung konstatieren könne. Natürlich ist die Massage bei allen ernsteren und bei allen unklaren mechanischen Verschlüssen vollständig abzulehnen.

Anwendung des elektrischen Stromes (Lavement électrique). Die besonders von französischen Autoren empfohlene Anwendung des faradischen oder galvanischen Stromes zur Anregung der Darmperistaltik bei Koprostase, Darmparalyse usw. ist in Deutschland heute bei Passagestörungen des Darmes wohl vollständig aufgegeben. Mit Wilms möchte ich die Einwirkung des elektrischen Stromes auf die Darmbewegungen von den Bauchdecken aus für höchst zweifelhaft und unsicher halten, eher noch der Elektrizität in Form des „Lavement électrique" eine Bedeutung einräumen. Hierbei wird der elektrische Strom (etwa 25 bis 30 Milliampère) vermittelst einer in den Mastdarm eingeführten, den positiven Poldraht enthaltenden Sonde unmittelbar auf die Darmwand geleitet, nachdem vorher der Darm mit Kochsalzlösung gefüllt ist. Wilms hat sich von der von französischer Seite (Bondet, Larat usw.) angegebenen stärkeren Einwirkung auf die Dickdarmmuskulatur des vom Mastdarminnern angewandten elektrischen Stromes bei eigenen speziellen Untersuchungen nicht überzeugen können. Ich glaube, daß statt dieser Behandlungsmethode besser gleich die Klystierbehandlung zur Anwendung gelangt.

Magenspülung. Die Magenspülung hat nicht nur einen großen diagnostischen, sondern auch einen großen therapeutischen Wert. Bei der akuten Magenaufstauung und Magenauftreibung irgendwelcher Art kann man bei offenem Pylorus auf diese Weise nicht nur die Entleerung und Entspannung des Magens, sondern gleichzeitig die Entleerung und Entspannung des Duodenum und der obersten Jejunalschlingen erreichen. Man kann dies daran erkennen, daß nach Entleerung des aufgestauten Mageninhalts und Verschwinden der durch ihn bedingten Oberbauchspannung bei weiterer Spülung erneut Flüssigkeits- und Gasmassen aus dem Darm in den Magen nachrücken. Bei Abknickungen im Bereich des Duodenum und an der Duodeno-Jejunalgrenze (arterio-mesenterialer Verschluß), ebenso bei Ventilverschlüssen durch Stenosen und Abknickungen, ist mit solchen Wirkungen der Magenspülung zu rechnen. Die prinzipielle Anwendung der Magenausheberung und -spülung muß deshalb auch aus therapeutischen Gründen von vornherein in jedem Falle gefordert werden.

Darmpunktion vgl. S. 568.

Lagewechsel. Die Seiten- und Knie-Ellenbogenlage sowie die Beckenhochlagerung können zur Hebung einer Passagestörung beitragen. Besonders da, wo die Aufstauung bestimmte Teile des Abdomens, z. B. das linke Hypochondrium (oberes Jejunum) oder den Unterbauch (Ileum) betrifft, sind sie zu verwerten. In Betracht kommen sie ganz besonders bei den Abknickungen (einschließlich des arterio-mesenterialen Verschlusses) und bei den postoperativen und entzündlichen Dünndarmpassagestörungen.

Ihre günstige Wirkung beruht auf der Beseitigung von Druck und Zug an der Verschlußstelle. Bei ausbleibendem Erfolge muß man die eben erwähnten verschiedenen Arten der Lagerung nacheinander anwenden. Eine ungünstige Lagerung kann aber unter Umständen auch die verhängnisvolle Wirkung einer Abknickung verschärfen.

Mastdarmeinläufe. Die Einläufe können in verschiedener Weise einen günstigen Einfluß auf Passagestörungen des Darmes ausüben: als rein mechanisches Moment und als physiologischer oder chemischer Reiz auf die Darmschleimhaut oder die Darmmuskulatur.

a) Zunächst können vom Mastdarm aus eingeführte Flüssigkeiten bei einfacher Kotobturation des normalen oder des verengten Darmes harte oder voluminöse Kotmassen verschieben, auflösen und entleeren. Zu verwenden sind in diesen Fällen große, 1—2 l enthaltende Wasser- oder Seifenwasserklystiere, bzw. weniger große konzentrierte Kochsalz- oder Öleinläufe. Bei starker Eindickung des Rektalinhalts und hochgradiger Kotansammlung in der Ampulle und dadurch bedingtem Sphinkterkrampf muß der Klystierbehandlung erst die manuelle Ausräumung des Rektum vorangehen.

Durch die Dehnung der Mastdarmwandung beim Einlauf kann eine feste mechanische oder spastische Umschließung verstopfender Kotballen oder Fremdkörper gelöst und gleichzeitig der Entleerungsmechanismus direkt oder reflektorisch in Gang gesetzt werden.

In all den Fällen, in denen große Einläufe („Masseneingießungen", „Monstreklystiere") angewandt werden sollen, muß mit großer Vorsicht und Auswahl verfahren, besonders zu starker Druck und übertriebene Flüssigkeitsmengen wegen Gefahr der Überdehnung und Ruptur des Darmes vermieden werden. Bei Verdacht ulceröser Darmprozesse und bei brüchiger Darmwandung darf überhaupt nicht Gebrauch von ihnen gemacht werden. Erleichtert wird der Einlauf größerer Flüssigkeitsmassen und ihr Hinauftreten in die höheren Darmabschnitte durch allmähliches Einfließenlassen und Benutzung einer langen elastischen Darmsonde, die man sogar bis in die Flexur hinaufschieben kann.

Erwähnt sei schließlich, daß bei leichtem Volvulus der Flexur durch eine weit über den Fußpunkt der Achsendrehung in den abführenden Schenkel vorgeschobene Sonde die Lösung der Passagestörung und der Abgang der aufgestauten Gase und Flüssigkeit erzielt werden kann.

Durch große Wasserklystiere (und ebenso durch Lufteinblasungen) ist, wie Nothnagel verbürgt, auch die Beseitigung loser Dickdarminvaginationen, ebenso die Lösung geringerer Grade von Flexurvolvulus, weiter die Behebung von Ventilverschlüssen bei Abknickungen, Torsionen, Drehungen des Dickdarmes (speziell an der Flexura lienalis und am Coecum) und wohl auch des untersten Ileum möglich. Voraussetzung ist dafür allerdings stets, daß die mechanischen Kräfte Spielraum zu ihrer Entfaltung haben, daß also z. B. die Invaginationen nicht durch reaktive Zirkulationsstörungen kompliziert und fixiert, daß die Flexur nicht zu sehr gespannt und zu stark torquiert ist, daß bei Abknickungen und Stenosen im untersten Ileum bei überwindbarer Bauhinscher Klappe eine unmittelbare Einwirkung auf den Abknickungs- und Ventilverschluß oder auch auf die letzte an einem Dünndarmvolvulus beteiligte Schlinge möglich ist.

Nur in einem Teil der beeinflußbaren Passagestörungen haben wir aber mit einer so rein mechanischen Wirkung der Einläufe zu rechnen. In anderen

Fällen handelt es sich gleichzeitig oder ausschließlich um die physikalische oder chemische Reizwirkung des Klystiers auf die Darmschleimhaut und ihre Nerven. In dieser Richtung kämen zunächst kalte Wasserklystiere in Betracht. Nothnagel äußert aber, daß ihre Peristaltik anregende Wirkung doch nicht so groß wäre, wie gewöhnlich angenommen würde, und daß sie bei geschwächten Patienten nicht ganz gleichgültig wären.

b) Chemisch wirkende Einläufe. Durch reizende Zusätze kann die Wirkung der Einläufe wesentlich gesteigert werden. In Fällen von einfacher Koprostase genügt eventuell schon die Injektion von 10 bis 15 ccm Glyzerin, das wie die Salze durch sein Wasserentziehungsvermögen die Nerven der Schleimhaut reizt (Meyer-Gottlieb).

Ganz besonders brauchbar sind die von Nothnagel empfohlenen, konzentrierten Kochsalzklystiere (5 bis 7 %). Diese Kochsalzklystiere werden schon in geringeren Mengen (2 bis 400 ccm) vermittelst der Antiperistaltik durchschnittlich weit höher wie gewöhnliche Klystiere im Darm aufwärts — bei durchlässiger Bauhinscher Klappe sogar bis ins unterste Ileum — befördert. Wegen ihres hohen Salzgehalts üben sie einen starken Reiz auf die Peristaltik aus. Sie sind infolgedessen zu empfehlen in Fällen von Atonie, bzw. entzündlich und reflektorisch bedingter Parese des Darmes. Auch bei Darmhemmung auf spastischer Grundlage im Darm können sie direkt oder reflektorisch ihre Wirkung entfalten. Nothnagel erwähnt, daß er die Lösung experimentell erzeugter („physiologischer") Invaginationen in dem Moment beobachtet habe, als die antiperistaltisch aufwärts bewegte Flüssigkeit die invaginierte Darmpartie erreichte. Als großen Vorzug kleinerer, konzentrierter Eingüsse gegenüber den oben erwähnten Masseneingießungen möchte ich mit Nothnagel ansehen, daß sie auch bei starkem Meteorismus und bei dadurch erhöhtem intraabdominellem Druck weit leichter einlaufen und höher im Darm aufsteigen können. Ich selbst mache von den konzentrierten wie den physiologischen Kochsalzlösungen sowohl in Form der Eingießung wie des Tropfklystiers (Instillation) in allen geeigneten Fällen ausgiebigen Gebrauch und schätze sie so sehr, daß ich von den Masseneingießungen (1—2 Liter 5—6 % NaCl-Lösung) zur Zeit bei den Passagestörungen des Darmes kaum noch Gebrauch mache.

Auch für die bereits von altersher bekannten und in neuerer Zeit noch von Ziemssen, Curschmann und anderen empfohlenen Lufteinblasungen vom Mastdarm aus habe ich bei den Darmverschließungen keine Verwendung mehr gehabt. Nothnagel erwähnt, daß sie sich z. B. bei tief sitzenden Invaginationen bewährt hätten. Bei ihrer Anwendung muß stets mit den für die Masseneingießungen geltenden Gefahren gerechnet werden.

Wärme- und Kältebehandlung. Einzelne Formen leichter Passagestörungen (z. B. reflektorische Darmhemmung bei Gallenstein- oder Nieren-Koliken oder leichte postoperative, mechanisch-entzündliche, bzw. traumatische Reizzustände) können schließlich durch warme oder kalte Umschläge oder Eisbeutel, schließlich durch Heißluftbehandlung (Lichtbügel usw.) günstig beeinflußt werden.

2. Medikamentöse Behandlung der Passagestörungen des Darmes.

Es sind Medikamente von ganz verschiedener Wirkung zur Behandlung der Passagestörungen des Darmes im Laufe der Jahrhunderte zur Anwendung gebracht worden. Ich beschränke mich im folgenden auf die Bespre-

chung derjenigen Mittel, welche auch heute noch eine praktische Bedeutung
haben. Dabei stütze ich mich neben persönlichen praktischen und experimentellen Erfahrungen vor allem auf die Angaben von Nothnagel und von
Meyer und Gottlieb.

Die frühere, Jahrhunderte lang geübte Behandlung der mechanischen
Darmverschließungen mit Quecksilber (Mercurius vivus) hat nur noch histo-
risches Interesse. Wie drastisch solche Quecksilberkuren waren, zeigt folgender von Fräntzel auf dem Internistenkongreß 1889 mitgeteilter Fall:

„Man gab einem Verschlußkranken 1¹/₂ Pfund regulinisches Quecksilber, um das
mechanische Hindernis zu lösen, mit dem Erfolge, daß eine lebhafte Peristaltik einsetzte.
Einige Stunden später erfolgte eine Darmruptur. Die Autopsie konnte die Art des
Verschlusses nicht aufklären. Das Quecksilber war nicht durch den perforierten Darm
in die Bauchhöhle getreten, sondern befand sich noch im Magen.“

Heute ist dieses Verfahren mit Recht gänzlich verlassen. Ich schließe
mich den Gründen Nothnagels für seine Ablehnung vollständig an.

Die Opiumbehandlung (Opium und seine Komponenten). Unter den
pharmakologischen lokalen Wirkungen des Opium, bzw. seiner Alkaloide
(Morphium- und Nebenalkaloide) auf den Darm, können für die Behandlung
von Passagestörungen folgende von Bedeutung sein:

1. Die temporäre Hemmung der Magen-, Darm- und Pankreassekretion.
2. Die Herabsetzung der Erregbarkeit der Vagusendigungen wie der
sensiblen Nervenendigungen der Darmwand und die Steigerung des spinalen
Tonus des hemmenden N. splanchnicus (Nothnagel).

Meyer und Gottlieb weisen auf die neueren Feststellungen Padtbergs hin, daß
die durch Koloquintendekokt heftig gesteigerte Peristaltik des Dünn- und Dickdarmes
durch Morphium, aber noch viel wirksamer durch Opium, sichtlich ruhig gestellt und
die begleitende, entzündliche Transsudation von Flüssigkeit in den Darm wesentlich
eingeschränkt wird. Wo die Dünndarmperistaltik nicht durch entzündliche Reizung
abnorm gesteigert war, ließ sich die beruhigende Morphiumwirkung bei der Katze nicht
nachweisen.

Nach Meyer und Gottlieb eignet sich Opium zur isolierten Beruhigung des
Magens und Darmes deshalb besser wie reines Morphium, weil die im Opium enthaltenen
Nebenalkaloide ebenfalls „stopfende“, dagegen keine betäubende Wirkung entfalten,
so daß mit einer, dem Morphiumgehalt nach kleineren, weniger narkotischen Opiumdosis
der gewünschte Erfolg erzielt werden kann.

Die die Peristaltik hemmende und beruhigende Wirkung des Opium und
Morphium kommt in allen Fällen von starker Erregung und Reizung des
Dünndarmes bei Darmverschließungen und spastischen Passagestörungen des
Darmes in Frage. Dadurch können diese Mittel dem großen Säfteverlust
und der Blutansammlung im Bauchraum, also auch der Anämisierung des
Gehirns, entgegenwirken. Gleichzeitig aber kommt die narkotisierende Wir-
kung auf die sensiblen Nervenapparate des Darmes und des Zentralorgans
als schmerzstillendes, wie als Schock und Kollaps bekämpfendes Mittel, damit
gleichzeitig als Mittel gegen die reflektorische Bauchdeckenspannung mit ihren
Nachteilen in Betracht.

Daß wir heute trotz dieser mannigfachen Wirkungsmöglichkeiten der
Opiate auf die Darmnerven nur mit großer Zurückhaltung, im Gegensatz
zu den erwähnten Internisten, bei Darmverschließungen Gebrauch machen,
liegt an der Entwicklung unserer operativen Heilmethoden und an der vollständigen Umgestaltung unserer Indikationsstellung. Wir müssen meist sogar
auf die von keinem anderen Mittel erreichte schmerzstillende Wirkung der
Opiate bis zur Klärung des Falles verzichten, weil Intensität und Charakter
des Schmerzes einen maßgebenden Einfluß auf unsere Indikationen hat. Durch

die Opiate wird uns diese Handhabe genommen, eine trügerische Euphorie geschaffen, das Krankheitsbild verschleiert und die Entscheidung verzögert.

Können wir die Verantwortung für die Darreichung eines Narkotikums übernehmen, so ziehen wir das Morphium dem Opium meist vor, weil wir die gleichzeitige langdauernde Herabsetzung der Triebkraft des Darmes durch letzteres vermeiden wollen. In die Lage, Morphium zu geben, werden wir nicht nur bei sehr sensiblen Menschen versetzt, sondern auch bei Patienten, die sich in schwerem Schock und Kollaps befinden, weil wir durch die Ausschaltung der Schmerzen den Gesamtzustand besser bewerten können. Ebenso kann man, z. B. bei vielfach operierten Neuropathen und bei anderen Kranken mit subakuten Verschlußerscheinungen oder quälender peristaltischer Unruhe des Darmes durch die Ruhigstellung des Darmes nicht allein das Schwinden der subjektiven Beschwerden, sondern das der mechanischen Passageerschwerung erreichen.

Eigene Beobachtung. 25jähriger Mann, schwerer Psychopath, 12mal anderwärts laparotomiert. Vor 4 Jahren Granatsplitterverletzung des Bauches, nach Übernähung der Darmwunden Heilung, $^3/_4$ Jahr später Laparotomie wegen Darmverschlusses, 1 Jahr später Darmresektion, Anlegen einer Kotfistel, die 9 Monate später geschlossen wurde. $^1/_2$ Jahr später Darmverschluß, der medikamentös behoben wurde, ein weiteres halbes Jahr später wurden wegen Verschlusses Adhäsionen durch eine Laparotomie gelöst und ein 1,20 m langes, nicht zu lösendes Stück des Darmes reseziert. Im Anschluß daran entwickelte sich ein Bauchbruch, der bald darauf operativ beseitigt wurde. $^3/_4$ Jahr später wegen erneuten Verschlusses Anlegen eines widernatürlichen Afters, der 4 Wochen später geschlossen wurde, aber mit einem Narbenbruch ausheilte, so daß in einer späteren Sitzung auch dieser wieder operiert werden mußte. Der jetzige Verschluß begann vor einem Tage. Das Abdomen ist mit vielen Narben bedeckt und stark aufgetrieben. Lebhafte Peristaltik, Plätschergeräusche im linken Unterbauch. Puls kräftig und gleichmäßig, im Urin Indikan. Heftige Schmerzen, Patient verlangt Operation. Die Magenausheberung fördert keine Rückstände. Tropfeinlauf und Heißluftkasten ergebnislos; 45 gtt. Tinct. opii simpl., sowie während der Nacht Coffein und Morphium 0,01. Am folgenden Tage 2 mal 0,01 Pantopon und 20 gtt. Tinct. opii simpl., Heißluftkasten und Tropfeinlauf, ebenso am übernächsten Tage, ohne daß eine Verschlechterung des Befindens eintritt. Da der Kranke an Morphium gewöhnt ist, am 4. Tage 4 mal Morphium, 2 mal 0,01 Pantopon und 20 gtt. Tinct. opii simpl., 2 mal Heißluftkasten und 3 Tropfeinläufe, darauf Abgang von dünnem, aufgestautem Stuhl. Heilung.

In aussichtslosen, für die Operation nicht mehr in Betracht kommenden Fällen, sowie dann, wenn die Kranken die Operation verweigern, soll man den Kranken die Wohltaten der Opiate unter keinen Umständen verweigern.

Wenn die interne Medizin in den Zeiten, wo die operative Behandlung der Darmverschließungen noch so gut wie hoffnungslos war, auch bei den zerstörenden Formen und Prozessen von Opium und Morphium weitgehendsten Gebrauch machte, so ist das theoretisch durchaus begründet gewesen. Denn auch bei den destruierenden Verschlußformen ließ sich durch Opium häufig wenigstens die Katastrophe hinausschieben und ein weniger qualvoller Ablauf des Leidens erzielen. Nicht selten aber erfolgte — und zwar nicht nur in klinisch leichten Fällen — tatsächlich auf diesem Wege Heilung. Solche Heilungen betrafen, wie die besten Kenner, Curschmann, Fürbringer, Bäumler u. a., bezeugen, vor allem Abknickungen des Dünndarmes, Stenosen des Dünndarmes und Dickdarmes, Tumorverschlüsse mit spastischer Kontraktion des Darmes an der Verschlußstelle und Fälle von Darmspasmus, nur ausnahmsweise sogar Inkarzerationen, gangräneszierende Invaginationen usw.

Nach Curschmann beruht die therapeutische Wirkung des Opium darauf, daß es wahrscheinlich durch Erregung der Hemmungsnerven des Darmes die Peristaltik beruhigt, hiermit die Verteilung des Darminhalts in den oberhalb gelegenen Abschnitten ausgleicht, so die ungleiche und übermäßige Spannung vermindert und hiermit örtlich die den Verschluß begünstigenden und befestigenden mechanischen Verhältnisse herabsetzt. Gleichzeitig wird der Eintritt einer hauptsächlich aus übermäßiger Peristaltik und Darmwandspannung resultierenden Darmlähmung, sowie die reflektorisch daraus resultierende Herzschwäche verhütet oder doch hinausgeschoben. In derselben Richtung wie die Abführmittel deletär, wirkt das Opium günstig.

Die Wirkung kann eine zauberhafte sein: der vordem schmerzgepeinigte, kollabierte Kranke sieht wohler aus, der Puls hebt sich, Erbrechen, Würgen und Koliken lassen nach, es folgt erquickender Schlaf.

Fürbringer wies in Übereinstimmung mit Curschmann und Goldtammer darauf hin, daß Opium unter solchen Bedingungen das beste Abführmittel sei.

Das Opium kommt nach Nothnagel zweckmäßig in Form von Opiumtinktur (0,02 bis 0,03 g) oder Extractum Opii mehrmals am Tage, also in ziemlich großen Mengen, zur Anwendung, nach Curschmann sogar in einer Gesamtmenge von 0,5—1,0, verteilt in 1 bis 2 stündlichen Pausen als Opium purum. Das Morphium ist, wie gewöhnlich bei Erwachsenen, in Mengen von 0,01 bis 0,03 pro dosi zu gebrauchen.

Die Atropinbehandlung. Bereits im 18. Jahrhundert war die Belladonnabehandlung des Darmverschlusses bekannt, aber erst in neuerer Zeit ist sie wieder aufgenommen worden (Nothnagel, Honigmann u. a.). Völlig geklärt ist die Wirkung der Belladonna und seines Alkaloides, des Atropins, auch heute noch nicht. Meyer und Gottlieb schildern die zum Teil gegensätzlichen Wirkungen des Atropins folgendermaßen: „Vom Auerbachschen Plexus aus wirkt Atropin anregend, durch Betäubung der excitomotorischen Vagusendigungen aber erschlaffend und beruhigend. Ist der Vagustonus schon von vornherein nicht hoch, so wird die Atropinisierung an ihm nicht viel ändern, wohl aber wird sie die rhythmischen und reflektorischen Auerbachschen Entladungen merklich stärken: der Effekt wird lebhaft gesteigerte Darmperistaltik sein. Umgekehrt, wenn der Vagustonus stark überwiegt (zerebrale Vaguserregung oder peripherer Vaguskrampf durch Pilocarpin, Neurin usw., durch Bleivergiftung oder auch bei entzündlicher Reizung), so wird Atropin selbst in kleinen Dosen den Hauptfaktor der abnormen, tonischen Peristaltik ausschalten und somit Entspannung und Beruhigung des Darms herbeiführen.“

Nach Meyer und Gottlieb erklärt sich aus diesen pharmakologischen Eigenschaften die Anwendung der Belladonnapräparate (0,02 bis 0,05 Extractum Belladonnae pro dosi oder Atrop. sulf. $\frac{1}{2}$ bis 2 mg subkutan) einerseits bei „atonischer“ Trägheit des Darmes, allein oder in Verbindung mit Abführmitteln, andererseits bei „spastischer“ Obstipation, d. h. anhaltend abnorm gesteigertem Kontraktionstonus einzelner Darmteile, namentlich des Sphincter ani internus, sowie auch bei der akuten Darmhemmung, die durch örtlichen Darmmuskelkrampf, wie bei Ileus, Intussuszeption, reflektorisch am ganzen Darm hervorgerufen wird.

Nothnagel wies darauf hin, daß sich unter den bei Atropinbehandlung günstig verlaufenen Fällen auch nicht eine einzige Strangulation befunden hätte, daß sich vielmehr die Heilungen sämtlich auf Fälle von sogenanntem dynamischen Ileus bezogen hätten, so bei Gallensteinobturation, Darmverschluß- symptomen bei Nieren- und Gallensteinkoliken, ferner bei Okklusion infolge von Kotobturation. In dem einzigen eigenen Fall von Heilung durch Atropin hätte es sich um eine Gallensteinobturation gehandelt.

Andere Schlüsse lassen auch die Zusammenstellung Honigmanns und die zahlreichen, seitdem publizierten Fälle von Heilungen von Darmverschluß nach Atropinbehandlung nicht zu.

Die Ausnutzung der lähmenden Wirkung des Atropins in großen Mengen auf das Auerbachsche System kommt mit ihrer die Sekretion herabsetzenden Wirkung praktisch bei Passagestörungen des Darmes niemals in Betracht, da zur Erzielung dieser Wirkung Mengen notwendig wären, die eine Giftwirkung auf die Zentralorgane ausüben könnten. Auch patho-physiologisch läge dazu kein Grund vor, weil (Meyer und Gottlieb) das Auerbachsche System — von Langley mit Recht als ein für sich allein funktionierendes, nervöses „Eingeweidesystem" bezeichnet — das automatische und das reflektorische Spiel der Darmbewegungen (Magnus) unterhält, seine Erregung aber nie zu einem tonischen Krampf, wie die starke Erregung der Vagusendigungen, sondern nur zu verstärkter und beschleunigter Rhythmik führt.

Physostigminbehandlung. Während die Darmbewegungen von Atropin, soweit es sich um Anregungen vom Vagus her handelt, unterdrückt werden können, können sie durch Pilocarpin und Physostigmin vermittelst der Vagusendigungen angeregt und unter Umständen bis zu tonischer Kontraktion gesteigert werden (Meyer und Gottlieb). Das Physostigmin (Physostigminum salicylicum 0,0005 pro dosi 2 mal subkutan in 3 Stunden mit eventueller Wiederholung am nächsten Tage) erfüllt nach meinen Erfahrungen alle Ansprüche, die man billigerweise an ein tonisierendes Darmmittel stellen kann. Ich habe mich hiervon in zahlreichen klinischen Fällen und im Experiment überzeugen können.

Kaatsch sah bei der Röntgendurchleuchtung nach Pilocarpin- (0,01) und Physostigmininjektion (0,001) sehr heftige unkoordinierte Darmbewegungen und Einschnürungen, die die Weiterbewegung des Darminhalts nicht immer förderten; im Gegensatz dazu führte Atropininjektion von 1—3 mg zu einer Erschlaffung des ganzen Darmes und zu einem mehr oder minder deutlichen Verstreichen der Einschnürungen.

Das von Vogel in die chirurgische Therapie eingeführte Physostigmin habe ich selbst schon im Jahre 1902 bei atonischen Passagestörungen (entzündlichen und postoperativen) des Darmes verwandt. Später kam ich eine Zeitlang von seiner Anwendung zurück, weil ich zu viel von ihm in Spätfällen verlangte. Seit einer Reihe von Jahren habe ich, ebenso wie Seefisch und andere, das Mittel wieder bei allen atonischen Prozessen des Darmes vorbeugend in ausgedehntem Maße benutzt und bin von der Leistungsfähigkeit desselben bei richtiger Auswahl überzeugt. Speziell bei postoperativen und entzündlichen Passagestörungen kann die durch Physostigmin verursachte Tonussteigerung und das dadurch geschaffene Gegengewicht gegen die Dehnung eine Wiederaufnahme der peristaltischen Arbeit der Darmmuskulatur wesentlich unterstützen. Für mechanische Darmverschlüsse mit stärkerem Erregungszustand (Spasmus, ungeordnete, gesteigerte Peristaltik usw.) halte ich Physostigmin nicht für zweckmäßig. Der Erregungszustand des Darmes kann hier dadurch nur noch weiter gesteigert und also gerade das Gegenteil von dem erzielt werden, was man bezweckt. Da, wo im Spätstadium des mechanischen Darmverschlusses und der Peritonitis der Erregungszustand des Darmes in Lähmung umgeschlagen ist, bleibt nach meinen Erfahrungen auch Physostigmin wirkungslos. Wie wir sahen, ist die völlige Insuffizienz des Dünn- wie Dickdarmes häufig nicht auf die Lähmung des Auerbachschen Systems und der Darmmuskelzellen, sondern nur auf die Auftreibung des Darmes infolge des Tonusverlustes der Wandung, damit sekundär erst auf die Gasspannung im Darm zurückzuführen.

Auch das **Strychnin** kann in Mengen von 0,001—0,01 pro dosi gegen die Atonie des Darmes wirksam sein, jedoch verwende ich heute an seiner Stelle stets das Physostigmin.

Das **Hormonal** (Zülzer), von dessen Peristaltik erregender Wirkung ich mich sowohl bei chronischen Obstipationen wie im Experiment selbst überzeugt habe, halte ich im Gegensatz zu Zülzer, Henle und anderen wegen seiner unberechenbaren Nebenerscheinungen (Kollaps, Schüttelfrost, Fieber usw.), bei den chirurgisch bedeutsamen Passagestörungen des Darmes für nicht empfehlenswert. Ich glaube, daß die gleichen therapeutischen Wirkungen viel zuverlässiger mit dem exakt zu dosierenden Physostigmin erzielt werden können. Von den neuerdings empfohlenen Mitteln, Asthmolysin, Sennatin, Pituitrin, Pitoglandol und Peristaltin habe ich wegen der guten Wirkung des Physostigmin keinen Gebrauch gemacht.

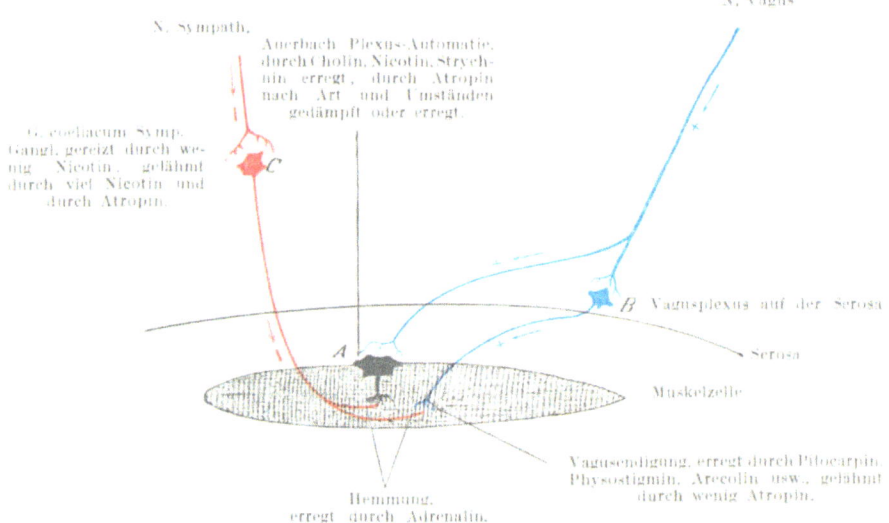

Abb. 287. Schema der autonomen Gifte auf die Darmnerven
(nach Meyer und Gottlieb).

Adrenalin. Nach Meyer und Gottlieb greift das Adrenalin bei intravenöser Injektion an den sympathischen, hemmenden Apparaten in der Darmmuskulatur an und zwingt letztere zur Erschlaffung und Ruhe. Praktisch erscheint es mir aber wegen der Flüchtigkeit der Wirkung, von der ich mich selbst im Experiment überzeugt habe, für unsere Zwecke kaum verwertbar. Auf die Bewertung des Adrenalin als blutdrucksteigerndes und kreislauffördemdes Mittel wird S. 576ff. eingegangen.

Da die pharmakologischen Wirkungen der erwähnten Mittel — der sogenannten „autonomen" Gifte— dem Chirurgen erfahrungsgemäß meist wenig geläufig sind, gebe ich die Reproduktion eines von Meyer und Gottlieb gebrachten Schemas, aus dem die wichtigsten antagonistischen Wirkungen derselben deutlich hervorgehen. (Abb. 287.)

Behandlung mit Abführmitteln.

Es bleibt noch die Besprechung der Stellung der Abführmittel in der Therapie der Passagestörungen des Darmes übrig. Der prompte Eintritt von reichlichen Entleerungen oder wenigstens von Gasabgang innerhalb weniger Stunden nach Physostigmininjektion macht die Anwendung anderer abführend wirkender Mittel in Fällen von atonischen Passagestörungen und bei Verdacht auf mechanischen Darmverschluß von vornherein für den Chirurgen so gut wie überflüssig.

Die **salinischen Abführmittel,** speziell das Glaubersalz (Na_2SO_4) und das Bittersalz ($MgSO_4$), haben den großen Nachteil für unsere Zwecke, daß sie wegen ihrer schweren Resorbierbarkeit und ihres „Wasserentziehungsvermögens" ihr Lösungswasser festhalten und zu vermehren suchen (Meyer und Gottlieb). Da sie aber als Folge reflektorischer Drüsenerregung durch die konzentrierte Salzlösung die Darmsekretion steigern, so sind sie, zumal sie dem Blute und den Geweben Flüssigkeit entziehen, in ernsten Fällen von Darmverlegungen ohne weiteres kontraindiziert. Das Physostigmin ist in solchen Fällen zur Erzielung von Entleerungen weit geeigneter, weil es keine Vermehrung oder auch nur Veränderung des Flüssigkeitsgehalts des Dünndarmes bedingt.

Rizinusöl. Ebenso möchte ich für die Passagestörungen des Darmes, in denen der Chirurg die Entscheidung für oder gegen die Operation herbeiführen muß, das Physostigmin im allgemeinen für geeigneter als das Rizinusöl halten, dessen Peristaltik erregende Wirkung auf die im Dünndarm entstehende Rizinolseife zurückzuführen ist.

Dickdarmerregende Abführmittel. Unter den dickdarmerregenden Abführmitteln sei nur auf die Aloepräparate, die Sennesblätter, das Extractum Cascarae Sagradae und das Phenolphthalein hingewiesen. Alle diese Mittel dürften für die Behandlung der Passagestörungen des Dickdarmes, die das Urteil des Chirurgen erfordern, kaum jemals in Frage kommen; vielmehr ist hier die Klärung der Situation durch Einläufe weit mehr geboten.

Ich möchte schließlich noch erwähnen, daß ich bei den mit heftigen Leibschmerzen verbundenen, postoperativen Störungen der Darmtätigkeit oft und gern Gebrauch von den alten Hausmitteln (Fenchel-, Kümmel- und Pfefferminztee) mache. Man kann mit ihnen nicht selten rasch Linderung der Beschwerden und Abgang von Gasen erzielen, ohne zur Anwendung von Physostigmin genötigt zu werden.

Früher hat man öfter Abführmittel auch in solchen Fällen angewandt, in denen eine gesteigerte, ja wilde Peristaltik bereits bestand, indem man annahm, daß die autochthonen peristaltischen Kräfte noch nicht hinreichten, daß dagegen bei künstlicher Steigerung derselben das mechanische Hindernis noch überwunden werden könnte. Daß auch bei hochgradigen Verschlußerscheinungen nach Darreichung von Rizinusöl die Passage gelegentlich frei werden und Heilung eintreten kann, erlebte ich in einem Fall, den ich schon in Altona als Assistent F. Krauses beobachtete.

Ich gab einer Patientin, die den vorgeschlagenen Eingriff auf das bestimmteste abgelehnt hatte, Rizinusöl. Nachdem das Erbrechen einige Zeit danach ganz stürmische Grade erreicht hatte und stinkende Massen aus dem Magen ausgehebert waren, der Meteorismus trotzdem zusehends angewachsen und Kollapstemperatur eingetreten war, erfolgten dünne Stühle und die Patientin erholte sich rasch und vollständig. Ich glaube, daß es sich um einen Adhäsionsverschluß gehandelt hat, weiß aber nicht, ob die Magenspülung nicht vielleicht wichtiger war als das Rizinusöl und ob das Rizinusöl überhaupt in den Darm gelangt ist.

Bei den Volvuli, Strangulationen und Abknickungen können die Abführmittel leichte Formen in schwere verwandeln. Nothnagel erwähnt, daß man sich bei der Invagination zuweilen durch die direkte Beobachtung überzeugen könnte, wie dieselbe unter der Wirkung des Purgans fortschreitet

und wie ihr Tumor härter und größer wird, während das Gegenteil durch
Opiumdarreichung eintritt. Nothnagel weist weiter darauf hin, daß die
Abführmittel die Schmerzen und das Erbrechen vermehren; erst nach ihrer
Anwendung würde zuweilen das bis dahin mäßige Erbrechen profus und
fäkulent, träte starker Kollaps und zuweilen — wie einige Beispiele aus der
Literatur zeigten — unmittelbar infolge davon Perforation ein.

Zusammenfassung: Wenn wir noch einmal die Eigenschaften und
die Wirkungsmöglichkeiten der zahlreichen, zur Beeinflussung von Passagestörungen des Darmes geeigneten internen Mittel übersehen, so müssen wir
zu dem Ergebnis kommen, daß die auf medikamentösem Wege überhaupt
erreichbaren Umstimmungen oder Abänderungen der Darmfunktion, auf die
letzten Endes der Effekt all dieser Mittel herauskommt, mit einem der drei
Mittel: Opium (Morphium), Atropin, Physostigmin erzielt werden können.
Dabei sei noch bemerkt, daß nicht einmal Nothnagel trotz seiner reichen
Erfahrung zu entscheiden wagte, ob nicht praktisch die Indikationen für
die Opium- und die Atropinanwendung dieselben wären. Ich halte es deshalb für geboten, da, wo bei ernsteren Passagestörungen des Darmes
überhaupt von Medikamenten Gebrauch gemacht werden soll, nur eines
dieser drei Mittel heranzuziehen. Ihre Wirkungsmöglichkeiten habe ich
deshalb genauer besprochen.

Hier möchte ich zum Schluß noch kurz auf die Anwendung des Opium
und der Abführmittel in ihrer Gegensätzlichkeit eingehen. Kann man
sich bei einem glatten mechanischen Verschluß nicht sofort für eine Operation entscheiden, und will man medikamentös das Hindernis forcieren, so
kann man hoffen, durch die peristaltiksteigernde Wirkung der Abführmittel vielleicht noch das Hindernis zu überwinden, wenn wenig aktive Geräusche vorhanden sind. Umgekehrt kann man da, wo bei einer Abknickung
oder Stenose die stürmische Peristaltik den Inhalt vor der Verschlußstelle
aufstaut und zu einem Ventilverschluß führt, hoffen, daß durch Opium ein
Ausgleich der Spannung herbeigeführt und damit der Ventilverschluß behoben wird.

Daß bei den verschiedenen Formen der nicht strangulierenden Verschlüsse
durch Abführmittel Heilung erzielt werden kann, habe ich erwähnt. Ich
bin aber fest davon überzeugt, daß mit diesen Mitteln mehr Unheil als
Nutzen gestiftet wird.

III. Operative Behandlung.

1. Die unmittelbaren Gefahren der Operation und ihre Beschränkung.

Der operativen Behandlung des Darmverschlusses haftet der Nachteil an, daß das Heilverfahren an sich niemals vollständig gefahrlos zu
gestalten ist. Die allgemeinen, operativ technischen Maßnahmen müssen
deshalb wenigstens so ungefährlich wie möglich gestaltet werden. Nur so
kann der schwerwiegendste Gegengrund gegen die prinzipielle operative Behandlung des Darmverschlusses mehr und mehr entkräftet werden. Gegenüber diesem Gesichtspunkt muß das Bestreben, durch die Wahl des Eingriffes Rezidive zu vermeiden, bzw. gleichzeitig das Grundleiden zu beseitigen, wenn irgend angängig, zurücktreten.

Wie wir in den ersten Abschnitten im einzelnen gesehen haben,
müssen wir stets mit einer durch Zirkulationsstörungen, Säfteverlust, Schock-

wirkungen usw. bedingten abnorm geringen Widerstandsfähigkeit des Organismus rechnen. Wir müssen aber weiter berücksichtigen, daß das Peritoneum und der Darm gegen die bei der Operation ausgeübten mechanischen, physikalischen und chemischen Reize in späteren, weiter vorgeschrittenen Stadien des Darmverschlusses und der Peritonitis äußerst empfindlich sind. Infolgedessen müssen wir neben der erwähnten, durch die Verschlußfolgen bedingten Widerstandsunfähigkeit noch mit einer reflektorischen oder reaktiven Schädigung der zentralen, vasoregulatorischen Apparate, mit Schockwirkungen und mit einer weiteren reflektorischen Störung der lokalen Zirkulation und Motilität des Darmes durch den mechanischen Insult rechnen.

Nach Tixier treten bei gesunden Personen Reflexwirkungen nicht vor 10—15 Minuten nach der Evisceration ein, — ein Zeitraum, den er als „period of indifference" bezeichnete, — während bei entzündetem Peritoneum die Reflexe sofort erscheinen.

Es sei weiter auf meine eigenen Ausführungen S. 14 ff. über die Auslösbarkeit von Reflexen auf das Herz und die Vasomotoren verwiesen.

Neben dieser reflektorischen Schädigung der zentralen Apparate geht die der autonomen peripheren Vasomotoren und der Darmmuskulatur einher. Wo eine starke arterielle und venöse Hyperämie oder Blutstase bereits besteht, die Darmmuskulatur insuffizient oder ihre Innervation gestört ist, kann es zur vollständigen Gefäß- und Darmlähmung kommen; wo die Gefäß- und Muskelschädigung bis zur Operation noch gering war, kann sie in verhängnisvollster Weise zur Ausbildung gebracht werden.

Mögen auch je nach Stadium und Art des Einzelfalles die eben angedeuteten Gefahren oder der eine oder der andere dieser lebenbedrohenden Faktoren das eine Mal mehr, das andere Mal weniger im Vordergrund stehen, vernachlässigt darf die kardinale Forderung nach möglichst ungefährlichen, der Eigenart des Darmverschlusses angepaßten Operationen in keinem Fall werden. Auch die Tatsache, daß die einzelnen Formen und die einzelnen Fälle bei den verschiedenen Formen oft ganz verschiedene spezielle Eingriffe erfordern, hindert nicht die Aufstellung und die Beachtung fester Grundregeln.

Als wichtigste allgemeine Vorbedingungen für die Vermeidung operativer Todesfälle möchte ich folgende Momente bezeichnen:

1. Sorgfältige Vorbereitung zur Operation.
2. Vorsichtige Narkose.
3. Vorsichtige Ausführung der Operation.
4. Beschränkung radikaler Eingriffe.
5. Weitgehende Heranziehung palliativer Maßnahmen.
6. Rationelle Nachbehandlung (unterstützende Therapie).

Die Vorbereitung zur Operation.

Eine nie zu versäumende Maßnahme ist die schon aus diagnostischen Gründen geforderte Ausheberung und Ausspülung des Magens, eventuell bei erhöhtem Becken. Hierdurch können wir auch in Fällen mit starker Rückstauung von Darminhalt die Gefahr der Aspiration in der Narkose und während der Operation so gut wie vollständig vermeiden. Infolgedessen habe ich in meinen Fällen keinen Gebrauch von der von Kausch angegebenen und von vielen gelobten Tamponadensonde zum Abschluß der Cardia gemacht.

Im übrigen bekommen meine Kranken stets sofort nach der Aufnahme Digalen (2 ccm) und kurz vor der Operation Coffein (0,2). Das Coffein ist wohl das beste unmittelbar die Gefäßzentren stimulierende Medikament und stärkt die Widerstandskraft gegen Schockwirkungen vom Abdomen aus und gegen die Giftwirkung des Narkoticums.

Bei vorgeschrittenen Fällen gebe ich schon vor der Operation $1—1^1/_2$ Liter Kochsalzlösung subkutan.

Narkose und Lokalanästhesie.

Für die Operationen wegen Darmverschlusses kommt sowohl die Allgemeinnarkose wie die Lokalanästhesie in Betracht. Nach meinen Erfahrungen eignet sich die Lokalanästhesie nur für die palliativen Eingriffe, wie Enterostomie oder Colostomie, und für kleinere radikale Eingriffe, wenn der Sitz des Hindernisses genau bekannt und gut zugänglich ist. Sie ist aber schon da nicht angebracht, wo irgend eine ausgedehntere Palpation im Innern des Abdomens notwendig ist. Hier ist es mir bei Peritonitis wie bei Darmverschluß wegen der starken Schmerzen und der dadurch bedingten Unruhe des Patienten mehrfach unmöglich gewesen, ohne Narkose mit der Hand zwischen die gereizten Därme einzugehen und das Hindernis zu finden. Ich habe mich in diesen Fällen infolgedessen doch noch zu einem Chloräthyl- oder Ätherrausch, bzw. zur Einleitung der Allgemeinnarkose entschließen müssen, weil die unbedingt notwendige schnelle und zuverlässige Klärung des Befundes nur so möglich war. Vom kurzdauernden Rausch mache ich in den letzten Jahren einen ausgedehnteren Gebrauch als früher. Ich glaube aber, — abgesehen von den Qualen für den Patienten und von der Erschwerung der Durchführung der Operation — daß ohne Narkose ausgeführte, ausgedehntere Manipulationen im Abdomen weit mehr die Schockgefahr in sich tragen, wie die gleichen Manipulationen in Narkose. Wissen wir doch, daß in der Allgemeinnarkose schon bestehende schwere Schockerscheinungen während der Operation nicht selten verschwinden und nachher auch nicht wiederkehren. Ein sehr ernster Grund gegen die Allgemeinnarkose, nämlich die Gefahr der Aspiration aufgestauten Magendarminhaltes, wird durch die Aushebung des Magens beseitigt. Von den Todesfällen meiner Abteilung ist nur ein sehr geringer Bruchteil der Narkose zuzuschreiben. Hier wäre aber eine Durchführung der Operation ohne Allgemeinnarkose ganz undenkbar gewesen. Es handelte sich zudem mehrfach um alte Leute, für die jeder Eingriff, ob mit oder ohne Narkose, ein besonders großes Risiko bedeutet. Ich kann also das Gesamtrisiko der Allgemeinnarkose bei vorsichtiger Handhabung derselben nicht sehr hoch anschlagen. Am besten hat sich mir die möglichst vorsichtige und kurze Morphium-Äther-, bzw. Morphium-Chloroformnarkose bewährt. Oft lasse ich bei Individuen mit schlaffen Bauchdecken nur für wenige Minuten während der Absuchung des Abdomens, sowie während der Entwicklung des Verschlusses und bei der Naht des Peritoneum tief narkotisieren, so daß es sich praktisch oft um kaum mehr als einen Morphium-Äther- oder Morphium-Chloroformrausch handelt. Da die in der Narkose liegenden Gefahren für die zentralen Apparate durch die vorherige Coffeingabe und die vorsichtige Dosierung (ev. mit dem Roth-Dräger-Apparat) des Narkotikum bei kurzen Narkosen fast unberücksichtigt bleiben können, ziehe ich das Chloroform dem Äther durchschnittlich vor. Selbstverständlich ist bei Anwendung der Allgemeinnarkose von der Inhalation vor und nach der Operation weitgehender Gebrauch zu machen. Durch Atropingaben kann ihre Wirkung unterstützt werden. Den Morphium-Scopolamindämmerschlaf habe ich wegen der Gefahren für die labilen Zentralapparate nicht erprobt.

Schon vor 20 Jahren teilte Chlumsky mit, daß er mit der Anwendung der Medullaranästhesie gute Erfolge beim Darmverschluß erzielt hätte. Ich verfüge über keine eigenen Erfahrungen. Ich konnte mich wegen der Unsicherheit der Anästhesie bei Darmoperationen und wegen der Gefährlichkeit des Anästhetikum für die zentralen Apparate der geschwächten Verschlußkranken nicht dazu entschließen; es scheinen auch von anderer Seite keine einschlägigen Versuche gemacht zu sein. Zur Anwendung der Splanchnicusanästhesie habe ich mich bisher ebenfalls wegen der Gefahr einer beim Darmverschluß besonders gefährlichen Blutdrucksenkung nicht verstehen können.

2. Die Beschränkung der Gefahr des Eingriffes selbst.

Die Herabsetzung der unmittelbaren operativen Gefahren des operativen Schocks und Kollapses, wie der operativen Lähmung der Darmmuskulatur und der Darmgefäße läßt sich erreichen:

1. durch die möglichst lokale Beschränkung und schonende Ausführung des operativen Eingriffs, sowohl bei radikalen wie bei palliativen Operationen,
2. durch die möglichst ausgedehnte Anwendung palliativer Maßnahmen an Stelle der radikalen Laparotomie, insbesondere der Enterostomie, zur Beseitigung der Inhaltsaufstauung.

a) Der Wert diagnostischer Anhaltspunkte für die Wahl des Eingriffs.

Die Entwicklung der Diagnostik ermöglicht es uns, wie wir im vorigen Abschnitt gezeigt haben, häufig schon vor der Operation oder wenigstens sofort nach Eröffnung der Bauchhöhle, zu entscheiden, ob ein radikaler, auf die Feststellung des Verschlusses und seine Beseitigung hinzielender Eingriff oder nur eine Behelfsoperation zur Beseitigung der Inhaltsstauung (Darmfistel, Punktion oder Enteroanastomose) erforderlich ist. Hier kommen die bei der Besprechung der Diagnose des allgemeinen Charakters und Verlaufs und die bei den speziellen Verschlußformen hervorgehobenen Anhaltspunkte besonders zur Verwertung.

Die Zahl der Fälle, in denen wir völlig über die Art und den Ausgangspunkt eines Verschlusses im unklaren bleiben, bildet heute unter den in klinische Behandlung gelangenden Kranken die Minderzahl. Alle Autoren, die sich planmäßig mit der Frage nach der Möglichkeit der Gewinnung praktisch brauchbarer diagnostischer Anhaltspunkte beschäftigt haben, z. B. Obalinski, Heidenhain, Zeidler, A. v. Bergmann, Hepner u. a., haben, bei im einzelnen ganz verschiedenartigem Material, den Nachweis geliefert, daß sie sehr oft praktisch verwertbare Diagnosen vor der Operation stellen konnten.

Obalinski gibt an, daß er in 71 von 79 Fällen, in denen Darmverschluß vorlag, eins der charakteristischen Kennzeichen oder beide, — die vermehrte peristaltische Darmbewegung und den lokalen Meteorismus — beobachtet habe: die vermehrte peristaltische Bewegung 31 mal, den lokalen Meteorismus allein 27 mal, beide Symptome zusammen 13 mal.

Heidenhain erwähnt, daß der Sitz des Hindernisses in 4 von 6 Volvuli des S romanum, in 6 Fällen von tiefer Dickdarmstriktur, in 3 von 7 Fällen von Abknickung des Dünndarmes so sicher bestimmt war, daß es nach Eröffnung der Peritonealhöhle nur eines Griffes bedurfte, um die Verschlußstelle zu finden.

Zeidlers Resultate sind folgende: Die Diagnose des Ortes der Undurchgängigkeit in der Bauchhöhle vor der Operation wurde mehr oder weniger genau festgestellt: bei 8 Strangulationen 7mal, bei 7 Obturationen 4mal, bei 2 Invaginationen 1mal.

A. v. Bergmann bespricht ebenfalls eingehend die Häufigkeit der lokalen Erscheinungen, welche ihm in der Mehrzahl der Fälle ganz bestimmte Anhaltspunkte für sein Eingreifen gaben.

Hepner hat unter 31 Fällen 17mal einen positiven, 12mal einen negativen und 2mal einen unrichtigen Palpationsbefund vor der Operation erhoben.

Ich habe solche Erhebungen bereits früher für 34 Fälle angestellt, die ich im Augusta-Hospital unter Fedor Krause beobachtet habe, und kam zu gleichen Resultaten:

In 23 von 34 Fällen konnte ich mehr oder weniger sichere lokale Anhaltspunkte für den Sitz des Verschlusses in einem bestimmten Teile der Bauchhöhle gewinnen, während 10mal solche Stützen der Diagnose vermißt wurden und einmal ein Fehlschluß aus den lokalen Darmerscheinungen auf den Sitz des Hindernisses gezogen wurde. Das ätiologische Moment des Verschlusses war sogar in 28 von unsern Fällen, allerdings zuweilen nur bis zu einem gewissen Grade, richtig bewertet; diese große Zahl erklärt sich aus der Häufigkeit des karzinomatösen Verschlusses im benutzten Material.

Für das Material aus den ersten 5 Jahren meiner Tätigkeit am Krankenhause im Friedrichshain (1903—1908) habe ich berechnet, wie oft Anhaltspunkte für die Beurteilung von Form, Charakter und Sitz (Darmteil oder Bauchgegend) des Verschlusses vorhanden waren. In 44 von 69 Fällen waren Schlüsse auf Form und Charakter zu ziehen; 46mal, also in $^2/_3$ der Fälle, waren diagnostische, auf den Sitz hinweisende Merkmale und in 37 Fällen Merkmale beider Art vorhanden.

Natürlich ist das nicht so zu verstehen, als ob in all diesen Fällen eine spezielle anatomische Diagnose gestellt worden wäre. Ich bin aber doch so weit gekommen, daß außer der allgemeinen Diagnose: des mechanischem Darmverschlusses noch andere für die Beurteilung und das Handeln wertvolle Aufschlüsse vor dem Eingriff gewonnen wurden. Auch da, wo die Palpation des Abdomens am Krankenbett resultatlos oder unbestimmt verlief, konnte ich noch manchmal vor der Operation in Narkose lokale Veränderungen im Abdomen nach erfolgter Entspannung der Bauchdecken feststellen. Gerade derartige lokale Anhaltspunkte sind für die Wahl des speziellen Eingriffes aber von größter Bedeutung.

Nur im kleineren Teil meiner Fälle konnte ich über die allgemeine Annahme eines Verschlusses oder sogar nicht einmal über die Differentialdiagnose zwischen Darmverschluß und einem anderen intraabdominellen Prozeß hinauskommen.

Im Laufe der späteren Jahre habe ich mich immer wieder von der Bedeutung solcher Feststellungen für die Indikationsstellung und die technische Durchführung der Operation, damit gleichzeitig von der Richtigkeit meiner Schätzung über die Häufigkeit derartiger Erhebungen überzeugt.

b) Anwendungsgebiet der radikalen und der aufklärenden Laparotomien.

In den Fällen, in denen nach den Symptomen und dem bisherigen Verlauf die Gefahr vorliegt, daß ein längeres Fortbestehen des verschließenden Momentes die Lebensfähigkeit des Darmes an irgend einer Stelle in Frage stellt, sind die nur auf Beseitigung der Inhaltsstauung gerichteten Behelfsoperationen fast immer unzureichend. Hier kommen fast ausschließlich die auf Beseitigung der verschließenden mechanischen Ursache und der durch den Verschluß gezeitigten Komplikationen (Darmgangrän, Darmperforation usw.) gerichteten, radikalen Laparotomien in Betracht. In den letzterwähnten Fällen kann also die Enterostomie nie als die Operation der Wahl, sondern nur als Notbehelf oder als ergänzende Maßnahme ausgeführt werden. Unter welchen Bedingungen das der Fall ist, wird nachher besprochen werden.

Auf Beseitigung des Verschlusses hinzielende aufklärende und radikale Laparotomien sind also unbedingt bei Annahme oder Verdacht einer der

Formen des akuten Dünndarm- und Dickdarmverschlusses geboten, die mehr oder weniger gesetzmäßig Zirkulationsstörungen und Gewebstod im Bereich der betroffenen Darmabschnitte zur Folge haben, d. h. zunächst bei den Abschnürungsverschlüssen im weiteren Sinne: — Einklemmungen, Strangabschnürungen, Dünn- und Dickdarmvolvuli, Invaginationen —, weiter bei den Darmabklemmungen, den Gallensteinverschlüssen und den durch Embolie oder Thrombose der Mesenterialgefäße verursachten Wegstörungen des Darmes. Die Notwendigkeit einer aufklärenden Laparotomie liegt aber auch bei den Fällen von glattem Querschnittsabschluß des Darmes — Abknickungen und Stenosen des Dünn- und Dickdarmes usw. — vor, bei welchen peritonitische Reizerscheinungen eine Nekrose oder Perforation des Darmes befürchten lassen.

Schließlich ist in allen vor der Operation nicht zu klärenden Fällen die exakte Klarstellung des Abdominalbefundes und des pathologischen Prozesses durch Revision der Bauchhöhle erforderlich. Die Unterlassung einer exakten Klärung der Situation ist für die Gesamtheit der Kranken sicherlich erheblich gefährlicher, als das vorsichtige Absuchen des Darmes.

c) Anwendungsgebiet der Palliativoperationen.

Ganz besonders leicht durchführbar ist die Beschränkung des Eingriffes bei den Patienten, welche wegen subakuter Dünndarmverschlüsse (Abknickungen, Torsionen, Strikturen, entzündlich mechanische oder funktionelle Verschlüsse) oder wegen subakuter oder chronischer Dickdarmverlegungen (Tumoren, Abknickungen) zur Operation gelangen. Der unmittelbaren Indicatio vitalis wird hier — abgesehen von vorgeschrittenen Fällen mit Dehnungsgeschwüren und Perforation im zuführenden Darmteil — sowohl im Initialstadium wie auf der Höhe des Verschlusses durch die Ableitung des gestauten Darminhalts allein genügt. Hierdurch wird die Wiederkehr normaler Motilitäts-, Sekretions- und Zirkulationsverhältnisse des Darmes und die normale Durchblutung und Erholung der erschöpften, bzw. gefährdeten Zentren ermöglicht; gleichzeitig werden die schädlichen Zersetzungsstoffe des Darminhalts auf dem schnellsten Wege beseitigt. Wegen der geringeren Schwere der Initialerscheinungen und der allmählichen Entwicklung der lokalen und allgemeinen Verschlußwirkungen kommen gerade Kranke mit diesen Verschlußformen meist erst in späteren Stadien zur klinischen Behandlung und Operation. So gut sie dann noch die meist völlig ausreichende einfache Enterostomie, Coeco- oder Colostomie vertragen, so verhängnisvoll wirken bei diesen bereits äußerst labilen Organismen eingreifende Laparotomien. Sogar die Enteroanastomose mit ihren Vorzügen vor der äußeren Darmfistel ist zu eingreifend und nur bei Frühfällen mit geringer Aufstauung anwendbar. In solchen Fällen ist oft trotz scheinbar leidlichen Gesamtzustandes die Anämisierung der Zentren infolge der starken Säfteabgabe an den Darm und infolge der abdominellen Stase und Hyperämie weit vorgeschritten, so daß für Schockwirkungen jeder Art ein besonders empfänglicher Boden vorhanden ist. In all diesen Fällen ist von vornherein auf einen radikalen Eingriff zu verzichten; insbesondere ist die Lösung von Adhäsionen und Verklebungen sowie die Exstirpation verschließender Tumoren zu unterlassen.

Schließlich sei noch erwähnt, daß auch in verzweifelten Fällen von Abschnürungsverschlüssen ohne Gangrän, z. B. bei vorgeschrittenem Dünndarmvolvulus und bei Invaginationen, ebenso wie bei den äußeren Brucheinklemmungen, ausnahmsweise einmal die Beschränkung des Eingriffes auf die Enterostomie möglich sein kann. Von der Lage des Einzelfalles hängt es ab, ob man noch nach Rückgang von Meteorismus und Kollaps einen Versuch der radikalen Beseitigung des Hindernisses machen kann.

Dasselbe gilt von den Fällen, in denen wir das Hindernis zwar finden, aber eintretender Kollaps oder allzu große Schwierigkeiten der Lösung das Weiteroperieren unmöglich machen. Hier kann man in die Lage kommen, den von einer gangranösen oder perforierten Darmschlinge eingenommenen Bauchteil durch Tamponade zu isolieren, die destruierte Schlinge selbst zu eröffnen und zu drainieren und oberhalb derselben gleichzeitig eine Kotfistel anzulegen.

Zweizeitiger Eingriff.

Radikale Eingriffe (Tumorexstirpation, Lösung von Adhäsionen usw.) müssen im Intervall ausgeführt werden, d. h. so lange verschoben werden, bis die Verschlußerscheinungen behoben sind. Ich glaube, daß ich meine günstigen Resultate mit Behelfsoperationen in erster Linie der Beschränkung und Auswahl der therapeutischen Maßnahmen zu verdanken habe.

Besonders dankbar ist das zweizeitige Vorgehen in den Fällen von Abknickungen und Torsionen des Dünndarmes. Hier kann man nach Abklingen der Verschlußerscheinungen und nach genügender Entleerung des Darmes in einem zweiten Akt unter wesentlich günstigeren Bedingungen die Lösung der Adhäsionen oder die Enteroanastomose zur Ausschaltung und Umgehung der verwachsenen Darmstrecke ausführen. Wenn diese Enteroanastomose als Sicherheitsventil oft auch nur klein zu sein braucht, so lege ich sie primär statt der Enterostomie doch nur in nicht vorgeschrittenen Fällen an. Denn es ist bei ihr nie mit der gleichen Sicherheit wie bei der Enterostomie auf eine sofortige Ableitung der aufgestauten Inhaltsmassen zu rechnen; dagegen ist aber die Gefahr vorhanden, daß der immerhin größere Insult zusammen mit der Fortdauer der Inhaltsaufstauung für den Kranken verhängnisvoll wird.

Die Kombination der Enterostomie mit der Enteroanastomose habe ich nur in dem ersten Fall verwandt, in dem ich nach dem Witzelschen Prinzip operierte.

3. Technik des operativen Eingriffes.

a) Schnittführung.

Bei ungeklärter Diagnose und bei Annahme eines zerstörenden Prozesses am Dünn- oder Dickdarm ist ein etwa 6—8 cm langer Mittelschnitt vom Nabel abwärts zur Feststellung und Beseitigung des Hindernisses der Normalschnitt. Nur da, wo diagnostische Merkmale darauf hinweisen, daß die Verschlußstelle leichter von einem anderen Schnitte zu erreichen ist, weichen wir von dieser Regel ab. Es sind dies Pararektal-, Flanken- und Schrägschnitte und der Mittelschnitt oberhalb des Nabels. Atypische Ergänzungsschnitte kommen in Frage, wenn man davon eine Vereinfachung und Abkürzung des operativen Verfahrens erwartet. Das Gesagte gilt unter Umständen für die Freilegung von vorher festgestellten Invaginationstumoren, von Fremdkörpern im Darme, von eingeklemmten und abgeschnürten Schlingen, von Abknickungen in der Nähe von Bauchnarben und von Dickdarmtumoren an den verschiedenen Flexuren. Wir handeln also nach den gleichen Gesichtspunkten, die für die Schnittführung bei äußeren Brucheinklemmungen längst maßgebend sind. Auch bei offener Diagnose zwischen glattem Dünndarmverschluß und hohem Dickdarmverschluß ist ein aufklärender Ileocoecalschnitt geeigneter als der Mittelschnitt, weil man sich von ihm aus leichter über den Füllungszustand im Dünndarm und Dickdarm orientieren kann. Bei subakutem oder chronischem tiefem Dickdarmverschluß ist der linksseitige Schrägschnitt der Normalschnitt.

In den Fällen, wo wir nach Verlauf und Charakter der Erkrankung nur die Anlegung einer Fistel zur Beseitigung der Inhaltsaufstauung ausführen wollen, oder wo sich die Notwendigkeit dazu erst im Verlauf der Operation ergibt, ist der Pararektal- oder Schrägschnitt im Unterbauch dem Mittelschnitt vorzuziehen, bzw. nachträglich auszuführen (vgl. Enterostomie). Dabei verwenden wir den rechtsseitigen oder linksseitigen Pararektalschnitt für die Dünndarmfistel, die üblichen, weiter nach außen gelegenen Schrägschnitte für die Fistel am Coecum oder an der Flexura sigmoidea. Stellt sich nach seitlicher Eröffnung der Bauchhöhle heraus, daß die Behelfsoperation nicht genügt, sondern daß an ihrer Stelle doch ein radikaler Eingriff erfolgen muß, so ist ein Mittelschnitt oder ein anderer zweckmäßiger Ergänzungsschnitt hinzuzufügen.

b) Aufklärender Bauchschnitt.

In vorher unklaren Fällen geben oft nach Eröffnung des Abdomens der Füllungszustand und die Wandverhältnisse der zu Gesicht kommenden Darmschlingen sowie das Fehlen oder Vorhandensein bestimmter Arten von Transsudat oder Exsudat wichtige Fingerzeige. Da, wo serös-eitriges oder jauchiges Exsudat hervorquillt, wissen wir sofort, daß es sich um eine entzündliche Passagestörung oder um einen durch Peritonitis komplizierten, mechanischen Darmverschluß handelt. Wo sich stinkendes, serös-hämorrhagisches oder hämorrhagisch-jauchiges Exsudat entleert, weist dies auf einen perforativen oder gangräneszierenden Prozeß (Strangulation, Invagination, Volvulus, Mesenterialthrombose, Dehnungsgeschwür usw.) hin.

Bei dem noch nicht durch Gangrän oder Perforation komplizierten Darmverschluß entleert sich statt dessen sehr oft bernsteinfarbiges, klares Transsudat, manchmal in sehr reichlicher Menge. Vermehrte Blutfülle, starker Turgor, dunkelblaurote Farbe und derbere Wandung eingestellter Dünndarmschlingen sprechen bei gleichzeitiger erheblicher Blähung, Füllung und spiegelnder Serosa dafür, daß es sich um oberhalb eines mechanischen Hindernisses gelegene Schlingen handelt. Derartige Schlingen zeigen bei ruhiger Narkose wegen der straffen Anspannung ihres Mesenterium und ihrer Schwere weniger Neigung vorzuquellen („ruhende Schlingen"), wie die dünnwandigeren, in erster Linie mit Gas gefüllten peritonitischen Schlingen. Besonders dunkelblaurot, derb und dabei stark ausgedehnt sind die Dünndarmschlingen bei den bereits eine Reihe von Tagen bestehenden Dünndarmverschlüssen und bei den Dünndarmstenosen.

Im Bereich eines Volvulus gelegene Schlingen lassen sich, so lange schwere Zirkulationsstörungen fehlen, häufig vom zuführenden Darm nicht unterscheiden. Sehen wir blutig imbibierte, infarzierte oder gangränöse Schlingen, so können wir auf das Vorhandensein eines ausgedehnten destruierenden Verschlusses schließen; eine einzelne abgeschnürte Schlinge ist oft vom zuführenden Darm überlagert. Mäßige Blähung und normales

Aussehen vorliegender Dünndarmschlingen sprechen nicht ohne weiteres gegen einen mechanischen Verschluß; dies findet sich sowohl bei kurz bestehendem Dünndarmverschluß, wie vor allem bei Dickdarmverschluß. Liegen stark geblähte Dickdarmschlingen vor, so kann man mit großer Wahrscheinlichkeit einen Dünndarmverschluß ausschließen, ohne allerdings sagen zu können, ob es sich um eine Schlinge oberhalb eines Hindernisses oder um einen Teil des achsengedrehten Dickdarmes handelt (vgl. den zweifachen Verschluß). Dabei ist zu beachten, daß geblähte Dickdarmschlingen meist einen um ein mehrfaches größeren Querschnitt wie Dünndarmschlingen haben. Die Unterscheidung gegenüber sehr stark dilatierten und hypertrophischen Dünndarmschlingen kann aber sehr schwierig werden, wenn wegen der Überdehnung des Dickdarmes seine Haustren und Tänien nicht mehr zu erkennen sind.

Oft reichen diese Anhaltspunkte zusammen mit den vor der Operation gewonnenen diagnostischen Merkmalen zur schnellen Entscheidung der weiteren operativen Notwendigkeiten (Fortführung oder Abbruch des radikalen Eingriffs) aus. Ist eine weitere Klärung nötig, so muß nach Anschlingen der Bauchdecken mittels durchgreifender Seidenfäden, die ich ebenso wie Schmieden metallenen Peritonealklemmen vorziehe, die Bauchhöhle nach dem Hindernis abgesucht werden; dabei ist der Schnitt nach Bedarf nach oben über den Nabel hinaus, bzw. nach unten in der Richtung auf die Symphyse zu verlängern, unter Umständen ein schräger oder querer Hilfsschnitt hinzuzufügen. Bei mageren Individuen genügt zur Abtastung oft ein Finger; sonst ist die Einführung der ganzen Hand notwendig. Durch Bindentamponade und Hochheben der Bauchdecken an den Fadenzügeln läßt sich das Heraustreten oder Vorpressen der Dünndarmschlingen verhindern. Die Feststellung des Sitzes und der Art des Verschlusses beansprucht bei mageren Individuen häufig nur sehr kurze Zeit, bei fetten Individuen, bei starkem Meteorismus und bei versteckter Lage des Verschlusses kann sie aber sehr mühevoll und zeitraubend sein. Wenn nicht irgend welche Gründe für den Sitz des Verschlusses im Oberbauch (hoher Dünndarmverschluß, Stenose an der Flexura hepatica oder lienalis usw.) sprechen, suche ich zunächst die Ileocoecalgegend und das Becken, die besonders häufig Sitz von Adhäsionsverschlüssen sind, nach einem pathologischen Widerstand oder einer abnormen Resistenz ab.

Dann orientiere ich mich zunächst, ebenso wie es schon Treves empfohlen hat und wie es auch Körte, Gibson, Wilms u. a. üben, vorsichtig über die Prädilektionsstellen für die äußeren und inneren Einklemmungen — d. h. die äußeren Bruchpforten, die präperitonealen und die retroperitonealen Rezessus usw. Während der Finger zwischen dem normal gelagerten und frei beweglichen Dünndarm, solange er nicht sehr stark meteoristisch gebläht ist, ohne Widerstand hindurchgleitet, fallen eingeklemmte, abgeschnürte, invaginierte oder um ihre Achse gedrehte Darmteile durch ihre Unbeweglichkeit, durch die Derbheit und Auftreibung der Wandung, sowie durch die straffe Spannung des zugehörigen Mesenterialstiels und des zuführenden Schenkels auf. Adhärente und verbackene Darmschlingen sind ebenso an der Unbeweglichkeit und der Spannung des Mesenterium und der Straffheit des zuführenden Darmteiles zu erkennen. Spastisch kontrahierte Abschnitte des Dünn- und Dickdarmes, Strikturen, Tumoren, Gallensteine und andere Fremdkörper sind an der abnormen Derbheit und Gestaltsveränderung des betroffenen Darmteiles zu erkennen.

Bei Verdacht auf Dickdarmverschluß fühlt man nach dem hauptsächlichen
Sitz der Dickdarmverschlüsse, nach der Flexura sigmoidea, hepatica, lienalis,
nach dem Coecum, der Basis der Flexurschenkel und dem Colon pelvinum.

Genügen die so gewonnenen Anhaltspunkte nicht zur Klärung, so muß
der Darm systematisch abgesucht werden. Bei der Aufklärung von Dünndarmverschlüssen halte ich mich an den bereits von Hulke, Treves und
Franz König gegebenen Rat, nach Möglichkeit nicht von geblähten,
sondern von kollabierten Dünndarm-
schlingen aus vorzugehen. Das Manipulieren
an den kollabierten, unveränderten Schlingen,
die zudem nur einen kleinen Raum einnehmen, ist einfach und bedeutet nur einen geringen Insult. Man findet solche am leichtesten in der rechten Kleinbeckenhälfte oder in der Ileocoecalgrube. Stößt man nicht sofort auf derartige Schlingen, dann wird man zweckmäßig die unterste Ileumschlinge
zu finden suchen. Überhaupt erscheint mir die Orientierung von der Ileocoecalgegend aus von großer Bedeutung.
Vor allem für die Fälle, wo auch die Diagnose zwischen
Dünndarm- und Dickdarmverschluß vor der Operation
offen blieb, ist ein kleiner Probeschrägschnitt in der Ileocoecalgegend als Ausgangspunkt emp-
fehlenswert, weil er sofort eine Übersicht über den Füllungs- und Dehnungs-
zustand des Coecum gestattet.

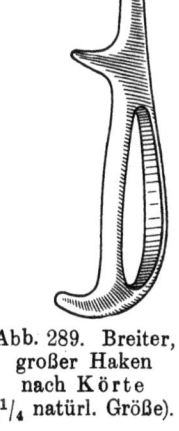

Gelingt es, durch Orientierung vom
Coecum aus, die unterste Ileumschlinge
zu ergreifen und als solche zu bestimmen, so hat das den großen Vorzug,
daß man gleichzeitig über die Ver-
laufsrichtung des Darmes im klaren ist.
Man geht nun unter gleichzeitiger Zu-
rücklagerung des abgesuchten Teiles des
Dünndarmes aufwärts gegen das Hindernis vor. Bei allen diesen Maßnahmen
bediene ich mich ebenso wie Schmieden
einer stumpfen Faßzange (Abb. 288), die
mir seit meiner Assistentenzeit bei F.
Krause ein unentbehrliches Instrument
geblieben ist. Beim Arbeiten im Becken ist·

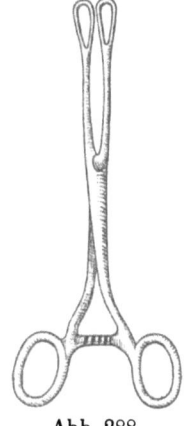

Abb. 288.
Stumpfe Faßzange
des Darmes
($^1/_4$ natürl. Größe).

Abb. 289. Breiter,
großer Haken
nach Körte
($^1/_4$ natürl. Größe).

es zweckmäßig, durch Beckenhochlagerung, Bindentamponade und breite große
Haken (Abb. 289) vordrängende Darmschlingen vom Operationsfeld fernzuhalten.

Weit leichter als vom Mittelschnitt ist von einem Ileocoecalschnitt aus
die Übersicht über den Füllungszustand von Coecum und unterster Ileumschlinge und das Auffinden der durch ihre Appendix epiploica charakterisier-
ten untersten Ileumschlinge selbst möglich.

Nach Monks kann man mit ziemlicher Sicherheit das Mesenterium der untersten
Ileumschlinge erfassen, wenn man mit dem rechten Zeigefinger auf dem hinteren Peritoneum dem rechtsseitigen M. Psoas entlang gleitet, den Zeigefinger gegen das Coecum
zu krümmt und nun mit dem Daumen zufaßt.

Nach Schmieden versagt bei ungewöhnlicher Lage der Schlinge diese Methode.
Die Orientierung vom Coecum aus ist deshalb beim Darmverschluß vorzuziehen.

Hat man eine collabierte Schlinge unbekannter Höhe hervorgezogen, so fixiert man ihren Scheitel mit der Darmfaßzange und sucht zunächst nach einer Richtung ab; kommt man dabei nicht an das Hindernis, sondern an das Coecum, so geht man von der kenntlich gemachten Schlinge nach der anderen Richtung vor.

Sind leere Dünndarmschlingen nicht zu finden und kann man trotzdem einen Dickdarmverschluß ausschließen, so muß man dieselben Handgriffe von einer geblähten Schlinge aus bis zur Feststellung des Hindernisses ausführen. Man muß vor allem darauf achten, daß keine Schlingen unnötig prolabieren oder vorgepreßt werden und daß die Schlingen unter möglichster Verhütung von Abkühlung und Austrocknung durch warme Tücher geschützt werden. Solche Maßnahmen bedeuten aber schon eine wesentliche Steigerung der Operationsgefahr. Besonders bei ausgedehnter Adhäsionsbildung muß man sehr sorgfältig prüfen, ob das zuerst gefundene Hindernis alle Verschlußerscheinungen erklärt, und im Zweifelsfalle den Darm noch weiter absuchen. Auch bei Verdacht auf einen abgekapselten Absceß oder einen lokalisierten Gangränherd ist große Vorsicht nötig, damit keine Allgemeininfektion der Bauchhöhle erfolgt. Nur in den seltenen Fällen von hohem Dünndarmverschluß ist man genötigt, von der obersten Jejunumschlinge aus sich zu orientieren. Man findet sie in der von der Gastroenterostomie her geläufigen Weise, indem man nach Hochschlagen des großen Netzes und des Colon transversum entlang der Unterfläche des Mesocolon an die linke Seite der Wirbelsäule geht und hier die dem unteren Pankreasrand zunächst liegende Dünndarmschlinge erfaßt. Daß es die richtige Schlinge ist, erkennt man daran, daß sie nach der einen Richtung hin dem Zuge nicht folgt. Ihre Auffindung ist nur von einem Oberbauchschnitt aus möglich.

Die Versuche zur Erleichterung der Orientierung und zur Gewinnung sicherer, praktisch brauchbarer Anhaltspunkte über die Lage der einzelnen Dünndarmabschnitte in bestimmten Teilen der Bauchhöhle haben nach Ansicht maßgebender Anatomen (Merkel, Rauber, Kopsch u. a.) schon unter normalen Verhältnissen keine Aussicht auf Verwirklichung. Für den Darmverschluß liegen die Bedingungen noch schlechter. Hier ist mit einer ganz besonders weitgehenden Verlagerung der einzelnen Schlingen zu rechnen, weil geblähte Schlingen je nach dem vorhandenen Raum in der Bauchhöhle sich Platz zu schaffen suchen und sich dabei erheblich von ihrer Ruhelage entfernen, wodurch gleichzeitig die leeren Schlingen auf einen kleinen Raum zusammengepreßt werden. Am geblähten Darm ist eine Unterscheidung zwischen Jejunum und Ileum so gut wie ausgeschlossen. Nur am nicht geblähten Darm kann man hohe Jejunumschlingen von tiefen Ileumschlingen gut unterscheiden; erstere haben einen größeren Querschnitt, ihre Wandung ist dicker und ihre Oberfläche infolge der stärkeren Ausbildung der Kerkringschen Falten etwas uneben und gewellt; manchmal sind letztere unmittelbar durch die Darmwand hindurchzufühlen. Wenn man von der etwa 5,4 bis 6,5 m betragenden Gesamtlänge des freien Dünndarmes drei Fünftel auf das Jejunum und zwei Fünftel auf das Ileum rechnet, so liegt das Jejunum gewöhnlich in der Regio umbilicalis und Regio iliaca sinistra, das Ileum in der Regio iliaca dextra, Regio hypogastrica und im kleinen Becken. Es kommen aber nicht nur von dieser Regel bei verschiedenen Menschen alle möglichen Abweichungen vor, sondern auch bei demselben Menschen wechselt die Lage der einzelnen Dünndarmschlingen je nach der Leere und Füllung des Darmes und je nach der Körperhaltung. Ganz besonders gilt dies für die unteren Ileumschlingen mit ihrem langen Mesenterium. Man hat Jejunumschlingen im kleinen Becken und Ileumschlingen im Oberbauch gefunden. Nur die links von der Wirbelsäule liegende Flexura duodenojejunalis und die in der rechten Ileocoecalgrube liegende unterste Ileumschlinge haben eine feste Lage. Das von Wilms, Monks u. a. angegebene Verfahren zur Bestimmung einer beliebigen Dünndarmschlinge nach der Höhe des Mesenterium oder seiner Lage zur Radix mesenterii hat sich mir ebensowenig wie Schmieden als brauchbar erwiesen. Auch bei der Bewertung der Richtung peristaltischer Wellen, die nach Berieselung des Darmes mit warmer, physiologischer Kochsalzlösung und nach Reizung mit dem elektrischen Strom auftreten, muß man äußerst vorsichtig sein.

Bei ätiologisch und topisch nicht genauer lokalisierten tiefen Dickdarmverschlüssen geht man am besten mit der Hand ins kleine Becken gegen das Colon pelvinum zu ein, orientiert sich über die Verhältnisse der Flexura sigmoidea im linken Unterbauch und tastet dann über die übrigen Teile des Dickdarmes, speziell über die Flexura lienalis und hepatica nach dem Coecum zu. Dabei ist zu beachten, daß hochgradige Blähung des Coecum nicht ohne weiteres für Verschluß im oberen Dickdarm spricht, sondern auch bei tiefen Dickdarmverschlüssen vorkommt. Bei Annahme eines hohen Dickdarmverschlusses geht man am besten vom Coecum oder vom proximalen Teil des Colon transversum aus. Besteht eine erhebliche Auftreibung des Dünndarmes gleichzeitig und handelt es sich um fette Kranke, so kann die systematische Absuchung des Dickdarmes äußerst schwierig, ja unmöglich sein, selbst wenn man sich zur Vorlagerung des gesamten Dünndarmes entschließt.

Die Bestimmung fixierter Dickdarmabschnitte ist wegen ihrer konstanteren topographischen Beziehungen und der charakteristischen Wandverhältnisse (Haustren, Tänien usw.) leichter. Ebenso bereitet die Bestimmung beweglicher Teile des Dickdarmes (Colon transversum, Flexura sigmoidea) wegen der charakteristischen Tänien, Haustren und Appendices epiploicae, die das Colon transversum außerdem noch wegen der Verbindung mit dem Omentum majus keine Schwierigkeiten. Auf anatomische Einzelheiten soll nicht eingegangen werden. Auf die besonderen Verhältnisse bei Retropositio, Mesenterium commune, Mesocoecum und bei dem Sacktypus des Coecum ist bereits bei den Abknickungen und beim Volvulus des Dickdarmes Bezug genommen worden.

Ein derartiges Vorgehen ermöglicht auch bei vorgeschrittenem Meteorismus fast immer die Auffindung der Verschlußstelle schnell, und was das Wichtigste ist, ohne vollständiges Absuchen größerer Massen meteoristischer Darmschlingen. Ein vollständiges Absuchen des Darmes habe ich bei der mechanischen Darmverschließung nur selten nötig. Viel eher kommt man dort dazu, wo man fälschlich einen Dünndarmverschluß statt eines tiefen Dickdarmverschlusses angenommen hat, oder wo statt eines mechanischen Dünndarmverschlusses ein funktioneller vorliegt, oder wo man sich überhaupt in der Diagnose geirrt hat. Auch bei Frühfällen von mechanischer, entzündlicher und rein funktioneller Wegsperre kann man in die Verlegenheit kommen, größere Mengen Darmes abzusuchen und vorzulagern, weil die Kontraste zwischen zuführendem und abführendem Darm weniger scharf wie in Spätfällen sind. Dies ist aber nicht so schlimm, weil bei Frühoperationen die Patienten auch ausgedehnte Manipulationen, wie das aus den früheren Ausführungen (S. 537) verständlich ist, weit weniger mit Schock und Kollaps beantworten. Hier gleicht sich auch die operative Motilitäts- und Zirkulationsstörung im Abdomen eher aus. Aber da wir nach Operationen schon bei freier Passage des Darmes alle möglichen Motilitäts- und Zirkulationsstörungen beobachten, so halte ich es für unrecht und unnötig, bei gereiztem Darm und labilen zentralen Apparaten irgendwie unnötige Kraftproben anzustellen. Die Vernachlässigung dieses allgemeinen chirurgischen Grundsatzes rächt sich kaum irgendwo so bitter, wie bei den Darmverschließungen. Ich halte infolgedessen heute die Frage nach den prinzipiellen Vorzügen der „Eventration" nicht mehr für diskutabel.

Landois hat im Jahre 1888 gelegentlich eines Vortrags von Helferich, in dem dieser sich gegen die Eventration und für kleinere Laparotomieschnitte ausgesprochen hatte, die Ähnlichkeit der Vorgänge bei dem Tode nach Eventration mit denen beim Goltzschen Klopfversuch hervorgehoben: „Es handelt sich dabei um einen durch reflektorische Vagusreizung bedingten Herzstillstand, der nach Tarchanoff bei entzündlich gereizten Därmen besonders leicht ausgelöst wird."

Schlimm genug ist es, daß wir auch heute noch in seltenen Fällen, z. B. bei ausgedehntem Dünndarmvolvulus, bei Invaginationen und bei un- unklaren entzündlich mechanischen, entzündlichen oder kombinierten Ver- schlüssen des Darmes zu dem Absuchen des ganzen Darmes greifen müssen. Hier kann es schonender sein, wenn von vornherein ein ausgedehnter Mittel- schnitt gemacht wird, so daß mit einem Schlage der ganze Darm über- schaut werden kann, als wenn längere Zeit der ganze Darm Stück für Stück vorgezogen, gezerrt und reponiert wird. Daß alle Verfahren in der Hand des Geübten weit schonender wie in der Hand des Unerfahrenen sind und daß der Unerfahrene manchmal eher bei der Eventration wie bei exakter Absuchung des Abdomens in unserem Sinne zum Ziele kommen kann, ver- steht sich von selbst. Aber über diese Ausnahmefälle hinaus darf die Even- tration sicher unter keinen Umständen als berechtigtes Konkurrenzverfahren betrachtet werden.

Die plötzliche Eröffnung des Abdomens bei der Eventration, ebenso die schnelle Entleerung des Darmes bei starkem Meteorismus bedingt noch eine große Gefahr. Infolge des enorm gesteigerten intraabdominellen Druckes erfolgt nämlich eine Kompression der großen Abdominalvenen, Zwerchfell- hochlagerung, Herzverlagerung und Erschwerung der Respiration. Werden hier plötzlich große Veränderungen der Zirkulation gesetzt, so kann dies unmittelbar zu einem Versagen der Herztätigkeit und zu tödlichem Kollaps, wie bei der Punktion eines Ascites, Veranlassung geben.

c) Reposition des Darmes und Schluß der Bauchhöhle.

Ebenso wichtig ist es, daß die vorgelagerten Därme ohne erhebliche Mißhandlung in die Bauchhöhle zurückgebracht werden; dazu müssen die Bauchdecken zur Erweiterung des Bauchraumes kräftig, wie ein Sack, empor- gehoben werden. Das erneute Hervortreten des Darmes wird durch Binden- oder Tücherschutz verhindert. Kommt man nicht zum Ziele, so kann man noch versuchen, den vorgelagerten Darm in Tücher einzuhüllen und dann zusammen gleichmäßig zu reponieren. Es ist überraschend, wie leicht manch- mal nach Beseitigung des Hindernisses die Innenspannung des Darmes nachläßt und die Reposition wider Erwarten leicht gelingt.

In allen Fällen wird — wenn irgend angängig — die Bauchwunde primär geschlossen. Seit·der Wiedereinführung der antiseptischen Behandlung der Bauchhöhle (Vuzin, Rivanol) kann man den Entschluß dazu leichter als früher fassen. Bei entzündlichen Erscheinungen werden bei uns (Katzen- stein) nach Spülung der Bauchhöhle mit warmer Kochsalzlösung 50—150 ccm Rivanol eingefüllt und darauf die Bauchdecken geschlossen. Hat man sich zur Drainage oder Tamponade entschließen müssen, so ist es ratsam, sie von Darmnähten entfernt aus der Wunde zu leiten, damit keine nachträg- liche Perforation an der Nahtstelle in die Bauchhöhle erfolgt.

d) Kombination der radikalen Laparotomie mit der Enterostomie.

Heidenhain hat die Kombination der radikalen Laparotomie mit der Enterostomie empfohlen und dabei betont, daß er die Gefahren ausgedehnter Laparotomien, d. h. insbesondere auch die der orientierenden Eventration, für gering halte, seit er die Vorzüge einer schnellen Darmentleerung schätzen gelernt habe. Ich erkenne das Verdienst Heidenhains um eine rationelle Prophylaxe der Darmlähmung durch Enterostomie an und gebe zu, daß die Gefahren des operativen Insults durch die nach der Enterostomie schneller erfolgende Wiederherstellung normaler Darmtätigkeit und Darmzirkulation vermindert werden können. Ich halte es aber nicht für berechtigt, da, wo es nicht unbedingt notwendig ist, von den oben aufgestellten Regeln abzugehen; denn völlig ausgeglichen werden die Gefahren der Eventration durch die gleichzeitige Enterostomie keineswegs.

Auch meine Hoffnung, daß die Prognose der zerstörenden Formen des Dünndarmverschlusses durch Hinzufügung der Enterostomie zur radikalen Laparotomie wesentlich gebessert werden könnte, hat sich nicht bestätigt. In den dankbarsten Fällen dieser Formen, nämlich den Frühfällen ohne Gangrän und ohne erhebliche Inhaltsstauung, ist die Enterostomie unnötig, da bei nicht zu langem Bestehen des Verschlusses auf Physostigmin und Kochsalzeinläufe die Entleerungen per anum noch rechtzeitig in Gang kommen. Ihr Indikationsgebiet wird zweckmäßig auf die vorgeschritteneren Fälle mit stärkerem Meteorismus beschränkt. Hier kann die Gefahr der Erkrankung wie die des operativen Eingriffes tatsächlich durch die Enterostomie herabgemindert und die dadurch begünstigte Wiederherstellung normaler Darmfunktion und Darmzirkulation beschleunigt werden. Ganz besonders gilt dies von den Fällen, in denen eingreifende Maßnahmen am Darm notwendig wurden, obwohl bereits Darmlähmung drohte und das Allgemeinbefinden schon erheblich gestört war.

Die Zahl der Fälle, in denen ich durch die Kombination der radikalen Laparotomie mit der Enterostomie den Tod verhütet zu haben glaube, ist eine recht beschränkte geblieben.

Ich glaube aber, daß ich in einigen weiteren Fällen, die nach einzeitigen Operationen gestorben sind, vielleicht Heilung erzielt hätte, wenn ich nicht von meinem prinzipiellen Standpunkt abgewichen wäre. Es ist eben bis zu einem gewissen Grade Gefühlssache, wann man bei etwas länger bestehenden Verschlüssen der erwähnten Art die Ableitung des Darminhalts für geboten hält.

e) Die Entleerung des Darmes zur leichteren Durchführung der Operation.

α) Allgemeine Gesichtspunkte für die Durchführung.

Dünndarm. Wenn infolge starker Blähung und Inhaltsaufstauung im Bereich des zuführenden Darmes oder eines ausgedehnten Volvulus des Dünndarmes die Orientierung in der Bauchhöhle und die Feststellung des Hindernisses nur mit großer Mühe unter schwerer Schädigung des Darmes möglich oder überhaupt nicht durchführbar ist, kommt als Hilfsmaßnahme die Entleerung des Darmes auf dem Operationstisch vor weiterer Durchführung des Eingriffes in Betracht. Das Bedürfnis dazu scheint an anderen Abteilungen größer zu sein als auf meiner. Unser Material hat glücklicherweise nur einen sehr geringen Bruchteil von Fällen gezeigt, in denen aus diesem Grunde oder wegen erschwerter Reposition die Entleerung des Darmes während der Operation notwendig war. Ich beschränke mich in solchen Fällen meist nicht auf die Entleerung der geblähten Schlinge durch Punktion oder Enterotomie mit sofortigem Verschluß der Darmwunde bei der Operation allein, sondern lege wegen der Gefahr der postoperativen Darmlähmung gleich eine Dauerfistel an (vgl. S. 560 ff.). Wegen der bei der Eventration erörterten Gefahren suche ich nur die zur Enterostomie bestimmte Schlinge aus der Bauchhöhle vorzuziehen und streiche nach Anlegen der Fistel vorsichtig und gleichmäßig den Darm nach der Darmöffnung zu aus, bis der nötige Raum zur gefahrlosen Fortsetzung der Operation gewonnen ist. Man hat außerdem den Vorteil, daß die Wandspannung beseitigt und dadurch die Gefahr der Verletzung des häufig recht brüchigen und leicht zerreißlichen Darmes vermindert wird. Da es sich bei den für die Darmentleerung in Betracht kommenden Kranken immer um vorgeschrittene Fälle, somit um sehr gefährdete Individuen handelt, ist eine schnelle und exakte technische Durchführung unbedingt erforderlich; es kann sonst mit der Entleerung mehr Schaden als Nutzen geschaffen werden. Deshalb halte ich das besonders früher, aber auch jetzt noch von manchen Chirurgen geübte Verfahren, eine seitlich aus der Wunde herausgelagerte Schlinge einfach anzustechen und über untergelegten wasserdichten Stoff auslaufen zu lassen, auch in verzweifelten Fällen nicht für angebracht.

Der Vorteil der Darmentleerung ist dann besonders wesentlich, wenn größere Darmabschnitte vor die Bauchhöhle vorgelagert werden mußten, deren Reposition sich ohne Beseitigung der Wandspannung kaum durchführen läßt. Großes Gewicht muß man auf eine vorsichtige Reposition derjenigen Darmteile legen, an denen die Naht der Enterostomiewunde oder die Resektion ausgeführt wurde. Hier kann bei Spannung und Zerrung sonst leicht infolge Einreißens von Fäden eine Nahtinsufficienz eintreten. Diese Teile reponiert man daher am besten zuletzt.

Dickdarm. Von den Dickdarmverschließungen machen der Coecumund Flexurvolvulus und starke Blähung oberhalb eines Tumorverschlusses nicht selten zur Orientierung und Durchführung der Operation die Entleerung des Darmes notwendig. Wenn die Querschnittszunahme hauptsächlich auf Gasspannung beruht, genügt die Punktion mit feiner Kanüle, andernfalls muß in gleicher Weise wie am Dünndarm vorgegangen werden. Für den Flexurvolvulus kommt noch die Einführung eines Darmrohres in den After zur Beseitigung des gasigen und flüssigen Inhalts, mit oder ohne gleichzeitige Punktion, in Frage.

β) Technik der Darmentleerung während der Operation.

Zur Entleerung des Darmes stehen uns die Punktion, Enterotomie und Enterostomie zur Verfügung.

Punktion: Manchmal genügt schon die Punktion einer der stärkst geblähten und gefüllten Schlingen mit einer mittelstarken einfachen Punktionsnadel und die anschließende Aspiration des Inhalts mit einer 10—20 ccm fassenden Rekordspritze. Auf diese Weise kann man bei kontraktionsfähigem Darm ziemlich große Mengen des gestauten, gasförmigen und flüssigen Inhalts entleeren und so Platz schaffen. Für diesen Zweck muß die vorgelagerte Schlinge gut abgedeckt werden, damit keine Beschmutzung der Bauchhöhle erfolgt. Die Nachteile der einfachen Punktion bestehen darin, daß neben der Nadel leicht flüssiger Darminhalt vorbeifließen, daß die Nadel sich durch feste Partikelchen verstopft und daß bei stärkerer Aufstauung die Entleerung ungenügend sein kann. Besser ist daher die Punktion mit dem Troikart oder die Einführung einer Kanüle nach vorangehender Incision des Darmes. Zur Punktion werden vielfach die gleichen Troikarts wie für die Pleurapunktion verwandt; der Inhalt wird in gleicher Weise wie bei den Pleuraergüssen durch Heber- oder Aspirationsdränage entleert. Zum Schutze gegen das Austreten von Darminhalt neben dem Troikart wird vor Ausführung der Punktion zweckmäßig eine Tabaksbeutelnaht angelegt und provisorisch um den Troikart zusammengezogen; nach Entfernung des Troikarts wird die Darmwunde durch endgültiges Anziehen des Fadens geschlossen und der Faden geknüpft. Zur Sicherung können nach Bedarf einige Serosaknopfnähte oder fortlaufende Nähte hinzugefügt werden. Es sind mehrfach besondere Punktionsverfahren angegeben worden (Payr, v. Haberer, Klapp, Heile u. a.). Wir kommen auf sie unten zurück. Ich selbst habe mir vor Jahren einen Punktionstroikart mit metallenem Stachel und einer elastischen Scheide aus gefirnistem Seidengespinst von der Weite Nr. 13 der Charrièreschen Skala herstellen lassen. Das Ende der Scheide ist zur Verhütung des Herausgleitens aus dem Darm und zum besseren Abschluß der Darmwunde konisch verdickt. Nach Entfernung des Stachels kann man durch einen Sperrhahn das Austreten von Inhalt bis zur Anlegung eines Gummidrains verhindern. Soll die Fistel bestehen bleiben, so kann der Sperrhahn durch einen Aufsatz mit Bajonettverschluß ausgewechselt werden (Abb. 290). Es besteht aber bei jeder Troikartpunktion die Gefahr, daß im Moment des Einstichs das Operationsfeld von Darminhalt überschwemmt wird, wenn man nicht die Schlinge vorher an beiden Enden durch Doyensche Klemmen abgeschlossen und ihren Inhalt durch Nadelpunktion zum Teil entleert hat. Durch den Wegfall der Wandspannung wird aber das Gelingen des Einstiches unsicher.

Enterotomie: Deshalb bin ich immer mehr zum Einschnitt übergegangen. Ich führe die Enterotomie folgendermaßen aus: Die Schlinge wird möglichst weit seitlich vor die Wunde gelagert, gut abgedichtet, ihre Enden abgeklemmt und ihr Inhalt mit der Nadel punktiert; nach der Entleerung wird die Schlinge durch Stichincision an der Punktionsstelle eröffnet. In die Öffnung wird die erwähnte elastische Kanüle oder ein etwa gleichweiter Nélatonkatheter

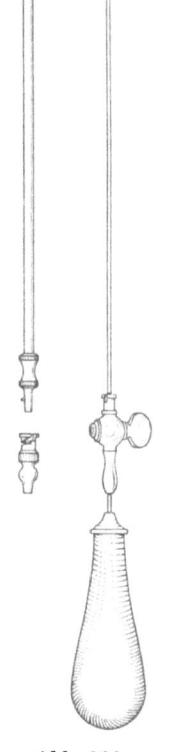

Abb. 290.
Punktionstroikart
($^1/_2$ natürl. Größe).

eingeführt. Der Katheter wird durch eine Knopfnaht am Rande der Wunde zur Verhütung des Herausgleitens befestigt und eine wasserdichte Einstülpungsnaht ausgeführt. Diese Methode hat den Vorzug, daß man nach Abnahme der Schutzklemmen den Inhalt der aufgestauten Schlingen ohne Gefahr der Beschmutzung auslaufen lassen und auswaschen und nach Bedarf die Fistel in eine Dauerfistel verwandeln kann. Ich habe dabei niemals eine Infektion gesehen. Soll die Darmwunde sofort geschlossen werden, so empfiehlt es sich, die Tabaksbeutelnaht vor Ausführung der Incision anzulegen.

Für die Entleerung des Darmes während der Operation halte ich die Anwendung von dickeren Glasröhren, wie sie Paul und Mixter, sowie

Moyinhan angegeben haben, nicht für empfehlenswert. Ebensowenig habe ich das Bedürfnis zur Anwendung besonderer Aspirationsapparate oder Ausstreichverfahren (Melkmethode Dahlgreens) nötig gehabt, um die Schlingen so weit zu entleeren, daß man sie bequem in die Bauchhöhle zurückbringen kann.

Klapp empfahl ein troikartartiges Metallrohr, das durch eine Incisionsöffnung in den Darm eingeführt und eingenäht werden kann. Ein in den Troikart hineinpassender, gelochter Schlauch (Magensonde) wird durch die Troikartlichtung in den Darm hineingebracht, der Darm immer weiter über den Schlauch gestreift und der Darminhalt durch eine mit dem Schlauch in Verbindung stehende Saugflasche abgesaugt.

v. Haberer verwendet eine eigens konstruierte Punktionsnadel, die mit einem Aspirationsapparat in Verbindung steht. Die Punktionsnadel befindet sich im Zentrum eines Hohlzylinders von 20 mm Durchmesser; ihre schräg abgeschliffene Spitze überragt den Zylinder etwas. Bei der Aspiration des Darminhalts durch einen Saugapparat wird die der Punktionsöffnung benachbarte Darmpartie gleichzeitig zirkulär luftdicht in diesen Hohlzylinder angesaugt und so festgehalten und luftdicht abgeschlossen.

Boit (Kirschner) verwendet eine Kombination des von Moynihan zur Darmentleerung empfohlenen Glasrohransatzes mit einem Saugapparat, der aus dem Perthesschen Apparat und dem Bunsenschen Flaschenaspirator besteht. Der vorgelagerte, mit Kompressen ausgestrichene und an beiden Enden abgeklemmte Darm wird incidiert und der Anfangsteil des Glasrohres in den Darm eingeführt; der Darm wird mit einer Hand fest an den Glasansatz gedrückt, so daß kein Darminhalt neben dem Rohr vorbeifließen kann. Nach Lösung der einen Klemme kann dann der Darm bis zum Duodenum und nach Lösung der zweiten Klemme in umgekehrter Richtung bis zum Colon transversum über das Ansatzrohr gestreift werden. Die Aspiration durch den Saugapparat fördert sehr bald große Mengen Darminhalts. B. hat öfter 4 Liter auf dem Operationstisch entleert. B. hält aber selbst sein Verfahren, namentlich bei sehr geschwächten Individuen, für zu eingreifend. Eine weitere Beschränkung liegt in der Unmöglichkeit seiner Anwendung bei Adhäsionsbildungen zwischen den Darmschlingen. Von 18 auf diese Weise behandelten Kranken, bei denen außerdem das Hindernis beseitigt wurde, sind 8 = 45 % geheilt.

4. Radikale Beseitigung des Hindernisses.

Verhalten bei nicht gangränösem Darm.

Ehe man zur radikalen Beseitigung des Hindernisses schreitet, muß der vom Verschluß unmittelbar betroffene Darmteil mit seinen Fußpunkten an die Oberfläche gebracht werden oder, wenn er in der Tiefe fixiert ist, durch gute Freilegung des Operationsfeldes wenigstens dem Auge sichtbar gemacht werden. Für die Zugänglichkeit der in der Tiefe liegenden Teile ist manchmal die Beckenhochlagerung und die Anwendung von breiten Haken zweckdienlich. Man muß sich vor Maßnahmen ohne Kontrolle des Auges hüten, weil der Darm bei tiefgehender Nekrose an den Schnürringen einreißen und dadurch eine Überschwemmung der Bauchhöhle mit Kot erfolgen kann. Deshalb ist auch große Vorsicht beim Trennen flächenhafter oder strangförmiger Adhäsionen, bei Lösung des verklebten Meckelschen Divertikels usw. notwendig. Welche besonderen Maßnahmen zur Beseitigung des Verschlusses bei nicht geschädigtem Darm in Betracht kommen, wird bei den einzelnen Verschlußformen besprochen.

Verhalten bei gangränösem Darm.

Finden sich bei der Laparotomie stärker veränderte Darmabschnitte, so muß die Frage ihrer Lebensfähigkeit mit großer Sorgfalt geprüft werden. Denn die bei Gangrän notwendige Resektion steigert in jedem Falle das operative Risiko sehr erheblich.

Auf schwere Schädigung des Darmes weisen blaurote oder blauschwarze Verfärbung des Darmes, Trübung und Zerreißlichkeit der Serosa, Bewegungslosigkeit der Schlinge bei Kochsalzberieselung, schließlich Fehlen von Blutungen bei Anritzen der Serosa (Schmieden) hin. Fehlen der arteriellen Pulsation, Thrombose, starke Sugillation und Infarzierung des Mesenterium, getrübtes, riechendes Exsudat und Brüchigkeit der Darmwand kündigen drohende Gangrän an. Grauschwarze oder grüne, mißfarbene, geblähte oder schlaff zusammengesunkene Darmschlingen sind mit Sicherheit als der Gangrän verfallen anzusehen. Fällt die Entscheidung gegen die Lebensfähigkeit des Darmes aus, so ist in Früh- wie Spätfällen an Dünndarm und Dickdarm prinzipiell die Resektion des verdächtigen oder sicher gangränösen Darmabschnittes auszuführen. Die Höhe des betroffenen Darmteiles und der Allgemeinzustand sind entscheidend, ob an die Resektion die primäre Vereinigung der Darmenden oder der Anus arteficialis anzuschließen ist.

Dünndarmresektion.

Bei Gangrän des Jejunum ist die Gefahr des Todes an Säfteverlust und Inanition nach der Operation so groß, daß nur in verzweifelten Fällen die Anlegung des Anus arteficialis — d. h. die vollständige Ableitung des Darminhalts aus dem querdurchschnittenen Darm nach außen — an Stelle der primären Darmvereinigung in Betracht kommen kann. Im Ileum ist diese Gefahr geringer zu bewerten. Hier spricht aber der Vorteil der sofortigen vollständigen Lösung der operativen Aufgabe, das kürzere Krankenlager, die besseren Ernährungsbedingungen und die Unnötigkeit weiterer, oft nicht ungefährlicher Nachoperationen in nicht zu vorgeschrittenen Fällen zugunsten der Verwendung der primären Darmnaht. Die Anwendung des Anus arteficialis wird deshalb — gute Technik und günstige äußere Bedingungen vorausgesetzt — am Dünndarm auf schwer infizierte oder vorgeschrittene Fälle mit erheblicher Aufstauung oder starker Brüchigkeit der Darmwand zu beschränken sein. Bei hochgradiger Aufstauung ist dringend vor der Ausführung der primären Darmvereinigung durch Naht zu warnen. Die sofortige Entleerung des Inhalts durch den Anus arteficialis ermöglicht hier die Wiederherstellung normaler Zirkulationsverhältnisse und die rasche Beseitigung der schädlichen Zerfallsprodukte des Darminhalts, während die Verlängerung der Operation durch die Naht weiter ungünstig auf die labilen Zentren einwirkt und die Naht selbst durch die Inhaltsmassen zu stark belastet wird.

Eine scharfe Grenze läßt sich zwischen der Notwendigkeit der primären Nahtvereinigung und der des Anus arteficialis ebensowenig wie bei den äußeren Brucheinklemmungen ziehen. In den Grenzfällen gibt die praktische Erfahrung und Einstellung des einzelnen den Ausschlag. Der wenig geübte Operateur möge sich stets bewußt sein, daß er mit Hilfe des schnell und einfach anzulegenden Anus arteficialis zunächst erheblich mehr Aussichten hat, den schwer gefährdeten Kranken über die augenblickliche Lebensgefahr hinwegzubringen, als mit der längere Zeit erfordernden, nur bei guter Technik verläßlichen Darmnaht. Mit den brandigen äußeren Brüchen sind die gangränösen inneren Verschlüsse bis zu einem gewissen Grade zu vergleichen. Man bringt, wie wir sahen (s. S. 521), allerdings eher Patienten mit Gangrän in äußeren Brüchen mittels Resektion durch als Patienten mit brandigen inneren Verschlüssen, gleichgültig, ob man der Resektion die primäre Naht oder den Anus arteficialis anschließt. Im allgemeinen ist die Gefahr der Peritonitis bei den inneren Verschlüssen größer wie bei den äußeren Brüchen. Dazu kommt, daß die inneren Verschlüsse durchschnittlich in einem späteren Stadium als die äußeren Brüche zur Operation gelangen und daß die Operationen an sich oft eingreifender sind, weil ausgedehntere Resektionen mit einem größeren operativen Risiko ausgeführt werden müssen.

Je frischer die Gangrän, je besser die Gesamtbedingungen, um so aussichtsreicher und berechtigter ist die primäre Naht. Es bleibt aber eine beschränkte Zahl von Fällen übrig, wo nur durch Verzicht auf jeden über die unmittelbare Lebensgefahr hinausgehenden Eingriff bei erschöpften Kranken und bei stärkerer Darmaufstauung das Leben gerettet werden kann. Auch hier läßt sich nicht schematisch vorgehen, sondern es muß von Fall zu Fall das Für und Wider abgewogen werden.

Berücksichtigt werden muß bei der Entscheidung die Tatsache, daß die Lebensfähigkeit einer Darmschlinge sie durchaus nicht ohne weiteres zur primären Nahtvereinigung geeignet macht. Irgendwie gröbere Veränderungen, wie Brüchigkeit der Muskulatur, Zerreißlichkeit der Serosa, überhaupt erhebliche Einbuße an Elastizität der Wandung oder Schädigung der Ernährung und Konsistenz, stärkere Blutungen ins Mesenterium oder Infarzierung des Darmes verbieten meist die Naht. Dagegen können solche Darmabschnitte für die Anlegung eines Anus artificialis noch brauchbar sein und sich nach Beseitigung der Aufstauung und der Zirkulationsstörung vollständig wieder erholen und ihre Contractilität wiedererlangen. Ganz besonders gilt dies für den zuführenden Darm. Dies ist zu berücksichtigen, wo nur mit Opferung größerer Teile brüchigen zuführenden Darmes die Naht zu erkaufen ist.

Wenn auch zahlreiche Beobachtungen über erfolgreiche Resektionen ausgedehnter Teile des Dünndarmes bekannt sind und in einer Beobachtung Axhausens sogar der zurückgebliebene fünfte Teil desselben zur normalen Verdauungstätigkeit genügte, so muß man dabei bedenken, daß diese Operationen eine ganz besonders hohe primäre operative Sterblichkeit zeigen. In manchen dieser Fälle sind außerdem nachträglich schwere Störungen der Fett- und Eiweißverdauung beobachtet worden (Schlatter); diese können schließlich noch nach Jahren zum Tode an Erschöpfung führen, wie wir es selbst in einem unserer Fälle annehmen. Resektionen unter 3 m kann man nach Flater ohne Gefahr einer Ernährungsstörung ausführen.

Wir dürfen weiter nicht vergessen, daß schon die älteren Autoren eine nicht unerhebliche Anzahl von gangränösen äußeren Brüchen auf dem Umweg über den Anus artificialis zur vollständigen Heilung gebracht haben. Die meisten modernen Chirurgen legen den Anus artificialis nur noch in verzweifelten, vorgeschrittenen, für die Nahtvereinigung nicht mehr geeigneten Fällen an. Ganz unmöglich ist es infolgedessen, aus den zahlreichen neueren Statistiken durch einfache Gegenüberstellung der mit Resektion und Naht und der mit dem Anus artificialis behandelten Fälle Schlüsse auf den größeren oder geringeren Wert der beiden Verfahren zu ziehen. Eine Zusammenstellung von v. Bramann über 248 in den Jahren 1890—1898 in der Hallenser Klinik behandelte, eingeklemmte Hernien beweist aber, daß bei prinzipieller Anwendung des Anus praeternaturalis und bei Verzicht auf die primäre Resektion mit Naht durchaus gleichwertige Erfolge erzielt werden können. Unter den 248 inkarzerierten Hernien befanden sich 82 gangränöse oder gangränverdächtige Fälle. In 14 dieser Fälle konnte der zunächst vorgelagerte Darm nach einigen Tagen wieder reponiert werden $(0^0/_0 \dagger)$. In 66 Fällen wurde ein Anus artificialis angelegt. Von diesen starben 25 kürzere Zeit nach der Operation;

von 41 sekundär zwecks Beseitigung des künstlichen Afters resezierten
Fällen starben nur 5. Es ergibt sich also für die mit Anus arteficialis
behandelten Fälle eine Gesamtmortalität von 30 = 45,45%.

Die gesetzmäßig in allen Statistiken wiederkehrende hohe Sterblichkeit
der mit Resektion und primärer Naht behandelten äußeren und inneren
Darmverschlüsse legt die Frage nahe, ob nicht bei strengerer Auswahl
mancher Kranke, der nach der primären Darmnaht stirbt, bei der Resektion
mit gleichzeitigem Anus arteficialis noch gerettet werden könnte.

Technik der primären Darmnaht.

Soll die Nahtvereinigung der resezierten Darmenden an die Resektion
angeschlossen werden, so muß man so weit nach oben resezieren, bis eine
elastische, gut durchblutete Schlinge erreicht wird. Dies ist besonders bei
Gangrän ausgedehnter Darmabschnitte zu beachten (Volvulus, Thrombose
der Mesenterialgefäße). Hier sind die Gewebsschädigungen manchmal an
den verschiedenen Teilen des betroffenen Darmabschnittes verschieden weit
vorgeschritten. Die Entscheidung kann hier schwierig sein, weil die Grenze
zwischen dem brandigen und dem lebensfähigen Darmteil manchmal nicht
scharf zu erkennen ist und weil ein nachträgliches weiteres Übergreifen
der Gangrän auf anscheinend unverdächtige Teile vorkommt.

Ist der Darm vor die Bauchwunde gelagert, so ist die Unterbindung
und Ablösung des Mesenterium der nächste Akt der Operation. Die
Unterbindung der Mesenterialgefäße erfolgt bei ausgedehnten Resektionen
zwischen den beiden durch Doyensche Klemmen bezeichneten Endpunkten
des zur Entfernung bestimmten Darmstückes in einiger Entfernung vom
Darm, in querer Richtung oder in leicht konkavem Bogen; nur die letzten
Ligaturen legt man, einige Zentimeter weit, nahe am Darm an. Auf diese
Weise vermeidet man die Unterbindung größerer, außerhalb des Resektions-
gebietes gelegener Mesenterialgefäße. Bei der Resektion kleiner Schlingen
hält man sich auf der ganzen Strecke nahe am Darme. Entsprechend den
Ligaturen wird das Mesenterium an beiden Enden so weit durchtrennt, bis
im Bereich des zu- und abführenden Darmes ein Gefäß bei der Durch-
schneidung spritzt. Die beiden so gewonnenen Punkte bestimmen die Stelle,
an der der Darm gut ernährt ist und gefahrlos zur Naht benutzt werden
kann. Unter keinen Umständen darf aber das Mesenterium über diese
Stelle hinaus vom Darm abgelöst werden, da sonst erneut die Gefahr der
Darmnekrose entsteht. Die Durchtrennung des Darmes erfolgt mit gerader
Schere zwischen zwei Doyenschen Klemmen zunächst am abführenden
Ende. Den gelösten Darmteil läßt man seitlich herabhängen und, nach
Öffnung der Klemmen, seinen aufgestauten Inhalt in eine Schale auslaufen.
Man unterstützt die Entleerung durch leichtes Ausstreichen des angrenzenden
zuführenden Darmes mit dem Finger. Wird eine genügende Entleerung
und Entspannung der zuführenden Schlinge auf diese Weise nicht erzielt,
so ist der Fall wegen Gefahr der Nahtinsuffizienz für die primäre Nahtvereinigung ungeeignet. Nach Beseitigung der Spannung und Aufstauung
wird in gleicher Weise wie am abführenden Schenkel der Darm am zuführenden Ende zwischen Klemmen durchschnitten. Als Regel gilt dabei,
daß vom freien Rande des Darmes etwas mehr fortfallen muß als vom
mesenterialen, weil wegen des senkrechten Verlaufes der Gefäße in der
Darmwandung der freie Rand sonst nekrotisch wird. Diese schräge Durch-

schneidung hat am abführenden Ende noch den Vorteil der Querschnittvergrößerung des Darmes (Verhütung der Stenosenbildung).

Zur Vereinigung der Darmenden wird heute in Deutschland fast ausschließlich die Naht angewandt. Die Vereinigung des Darmes mittels Murphyknopfes und anderer Ersatzmethoden der Naht ist bei uns ziemlich verlassen; es liegt aber keine Berechtigung vor, den Murphyknopf vollständig zu verwerfen. A. Neumann wandte ihn mit Vorliebe an und hatte damit gute Resultate.

Wir verwenden fast ausschließlich bei der Naht von Dünndarmschlingen die Seit-zu-Seitvereinigung mit blindem Verschluß der beiden Enden. Die End-zu-Seit-Anastomose kommt weniger bei der Dünndarmvereinigung als bei der Vereinigung des Dünndarmes mit dem Coecum, Colon ascendens und Colon transversum in Betracht.

Als Nahtmaterial verwenden wir gewöhnlich feinste Darmseide und führen die Naht fortlaufend, zweireihig — nach Kocher — aus.

Über die technischen Einzelheiten sind die Operationslehren von Kocher, Schmieden, Pels-Leusden u. a. zu vergleichen.

Anus arteficialis bei Darmresektion.

Wenn die Vereinigung der resezierten Darmenden durch Naht oder Knopf nicht ausgeführt werden kann, ist ein künstlicher After anzulegen. Der Darminhalt muß dabei schnell ohne Beschmutzung der Bauchwunde aus dem zuführenden Darm abgeleitet werden. Gleichzeitig sollen bei seiner Anlegung möglichst günstige Vorbedingungen für seinen späteren Verschluß geschaffen werden.

Die Ablösung des Mesenterium vom Darm erfolgt in der gleichen Weise wie bei der Nahtmethode. Am abführenden Ende wird nun, 3 cm oralwärts vom Schnittrand des Mesenterium, der abgelöste Darm durch einen starken Seidenfaden oder Docht abgebunden und nach Anlegen einer Doyenschen Klemme zwischen dieser und dem Docht durchschnitten. Den Inhalt des abgelösten und des zuführenden Darmes läßt man nach Entfernung der Klemme in der oben geschilderten Weise auslaufen. Darauf wird der zu- und abführende Schenkel des nicht vom Mesenterium gelösten Darmes bis zur Resektionsgrenze durch Seidenknopfnähte in 6—8 cm Länge zur Verhinderung einer nachträglichen Zwischenlagerung des Mesenterium aneinander fixiert (Doppelflintenbildung), und dann zirkulär durch fortlaufende Serosanaht in das Peritoneum parietale eingenäht; die Bauchwunde wird schließlich bis hart an den Darm geschlossen. Unter Schutz der Wunde durch Gaze wird nun der abgelöste Darm auch am oberen Ende, etwa 6 cm vom Peritoneum parietale entfernt, nach Anlegen einer alle Schichten durchgreifenden Tabaksbeutelnaht durchschnitten. Sodann wird ein dicker Gummischlauch bis in den innerhalb der Bauchhöhle gelegenen Teil der Schlinge vorgeschoben, durch eine Naht fixiert und die Tabaksbeutelnaht zugezogen. Erfahrungsgemäß bleibt mindestens ein Teil dieses außerhalb der Bauchhöhle liegenden Darmes trotz Ablösung des Mesenterium lebensfähig. Aber auch da, wo er bis ans Peritoneum parietale gangränös wird, ist eine nachträgliche Infektion der Bauchhöhle von dem gangränösen Teil aus nicht zu befürchten und ein hinreichender Schutz der Wunde gegen die Beschmutzung mit Darminhalt und gegen jauchige Sekrete gewährleistet. Durch kleine, rund um die Darmenden gelegte Gazestreifen und durch Verengerung der Hautwunde läßt sich dieser Schutz noch vermehren.

Schon nach wenigen Stunden ist eine feste Verklebung der Gaze mit der Serosa der Darmenden, mit dem Peritoneum und mit den Bauchdecken erfolgt, also der Austritt von Kot unbedenklich. Statt eines Gummidrains kann man auch eine, mit einer Rille versehene, gebogene Glasröhre nach Paul und Mixter einbinden.

Bei geringerer Aufstauung kann man sowohl die Doppelflintenbildung wie die circuläre Einnähung ins Peritoneum parietale ohne vorherige Durchtrennung des abführenden Schenkels und ohne Entleerung des Darmes vornehmen und die Durchschneidung erst nach der Versorgung der Bauchwunde in der geschilderten Weise ausführen. Gegebenenfalls braucht man sich aber auch nicht zu scheuen, den brandigen Darm, nach vorläufigem Abbinden an beiden Enden, sofort abzutragen und die Einnähung der Schenkel erst nachträglich auszuführen.

Dickdarmresektion.

Die Resektion des Dickdarmes wegen Gangrän (Volvulus, Invagination, Thrombose) kommt weit seltener als beim Dünndarm und fast nur an den beweglichen Abschnitten des Coecum, des Colon transversum und der Flexura sigmoidea in Betracht. Wegen der größeren Infektiosität des aufgestauten und zersetzten Dickdarminhaltes und der anerkannt größeren Unsicherheit der Dickdarmnaht, sowie wegen der geringeren Widerstandskraft der von Dickdarmgangrän betroffenen Kranken wird heute allgemein die primäre Nahtvereinigung der resezierten Darmenden abgelehnt und der Anus artificialis als einzig berechtigtes Verfahren prinzipiell anerkannt. Auch so sind die Resultate noch sehr schlecht. Die Gefahr der Unterernährung und der allmählichen Erschöpfung besteht bei Anlegen des Kunstafters am Dickdarm nicht. Mit dem Anus artificialis an tieferen Dickdarmabschnitten ist häufig sogar für die Dauer ein erträgliches Leben vereinbar. Aber auch bei der Resektion des gangränösen Coecum und Colon ascendens liegt keine Veranlassung vor, von diesem Grundsatz abzugehen, da auch der Kunstafter an einer der untersten Ileumschlingen längere Zeit ohne Gefahr für das Leben ertragen wird. Es müssen daher besondere Gründe vorliegen, wenn man sich trotz der erwähnten Bedenken einmal zur Naht entschließt. Als Vereinigungsmethode käme dann, ebenso wie am Dünndarm, die seitliche Anastomose zwischen Ileum und Colon transversum mit blindem Verschluß an beiden Enden, oder die End-zu-Seitvereinigung des Dünndarmes und Dickdarmes in Frage. Die zirkuläre Naht bietet schon bei Fehlen jeglicher Aufstauung im Dickdarm geringere Aussichten wie die erwähnten Verfahren. Wegen technischer Einzelheiten vergleiche die genannten Operationslehren.

Verhalten bei Tumoren des Dickdarmes.

Bei Tumoren und Strikturen des Dickdarmes mit Verschlußerscheinungen darf die Resektion nicht ausgeführt werden, da der Indicatio vitalis mit der Ileostomie oder Colostomie zunächst genügt wird. Eingreifende Operationen, die von derartigen Kranken ganz besonders schlecht vertragen werden, müssen deshalb auf eine zweite Zeit verschoben werden. Die Brüchigkeit und Zerreißlichkeit der Darmwandung verbietet hier die Darmnaht in jedem Falle. Höchstens bei einem langen, frei beweglichen Colon sigmoideum oder transversum kann man es in Ausnahmefällen mit geringer Aufstauung wagen, den kranken Darmteil sofort zu resezieren und in sein zuführendes Ende ein Drain einzulegen.

Die einfache Vorlagerung ohne Ablösung des Mesenterium mit gleichzeitiger Colostomie empfiehlt sich weniger, weil schon nach wenigen Tagen infolge von Ödem die topographischen Verhältnisse schwer zu beurteilen und die Grenzen gegen den gesunden Teil des Darmes schwer zu bestimmen sind.

Vorlagerung des Darmes ohne Resektion.

Wenn in verzweifelten Fällen oder bei plötzlich kollabierten Kranken mit Gangrän oder Gangränverdacht des Darmes die Operation vor der Resektion abgebrochen werden muß, kann die Vorlagerung der brandigen oder gefährdeten Schlinge vor die Bauchdecken notwendig werden. Die Bauchhöhle ist dann sorgfältig gegen die Schlinge abzudichten und für die Ableitung des Kotes durch Einführen eines Drains in den zuführenden Schenkel zu sorgen. Kann man sich bei der Operation nicht entschließen zu resezieren, weil noch Aussicht auf Erholung des Darmes besteht, so ist die verdächtige Schlinge ebenfalls vorzulagern und, wenn die Erholung eingetreten ist, am folgenden Tage zu reponieren. Bei den inneren Verschlüssen kommt aber dieses von uns früher ebenso wie von v. Bramann bei den äußeren Brucheinklemmungen öfter geübte Verfahren äußerst selten zur Anwendung.

Ist einmal eine gangränöse Schlinge durch Verklebungen von der übrigen Bauchhöhle abgeschlossen und hat sich ein Abszeß gebildet, so ist der Gangränherd wie ein lokaler Abszeß, bzw. wie die Kotphlegmone bei äußeren Baucheinklemmungen zu drainieren und oberhalb, an frei gewählter Stelle, eine Enterostomie anzulegen. Auch diese Eventualität hat bei den äußeren Brüchen größere praktische Bedeutung als bei den inneren Verschlüssen.

5. Palliativoperationen.
a) Die Darmfistel.

Unter den Palliativoperationen steht an erster Stelle die Anlegung einer Darmfistel. Am Dünndarm bildet sie fast immer nur eine vorübergehende Maßnahme (temporäre, zeitweilige, interimistische Fistel), am Dickdarm kommt sie häufiger als Dauerfistel zur Verwendung. Während beim Anus arteficialis der Querschnitt des Darmes völlig durchtrennt und dadurch die Verbindung zwischen dem oberen und dem unteren Darmteil völlig unterbrochen wird, handelt es sich bei der Darmfistel nur um die seitliche Eröffnung des Darmes ohne Unterbrechung des Querschnittes (seitliche Darmfistel).

Von Maisonneuve wurde nach König die bereits längst anerkannte Indikation der Eröffnung des Colon („Colotomie") bei Verengerungen des Rektum zur Anlegung des künstlichen Afters auf höhersitzende Darmverschlüsse ausgedehnt. Nélaton wies 1857 auf die Möglichkeit hin, daß der künstliche After nur eine provisorische Bedeutung zu haben brauche, „daß mit der Entleerung des Darmes die Verhältnisse derselben auf Lösung der Inkarzeration günstiger werden und nach demselben die Passage des Kotes wieder auf normalem Wege vor sich gehen kann." Tüngel betrachtete die „Enterostomie" nur als eine ausgiebige Punktion und wollte deshalb eine kleine Fistel — groß genug zum Austritt von Gas und Kot — möglichst nahe über der Verschlußstelle anlegen, indem er dabei stets die Möglichkeit der späteren Kotentleerung durch den After im Auge behielt. Beyer stellte 1889 in einer Dissertation aus der Klinik von Helferich die bis dahin bekannten Fälle zusammen. Noch im Jahre 1899 glaubte aber König aus der Literatur den Schluß ziehen zu müssen, daß trotz der weit häufigeren Anwendung und leichteren Ausführbarkeit der Enterostomie nicht mehr Fälle mit ihr zur Heilung gekommen wären als mit der Laparotomie.

Heidenhains und Kochers Arbeiten ist es zu danken, daß die bis dahin meist nach unklaren Gesichtspunkten geübte Enterostomie seit 20 Jahren an Bedeutung sehr wesentlich gewonnen hat. Die erwähnten Autoren haben nicht nur auf die weitgehende Anwendbarkeit der Enterostomie beim Darmverschluß hingewiesen und selbst gute Erfolge mit ihr erzielt, sondern auch die große Bedeutung derselben für die Verhütung der Darm- und Darmgefäßlähmung richtig erkannt. In neuerer Zeit hat sich neben manchen anderen Autoren (v. Hofmeister, Busch, Krogius, Wortmann, Schnitzler) besonders Wilms sehr warm für die Enterostomie ausgesprochen. Ich habe bereits vor 20 Jahren ihren großen Wert bei der operativen Behandlung des Darmverschlusses betont und seitdem in mehreren Arbeiten die für mich bei ihrer Verwendung gültigen Gesichtspunkte präzisiert.

Sowohl hinsichtlich der Technik wie des Nutzens der Darmfistel muß man streng zwischen der Dünndarm- und der Dickdarmfistel unterscheiden. Dieser Punkt wird auch heute noch häufig nicht genügend berücksichtigt.

Um Mißverständnisse zu vermeiden, beschränkt man zweckmäßigerweise die Bezeichnung „Enterostomie" auf die seitliche Dünndarmfistel (Jejunostomie, Ileostomie), die Bezeichnung Colostomie (Coecostomie und Sigmoideostomie) auf die seitliche Dickdarmfistel.

Die seitliche Dünndarmfistel (Enterostomie, Jejunostomie, Ileostomie).

Die Dünndarmfistel in der Form der einfachen, offenen seitlichen Fistel hat technische Mängel.

Diese sind: die Schwierigkeit der aseptischen Durchführung des Eingriffes und der Nachbehandlung (Besudelung der Bauchwunde und der Bauchdecken mit Kot, Ekzem der Bauchhaut), damit ungünstige aseptische Bedingungen für Nachoperationen zur Beseitigung des Hindernisses; Ausbleiben des spontanen Schlusses und Notwendigkeit des nachträglichen operativen Verschlusses der Fistel; bei Fisteln am Jejunum und oberen Ileum außerdem noch die Gefahr des Säfteverlustes und des Todes an Erschöpfung.

Einfachheit und Sauberkeit der Methode, große Wahrscheinlichkeit eines selbständigen Schlusses der Fistel, Freiheit in der Auswahl der Schlinge, sind also die Voraussetzung für eine weitgehende Anwendung der Darmfistel beim Dünndarmverschluß. Diese Forderungen erfüllt in hohem Maße die wasserdichte Übernähungsfistel nach dem Witzelschen Prinzip der Schrägkanalbildung oder nach dem Kaderschen Prinzip der Einstülpung.

Ich habe, soweit ich sehe, als erster im Jahre 1902 über einen nach diesem Prinzip erfolgreich behandelten Fall von Darmstenose berichten können und in den vergangenen 20 Jahren mich immer wieder von der Güte des Verfahrens überzeugt. Damals fand sich in der Literatur nur ein kurzer Hinweis auf die Brauchbarkeit der Schrägfistel als vorübergehendes Notventil bei Darmverschluß von Witzel selbst und eine Mitteilung von Vogel über einen von Schede operierten Fall, in dem die Fistel nicht funktioniert hatte. Nach mir haben besonders v. Hofmeister, Krogius u. a. den Wert der Übernähungsfistel betont, und auch in den modernen Operationslehren von Schmieden, Pels-Leusden u. a. werden ihre Vorzüge hervorgehoben. Trotzdem wird auch heute noch die einfache, seitliche Dünndarmfistel von vielen deutschen und ausländischen Chirurgen prinzipiell beibehalten. Dies trägt, neben der ungenügenden Begrenzung der Indi-

kationen zur Enterostomie, in erster Linie die Schuld daran, daß sich die
Enterostomie noch immer nicht den Platz erobert hat, der ihr gebührt, und
daß häufig ungerechtfertigte radikale Eingriffe statt ihrer ausgeführt werden.
Das ist um so weniger verständlich, wenn man bedenkt, mit welcher Sorgfalt im übrigen die Operationsmethoden in der Bauchchirurgie bis ins
kleinste durchgebildet und verfeinert sind.

Zu der von Heidenhain zwecks Beseitigung der peritonitischen Inhaltsaufstauung empfohlenen gleichzeitigen Anlegung mehrerer Dünndarm-
fisteln habe ich mich niemals gezwungen gesehen. Ich glaube, daß bei
richtiger Auswahl der geblähten Schlinge am nichtgelähmten Darm eine
Fistel genügt. Beim paralytischen Darm läßt sich die Triebkraft des Darmes
auch durch mehrere Fisteln nicht wiederherstellen.

Schnittführung: Wir haben zu unterscheiden zwischen den Fällen
des Darmverschlusses, in denen erst nach Eröffnung der Bauchhöhle endgültig
die Entscheidung über die Notwendigkeit der Enterostomie gefällt werden
kann und den Fällen, in denen von vornherein nur die Enterostomie als
Behelfsoperation in Frage kommt. Im ersten Falle ist der bereits vorhandene, nach den, Seite 542 ff., festgelegten Grundsätzen ausgeführte Bauchschnitt gleichzeitig zur Anlegung der Darmfistel verwendbar, wenn eine
geeignete Dünndarmschlinge sich von ihm aus bequem zugänglich machen
läßt. Das ist insbesondere vom rechtsseitigen pararektalen oder ileocoecalen
Aufklärungsschnitt aus möglich, wenn sich vor der Operation im rechten
Unterbauch plätschernde Schlingen auskultatorisch feststellen ließen. Bei
ausgedehntem, primärem Mittelschnitt kann die Hinzufügung eines rechts-
oder linksseitigen Ergänzungsschnittes neben dem M. rectus zweckmäßiger
sein, weil man dadurch von der großen Laparotomiewunde unabhängig wird;
außerdem ist die Entleerung des Darmes von einer seitlichen Bauchwunde
aus leichter durchführbar. Den linksseitigen, pararektalen Unterbauch-
schnitt bevorzuge ich besonders bei der postoperativen und peritonitischen
Inhaltsstauung, weil man von ihm aus erfahrungsgemäß mit großer Wahrscheinlichkeit unmittelbar auf stark gefüllte Dünndarmschlingen stößt; die in
der Ileocoecalgegend gelegenen tiefen Ileumschlingen sind häufig leer und
verbacken und deshalb ungeeignet zur Enterostomie. Ein bereits vorhandener Bauchschnitt stört hier die Freiheit des Handelns am wenigsten.
Hat man vor der Operation stark geblähte und plätschernde Schlingen nur
im Oberbauch nachweisen können, darf auch oberhalb des Nabels der
Bauchschnitt zur Enterostomie angelegt werden, denn, wie wir sahen, kann
bei Anwendung der Übernähungsfistel eine der hier gelegenen Jejunumschlingen unbedenklich zur Darmfistel verwandt werden.

In der Regel genügt ein etwa 5—6 cm langer Bauchschnitt; der Eingriff läßt sich meist in örtlicher Anästhesie durchführen. Stellt sich nachträglich heraus, daß die zur Fistelung gewählte Schlinge ungeeignet gewesen
ist, dann ist möglichst bald an einer zweckmäßigeren Stelle des Dünndarmes
eine zweite Fistel anzulegen.

Die Übernähungsfistelbildung.

Nach Eröffnung der Bauchhöhle wird die für die Fistelbildung bestimmte
Dünndarmschlinge in etwa 10 cm Länge vor die Bauchhaut gelagert und
ihr Inhalt vorsichtig ausgestrichen. Sodann wird die Schlinge am oberen
und unteren Ende abgeklemmt und die Bauchhöhle durch Tamponade gegen

Beschmutzung gesichert. Die in der abgeklemmten Darmschlinge zurück-
gebliebenen Gase und flüssigen Massen werden mit der Punktionsspritze entfernt, um die Besudelung des Operationsfeldes mit Kot zu verhüten.
Darauf macht man an der Punktionsstelle eine so kleine Inzision, daß der
bereitgehaltene Katheter, Gummischlauch oder die Troikartkanüle in die
Öffnung eben hineinpaßt. Die lichte Weite des Schlauches braucht nicht
umfangreicher zu sein als ein
Nélatonkatheter Nr. 13 oder 15
der Charrièreschen Skala, um
den dünnflüssigen Inhalt und
die Gase ausgiebig abzuleiten.
Der Schlauch wird etwa 5 cm
weit in den Darm eingeführt
und durch eine feine Naht, zur
Verhütung des Herausgleitens,
an der Inzisionswunde des
Darmes befestigt. Gegebenenfalls wird durch ein oder zwei
weitere Nähte die Inzisions-

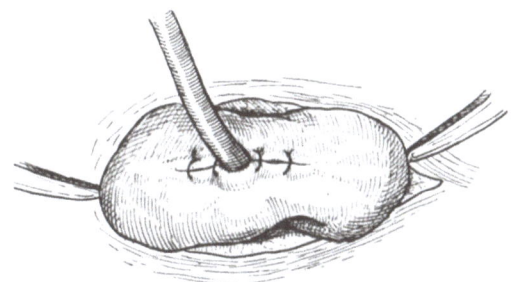

Abb. 291. Die Einstülpungsfistel.

wunde um den Schlauch verengt. Durch etwa 4—5, am besten quergestellte
Serosaseidennähte wird nun mit dem Schlauch die Darmwunde eingestülpt
und so ein absolut wasserdichter Verschluß nach Art der Kaderfistel erzielt
(vgl. Abb. 291). Diese Methode
ist etwas einfacher wie die
typische Fistelbildung nach
Witzel, gegen deren Beibe-
haltung sonst durchaus keine
Bedenken zu erheben sind.
Nach Reposition der Schlinge
in die Bauchhöhle wird der
Darm nahe der Austrittsstelle
des Schlauches mit 4 Seiden-
nähten an das Peritoneum parietale im oberen oder unteren
Winkel der Laparotomiewunde
fixiert, nachdem zur Verhütung
des Ausreißens der Darmnaht
die Bauchdecken oberhalb und
unterhalb durch mehrere, Peritoneum und Fascie gleichzeitig
durchgreifende Seidennähte einander genähert sind (Abb. 292).
Die Hautwunde wird bis dicht
an den Schlauch geschlossen,
vorsichtshalber ein feiner Gaze-

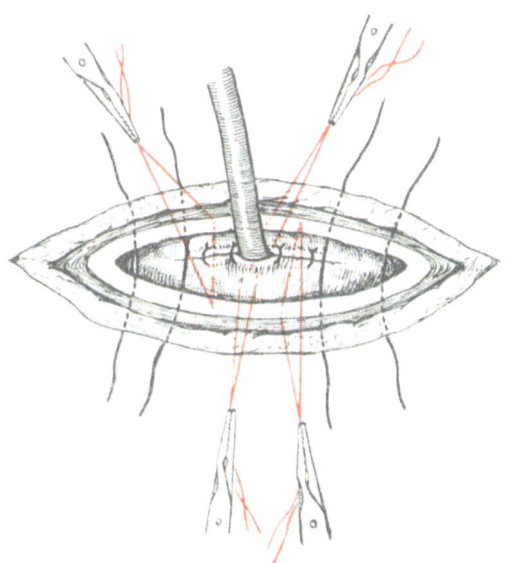

Abb. 292. Einnähung der Einstülpungsfistel
in das Peritoneum parietale.

streifen neben dem Schlauch bis an den Darm herangeführt und dieser selbst
dicht oberhalb der Wunde durch einen schmalen Heftpflasterstreifen befestigt.

Ist die Triebkraft des Darmes noch einigermaßen erhalten, so entleeren
sich sofort Gase und flüssiger Inhalt; es genügt eine Heberdrainage, um
den Abfluß in Gang zu halten. Tritt der Abfluß aber nicht ein, so läßt
er sich durch vorsichtige Trichterspülung mit kaltem Wasser meist leicht er-

reichen. Diese Spülung hat den Vorteil, daß der Darm gleichzeitig zur Kontraktion und zu peristaltischen Bewegungen angeregt wird. Bei den von uns mit Vorliebe verwendeten kleinkalibrigen Kathetern verhindert die im Schlauch befindliche Luft zuweilen das sofortige Einfließen des Wassers. Diese muß dann erst durch trichterwärts fortschreitendes Zusammendrücken entfernt werden. Sollte eine Verstopfung des Katheters durch Blutgerinnsel oder Kotpartikel erfolgen, so läßt sich durch vorsichtiges Einspritzen von Wasser die Wegsamkeit wieder erreichen.

Das Anspülen mit 30—40 ccm Wasser muß so lange fortgesetzt werden, bis der Erfolg eintritt. Durch Melken am Schlauch, durch leichten Druck auf den Bauch im Bereich plätschernder Schlingen und durch Seitenlagerung kann man die Spülung unterstützen. Bei starker Atonie gelingt es manchmal noch nach mehreren Spülungen, die Fistel in Gang zu setzen. Durch Physostigmingaben, 2 mal täglich 0,0005 subcutan, versucht man gleichzeitig unmittelbar den Tonus zu stärken und die Atonie zu bekämpfen. Nach Entleerung des Inhalts empfinden die Kranken sehr bald subjektiv eine Erleichterung; objektiv ist bald eine Besserung des Befindens festzustellen. Bei starker Aufstauung fließen häufig bereits innerhalb der ersten 24 Stunden $1^1/_2$—2 Liter ab, durchschnittlich nach 2—3 Tagen ist die Aufstauung im wesentlichen behoben. Die Rückstauung nach dem Magen hört fast unmittelbar nach der Operation auf; vielfach können schon 12—24 Stunden nach der Operation Getränke in kleinen Mengen genossen werden.

Sollte es nicht gelingen, den Abfluß in Gang zu bringen, so bleibt als letztes Mittel die Preisgabe der wasserdichten Fistel und ihre Umwandlung in eine einfache seitliche, bzw. die Anlegung einer zweiten Schrägfistel an einer geeigneteren Schlinge. Bei hoher Dünndarmfistel ist die einfache seitliche Fistel unter allen Umständen zu vermeiden und eine möglichst enge Übernähungsfistel anzulegen, damit einer Insuffizienz der Fistel und einem lebensgefährlichen Säfteverlust möglichst sicher vorgebeugt wird.

Bei mechanischen und mechanisch-entzündlichen Ventilverschlüssen (Abknickungen) erfolgen häufig schon nach wenigen Tagen auf natürlichem Wege dünne Stühle. Wo das nicht der Fall ist und wo der ganze Darminhalt durch die Fistel entleert wird, läßt sich nach 4—5 Tagen durch Stöpselung des Katheters feststellen, ob der Abfluß des Inhalts über die Verschlußstelle hinweg nach dem Dickdarm zu möglich ist oder ob erneut eine Aufstauung eintritt. Erfolgen genügende Entleerungen durch den Mastdarm, so ist der unmittelbaren Indikation zur Behebung der Inhaltsstauung genügt; insbesondere gilt dies für die mechanisch-entzündliche Aufstauung bei der Peritonitis (s. d. S. 590 ff.).

Wenn irgend möglich, ist die Tamponade in der Umgebung der zur Fistelung bestimmten Schlinge zu vermeiden, da dadurch einmal eine Kompression des zuführenden Schenkels herbeigeführt werden kann, andererseits die Aussichten auf einen spontanen Verschluß der Fistel herabgesetzt werden. Wo die Verhältnisse gleichzeitig mit der Enterostomie eine Drainage oder Tamponade der Bauchhöhle notwendig machen, ist der Streifen oder das Drain entfernt von der Fistel aus der Bauchhöhle herauszuleiten und so eine zuverlässige Gewebsbrücke zwischen Fistel und Drain zu schaffen. Eine Stenosenbildung ist bei vorsichtiger Anlegung der Fistel nicht zu befürchten; die geringe Querschnittsverkleinerung schadet an den erweiterten Darmschlingen nichts. Warnen möchte ich davor, die zur Fistelung bestimmte

Schlinge vorher in die Bauchwunde einzunähen. Die Schrägfistel läßt sich dann nur unter Hineinbeziehung eines unverhältnismäßig viel größeren Teiles der Darmwand und unter viel schlechteren Bedingungen für eine saubere Durchführung der Operation bilden. Von der Fixierung des Darmes am Peritoneum parietale nach der Fistelbildung sehe ich nur da ab, wo Brüchigkeit oder entzündliche Veränderung der Darmwand die Haltbarkeit der Fixationsnähte nicht sicher erscheinen lassen. Hier muß die zur Fistel benutzte Schlinge durch Tamponade von der übrigen Bauchhöhle abgedichtet werden. Es bedeutet aber in solchen Fällen zuweilen schon einen Gewinn, wenn es gelingt, in den kritischen ersten 2 mal 24 Stunden den Darminhalt durch eine wasserdichte Fistel abzuleiten und solange die Bauchhöhle vor Beschmutzung zu schützen.

Es sind nur Ausnahmefälle, in denen die Anlegung der Fistel an frei gewählter Schlinge in dieser Form nicht möglich ist. Einmal kann infolge Brüchigkeit oder entzündlicher Schädigung der Darm so verändert sein, daß man sich auf die Naht nicht verlassen kann. Hier ist nach den eben beschriebenen Grundsätzen zu verfahren. Weiter kann das Vorziehen der Schlinge vor die Bauchhaut infolge starker Verwachsungen oder Verklebungen unmöglich sein. Hier verwendet man — vorausgesetzt, daß die Darmwand elastisch genug ist — die einfache seitliche Einnähung ins Peritoneum parietale, wartet aber mit der Eröffnung. Man schützt die Serosanaht durch feine Gazestreifen, schließt aber im übrigen die Wunde. Nach wenigen Stunden sind die Verklebungen so fest, daß man zunächst mit mittelstarker Kanüle punktieren und den gasigen und flüssigen Inhalt aspirieren kann. Nach 12 Stunden erfolgt dann die Stichincision und die Einführung der Troikartkanüle unter Abdichtung der Wunde mit Gaze. Ist die Wandung einer solchen fixierten Schlinge außerdem noch brüchig und dadurch zur Naht ungeeignet, so muß man den Schlingenscheitel durch lockere Tamponade ringsherum abdichten; im übrigen verfährt man wie sonst bei brüchiger Darmwandung.

Nach Eintritt reichlicher Stuhlentleerungen wird der Katheter fortgelassen. Wir entfernen ihn gewöhnlich nicht vor dem fünften Tage, damit die Laparotomiewunde verkleben kann und eine stärkere nachträgliche Infektion derselben vermieden wird. Ohne triftigen Grund soll man nach behobenem Verschluß die Kanüle nicht länger als 5 bis 7 Tage liegen lassen, weil bei längerer Unterhaltung der spontane Schluß der Fistel in Frage gestellt wird. Bleiben Entleerungen per anum aus und ergibt sich daraus die Indikation zu einem erneuten Eingriff, so hat die wasserdichte Fistel den weiteren Vorzug, daß man nach Schwinden des Meteorismus und der Aufstauung unter wesentlich günstigeren Allgemeinbedingungen und unter aseptischen Verhältnissen die zweite Laparotomie zur Umgehung oder Beseitigung des Hindernisses (Anastomose, Resektion) ausführen kann.

Von den verschiedenen Abänderungsvorschlägen für die Einstülpungsfistel und für die Schrägkanalfistel seien nur die von Föderl und v. Hofmeister erwähnt. Föderl benutzt einen Troikart, der vor dem Einstechen in den Darm durch einige Lembertnähte übernäht wird, so daß ein Schrägkanal entsteht. v. Hofmeister bedient sich nach Anlegen der Witzelfistel eines spicknadelartigen Instruments, durch das der Schlauch neben der sofort wieder geschlossenen Laparotomiewunde herausgeleitet wird. Verschmutzung der Bauchhöhle und Infektion der Wunde sollen dadurch verhindert und günstige Bedingungen für einen spontanen Fistelschluß geschaffen werden.

Die Übernähungsfistel schließt sich bisweilen schon ein oder zwei Tage nach der Katheterentfernung ohne besondere Behandlung von selbst. Wenn eine nachträgliche Infektion der Bauchwunde eintritt, die in unseren Fällen niemals eine ernstere Komplikation dargestellt hat, oder wenn wegen Brüchigkeit des Darmes die Lembertnähte nicht angelegt werden konnten, zieht sich die Verklebung längere Zeit hinaus. In solchen Fällen kommt es darauf an, durch Tamponade und Zusammenziehung der Haut mit Heftpflasterstreifen die Fistel in der Tiefe der Wunde zu halten; dabei muß man ein Hineintamponieren in die Fistel selbst vermeiden. Wenn trotzdem eine Lippenfistel entsteht, so läßt sie sich doch noch in manchen Fällen durch Kauterisieren der Ränder der Fistel und kräftiges Zusammenziehen der Hautränder oder durch Öltamponade zum Schluß bringen. Jedenfalls soll man sich mit der Vornahme plastischer Nachoperationen nicht übereilen. Die Maceration der umgebenden Haut kann selbst bei stark absondernden Fisteln durch regelmäßiges, dickes Auftragen von Zinkpaste in mäßigen Grenzen gehalten werden.

Soweit ich mein Material überschaue, haben sich von 31 Fisteln bei genesenen Kranken 23 spontan geschlossen, die meisten schon innerhalb der ersten 8 Tage nach Entfernung des Schlauches, einzelne erst nach Wochen, 2 erst nach 2 Monaten. Nur 8 Fisteln erforderten besondere Nachoperationen. Nur einer unserer operierten Kranken ist nachträglich das Opfer der Fistel geworden; hier wurde von anderer Seite, entgegen den für uns gültigen Gesichtspunkten, zwecks Verschließung einer linsengroßen, wenig secernierenden Fistel eine sekundäre Laparotomie ausgeführt.

Wie wir hat eine Reihe anderer Autoren gute Erfahrungen mit der Übernähungsfistel gemacht (v. Hofmeister, Krogius, Vollhardt u. a.). Im einzelnen kommen wir auf die Ergebnisse bei der speziellen Therapie zurück.

Die einfache seitliche Darmfistel.

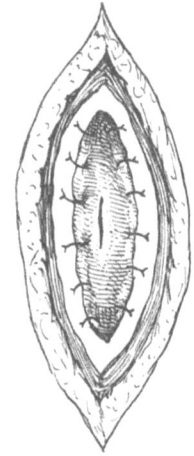

Abb. 293. Die einfache seitliche Fistel des Darmes.

Die einfache seitliche Dünndarmfistel wird ebenso wie am Dickdarm (vgl. unten) typisch so ausgeführt, daß man eine geblähte Dünndarmschlinge an umschriebener Stelle in das Peritoneum parietale seitlich mit Serosanähten einnäht, nach Sicherung der Wunde zunächst nur den Inhalt aspiriert, den Darm aber erst später zur Einführung eines Drains oder Katheters eröffnet (Abb. 293). Bei dieser Art des Vorgehens kann die Fistelöffnung auch sehr klein gehalten werden, so daß sie sich ebenfalls von selbst oder mit Hilfe kleiner Nachoperationen schließen kann. Bei der früher geübten Vernähung der Schnittränder des eröffneten Darmes an die äußere Haut sind die Aussichten für einen selbsttätigen Schluß wegen des größeren Defektes im Darm und wegen der Ausbildung einer Lippenfistel weniger gut.

Modifikationen der einfachen seitlichen Fistel nach Paul und Mixter u. a., bei denen die Fistelöffnung nach Einführen eines Glas- oder Gummidrains durch eine Tabaksbeutel- oder eine andere einfache Naht verengt und dann die Schlinge seitlich ins Peritoneum parietale eingenäht wird, sollten zugunsten der Einstülpungs- oder der Schrägfistel aufgegeben werden.

Die Dickdarmfistel (Colostomie, Coecostomie, Sigmoideostomie).

Für die Anlegung einer Fistel am Dickdarm kommen das Coecum, das Colon transversum und die Sigmaschlinge in Frage. Die Auswahl des Darmteiles richtet sich in erster Linie nach dem Sitz des Verschlusses. Die Sigmoideostomie kann nur bei tiefem Dickdarmverschluß angewandt werden. Die Coecum- und Colon transversum-Fistel kommt im Gegensatz dazu nicht nur bei Verschlüssen des oberen und mittleren Dickdarmes, sondern auch bei tiefem Dickdarmverschluß dann zur Verwendung, wenn Coecum oder Colon transversum besonders starke Auftreibung zeigen. Als Normalverfahren gilt die einfache seitliche Fistel. Nur bei schwappend gefülltem, frei beweglichem Coecum kann man von dieser Regel abweichen und die Übernähungsfistel anwenden. Aber man muß damit rechnen, daß die Naht hier schon nach kurzer Zeit undicht wird und sich nachträglich eine einfache seitliche Fistel entwickelt. In diesen Fällen kann die Einnähung eines Rohres in den Darm nach Paul und Mixter mit Tabaksbeutelnaht zweckdienlicher sein. Beim Dickdarm vermeide ich nach Möglichkeit, wegen der Schwierigkeit der Abklemmung des Darmes, wegen der größeren Infektiosität des dickflüssigen oder breiigen Inhalts und wegen der großen Gefahr der Überschwemmung der Bauchhöhle mit Kot die Eröffnung des Darmes v o r Einnähung oder Einstellung des Darmes in die Bauchwunde.

Die Schnittführung richtet sich nach der normalen Lage des zur Fistelung bestimmten Dickdarmabschnittes, bzw. nach der Stelle des stärksten Meteorismus. Es sei nochmals darauf hingewiesen, daß die Lage der beweglichen Teile des Dickdarmes oft eine von der normalen abweichende ist; insbesondere gilt das bei freiem Mesocoecum und beim Mesenterium commune. Bei Retropositio des Darmes zeigen auch die fixierten Teile des Dickdarmes eine weitgehende Verlagerung.

Die Technik ist im allgemeinen die gleiche wie bei der seitlichen Dünndarmfistel. Bei elastischer Darmwand wird zunächst der uneröffnete Darm zirkulär durch Seroseknopfnähte an das Peritoneum parietale genäht; darauf werden die Bauchdecken und die Nahtlinie durch Gazestreifen gesichert und die Wunde etwas verkleinert. Bis zum Eintritt hinreichender Verklebungen des Darmes mit dem Peritoneum und dem Gazestreifen, d. h. etwa 12—24 Stunden wird mit der Eröffnung des Darmes gewartet. Man beschränkt sich zunächst zur Beseitigung der Wandspannung auf die Entleerung der Gase mittels einer Punktionsnadel. Da, wo die Wandung infolge Überdehnung zu dünn oder zu brüchig ist, muß man zur Vermeidung der Nahtperforation die zur Colostomie bestimmte Schlinge durch Gaze von der übrigen Bauchhöhle abdichten. Hierdurch wird oft schon eine wesentliche Erleichterung für die Kranken herbeigeführt. Nach 12—24 Stunden kann man dann unbedenklich durch Stichincision den Darm eröffnen und ein Gummidrain einführen, bzw. sogar den Darminhalt einfach über die Gaze ausfließen lassen. Ist der Abfluß nicht ausreichend, so ist nach weiteren 12 Stunden die Öffnung in der Darmwand mit der Kornzange zu erweitern und durch Katheterspülung die Entleerung zu unterstützen. Eine zu große Öffnung ist nicht ratsam, weil diese durch einen Prolaps der gegenüberliegenden Mesenterialwand des Darmes zu erneuter Versperrung des Abflusses führen kann (vgl. S. 297ff.). Bei späterer Verengerung der Fistel infolge narbiger Schrumpfung der umgebenden Gewebe kann dieselbe mit der Kornzange nach Bedarf erweitert werden.

Die Neigung solcher Fisteln zu Verkleinerung und zu selbständigem Verschluß ist oft eine sehr große, auch wenn das Hindernis für die Kotsperre fortbesteht. Bleibt nach spontaner oder operativer Beseitigung des Hindernisses (Abknickung — Ventilverschluß — Tumorresektion) der spontane Verschluß der Fistel aus, so ist nach einem der nachher zu besprechenden Verfahren ihr Verschluß herbeizuführen.

Verhalten bei lokaler Nekrose und Perforation.

Am Dünndarm und am beweglichen Dickdarm erfordert auch die umschriebene Nekrose oder Perforation am Schnürring meist die Resektion; nur selten genügen an Stelle der Totalresektion lokale Eingriffe; als solche kommen in Betracht: die Übernähung eines verdächtigen Schnürringes, seine Bedeckung mit Netz, die Keilexcision eines nekrotischen Darmwandteiles, bzw. des nekrotischen Meckelschen Divertikels, schließlich die Enterostomie an der Perforationsstelle mit Fixierung des Darmes an der Bauchwand, Vorlagerung gangränverdächtiger Stellen und ihre Sicherung durch Tamponade. Man kommt aber weit seltener als bei den äußeren Brüchen zu solchen Eingriffen, weil im allgemeinen die betroffenen, abgeschnürten und eingeklemmten Schlingen bei inneren Verschlüssen in größerer Ausdehnung gefährdet sind.

b) Der typische Kunstafter des Dickdarmes.

Bei stärkerer Auftreibung und Spannung des Dickdarmes oberhalb carcinomatöser oder entzündlicher Stenosen des Dickdarmes ist die Sigmoideostomie oder die Coecostomie auszuführen. Der Anus arteficialis am Dickdarm kommt nur bei geringer Aufstauung als vorübergehende oder als Dauermaßnahme zur Anwendung. Unter diesen Voraussetzungen legt man den Anus arteficialis am besten zweizeitig an: Von einem linksseitigen Pararektalschnitt oder seitlichen Schrägschnitt wird die Flexura sigmoidea aufgesucht. Wird sie durch geblähte Dünndarmschlingen verdeckt, so müssen diese durch Tampons beiseite gedrängt werden. Das Colon transversum wird von einem Schnitt im Oberbauch aufgesucht. Die Sigmaschlinge oder das Colon transversum wird in etwa 10—12 cm Länge vor die Bauchwunde gelagert und durch das Mesenterium ein Docht zur Verhinderung des Zurücksinkens der Schlinge hindurchgezogen. Darauf werden die beiden Schenkel oberhalb und unterhalb des Dochtes durch einige Knopfnähte aneinander fixiert und nun die stark gekrümmte Schlinge circulär ins Peritoneum parietale eingenäht und die Bauchwunde verengt. Bei stärkerer Gasentwicklung kann der Darm nach Bedarf zunächst punktiert werden, während man seine Eröffnung, wenn angängig, einige Tage verschiebt. Die Eröffnung und Durchtrennung des Darmes wird mit dem Messer oder dem Paquelin bis auf den Gazedocht durchgeführt. Überschüssige Darmteile werden nachträglich bis in das Niveau der Bauchhaut abgetragen.

An Stelle dieser Methode kann man zur vollständigen Unterbrechung gelegentlich auch die Kombination der seitlichen Colostomie mit der Abdrosselung des abführenden Schenkels mittels Seidenfadens oder Fascienstreifens heranziehen. Auf die älteren und neueren plastischen Verfahren zur Erzielung eines schlußfähigen Kunstafter (v. Hacker, Witzel, Esser, Unger, Kirschner u. a.) soll hier nicht eingegangen werden. Mit Hilfe einer Pelotte oder eines Kotfängers können die Patienten sich vielfach vollkommen sauber halten.

c) Die seitliche Anastomose.

Die von Maisonneuve angegebene, von Adelmann, Billroth, v. Hacker und vor allem von Wölfler wieder aufgenommene Enteroanastomose hat beim Darmverschluß die Aufgabe, unter Umgehung der Verschlußstelle den Darminhalt vom zuführenden in den abführenden Darmteil abzuleiten. Sie ist eine der wichtigsten Palliativoperationen zur definitiven Heilung der nicht destruierenden mechanischen Dünndarmverschließungen (Abknickungsverschlüsse usw.). Sie kommt ferner in Betracht bei der Ausschaltung nicht exstirpabler stenosierender Tumoren und entzündlicher Strikturen. Inwieweit sie auch bei der Resektion in Frage kommt, ist schon erwähnt. Bei vollständigem Verschluß ist sie nur in Frühfällen mit geringer Aufstauung zu verwenden. Bei stärkerem Meteorismus muß man sich zunächst auf die Enterostomie beschränken. Ihre Hauptbedeutung hat die Enteroanastomose als prophylaktische und als sekundäre Operation; sie darf nur bei intakter Serosa ausgeführt werden; bei entzündlicher oder brüchiger Darmwand kommt sie nicht in Frage.

Am häufigsten wird die seitliche Anastomose als Jejunoileostomie und als Ileoileostomie, bei tiefem Dünndarmverschluß als Ileocolostomie ausgeführt; seltener kommt sie als Ileosigmoideostomie und als Colosigmoideostomie zur Anwendung. Die Verbindung zwischen Dünndarm und Colon transversum (Ileocolostomie) hat den Vorzug, daß der gestaute Dünndarminhalt sofort in den Dickdarm abgeleitet wird; sie bietet daher eine sichere Gewähr für die Entleerung der Inhaltsmassen auf natürlichem Wege. Ich wähle sie deshalb prinzipiell bei tieferen Dünndarmverschlüssen. Bei hohen Jejunumverschlüssen empfiehlt es sich aber, wenn nicht besondere Gründe — starker Meteorismus, Kleinheit und Enge des abführenden Endes — für die Verbindung mit dem Colon transversum sprechen, mehr die Anastomose zwischen zwei Dünndarmschlingen anzulegen. Einen Nachteil für die Verdauung und Ernährung habe ich auch bei Verbindung tieferer Jejunum- und hoher Ileumschlingen mit dem Colon transversum nicht gesehen. Oft erfolgt bei Adhäsionsverschlüssen keine totale Ausschaltung des unteren Dünndarmabschnittes, vielmehr stellt sich nach einiger Zeit der normale Kotstrom wieder her; die Ileocolostomie bildet dann nur noch ein Sicherheitsventil und einen Notauslaß.

Für die Ileocolostomie empfiehlt es sich, die Bauchhöhle durch einen etwas oberhalb der Mittellinie beginnenden Schnitt zu eröffnen, da man sich so das leere, oft nach oben verdrängte Colon transversum leichter zugänglich machen kann. Bei der Dünndarm-Dünndarmvereinigung führt man den Schnitt vom Nabel etwas nach abwärts.

Zur Vereinigung mit dem Colon wählt man bei bekannter Verschlußstelle eine dieser möglichst nahegelegene, geblähte Schlinge, vorausgesetzt, daß sie sich bequem mit dem Colon vereinigen läßt. Bei unbekannter Verschlußstelle vermeide ich eingreifendere Maßnahmen an den Darmschlingen und suche das Colon transversum möglichst mit einer aus dem Unterbauch hervorgezogenen zuführenden Dünndarmschlinge zu vereinigen. Ist man bei der Operation im Intervall im Zweifel, ob man eine zu- oder abführende Schlinge vor sich hat, so muß man den Darm nach den früher angegebenen Regeln absuchen. Bei der Ileocolostomie und Ileoileostomie braucht die offene Verbindung zwischen den beiden Darmschlingen nicht größer wie etwa 4 cm zu sein.

Auch hier verwenden wir die zweireihige, fortlaufende Naht in isoperistaltischem Sinne.

Als Umgehungsoperation steht neben der seitlichen Anastomose die End-zu-Seitvereinigung des quer durchtrennten Dünndarmes mit dem Dickdarm zur Verfügung.

d) Die Darmpunktion.

Die Punktion des Darmes durch die intakten Bauchdecken wurde früher vielfach empfohlen und vor allem von interner Seite (Curschmann, Jürgensen, Rosenbach, Nothnagel und Fürbringer) häufig angewandt. Curschmann berichtete z. B. über Fälle, bei denen er durch mehrfache Punktionen an verschiedenen Schlingen Heilung erzielt hatte. Während von Curschmann bei sorgfältiger Auswahl der Fälle und vorsichtiger Ausführung der Punktion die Methode für unbedenklich gehalten wurde, wurde von anderen, z. B. Fürbringer, auf unglückliche Zufälle bei der Punktion hingewiesen.

Vom modernen chirurgischen Standpunkt aus kann man die Punktion ohne Eröffnung der Bauchhöhle nur noch dort für berechtigt halten, wo Gewißheit besteht, daß geblähte Schlingen mit dem Peritoneum parietale verbacken sind. Unter welchen Bedingungen sie als Vorakt für die Enterostomie in Betracht kommt, ist S. 551 erörtert worden. Aber nur in seltenen Fällen kann die ein- oder mehrmalige Punktion des Inhalts die Eröffnung des zur Enterostomie oder Colostomie in die Bauchwunde eingestellten Darmes entbehrlich machen.

So genügte mir mehrmals bei starker Dickdarmblähung das einfache Ablassen der Gase durch mittelstarke Punktionsnadeln, um einen hochgradigen Meteorismus zum Schwinden zu bringen. Weiter habe ich in einer Reihe von Fällen im Verlauf der Appendix-Peritonitis den Inhalt geblähter Dünndarmschlingen, die in der Operationswunde sich einstellten, wiederholt durch Punktion aspiriert, bis der Stuhlgang wieder auf normalem Wege erfolgte. Dabei konnten manchmal in einer Sitzung bis zu $^1/_2$ Liter Inhalt entfernt werden.

Die Einstellung des Darmes zur Enterostomie ist aber bei der Punktionsbehandlung unbedingt notwendig, damit man jederzeit die Eröffnung des Darmes hinzufügen kann, wenn die Punktion nicht ausreichen sollte. Die Auswahl der zur Punktion bestimmten Schlinge muß mit großer Sorgfalt erfolgen. Im allgemeinen tritt heute die Darmpunktion als das unvollkommenere Hilfsmittel hinter der Enterostomie ganz zurück.

e) Die operative Beseitigung der seitlichen Darmfistel und des Kunstafters.

Während sich die kleine seitliche Darmfistel bei richtiger Technik in der Mehrzahl der Fälle spontan schließt, erfordert die große seitliche Fistel und der Kunstafter fast immer weitere, operative Eingriffe. Nur bei der Sigma- und Colon transversum-Fistel kann man unter Umständen auf ihre Beseitigung verzichten und eine Dauerfistel und einen Dauerkunstafter bestehen lassen, wenn durch Kotfänger oder Pelotte ein einigermaßen erträglicher Zustand erzielt worden ist. Die Methoden zum Verschluß der Fistel und des künstlichen Afters sind am Dünn- und Dickdarm dieselben. Es stehen uns zu diesem Zwecke extra- und intraperitoneale Methoden zur Verfügung.

Extraperitoneale Methoden.

Bei kleinen Röhren- und Lippenfisteln genügt häufig die ausgiebige, trichterförmige Kauterisation und nachträgliche Zusammenziehung der Wunde mit Heftpflaster oder die einfache Umschneidung, Einstülpung und Vernähung des Fistelganges mit gleichzeitiger Naht der Haut, um die Fistel zum Schluß zu bringen. Auch bei Ausbleiben des primären Schlusses kommt die Verheilung der Fistel häufig noch nachträglich zustande. Neben diesen einfachen, nur für kleine Fisteln geeigneten Verfahren steht uns der plastische Schluß für Fistel und Kunstafter zur Verfügung. Das extraperitoneale Vorgehen ist aber nur da anwendbar, wo die Kotpassage analwärts frei ist. Nur dann, wenn derartige Plastiken gescheitert sind oder ungünstige anatomische Bedingungen vorliegen, ist die Beseitigung der Fistel und des Kunstafters durch die Laparotomie vorzunehmen. Solche Bedingungen sind z. B. Knickung, Torsion und Klappenbildung des wandständig eingestellten Darmes, Verengerung, Schrumpfung und Atrophie, ausgedehnte Verwachsungen und Verklebungen des abführenden Darmes, Prolaps der mesenterialen Darmwand und starke Spornbildung.

Der operative Schluß wird zweckmäßig so lange aufgeschoben, bis die Wundheilung beendet ist, d. h. mindestens 3—4 Wochen.

Die Vorbereitung zur Operation muß eine gründliche sein, auch bei den vorgenannten einfachen Methoden. Die Vorbereitung besteht in Darmspülungen von der Kotfistel oder dem künstlichen After aus, in flüssiger Diät während mehrerer Tage, in vollständiger Nahrungsentziehung in den letzten 24 Stunden und in Darreichung von Opium. Ekzeme der Bauchhaut sind durch Bäder und mit Puder und Salben vorzubehandeln. Oberflächliche Exzeme haben nach meinen Erfahrungen keinen nachträglichen Einfluß auf die Wundheilung, wenn man die Haut vor der Operation gründlich jodiert. In den Fällen, in denen der Darminhalt sich vollständig oder zum größten Teil aus der Fistel oder dem Kunstafter entleert, muß man schon vorher ein Urteil über die anatomischen Verhältnisse zu gewinnen suchen. Dies hat den Vorteil, daß man den atrophischen, abführenden Darm gleichzeitig zu neuer Funktion anregt. Es geschieht durch Einläufe von der Fistel und dem Kunstafter, bzw. vom Rektum aus, bei zugänglicher Fistel durch Abtastung mit dem Finger. Zur Entscheidung der Frage, ob die beiden Darmschenkel innerhalb der Bauchhöhle dicht nebeneinander liegen, geht man beim Kunstafter zweckmäßig mit dem Zeigefinger oder mit dem kleinen Finger in den zuführenden Schenkel ein und sucht, nach Einführen einer Sonde oder Kornzange in den abführenden Schenkel, die Dicke der trennenden Gewebsschicht festzustellen. Vor der Operation müssen gegebenenfalls vor der Bauchhaut liegende ödematöse Darmteile bis in das Niveau der Haut abgetragen werden. Mit diesen Maßnahmen kann man schon 12—14 Tage nach der Operation anfangen. Eine besondere Vorbehandlung erfordert der Kunstafter; hier ist die Umwandlung in eine seitliche Fistel durch die Beseitigung des zwischen zu- und abführendem Schenkel die Passage behindernden Sporns nötig.

Die Beseitigung des Sporns wird auch heute noch am sichersten nach dem klassischen Vorgehen von Dupuytren mit der Spornquetsche (Darmschere, Enterotom, Enterotrib) erreicht (s. Abb. 294 u. 296). Dem Verfahren haftet allerdings eine gewisse Gefahr der Perforation und der Perforationsperitonitis an, wenn die beiden Darmschenkel nicht fest aneinander liegen. Wo man bei der operativen Schaffung eines Kunstafters die beiden Schenkel durch Nähte aneinander fixiert hat und wo man sich in der oben geschilderten Weise von dem festen Aneinanderliegen der beiden Schenkel des Anus arteficialis durch die Palpation überzeugt hat, ist das Verfahren aber fast ungefährlich. Liegt eine dicke Mesenterialschicht zwischen den beiden Schenkeln oder sind aus anderem Grunde die beiden Schenkel weit voneinander entfernt, so verzichtet man am besten auf die Anwendung der Spornquetsche und beseitigt die Kotfistel oder den Kunstafter besser durch freie Laparotomie. Dupuytren selbst verfügte im Jahre 1829 über 41 nach seinem Verfahren behandelte Beobachtungen mit 29 Heilungen und 3 Todesfällen. Nur 9mal mißlang der Fistelschluß. Einer späteren Zusammenstellung von Heimann über 83 mit der Spornquetsche behandelte Fälle ergab 7 Todesfälle, von denen aber nur 4 auf die Behandlung mit der Quetsche (2mal Perforation, 1mal diffuse Peritonitis) zurückzuführen waren; 50mal erfolgte Heilung der Fistel, 26mal blieb sie bestehen. Körte zählte unter 111 veröffentlichten Fällen 11 Todesfälle. Er schloß aus dem vorliegenden Material, daß die Anwendung der Darmquetsche bei richtiger Indikationsstellung und Anwendung ungefährlich sei. König gab wegen der Häufigkeit des Ausbleibens des Schlusses der Darmfistel im allgemeinen der Laparotomie den Vorzug vor der Behandlung nach Dupuytren. Da man mit Hilfe der plastischen Deckung der Darmfistel diesem Mangel nach meiner und anderer Chirurgen Erfahrung mit großer Wahrscheinlichkeit begegnen kann, halte ich die weitgehende Verwendung des Dupuytrenschen Verfahrens auch heute noch für geboten. Allerdings hat man mit einer erheblich längeren Behandlungsdauer zu rechnen, als bei der Beseitigung der Fistel durch Laparotomie.

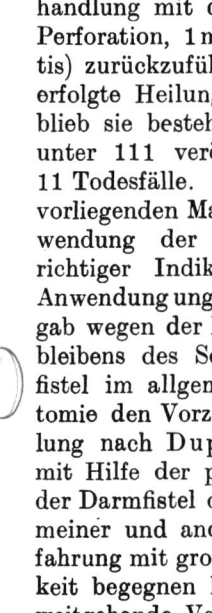

Abb. 294. Spornquetsche nach Dupuytren ($^1/_2$ natürl. Größe).

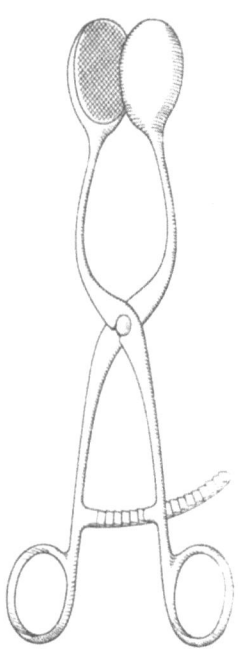

Abb. 295. Spornquetsche nach Hahn ($^1/_2$ natürl. Größe).

Statt der ursprünglichen Dupuytrenschen Spornquetsche ist im Laufe der Zeit eine große Zahl von Modifikationen (Ludwig, Czerny) angegeben worden. Erwähnt seien besonders die Darmquetschen von Malte und Hahn (s. Abb. 295). Hier wird unter Belassung des freien Randes des Sporns einige Zentimeter unterhalb desselben die trennende Gewebsschicht durch zwei, etwa zweimarkstückgroße, geriefte Branchen zunächst durchgequetscht und nachträglich mit der Schere oder mit Hilfe einer elastischen Ligatur der stehengebliebene Rand zerstört. Unter günstigen Bedingungen hat man in früherer Zeit schon von vornherein den Sporn scharf durchtrennt (Schmalkalden 1795). Neuerdings ist dies Verfahren wieder von Knaus empfohlen worden. An diese Instrumente schließen sich die Anastomosenklemmen

von F. Krause, Rotter und v. Mikulicz an (s. Abb. 297), bei welchen —
ebenfalls unter Belassung des freien Randes — eine innere Darm-
anastomose geschaffen wird. Sie haben den Vorzug, daß man die beiden
Branchen einzeln — wie bei der Geburtshelferzange — einführen, und daß,
vor allem beim Anus arteficialis nach äußerer Brucheinklemmung, der Schluß
der Darmfistel mit kleinen Nachoperationen erzielt werden kann.

Statt der einen Spornquetsche kann man auch 2 lange Kochersche
Klemmen im spitzen Winkel zur Zerstörung größerer Gewebsteile des Spornes
anlegen.

Oft läßt sich die Spornquetsche schon 14 Tage nach dem ersten
Eingriff anlegen. Es ist wünschenswert, daß der Sporn bis zu einer Tiefe
von 6—7 cm durchgequetscht wird. Wo man nicht sicher ist, daß bis zu

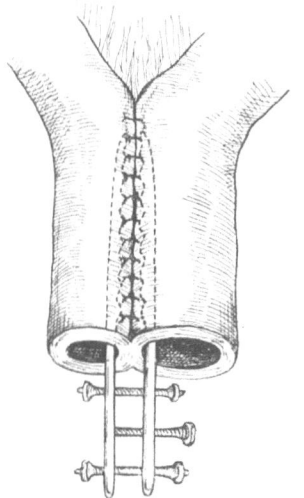
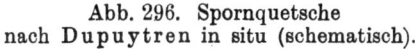
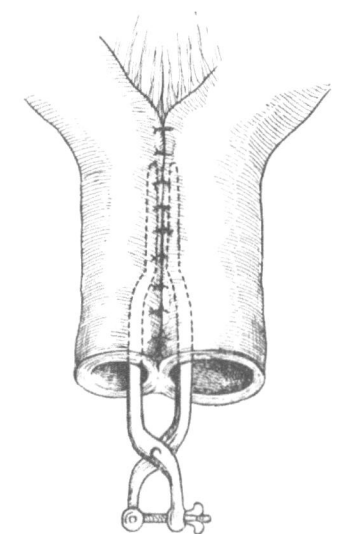

Abb. 296. Spornquetsche   Abb. 297. Spornquetsche
nach Dupuytren in situ (schematisch).   nach F. Krause in situ (schematisch).

dieser Tiefe die Schenkel fest aneinander liegen, ist es besser, die Gewebe
in mehreren Abschnitten von je 2 bis 3 cm zu zerquetschen (Körte). Zur
Vermeidung eines zu stürmischen Gewebsuntergangs schließt man in allen
Fällen das Instrument zunächst nur lose, um es von Tag zu Tag fester
anzuziehen. Häufig ist die Nekrose der Gewebe und die Zerstörung der
trennenden Schichten schon nach 5—6 Tagen vollendet. Seltener dauert
der Vorgang 10—12 Tage. Der entzündliche Ring schafft meist hinreichende
Verklebungen der beiden Darmschenkel und damit Schutz gegen Perforationsperitonitis. Der Erfolg der Zerstörung zeigt sich bei stehengebliebenem
Rande darin, daß die Quetsche sich leicht verschieben läßt und in den
einen Schenkel hineinsinkt, bei mitzerstörtem Rande darin, daß sie vollständig gelöst im Darm liegt oder aus der Wunde herausgleitet. Manchmal
treten nach Anlegung des Instruments, insbesondere bei gleichzeitiger
Quetschung von Mesenterialteilen, heftige Reizerscheinungen, Schmerzen, Erbrechen, reflektorische Darmsperre, ja Kollaps ein. Es ist dann zweckmäßig,
die Quetsche etwas zu lockern und erst ganz allmählich wieder anzuziehen.

Beim Auftreten peritonitischer Erscheinungen muß selbstverständlich ihre sofortige vollständige Lösung erfolgen.

Nach der Zerstörung des Spornes tritt vielfach sehr bald Abgang von Gasen und Stuhl ein. Mit dem plastischen Verschluß wartet man nun noch mindestens 2—3 Wochen, d. h. bis die Nekrosen sich vollständig abgestoßen haben und die Darmwunde vernarbt ist. Durch Abtastung mit dem Finger muß man feststellen, ob der Sporn hinreichend weit beseitigt und ob der Weg vom zuführenden in den abführenden Schenkel frei ist. Wo trotz hinreichender Zerstörung des Spornes keine Stuhlentleerung durch den After erfolgt, kann man durch Spülungen von der Darmfistel oder vom Mastdarm aus den abführenden Schenkel zur Tätigkeit anregen oder durch Einführung eines dicken Gummirohres den zuführenden mit dem abführenden Darmteil zwecks direkter Überleitung des Inhaltes verbinden.

Plastischer Verschluß der Kotfistel und des Kunstafters.

Der plastische Verschluß der Kotfistel und des Anus arteficialis wird auch heute noch im wesentlichen nach den von Dieffenbach angegebenen Regeln mittels Brückenlappens nach gründlicher Entleerung des Darmes ausgeführt. Etwa 3 mm vom Schleimhautrand wird die Fistel allseitig umschnitten und die Darmwand vorsichtig aus den Verklebungen mit der Umgebung gelöst. Es gelingt meist ohne Eröffnung des Peritoneum die Darmwand so weit beweglich zu machen, daß die Fistelöffnung sich bequem durch Naht schließen läßt. Erfolgt eine Peritonealverletzung, so muß die kleine Lücke sofort geschlossen, bzw. durch Gazestreifen gesichert werden.

Die leichter lösliche Wand des zuführenden Darmteiles läßt sich bei größeren Defekten gelegentlich als Lappen über die Darmöffnung decken und in der Tiefe mit der schwerer zu lösenden Wand des abführenden Darmes vernähen.

Steht wenig Darmwand zur Deckung zur Verfügung, so verwendet man den mit ihr in Verbindung gebliebenen Hautrand mit zum Verschluß, andernfalls trägt man ihn bis an die Schleimhaut ab. Die Vernähung des Darmes erfolgt durch Catgut-Knopfnähte, welche die Mucosa, bzw. die Epidermis nicht mitfassen. Die erste Nahtreihe wird durch eine zweite von übergreifenden Knopfnähten gesichert.

Nach Schluß der Darmwunde werden die Wundränder der Haut beweglich gemacht und narbig veränderte Teile entfernt. Parallel dem einen Wundrand wird hierauf ein Brückenlappen nach Dieffenbach unter stumpfer Ablösung von der Aponeurose gebildet. Der Lappen wird über die Wundfläche bis an den anderen Wundrand ohne Spannung verlagert und mit ihm durch Knopfnähte vereinigt (s. Abb. 298 u. 299). Zur besseren Verklebung mit den darunter liegenden Geweben, besonders mit der Nahtlinie des Darmes, muß der Hautlappen einige Minuten gegen die Unterlage angedrückt werden. Zur Ableitung etwa sich ansammelnder Sekrete werden feinste Gazestreifen in das Wundbett eingelegt. Der an der anderen Seite des Brückenlappens entstandene Hautdefekt wird nach Thiersch gedeckt.

Dringend notwendig ist die tägliche Kontrolle der Wunde. Erfolgt durch Austritt von Sekreten oder Kot eine Infektion (Kotphlegmone), so ist nach Lösung einiger Hautnähte das Wundbett ausgiebiger zu drainieren. Auch nach zeitweiligem reichlicherem Kotaustritt gelingt meist die An-

heilung des Lappens unter gleichzeitigem Verschluß der Fistel. Etwa übrigbleibende, kleinere Kotfisteln lassen sich später durch die oben erwähnten
geringfügigen Eingriffe beseitigen. Mißlingt die Plastik, so ist sie entweder
nach einiger Zeit zu wiederholen oder der Verschluß der Fistel durch
Laparotomie zu bewerkstelligen.

Au Stelle der Brückenlappenplastik habe ich ebenso wie Göschel u. a.
mit gutem Erfolge die Zungenlappenplastik ausgeführt. Die Verwendung
von zwei Brückenlappen empfiehlt sich weniger, weil dabei die Hautnaht
unmittelbar über der Darmnaht liegt, während beim einfachen Brückenlappen die Darmnaht vom Zentrum des Lappens bedeckt ist.

Von sonstigen plastischen Verfahren sei noch die Doppellappenbildung
von A. Neumann, nach dem Prinzip der plastischen Verschließung der
Hypospadie nach Thiersch, erwähnt.

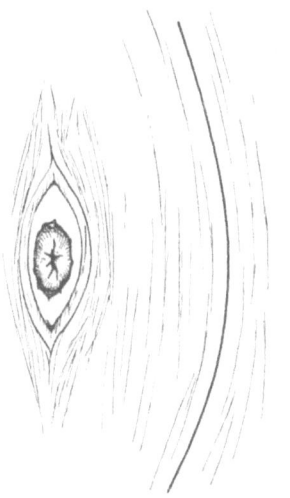 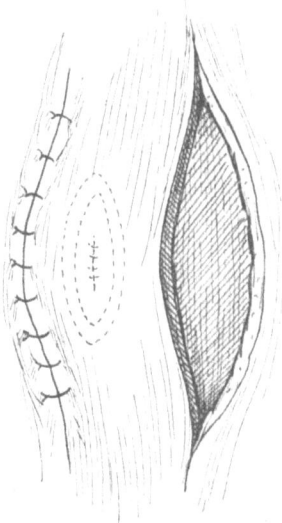

Abb. 298. Schnittführung zur Bildung des Brückenlappens nach Dieffenbach.   Abb. 299. Verschiebung und Vernähung des Brückenlappens nach Dieffenbach.

Die einfache, lineäre Vernähung der angefrischten und unterminierten
Wundränder ist bei größeren Fisteln wegen der Gefahr der Nahtinsuffizienz
und des Wiederaufbruchs der Wunde zu vermeiden.

Nach Ausführung der Plastik ist etwa 4 Tage lang Opium zu geben
und die Nahrungszufuhr vom Munde aus auf ein Mindestmaß zu beschränken.

Die intraperitonealen Methoden des Fistelschlusses.

Wo die fast ungefährlichen extraperitonealen Methoden nicht zum
Ziele führen oder die erwähnten ungünstigen anatomischen Verhältnisse sie
von vornherein verbieten, ist auf intraperitonealem Wege der Schluß der
Kotfistel und des Kunstafters zu bewirken. Die Gefahr der Peritoneal-
infektion ist bei beschmutzten, ekzematösen Bauchdecken nicht unberücksichtigt zu lassen. In vielen Fällen ist die Operation leicht durchzuführen,
wenn man einige Wochen bis zur Rückbildung der Verwachsungen ver-

streichen läßt. Sind aber infolge vorangegangener Peritonitis starke Verwachsungen oder sogar ausgedehnte Verbackungen des leeren, vollständig aus der Kotpassage ausgeschalteten, abführenden Darmes eingetreten, so können solche Operationen sehr eingreifend und gefährlich sein. Körte nahm für die Behandlung mit der Spornquetsche etwa $10^0/_0$ Todesfälle an, während Reichel und Hertzberg 37,8, bzw. $27^0/_0$ Mortalität für die Resektionsbehandlung der Kotfistel und des Kunstafters berechneten. Sicher sind bei richtiger Auswahl der Fälle die Ergebnisse sowohl bei den extra- wie bei den intraperitonealen Verfahren heute wesentlich bessere. Es sei hier auf v. Bramanns gute Erfolge bei der Resektionsbehandlung des Anus arteficialis nach äußerer Brucheinklemmung mit nur 5 † unter 41 operierten Fällen hingewiesen.

Je nach der Größe der Fistel und den besonderen Verhältnissen stehen mehrere Methoden zur Verfügung:

a) Die Umschneidung und Vernähung der Fistel.

Die Umschneidung kommt nur für kleinere Fisteln in Frage. Zum Schutz gegen den Inhaltsaustritt wird die Darmöffnung nach vorheriger Umschneidung der benachbarten Haut durch fortlaufende Naht verschlossen, nach erneuter Desinfektion des Operationsgebietes mit Jod die Darmwand unter Eröffnung des Bauchfelles allseitig gelöst und nun die gelöste Darmschlinge vor die durch Gaze gesicherte Bauchhöhle gezogen. Nach Abklemmung des Darmes ober- und unterhalb der Fistel wird die Fistelstelle im Gesunden keilförmig, quer exzidiert und die neu geschaffene Darmwunde zweietagig geschlossen. Ist die Wandung des Darmes in größerer Ausdehnung pathologisch verändert oder besteht die Gefahr einer Verengerung des Lumens, so ist nach Erweiterung der Bauchwunde die Resektion in typischer Weise auszuführen.

b) Die Beseitigung der Fistel durch freie Laparotomie.

Ist von vornherein mit ungünstigen Verhältnissen zu rechnen oder stößt man bei der Umschneidung auf Schwierigkeiten, so ist es zweckmäßiger, einige Centimeter entfernt von der Fistel durch einen besonderen Schnitt die Bauchhöhle zu eröffnen und von diesem aus nach Abdichtung der Bauchhöhle und Anlegung eines Ergänzungsschnittes bis an den Fistelrand den zu- und abführenden Schenkel zu lösen. Hierauf wird der pathologisch veränderte Darmteil samt der Fistel quer reseziert und die beiden Darmenden in der gewöhnlichen Weise durch die Naht vereinigt.

H. Braun hat für besondere Fälle an Stelle der queren Resektion die Enteroplastik, bestehend in einer weiten Anastomose zwischen zu- und abführendem Schenkel, nach Beseitigung der kranken Gewebe empfohlen (s. Abb. 300, 301, 302). Nötzel hat besonders für die Dickdarmresektion den Wert dieses Verfahrens betont.

Auch für das intraperitoneale Vorgehen ist eine große Zahl von Modifikationen angegeben worden, von denen nur die Resektion des zu- und abführenden Schenkels entfernt von der Fistel und die nachträgliche Exzision des fistulösen Abschnittes erwähnt seien.

c) Die Darmausschaltung.

Als drittes Verfahren steht schließlich noch die Umgehung der Fistel durch Anastomosierung des zu- und abführenden Schenkels zur Verfügung.

Ist bei der Dünndarmfistel keine brauchbare abführende Dünndarmschlinge zugängig zu machen, so führt man auch hier wieder die seitliche Ileocolostomie aus und drosselt gleichzeitig den Darm mittels Seidenfadens oder Fascienstreifens in der Nähe der Fistel ab. Durch extraperitoneale Eingriffe (Kauterisation, Brückenlappenplastik usw.) läßt sich so oft ein vollständiger Fistelschluß auf einfachere Weise als durch die Resektion erreichen.

An Stelle der seitlichen Anastomose, bzw. der Querresektion ist gegebenenfalls auch die End-zur-Seit-Anastomisierung des zuführenden Darmschenkels mit dem Colon oder mit dem abführenden Dünndarmschenkel unter gleichzeitiger blinder Vernähung des peripheren Darmquerschnittes anwendbar.

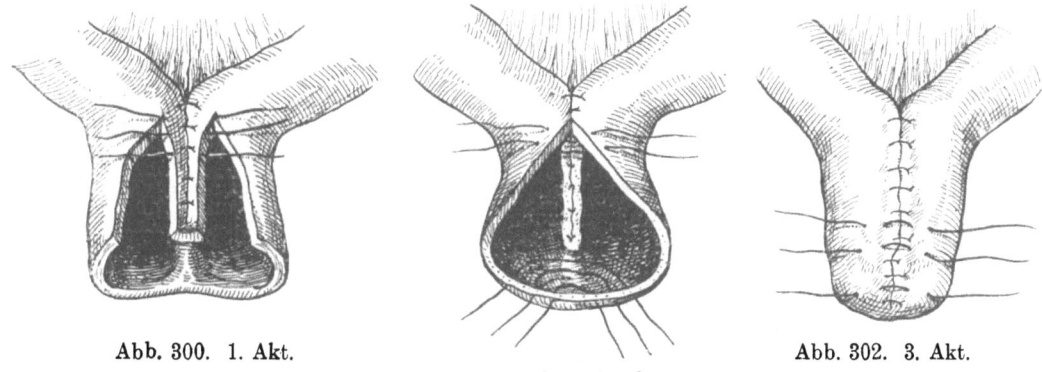

Abb. 300. 1. Akt.   Abb. 302. 3. Akt.

Abb. 301. 2. Akt.

Abb. 300—302. Enteroplastik nach H. Braun.

IV. Die Nachbehandlung.

In hohem Maße können wir die schädlichen Wirkungen des Verschlusses und des operativen Insults durch nachträgliche nicht operative Maßnahmen verhüten und ausgleichen.

Vor allem kommt es darauf an, die durch den Säfteverlust und die Zirkulationsstörungen bedingten Gefahren zu bekämpfen. Es sind hier zunächst alle die Mittel therapeutisch und prophylaktisch zu verwenden, die uns gegen den abdominellen Schock und Kollaps zu Gebote stehen. Unter den Herzmitteln bevorzuge ich Digalen in Mengen von 3 ccm pro die. Im übrigen gebe ich regelmäßig Koffein in Mengen von 0,2 mehrmals am Tage. Das Koffein erscheint mir deshalb besonders geeignet, weil es in mäßiger Menge einmal das Vasomotorenzentrum direkt erregt, dann aber (Meyer und Gottlieb) auch eine auf Gefäßverengerung im Splanchnikusgebiet beruhende Blutdrucksteigerung zur Folge hat. Neben Digalen und Koffein verwende ich Kampfer in der üblichen Weise nach Bedarf.

Es fragt sich weiter, was wir unmittelbar zur Wiederherstellung einer normalen Blutverteilung und Durchblutung des Organismus tun können. Unsere Experimente (Braun und Boruttau) weisen uns darauf hin, daß die Mittel, die gegen die abdominelle Zirkulationsstörung etwas nützen sollen, peripher angreifen müssen. Wie wir sahen, leisten das normale Herz und die normalen Zentren im Experiment bis zum Schlusse ihr Möglichstes. Es kommt darauf an, durch Wiederherstellung normaler Füllung der gesamten

Gefäße und normaler Spannungsverhältnisse der peripheren Abdominalgefäße die Blutverteilung und den Blutumlauf wieder zu heben.

Unser bestes Hilfsmittel bleibt auch heute noch die physiologische Kochsalzlösung, bzw. die Normosal- oder die Ringerlösung. Sie hilft uns gegen den Säfteverlust und ist ein zirkulationanregendes Mittel. Nach unseren Erfahrungen genügt, solange der Puls gut ist, meist die subkutane oder rektale Darreichung. Da, wo es plötzlich — zu Beginn oder im weiteren Verlaufe des Verschlusses — zu Kollaps kommt, ist statt dessen die intravenöse Infusion zu bevorzugen, deren Wirkung eine unmittelbarere und energischere ist. Dies dürfte auch der einzige Zeitpunkt sein, wo von einem Adrenalinzusatz (20 Tropfen auf 1 Liter) eine Steigerung der Wirkung im Sinne von Heidenhain erwartet werden kann. Denn es genügt gelegentlich die einmalige, energische Kontraktion der peripheren Gefäße durch das Adrenalin, um eine Durchblutung des Hirnes und damit die Wiederaufnahme der Funktion der vorübergehend versagenden Vasomotorenzentren in die Wege zu leiten.

Wo der Zusammenbruch des Körpers von langer Hand, wenn auch klinisch manchmal unbemerkt, vorbereitet, wo der Blutdruck erheblich gesunken ist und die Erschöpfung und Lähmung der Zentren eingesetzt hat, dürfen wir beim Darmverschluß, trotzdem die Verhältnisse hier von vornherein wegen des Fehlens pathogener Bakterien günstiger liegen, zurzeit ebensowenig von Adrenalin-Kochsalzinfusionen erhoffen wie im extremen Stadium der Peritonitis und Sepsis. Wir können die Bedenken, die Heinecke im Jahre 1909 für die Peritonitis geäußert hat, klinisch völlig bestätigen und für den Darmverschluß durch eine große Zahl klinischer und experimenteller Injektionsversuche belegen. Es gelingt zwar auch noch bei erheblich gesunkenem Blutdruck, die charakteristische Adrenalinwirkung durch eine gewaltige periphere Kontraktion der Gefäße, insbesondere der Bauchgefäße, zu erzielen; aber es ist ein Strohfeuer. Nach wenigen Minuten ist alles wieder beim alten. Ja es hinterläßt bekanntermaßen die Injektion sogar als Nachwirkung den gegenteiligen Zustand der Gefäßerschlaffung, die das eben auf kurze Zeit besser durchblutete Gehirn in einen Zustand noch stärkerer Anämie versetzt. Da es sich beim Darmverschluß, abgesehen vom „interkurrenten Kollaps", um einen langsam, zum mindesten in einer Reihe von Stunden, wie im Experiment, entstandenen Zustand der Zirkulationsstörung und der Gefährdung der Zentren handelt, so müßte auch mindestens schon stundenlang der gefäßverengernde Einfluß auf die Bauchgefäße fortbestehen, um einen normalen Blutumlauf wieder in Gang zu bringen. Es kommt hier ebenso wie bei der Peritonitis garnicht so sehr auf eine plötzliche, erhebliche Steigerung des Blutdruckes an, als darauf, daß eine allmähliche und konstante Wirkung erzielt wird und daß nachträglich keine Erschlaffung der Gefäße wieder eintritt. Durch Stunden hindurch fortgesetzte, reichliche subkutane oder intravenöse Adrenalin-Kochsalzinfusionen bieten noch am ehesten Aussicht auf Erfolg. Immerhin ist zu hoffen, daß die chemische Wissenschaft uns eines Tages Mittel gibt, die auf längere Zeit eine dem Adrenalin analoge Wirkung auf die peripheren Gefäße ausüben, etwa durch allmähliche Abspaltung von Adrenalin oder dgl. Wir beabsichtigen zu prüfen, inwieweit das auf dem Chirurgen-Kongreß 1923 von Albrecht als blutstillendes Mittel an Stelle von Adrenalin empfohlene Methyl-amino-aceto-Keton (Stryphon), eine Vorstufe des synthetisch hergestellten Adrenalins, in dieser Richtung verwendbar ist.

Wenn wir somit ohne weiteres zugeben müssen, daß wir schweren Zirkulationsstörungen beim Darmverschluß zur Zeit noch ziemlich ohnmächtig gegenüberstehen, so liegt doch darin schon ein erheblicher Fortschritt, daß wir nicht mehr im Dunklen tasten, sondern die Angriffspunkte für unsere Therapie und damit den Weg, auf dem sie sich weiter zu entwickeln hat, kennen.

Es sei noch auf die von Heidenhain auf Anregung von Gottlieb angewendete Kombination von Adrenalin und Hypophysenextrakt hingewiesen. Durch die vorangehende Darreichung von Hypophysenextrakt sollen die Gefäße für die kontrahierende Wirkung des Adrenalins sensibilisiert werden und das Adrenalin dann kräftiger und länger wirken. Die Wirkung soll nach Heidenhain eine so augenscheinliche sein, daß er zu Infusionen bei Kreislaufschwäche wegen Sepsis, Peritonitis und Darmverschluß nur noch beide Mittel zusammen, und zwar auf 1 l Kochsalzlösung 10 Tropfen Suprarenin und 1 ccm Pituitrin, verwendet. Je früher die Patienten zur Operation gelangen, um so weniger liegt das Bedürfnis nach all diesen Mitteln vor.

Schließlich ist es notwendig, den entsäfteten Kranken nicht nur Kochsalzlösung, sondern gleichzeitig auch die übrigen im Körperhaushalt wichtigen Salze und Nährstoffe in leicht resorbierbarer Form zuzuführen. Es ist klar, daß, wenn es gelingt, nicht nur den Flüssigkeits-, sondern auch den Säfteverlust (Alkali-, Hämoglobinverlust usw.) zu ersetzen, um so eher die Erholung entbluteter und entkräfteter Patienten noch erhofft werden könnte. Es wäre zu begrüßen, wenn uns auch für diese Patienten in Wasser oder Öl lösliche, bei subkutaner oder intravenöser Applikation schnell resorbierbare Fette, Salze, Eiweißkörper usw. zur Verfügung gestellt würden. Die intravenöse Zufuhr von Kohlehydraten in Form von $5^0/_0$ Traubenzuckerlösung oder Calorose (Kausch) ist nur ein bescheidener Anfang. Bis dahin müssen wir den Patienten möglichst viel Nährstoffe vom Rektum aus zuführen. Ich verwende in ausgedehntem Maße Tee-Alkohol-Zucker-Tropf-Klystiere.

Zur Anregung der Darmtätigkeit mache ich bei der postoperativen Nachbehandlung der Passagestörungen des Darmes ausgedehnten Gebrauch von der rektalen Kochsalzinstillation (etwa 250 bis 500 ccm mehrmals am Tage). Solche Tropfklystiere haben den Vorzug, gleichzeitig mit einer erheblichen Flüssigkeitszufuhr einen milden anregenden Einfluß auf die Peristaltik auszuüben und die Wiederkehr geordneter Peristaltik zu begünstigen. Da, wo diese Instillationen nicht ausreichen, gebe ich, wenn nicht bestimmte Gründe für die Anwendung anderer Mittel vorliegen, Physostigmin in der oben angegebenen Menge. Bei stürmischer Peristaltik habe ich mehrmals nach der Operation Opium rektal gegeben. Da der Erregungszustand des Darmes für gewöhnlich bald von selbst abklingt, reicht aber meist Morphium allein zur Dämpfung der durch die Peristaltik bedingten Schmerzen aus.

Nach Anlegung der Enterostomie wende ich in ausgedehntem Maße die Spülung mit eiskaltem Wasser von der Fistel aus an und habe wohl in allen Fällen, wo es überhaupt noch möglich war, dadurch die Peristaltik in Gang gebracht und die natürliche Entleerung des Darmes herbeigeführt. Von der Einspritzung oder Einfüllung von Abführmitteln bei oder nach der Operation in den Darm (Heidenhain, Mc. Cosh, Heile u. a.) habe ich keinen Gebrauch gemacht. Ich glaube, daß man ohne sie auskommt.

Im übrigen mache ich auch postoperativ ausgedehnten Gebrauch von Magenspülungen; denn ich habe mehrfach festgestellt, daß sich auch ohne Fortbestehen von Erbrechen nicht selten zunächst noch große Mengen

fäkulenten Inhalts in den Magen weiter entleeren, ehe die geordnete
Peristaltik wieder eintritt.

Von anderen Mitteln sei noch die postoperative Heißluftbehandlung
zur Wiederbelebung der Peristaltik und des abdominellen Blutumlaufs erwähnt, die von v. Gelinski besonders empfohlen ist und die ich ebenfalls
gern verwende.

Die Patienten müssen mehrmals täglich zur Verhütung der Pneumonie
inhalieren. Gegen die Schmerzen kann nach der Operation postoperativ
unbedenklich Morphium gegeben werden.

Da die Patienten nach Beseitigung des Verschlusses meist bald wieder
Flüssigkeiten per os vertragen, muß man ihnen, sobald die Rückstauung in den
Magen aufhört, zum Ersatz ihrer Säfte die notwendigen Nährstoffe zuführen.

Ob auch ein künstlicher Ersatz verloren gegangener Fermente möglich
ist, kann heute noch nicht gesagt werden. Ebenso ist die Frage nach den
Aussichten der Anwendung von Stoffen, die den resorbierten Zerfallsprodukten
entgegenwirken könnten, durchaus noch ungeklärt, da wir über die Vorgänge
selbst noch nicht unterrichtet sind.

2. Kapitel.

Spezielle Therapie.

I. Behandlung der Strangabschnürungen und der inneren Einklemmungen.

Die Behandlung der Abschnürungen und der inneren Einklemmungen muß
stets eine operative sein. Das Ziel der Operation ist die Beseitigung des Verschlusses und seiner Komplikationen. Ich richte mich dabei vollständig nach
den für die Durchführung der radikalen Laparotomie im allgemeinen Teil der
Therapie angegebenen Gesichtspunkten. Da die Gefahr der Darmgangrän schon
im Moment der Abschnürung oder der Einklemmung einsetzt und die Gangrän
in 8—10 Stunden vollendet sein kann, so hat die Operation in allen Fällen
von Verdacht auf Abschnürung oder Einklemmung umgehend zu erfolgen.
Der Operation hat die Magenspülung und der Einlauf vorauszugehen. Nur
ein unberechenbares Spiel des Zufalls kann die spontane Lösung derartiger
Verschlüsse herbeiführen. Planmäßig läßt sich auf dieses Ziel mit nicht
operativen, internen oder mechanischen Mitteln nicht hinarbeiten. In dieser
Richtung besteht ein prinzipieller Unterschied zwischen den inneren Einklemmungen und den äußeren Brucheinklemmungen, bei denen wir häufiger
spontane Lösung der Einklemmung und Abstoßung des gangränösen Darmes
beobachten, außerdem aber neben der radikalen, blutigen Behandlung in
manchen Fällen als konkurrierendes mechanisches Verfahren die unblutige Reposition (Taxis) zur Verfügung haben, auf die wir hier nicht weiter eingehen wollen. Auf die Gefahr der „Scheinreduktion", durch welche eine
äußere Brucheinklemmung in eine innere verwandelt werden kann, sowie auf
die Gefahr der Darmquetschung bei der Taxis mit ihren Folgen (hämorrhagische Infarzierung, Nekrose und sekundäre Strikturierung) haben wir
früher bereits hingewiesen.

Der Übersichtlichkeit wegen besprechen wir zunächst die Strangabschnürungen und -einklemmungen, dann die inneren Brucheinklemmungen.

1. Strangabschnürungen und -einklemmungen.

a) Vorgehen bei nicht gangränösem Darm. Da die Erfolge in erster Linie davon abhängen, ob der abgeschnürte Darmabschnitt bereits gangränös ist, stellen wir die nicht gangränösen Fälle den gangränösen gegenüber. Die Eröffnung der Bauchhöhle hat in der Regel durch einen Mittelschnitt unterhalb des Nabels zu erfolgen, falls nicht triftige Gründe (bekannter Sitz des Verschlusses usw.) eine andere Schnittführung gebieten. Zu- und abführender Darm, sowie oberflächlich gelegene abgeschnürte Schlingen sind in manchen Fällen sofort feststellbar. Die nicht wandständigen und infolgedessen frei beweglichen abgeschnürten Darmschlingen lassen sich häufig mit einem Griff fassen und schonend an die Oberfläche bringen, ohne daß zuführende Darmschlingen mit hervorgezogen zu werden brauchen. Dabei zerreißen zarte, frische Stränge öfter von selbst oder auf leichten Zug. Sonst ist bei nicht gangränösem oder gangränverdächtigem Darm der Strang nach doppelter Unterbindung scharf zu durchtrennen — bei engem Schnürring zum Schutze des Darmes zweckmäßig auf der Sonde —. Schwierig kann die Lösung des Verschlusses dann werden, wenn ein nicht obliteriertes Meckelsches Divertikel die Abschnürung verursacht; hier muß die keilförmige Exzision an der Basis oder die Einstülpung des zentralen Endes des durchtrennten Divertikels ausgeführt werden. Ist die Abschnürung durch die Tube oder ein anderes Hohlorgan verursacht, so ist dieses sinngemäß zu behandeln. Damit ist bei den einfachen, oberflächlich gelegenen Abschnürungen die operative Aufgabe gelöst. Besondere Vorsicht ist bei den Abschnürungen oder Einklemmungen im Bereich des Beckens oder der hinteren Bauchwand geboten. Hier muß die Verschlußstelle zunächst exakt freigelegt und die Umgebung durch Tamponade gesichert werden, damit man nicht durch eine Perforation des Darmes und durch Kotaustritt überrascht wird. Ist der Zugang schwierig, so muß man Erweiterungs- oder Ergänzungsschnitte heranziehen und raumbeengende zuführende Darmabschnitte vor die Bauchwunde lagern. Die Entleerung des zuführenden Darmes habe ich zu diesem Zweck nicht nötig gehabt, sie steht uns aber im Notfall zur Verfügung. Jedoch habe ich einmal zur leichteren Durchführung der Reposition vorgelagerter Darmabschnitte die entlastende Enterostomie ausgeführt. Auch bei ziemlich starker Inhaltsaufstauung kann man bei nicht gangränösem Darm ziemlich sicher damit rechnen, daß der Darm seine normale Tätigkeit wieder aufnimmt und seinen Inhalt innerhalb der ersten zwei Tage auf natürlichem Wege entleert. Ich habe nur in dem einen, eben erwähnten Falle primär die Enterostomie, in zwei weiteren Fällen die Enteroanastomose an die Lösung des Verschlusses angeschlossen, in einem vierten Fall wegen Fortbestehens der Inhaltsaufstauung nachträglich nach einigen Tagen die Enterostomie ausgeführt. Die in früherer Zeit mehrfach von mir geübte Einstellung einer zuführenden Schlinge in das Peritoneum parietale zur späteren Punktion oder Fistelbildung habe ich vollständig aufgegeben, weil wir uns nicht zur Eröffnung genötigt sahen. Aus dem gleichen Grunde kann ich mich der Empfehlung einer weitgehenden Entleerung des Darmes während der Operation (s. S. 552) nicht anschließen. Von 34 nicht gangränösen Fällen von Strangabschnürung und -einklemmung sind nur 7 gestorben, d. h. $21^0/_0$. Demgegenüber ergaben die gleich zu besprechenden 18 Fälle mit brandigem Darm bei Strangabschnürung 10 Todesfälle = $56^0/_0$.

37*

b) Vorgehen bei gangränösem oder gangränverdächtigem Darm. Wesentlich ungünstiger ist das Heilergebnis bei örtlicher oder allgemeiner Gangrän des abgeschnürten Darmteiles. Da die Gangrän sich verhältnismäßig frühzeitig entwickelt, ist die Aufstauung im zuführenden Darm durchschnittlich nicht größer als in den oben erwähnten Fällen. Die allgemeinen, technischen Gesichtspunkte für die Behandlung gangränöser und gangränverdächtiger Schlingen sind S. 552 ff. festgelegt. Ganz besondere Vorsicht ist bei der Freilegung und Entwicklung der Abschnürung und Einklemmung brandiger Darmteile nötig. Brüskes Arbeiten am Darm kann die gangränöse Schlinge zum Platzen bringen. Ist ohne Durchtrennung des Schnürringes der gangränöse Darmabschnitt nicht an die Oberfläche zu bekommen, so ist die weitgehendste Sicherung des Operationsfeldes durch Tamponade und die Abklemmung des zuführenden Darmes nötig. Wenn angängig, ist der gangränöse Darm ohne Lösung der Abschnürung vorzulagern und zu resezieren.

Eine Übersicht über 18 hierher gehörige eigene Fälle ergibt folgendes Bild: In 12 Fällen wurde die Resektion mit primärer Darmvereinigung durch Naht oder Murphyknopf ausgeführt. 5 Kranke genasen, 7 starben; bei einem der Gestorbenen wurde an die Nahtvereinigung noch die Enterostomie angeschlossen.

In 2 Fällen wurde nach der Resektion ein Anus arteficalis angelegt. Einmal erfolgte Heilung und einmal der Tod.

In 3 Fällen von örtlicher Nekrose wurden nach der Lösung des Verschlusses die Schnürfurchen übernäht, 2 Kranke genasen, einer starb.

In einem Fall kam die Lösung des Verschlusses zusammen mit der Übernähung der Schnürfurchen und die Enterostomie in Anwendung. Der Kranke starb. Es starben also insgesamt von diesen 18 Fällen von Strangabschnürung und -einklemmung mit Darmgangrän 10.

c) Bewertung des Gesamtmaterials. Die Todesursache bei den 17 an Darmabschnürung Gestorbenen war 5mal Kollaps, 4mal septische Peritonitis, 5mal Erkrankungen der Respirationsorgane (Pneumonie, Empyem, eitrige Bronchitis), 1 mal tuberkulöse Peritonitis, 1 mal Lungenembolie, 1 mal blieb die Ursache ungeklärt.

Von wesentlichem Einfluß auf den Heilerfolg ist das Alter. Von den 17 Gestorbenen waren 7 über 60 Jahre alt, während von den 35 Geheilten auch nur 7 im Alter von über 60 Jahre standen.

Stellt man die Mortalität bei den nicht gangränösen Abschnürungen denen bei Darmgangrän gegenüber, so kamen auf 34 Fälle der ersteren Form 7 †, aber auf 18 der letzteren 10 †; die Mortalität der Gangränfälle war also eine erschreckend große. Das gleiche Mißverhältnis zwischen den Heilerfolgen bei den gangränösen und nicht gangränösen Fällen zeigt sich auch bei anderen Operateuren. A. Neumann, der sein Material an Abschnürungen aus den Jahren 1902—1909 durch Berkofsky zusammenstellen ließ, hatte bei einer Gesamtzahl von 12 Kranken unter 4 nicht gangränösen Abschnürungen keinen Todesfall, aber unter 8 gangränösen 7. A. v. Bergmann sah bei 5 Fällen mit Darmresektion 3 † = $60^0/_0$ Mortalität, Rubritius ebenfalls bei 5 Fällen mit Darmresektion 4 † = $80^0/_0$ Mortalität, Hepner hatte bei 3 Fällen mit Darmgangrän $100^0/_0$ Mortalität (vgl. S. 521).

Vergleicht man nun noch unsere Fälle von Darmgangrän unter dem Gesichtspunkt der Früh- und Spätoperation, so kommen auf 7 Fälle des Frühstadiums 6 † und auf 11 Fälle des Spätstadiums 4 †. Wegen der

großen Belastung unseres Materials mit Frühgangränfällen sind die Heilerfolge bei unseren innerhalb der ersten 48 Stunden operierten Kranken
schlechter als bei den später operierten. Bei den Abschnürungsverschlüssen
ohne Gangrän sind die Ergebnisse für Früh- und Spätfälle etwa die gleichen,
und zwar 16 : 3 bei den Frühfällen, und 18 : 4 bei den Spätfällen. Diese
der landläufigen Auffassung nicht ganz entsprechende Ziffer bei den Spätfällen dürfte einerseits auf die vorsichtige Durchführung der Operation
zurückzuführen sein, andererseits darauf, daß es leichtere Formen waren.

Die zunächst auffallende Tatsache, daß von den innerhalb der ersten
48 Stunden operierten Gangränfällen ein weit größerer Prozentsatz als
von den später operierten Gangränfällen gestorben ist, erklärt sich daraus,
daß in den Fällen von stürmischem Ablauf der Gangrän die allgemeine und
örtliche Reaktion auf die Abschnürung besonders stark ist und daß die Kranken
im septischen Kollaps rasch dahinsterben, während bei den später operierten
Gangränfällen wegen der schleichenden Entwicklung und oft geringeren Ausdehnung der Gangrän die Reaktion meist weniger stürmisch ist und deshalb
eine gewisse Einstellung des Organismus erfolgen kann. Bei 4 von den 6
tödlich verlaufenen Fällen mit Frühgangrän erfolgte der Tod im Kollaps,
während es bei allen übrigen, gangränösen und nicht gangränösen Abschnürungen nur einmal der Fall war.

Aus der Gefahr des stürmischen Ablaufs der Gangrän und aus der Tatsache
der schlechten Resultate bei vollendeter Gangrän ergibt sich die zwingende
Forderung nach der frühsten Frühoperation. Nicht Tage, sondern
Stunden entscheiden hier über Leben und Tod. Praktisch kann daher diese
Forderung nur dadurch erfüllt werden, daß die Fälle von den praktischen
Ärzten so frühzeitig wie die äußeren Brucheinklemmungen dem Chirurgen
zugeführt und von diesem sofort operiert werden. Die schlechten Erfolge
bei der Behandlung der gangränösen Fälle mit primärer Nahtvereinigung
legt uns die Frage nahe, ob nicht in dem einen oder anderen Fall durch
den Verzicht auf die primäre Nahtvereinigung und durch Beschränkung
auf den Anus arteficialis als den geringeren Eingriff die Heilungsziffer bei
ihnen wenigstens etwas zu bessern wäre.

Die Behandlung der seltenen Strangulationen des Dickdarmes
hat gleichfalls nach den eben beschriebenen Gesichtspunkten zu erfolgen.
Auch hier hängt der Ausgang einzig und allein davon ab, in welchem
Zustand der eingeschnürte Darmteil zur Zeit der Operation sich befindet.

Beispiele (vgl. a. S. 145 ff.).

Eigene Beobachtung. 45 jähr. Frau, in sehr schlechtem Allgemeinzustand,
Verschluß seit gestern. Deutliche Reliefbildung der sich unterhalb des Nabels steifenden
Darmschlingen, in einem Bezirk der linken Seite mit gedämpftem Klopfschall besonders intensive Druckempfindlichkeit des im ganzen aufgetriebenen Bauches. In Nar-
kose ist zwischen den auseinandergedrängten M. recti ein harter, beweglicher Tumor
fühlbar. Laparotomie durch Mittelschnitt unterhalb des Nabels, serös-hämorrhagischer
Erguß im Abdomen. Beim Absuchen des Dünndarmes zeigt sich ein hämorrhagisches
Schlingenkonvolut durch ein 8 cm langes, gangränöses, prall gefülltes Meckelsches Divertikel abgeschnürt. Letzteres ist mehrfach um die eigene Achse gedreht und seine
Basis zu einem Stiel ausgezogen. Der Dünndarm ist bis zur Einmündungsstelle ins
Coecum abgeschnürt, so daß sich noch am Coecum selbst eine deutliche Schnürfurche
zeigt. Die Darmschlingen werden in die Bauchhöhle zurückgebracht, das Ileum, soweit
es gangränös oder gangränverdächtig ist, aus der Wunde herausgelagert, gegen die
übrige Bauchhöhle abgestopft, reseziert und ein Anus arteficialis angelegt, sodaß der zuführende Schenkel vom Ileum und der abführende vom Coecum gebildet wird. Schluß
des Abdomens. In den folgenden Tagen verschlechtert sich das Allgemeinbefinden

infolge Pneumonie. Da der Anus arteficialis in den letzten Tagen nicht genügend entleert, wird 9 Tage nach der ersten Operation die alte Wunde wieder geöffnet, es sind aber keine geblähten Darmschlingen festzustellen. 10 Tage nach der ersten Operation Exitus letalis, Sektionsdiagnose beiderseitige Bronchopneumonie.

Eigene Beobachtung. 16 jähr. Mädchen, vor $1/_2$ Jahr wegen Perityphlitis und Peritonitis operiert, hat seitdem öfters Magenschmerzen, gelegentlich Erbrechen. Seit 2 Tagen Stuhl- und Windverhaltung und fäkulentes Erbrechen. Elender Gesamtzustand, Temp. 37,2°C, Puls 148, klein; Zunge trocken. Von Abdominalsymptomen nur leichte Bauchdeckenspannung, im Bereich der Appendicitisnarbe starkes Auseinanderweichen der Muskeln. Bei der Laparotomie finden sich an verschiedenen, z. T. weit auseinanderliegenden Stellen des Ileum einschnürende Stränge, die gelöst werden. Heilung.

Ein halbes Jahr später erkrankt die Patientin wieder unter akuten Verschlußerscheinungen. Bei der Aufnahme am 2. Krankheitstage ist der Leib stark gespannt, druckempfindlich. Darmsteifungen. Temp. 38°C, Puls 136. Im Urin Indikan. Laparotomie durch Mittelschnitt. Weitgehende, alte peritonitische Verwachsungen und reichliche Adhäsionen zwischen den einzelnen Dünndarmschlingen. In der Tiefe des Mittelbauches stellt sich eine 50 bis 60 cm lange, gangränöse, abgeschnürte Dünndarmschlinge ein. Resektion derselben. Wegen des schlechten Allgemeinbefindens Verzicht auf Nahtvereinigung. Einnähen der beiden Darmlumina in die alte Appendicitisnarbe und Einlegen je eines Dräns in den zu- und abführenden Schenkel. Tamponadennähte zum Schluß des Abdomens. Das Allgemeinbefinden bessert sich.

10 Tage nach der Operation erneuter Verschluß durch Abknickung des Dünndarmes. Seitliche Anastomose zwischen einer stark geblähten Dünndarmschlinge und dem Colon transversum, Stuhlgang sowohl per anum wie durch den Anus arteficialis; später Schluß des Anus arteficialis durch Brückenlappenplastik. Heilung.

2 Jahre später starb die Patientin an Inanition infolge eines ulcerösen Dünndarmkatarrhs, starke Leberverfettung. (Sektionsdiagnose.)

Eigene Beobachtung. 26 jähriger, seit mehreren Tagen mit Verschlußerscheinungen erkrankter Mann, wird durch Mittelschnitt unterhalb des Nabels laparotomiert. Wenig klares Transsudat in der Bauchhöhle. Die Dünndarmschlingen sind teils kollabiert, teils aufgetrieben. Abtastung der Bauchhöhle ohne Vorlagerung der Schlingen. In der Tiefe nahe dem Coecum findet sich ein derber, ringförmiger Strang. Erst nach Hinzufügung eines H-förmigen Ergänzungsschnittes gelingt die Übersicht über den Darm, der wegen zahlreicher Verwachsungen zwischen Dünndarm- und Colonschlingen nicht hervorgeholt werden kann. Es besteht zwischen zwei Dünndarmschlingen eine feste, strangförmige, etwa $1/_2$ cm dicke Verwachsung, die nach der Tiefe zu den erwähnten Schnürring bildet. In diesem befindet sich eine 50 bis 60 cm lange, bläulich verfärbte, stark aufgetriebene Dünndarmschlinge, welche außerdem noch um 180° gedreht ist. Der Schnürring wird scharf durchtrennt, worauf die Drehung und Abschnürung sofort behoben wird. Unter Gurren kollabiert die Dünndarmschlinge sofort; man sieht lebhafte, peristaltische Bewegungen. Der zuführende und abführende Darm zeigen an der Einklemmungsstelle eine scharf begrenzte Schnürfurche. Die Muskulatur des zuführenden und des eingeklemmten Darmes ist brüchig. Außer der beschriebenen Adhäsion finden sich noch zahlreiche zum Teil flächenhafte Verwachsungen, die aber keine Wegstörung verursachen; dieselben werden nicht durchtrennt. Zur Lösung der Strangeinklemmung war die Vorlagerung der inkarzerierten Partie und noch eines weiteren halben Meters Dünndarm nötig gewesen. Der Versuch, die mittlerweile ziemlich hyperämisch gewordenen Darmschlingen zurückzubringen, gelingt nicht. Es wird daher an einer geblähten Schlinge eine Einstülpungsfistel angelegt. Beim Fixieren der Schlinge reißt die Serosa des Darmes in $3/_4$ Circumferenz bis über den Mesenterialansatz ein. Naht der Serosa, in der brüchigen Wandung reißen aber die Nähte mehrfach aus. Nach Abstopfung der Bauchhöhle wird die genähte Schlinge mit der Fistel vorgelagert, mit Tampons bedeckt und die Haut nach Anlegung einiger Peritonealnähte provisorisch durch Nähte zusammengezogen. Am Tage nach der Operation ist aus der Fistel noch nichts abgeflossen. Bronchitis. Am nächsten Tage fließt aus der Fistel etwa 1 l Kot ab; pneumonische Erscheinungen über dem rechten Unterlappen. Am 3. Tage nach der Operation reichlich dünnflüssiger Kotabgang aus dem Drän. Temp. über 38°C. Patient macht einen besseren Eindruck. Das Abdomen ist eingesunken, der Darm ist nicht mehr gebläht, es wird daher die Sekundärnaht ausgeführt. Die Tampons werden sehr vorsichtig entfernt, die Nähte haben völlig dicht gehalten, das Peritoneum sieht spiegelnd und glatt aus, die Darmschlingen sowie das Netz sind mit den Tampons schon fest verklebt. Darauf wird die Schlinge reponiert, nachdem überall neue Tampons oberflächlich eingeführt sind. Der Darm ist leicht reponibel, die Haut wird ohne besonderen Zug darüber zusammengezogen. Entfernung des Drains aus der Fistel, ein kleiner Streifen wird in den Fistelgang eingeführt. Nach dem Eingriff, der ohne Narkose ausgeführt ist, fühlt sich der Patient sehr schwach. Einige Stunden später erfolgte der Tod. Sektionsdiagnose: Rechtsseitige fibrinöse Unterlappenpneumonie.

2. Innere Brucheinklemmungen.

Die an Zahl weit geringeren inneren Brucheinklemmungen verlangen in mancher Richtung ein besonderes technisches Vorgehen. Das gilt zunächst für die Anlegung des Schnittes. Wenn, wie bei der Hernia properitonealis, interstitialis, bei der Scheinreduktion und der retrograden Inkarzeration, Anhaltspunkte für den Sitz des inneren Verschlusses in der Nähe einer Bruchpforte bestehen, so richtet sich die Schnittführung nach dem Ort der Einklemmung, bzw. kommt an Stelle des reinen Bauchschnittes die Herniolaparotomie in Anwendung.

Die Durchtrennung des Bruchringes bei scharfen Einklemmungen der versteckten Littrèschen Hernie und der Hernia obturatoria erfordert besondere Vorsicht, da leicht bei der Lösung der Einklemmung eine Perforation des Darmes und Überschwemmung der Bauchhöhle mit aufgestauten Inhaltsmassen erfolgen kann. Man muß deshalb hier nach Feststellung der Einklemmung durch aufklärenden Bauchschnitt die nachträgliche Freilegung der Bruchgeschwulst und die stumpfe Lösung der Einklemmung von außen in Erwägung ziehen (kombiniertes Vorgehen). Bei der Hernia obturatoria legt man dann bei gebeugtem und abduziertem Oberschenkel den Schnitt parallel und daumenbreit nach innen von der Art. femoralis im Scarpaschen Dreieck, bei den Littrèschen Hernien in Schenkel- und Leistenbrüchen in der für diese Brüche üblichen Weise an.

Legt man bei einer Hernia obturatoria mit sichtbarer Bruchgeschwulst den Bruch von außen frei, so ist ebenso wie beim Laparotomieschnitt die Erweiterung des Bruchringes stumpf zu versuchen, weil sonst Verletzungen der Art. obturatoria vorkommen können, deren man wegen der Tiefe und versteckten Lage schwer Herr wird.

Bei der Hernia obturatoria beträgt die Mortalität nach Wagner 40 bis $50^0/_0$, nach Graser $79^0/_0$. In dem Material der beiden chirurgischen Abteilungen unseres Krankenhauses finden sich 16 Fälle von Hernia obturatoria, mit $10 \dagger = 63^0/_0$ Mortalität. Neun Fälle mit Gangrän ergaben nur 2 Heilungen.

Thiemann berechnete auf 33 Littrèschen Hernien der Jenaer Klinik $13 \dagger = 39,4^0/_0$ Mortalität. Daß aber auch günstigere Resultate bei ihnen erzielt werden können, zeigen 14 von A. Neumann (in den Jahren 1903—1914) operierte Fälle, von denen 11 geheilt und 3 gestorben sind. Vielleicht läßt sich durch kombiniertes Vorgehen die Mortalität bei beiden Verschlußformen etwas herabsetzen. Allerdings handelt es sich meist um vorgeschrittene Fälle bei alten Leuten, die an und für sich komplizierten Eingriffen weniger gewachsen sind.

Auch bei den übrigen Formen der inneren Brüche ist die stumpfe Erweiterung des Bruchringes in jedem geeigneten Falle zu empfehlen, da erfahrungsgemäß die Übersicht vor der Lösung des Verschlusses meist nicht so gut ist, daß man ohne Gefahr von Nebenverletzungen in der Tiefe operieren kann. Bei der Hernia retrocoecalis muß man sich namentlich bei schlechter Übersicht über das Operationsfeld und bei Verwachsungen vor Verletzungen des Coecum hüten. Die stumpfe Erweiterung des Bruchringes läßt sich hier

leicht ausführen. Bei den Hernien des Recessus duodenojejunalis kann die
stumpfe Erweiterung des Bruchringes unmöglich sein; es muß dann vor der
scharfen Durchtrennung die Unterbindung der V. mesenterica inferior ausgeführt werden, weil sie sonst unbeabsichtigt verletzt wird. Bei der Hernia
foraminis Winslowii ist die scharfe Durchtrennung des Bruchringes äußerst
gefährlich, da der vordere Teil des Bruchringes vom Lig. hepatoduodenale
gebildet wird, in dem die Art. hepatica, die V. portarum und die Gallen-
gänge verlaufen.

Die Gesamtzahl der Einklemmungen in inneren Brüchen ist sehr gering
und das Material des einzelnen Beobachters klein. Statistische Feststellungen
haben daher wenig praktischen Wert. Küttners inneres Hernienmaterial
umfaßt 23 Fälle; trotz frühzeitiger Operation ergaben sie eine Mortalität
von 60 %. Die 4 Fälle des St. Thomashospital London ergaben 75 % Mortalität.

Ich selbst habe nur 5 Fälle von inneren Brucheinklemmungen beobachtet. 4 Fälle betrafen Herniae properitoneales, ein Fall eine Hernia retroco-
calis; alle 5 genasen. Ein sich hier anschließender Fall, in dem sich der Dünndarm nach einer Peritonitisoperation in dem Loch eines Dreesmannschen
Rohres eingeklemmt hatte, verlief tödlich (s. S. 111).

Über günstig verlaufene Fälle von Treitzscher Hernie haben Sonnen-
burg, von Gießen, Heller, Gobiel, A. Neumann, über solche bei Hernia
mesenterico-parietalis Barris und A. Neumann, bei Hernia retrocoecalis
Aschoff, Funkenstein, Reich, A. Neumann, bei Hernia foraminis
Winslowii Delkeskamp, bei Hernia appendicularis und ileo-appendicularis
Albers, Riese und Fromme unter anderen berichtet (vgl. S. 96).

Bei bedrohlichem Allgemeinzustand ist auf den Schluß der Bruchpforte
zu verzichten und die Radikaloperation gegebenenfalls im Intervall auszuführen. Bei der Hernia obturatoria ist zu diesem Zwecke von Bardenheuer
ein Periostknochenlappen vom Schambein an der Innenseite des Kanals, von
Straeten die Einlegung des M. pectineus von außen in den Kanal empfohlen.
Bei den Hernien des Recessus duodenojejunalis ist die völlige Entfernung
des Bruchsackes anzustreben; ist dies nicht möglich, so kann man einen Teil
des Bruchsackes spalten und die beiden Lefzen am Mesenterium des Darmes
fixieren oder die Bruchpforte teilweise schließen und den Rest tampo-
nieren. Israel hat durch freie Plastik die Bruchpforte gedeckt. Bei den
übrigen Hernien wird die Naht der Bruchpforte wohl kaum auf Schwierigkeiten stoßen. Bei den properitonealen und den übrigen Hernien des wandständigen Peritoneum wird meist der Verschluß der Bruchforte von innen
durch Peritonealnaht und die Vernähung des umgebenden Gewebes genügen.

Hernia diaphragmatica. Ist vor der Operation die Diagnose gesichert
(Röntgenbefund, physikalische Erscheinungen) und eine Gangrän unwahrscheinlich (steriles Pleurapunktat), so wird zweckmäßig durch einen Oberbauchschnitt die Bauchhöhle eröffnet und versucht, die Verhältnisse am zu-
und abführenden Schenkel, sowie die Lage der einklemmenden Zwerchfellücke
festzustellen. Nur bei geringfügiger Blähung des zuführenden Schenkels
wird dies ohne weiteres möglich und der Einklemmungsring von der Bauchhöhle aus zugänglich zu machen sein. In solchen besonders günstigen Fällen
kann es nach Einkerbung des Einklemmungsringes gelingen, die in die Brusthöhle ausgetretenen Darmteile (Magen, Netz, Colon transversum, seltener
Dünndarmschlingen), sofern sie nicht fixiert oder gangränös sind, in die
Bauchhöhle zurückzuholen und auf diese Weise den Verschluß zu lösen.

Wenn die Naht der Zwerchfellücke sich nicht sehr leicht ausführen läßt, ist dringend zu raten — entsprechend unseren allgemeinen Grundsätzen —, den Verschluß auf eine zweite Zeit zu verschieben.

Stellt sich bei der Operation heraus, daß der Darm fixiert oder gangrän-verdächtig ist (Punktion der Pleura während der Operation), so wird dem Laparotomieschnitt eine ergänzende Thorakotomie zugefügt. Hierbei empfiehlt es sich, den Ergänzungsschnitt unmittelbar auf die Bruchpforte zu richten oder den von Kirschner angegebenen Angelhakenschnitt zu verwenden. Der Schnitt Kirschners beginnt am Processus xyphoideus, geht quer durch den linken M. rectus, weiter nach außen am Rippenbogen bis zum 7. Intercostalraum und dann in diesem bis zum Rippenbuckel. Zur Erleichterung der Operation ist die linksseitige Phrenicotomie und das Überdruckverfahren u. a. von Bakes empfohlen. Vor der Freilegung des eingeklemmten Darmes ist die Bauchhöhle gegen den Übertritt infektiösen Bruchwassers bzw. gegen Kotaustritt zu sichern. Je stärker die Verwachsungen und Verklebungen mit der Lunge, desto geringer sind die Gefahren des Thorakalschnittes. Es hat nun die Entwicklung des Darmes aus der Brusthöhle und seine Rückverlegung in die Bauchhöhle zu erfolgen. Nicht gangränöser Magen und Darm werden reponiert, nur in sehr günstigen Fällen wird die Zwerchfellwunde genäht und die Bauchhöhle geschlossen. Gangränöser Darm ist unter Schutz der Bauchhöhle gegen Infektion abzutragen, die Thoraxhöhle nach Schluß der Zwerchfellwunde zu dränieren und ein Anus artificialis am zuführenden Schenkel des resezierten Darmes anzulegen. In einer zweiten Zeit ist die Ausschaltung des Anus artificialis durch die Colosigmoideostomie, bzw. durch die Ileosigmoideostomie vorzunehmen, in einer dritten Zeit der plastische Verschluß der offenen Darmlumina auszuführen. Wo ein hämorrhagisch-jauchiges Pleurapunktat zusammen mit den sonstigen diagnostischen Anhaltspunkten vor der Operation bereits auf eine gangränöse Zwerchfellhernie hinweist, empfiehlt es sich, sofort den Kirschnerschen Angelhakenschnitt anzulegen.

Die Zahl der durch radikale Operation bisher geheilten nicht gangränösen eingeklemmten Zwerchfellhernien ist eine sehr geringe. Die Aussicht für die Heilung gangränöser Zwerchfellhernien bleibt nach wie vor äußerst gering. Zwei eigene Fälle von eingeklemmter Hernia diaphragmatica, von denen eine brandig war, starben.

Meist wird die radikale Durchführung der Operation durch starke Blähung des zuführenden Darmes und durch den schlechten Allgemeinzustand überhaupt unmöglich gemacht, der Eingriff muß dann auf die entlastende Colostomie beschränkt bleiben. So versperrte in einem eigenen Fall der armdicke zuführende Colonschenkel den Zugang zur Zwerchfellücke so vollständig, daß nach Anlegen einer Colostomie die Operation abgebrochen werden mußte (s. S. 154). Ähnlich ist es anderen Chirurgen gegangen. Ist stinkendes Exsudat in der Brusthöhle nachgewiesen, so ist — abgesehen von der Colostomie — die einfache Thorakotomie zum Abfluß der Sekrete und des Inhalts der gangränösen Schlinge anzulegen. Übersteht der Patient den gefahrvollen Zustand und gelingt es, die Aufstauung zu beseitigen, so ist später die radikale Operation — wie oben geschildert — durchzuführen.

II. Behandlung der Strangabklemmungen.

Wenn auch die Strangabklemmungen des Dünndarmes im allgemeinen zu den glatten Verschlüssen zu zählen sind, so verlangen sie doch ebenso wie die Abschnürungen und Einklemmungen die aufklärende Laparotomie und die Lösung des Verschlusses. Abklemmungen ganzer Schlingen verwandeln sich nicht selten im weiteren Verlauf in circuläre Einklemmungen und Abschnürungen mit allen ihren Folgen; aber auch bei Abklemmungen einzelner Schenkel (Strangobturation nach Wilms) besteht die Gefahr der lokalen Nekrose. Schließlich sind die Abklemmungen klinisch in den Anfangsstadien oft kaum von Abschnürungen und Einklemmungen abzugrenzen; zudem kann ohne Beseitigung des Hindernisses eine normale Darmpassage von selbst nur in Ausnahmefällen sich wiederherstellen. Nur wo die Vorgeschichte oder ein subakuter, milder Verlauf einen zerstörenden Charakter des Darmverschlusses ausschließen lassen, kommen statt der radikalen Laparotomie palliative Eingriffe in Frage. In 8 Fällen, die wir als Strangabklemmungen des Dünndarmes von den Einklemmungen und Abschnürungen in unserem Material abgesondert haben, sind die Erfolge sehr wenig befriedigend; denn von ihnen sind 5 gestorben. Dies erklärt sich daraus, daß die meisten von unseren Fällen sich bereits in einem vorgeschrittenen Stadium befanden, als sie zur Operation kamen und deshalb den radikalen Eingriff nicht vertrugen (3 waren länger als 3 Tage krank und zwei außerdem über 70 Jahre alt). Belastet wird unsere Statistik durch einen weiteren Fall, in dem wegen fehlender Blähung des zuführenden Darmes bei der ersten Laparotomie die Abklemmungsstelle übersehen wurde; die nachträglich, verspätet vorgenommene Enteroanastomose konnte den tödlichen Ausgang nicht mehr abwenden (s. Beobachtung 3 S. 194).

Folgende Operationsverfahren wurden von uns angewandt: Sechsmal wurde die Durchtrennung des abklemmenden Stranges allein ausgeführt (4†). Die Todesursache war Kollaps, Herzschwäche, Pneumonie, einmal unbekannt. Von 2 Kranken, bei denen die Fistel, bzw. die Enteroanastomose angelegt wurde, starb die eben erwähnte, mit Enteroanastomose behandelte, im Kollaps.

Ich habe den Eindruck, daß ich bei den Operationen wegen Strangabklemmung nicht immer die nötige Zurückhaltung gewahrt habe. In manchen dieser Fälle wäre besser statt der radikalen Laparotomie die Enterostomie ausgeführt worden. Die Lösung von Verwachsungen hätte mehrfach auf eine zweite Zeit verschoben, bzw. wenigstens mit der Enterostomie kombiniert werden müssen. — Die Abklemmungen des Dickdarmes bieten für die Therapie keine anderen Gesichtspunkte als die des Dünndarmes. Wir hatten 2 Fälle, von denen der eine eine Abklemmung des Colon transversum, der andere die des Colon sigmoideum betraf, in beiden Fällen trat nach der Lösung der Tod ein.

Eigene Beobachtung. 41 jährige Frau, vor 4 Tagen mit Verschlußerscheinungen plötzlich erkrankt; Abdomen stark aufgetrieben, Reliefbildung geblähter Darmschlingen, Plätschergeräusche links unterhalb des Nabels. Laparotomie durch Mittelschnitt unterhalb des Nabels. Unterstes Ileum, in 5 cm Länge, hart am Coecum durch einen Strang abgeklemmt, der vom Mesenterium zum Darm zieht, tiefe Schnürfurchen am Darm, Durchtrennung des Stranges, Schluß des Abdomens. Am Tage nach der Operation auf Einlauf und Physostigmin Abgang von Stuhl und Winden, Heilung.

Eigene Beobachtung. 27 jähriger Mann, seit 3 Tagen Leibschmerzen, seit einem Tage absoluter Verschluß. Nur der Unterbauch etwas aufgetrieben und druckempfindlich. Nach Einlauf Abgang von wenig Stuhl und einigen Blähungen. Verschlimmerung des Zustandes am folgenden Tage. Daher Laparotomie durch Mittelschnitt unterhalb des

Nabels. Dünndarmschlingen stark injiziert und gebläht. 1 m Dünndarm unter einem vom untersten Ileum zum Coecum ziehenden Strang abgeklemmt. Lösung des Stranges. Schluß des Abdomens. 1 Tag später Tod, keine Sektion.

Eines besonderen Hinweises bedürfen noch die Abklemmungen über einem Strang, die meist eine Übergangsform zu den Abknickungen darstellen. Hier hat die Beseitigung der pathologischen Verlagerung der Darmschlingen zu erfolgen.

Beim arterio-mesenterialen Verschluß können zunächst unblutige Maßnahmen versucht werden. Unter diesen sei die von Schnitzler angegebene Lagerungstherapie erwähnt. Neben der Knieellenbogenlage kann die Bauchseitenlage, sowie die Beckenhochlagerung zur Anwendung kommen. Hingewiesen sei auch noch auf die Möglichkeit, vom Rektum aus mit der Hand, durch Einläufe oder Lufteinblasungen den ins Becken herabgesunkenen Darm in die freie Bauchhöhle emporzudrängen. Mit diesen Methoden ist in einer Reihe von Fällen die Beseitigung des arterio-mesenterialen Verschlusses schnell und vollständig gelungen. Es sei aber darauf hingewiesen (vgl. S. 185 ff.), daß es manchmal ohne Sicherung der Diagnose durch Operation oder Sektion nicht möglich ist, einwandfrei einen arterio-mesenterialen Verschluß festzustellen, bzw. ihn von einer reinen Magenatonie, bzw. von einer durch Kompression oder Abknickung an einer beliebigen Stelle kombinierten Magendilatation zu unterscheiden. Beim Versagen der erwähnten, unblutigen Methoden kommt auch beim arterio-mesenterialen Verschluß die Operation in Betracht. In Ausnahmefällen kann die Hebung des ins Becken herabgesunkenen Dünndarmes zur Beseitigung des Verschlusses an der Duodenojejunalgrenze allein genügen; es scheinen aber keine eindeutigen Erfolge vorzuliegen und es wird der Einwand dagegen erhoben, daß es in den zur Operation kommenden schweren Fällen zum erneuten Herabsinken des kollabierten Darmes ins kleine Becken und damit zur Wiederholung der Abklemmung kommen kann. Mehrfach ist dagegen bei akuten und chronischen Fällen mit Erfolg von der Gastroenterostomie Gebrauch gemacht worden (Bircher, Stierlin, v. Haberer, Wortmann u. a.). Frank heilte einen Patienten durch die Duodenojejunostomie, vielleicht könnte auch gelegentlich eine Ernährungsfistel am Jejunum in Frage kommen. Die selbstverständliche Voraussetzung der unblutigen wie der blutigen Behandlungsmethoden ist wegen der meist gleichzeitig bestehenden Magendilatation und Magenüberfüllung die sorgfältige Entleerung des Magens durch Spülung.

III. Behandlung der Abknickungen und Torsionen.

Im Gegensatz zu den Abklemmungen ist bei den Abknickungen und Torsionen des Dünndarmes die Stellungnahme von den Verhältnissen des Einzelfalles abhängig. Da es sich häufig um Ventilverschlüsse handelt, liegt zunächst die Möglichkeit der Behebung des Verschlusses mit unblutigen Mitteln vor. Dies gilt nicht nur für einen Teil der auf dem Boden alter Adhäsionen entstandenen Abknickungs- und Torsionsverschlüsse, sondern auch für die im Verlauf von Peritonitiden oder kurze Zeit nach Operationen auftretenden Wegstörungen. Betrachten wir die auf dem Boden alter Adhäsionen entstandenen, in erster Linie mechanisch bedingten Verschlüsse und lassen zunächst die akut entzündlich bedingten außer acht, so ergeben sich folgende Anzeigen für die Behandlung: Bleibt die Differentialdiagnose zwischen Strangabschnürung, -einklemmung und -abklemmung einerseits und

Abknickung andrerseits offen und erfolgt nach Einlauf und Magenspülung kein Stuhlgang, dann ist die aufklärende Laparotomie geboten. Die Laparotomie kann hier häufig schonend gestaltet werden, denn alte Laparotomienarben und bekannter Sitz eines früheren Entzündungsprozesses (Beckenorgane, Blinddarmgegend) ermöglichen die Einstellung auf ein bestimmtes Gebiet der Bauchhöhle und die örtliche Klärung des Verschlusses. Wird dabei ein einfacher Abknickungsverschluß festgestellt, so ist, besonders in länger bestehenden Fällen und bei starker Inhaltsstauung, von einer eingreifenden Lösung der Verwachsungen Abstand zu nehmen und nur die Enterostomie auszuführen. Bei den Verschlüssen, bei denen nach Vorgeschichte und Verlauf ein Abknickungsverschluß oder sonstiger glatter Verschluß des Dünndarmes als sicher anzunehmen ist, ist auf eine unblutige Lösung am ehesten da zu rechnen, wo bereits früher ein gleichartiger Verschluß sich spontan gelöst hat, oder wo immer noch etwas Stuhl und Winde abgegangen sind. In diesen Fällen kann man nicht selten durch wiederholte Einläufe noch die Lösung des Ventilverschlusses und ausreichenden Abgang von Stuhl und Winden erzielen. Sogar bei starker Inhaltsaufstauung ist man berechtigt, die Einläufe innerhalb einiger Stunden mehrfach zu wiederholen. Unterstützen kann man ihre Wirkung durch Magenspülung, durch Darreichung von Opium bei gesteigerter, von Phyostygmin bei herabgesetzter Tätigkeit des Darmes, durch Lagewechsel, Wärme usw. Bleibt der Erfolg aber innerhalb von 6 bis 10 Stunden aus, so ist zu operieren. Bei schlechtem Allgemeinzustand des Kranken und bei fäkulentem Mageninhalt ist schon nach einmaligem vergeblichen Einlauf zum Eingriff zu schreiten, weil die Gefahr des längeren Zuwartens größer ist als die Gefahr der Enterostomie, die hier allein in Frage kommt.

Schnittführung und technisches Vorgehen richten sich nach den S. 560 gegebenen Vorschriften. Ist nach Behebung eines Abknickungsverschlusses durch unblutige Mittel oder durch Enterostomie damit zu rechnen, daß sich im Laufe der Zeit wieder ein Abknickungsverschluß einstellen wird, oder tritt nach Anlegen einer Fistel kein Stuhlgang auf natürlichem Wege ein, so ist im Intervall, nach Beseitigung der Aufstauung, die Umgehung des Hindernisses durch Ileoileostomie oder Ileocolostomie auszuführen. Auf radikale Beseitigung der Verwachsungen gerichtete sekundäre Laparotomien sind auf besondere Einzelfälle zu beschränken.

Nur in Frühfällen ohne erhebliche Inhaltsaufstauung kommt die Lösung ausgedehnter Verwachsungen oder die Enteroanastomose als Umgehungsoperation zur Wiederherstellung normaler Stromverhältnisse an Stelle der äußeren Fistel in Frage. Hat man sich in Fällen von längerdauernder erheblicher Aufstauung dennoch zu einer radikalen Laparotomie mit Lösung der Verwachsungen veranlaßt gesehen, so ist die Enterostomie anzuschließen. Besonders zu beherzigen ist dies, wenn die Klärung des Verschlusses erst nach ausgedehnter Absuchung des Darmes möglich gewesen ist.

Bei der durch Abknickung bedingten Inhaltsaufstauung im zuführenden Schenkel nach Gastroenterostomie ist das beste Verfahren die von H. Braun angegebene Anastomose zwischen zu- und abführendem Schenkel. Ist die Abknickung durch Verlagerung verursacht, so ist in den meisten Fällen die Rückverlagerung zur Beseitigung des Hindernisses notwendig. Zur schnellen Behebung des oft schweren Kräfteverfalls nach der Gastroenterostomie kann gelegentlich noch die Jejunostomie herangezogen werden. Auf die durch fehlerhafte Anlegung der Gastroenterostomie zurückzuführenden Abknickungen und auf die Notwendigkeit ihrer Korrektur durch operative Maßnahmen sei hier hingewiesen.

Bei Abknickungsverschlüssen an der Flexura lienalis dürfen radikale Eingriffe zur Beseitigung der Doppelrohrbildung (Payr) nur nach Behebung des akuten Verschlußanfalles vorgenommen werden. Die Lösung von Verwachsungen, die Durchtrennung des Lig. phrenicocolicum und die Peritonealisierung des Defektes stellen eingreifende Maßnahmen dar und kommen nur in Frage, wenn sich der Kranke vom Verschlußanfall erholt hat. Im Anfall selbst ist die Colostomie die Operation der Wahl.

Eine Übersicht über unser Material ergibt folgendes:

Es kamen im ganzen 94 Fälle zur Beobachtung, bei denen wir einen Verschluß durch Abknickung und Torsion oder durch einen ihnen gleichwertigen glatten Verschluß annahmen. Davon betrafen 86 den Dünndarm und 8 den Dickdarm. In 13 Fällen ist nach der Anamnese und dem Befund anzunehmen, daß der zur Behandlung kommende Kranke nicht das erstemal, sondern schon öfters an einem Abknickungsverschluß litt; dreimal ist der Beweis durch die Operation erbracht.

Unter unseren 94 Fällen gelang es 24 mal ohne Todesfall auf unblutige Weise den Verschluß zu beheben.

Von 70 operierten Kranken sind 22 gestorben, d. h. etwa 31 %; zwei von den Verstorbenen wurden zwar vom Verschluß befreit, sind aber Nachoperationen später erlegen.

Die einzelnen operativen Maßnahmen am Dünndarm verteilten sich folgendermaßen:

	Zahl der Fälle	†	Todesursache
Lösung der Verwachsungen allein	25	8	2× Myodegeneratio cordis, 2× Pneumonie, 1× Inanition nach Gastroenterostomie, 1× Kollaps bei gleichzeitiger Resektion des Meckelschen Divertikels, 1× unbekannt
Lösung der Verwachsungen mit Enteroanastomose	5	2	1× Erschöpfung nach Gastroenterostomie, 1× unbekannt
Lösung der Verwachsungen mit Enterostomie	3	1	1× unbekannt
Enterostomie allein [1])	15	2	1× Peritonitis, 1× Carcinose
Enteroanastomose allein	14	4	2× unbekannt, 1× Peritonitis, 1× Bronchopneumonie.
Summe:	62	17	
[1]) spätere Ileocolostomie	6	2	1× Peritonitis bei Resektion zwecks Fistelschluß, 1× Schrumpfniere Inanition

Bei den Abknickungsverschlüssen des Dickdarmes wurden folgende Operationen ausgeführt:

Lösung der Verwachsungen allein	1	—	
Lösung der Verwachsungen mit Punktion	3	1	1× Erschöpfung
Lösung der Verwachsungen mit Colostomie	3	2	2× Pneumonie
Colostomie allein	1	—	später in der Annahme eines Carcinoms der Flexura sigmoidea nach Colosigmoideoanastomose †.
Summe:	8	3	

Das Zahlenmaterial läßt erkennen, daß diejenigen Fälle die größte Mortalität zeigen, bei denen die Lösung der Verwachsungen allein oder gleichzeitig mit der Anastomose oder Enterostomie ausgeführt wurde. Bessere Resultate zeigen die mit der Enteroanastomose allein behandelten Kranken. Hier hätte der eine oder andere Fall vielleicht durch Fistelbehandlung gerettet werden können, wenn wir nicht von dem Grundsatz abgewichen wären, nur im Frühstadium die Enteroanastomose auszuführen. Die besten Erfolge erzielten wir bei Beschränkung auf die Enterostomie, trotzdem sie nur in den schwereren Fällen in Anwendung kam. Der Fistelschluß erfolgte bis auf 4 Fälle spontan, in manchen Fällen allerdings erst nach einigen Wochen. 3 mal wurde durch Brückenlappenplastik die Fistel geschlossen; in dem oben aufgeführten Fall, wo mittels Resektion des Darmes der Fistelschluß herbeigeführt wurde, erfolgte der Tod an Peritonitis.

Beispiele (s. a. S. 182).

Eigene Beobachtung. 20 jähriger Mann, vor 5 Tagen an Perityphlitis erkrankt, wird wegen Unterbauchperitonitis durch einen Mittelschnitt laparotomiert. Im Douglas eitriges, übelriechendes Exsudat, die Darmserosa stark injiziert. Appendektomie des gangränösen, perforierten Wurmes. Mikuliczbeutel in den Douglas und Anlegen einer Fistel an der am stärksten geblähten Dünndarmschlinge. Schluß der Bauchhöhle bis auf die Tamponade und den Fistelschlauch. Am folgenden Tage nach Injektion kalten Wassers reichlicher Abgang von Stuhl und Winden, Heilung. Fistelschluß spontan.

Eigene Beobachtung. 37 jähriger Mann, wegen Ulcus ventriculi Gastroenterostomie retrocolica posterior. Anfangs Wohlbefinden. 14 Tage später wird der Patient wegen zunehmenden Kräfteverfalls und dauernder Rückstände im Magen relaparotomiert. Gastroenterostomiestelle ohne Besonderheiten. Oberste Jejunumschlinge stark gefüllt, die nächste absolut leer. Einige Netzbrücken werden abgebunden, Jejunostomie. Darnach keine Rückstände mehr im Magen, zunehmende Besserung, Heilung.

Eigene Beobachtung. 25 jähriger, kräftig gebauter Mann, seit 4 Tagen absoluter Verschluß. Leib besonders im Unterbauch sehr aufgetrieben, gespannt und druckempfindlich. Plätschergeräusche, Poltern und Kullern im Unterbauch. Puls 104. Rechtsseitiger Pararektalschnitt. Eine stark geblähte untere Dünndarmschlinge ist im Becken fixiert, ein Strang geht über dieselbe zum Peritoneum parietale; Abknickung und Torsion der Schlinge um die Längsachse. Anlegung einer Kotfistel am zuführenden Schenkel. Schluß des Abdomens. Heilung. Spontaner Schluß der Fistel.

IV. Behandlung der Wegstörungen bei Peritonitis.

Zweckmäßig wird die Besprechung der Behandlung der im Verlauf von Peritonitiden auftretenden Wegstörungen hier angeschlossen, denn sehr viele, und gerade die für die chirurgische Behandlung aussichtsreichsten, entzündlich-mechanischen Verschlüsse, schließen sich eng an die auf chronischer Grundlage entstehenden Abknickungsverschlüsse an. Eine getrennte Besprechung der Behandlung der rein funktionellen peritonitischen Verschlüsse ist deshalb untunlich, weil sie sich klinisch häufig von den entzündlich-mechanischen nicht abgrenzen lassen und weil die prinzipiellen Richtlinien für die Behandlung in beiden Fällen die gleichen sind.

Ebenso wie bei den auf chronischer Basis entstandenen, rein mechanischen Abknickungsverschlüssen ist bei der rein funktionellen und bei der durch gleichzeitige Wirkung mechanischer und funktioneller Momente hervorgerufenen peritonitischen Wegstörung (entzündlichmechanische Aufstauung) die Beseitigung der Aufstauung zur Wiederherstellung des Gleichgewichts im Darm und zur Lösung des Verschlusses das Ziel der Behandlung.

In leichten Fällen gelingt es auf nichtoperativem Wege, eine postoperative oder peritonitische Parese durch Einläufe, Wärme und Physostigmin zu beheben. In Fällen mit gesteigerter, ungeordneter Peristaltik kommt gelegentlich statt Physostigmin Opium in Betracht (s. S. 536). Regelmäßige Kontrolle der Aufstauung durch Magenausheberung und Feststellung des Indikangehaltes im Urin ist aber unter allen Umständen geboten, damit man nicht eine Zunahme der Inhaltsstauung übersieht und den Zeitpunkt des operativen Eingriffs verpaßt. Diese Gefahr liegt besonders da nahe, wo kein vollständiger Verschluß besteht, also Stuhl und Winde, wenn auch in ungenügendem Maße, abgehen. Dies sind besonders die Fälle, wo die Indikation zum operativen Vorgehen, d. h. fast immer zur Enterostomie, zu spät gestellt wird. Wächst nach Auftreten der Aufstauungserscheinungen der Indikangehalt des Urins, lassen sich Plätschergeräusche, Steifungen usw. feststellen, werden die Klagen des Patienten stärker, dann soll man die Anlegung der Fistel nicht mehr hinausschieben. Der Eingriff ist ein so geringfügiger, daß man lieber eine Fistel zu viel als eine zu wenig anlegen soll. Erfolgt die operative Beseitigung der peritonitischen Inhaltsstauung erst, wenn die Kraft des zuführenden Darmes durch Überdehnung und Überfüllung oder länger dauernde vergebliche Anstrengungen zur Überwindung des Hindernisses erschöpft ist, und ist sogar kotiger Mageninhalt feststellbar, dann sinken die Aussichten, durch die Operation den Kranken zu retten.

So aussichtsreich die Behandlung der leichten Formen der funktionellen und der leichten und schweren Formen der entzündlichmechanischen Wegstörung ist, so aussichtslos sind alle therapeutischen Maßnahmen bei der hochgradigen septischen Darmauftreibung. Hier hängt der Ausgang der Erkrankung weit mehr von der Schwere der septischen Allgemeininfektion als von der Darmauftreibung ab. Es gelingt zwar auch bei septischen Peritonitikern gelegentlich, durch die Enterostomie die Darmtätigkeit wieder in Gang zu bringen, trotzdem der septische Prozeß seinen tödlichen Verlauf weiter nimmt. Aber in den Fällen von allgemeiner, irreparabler, septischer Darmlähmung, wo Innenspannung und Inhaltsaufstauung gegenüber dem Tonusverlust der Darmwandung zurücktreten, erreicht man überhaupt nur das Zusammensinken der eröffneten Schlinge, jedoch keine Wiederaufnahme der Peristaltik des Gesamtdarmes. Da man im Einzelfall nicht weiß, ob nicht doch noch ein Rest von Triebkraft vorhanden ist, so soll man, falls der Zustand an sich nicht völlig hoffnungslos ist, doch auch hier noch einen Versuch mit der Enterostomie machen. Die manchmal überraschende — um nicht zu sagen fast zauberhafte — Wirkung der Enterostomie bei den entzündlichmechanischen Wegstörungen hat sich vielen Beobachtern aufgedrängt und hat Krogius veranlaßt, ihre lebensrettende Bedeutung mit der der Tracheotomie auf eine Stufe zu stellen.

Vielfach ist der bedrohliche oder fast hoffnungslose Zustand der Peritonitiskranken mit starkem Meteorismus nicht sowohl auf die septische Infektion als auf die Darmauftreibung und Inhaltsstauung zurückzuführen. Weiter kann nach Wiederherstellung einer geregelten Darmtätigkeit und besserer Zirkulationsverhältnisse im Darm auch der infektiöse Prozeß viel eher verarbeitet werden als bei Fortbestehen der Aufstauung. Aber auch in Fällen von fortschreitender, tödlicher Peritonitis kann man nicht selten durch Beseitigung des quälenden Meteorismus den Kranken wenigstens vorübergehend Erleichterung verschaffen. Sicherlich stirbt auch heute noch eine große Anzahl Peritonitiker, weil die Ausführung der Enterostomie unterlassen wird.

Ich befinde mich hinsichtlich der hohen Bewertung der Enterostomie bei der peritonitischen Inhaltsstauung in Übereinstimmung mit der Auffassung von Heidenhain, Busch, Alapy, Barth, Melchior, Hofmeister, Schnitzler, Krogius, Walzberg, Vollhardt, Kausch, Zeller und von vielen anderen.

Die aufklärende Laparotomie und die Lösung von Verwachsungen muß bei den im Verlauf der Peritonitis und nach Operationen auftretenden Verschlüssen unbedingt auf die wenigen, stürmisch einsetzenden Fälle, die einen zerstörenden Prozeß befürchten lassen, beschränkt werden.

Wo stürmische Anfangserscheinungen fehlen, kann man mit großer Wahrscheinlichkeit oder Sicherheit einen zerstörenden Prozeß ausschließen und sich auf palliative Maßnahmen beschränken. Wir haben — soweit ich sehe — nur 4 mal radikale Laparotomien ausgeführt, bei 2 weiteren zerstörenden peritonitischen Verschlüssen den notwendigen radikalen Eingriff unterlassen und erst bei der Sektion festgestellt, daß ein solcher notwendig gewesen wäre. Zu ähnlichen Ergebnissen kam Krogius auf Grund seines ausgedehnten Materials. Die Erkenntnis von dem Wert der operativen Beseitigung der peritonitischen Inhaltsstauung durch Enterostomie hat einige Chirurgen dazu bestimmt, diese prophylaktisch auch dann anzulegen, wenn bei der Peritonitisoperation noch keine wesentliche Darmauftreibung vorhanden ist. Dies ist meiner Ansicht nach eine Verkennung der Tatsache, daß die Enterostomie nur dort einen Zweck hat, wo die entzündliche Parese oder die mechanisch-funktionelle Wegstörung bereits zu einer erheblichen Auftreibung des Darmes geführt hat. Wo bei der Peritonitisoperation sich schon überdehnte und gefüllte Schlingen zeigen, ist auch die sofortige Anlegung der Enterostomie geboten, wo dies noch nicht der Fall ist, soll man sie unterlassen und abwarten, ob die Passagestörung sich nicht von selbst zurückbildet. Hierauf können wir jetzt eher als früher rechnen, weil die Peritonitiden im allgemeinen rechtzeitiger zur Operation gelangen und weil die nachträgliche Ausbildung einer stärkeren Auftreibung infolge Beschränkung der Tamponadenbehandlung und Bevorzugung des primären Schlusses der Bauchhöhle seltener geworden ist.

Der Eingriff ist nach den S. 560 ff. gegebenen Richtlinien zu gestalten. Um das Aufflammen der Infektion zu verhüten, ist das alte Operationsgebiet möglichst zu meiden. Bei der appendicitischen und gynäkologischen Peritonitis ist die Anlegung der Fistel links etwas unterhalb des Nabels zu empfehlen. Mit Krogius, Vollhardt, v. Hofmeister u. a. wende ich, wenn angängig, auch hier die Einstülpungsfistel an. Stellen sich ihrer Ausführung Schwierigkeiten entgegen, so nehmen wir von ihr Abstand und wählen die einfache seitliche Fistel. Die sofortige Anwendung mehrerer Fisteln (Heidenhain) kann ich aus den oben angeführten Gründen nicht empfehlen.

Abgesehen von den wenigen Fällen mit vorwiegender Dickdarmauftreibung ist die Anlegung einer Dünndarmfistel geboten, weil die Dünndarmauftreibung im Vordergrund steht. Mit Krogius lehne ich deshalb die früher von Lennander empfohlene Coecostomie und ebenso die mehrfach empfohlene Appendicostomie ab.

Statistisch läßt sich der Wert der operativen Beseitigung der Inhaltsstauung bei Peritonitis nicht vollständig erfassen, weil die Erfolge bei der Peritonitisbehandlung von zu vielen Bedingungen abhängen. Zunächst ist oft nicht zu sagen, wie weit in den tödlich verlaufenen Fällen die Darmauftreibung oder die Sepsis den tödlichen Ausgang bedingt hat; umgekehrt kann bei sehr weitgehender Anwendung der Enterostomie, insbesondere der prophylaktischen Enterostomie, nicht entschieden werden, ob nicht auch ohne Anlegung der Fistel Heilung erfolgt wäre. Der Gesamteindruck aus meinem eigenen Material und aus dem der Literatur bleibt aber der, daß die Enterostomie vielerorts zu wenig ausgeführt wird. Ich glaube, daß die Chirurgen, welche sich ihr gegenüber ablehnend verhalten, ihr Gesamtresultat bei der Peritonitisbehandlung durch häufigere Anwendung der operativen Darmentlastung noch weiter verbessern könnten. Ich betone nochmals, daß auch heute noch eine ganze Reihe von Peritonitikern nicht infolge der Sepsis, sondern infolge der Unterlassung der rechtzeitigen Darmentlastung stirbt. Es ist selbstverständlich, daß die operative Darmentleerung bei der frühperitonitischen Darmauftreibung wesentlich ungünstigere Heilungsziffern ergeben muß als bei den spätperitonitischen, überwiegend mechanischen Abknickungsverschlüssen, weil sie als Komplikation einer an sich das Leben bedrohenden Krankheit auftritt.

In der Mehrzahl der Fälle erfolgen nach Behebung der Inhaltsstauung und -spannung sehr bald wieder Entleerungen durch den Mastdarm, so daß sich nachträgliche Operationen zur Umgehung oder radikalen Beseitigung der Verschlußstelle auch hier erübrigen. Auch schließt sich die Fistel sehr häufig von selbst oder läßt sich auf extraperitonealem Wege operativ beseitigen.

In früherer Zeit, als wir noch die Peritonitiden mit ausgedehnter Tamponade behandelten, haben wir ebenso wie Barth und andere, um die Fisteloperation zu vermeiden, in einer Reihe von Fällen von der Wunde aus durch häufige Punktion und Absaugung mit der Spritze den Darm entleert. Dieses Verfahren hat uns öfter zum Ziele geführt. Wir sind jetzt aber zugunsten der Enterostomie mehr und mehr von ihm abgekommen, weil das Auffinden einer geeigneten Schlinge in der Wunde vielfach schwierig ist und die Punktionen nicht immer ergiebig genug sind. In einzelnen Fällen haben wir uns infolgedessen genötigt gesehen, die punktierte Darmschlinge schließlich doch noch zu eröffnen, bzw. von einem neuen Schnitt die Fistel in geeigneter Weise anzulegen. Einige Male bildete sich nach mehrfachen Punktionen eine Spontanfistel aus. Die Beseitigung der so entstehenden Lippenfistel kann wegen der komplizierten Wundverhältnisse sehr schwer sein.

Bei vorherrschender Dickdarmauftreibung genügt meist die Punktion des Dickdarmes allein, weil die Auftreibung hier in erster Linie durch abnorme Gasbildung entsteht.

Einige Angaben aus der Literatur mögen genügen. Krogius berichtet über 61 Fälle von Enterostomie bei Peritonitis mit 21 Heilungen, Nägele über 21 Fälle mit 10 Heilungen, Vollhardt über 8 Fälle mit 5 Heilungen. Von unserem eigenen Material haben wir die leichten Fälle mit flüchtiger Auftreibung des Darmes, die nicht operierten hoffnungslosen Fälle von septischer Darmparalyse sowie die zerstörenden Verschlüsse bei Peritonitis nicht mit verrechnet. Unter Ausschluß dieser Fälle können wir im ganzen über 44 Beobachtungen berichten. Sechs von ihnen nehmen insofern eine Sonderstellung ein, als bei ihnen zwar wegen stärkerer Auftreibung des Darmes die Anlegung einer Fistel ins Auge gefaßt wurde, aber der Verschluß vorher auf unblutigem Wege behoben wurde. Einer dieser Kranken starb an Herzschwäche. Bei den übrigbleibenden 38 operierten Kranken wurden palliative Operationen ausgeführt, es starben von ihnen 15. Folgende Operationsverfahren kamen zur Anwendung:

	Zahl der Fälle	†	Bemerkungen
Punktion	16	3	2 Fälle betrafen den Dickdarm, 3× nach wiederholten Punktionen Entstehen einer Spontanfistel. Ein Kranker starb, weil eine Abschnürung übersehen wurde.
Enterostomie (einschließlich von 3 Spontanfisteln s. o.)	22	10	2 Fälle betrafen den Dickdarm. Mit der Peritonitisoperation wurden gleichzeitig 4 Fisteln (2 †) angelegt. Die Todesursache war: Kollaps, Pneumonie, Peritonitis, Darmparalyse.
Enteroanastomose	3	2	
Summe	38	15	

Der Fistelschluß erfolgte bis auf 4 Fälle spontan, manchmal allerdings erst nach mehreren Wochen. 2 mal wurde die Brückenlappenplastik, einmal die Resektion des Darmes mit Nahtvereinigung der Darmenden ausgeführt; dieser Kranke starb. Der vierte Kranke wurde mit bestehender Fistel entlassen. Unsere Erfahrungen decken sich mit den Angaben anderer Chirurgen (Heidenhain, Nägele, Krogius). Beispiele s. S. 194 ff.

V. Behandlung des Volvulus.

1. Behandlung des Dünndarmvolvulus.

Die Möglichkeit einer spontanen Rückbildung und Heilung auf unblutigem Wege ist bei nicht strangulierendem Dünndarmvolvulus, wie auf S. 214 ausgeführt wurde, größer als bei den Abschnürungen und den inneren Einklemmungen. Trotzdem darf man auch bei entfernter Wahrscheinlichkeitsdiagnose eines Volvulus nur dann von einer sofortigen Operation abstehen, wenn man klare Anhaltspunkte dafür hat, daß es sich um einen rückbildungsfähigen oder in der Rückbildung befindlichen Verschluß handelt. Es kommen in dieser Richtung praktisch nur solche Volvulusfälle in Betracht, die unter dem Bilde eines unvollständigen oder intermittierenden Verschlusses oder der subakuten oder chronischen Stenose, bzw. des leichten Abknickungsverschlusses verlaufen. Hier ist, falls die Erscheinungen keinen bedrohlichen Charakter zeigen, entsprechend den für die Stenosen und die leichten Abknickungsverschlüsse gültigen Regeln ein über mehrere Stunden ausgedehnter nichtoperativer Behandlungsversuch mit konzentrierten Einläufen, Lagewechsel usw. erlaubt. Derartige nichtoperative Behandlungsmethoden sind aber selbstverständlich überhaupt nur unter dauernder, sofortiger Operationsbereitschaft und im vollen Bewußtsein der Verantwortung denkbar. Eine Verschleppung von Volvulusfällen rächt sich bitter. Wo die eben skizzierten Bedingungen also nicht in weitem Maße zutreffen, ist auch bei leichten Formen des Dünndarmvolvulus durch die Operation die sofortige Klärung herbeizuführen. Ein vorsichtiger Probeschnitt ist, selbst auf die Gefahr einer Fehldiagnose, ein weitaus kleineres Übel als ein Unterlassen der operativen Klärung bei Bestehen eines Volvulus.

Das Ziel der Operation ist die Herstellung normaler Lage- und Passageverhältnisse des Darmes.

Um dies zu erreichen, ist bei Volvulus und Volvulusverdacht ebenso wie bei den Abschnürungen und inneren Einklemmungen die aufklärende Laparotomie nach den S. 543 gegebenen Richtlinien auszuführen.

Oft gelingt es bei der Abtastung der Bauchhöhle mit dem Finger, das gedrehte Mesenterium als straffen Strang zu fühlen. Manchmal läßt sich eine an ihrem Scheitel oder in einem Bruchsack fixierte, gedrehte Schlinge feststellen. In anderen Fällen weisen Veränderungen der Darmwand auf die gedrehten Darmabschnitte hin. Häufig stößt man ohne weiteres auf eine oder mehrere hämorrhagisch infarcierte oder stark cyanotische Schlingen mit starker Mesenterialverdickung; sie gleichen bei unscharfem Übergang der pathologisch veränderten Darmabschnitte dem Bild der Mesenterialthrombose. Kleinere infarcierte oder brandige Volvulusdarmschlingen liegen oft von geblähten zuführenden Darmschlingen überlagert in der Tiefe. Der Befund ist derselbe wie bei Abschnürungen und Einklemmungen.

Fehlen schwere Zirkulationsstörungen am Darm, so ist die Unterscheidung zwischen zuführendem und Volvulusdarm oft schwierig. Das gilt nicht nur für die Frühfälle, in denen die Auftreibung noch gering ist und an beiden Darmteilen leicht kontrahierte und geblähte Abschnitte abwechseln, sondern ganz besonders auch für die vorgeschrittenen, nicht gangräneszierenden Formen mit starker Blähung. Hier kann das Operationsfeld von geblähten, hyperämischen Schlingen ganz eingenommen sein, ohne daß man sagen könnte, ob es sich um zuführenden oder um Volvulusdarm handelt. Der meteoristische Darm bei Volvulus unterscheidet sich manchmal nicht von dem meteoristischen Darm bei akuten Abknickungen und bei funktionell-mechanischer Aufstauung. Auch bei subakutem Volvulus ist die Unterscheidung von subakuten Abknickungen und stenosierenden Prozessen nicht ohne weiteres aus dem Aussehen des Darmes möglich, da in beiden Fällen der Darm die charakteristische Wandverdickung, gesteigerte Peristaltik und die tiefblaurote Verfärbung zeigen kann. Daher ist in solchen Fällen im Gegensatz zu den vorangehenden Formen die weitere Aufklärung des Verschlusses, wenn irgend möglich, vom leeren, abführenden Darm aus vorzunehmen. Wo man auf diese Weise nicht schnell und schonend zum Ziel gelangen kann, muß man bei Volvulusverdacht die Eventration des geblähten Darmes zur Klärung des Befundes vornehmen.

Zur Lösung (Detorsion) des Volvulus muß der gedrehte Darmabschnitt vor die Bauchhöhle gebracht werden, da innerhalb der Bauchhöhle die Rückdrehung wegen Platzmangels unmöglich ist. Beim Adhäsionsvolvulus und bei Fixation des Schlingenscheitels an Bruchsäcken usw. gelingt dies erst nach Lösung der fixierten Darmschlinge. Von der Lösung sonst noch vorhandener Verwachsungen ist wegen der Gefährdung der Kranken durch eine Verlängerung der Operation Abstand zu nehmen. Läßt sich wegen ausgedehnter Verwachsungen der gedrehte Darmteil nicht zurückdrehen, so kann man sich bei lebensfähigem Darm durch die Enteroanastomose zwischen zu- und abführendem Schenkel, mit oder ohne gleichzeitige Enterostomie am zuführenden Darme, helfen, vorausgesetzt, daß der Abfluß aus dem Volvulusdarm wenigstens in beschränktem Maße möglich und keine Nekrose an den Kreuzungsstellen zu befürchten ist. Sonst muß die Entleerung des Volvulusdarmes durch Enterostomie oder durch eine zweite Anastomose mit dem abführenden Schenkel gesichert werden. Auch bei den subakuten oder rezidivierenden Formen ohne Gangrängefahr ist die Enteroanastomose unter den gleichen Voraussetzungen heranzuziehen. Jedoch besteht die Gefahr, daß durch die Annäherung der Fußpunkte der beiden Schenkel sich der Volvulus wiederholen kann. Die Enterostomie allein kommt nur in den Übergangsfällen zur Abknickung — also bei den leichtesten Graden der Drehung — und in ganz aussichtslosen Fällen in Frage.

Ist der Meteorismus nicht hochgradig und Gangrän und Nekrose nicht zu befürchten, dann ist mit der Detorsion die Operation für gewöhnlich beendet.

Bei mäßigen Achsendrehungen zwischen 180^0 und 270^0 löst sich der Volvulus und damit das Passagehindernis manchmal ganz oder zum Teil schon während des Heraushebens der Schlingen aus der Bauchhöhle. Dann können nachträglich sogar Zweifel an der Richtigkeit der Diagnose des Volvulus auftreten. Der sichere Nachweis kollabierten Darmes, das Fehlen eines pathologischen Befundes an dem vor der Rückdrehung straff gespannten Mesenterium zusammen mit dem weiteren glatten Verlauf sind in solchen Fällen manchmal die einzigen Beweismittel für die Richtigkeit der Auffassung, zumal die abführenden Schlingen überraschend schnell mit dem Eintritt von Inhalt wieder normales Aussehen annehmen.

Der gangränverdächtige oder gangränöse Volvulusdarm ist nach den allgemeinen Regeln (S. 552ff.) zu resezieren. Es ergeben sich hier keinerlei prinzipielle Unterschiede gegenüber den Abschnürungen. Besondere Beachtung ist bei der Prüfung der Lebensfähigkeit den Übergangsstellen des Volvulusdarmes in den zuführenden und abführenden Darm zu schenken, weil hier auch bei sonst nicht gangränösem Darm mit Nekrose gerechnet werden muß, und ferner, weil hier, ebenso wie bei den Mesenterialgefäßthrombosen, die Grenze zwischen lebensfähigem und brandigem Darm oft nicht scharf ist (s. S. 554). Bei Anwendung der primären Darmvereinigung ist deshalb bis in den Bereich zuverlässig lebensfähigen Darmes mit nicht thrombosierten Mesenterialgefäßen zu resezieren. Infolgedessen sind manchmal sehr ausgedehnte Resektionen nötig. Mit der Schwere des Eingriffes sinken die Aussichten des Erfolges.

Ist der Meteorismus des Volvulusdarmes sehr hochgradig, so kann es notwendig werden, entweder vor der Rückdrehung oder vor der Rücklagerung des Darmes in die Bauchhöhle die Punktion, bzw. die Enterostomie vorzunehmen.

Zur Vermeidung eines Rezidivs und zur dauernden Wiederherstellung normaler Wegverhältnisse ist bei dem isolierten Volvulus kürzerer Darmabschnitte durch narbige Schrumpfung des Mesenterium auch bei nicht gangränösem Darm gelegentlich die Resektion des Darmes angebracht. Ich bin allerdings bis jetzt nicht in diese Lage gekommen. Aus dem gleichen Grunde kann die sekundäre Enteroanastomose zur Anwendung kommen.

Lassen Narben im Mesenterium ein Rezidiv befürchten, so durchtrennt man nach Philipowicz sie am besten scharf und näht den nach Entfaltung des Mesenterium entstandenen Schlitz in querer Richtung. Ferner kann man bei isoliertem Volvulus kleinerer Darmabschnitte mit narbiger Schrumpfung des Mesenterium ebenso wie beim Flexurvolvulus den Darm nach der Rückdrehung in einer günstigen Lage am Peritoneum parietale befestigen. Die Enteroanastomose oder die Resektion lebensfähigen Darmes ist zwecks Verhütung eines Rezidivs nur dann erlaubt, wenn narbige Schrumpfung des Mesenterium auch nach Rückdrehung eine dauernde Passageerschwerung am zu- oder abführenden Darmschenkel bedingt. Es ist aber bei allen Versuchen zur Verhütung des Rezidivs daran festzuhalten, daß es zunächst nur darauf ankommt, unter möglichst geringer Gefahr für den Kranken den Verschluß zu beseitigen. Deshalb ist in jedem Fall zu prüfen, ob nicht die Lösung der Verwachsungen, die plastische Beseitigung narbiger Schrumpfung des Mesenterium, Umgehungsoperationen oder die Resektion auf eine zweite Zeit verschoben werden müssen.

Diejenigen Verschlüsse des Darmes, die nach Gastroenterostomie infolge Achsendrehung und Verlagerung des Dünndarmes auftreten, erfordern die Wiederherstellung normaler topographischer Verhältnisse zur Behebung des Verschlusses. Sind diese den Volvuli analogen Verlagerungen durch fehlerhafte Anlegung der Gastroenterostomie bedingt, so ist eine zweite Gastroenterostomie in richtiger Lage auszuführen und gegebenenfalls eine Ernährungsfistel am Jejunum gleichzeitig anzulegen.

Über die Erfolge bei der Behandlung des Dünndarmvolvulus liegt eine Reihe von Erfahrungen vor. Aus der Sammelstatistik Richters geht hervor, daß bis zum Jahre 1901 im ganzen 52 mit Rückdrehung behandelte Fälle publiziert waren, worunter Obalinski mit 17 Fällen vertreten ist. Von diesen genasen 22, d. h. 42 %. Von den Gestorbenen waren die meisten erst am 5., bzw. an einem späteren Krankheitstage zur Operation gekommen, nur 2 schon am 3. Krankheitstag. Bei Obalinski finden sich unter den Gestorbenen 2 Fälle, die erst seit 18, bzw. 30 Stunden Verschlußerscheinungen gezeigt hatten. Unter den von Richter zusammengestellten Fällen ist dreimal die Resektion des Darmes ausgeführt worden; zwei der Kranken starben. Der dritte Kranke, bei dem 1 m Darm reseziert wurde und ein Kunstafter angelegt wurde, genaß. Obalinski führte zweimal ohne Erfolg die Resektion aus. Von 5 mit Nahtvereinigung, bzw. Anus artificialis behandelten Resektionsfällen ist einer am Leben geblieben. Die Detorsion konnte nach Richter in 8 Fällen nicht ausgeführt werden, weil von zwei Verschlüssen nur der eine gefunden und behoben wurde, weil bei einer Invagination der noch bestehende Volvulus übersehen wurde und weil in den anderen Fällen der Volvulus nicht gefunden wurde oder der Darm sich in der pathologischen Lage hielt. Die chirurgischen Maßnahmen waren daher erfolglos, alle Patienten starben.

Acht Fälle der Richterschen Statistik sind nicht mit verrechnet, weil sie in die vorantiseptische Zeit fallen. Nur ein von Bursch behandelter Fall wurde durch Laparotomie geheilt.

Philipowicz hat 43 eigene Fälle genauer analysiert. Der durchschnittliche Krankheitstag bei der Operation war der fünfte. Bei 36 Fällen von reinen Drehungen um die Mesenterialachse wurden 13 Heilungen erzielt, d. h. etwa 36 %. Unter den Gestorbenen befinden sich zwei, die wegen des schlechten Allgemeinzustandes nicht mehr operiert werden konnten. Die Detorsion, mehrfach kombiniert mit Mesenterialplastik, genügte in 25 Fällen, geheilt von ihnen sind 11, d. h. 44 %. Bei den 14 Gestorbenen ist die häufigste Todesursache Pneumonie und Peritonitis gewesen.

Die Detorsion mit Enterostomie, ev. mit Vorlagerung der Schlinge, wurde in 4 Fällen ausgeführt, alle Patienten starben, es waren Kranke, denen man einen größeren Eingriff nicht mehr zumuten konnte. Auch hier war die hauptsächlichste Todesursache Pneumonie und Peritonitis. Die Detorsion und Enteroanastomose (es war stets die Ileocolostomie) erfolgte in 4 Fällen, zwei von ihnen sind geheilt, zwei gestorben. Die Todesursache war Peritonitis und Pneumonie. In einem fünften ebenfalls zu Tode führenden Falle wurde die Ileocolostomie zur Verhinderung der Wiederholung des Volvulus ausgeführt. Die Todesursache war Pneumonie.

In den übrigbleibenden 7 Fällen von Übergangsformen zu Knickungen und Torsionen des Darmes um die Längsachse sind 6 Heilungen und 1 Todesfall zu verzeichnen, d. h. 64 % Heilungen. In einem Falle reichte die einfache Behebung der Knickung aus, 2 mal wurde die Mesenterialplastik ausgeführt, 4 mal die Anastomose (Ileocolostomie); von diesen starb je ein Kranker an Peritonitis und Pneumonie.

Von den serbischen Beobachtern gibt Gjurgevicz seine Heilungsziffer beim
Volvulus, ohne Angabe des Darmabschnitts, auf 80 % an, Lilic für den Dünndarmvolvulus aber auf nur 33—35 %.

Das eigene Material umfaßt im ganzen 41 Beobachtungen mit 16 †
= 39 %.

a) Volvulus bei normalem und pathologisch verändertem Mesenterium
20 Fälle (8 †).

	Zahl der Fälle	†
Rückdrehung allein	15	6
Rückdrehung und Enterostomie	2	—
Rückdrehung und Resektion . .	2	1
Abgebrochene Operation bei Gangrän	1	1

13 Kranke wurden innerhalb der ersten 48 Stunden operiert, 5 von ihnen starben.
Von 3 später Operierten konnte nur 1 gerettet werden. 4 mal konnte der Operationstag nicht festgestellt werden. Die Todesursache war 3 mal Pneumonie, 3 mal Kollaps
am Operationstag, 1 mal Peritonitis bei Gangrän, 1 mal unbekannt.

b) Bei fixiertem Darm oder Mesenterium (Adhäsionsvolvulus) 17 Fälle (5 †).

	Zahl der Fälle	†
Rückdrehung allein	10	1
Rückdrehung mit Übernähung einer Perforationsstelle . .	1	1
Rückdrehung und Fistel	3	2
Rückdrehung und Enteroana- stomose	2	—
Abgebrochene Operation bei Gangrän	1	1

Die Todesursache war hier, soweit bekannt, Sepsis, Herzschwäche, Pneumonie,
Peritonitis.

c) Volvulus bei Fixation des Darmes im Bereich von Brüchen 3 Fälle.
   Rückdrehung allein 2 Fälle mit 2 Heilungen.
   Rückdrehung und Enterostomie 1 Fall mit 1 †.

d) Volvulus bei Mesenterium commune.
   1 Fall endete tödlich. Es handelte sich um ein 4 Monate altes Kind, das im
   Kollaps starb.

Auf die hohe Sterblichkeit bei Gangrän des Darmes sei noch einmal
hingewiesen; von 36 Fällen ohne Gangrän starben nur 11, von 5 Fällen
mit Gangrän dagegen 4.

Beispiele (s. a. S. 223 ff.).

1. 30 jährige, schwangere, mäßig genährte Frau, vor einem halben Jahr Laparotomie
aus unbekannter Ursache, seit 6 Tagen absolute Verschlußerscheinungen mit zuletzt
kotigem Erbrechen. Starker Meteorismus des Abdomens, Uterus in Nabelhöhe; etwas
rechts und unterhalb des Nabels 10 cm lange Laparotomienarbe, links und oberhalb
des Nabels Steifungen. Temp. 37,6° C, Puls 132; im Urin Indikan. Laparotomie
durch 20 cm langen Schnitt links vom Nabel. In der linken Bauchseite collabierte,
in der rechten stark geblähte Dünndarmschlingen, Adhäsionen zwischen Netz und Peritoneum. Abbinden der Verwachsungen. Beim Hervorziehen der Dünndarmschlingen
vor die Bauchhaut Lösung einer 180° betragenden Drehung des Dünndarmes

um die Mesenterialachse im Sinne des Uhrzeigers, sofortige Füllung der collabierten Schlingen. An einer stark geblähten Dünndarmschlinge Anlegen einer transitorischen Fistel, sofortiger reichlicher Abgang von Gasen und dünnflüssigem Kot aus derselben. Am folgenden Tage spontaner Abgang der Frucht, danach starker allgemeiner Meteorismus. Mageninhalt kotig, Puls 152. Abgang von Winden. 2 Tage nach der Operation Mageninhalt gallig, Fistel funktioniert nicht mehr, reichlicher Abgang von Winden, 3 Tage nach der Operation erster spontaner Stuhlgang. 4 Tage nach der Operation Entfernung des Katheters, 28 Tage nach der Operation geheilt entlassen.

2. 38jähriger, kräftiger, gut genährter Mann, seit 2 Tagen absolute Verschlußerscheinungen. Doppelseitiger, reponibler Leistenbruch, Leib nicht aufgetrieben, aber im ganzen etwas gespannt. Rektal eine offenbar geblähte Darmschlinge als elastische Resistenz palpabel. Temp. 36,5° C, Puls 72, im Urin Albumen schwach +, Indikan +. Laparotomie durch Mittelschnitt unterhalb des Nabels, reichlicher freier Flüssigkeits erguß. Rechts im Douglas geblähte Dünndarmschlingen, die ein auffallend langes mit Narben durchsetztes Mesenterium haben. Durch einen frischen entzündlichen Prozeß in der Radix mesenterii Raffung des Mesenterium, als Ursache eines Volvulus um 270° im entgegengesetzten Sinne des Uhrzeigers, der sich nach Incision der entzündlichen Stränge von allein ausgleicht. Sofortige Füllung der collabierten Schlingen. Schluß des Bauches, Heilung.

3. 48jährige, schlecht genährte, verfallen aussehende Frau, vor 3 Tagen mit absoluten Verschlußerscheinungen erkrankt. Allgemeiner Meteorismus und stärkere Druckschmerzhaftigkeit des Bauches, ausgesprochene Bauchdeckenspannung nur im Unterbauch. Anurie. Temp. 36,4° C, Puls 144, klein, labil. Bei der Narkosenuntersuchung deutlich wahrnehmbare Darmsteifungen und bläulich-grüne Verfärbung der Haut des Unterbauches und der oberen Teile der Oberschenkel. Laparotomieschnitt in der Mittellinie unterhalb des Nabels, im Abdomen reichlich stinkendes, dunkles Blut mit aufsteigenden Gasblasen. Dünndarmschlingen stark gebläht, hyperämisch, mit peritonitischen Belägen bedeckt. Im Unterbauch und zum Teil im kleinen Becken eine geblähte, cyanotische, teilweise grünlich verfärbte, gangränöse Schlinge. Eventration derselben und Absuchen der zuführenden Schlinge bis zur Schnürung des Volvulusdarmes. Abführender Darm nicht feststellbar, auch nicht nach vergeblichen Versuchen der Rückdrehung. Daher Durchschneidung des Mesenterium etwas außerhalb des Volvulusdarmes; hierdurch das abführende Ileumstück zu Gesicht kommt. Es ist in 7 cm Länge völlig mit der hinteren Bauchwand verwachsen. Resektion der 40 cm langen, gangränösen Schlinge nach Unterbindung des restlichen Mesenterialstückes. Der abführende Teil des Volvulusdarmes endet kurz vor dem fixierten Ileumstück. Bei der Unmöglichkeit der Vereinigung der beiden Dünndarmenden blinder Verschluß des abführenden Teils und Einpflanzung des zuführenden Teils ins Coecum. Spülung des Abdomens, 100 g Äther in die Bauchhöhle. Schluß des Abdomens. Am folgenden Tag Exitus.

Sektionsdiagnose: Fibrinös-eitrige Peritonitis.

4. 42jähriger, kräftiger, mäßig genährter Mann, vor 2 Tagen im Anschluß an einen Diätfehler mit absoluten Verschlußerscheinungen erkrankt. Abdomen stark gespannt und überall druckempfindlich, in der linken Unterbauchgegend Plätschergeräusche und Steifungen. Vom Rektum links geringe Resistenz fühlbar. Puls 60, regelmäßig, Temp. 36,0° C. Fäkulenter Mageninhalt. Laparotomie durch Mittelschnitt zwischen Nabel und Symphyse. Links geblähte Dünndarmschlingen. Vorlagerung des gesamten Dünndarmes, ehe die abführende, collabierte Dünndarmschlinge sichtbar wird. Rückdrehen des Volvulus um 275° im Sinne des Uhrzeigers, danach prompte Füllung der collabierten Dünndarmschlinge. Schluß des Bauches. Am folgenden Tage erster dünnflüssiger Stuhlgang. Der weitere Verlauf beherrscht von einer doppelseitigen Unterlappenpneumonie. 6 Tage nach der Operation Exitus letalis.

Sektionsdiagnose: Beiderseitige Unterlappenpneumonie.

Beobachtung Rubritius. 23jähriges, mittelgroßes Mädchen, seit einem Tage absolute Verschlußerscheinungen. Allgemeiner Meteorismus des Abdomens, starke Druckschmerzhaftigkeit unterhalb des Nabels. Darmsteifungen. Laparotomie: Mittelschnitt unterhalb des Nabels, geblähte, cyanotische Dünndarmschlingen liegen vor, Vorlagerung derselben, wodurch der Situs frei wird. Drehung des gesamten Ileum um die Radix mesenterii im Sinne des Uhrzeigers. Wegen Gangränverdacht Resektion von 215 cm Dünndarm und seitliche Anastomose mittels Knopf. Schluß des Abdomens. Heilung.

2. Die Behandlung des Coecalvolvulus.

Wenn stürmische klinische Erscheinungen fehlen und das klinische Bild dem einer Dickdarmabknickung oder Dickdarmstenose entspricht, so ist der übliche Versuch mit internen Maßnahmen zur Lösung des Verschlusses gerechtfertigt. Dies gilt auch bei sicherer Annahme einer leichten Form des Coecalvolvulus. Planmäßig durch besondere Lagerung die Rückdrehung des Coecum anzustreben — wie es Treves und Hunter empfohlen haben — hat keine Berechtigung. Gelingt es nicht in kurzer Zeit, auf unblutigem Wege den Verschluß zu beheben, so darf die aufklärende Laparotomie nicht aufgeschoben werden, da die schnell fortschreitende Auftreibung und Überdehnung des Coecum auch bei zunächst harmlos erscheinenden Fällen nicht selten lokale Nekrose und Totalgangrän nach sich ziehen.

Coecalvolvuli mit stürmischem Beginn und dem Charakter einer zerstörenden Verschlußform oder eines schweren entzündlichen Prozeßes der Ileocoecalgegend sind sofort zu operieren.

Wenn umschriebener Coecalmeteorismus vorhanden ist, so ist der Schnitt der Lage des Coecum entsprechend anzulegen; sonst hat man sich nach den S. 542 gegebenen, allgemeinen Regeln zu richten.

In den unkomplizierten Fällen des Sack- und des Schlingentypus läßt sich das gedrehte Coecum häufig ohne weiteres oder nach Durchtrennung von Adhäsionen in die normale Lage zurückbringen und damit die augenblickliche Lebensgefahr beheben. Bei starker Spannung der Wandung kann die Rückdrehung durch vorherige Punktion des Coecum erleichtert werden. Die schädlichen Folgen der Überdehnung und die ziemlich erhebliche Gefahr einer erneuten Auftreibung und einer nachträglichen Gangrän des bei der Operation noch lebensfähigen, aber wandverdünnten Coecum können durch wiederholte Punktion, bzw. durch temporäre Coecostomie herabgesetzt werden. Die Einstellung des Coecum zur Punktion oder Coecostomie in die Bauchwunde erfolgt bei verdickter Wandung durch die einfache, zirkuläre Einnähung eines Coecalzipfels; bei verdünnter Wandung verzichtet man besser auf die Naht und sichert den eingestellten Darm durch Tamponade. Schon kurze Zeit nach der Operation kann unbedenklich die Eröffnung des Darmes erfolgen. Durch die Einnähung oder Einstellung des Coecum wird gleichzeitig die Gefahr eines Rezidivs verhütet. Prinzipiell auch in leichten Fällen die Coecostomie auszuführen, erscheint mir zu weitgehend.

Ungünstiger liegen die Verhältnisse bei den zerstörenden Formen des Coecalvolvulus. Erfahrungsgemäß können hier auch bei verhältnismäßig geringer Serosaveränderung schwere Schleimhautnekrosen und tiefergehende Dehnungsgeschwüre, die die Gefahr der Perforation des Darmes in sich bergen, vorhanden sein. Deshalb muß bei nicht ganz zweifelsfreier Intaktheit der Wandung die verdächtige Stelle des Coecum oder das ganze zurückgedrehte Coecum vor die Bauchhöhle gelagert werden, wenn man es nicht für sicherer hält, sofort zu resezieren. Das bereits gangränöse Coecum ist, wenn es der Gesamtzustand einigermaßen gestattet, unter gleichzeitiger Anlegung eines Anus arteficialis zu entfernen. Die Heilerfolge bei gangränösem Coecalvolvulus sind an und für sich schon so schlecht, daß die primäre Nahtvereinigung nach der Resektion unter allen Umständen zu unterlassen ist. Bei umschriebener Gangrän oder Perforation kommt die partielle Resektion in Betracht, doch sind die Grenzen gegenüber den gut ernährten Teilen der Wandung so wenig sicher bei der Operation zu ziehen, daß man auch hier besser auf die Nahtvereinigung zugunsten einer breiten Coecostomie verzichtet.

In verzweifelten Fällen, die die Resektion nicht mehr gestatten, ist die Bauchhöhle durch Tamponade gegen das Coecum abzudichten und letzteres breit zu spalten.

Zur Verhütung des Rezidivs sind die flächenhafte Fixation des Coecum an der lateralen Bauchwand durch mehrreihige Naht und die Coecostomie empfohlen. Bei langem Mesocoecum kann die Raffung des Mesenterium, bei Mesenterium commune die Verkürzung und Einkrempelung des Mesenterium, gegebenenfalls in einer zweiten Zeit, ausgeführt werden.

Aus Bundschuhs Zusammenstellung von 110 Fällen aus der Literatur zeigt sich folgendes: 23 Kranke starben unoperiert.

87 operierte Fälle ergaben 35 Heilungen = $40^0/_0$ und 52 † = $60^0/_0$.

Die Behandlung bestand in:
1. Rückdrehung (Lösung von Verwachsungen, Übernähung, Punktion):
41 Fälle mit 26 Heilungen = $64^0/_0$ und 15 † = $36,6^0/_0$,
2. Rückdrehung und Coecostomie, bzw. Enterostomie:
9 Fälle mit 9 †;
3. Rückdrehung und sekundäre Enterostomie, bzw. Coecostomie:
4 Fälle mit 3 Heilungen = $75^0/_0$ und 1 † = $25^0/_0$;
4. Rückdrehung und Resektion bei partieller Gangrän:
3 Fälle mit 3 † = $100^0/_0$;
5. Rückdrehung und totale Resektion:
15 Fälle mit 7 Heilungen = $47^0/_0$ und 8 † = $53^0/_0$.

Es wurde ausgeführt:
11 mal primäre Darmnaht mit 6 Heilungen, 5 †.
2 mal Anus arteficialis, 2 †,
2 mal Ileostomie und Einnähung des Dickdarmstumpfes in die Bauchhaut,
1 Heilung, 1 †.

Außerdem starben 15 Fälle, bei denen die Rückdrehung nicht ausgeführt wurde trotz Anlegen einer Fistel oder des Anus arteficialis.

Das eigene, allerdings nur zum Teil reine Volvuli enthaltende Material umfaßt 6 Fälle (3 Heilungen, 3 †).

Es wurde ausgeführt:
Rückdrehung allein 3 Fälle, 0 †.
Rückdrehung, Vorlagerung und Fistel 1 Fall, 1 † (Kollaps).
Rückdrehung und Fistel 1 Fall, 1 † (Peritonitis).
Rückdrehung und Tamponade 1 Fall, 1 † (Myodegeneration).

Von 5 nicht gangränösen Fällen starben 2, außerdem starb der einzige Fall mit Gangrän des Darmes.

3. Die Behandlung des Flexurvolvulus.

In den klinisch leicht erscheinenden Fällen von Flexurvolvulus ist ein Versuch, auf unblutigem Wege die Rückdrehung herbeizuführen, aussichtsreicher als bei den Volvuli der übrigen Darmabschnitte. Das liegt daran, daß sich Achsendrehungen der Flexura sigmoidea, solange keine stärkere Gasspannung vorhanden ist, viel eher spontan zurückdrehen können und daß die Flexur vom Mastdarm aus unmittelbar therapeutisch zu beeinflussen ist. Ein solcher Ausgleich ist nicht nur bei den Achsendrehungen von $180—270^0$, sondern ausnahmsweise auch bei Drehungen bis 360^0 möglich. Die Voraussetzung ist aber, daß die Bewegungsfähigkeit der Flexur noch

nicht durch starke Volumzunahme und durch den Gegendruck der Bauchdecken aufgehoben ist. Bei Überdehnung der Schlinge und dadurch zwangsläufig erfolgender scharfer Schnürung der Schenkel werden aber solche
Behandlungsversuche stets ergebnislos bleiben. Neben den konzentrierten
Einläufen in der gewöhnlichen Form steht uns der hohe Einlauf oder der
Einguß, die Aufblähung mit Luft vom Rectum aus und das Vorschieben
einer elastischen Mastdarmsonde bis in den abführenden Schenkel zu Gebote. Unterstützen können wir diese Maßnahmen noch durch Lagewechsel
und Gegendruck gegen das meteoristische Abdomen. Man muß aber festhalten, daß man bei allen diesen Maßnahmen auch gerade das Gegenteil,
nämlich eine Steigerung der Drehung, erreichen kann, und daß bei nicht mehr
vollständig lebensfähiger Wand des Darmes Perforationen erfolgen können.
Führen derartige Versuche nicht in wenigen Stunden zu reichlichem Stuhl-
und Gasabgang, so muß bei sicherer Diagnose, ebenso wie bei Fortbestehen
des Verdachtes eines Flexurvolvulus, möglichst umgehend operiert werden. Da
vor der Operation über Grad und Schärfe der Drehung nur Vermutungen
möglich sind, so kann man nicht — wie es von interner Seite (Curschmann
und Naunyn) vorgeschlagen wurde — diesen Gesichtspunkt für oder gegen
die sofortige Operation verwenden. Ebenso verwerfe ich mit H. Braun und
Wilms die von interner Seite empfohlene Punktion der Volvulusschlinge
durch die Bauchdecken. Bei stürmischen Erscheinungen darf man nach
einem vergeblichen Einlauf überhaupt nicht warten, sondern muß gleich operieren, weil die Überdehnung der Wandung und die Gefahr der Gangrän
von Stunde zu Stunde wächst. Ich selbst habe mich in einem Fall durch
das verhältnismäßig leichte klinische Bild und den wiederholten Abgang von
spärlichem Kot und Gasen zu einem Aufschub der Operation verleiten lassen
und den Patienten infolgedessen verloren. Man soll daher auch bei unsicherer Lösung des Verschlusses die Operation nicht aufschieben.

Zu diesem Zweck ist meist wegen der riesigen Dimensionen der Volvulusschlinge ein verhältnismäßig großer Bauchschnitt notwendig, da es sonst
nicht gelingt, die Flexur vor die Bauchhöhle zu bringen. Wenn, wie es
öfter der Fall ist, die übrigen Darmschlingen nicht gebläht und beiseite
gedrängt sind, so läßt sich der Volvulusdarm leicht einstellen. Bei starker
Blähung des übrigen Dickdarmes oder des Gesamtdarmes kann bei tiefer
Lage der Flexur die Auffindung trotz großer Ausdehnung derselben manchmal recht schwierig sein.

Die Rückdrehung gelingt oft sehr leicht; nach Einführung eines Darmrohres in den Mastdarm sinkt die Schlinge unter Ausströmen von großen
Mengen Gas und von flüssigem, stinkendem Inhalt zusammen. Durch
Druck auf die Schlinge und Ausstreichen des Inhaltes kann die Entleerung beschleunigt werden. Da, wo narbige Veränderungen am Flexurstiel oder am Mesenterium oder andere pathologische Bedingungen die
Schuld an dem Volvulus tragen, kann die Detorsion dagegen sehr schwer
sein; manchmal ist sie überhaupt erst nach Punktion der Flexur möglich.
Die Punktion darf natürlich nur unter sorgfältigem Schutz der Bauchhöhle
erfolgen. Die Entleerung der Flexur ist auch in den Fällen vorbeugend
auszuführen, wo man eine Perforation an der Basis befürchtet und wo
wegen erschwerter Detorsion ein tief im Becken gelegener, pathologisch
veränderter Flexurstiel unmittelbar zugänglich gemacht werden muß.

Die Flexur läßt sich nach erfolgter Entleerung meist leicht in die
Bauchhöhle zurückbringen. Wegen der großen Neigung des Flexurvolvulus

zu Rezidiven, wird zweckmäßig unter günstigen Bedingungen, wenn es die Kräfte des Patienten gestatten, die bereits von Nußbaum, Roser und anderen Chirurgen empfohlene Sigmoideopexie angeschlossen. Man heftet zu diesem Zweck die Flexurkuppe in etwa 10—12 cm Ausdehnung mit Serosaknopfnähten bogenförmig an die vordere Bauchwand an. Allerdings ist die Gefahr eines Rezidivs hierdurch nicht ganz auszuschließen — wie eine Reihe von Beobachtungen lehrt —, da sich die Naht bei starker Belastung der Flexur wieder lösen, bzw. die Schlinge trotz Fixation wieder drehen kann. Manchmal ist es gleichzeitig nötig, zur Erzielung vollständiger Rückdrehung sowie zur Verhütung des Rezidivs oder zur Beseitigung von Stenosen oder Abknickungen des abführenden Schenkels Adhäsionen am Stiel oder am Mesosigma zu durchtrennen (Riedel, Brunzel, Philipowicz). Die quere Verkürzung des Mesosigma durch Faltenbildung (Senn) ist zu dem gleichen Zwecke vorgeschlagen worden. Solche ergänzende Maßnahmen dürfen aber nur dann an die Rückdrehung angeschlossen werden, wenn der Volvulus noch nicht lange bestanden hat und der Kranke sich in einem guten Zustand befindet. Eingreifendere Maßnahmen — Ausschaltung der Sigmaschlinge durch Ileosigmoideostomie, Colosigmoideostomie und Resektion —, sollten meines Erachtens nur in besonderen Ausnahmefällen angewandt werden. Wenn irgendwelche Bedenken hinsichtlich der Widerstandsfähigkeit der Kranken bestehen, verschiebt man die gegen das Rezidiv gerichteten komplizierteren Eingriffe auch beim Flexurvolvulus besser auf das Intervall nach Erholung des Kranken vom Volvulusanfall.

Die Anlegung einer temporären Fistel an der zurückgedrehten und in die Bauchwunde eingestellten Flexur kann gelegentlich da zweckmäßig sein, wo die Wandung der Flexur brüchig oder infolge der Überdehnung schlaff ist und wo ein schwerer Schleimhautkatarrh vorliegt. Hier kann man hoffen, durch regelmäßige Spülungen von der Fistel aus, allmählich wieder normale Verhältnisse herbeizuführen. Bei sehr starker Blähung des zuführenden Darmes kommt nach der Detorsion und Entleerung der Flexur die Fistel am zuführenden Darmteil in Frage.

Die Anlegung einer Kotfistel an der stark geblähten Flexur ohne gleichzeitige Rückdrehung kann natürlich, wie ich Wilms zustimme, nur im Notfalle erlaubt sein und auch nur in nicht gangränescierenden Fällen einen Sinn haben.

Die bisher erwähnten Operationsmethoden setzen einen lebensfähigen Darm mit nicht brüchiger Wandung voraus. Da, wo dies nicht mehr der Fall ist, hat prinzipiell die Resektion zu erfolgen. Je nach der größeren oder geringeren Beweglichkeit des Stieles, seiner tieferen oder höheren Lage, der größeren oder geringeren Blähung der Dünndarmschlingen und des oberen Dickdarmes kann die Resektion verschieden schwer sein. Nach den lokalen und allgemeinen Bedingungen richtet es sich, ob man sofort die Verbindung zwischen dem Colon descendens und dem Colon pelvinum herstellt oder ob man den Umweg über den Anus arteficialis wählt. In letzterem Falle näht man, wenn irgend angängig, die beiden Darmschenkel in der üblichen Weise als Doppelrohr aneinander und in das Peritoneum parietale ein, um die späteren Eingriffe zu vereinfachen. Gelingt es nicht, den Colon pelvinum-Schenkel bis in die Bauchhaut vorzuziehen, so wird er blind verschlossen; zweckmäßig ist es, auf die Nahtstelle einen Tampon zu legen. Ist der Colon descendens-Schenkel zu kurz, so muß er nach Einbindung eines Drains durch Tamponade von der übrigen Bauchhöhle abgegrenzt werden. In solchen Fällen müssen sich die Kranken mit einem Dauer-

kunstafter abfinden, falls nicht später der äußerst eingreifende und im Erfolg unsichere Versuch gemacht werden soll, durch Einschaltung einer Verbindungsschlinge die Passage zum Rektum wiederherzustellen. In Verfolg
unseres S. 557 festgelegten Standpunktes raten wir wegen der schlechten
Heilaussichten von der primären Vereinigung der resecierten Enden durch
Naht oder Murphyknopf ab. Dagegen ist unter günstigen anatomischen und
klinischen Bedingungen gelegentlich die Invagination des oberen Flexurschenkels nach der Resektion in den Colon pelvinum-Schenkel in Betracht
zu ziehen. Zu diesem Zwecke legen wir vier durchgreifende Fadenzügel an
den oberen Flexurstumpf und ziehen ihn nach Verknüpfung der Fäden mit
einem vom Mastdarm in die Bauchwunde vorgeschobenen, elastischen Katheter
möglichst weit in den Rektumschenkel hinein. Durch eine Reihe von Serosanähten wird die Verbindungsstelle der beiden Schenkel gesichert.

Zur Verhütung des Rezidivs ist von Pochhammer die breite Enteroanastomose an der Basis der Flexurschenkel empfohlen worden. Grekow hat
mit der Invagination ohne Eröffnung und Resektion der Flexur gute Erfahrungen gemacht. Er führt bei seinem Verfahren nach Ablösen des
Mesenterium ein fingerdickes Drain in die Flexur vom Mastdarm aus und
befestigt es durch mehrere durchgreifende Fäden in dessen Wand. Durch
Zug am Drain wird die Flexurschlinge invaginiert, bis sie am Anus erscheint.
Um ein Zurückgleiten des Invaginats zu verhüten, wird durch Serosanähte
an der Umschlagstelle die Flexur in zweckentsprechender Lage festgehalten.
Dieses Verfahren soll auch bei Entfernung der gangränösen Flexura sigmoidea
unbedenklich verwandt werden können.

Die besten Vorstellungen über die Aussichten der operativen Behandlung
des Flexurvolvulus gibt das von Jankowski mitgeteilte große, sorgfältig
durchgearbeitete Material des städtischen Krankenhauses in Riga (A. v. Bergmann). Es erübrigt sich, andere Zahlen aus der Literatur zu bringen, da
das Bild hierdurch keine wesentliche Veränderung erfahren würde.

Jankowski berichtet im ganzen über 48 Kranke mit Volvulus der
Flexura sigmoidea:

a) Nicht gangränöse Fälle. Bei 11 Kranken wurde die Rückdrehung
mit anschließender Fixation der Flexura sigmoidea oder des Mesosigmoideum
ohne Todesfall ausgeführt, bei 2 von ihnen wurde wegen Rezidivs die Wiederholung der Operation nötig. In 4 weiteren Fällen wurde die Entlastung
der Flexura sigmoidea durch Sigmoideostomie vorgenommen und die Flexur
gleichzeitig seitlich an die Bauchwand angenäht. Einer dieser Kranken starb
an fibrinöser Pneumonie. Die primäre Anastomose zwischen Coecum und
Rektumschenkel der Flexur wurde 5 mal mit nur einer Heilung ausgeführt. In
einem weiteren Fall wurden die beiden Schenkel der Flexur zur Anastomose
verwandt. Der Kranke genas. Die Resektion der Schlinge mit primärer
Darmnaht wurde 3 mal mit einem Todesfall ausgeführt. Bei einem der
beiden Geheilten war trotz Anlegung einer Enteroanastomose ein Rezidiv aufgetreten. Die Heilungsziffer dieser 24 nicht gangränösen Fälle beträgt 75 %.

b) Fälle mit Gangrän und anderen Komplikationen. Bei 7 Fällen
mit Gangrän der Flexura sigmoidea wurde die primäre Colostomie angelegt;
zwei von ihnen kamen zur Heilung, fünf starben an Peritonitis. Ein Patient
wurde, weil moribund, nicht mehr operiert. 11 weitere Kranke mit Gangrän,
bei denen bereits eine Peritonitis bestand, sind gestorben. Es wurden hier
folgende Eingriffe ausgeführt: 1. Resektion und Anus arteficialis 4 mal,

2. die Vorlagerung der gangränverdächtigen Schlinge 2 mal. Die Resektion des Darmes gestattete der schlechte Zustand nicht mehr. Fünf weitere Fälle mit Komplikationen (Mesenteriitis des Colon transversum, Magenkarzinom, Gravidität, beginnende Verknotung) starben sämtlich. Hier wurden folgende Operationen ausgeführt: 2 mal Resektion mit primärer Darmvereinigung, 1 mal Sigmoideostomie und Coecosigmoideostomie; 1 mal wurde der gangränöse Darm nicht reseziert, 1 mal nur die Rückdrehung ausgeführt. Von den 24 Fällen dieser Gruppe sind also nur 2, d. h. $8^0/_0$ geheilt.

Das eigene Material umfaßt 16 Fälle (10 Heilungen, 6 †):

	Zahl der Fälle	†
Rückdrehung	12	4
„ und Resektion . .	2	1
„ und Enterostomie	2	1

Von den 6 tödlich verlaufenen Fällen sind 3 am 3. Tage an Myodegeneratio cordis, Hirntumor, Urämie, einer nach 5 Tagen an Embolie, einer nach 10 Tagen an Herzmuskeldegeneration, einer nach 4 Wochen an Erschöpfung gestorben. Bei einem weiteren Kranken nehme ich an, daß er bald nach der Krankenhausentlassung an Dickdarmblutungen zugrunde gegangen ist.

(Beispiele s. a. S. 242 ff.)

Eigene Beobachtung: 33 jähriger Mann, vor 3 Tagen mit Verschlußerscheinungen erkrankt, wird durch Mittelschnitt unterhalb des Nabels laparotomiert. Freies, klares Transsudat in der Bauchhöhle. Drehung der Flexura sigmoidea im entgegengesetzten Sinne des Uhrzeigers um die Mesenterialachse. Die Kuppe der stark geblähten Flexur steht weit oberhalb des Nabels. Zahlreiche Verwachsungen zwischen den Schenkeln der Flexur, den Fußpunkten derselben und einer benachbarten, unteren Ileumschlinge. Rückdrehung des Volvulus. Zur Verhütung eines Rezidivs seitliche Anastomose des abführenden Schenkels der Flexura sigmoidea mit einer oberhalb der Verlötungsstelle gelegenen Dünndarmschlinge. Nach Einführung eines Drains in den Mastdarm Abgang von Gasen und dünnem, aufgestautem Stuhl. Schluß des Abdomens. Heilung.

VI. Behandlung der Darmverknotungen.

Ausgebildete Verknotungen und Verschlingungen des Darmes sind bis jetzt fast immer im Zustand der Gangrän zur Operation gelangt. Nach Ekehorn starben 3 Kranke schon innerhalb der ersten 12 Stunden, von 15 Kranken 8 schon innerhalb der ersten 24 Stunden nach Beginn der Erkrankung. Das allgemeine, operative Vorgehen ist das gleiche wie bei den Strangulationen und den Volvuli. Die Lösung der Verknotung ohne Resektion ist nur bei den Vorstufen oder vor Eintritt der schweren Zirkulationsstörungen denkbar. Bei vollendeter Verknotung ist es unmöglich, die beiden Darmabschnitte voneinander ohne weiteres zu lösen. Will man bei ausgedehnter Gangrän des Darmes den Versuch machen, den Kranken zu retten, so bleibt weiter nichts übrig, als am Fußpunkt die gesamte, verknotete Darmmasse und ihr Mesenterium zu resecieren und — wenn möglich unter Verzicht auf die Darmnaht — den Anus arteficialis anzulegen. Im übrigen ist das Vorgehen den Verhältnissen des Einzelfalles anzupassen.

VII. Behandlung der Invagination.

Die Darmeinscheidung kann durch Selbstlösung oder Abstoßung des abgestorbenen Invaginatum und Bildung fester Verklebungen am Halse der Einscheidung ohne eigentliche Behandlung heilen. Beide Ereignisse sind aber seltene Glückszufälle. Von Selbstlösungen fand Voeckler 1917 nur 10 Fälle in der Literatur verzeichnet; verhältnismäßig häufig sind sie unter dem Einfluß der zur Vornahme einer Operation eingeleiteten Narkose beobachtet worden, so daß nach Eröffnung der Bauchhöhle keine Invagination mehr angetroffen wurde (Adams, Eccles und Laidlow, Michaelsen, Voeckler).

Wir beobachteten diesen Vorgang bei einem 4¹/₂ jährigen Mädchen mit einer drei Tage bestehenden Coecaleinscheidung. Nach Eröffnung des Bauches wurde der Invaginationstumor in der Coecalgegend noch deutlich gefühlt. Infolge Pressens des Kindes in der oberflächlichen Narkose fielen Darmschlingen vor; nach deren Zurückstopfen war die Invagination verschwunden und nur noch ein Ödem der unteren Ileumschlinge als sicheres Zeichen nachzuweisen, daß eine Einscheidung vorhanden gewesen war.

In einem zweiten Falle, bei einem 33 jährigen Manne, konnte bei der Laparotomie nur das Verschwinden des vor der Narkose deutlich gefühlten Invaginationstumors festgestellt werden.

Die Abstoßung des Invaginatum wird nach der Leichtenstern schen Berechnung im 1. Lebensjahr in 2 Proz., zwischen dem 2. bis 5. Jahr in 6 Proz., in den späteren Lebensabschnitten in 38 bis 46 Proz. der Fälle beobachtet; von diesen gehen aber noch über 40 Proz. an den Folgen des Darmbrandes, Sepsis, Perforation, Peritonitis, erneutem Verschluß oder Erschöpfung zugrunde. In Wirklichkeit sind die Aussichten viel schlechter als die Prozentberechnung annehmen läßt. Die Zahlen für Selbstabstoßung und Heilung sind allgemein zu hoch gegriffen, da sie nach einer Sammelstatistik berechnet sind; dagegen zeigt diese eindeutig, daß im Säuglings- und Kleinkindesalter, in dem bei weitem die meisten Einscheidungen beobachtet werden, eine Ausstoßung des Invaginatum zu den größten Seltenheiten gehört; berücksichtigt man weiter, daß in den späteren Lebensjahren, in denen die Aussichten für eine Selbstausstoßung wachsen, zugleich die Sterblichkeit an den Folgezuständen in die Höhe schnellt, so bleibt nur eine recht kleine Zahl endgültiger Heilungen übrig.

Die Prognose kann als gut bezeichnet werden, wenn die Behandlung frühzeitig, wenige Stunden nach Eintritt der ersten Erscheinungen einsetzt. Auch in der zweiten Hälfte des ersten Krankheitstages ist sie noch verhältnismäßig günstig, doch werden zu dieser Zeit bisweilen schon stärkere Veränderungen im Bereich der Einscheidung beobachtet, die zu einer vorsichtigen Beurteilung mahnen; mit zunehmender Krankheitsdauer verschlechtern sich die Aussichten für die akuten Invaginationen außerordentlich. Von großer Bedeutung für die Prognose sind Lebensalter und Sitz der Einscheidung. Säuglinge sind im allgemeinen mehr gefährdet als größere Kinder und Erwachsene; Dünndarmeinscheidungen ohne und mit Einstülpung ins Coecum und Colon sind wegen der frühzeitiger einsetzenden Kreislaufstörung im Bereich der Einscheidung ernster als die Coecal- und Coloneinscheidungen zu bewerten.

Die Heilung kann durch Operation oder unblutige Maßnahmen erzielt werden. Die unblutige Behandlung ist nicht von vornherein wie bei anderen Formen des mechanischen Darmverschlusses abzulehnen, da durchaus die Möglichkeit besteht, ohne Eröffnung des Bauches durch unmittelbare Einwirkung auf den Invaginationstumor von der Bauchdecke her, bei Coecal- und Coloneinscheidungen auch durch Eingießungen in den Dickdarm die Einscheidung zu lösen, solange keine Verklebungen das Zurückschlüpfen verhindern oder Ernährungsstörungen des Darmes den Erfolg gefährden. Wenn auch der unblutigen Behandlung engere Grenzen als der operativen gezogen sind, so verlangen doch die guten Ergebnisse, die von dänischer Seite im Säuglings- und Kindesalter mit ihr erzielt worden sind, eine genaue Kenntnis dieser Behandlungsart und eine Würdigung ihrer Vor- und Nachteile gegenüber dem blutigen Vorgehen.

1. Unblutige Behandlung.

Die seit langer Zeit bestehenden unblutigen Behandlungsarten, Wassereingießungen oder Lufteinblasungen in den Dickdarm und Massage der Einscheidungsgeschwulst durch die Bauchdecken hindurch sind besonders im Königin Louisen-Krankenhaus Kopenhagen planmäßig bei einer großen Zahl von Fällen durchgeführt wurden (Hirschsprung, Kock und Oerum, Monrad). Unbedingt erforderlich ist bei Kindern eine tiefe Narkose, um das Schreien, Pressen und Anspannen der Bauchdecken auszuschalten und den Invaginationstumor besser zugänglich zu machen, der gerade bei kleinen Kindern häufig erst in der Narkose greifbar wird. Auch müssen vor Beginn der Behandlung Magen und Blase, die im gefüllten Zustande die Lösung behindern oder Irrtümer hervorrufen können, entleert werden, wenn dies nicht schon zweckmäßig bei der ersten Untersuchung geschehen sein sollte.

Lösung durch Handgriffe (Taxis). Bei Vorfall einer Invagination aus dem After wird dieser zunächst mit der Hand in den Mastdarm zurückgestülpt, was in steiler Beckenhochlagerung oder bei Kindern auch in Kopfstellung in der Regel gelingt; die weitere Ausstülpung muß dann durch Massage von der Bauchdecke aus vorgenommen werden. In einigen wenigen Fällen von tief herabreichenden Dickdarmeinscheidungen hat allein das Zurückschieben mit der Hand, mit Hilfe einer Schwammsonde oder ähnlichen Dingen zur Erzielung eines Erfolges genügt.

Die Handgriffe am Bauche werden in der Reihenfolge vorgenommen, daß zunächst die Einscheidungsgeschwulst mit beiden Händen durch die Bauchdecke hindurch umfaßt wird, wobei man durch Bestimmung der Spitze und des Halses möglichst Klarheit über ihre Richtung zu gewinnen sucht, was bei Coecal- und Dickdarmeinscheidungen gewöhnlich keine Schwierigkeiten macht, bei Dünndarmeinscheidungen aber sehr schwer sein kann. Dann sucht man durch einen möglichst auf die Spitze der Einscheidung nach Art der Knetmassage ausgeübten Druck die Schwellung zu beseitigen und das Invaginatum herauszupressen. Monrad empfiehlt, bei Dickdarmeinscheidungen zunächst die Halspartie mit beiden Händen zu pressen, diese dann mit der linken Hand zu umgreifen und mit der rechten den Kopfteil zusammenzudrücken, bei den Dünndarmeinscheidungen, wo Hals und Kopf nur schwer zu unterscheiden sind, den Druck abwechselnd auf die beiden Enden der Geschwulst auszuüben. Zur Unterstützung der Massage werden besonders von Zahorsky Erschütterungen des Körpers empfohlen. In Beckenhochlagerung wird zunächst die Kompression des Tumors in der geschilderten Weise vorgenommen und dann bei gebeugten Beinen die untere Rumpfhälfte ruckartig von oben nach unten geschüttelt; nötigenfalls folgt die Wiederholung der Massage und des Schüttelns. Die Massage, die etwa 15 Minuten lang kräftig durchgeführt werden soll, erfordert Übung; die Kunst besteht unter anderem darin, daß der Zustand der Invagination richtig beurteilt und danach Zeit und Kräfte abgemessen werden (Kock-

O e r u m). Als Abschluß folgt immer eine Wassereingießung, auch wenn der Tumor verschwunden und der Erfolg eingetreten zu sein scheint. Das ungehinderte Einfließen des Wassers oder der Abgang von aufgestautem Stuhl verschafft Gewißheit über das Gelingen der Ausscheidung. Auch kann durch die nachfolgende Wassereingießung eine durch die Massage nicht völlig durchgeführte Lösung einer Coecal- oder Dickdarmeinscheidung vervollständigt werden.

Lösung durch Eingießungen. Die Eingießungen werden gewöhnlich mit warmem Wasser oder Kochsalzlösung nach Art der hohen Einläufe mit dem Irrigator in tiefer Narkose und Beckenhochlagerung vorgenommen; die besonders von Clubbe gelobten Öleinläufe bieten keine besonderen Vorteile. Die Beckenhochlagerung hat vor der Knieellenbogenlage den Vorzug, daß der Bauch besser übersehen und beobachtet und auf diese Weise das Vordringen des Wassers verfolgt werden kann. Durch Höher- oder Tieferhalten des Irrigators läßt sich der Druck des einfließenden Wassers leicht regeln; eine Fallhöhe von 1 m genügt gewöhnlich zur Erreichung des gewünschten Zweckes und soll in der Regel nicht vergrößert werden. Man läßt bei Kindern $^1/_2$ bis 1 Liter Wasser einlaufen, wobei der Rückfluß der Flüssigkeit aus dem After neben dem Darmrohre durch festes Zusammenpressen der Gesäßbacken um das Rohr verhindert wird; bei Erreichung des Fassungsvermögens des Dickdarmes läßt sich der Abschluß gewöhnlich nicht mehr aufrechterhalten. Die Eingießung wirkt durch den Druck auf das Invaginatum und vor allem durch die Dehnung der Scheide, die besonders günstige Bedingungen für das Zurückschlüpfen des eingestülpten Darmstückes schafft. Um diese Wirkung möglichst ausgiebig zu gestalten, ist es wichtig, daß das Wasser so lange als möglich zurückgehalten wird; der Abfluß soll dann langsam unter allmählichem Herausziehen des Darmrohres vor sich gehen. Die Lösung kann als gelungen angesehen werden, wenn der Tumor verschwindet und im Anschluß an die Behandlung Stuhlgang erfolgt.

Anstatt der Eingießungen hat man bereits in der ersten Hälfte des 19. Jahrhunderts Lufteinblasungen in den Dickdarm erfolgreich zur Lösung von Einscheidungen verwandt. Zur Einblasung hat man das Doppelgebläse, die Fahrradpumpe oder besondere Apparate benutzt; das Entweichen der Luft neben dem Darmrohr muß wie bei der Eingießung durch festes Zusammenpressen der Gesäßbacken verhindert werden. Treves empfiehlt ein von Lund angegebenes Gebläse, bei dem der Luftabschluß durch einen elastischen Ring erzielt wird, der das äußere Ende des Darmrohres umkleidet und sich fest gegen den After preßt. Lundie spricht sich im Gegensatz zu andern, die eine langsame Aufblasung vorziehen, für ein plötzliches ruckweises Einlassen aus, wodurch er Kontraktionen des Darmes zu vermeiden glaubt; die Perforationsgefahr scheint ihm bei einer kurzen, stärkeren Blähung geringer als bei einer langsamen, längere Zeit durchgeführten Auftreibung. Die Aufblasung, für die in Deutschland besonders Heubner (Löhr) eingetreten ist, hat sich, trotzdem man ihr eine kräftigere Wirkung als der Eingießung zuschreibt, nicht eingebürgert, da die Gefahren wegen der schlechten Meßbarkeit des Druckes größer erscheinen. Als noch gefährlicher wird das ebenfalls geübte Vorgehen angesehen, Kohlensäure durch Apparate oder Lösungen von doppelkohlensaurem Natrium und Weinsteinsäure in den Darm einzuführen und dieser die Aufblähung zu überlassen.

Die Eingießungen oder Einblasungen können auf die Dünndarminvaginationen nicht einwirken, weshalb bei diesen von den unblutigen Verfahren nur die Bearbeitung der Einscheidungsgeschwulst durch die Handgriffe in Frage kommt; bei den Dickdarm- und Coecalinvaginationen sind dagegen beide Verfahren für sich allein oder vereinigt mit Aussicht auf Erfolg anwendbar. Der von Hirschsprung umrissene Behandlungsplan geht dahin, daß bei Dünndarminvaginationen zunächst die Handgriffe ausgeführt werden, bei deren Mißlingen aber sofort die Operation angeschlossen wird; bei Dickdarminvaginationen werden ebenfalls zunächst die Handgriffe vorgenommen, dann im Anschluß daran die Wassereingießungen verabfolgt. Beim Mißlingen macht er einen Unterschied im weiteren Verhalten zwischen den Colon- und Ileocoecaleinscheidungen; bei den Coloneinscheidungen wird der unblutige Versuch wiederholt, wenn es der Zustand gestattet, bei Ileocoecaleinscheidungen wird operiert. Wichtig ist, worauf Monrad auf Grund eigener großer Erfahrung hinweist, daß im Gegensatz zu dem ursprünglichen Vorgehen zuerst die Handgriffe vorgenommen werden und dann die Wassereingießung folgt, da bei umgekehrter Reihenfolge nach erfolgter Eingießung die Einscheidung sich durch Lagenwechsel der Einwirkung durch die Massage entziehen kann; nach einem mißglückten Versuch hält er die sofortige Operation für geboten. Peritonitis und starker Meteorismus bilden eine Gegenanzeige für die unblutige Behandlung; ferner schließt Monrad die Invaginatio ileocolica und die Doppeleinscheidungen von ihr aus, deren sichere Abgrenzung jedoch wohl nur in seltenen Fällen möglich sein dürfte.

Das unblutige Vorgehen birgt zweifellos manche Bedenken in sich, die viele Chirurgen zu einem völlig ablehnenden Standpunkte geführt haben. Es fehlt die sichere Beurteilung der Veränderungen im Bereich der Einscheidung; es kann eine bereits brandige Schlinge gelöst werden oder eine Berstung des Darmes eintreten, ohne daß dieses Ereignis sofort erkannt werden kann. Das Gelingen oder Mißlingen der Ausscheidung läßt sich nicht immer mit Sicherheit beurteilen; der Tumor kann durch Lagewechsel verschwinden und dadurch ein Erfolg vorgetäuscht werden, oder die gelöste ödematose, fühlbare Schlinge läßt trotz gelungener Ausscheidung an dem Erfolge zweifeln. Ferner sind verhältnismäßig zahlreiche Rückfälle nach der unblutigen Lösung beobachtet, die zu einem Teil auf unvollkommene Lösungen zurückgeführt werden müssen; auch bleiben Tumoren, Meckelsches Divertikel u. a. unberücksichtigt, die zu erneuten Einscheidungen Anlaß geben und deren Entfernung wünschenswert ist. Der Vorteil der unblutigen Behandlungsweise besteht in der Vermeidung des operativen Schocks, dessen Bedeutung besonders für Säuglinge hoch zu bewerten ist; dagegen fällt ihr mehr äußerlicher Vorzug, daß sie allgemein zugänglich und nicht an das Krankenhaus gebunden ist, in der heutigen Zeit weniger ins Gewicht. Zur Abgrenzung der beiden Verfahren mit Rücksicht auf ihre Vor- und Nachteile, wobei Lebensalter, Krankheitsdauer und Sitz der Einscheidung von wesentlichem Einfluß sind, müssen die praktischen Ergebnisse herangezogen werden, auf die wir nach Besprechung der operativen Maßnahmen eingehen.

Nachbehandlung. Nach der unblutigen Lösung müssen die Kinder weiter sorgfältig beobachtet werden, auch wenn das Verschwinden der Einscheidungsgeschwulst, Entleerungen im Anschluß an die Eingießung und anscheinendes Wohlbefinden die Ausscheidung als gelungen ansehen lassen. Stärkere Temperaturanstiege sind nicht bedenklich, sondern nach Kock und Oerum sogar als günstig aufzufassen, wenn vorher die Temperatur regelrecht war und der allgemeine Zustand im übrigen befriedigend ist. Erneute Kolikanfälle oder das Wiederauftauchen von Geschwülsten im Bauche sind ernste Zeichen, während Erbrechen, weitere schleimig-blutige Entleerungen für sich allein nicht ohne weiteres einen Mißerfolg bedeuten (Monrad), doch machen sie eine erneute eingehende Untersuchung erforderlich.

Die Ansichten über die geeignetste Nachbehandlung nach einer gelungenen Lösung gehen ziemlich weit auseinander. Die einen geben Abführmittel, um den aufgestauten Darminhalt möglichst bald und ausgiebig zu entleeren, andere stellen den Darm durch Opium oder Morphium ruhig, um Rückfällen vorbeugend zu begegnen. Die Gabe von Opium und Morphium, besonders in den großen Mengen, wie man sie verabreicht hat, kann, falls nicht alle Zweifel an der erfolgten Lösung behoben sind, wegen der Verschleierung des Krankheitsbildes durch ihre betäubende Nebenwirkung gefährlich werden, wenn die Ruhigstellung des Darmes zur Ausschaltung der vorhandenen Bereitschaft zu Spasmen auch als zweckmäßig bezeichnet werden muß. Abführmittel, Strychnin, Physostigmin sind ebenfalls nicht unbedenklich, da sie Peristaltik und Tonus verstärken und dadurch Anlaß zu Darmkrämpfen und erneuten Einscheidungen geben können. Diesen beiden Gefahren geht man am besten aus dem Wege, wenn man sich auf Eingießungen beschränkt und höchstens bei sehr unruhigen und ungebärdigen Säuglingen und Kindern geringe Mengen von Morphium gibt. Nach operativer Lösung ist diese Vorsicht mit Betäubungsmitteln nicht so vonnöten, da man die Gewißheit der erfolgten Lösung hat.

Ein allzulanges Fastenlassen der Säuglinge, besonders in den jüngsten Monaten, ist bedenklich, zumal wenn die Einscheidung schon ein oder mehrere Tage bestanden hat; daher empfiehlt es sich, spätestens 12 Stunden nach der Lösung mit der Ernährung zu beginnen. Für künstlich ernährte Säuglinge ist in den ersten Tagen die Eiweißmilch sehr geeignet, die man in häufiger dargereichten, kleinen Mengen gibt, Brustkinder werden am besten sehr bald wieder angelegt; größere Kinder können im allgemeinen ohne Bedenken für 1 bis 2 Tage auf Tee und Schleimabkochungen gesetzt werden. Wichtig ist für alle Fälle eine baldige und ausgiebige Flüssigkeitszufuhr durch subcutane oder intravenöse Kochsalzinfusionen.

2. Blutige Behandlung.

Die Operation muß bei Kindern immer, bei Erwachsenen in der Regel in Allgemeinbetäubung vorgenommen werden. Die Empfehlung Letts, auch bei kleinen Kindern in Rückenmarksbetäubung zu operieren, steht vereinzelt da und verdient keine Nachahmung. Die Splanchnikusunterbrechung ziehen wir wegen ihrer blutdrucksenkenden Eigenschaft bei unseren Operationen wegen Darmverschlusses nicht in Erwägung; dagegen kann in chronischen Fällen bei Erwachsenen die einfache örtliche Betäubung der Bauchdecke in Frage kommen, wenn man sich wegen schlechten Allgemeinzustandes zunächst mit der Anlegung einer Fistel begnügen will. Wichtig ist besonders für Säuglinge, daß bei der Operation jede Abkühlung vermieden wird.

Der Schnitt wird nach unserer Erfahrung, wenn die Einscheidungsgeschwulst in der rechten Bauchseite zu fassen ist, am besten am rechten

Rektusrande angelegt; in den Fällen, wo sie an einer anderen Stelle zu fühlen oder überhaupt nicht nachweisbar ist, bevorzugen wir den Mittelschnitt unterhalb oder seitlich vom Nabel. Der Schnitt braucht meist nicht größer zu sein, als zur Einführung der Hand notwendig ist; vielfach genügt sogar das Einführen von zwei Fingern, um sich die Einscheidung in ausreichender Weise zugänglich zu machen. Ihr Auffinden macht, selbst wenn sie vor Eröffnung des Bauches nicht zu fühlen war, für den Geübten gewöhnlich keine Schwierigkeit und läßt sich wohl in fast allen Fällen ohne Auspacken des Darmes erreichen. Auch bei den weiteren Maßnahmen muß das Vorlagern größerer Darmschlingenpakete wenn nur irgend möglich vermieden werden; für Säuglinge bedeutet das Auspacken des Darmes eine besonders schwere Schockwirkung.

Als besondere Operationsmaßnahmen kommen bei der Einscheidung die Desinvagination, verschiedene Resektionsverfahren und in Notfällen Hilfsoperationen in Betracht.

Die Desinvagination. Die Einscheidungsgeschwulst wird möglichst vor die Bauchdecken gelagert und die Lösung außerhalb der Bauchhöhle unter Leitung des Auges vorgenommen. Bei Dünndarmeinscheidungen ist die Vorlagerung wohl immer auszuführen, auch bei kleineren Einscheidungen der ileocoecalen Formen gelingt dies in vielen Fällen, da häufig, besonders bei Säuglingen und Kindern, ein Mesocoecum angetroffen wird. Ausgedehntere Coecal- und Dickdarmeinscheidungen lassen sich nicht vollständig vorlagern; hier muß die Lösung zum Teil innerhalb der Bauchhöhle von der eingeführten Hand vorgenommen werden; erstrebenswert und meist auch durchführbar ist es aber, die Ausscheidung des letzten Teiles, die häufig nur mit größerer Schwierigkeit unter Anwendung stärkeren Druckes möglich ist, außerhalb des Bauches oder wenigstens unter Leitung des Auges zu vollziehen.

Die Lösung soll nicht durch Zug am zuführenden Darme, sondern mit einem besonderen, nach Hutchinson benannten Handgriffe ausgeführt werden. Man umfaßt mit den Fingerspitzen oder der ganzen Hand die Einscheidungsgeschwulst da, wo die Spitze der Invagination durch die Scheide durchgefühlt wird und übt einen kräftigen Druck auf sie aus; hierdurch wird die Scheide über das Invaginatum entgegengesetzt der Auslösungsrichtung abgestreift und entfaltet. Die Hand folgt der weichenden Spitze und scheidet durch ein- oder mehrmalige Wiederholung des Druckes den Darm in oft überraschend kurzer Zeit aus, wenn die einzelnen Zylinder nicht miteinander verklebt sind. Nur die Ausscheidung der häufig besonders stark geschwollenen Spitze, die zuletzt gelöst wird, ist oft schwierig, doch läßt sich durch eine kräftige, längere Zeit anhaltende Pressung, welche das die Lösung erschwerende Stauungsödem beseitigt, auch dieser letzte Rest vielfach noch beseitigen. Bei nicht mehr ganz frischen Einscheidungen muß die Lösung dieses Restes, wenn die Vorlagerung unmöglich ist, auf jeden Fall unter Leitung des Auges bei gut abgedecktem Operationsfelde vorgenommen werden, da die Darmwand stärker geschädigt sein und bersten kann. Bei Zug am zuführenden Darm, der früher häufiger angewandt wurde, greift die Zugwirkung an der Spitze des Invaginatum an; da diese wegen ihrer starken Schwellung der Ausstülpung einen kräftigen Widerstand entgegensetzt und durch den Zug die Faltung der Scheide im Gegensatz zum Hutchinsonschen Handgriff meist vermehrt wird, so verankert sich bei dieser Art des Vorgehens die Einscheidung häufig nur noch fester. Erwähnt

sei noch, daß auch die Desinvagination durch Wassereingießungen bei er-
öffnetem Bauche empfohlen wird (Kraft).

Die Lösung ist bei frühzeitiger Operation innerhalb der ersten 24 Stunden
nach Krankheitsbeginn, wenn der Hutchinsonsche Handgriff richtig
ausgeführt wird, fast immer möglich; doch kommt man schon in dieser
Zeit nicht immer mit der Lösung allein aus. Wir mußten beispielsweise bei einem 15jährigen Mädchen mit einer kleinen, in das Coecum
eingestülpten Einscheidung des Ileum, trotzdem wenig mehr als 12 Stunden
seit den ersten Krankheitserscheinungen vergangen waren, nach gelungener
Lösung die Resektion der in 5 cm Ausdehnung brandigen, untersten Ileumschlinge vornehmen. Die Zeitdauer der Ausscheidungsmöglichkeit läßt
sich nicht begrenzen; sie kann in akuten Fällen schon am zweiten Tage unmöglich sein, bei chronischen Dickdarmeinscheidungen, wo lange Zeit hindurch Verwachsungen zwischen den Darmrohren ausbleiben können, noch
nach wochen- oder monatelangem Bestehen überraschend leicht gelingen. Am
häufigsten ist bei den Dünndarmeinscheidungen schon zu verhältnismäßig
früher Zeit eine Lösung nicht mehr möglich oder angängig, während die
ileocoecalen Formen Alapy in allen Fällen für lösbar hält. Bei Ernährungsstörungen der Scheide und ohne eine solche bei kleineren Dünndarmeinscheidungen mit brandigem Invaginatum ist ein Desinvaginationsversuch zu
unterlassen, sonst sollte immer, auch wenn Ernährungsstörungen des Invaginatum befürchtet werden, der Versuch gemacht werden, da bei sorgfältiger Abdeckung des Operationsfeldes die Gefahr einer Keimverschleppung
auf das Bauchfell durch ein gelöstes, brandiges Invaginatum nicht über-
mäßig zu fürchten ist. Der Vorteil liegt, wenn man ganz davon absieht,
daß bei allzu großer Angst vor einer Keimverschleppung möglicherweise eine
noch lösbare Invagination mit gesunden Wandungen zu Unrecht reseziert
wird, darin, daß das Ausmaß der Resektion kleiner und nicht unnötig viel
Darm geopfert wird; besonders bei den ileocoecalen Formen ist dies von
Bedeutung, bei denen man häufig mit einer Dünndarmresektion an Stelle der
sonst notwendigen Entfernung des ileocoecalen Darmabschnittes auskommt.

Nach erfolgter Ausscheidung ist der gelöste Darmabschnitt genau daraufhin anzusehen, ob stärkere Schädigungen des Gekröses und der Wand bestehen, die eine Erholung in Frage stellen. Fast immer ist die zuletzt gelöste Darmstrecke stärker geschwollen, auch findet sich an ihr häufiger eine
dellenartige Einziehung, die die Ursache eines Rückfalles werden kann;
diese Delle muß sorgfältig ausgeglichen und das Ödem durch vorsichtiges
Streichen vermindert werden. Ausgedehnte Serosarisse, die besonders bei
der Lösung des letzten Teiles häufiger entstehen, müssen vernäht, kleine
können sich selbst überlassen werden. Bei kleinen, umschriebenen brandigen
Stellen der Darmwand genügt unter Umständen die Versorgung durch einfache Übernähung, bei ausgedehnteren kommt nur die Resektion in Frage.
Bestehen Zweifel an der Erholungsfähigkeit des Darmes, so ist im allgemeinen die Resektion dem Ungewissen vorzuziehen, wenn der Allgemeinzustand nicht eine größere Zurückhaltung auferlegt; in diesem Falle bildet
die Vorlagerung der verdächtigen Darmschlinge zwischen feuchten Kompressen einen gangbaren Mittelweg; später wird dann die Schlinge, wenn sie
sich erholt, in die Bauchhöhle zurückgestopft oder nach Absterben reseziert.
Besonders bei Säuglingen wird man, wenn nicht sicherer Gewebstod vorliegt, mit der Resektion wegen ihrer schlechten Aussichten in diesem Lebensalter zurückhaltend sein, zumal der kindliche Darm, worauf von verschiedenen

Seiten hingewiesen wird, sich verhältnismäßig gut von stärkeren Schädigungen erholt. Wie schwierig die Beurteilung der Wandschädigungen selbst bei großer Erfahrung ist, zeigen die Beobachtungen im London-Hospital (Perrin und Lindsay), wo unter 309 blutig gelösten Einscheidungen der zurück- gestülpte Darm in zehn Fällen nachträglich abgestorben war.

Unsere Beobachtungen zeigen folgende Beziehungen zwischen Krankheitsdauer und Lösungsmöglichkeit. Von 14 innerhalb der ersten 24 Stunden operierten Ein- scheidungen konnten 13 (1 Iliaca, 11 ileocoecale Formen, 1 Sigmoidea) ausgestülpt werden, von denen eine Iliaca mit Einwanderung ins Coecum nach der Lösung wegen Brandes der untersten Ileumschlinge reseziert, bei einer anderen ein Meckelsches Divertikel abgetragen werden mußte; das Mißlingen der Lösung bei einer ins Coecum eingewan- derten Iliaca möchte ich, trotzdem am Resektionspräparate (Abb. 207) schon ein größeres Schleimhautgeschwür an der Spitze des Invaginatum zu sehen ist, auf eine nicht sachgemäße oder zu zaghafte Anwendung des Hutchinsonschen Handgriffes zurück- führen. Sämtliche Fälle von 24—48 stündiger Krankheitsdauer (6 ileocoecale Formen, 2 Iliaca, 1 Colica) konnten gelöst werden, doch mußte nach der Lösung einmal wegen Berstens der Scheide (Iliaca bei einem 10 Wochen alten Kinde), einmal wegen Brandes des Invaginatum (ins Coecum eingewanderte Iliaca bei einem 15 Monate alten Knaben) und einmal wegen Anwesenheit eines Polypen (Iliaca bei einer 64 jährigen Frau) re- seziert werden. Von 19 Fällen (9 Iliaca, 8 ileocoecale Formen, 2 Colica), die 3—24 Tage nach Krankheitsbeginn operiert wurden, konnten nur 6 (1 Iliaca, 4 ileocoecale Formen, 1 Colica) gelöst werden, von denen noch 2 (1 Iliaca und 1 Iliaca mit Einwanderung ins Coecum) nach der Ausstülpung wegen Brandes des Invaginatum reseziert werden mußten.

Von den 11 am 1. Krankheitstage operierten Kranken, bei denen der Eingriff sich auf die Lösung beschränkte, wurden 10 geheilt; ein 13 Monate alter Knabe, bei dem die Lösung leicht gelang, erlag dem Operationsschock. Von 6 am 2. Krankheitstage mit einfacher Ausscheidung behandelten Kranken wurden 5 geheilt; ein 10 Wochen alter Knabe, bei welchem der ausgeschiedete Darm schwer verändert war, von einer Resektion aber wegen des schlechten Allgemeinzustandes Abstand genommen wurde, ging 3 Tage nach der Operation unter Vergiftungserscheinungen zugrunde, ohne daß klinisch eine Peritonitis (Sektion wurde verboten) nachzuweisen war. Unter den 4 nach dem 2. Krankheitstage mit einfacher Lösung behandelten Fällen wurde nur eine Heilung erzielt; 3 Mädchen im Alter von 6, 13 und 42 Monaten erlagen dem Schock. Es erübrigt sich, die Zahlen anderer Operateure wiederzugeben; alle zeigen das nämliche Bild, daß die blutige Ausscheidung am 1. Krankheitstage gute, mit zunehmender Krankeitsdauer sich erheblich verschlechternde Ergebnisse zeitigt, die besonders auf Rechnung der Säuglinge zu setzen sind.

Die Gefahr eines Rückfalles nach operativer Lösung der Einschei- dung ist, wie aus den wenigen Mitteilungen (Clubbe, Kock und Oerum, Flesch-Thebesius u. a.) hervorgeht, sehr gering, wenn nicht besondere Ursachen, Geschwülste, Meckelsches Divertikel, Strikturen u. a. vorhanden sind. Wir haben uns immer mit der einfachen Ausscheidung begnügt und niemals, wie auch viele andere Chirurgen, einen Rückfall erlebt. Wir sind mit Fromme der Ansicht, daß für gewöhnlich besondere, operative Maß- nahmen zur Verhütung eines Rückfalles unnötig sind, wenn die Ausschei- dung zuverlässig mit Beseitigung einer etwaigen Dellenbildung vorgenommen ist. Es kann nur dringend abgeraten werden, bei Säuglingen und kleinen Kindern den Eingriff ohne ganz besondere Gründe zu vergrößern.

Zur Vorbeugung eines Rückfalles sind Raffung des Gekröses und An- heftung des Darmes oder des Gekröses an die Bauchwand empfohlen und ausgeführt worden. Für den Dünndarm sind derartige Maßnahmen nicht angebracht, mit mehr Recht können sie gelegentlich bei Einscheidungen des Coecum mit langem Mesocoecum oder Mesenterium ileocoecum oder eines Dickdarmabschnittes ins Auge gefaßt werden, wenn es sich um chronische Einscheidungen größerer Kinder oder Erwachsener handelt, die nach der Vor- geschichte oder bei der Operation eine ausgesprochene Neigung zu Rückfällen zeigen; doch wird von mehreren Seiten auch die Dickdarmanheftung als nutzlos oder sogar als schädlich abgelehnt (v. Eiselsberg, Alapy, Fromme). Ferner hat man bei Coecaleinscheidungen die Verengerung des Coecum und Colon ascendens durch Faltung (Dobrucki), die spitzwinklige Vernähung des unteren Ileumendes mit dem Coecum und Ascendens (Töplitz, Cubbins, Hussey), die Verankerung des Wurmfortsatzes in der Bauchwand (Green) vorgenommen; gerade bei der Anwendung des letztgenannten Verfahrens sah Carwadine aber seinen einzigen Rückfall. Beede macht regelmäßig die Appendikostomie, um das Coecum zu befestigen und zugleich eine Kotstauung zu beseitigen, eine Maßnahme, die gelegentlich bei starker Aufstauung zweckmäßig sein kann. Einen größeren Eingriff stellt die Ileocolostomie dar, die auch empfohlen worden ist (Dobrucki); Délagénière stellte nach der Lösung einer aus dem After vorgefallenen Einscheidung der Flexura sigmoidea eine Verbindung zwischen den Fußpunkten der Schlinge her, raffte das Mesosigma und verschloß die Excavatio vesicorectalis durch einige Nähte. Noch weiter geht v. Eiselsberg, der in der Resektion das einzig sichere Vorbeugungsmittel sieht und diese bei chronischen Einscheidungen Erwachsener mit Neigung zu Rückfällen empfiehlt. Wir halten eine derartig durchgreifende Maßnahme nur dann für angezeigt, wenn besondere anatomische Ursachen (Geschwülste, Meckelsches Divertikel, umgestülpter Wurmfortsatz u. a.) der Einscheidung zugrunde liegen, die entfernt werden müssen.

Die Resektion der Einscheidung. Eine unbedingte Anzeige zur Resektion besteht, wenn die Wand der Scheide nicht erholungsfähige Veränderungen zeigt oder nach erfolgreicher Lösung das ausgeschiedete Darmstück sich als abgestorben erweist. Auch bei nicht lösbarer Einscheidung mit gesunder Scheide gilt die Resektion als Regel, wenn nicht der Allgemeinzustand zu einem schonenderen Hilfseingriff zwingt. Äußerst bedenklich ist der Standpunkt Brunzels, der aus technischen Gründen auf Grund einer einzigen, eigenen glücklich verlaufenen Beobachtung für Coecal- und Flexureinscheidungen, selbst wenn die Ausscheidung gelungen und die Wand gesund ist, die Resektion als Methode der Wahl auch bei kleineren Kindern bezeichnet.

Die guten Erfolge v. Eiselsbergs, dem von 11 resezierten Fällen (9 Erwachsene, 2 größere Kinder) nur einer im Anschluß an die Operation zugrunde ging, können nicht als allgemeiner Maßstab für die Aussichten der Resektion auch bei akuten Fällen angelegt werden, da es sich zu einem großen Teile um chronische Einscheidungen handelte, auch gaben in den meisten Fällen starke Wandveränderungen, Tumoren, Strikturen u. a. eine unbedingte Anzeige zur Resektion.

Bei unlösbarer Einscheidung verdient die Resektion der ganzen Einscheidungsgeschwulst mit gleichzeitiger Wiedervereinigung der Darmstümpfe den Vorzug vor anderen Resektionsverfahren, wenn der Allgemeinzustand gut und die Einscheidung nicht zu ausgedehnt ist; ebenso ist auch die sofortige Vereinigung der Darmenden nach Resektion einer gelösten, abgestorbenen Schlinge anzustreben. Die Resektion und Einnähung der beiden Darmenden in die Bauchdeckenwunde, wodurch der Eingriff wesentlich abgekürzt und zugleich für eine baldige Entleerung des aufgestauten Inhaltes gesorgt wird, kann bei schlechtem Allgemeinbefinden und unsicheren Nahtverhältnissen zweckentsprechend sein; sie wird bei Dickdarmeinscheidungen eher als bei Dünndarmeinscheidungen in Erwägung zu ziehen sein, bei denen die Resektion mit gleichzeitiger Stumpfvereinigung leichter und vertrauenswürdiger ist, sie ist aber, wenn es sich um größere Kinder und Erwachsene handelt, auch bei den Dünndarmeinscheidungen berechtigt, da sich diese vorwiegend im unteren Ileum abspielen und deswegen keine gefahrdrohende Ernährungsstörungen zu befürchten sind. Wir haben mehrere Male, wo uns die sofortige Darmvereinigung zu gewagt erschien, mit gutem Enderfolge die Ileumstümpfe eingenäht. Säuglinge vertragen diese Art der Versorgung sehr schlecht, so daß wir hier der sofortigen Darmvereinigung den Vorzug geben, da auf diese Weise wenigstens einige Erfolge erzielt worden sind. Der künstliche After wird, sobald der Kranke sich erholt hat, in üblicher Weise nach Durchquetschung des Sporns oder Anlegung besonderer Anastomosenklemmen (Edmunds) verschlossen.

Besondere Ursachen der Einscheidung, Geschwülste, Meckelsches Divertikel, umgestülpter Wurmfortsatz u. a., müssen entfernt werden. Handelt es sich um bösartige Geschwülste, so kommt nur die Resektion des betreffenden Darmabschnittes in Frage. Bei gutartigen Geschwülsten hat man die Wahl zwischen der einfachen Entfernung der Geschwülste durch Enterotomie oder Querresektion des Darmes. Das Vorgehen richtet sich nach der Lage des einzelnen Falles; bei größeren, breit aufsitzenden Geschwülsten, bei stärkerer Veränderung der benachbarten Darmwand wird man sich eher zur Darmresektion, bei kleineren Polypen oder Geschwülsten, deren Fortnahme ohne Eröffnung der Schleimhaut möglich ist, zur einfachen Entfernung entschließen. Das Meckelsche Divertikel wird abgetragen oder der Darmabschnitt, wenn die Wand stärker verändert ist, quer reseziert. Die Entfernung des Wurmfortsatzes, dessen grundsätzliche Fortnahme bei coecalen Einscheidungen vorgeschlagen ist, erscheint nur dann angebracht, wenn er selbst umgestülpt war oder entzündet ist. Läßt sich der umgestülpte Wurmfortsatz nicht lösen, so wird er mit der Coecalkuppe reseziert oder nach Längseröffnung des Coecum durch Abbinden und Abtragen am Fußpunkte von innen her mit nachfolgender Naht des Coecalloches versorgt.

Kasemeyer bringt 284 Krankengeschichten von Tumorinvagination (Tumoren, Meckelsches Divertikel, Appendix, Tuberkulose u. a.), die einen Überblick über das verschiedene Verhalten in den einzelnen Fällen geben. Nach Voeckler wurden bei 19 Lipomeinscheidungen 5mal das Lipom durch Enterotomie (1 Todesfall) entfernt, 11mal wurde eine Darmresektion gemacht (3 Todesfälle), 3mal das Lipom mit der Spitze des Invaginatum vom Mastdarm aus abgetragen. Bei den Wurmfortsatzumstülpungen wurde nach Szenes 1mal die Appendektomie, 12mal die Desinvagination und Appendektomie, 10mal die Amputation der Coecalkuppe samt Wurmfortsatz, 13mal die Resektion des Coecum und der Valvula Bauhini, 5mal die Coecotomie und Entfernung des Wurmes von innen her gemacht.

Bei ausgedehnter, unlösbarer Invagination mit gesunder Scheide empfiehlt Oderfeld eine zuerst von Matlakowski ausgeführte Art der Resektion, die vor der Gesamtresektion der Invagination den Vorteil hat, daß der Eingriff sich kleiner gestaltet und die gesunde Scheide nicht geopfert zu werden braucht. Sie erfüllt also, ohne die Gefahr einer stärkeren Verschmutzung des Operationsfeldes zu zeitigen, einen ähnlichen Zweck wie die noch zu besprechende Resektion des Invaginatum allein. Man legt einige Zentimeter oberhalb und unterhalb des Halses der Einscheidung am zuführenden Darm und am Invaginationstumor eine Darmklemme an, unterbindet und durchtrennt das zugehörige Gekröse, wodurch auch die das Invaginatum versorgenden Gefäße gefaßt werden, und reseziert das zwischen den Klemmen befindliche, aus seinen Verbindungen losgelöste Darmstück. Löst man jetzt die untere, dem Invaginationstumor selbst angelegte Klemme, so gleitet das Invaginatum nach abwärts aus dem Operationsbereiche fort; nach Wiederanziehen der Klemme werden dann die Darmstümpfe vereinigt. Das frei im Darm liegende Invaginatum wird entweder aus dem After herausgezogen, wenn es mit seiner Spitze bis zum Mastdarme herabreicht, oder geht von selbst ab.

Die Resektion des Invaginatum allein nach Jesset-Barker-Rydygier wird aus den beigegebenen, der Schmiedenschen Operationslehre entnommenen Abbildungen ohne weiteres klar. Zunächst wird eine dichte Umnähung des Halses vorgenommen und dann die Scheide gegenüber dem Gekrös-

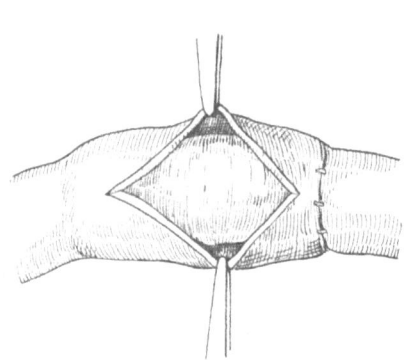

Abb. 303. 1. Akt. Serosanaht am Halse, Längseröffnung der Scheide (nach Schmieden).

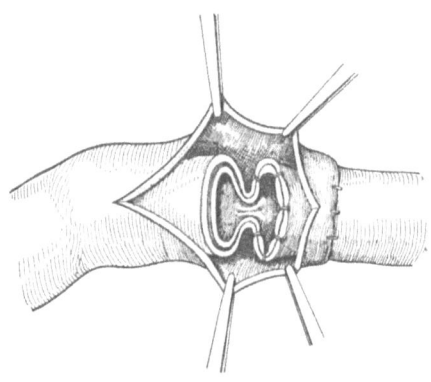

Abb. 304. 2. Akt. Durchtrennung des Invaginatum bis auf den Gekrösansatz, Umnähung der Schnittränder der beiden durchtrennten Rohre (nach Schmieden).

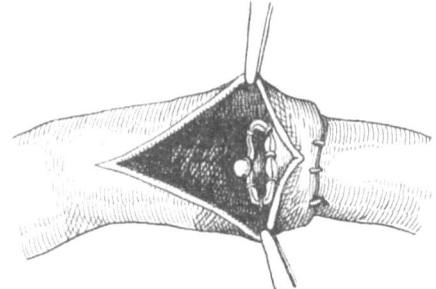

Abb. 305. 3. Akt. Das Invaginatum ist völlig abgetragen und entfernt (nach Schmieden).

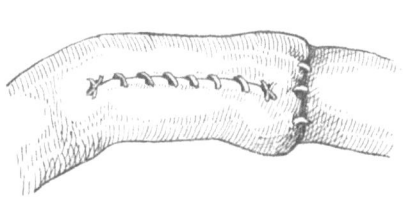

Abb. 306. 4. Akt. Vernähung des Längsschnittes in der Scheide (nach Schmieden).

ansatz durch Längsschnitt eröffnet (Abb. 303). Das jetzt in der Nähe des Halses zutage tretende Invaginatum wird bis auf einen Rest, der den Gekrösansatz enthält, quer durchschnitten und die beiden durchtrennten Rohre nach Prüfung der Durchgängigkeit des Halses mit dem Finger mit durchgreifenden Nähten umnäht (Abb. 304). Nach Umstechung und Abbinden des Gekröses wird dann das Invaginatum vor der Abbindungsstelle völlig abgetragen und aus der Darmwunde hervorgezogen oder, wenn dies mißlingt, der Selbstabstoßung überlassen (Abb. 305). Zuletzt wird die Darmwunde vernäht (Abb. 306)! Die Vorteile dieses Verfahrens bestehen darin, daß weniger Darm geopfert wird und der Eingriff für den Augenblick schonender als die Gesamtresektion ist; als Nachteile gelten die größere Infektionsgefahr für das Bauchfell, die unsichere Versorgung der Gekrösgefäße, das Zurücklassen des Halses mit der Gefahr einer späteren Verengerung an dieser Stelle oder eines Invaginationsrückfalles, die Möglichkeit einer Störung durch das abgetrennte, zurückgelassene Invaginatum, wenn seine Entfernung durch die Darmwunde nicht ausführbar war. Das Anwendungsgebiet dürfte auf die Fälle von ausgedehnten, unlösbaren Coecal-Dickdarmeinscheidungen beschränkt sein, bei denen eine möglichst rasche und wenig eingreifende Operation erforderlich ist und auch die Resektion nach Matlakowski-Oderfeld mit der notwendigen Vereinigung der Darmenden zu schwer erscheint. Eine Abänderung des Verfahrens durch v. Mieczkowski bietet nur den Vorteil, daß die etwas schwierigen Nähte am Invaginatum im Innern der Scheide vermieden werden. Nach Umnähung des Halses und Eröffnung der Scheide wird das ganze Invaginatum etwa 2 cm unterhalb des Halses mit einer dicken Aneurysmanadel umgangen und mit starkem Seidenfaden oder dünnem Gummirohr fest abgebunden; die Öffnung in der Scheide wird vernäht.. Es folgt die Anlegung einer Darmfistel oberhalb des Halses, die man später eingehen läßt oder schließt, sobald sich das abgebundene Invaginatum abgestoßen und der Darmweg wieder hergestellt hat.

Die Hauptbedenken gegen diese sinnfällige Operation liegen in der Verschmutzung des Operationsfeldes und der Gefahr der Keimverschleppung auf das Bauchfell. Diese kann man nach dem erfolgreichen Vorgehen von v. Mikulicz, Israel dadurch vermeiden, daß man zunächst die Scheide uneröffnet in die Bauchwunde einnäht, dann spaltet und das Invaginatum in der geschilderten Weise durchtrennt und entfernt; die Kotfistel schließt man, wenn der Kranke sich erholt hat. Dieses Verfahren verdient wegen seiner Einfachheit und geringen Gefahr bei ausgedehnten Coecal- und Dickdarmeinscheidungen und schwerem Allgemeinzustande eine größere Beachtung.

Aus dem After vorragende oder im Mastdarm fühlbare Einscheidungen der tieferen Dickdarmabschnitte, des Colon descendens und der Flexura sigmoidea sind in einer ganzen Reihe von Fällen, wo Geschwüre oder Gewebstod die Resektion notwendig machten, vom After aus entfernt worden. Mikulicz resezierte das vorgezogene Invaginatum wie den Mastdarmprolaps in der Weise, daß er die beiden Darmrohre schrittweise durchtrennte, die einzelnen Schichten vernähte und dann die Nahtstelle zurückschob. Weinlechner heilte 2 Fälle mit führendem Krebs dadurch, daß er ein dickes Gummirohr in den möglichst weit vorgezogenen Darm einführte, über diesem den Darm mit starkem Seidenfaden abband und der Selbstabstoßung überließ. Die sakrale Mastdarmeröffnung nach Steiß- oder Kreuzbeinresektion und Abtragung des Invaginatum nach dem Jesset-Barker-Rydygierschen Verfahren wurde mehrfach mit und ohne Erfolg vorgenommen (Barker, König, Schaper, Zimmermann, Michaelsen u. a.). Longard ging bei einer Einscheidung des absteigenden Colon, bei dem zunächst eine Kotfistel oberhalb der Einscheidung angelegt war, so vor, daß er nach Dehnung des Afters in Narkose unter Führung der Hand das Invaginatum mit zwei kräftigen Péans abklemmte und unterhalb der Klemmen abtrug; diese wurden nach 48 Stunden abgenommen, die Fistel später geschlossen.

Die Erfolge der Resektion lassen noch sehr zu wünschen übrig, wenn sie sich auch gegenüber der Zusammenstellung H. Brauns im Jahre 1885 mit 100 % Sterblichkeit wesentlich gebessert haben. Sammelberichte aus den beiden folgenden Jahrzehnten geben ein weit günstigeres, aber un-

genaues Bild. Die günstigen Zahlen des oft angeführten Weißschen Be-
richtes über die Jahre 1895—98 mit einer Gesamtheilung von $57^0/_0$
($42,5^0/_0$ Heilungen bei Säuglingen, $57^0/_0$ im Kindesalter, $72^0/_0$ bei Erwachsenen)
beruhen, worauf auch Fromme hinweist, auf einem Irrtum. Ein richtiges
Urteil läßt sich nur aus Mitteilungen gewinnen, die die Gesamtfälle einzelner Kliniken enthalten.

Fromme (H. Braun). Säuglinge: 2 Resektionen mit Vereinigung der Darmenden, 1 Resektion mit Einnähung der Stümpfe, alle gestorben. Kinder: 3 Resektionen
mit Vereinigung der Darmenden mit einer Heilung, 1 Resektion nach Israel mit tödlichem Ausgang. Erwachsene: 5 Resektionen mit 4 Heilungen; bei 3 von den 4 Geheilten wurde nur eine Geschwulst entfernt. Gesamtzahl: 12 Resektionen mit 7 Todesfällen.

Michaelsen (Ringel). Säuglinge: 3 Resektionen mit Darmvereinigung, 4 Resektionen mit Einnähung der Darmenden, alle gestorben. Kinder: 5 Resektionen
mit Darmvereinigung mit 2 Heilungen. Erwachsene: 4 Resektionen mit Darmvereinigung mit 3 Heilungen, 1 Resektion nach Rydygier mit tödlichem Ausgang. Gesamtzahl: 17 Resektionen mit 12 Todesfällen.

Goldschmidt (v. Eiselsberg). Säuglinge: 4 Resektionen mit 4 Todesfällen.
Kinder: 1 Resektion mit tödlichem Ausgang. Erwachsene: 6 Resektionen mit
3 Todesfällen. Gesamtzahl: 11 Resektionen mit 8 Todesfällen.

Wortmann (W. Braun und A. Neumann). Säuglinge bis zum 15. Lebens-
monat: 4 Resektionen mit Darmvereinigung, alle gestorben, 1 Resektion und Einnähung der
Darmenden mit tödlichem Ausgang. Kinder: 5 Resektionen mit 2 Todesfällen, 2 Resektionen und Einnähung der Darmenden mit 1 Todesfall. Erwachsene: 4 Resektionen mit 3 Todesfällen, 2 Resektionen und Einnähung mit 1 Todesfall, 1 Resektion
nach Rydygier mit tödlichem Ausgang. Gesamtzahl: 19 Resektionen mit 13 Todesfällen.

Flesch-Thebesius (Rehn). 14 Resektionen mit 11 Todesfällen, 2 Resektionen
nach Rydygier mit 1 Todesfall, 3 Resektionen und Einnähung mit 3 Todesfällen.
Gesamtzahl: 19 Resektionen mit 15 Todesfällen.

Adams. 4 Resektionen mit 3 Todesfällen, 4 Resektionen und Einnähung mit
4 Todesfällen.

Perrin und Lindsay. 29 Resektionen mit 20 Todesfällen ($68,9^0/_0$ Sterblichkeit);
43 Fälle mit verschiedenen Arten der Resektion einschließlich der Nichtoperierten
$100^0/_0$ Sterblichkeit. Die beiden Gruppen von 71 Fällen weisen danach eine Gesamtsterblichkeit von $87^0/_0$ auf. Rufanoff (Sammelbericht über 100 Erwachsene): 63 Resektionen mit 39 Todesfällen, 3 Resektionen nach Rydygier mit 0 Todesfall, 4 Resektionen und Einnähung mit 3 Todesfällen; von 70 Resezierten starben 42· ($60^0/_0$
Sterblichkeit).

Von insgesamt 78 Resektionsfällen aller Altersstufen, die aus den
angeführten, neueren Berichten deutscher Kliniken (Fromme, Michaelsen,
Goldschmidt, Wortmann, Flesch-Thebesius) stammen, sind 55 ($70^0/_0$)
gestorben. Die besten Ergebnisse weist die Resektion mit Wiedervereinigung
der Darmenden auf, welche jedoch weniger dem Verfahren selbst als der
Tatsache zuzuschreiben sind, daß die Resektion mit Einnähung der Darmenden und die nach Rydygier vorwiegend den Fällen vorbehalten werden,
denen man die Darmvereinigung nicht mehr zutraut. Schwer belastet wird
das Ergebnis durch die schlechten Erfolge bei Säuglingen, wenn die Aussichten auch nicht ganz so hoffnungslos sind, wie sie nach den angeführten
Berichten mit ihren $100^0/_0$ Sterblichkeit scheinen.

Nachdem Clubbe zuerst 1897 mit Erfolg bei einem Säugling resezierte, konnte
Stone vor kurzem 16 glücklich verlaufene Resektionsfälle bei Säuglingen zusammen-
stellen; in Deutschland hatten in letzter Zeit Bessel-Hagen, Plenz, Bräutigam
Erfolge aufzuweisen. Der jüngste wegen Invagination resezierte Fall dürfte der von
Dowd sein, wo bei einem 5 Tage alten Säugling eine Colonresektion vorgenommen wurde;
Bessel-Hagens Säugling war sogar nur 2 Stunden alt, doch handelte es sich dabei
um einen Nabelschnurbruch.

Erheblich besser vertragen Kinder nach dem zweiten Lebensjahre die Resektion, bei denen nach unseren Erfahrungen die Aussichten ebenso gut wie bei Erwachsenen sind, wenn gleiche Bedingungen vorliegen. Die im ganzen besseren Ziffern bei Erwachsenen beruhen zum Teil darauf, daß häufig chronische Invaginationen vorliegen, bei denen Geschwülste den Grund zur Resektion abgeben.

Hilfsoperationen: Kotfistel, Enteroanastomose. Die Anlegung einer Kotfistel oberhalb der Einscheidung kommt bei unlösbaren Invaginationen mit gesunder Scheide in Betracht, wenn die Aufstauung eine baldige Entleerung notwendig macht, der Allgemeinzustand und schwierige, schlechte Nahtbedingungen gegen einen großen Eingriff sprechen. Die Enterostomie wird für reine Dünndarmeinscheidungen weniger oft in Frage zu ziehen sein, da hier die Resektion oder Vorlagerung verhältnismäßig rasch und leicht auszuführen ist, eher schon kommt eine Fistelbildung am unteren Ileum in Betracht, wenn eine Coecal- oder eine ins Coecum eingewanderte Iliacaleinscheidung vorliegt. Am häufigsten wird die Dickdarmfistel als Voroperation bei chronischen Coloneinscheidungen in ähnlicher Weise wie bei verengernden Dickdarmkrebsen Verwendung finden, besonders wenn die Einscheidung in befestigten Abschnitten sitzt, bei denen die technisch schwierigere Resektion oder Vorlagerung später nach Säuberung des Darmes viel schonender und mit größerer Sicherheit durchzuführen ist.

Die Invagination selbst wird durch die Kotfistel nicht beeinflußt. Mit einer Selbstlösung ist nicht zu rechnen, wenn ein Versuch bei der Operation erfolglos geblieben ist; in dem Herbingschen Falle, wo eine solche Selbstausscheidung nach Anlegung eines künstlichen Afters eintrat, scheint während der Operation kein Lösungsversuch gemacht worden zu sein. Größer ist die Möglichkeit einer Selbstabstoßung, wie sie auch einige Male beobachtet wurde (Meyer, Fromme). Im allgemeinen muß die nachträgliche Gesamtresektion oder die des Invaginatum ins Auge gefaßt werden. Die Nachoperation wird man, wenn man gezwungen war, eine Dünndarmfistel anzulegen, wegen des größeren Säfteverlustes und der starken Belästigung des Kranken nicht allzulange hinauszögern; nach Anlegung einer Dickdarmfistel braucht man jedoch die nachfolgende Resektion nicht zu übereilen, wenn nicht septische Erscheinungen auf eine Entfernung drängen. Durch Abbinden des dem Invaginatum zugehörigen Gekröses und Umnähung des Halses bei Anlegung des Afters kann man, wie wir es in einem Falle ausgeführt haben, die Abstoßung beschleunigen.

Eigene Beobachtung: 45jähriger Mann leidet seit 5 Monaten an Stuhldrang, Abgang von Eiter und Schleim; seit 5 Wochen Zunahme der Schmerzen und zeitweise Blutabgang. Bei der Untersuchung in Narkose stößt der in den After eingeführte Finger auf eine frei in den Mastdarm hineinragende Geschwulst mit höckriger Oberfläche; die Umschlagstelle ist mit dem Finger nicht erreichbar, dagegen ist die Geschwulst auch von der Bauchseite her mit der anderen Hand zu fühlen. Bauchschnitt am linken Rektusrande. Die Invaginatio sigmoidea läßt sich nicht lösen. Zunächst werden die in das Innere der Invaginationsgeschwulst reichenden Gekrösgefäße an ihrer Eintrittsstelle abgebunden und durchtrennt und so das Invaginatum seiner Ernährung beraubt; alsdann wird der Hals des eintretenden Rohr durch Lembertnähte vernäht. Anlegung eines künstlichen Afters an der Flexura sigmoidea. 6 Tage nach der Operation stößt sich das abgestorbene Invaginatum ab, an dessen Spitze sich eine überwallnußgroße, ebenfalls brandige Geschwulst befindet, deren Natur nicht mit völliger Sicherheit wegen des Zerfalls festzustellen, wahrscheinlich aber krebsig ist. Der Kranke ging 10 Tage nach der Operation an Empyem zugrunde; die Bauchverhältnisse waren völlig in Ordnung.

Die Enteroanastomose zur Umgehung der Einscheidung muß ebenfalls als eine Hilfsoperation bei chronischen Formen angesehen werden, wenn Allgemeinbefinden, Verwachsungen, Größe der Einscheidung eine Resektion im Augenblick untunlich erscheinen lassen; in ähnlicher Weise kommt die einseitige oder völlige Ausschaltung der Einscheidungsstrecke in Frage. Bei Säuglingen verdient die Enteroanastomose auf jeden Fall den Vorzug vor der Kotfistel; daher wird sie der letzten in allen Fällen vorzuziehen sein, wo sonst eine Dünndarmfistel angelegt werden müßte. Sie kommt also vorwiegend als Verbindung zwischen Ileum und Colon in Frage, während bei Coloneinscheidungen, wo die Anlegung der Fistel am Dickdarm möglich ist, diese als Hilfsoperation vorzuziehen ist. Wenn die Enteroanastomose auch die Invagination selbst nicht beseitigt und eine Nachoperation ins Auge gefaßt werden muß, kann man doch nicht die unbedingte Forderung einer nachträglichen Resektion als berechtigt anerkennen. Gewiß können durch das zurückgelassene Invaginatum, wie auch beobachtet worden ist, schwere Störungen auftreten; auf der anderen Seite ist aber die spätere, wenn auch unter günstigeren Verhältnissen vorgenommene Resektion keineswegs als völlig gefahrlos zu bezeichnen. Trotzdem im allgemeinen ungünstigere Fälle mit der Enteroanastomose behandelt wurden, sind die Erfolge doch verhältnismäßig gut.

Sämtliche 4 Fälle, bei denen H. Braun (Fromme) eine Verbindung zwischen Ileum und Colon anlegte, sind ohne Resektion geheilt und dauernd beschwerdefrei geblieben; Rufanoff zählt unter 6 Enteroanastomosen 3 Heilungen; Adams einziger mit innerer Fistel behandelter Fall wurde gesund. Ringel erzielte Heilung einer Ileocoecaleinscheidung durch einseitige Ausschaltung; v. Eiselsberg sah allerdings nach einer solchen einen Darmverschluß dadurch auftreten, daß das Invaginatum die Verbindungsöffnung verlegte.

3. Erfolge der unblutigen und blutigen Behandlung.

Mit dem unblutigen Verfahren hat Hirschsprung Erfolge erzielt, die die Ergebnisse weit übertreffen, die von anderen früher auf blutigem oder unblutigem Wege erreicht wurden. Bei einer Gesamtzahl von 107 eigenen Beobachtungen an Säuglingen und Kindern war ihm in über 60 Proz. der Fälle ein Erfolg beschieden, während beispielsweise von 61 operierten Fällen, die H. Braun im Jahre 1885 zusammenstellte, nur 11 (18 Proz.) genasen. Von 66 Säuglingen Hirschsprungs wurden 51,5 Proz., von 41 über 1 Jahr alten Kindern 75,5 Proz. geheilt, im Vergleich dazu fand Wichmann in seiner Zusammenstellung über die operierten Fälle bei Säuglingen eine Heilungsziffer von 17,5 Proz., bei Kindern bis zum 10. Lebensjahre von 28 Proz., bei Kindern über 10 Jahre von $41^3/_4$ Proz. Bei diesen auffallenden Unterschieden der Heilungszahlen ist es erklärlich, daß Zweifel an der Richtigkeit der Hirschsprungschen Diagnosen auftauchten, da die Nachprüfung der Fälle durch die Operation fehlte und andere mit der unblutigen Behandlung viel weniger glücklich waren. Der ausführliche Bericht Kock und Oerums über 400 dänische Kinderinvaginationen, der auch die Hirschsprungschen Fälle enthält, läßt aber diese Zweifel nicht als berechtigt erscheinen. Die Erfolge Monrads, der als Nachfolger Hirschsprungs in seinen Bahnen weiter arbeitete, weisen sogar noch bessere Zahlenwerte auf; von 51 Säuglings- und Kinderfällen wurde bei 45 ein unblutiger Lösungsversuch gemacht, der in 37 Fällen (82 Proz. Heilung) gelang. Gewisse Vergleichswerte für die Beurteilung der beiden Verfahren erhalten wir von Kock und Oerum durch die Gegenüberstellung ihrer unblutig und blutig behandelten Fälle.

Im ganzen wurden 228 Säuglinge unter 1 Jahr beobachtet, von denen 52 Proz. starben; davon wurden 10 (90 Proz. Sterblichkeit) gar nicht, 83 (74 Proz. Sterblichkeit) blutig, 135 (35 Proz. Sterblichkeit) unblutig behandelt.

Die Sterblichkeit der von vornherein operierten 31 Fälle beträgt 71 Proz., die der nach mißglücktem unblutigem Versuch operierten 52 Fälle nur wenige Anteile (74 Proz.) mehr; 70 mal wurde desinvaginiert (68 Proz. †), 8 mal reseziert (100 Proz. †), 3 mal ein künstlicher After angelegt (100 Proz. †), 2 mal der Bauch eröffnet, ohne daß die Invagination gefunden wurde (100 Proz. †). Hinsichtlich der Krankheitsdauer, die für den Erfolg von ausschlaggebender Bedeutung ist, stellen sich beide Gruppen ziemlich gleich: von den sofort operierten 31 Fällen kamen zur Behandlung innerhalb der ersten 12 Stunden 3 (1 Todesfall), zwischen 12 bis 24 Stunden 9 (5 Todesfälle), zwischen 24 bis 48 Stunden 10 (8 Todesfälle), am 2. bis 3. Tag 5 (4 Todesfälle), am 3. bis 11. Tag 4 (4 Todesfälle); auf unblutigem Wege wurden behandelt innerhalb der ersten 12 Stunden 26 (3 Todesfälle), zwischen 12 bis 24 Stunden 29 (7 Todesfälle), zwischen 24 bis 48 Stunden 41 (17 Todesfälle), am 2. bis 3. Tag 19 (7 Todesfälle), am 3. bis 9. Tag 20 (13 Todesfälle). Setzt man mit Kock und Oerum 5 Todesfälle (3 Resektionen, 2 künstliche After), bei den sofort Operierten außer Rechnung, die auch bei der unblutigen Behandlung gestorben wären, so bleibt eine Sterblichkeit von 65 Proz. gegenüber einer solchen von 35 Proz. bei dem unblutigen Vorgehen.

152 Kinder zwischen dem 1. bis 15. Lebensjahr wurden beobachtet, von denen 27 Proz. starben; davon wurden 4 garnicht (100 Proz. †), 74 unblutig (12 Proz. †), und 74 blutig (38 Proz. †) behandelt. 34 mal wurde sofort operiert (35 Proz. †), 40 mal nach vergeblichem blutigem Versuch (40 Proz. †). 70 mal wurde gelöst (26 Proz. †), 16 mal reseziert (75 Proz. †), 9 mal verschiedene Eingriffe (50 Proz. †) vorgenommen. Läßt man nach Kock und Oerum bei den 34 sofort Operierten 8 Todesfälle (7 Resektionen, 1 künstlicher After) bei der Rechnung unberücksichtigt, so geht die Operationssterblichkeit auf 15 Proz. herab gegenüber 12 Proz. bei dem unblutigen Verfahren, Zahlen, die sich ausgleichen, da die unblutig Behandelten hinsichtlich der Krankheitsdauer etwas besser gestellt waren.

Kock und Oerum ziehen aus ihren Untersuchungen folgende Schlüsse für die Behandlungsweise: Bei Kindern unter 1 Jahr muß in allen Fällen, wenn keine Dünndarminvagination oder besondere Komplikation vorliegt, die unblutige Behandlung versucht werden, da dadurch $^2/_3$ der Kranken zu retten sind. Eine längere Dauer der Einscheidung bildet keine Gegenanzeige, da selbst ältere Fälle bessere Ergebnisse durch die unblutige als durch die blutige Behandlung geben. Die primäre Operation kann in den ersten 12 Stunden bei Zweifelsfällen zulässig sein, nach den ersten 12 Stunden ist sie äußerst gefährlich. Bei Mißlingen der unblutigen Behandlung muß die sekundäre Operation vorgenommen werden, da dadurch noch $^1/_4$ der Fälle gerettet werden. Bei Kindern über 1 Jahr hat die primäre Operation ebenso gute Ergebnisse wie die unblutige Behandlung, sie ist deswegen im allgemeinen vorzuziehen. Je früher sie vorgenommen wird, um so besser sind ihre Ergebnisse, da sie ihre besten Erfolge innerhalb der ersten 48 Stunden aufzuweisen hat; nach dem 2. Tage ist es dagegen empfehlenswert, zuerst Taxis und Wassereingießung zu versuchen und dann nötigenfalls die sekundäre Laparotomie anzuschließen, die in mehr als der Hälfte der Fälle von Erfolg gekrönt ist.

Die Sterblichkeit der unblutig behandelten 209 dänischen Säuglings- und Kinderfälle beträgt 27 Proz. Zum Vergleich mögen noch die Ergebnisse der primären Operation einiger Kliniken herangezogen werden, die über eine große eigene Beobachtungsreihe verfügen: Adams starben von 91 operierten Fällen (9 Nichtoperierte sind sämtlich gestorben) 34 Proz., im London-Hospital (Perrin und Lindsay) von 400 Fällen einschließlich einiger nicht operierter etwa 35 Proz. Die Erfolge der primären Operation der deutschen Kliniken, über die in neuerer Zeit berichtet wurde, geben wir nach dem Lebensalter geordnet kurz in Tabellenform wieder.

	Säuglinge			Kinder			Erwachsene		
	Zahl der Fälle	H	†	Zahl der Fälle	H	†	Zahl der Fälle	H	†
Fromme (H. Braun)	10	4	6	6	3	3	16	3	3
Michaelsen (Ringel)	23	5	18	11	8	3	7	4	3
Goldschmidt (v. Eiselsberg)	7	1	6	3	2	1	7	4	3
Wortmann (W. Braun u. A. Neumann)	17	7	10	16	12	4	10	4	6
Flesch-Thebesius (Rehn)	17	2	15	16	11	5	5	3	2
Summe	74	19	55 (74,3%)	52	36	16 (31%)	45	28	17 (36%)

Von 171 deutschen Fällen aller Altersstufen starben 88 (51,5 Proz. †), die Sterblichkeit ist demnach merklich höher als die der genannten englischen Operationsberichte. Noch erheblicher weichen rein zahlenmäßig unsere Operationserfolge bei Säuglingen und Kindern allein mit einer Sterblichkeit von 74,3 Proz. bei Säuglingen und 31 Proz. bei Kindern von den Ergebnissen der unblutigen Behandlung mit einer Sterblichkeit von 35 Proz. und 12 Proz. ab. Die schlechten Erfolge der deutschen Kliniken sowohl gegenüber den englischen Operationsergebnissen als auch gegenüber der dänischen unblutigen Behandlung beruhen ohne Zweifel zum größten Teile darauf, daß bei uns wegen der größeren Seltenheit der Invagination die Fälle nicht zeitig erkannt und zu spät der Behandlung zugeführt wurden; daher werden auch unsere operativen Erfolge durch die verschleppten Fälle sehr beeinträchtigt. Wir bekommen ein ganz anderes Ergebnis, wenn wir, wie es Kock und Oerum beim Vergleich der dänischen blutigen und unblutigen Erfolge gemacht haben, alle Todesfälle nach Resektionen, die auch durch die unblutige Behandlung nicht zu retten gewesen wären, außer Rechnung setzen.

Dieser Berechnung können nur 4 deutsche Berichte zugrunde gelegt werden (Fromme, Michaelsen, Goldschmidt, Wortmann), da nur bei diesen die Einteilung der operativen Eingriffe auf die Lebensalter vorgenommen ist; es können daher nur 57 Säuglinge mit 33 Todesfällen (58 Proz. †) und 36 Kinder mit 11 Todesfällen (30 Proz.) verwertet werden. Läßt man bei den Säuglingen 19 gestorbene, resezierte Fälle unberücksichtigt, so bleiben noch 38 Fälle übrig, von denen nur 14 starben (37 Proz.); unter den 11 verstorbenen Kindern über 2 Jahre befinden sich 10 Resektionen, so daß nach deren Abzug bei 26 Kindern, unter denen sich noch 7 geheilte Resektionen befinden, nur 1 Todesfall (4 Proz. †) bleibt.

Nach dieser Berechnung, die die erheblich schlechteren Bedingungen berücksichtigt, unter denen die deutschen Operationserfolge bei Invaginationen leiden, hat die sofortige Operation bei Säuglingen fast die gleichen, bei Kindern über 2 Jahre bessere Ergebnisse aufzuweisen. Eine durchgreifende Besserung unserer Erfolge können wir nur dann erwarten, wenn bei uns die Diagnose frühzeitig gestellt und die sachgemäße Behandlung rechtzeitig eingeleitet wird, wie es in den Ländern der Fall ist, wo die Invagination ein häufiges, wohlbekanntes Krankheitsbild ist. Wie vorzüglich und besserungsfähig die Operationsergebnisse sind, wenn Frühdiagnose und Erfahrung des Operateurs sich vereinen, zeigen die Erfolge Clubbes im Royal Alexandra-Hospital für Kinderkrankheiten in Sydney, die er selbst vor allem auf die Erziehung der Ärzte zur Frühdiagnose zurückführt; von seinen ersten 50 Fällen starben 25 (50 Proz. †), von den nächsten 50 Fällen 12 (25 Proz. †) und von den letzten 50 Fällen 4 (8 Proz. †). Clubbe empfiehlt in Narkose vor der Operation eine Eingießung zu machen, durch die er zwar seltener eine völlige Lösung, aber sehr oft eine beträchtliche Verkleinerung der Invagination gesehen hat, wodurch die nachfolgende blutige Lösung leichter und weniger eingreifend wurde.

Schlußbetrachtung über den Behandlungsweg. Die Frage, ob die Invagination blutig oder unblutig behandelt werden soll, muß unter Berücksichtigung des Lebensalters beantwortet werden. Bei Erwachsenen halten wir die Operation für unerläßlich, da hier in einem hohen Prozentsatz der Fälle mit besonderen anatomischen Ursachen für die Einscheidung, Geschwülsten, Meckelschem Divertikel u. a. zu rechnen ist, die entfernt werden müssen; auch kommen die Erwachsenen selten so frühzeitig zur Behandlung, daß man eine Gefährdung durch kräftige Massage und Wassereingießung mit einiger Sicherheit ausschließen könnte. Auch bei Kindern über ein Jahr — nach unseren Erfahrungen ist die Grenze gegenüber den Säuglingen besser bei $1^1/_2$ Jahren zu ziehen — erwarten wir von der sofortigen Operation bessere Ergebnisse als von dem unblutigen Vorgehen. Die Kinder vertragen in diesem Alter den Bauchschnitt sehr gut und besitzen auch gegen größere Eingriffe wie die Resektion eine verhältnismäßig hohe Widerstandskraft, daß man dagegen die Nachteile der planmäßigen unblutigen Behandlung, Unsicherheit des Erfolges, Gefahr des Berstens der Scheide oder der Lösung einer brandigen Darmschlinge im allgemeinen nicht auf sich nehmen kann. In der Verabreichung eines hohen Einlaufes bei akuten Coecal- und Dickdarmeinscheidungen innerhalb der ersten 24 Stunden und bei chronischen Einscheidungen dieser Art erblicken wir keine Gefahr; in diesen Fällen erscheint uns ein Einlauf in der Narkose vor Beginn der Operation, der den Zweck verfolgt, ausgedehnte Einscheidungen zu verkleinern und dadurch die folgende blutige Lösung zu erleichtern, von Wert.

Zur Behandlung der Säuglinge, denen wir auch die Kinder in der ersten Hälfte des zweiten Lebensjahres hinzugesellen, empfehlen wir, zunächst planmäßig unblutig (Massage und Eingießung) vorzugehen, da eine ganze Anzahl von Säuglingen, wie aus fast allen Berichten hervorgeht, trotz glatten Verlaufes der Ausscheidung dem Operationsschock erliegt. Voraussetzung für die Einleitung der unblutigen Behandlung ist, daß die Invaginationsgeschwulst in Narkose gefühlt wird, weil nur dann eine wirksame Massage durch die Bauchdecken hindurch möglich und der Erfolg oder Mißerfolg mit einiger Sicherheit sofort festzustellen ist; dagegen bildet eine längere Krankheitsdauer keine Gegenanzeige. Eine zeitliche Begrenzung der unblutigen Behandlung auf die ersten 24 Stunden nach Krankheitsbeginn, wie sie von einigen Chirurgen befürwortet wird, halten wir nicht für gut, da gerade nach dieser Zeit die Gefahr des operativen Schocks wächst und das unblutige Vorgehen bessere Erfolge aufzuweisen hat. Die Bedenken wegen der Möglichkeit des Berstens einer veränderten Scheide — Kock und Oerum vermerken in ihrer großen Beobachtungsreihe nur einen Fall — oder der Möglichkeit der Lösung einer brandigen Schlinge dürfen hier nicht überspannt werden, weil die Lösung eines so veränderten Darmteiles wohl nur selten zu erwarten ist und die Aussichten der Resektion bei Säuglingen im Gegensatz zu den älteren Kindern äußerst schlecht sind. Nur die bei Säuglingen seltene Dünndarmeinscheidung ist besser der sofortigen Operation zu unterziehen, weil die kleine Invaginationsgeschwulst nur schwer in ausreichender Weise gefaßt werden kann, ihre große Beweglichkeit leicht Täuschungen bedingt und Wassereingießungen nicht zur Wirkung kommen können. Bei Erscheinungen von Bauchfellentzündung ist in allen Fällen von der unblutigen Behandlung Abstand zu nehmen. Gelingt die unblutige Lösung nicht innerhalb 15 Minuten, so raten wir, sofort die Operation anzuschließen; bei zweifelhaftem Erfolge empfehlen wir, zunächst unter sorgfältiger Beobachtung abzuwarten, besteht der Verdacht des Mißerfolges nach einigen Stunden fort, so tritt die Operation in ihr Recht. Wir glauben, daß bei dieser Art des Vorgehens die Erfolge der nachträglichen Operation nicht erheblich hinter denen der sofortigen zurückstehen werden; einen erneuten Versuch der unblutigen Lösung nach einem Mißerfolg halten wir in keinem Falle mehr für gerechtfertigt.

VIII. Behandlung des Verschlusses bei Darmvorfall (Evagination).

Die Prognose des Darmverschlusses und der Einklemmung des Darmvorfalles bei offenem Meckelschen Divertikel ist äußerst schlecht. Alle 8 Fälle von Einklemmung des Vorfalles, die Morian bei einer Gesamtzahl von 32 Beobachtungen mit offenem Meckelschen Divertikel zusammengestellt hat, und ein weiterer von Subbotic mitgeteilter Fall sind gestorben; dabei muß jedoch berücksichtigt werden, daß diese Beobachtungen zeitlich weit zurückliegen und nicht in allen Fällen operative Hilfe versucht wurde. Auch ohne Einklemmung ist der Darmvorfall eine sehr gefährliche Verschlimmerung des offenen Divertikels, außer 2 Fällen (Briddon, King), von denen der letztere später an einer interkurrenten Erkrankung erlag, endeten alle tödlich. Wesentlich günstiger ist die Prognose des einfachen offenen Divertikels; von 8 Fällen dieser Art, die der Morianschen Statistik angehören, wurden 7 durch Resektion des Divertikels geheilt, nur 1 Fall ging an Peritonitis zugrunde.

Sauer hat im Jahre 1897 24 Fälle von einfachen und komplizierten offenen Meckelschen Divertikeln zusammengestellt, von denen nur 4 geheilt wurden; im Anschluß an diese Statistik stellte Dreifuß im Jahre 1904 13 weitere Fälle zusammen, bei denen die Operation — Exstirpation des Nabels und Resektion des Divertikels — mit Erfolg durchgeführt wurde. Die günstigen Ergebnisse der letzten Statistik beruhen zum Teil auf dem Fehlen jeder Komplikation — Darmvorfall und Einklemmung — zum Teil auf den Fortschritten der chirurgischen Technik.

Die schlechte Prognose, die die Komplikationen, Darmvorfall, Einklemmung und Verschluß haben, drängen zur planmäßigen Behandlung des einfachen, offenen Divertikels. Der Zielpunkt der Behandlung ist die radikale Entfernung des Divertikels, da der Verschluß der Fistel wohl einem späteren Vorfall vorbeugt, nicht aber die Gefahren beseitigt, die dem Träger von dem fixierten Divertikel drohen. Bei Säuglingen und schwächlichen Kleinkindern, für die der radikale Eingriff zu groß erscheint, muß man sich aber zunächst mit Maßnahmen begnügen, die auf eine Verhinderung des Vorfalles und Verklebung der Öffnung hinzielen. Diese läßt sich unter Umständen, wenn kein größeres Schleimhautektropium besteht, mit einfachen Mitteln, Höllenstein, Verschorfung mit dem Thermokauter, Heftpflasterbandage erreichen. Bei Ausstülpung des Divertikels hat man durch

Abtragen oder Abbinden des Vorfalles Heilung erzielt. Das einfache Abtragen birgt aber, wenn es sich nicht nur um eine Ausstülpung der Schleimhaut, sondern um eine solche der ganzen Wand des Divertikels handelt, die große Gefahr der Eröffnung des Peritoneum in sich, da die einander zugekehrten Serosaflächen des umgestülpten Divertikels nicht miteinander verwachsen zu sein pflegen (Löwenstein). Ähnliche Gefahren drohen bei dem Abbinden des Vorfalles, da die durch die Abschnürung möglicherweise erzeugte Verklebung der Serosa stärkeren Preßbewegungen nicht standhält, wie eine Beobachtung von Helweg zeigt. Man beschränkt sich daher in solchen Fällen besser darauf, durch sorgfältig angelegte Heftpflasterdruckverbände den Vorfall zurückzuhalten, wenn Gegenanzeigen gegen ein eingreifenderes Vorgehen vorliegen. Gelingt es auf diese Weise nicht, die Umstülpung zu verhindern, so kann die Fistelöffnung umschnitten, vernäht und durch Vernähung der Hautwunde gedeckt werden; Heftpflasterverbände dienen weiter zur Kompression und Entspannung der Nabelgegend. Dieses fast ungefährliche Verfahren ist mehrfach mit Erfolg angewendet worden und gestattet das Verschieben des radikalen Eingriffes auf eine gelegenere Zeit. Die Radikaloperation bei einfachem, offenem Divertikel wird am besten in der Weise vorgenommen, daß man die Öffnung umschneidet, das Peritoneum eröffnet und das Divertikel mit dem zugehörigen Darmabschnitte vor die Bauchdecke zieht. Die Abtragung am Darm kann durch Abbinden und Einstülpen des Stumpfes durch Serosanähte oder durch Vernähung des Loches in üblicher Weise vorgenommen werden; das erstere Vorgehen erscheint bei schmalem Fußpunkte, das letztere bei breitbasigem Ansatze zweckmäßig, dabei dürfte die quer zur Längsachse angelegte Naht die beste Gewähr gegen eine Verengerung an der Nahtstelle geben.

Besteht ein Darmvorfall, so wird man sich einen Repositionsversuch nicht entgehen lassen, trotzdem alle bisherigen Versuche fehlgeschlagen sind und von verschiedenen Seiten davon abgeraten wird. Notwendig ist dabei die Anwendung der Narkose, um das Gegenpressen der kleinen Kranken auszuschalten. Bei vorsichtigem Verhalten werden Unglücksfälle — es wurde das Platzen des umgestülpten Divertikels mit Vortreten von Darmschlingen aus dem Bauche beobachtet — vermieden. Bei einem frischen, nicht allzu großen Prolaps ohne stärkere Schwellung ist ein Erfolg möglich; ist der Prolaps eingeklemmt und stark geschwollen, so sind die Aussichten ihn durch den engen Kanal des Divertikels und den schnürenden Nabelring zurückzubringen, äußerst gering, zumal auch Verklebungen der aneinanderliegenden Serosaflächen ein weiteres Hindernis darstellen können. Besteht wie gewöhnlich ein Darmverschluß, so kann der Versuch gemacht werden, ihn durch Einführen eines dünnen Gummikatheters in das zuführende Darmrohr und Spülung zu beseitigen, doch sind nach den vorliegenden Erfahrungen die Aussichten auf Erfolg sehr gering, da der Katheter nur bis zum Stiele vorzudringen pflegt. Unter solchen Umständen kommt nur ein sofortiger Eingriff in Frage.

Bei leidlichem Kräftezustande und nicht zu jungen Kindern dürfte sich das von Barth vorgeschlagene, von anderen (Karewski, Straeter) ausgeführte Verfahren, den Vorfall durch Zug vom Bauchinnern her zurückzubringen, am meisten empfehlen. Voraussetzung für die Anwendung des Verfahrens ist, daß der Darm nicht brandig ist. Der Gang der Operation ist folgender: Die Bauchhöhle wird durch einen Schnitt eröffnet, der 2 cm oberhalb des Nabels in der Linea alba beginnt, den Nabel links umkreist und 2 cm unterhalb endet; dann wird durch Zug an den beiden in den Vorfall eintretenden Darmrohren vom Bauchinnern her der vorgefallene Darm zurückgebracht. Ist der Vorfall eingeklemmt, so läßt sich von der dicht am Nabel verlaufenden Laparotomiewunde aus der Nabelring von außen nach innen leicht spalten und dadurch die die Reposition verhindernde Schnürung beseitigen. Das weitere Vorgehen richtet sich nach dem Allgemeinzustande der Kinder. Bei schlechtem Zustande begnügt man sich mit der Rückstülpung der Schlingen, vernäht den Bauchschnitt und verhindert den Wiedereintritt der Schlingen durch einen Druckverband auf die Divertikelöffnung. Bei gutem Befinden wird nach der Rückstülpung des Darmes der Nabel auch auf der rechten Seite umschnitten; das Divertikel wird vorgezogen und abgetragen, die Öffnung im Darm versorgt und die Bauchwunde vernäht. Bei stärkerer Aufstauung, welche die Darmnaht unsicher oder eine baldige Beseitigung der Aufstauung wünschenswert macht, kann die im Darm nach Abtragung des Divertikels vorhandene Öffnung der Fistel in die Bauchwunde eingenäht werden, wie wir es in einem Falle von Volvulus durch Meckelsches Divertikel mit Erfolg ausführten; die Fistel wird dann später, wenn unter Behandlung kein Selbstschluß eintritt, ohne Eröffnung des Bauchfelles durch Umschneidung, Vernähung und Aufdecken eines Brückenlappens geschlossen. Gangbar ist vielleicht auch der Weg, daß man bei Einklemmung des Vorfalles zunächst ohne Eröffnung des Peritoneum von einem seitlichen Schnitte neben dem Nabel aus den schnürenden Nabelring durchschneidet und nun durch Druck von außen die Reposition versucht; gelingt dies nicht, so wird das Peritoneum eröffnet und die Reposition in der vorher beschriebenen Weise vorgenommen.

Bei einem brandigen Vorfall muß natürlich auf die Reposition verzichtet werden. Dem radikalen Vorgehen, Umschneidung des Nabels, Resektion des ganzen vorgefallenen Darmabschnittes und primäre Vereinigung der Darmstümpfe, sind die jugendlichen Kranken wegen des gewaltigen Schocks, von der Peritonitisgefahr ganz abgesehen, kaum gewachsen. Es sind weniger eingreifende Verfahren vorgeschlagen und angewandt worden, ohne daß jedoch bis jetzt ein Erfolg gezeitigt worden wäre. Weinlechner trug den Vorfall über dem Nabel ab, vernähte die auf dem Querschnitte liegenden, vom Divertikel umgebenen zwei Darmröhren miteinander und mit der Divertikelwand. Die Einführung von 2 dünnen Kathetern in die beiden Schenkel des so gebildeten doppelläufigen Kunstafters und Spülungen brachten zunächst keine Entleerung; diese kam erst in Gang, nachdem mit einem Knopfmesser, das zwischen Darmrohr und Divertikelwand eingeführt wurde, der Nabelring erweitert war. Das 5 Monate alte Kind ging 20 Stunden nach der Operation zugrunde; bei der Obduktion fand sich außer einer Pneumonie eine umschriebene Peritonitis in der Nabelgegend und ein bis zur Serosa reichender Dekubitus im abführenden Rohr durch den Druck des Verweilskatheters, ein Befund, der vor einem längeren Liegenlassen des Katheters im Säuglingsdarm warnt. Ledderhose fürchtet besonders die Gefahr der Peritonitis beim Operieren am brandigen Darm und macht den Vorschlag, seitlich am Bauch an einer oberhalb des Divertikels gelegenen Ileumschlinge zunächst eine Fistel anzulegen. Jedenfalls wird dadurch der dringendsten Forderung, die Beseitigung der Kotaufstauung, am einfachsten und ungefährlichsten nachgekommen. Art und Zeitpunkt der weiteren Maßnahmen — Abbinden, Abtragen, Radikaloperation — muß dann im Einzelfalle entschieden werden; doch darf in der Hoffnung auf eine Selbstabstoßung nicht zu lange abgewartet werden, da Kotfisteln von Säuglingen schlecht vertragen werden.

Die Prognose der Vorfälle aus Kotfisteln und Kunstaftern ist viel günstiger, weil es sich im Gegensatz zu den Vorfällen aus offenem Divertikel, wo vorwiegend Säuglinge in den ersten 6 Lebensmonaten betroffen sind, in der Regel um Erwachsene oder widerstandsfähigere Kinder handelt. Der Vorfall aus einer Kotfistel in frühester Jugend, wie er von Plappart beobachtet wurde, ist natürlich viel ernster zu beurteilen, bildet aber eine äußerst seltene Ausnahme. In diesem Falle trat wenige Wochen nach der Geburt infolge einer Nabelgangrän eine Nabeldünndarmfistel auf, aus der einige Tage später ein hammerförmiger Darmprolaps hervortrat; eine Behandlung wurde nicht eingeleitet, das Kind ging zugrunde.

Die Vorfälle aus Kotfisteln lassen sich, wenn keine Einklemmung besteht, wohl ohne Ausnahme zurückbringen, da das Auftreten eines größeren Vorfalles in der Regel auch an eine größere Fistelöffnung gebunden ist. Auch bei nicht zu lange Zeit bestehender Einklemmung ist der Repositionsversuch aussichtsreich und bei vorsichtiger Ausführung in Narkose ohne Gefahr. So konnten wir einen eingeklemmten kleinfaustgroßen Prolaps eines doppelläufigen Afters am Colon transversum mit 3 tägiger, völliger Kotsperre verhältnismäßig leicht zurückbringen und dadurch den Verschluß beseitigen. Martens trug bei einem Prolaps aus einer Dünndarmfistel mit Darmverschluß das vorgefallene Darmstück ab und führte eine Schlundsonde ein, ohne daß dadurch der Verschluß behoben wurde; es zeigte sich jetzt, daß der vorgefallene Darm das abführende Rohr war, welches den Eingang zum zuführenden Schenkel verlegt hatte; durch die Einführung eines Rohres in das zuführende Ende konnte dann der Verschluß beseitigt werden. Bei länger bestehender Einklemmung kann infolge des starken Ödems und der eintretenden Verwachsungen zwischen den einander zugekehrten Serosaflächen im Vorfall die Reposition unmöglich sein. In solchen Fällen dürfte bei künstlichen Aftern, deren radikale Beseitigung nicht angezeigt ist, die Abtragung des vorgefallenen Darmteiles entsprechend dem Mikuliczschen Verfahren beim Mastdarmvorfall das zweckmäßigste Vorgehen sein. Bei der Kotfistel mit durchgängigem abführendem Darm, deren Beseitigung erwünscht ist, empfehlen wir mit Meinhard-Schmidt, ähnlich wie beim Divertikelprolaps, dicht neben dem Vorfall zunächst die Bauchhöhle zu eröffnen, ab- und zuführendes Rohr von der Bauchhöhle aus freizulegen, den Vorfall zu resezieren und die Darmenden primär zu vereinigen.

IX. Behandlung des Verschlusses durch Obturation.

1. Verschluß durch Gallensteine.

Der Gallensteindarmverschluß kann ohne Kunsthilfe durch Abgang des Steines auf natürlichem Wege zur Heilung kommen. Die stattliche Zahl von Spontanteilungen verpflichtet uns, die Berechtigung der operativen Behandlung gegenüber der konservativen sorgfältig abzugrenzen. Die Sammelstatistiken geben einen gewissen Überblick über die Erfolge der Behandlung.

Wölfler und Lieblein (1909) konnten 223 konservativ behandelten Fällen mit 105 Todesfällen (47 % Sterblichkeit), 145 operierte Fälle mit 82 Todesfällen (56 % Sterblichkeit) gegenüberstellen; ein ähnliches Verhältnis weist die Statistik Wagners 1914 auf: 175 konservativ behandelte Fälle mit 82 Todesfällen (46,8 % Sterblichkeit) und 159 operierte Fälle mit 95 Todesfällen (62 % Sterblichkeit).

Diese Zahlen zeigen anscheinend eine Überlegenheit der internen Behandlung; in Wirklichkeit geben sie aber ein falsches Bild, wenn man in Erwägung zieht, daß die Kranken vielfach erst nach dem Versagen einer längeren internen Behandlung in völlig erschöpftem Zustande oder mit gefährlichen abdominellen Komplikationen zur Operation gekommen sind; auch werden die Zahlen durch die operativen Mißerfolge der früheren Jahre verschlechtert, die unserer heutigen chirurgischen Technik nicht mehr angerechnet werden dürfen.

Die Statistik von Benning-Wilms über 64 operierte Fälle aus den Jahren 1894—1904 weist nur eine Sterblichkeit von 32,8 $\%$, nach Abzug der an Komplikationen Verstorbenen von 23,4 $\%$ auf. Ich konnte aus den Jahren 1910—1920 24 von 15 Autoren veröffentlichte operierte Fälle auffinden, wobei allerdings das Schrifttum des Auslandes nur unvollständig berücksichtigt werden konnte; von diesen starben 7 Kranke (29 $\%$), nach Abzug von 3 an Komplikationen Verstorbenen, die in keiner Beziehung zu dem operativen Eingriff stehen, beträgt die Sterblichkeit 19 $\%$. Wir selbst haben unter 7 operierten Fällen 6 Heilungen zu verzeichnen, trotzdem in 3 Fällen bereits eine Peritonitis bestand, der einzige nicht gerettete Fall ging an einem während der Genesung eintretenden Durchbruch eines Duodenalgeschwüres zugrunde.

Wir glauben, daß die Prognose sich erheblich günstiger gestalten wird und die Sterblichkeit sich auf einen geringen Prozentsatz herabdrücken läßt, wenn die interne und chirurgische Behandlung sachgemäß Hand in Hand arbeiten. Die Fragestellung darf nicht lauten, ist der Gallensteindarmverschluß intern oder chirurgisch zu behandeln, sondern, wie lange besteht die interne Behandlung zu Recht, wann muß operativ eingegriffen werden. Eine grundsätzliche Stellung nach der einen oder anderen Seite hin wird schon durch die Unsicherheit der Diagnose unmöglich gemacht, da wir in der Mehrzahl der Fälle günstigstenfalls nur zu einer Wahrscheinlichkeitsdiagnose kommen. Unser Handeln hängt dann völlig von der Art der klinischen Erscheinumgen ab; tragen sie den Charakter einer destruierenden Verschlußform, so sind wir zum sofortigen operativen Eingriff gezwungen, zeigen sie einen milden Verschlußcharakter, so ist unter sorgfältiger Beobachtung ein Zuwarten gestattet.

Interne Behandlung. Die wichtigsten internen Maßnahmen bilden neben der üblichen Allgemeinbehandlung die Unterstützung der peristaltischen Kräfte durch Einläufe, die Entleerung des aufgestauten Darminhaltes durch Magenspülung und die Milderung der Schmerzanfälle durch warme Leibumschläge oder Heizkasten. Abführmittel aller Art, Rizinus, Calomel, Krotonöl, Jalappa sind mit mehr oder weniger Erfolg angewendet worden, sind jedoch besser gänzlich zu vermeiden, da sie beim Darmverschluß weit häufiger schaden als nützen. Auch Physostigmin bleibt hier besser unversucht, da die Gefahr besteht, daß es einen Spasmus um den Stein hervorruft oder verstärkt. Mit Recht können dagegen zur Bekämpfung des Spasmus Opium, Atropin, Belladonna, Morphium in kleinen Dosen gegeben werden; sie sind angebracht, wenn heftige Koliken auf die krampfartig gesteigerte Tätigkeit des Darmes hinweisen; steht dagegen eine Darmschwäche im Vordergrunde, so verlieren sie ihre Berechtigung. Wegen der Gefahr der Verschleierung des Krankheitsbildes verzichtet man im Beginn der Beobachtung besser auf die Narkotika. Weitere zur Anwendung gelangte physikalische Heilmittel wie Faradisation, Massage des Leibes, Einblasen von Tabaksrauch in den Mastdarm usw. dürften heute keine Fürsprecher mehr haben. Die Entscheidung, wann die interne Behandlung durch den operativen Eingriff abzulösen ist, richtet sich völlig nach dem

Krankheitsbilde des einzelnen Falles; eine allgemeine Zeitbestimmung läßt sich nicht geben. Tritt nach Entlastung des Magens durch Spülung, nach Wärmewirkung auf den Bauch und Einlauf eine deutliche Erleichterung für den Kranken ein, gehen Blähungen oder sogar aufgestauter Stuhl ab, so darf man sich konservativ verhalten. Tritt keine nennenswerte Erleichterung ein, zeitigt der Einlauf keinen Erfolg, so wird bei starker Mitbeteiligung des Allgemeinbefindens am besten sofort operiert; bei gutem Allgemeinbefinden kann nach einigen Stunden ein erneuter Versuch mit dem Einlauf gemacht werden; wenn dieser wieder ergebnislos ist, der Magenschlauch erneut zurückgestaute Massen zutage fördert, so ist ein weiteres Zuwarten nicht anzuraten. Wiederholen sich nach anfänglicher Besserung die Verschlußanfälle in unverminderter Stärke, tritt keine Besserung oder sogar eine Verschlechterung des Allgemeinbefindens ein, so ist ebenfalls die interne Behandlung abzubrechen. Bei ausgesprochenem peritonitischen Reizzustande kommt nur die sofortige Operation in Frage. Wir haben uns in zwei Fällen nach 1—2 tägiger konservativer Behandlung, in den übrigen 5 Fällen sofort oder nach einigen Stunden unter Beachtung der genannten Anhaltspunkte zur Operation entschlossen. Beobachtungen von günstig verlaufenen, konservativ behandelten Fälle, die nach wochenlangen schweren Verschlußanfällen doch noch durch spontanen Abgang der Steine geheilt sind, dürfen nicht zu einem Hinziehen der internen Behandlung verführen, was verhängnisvoll werden kann. Die Gefahren, die einem solchen Kranken durch die Allgemeinwirkung des Verschlusses und durch die abdominellen Komplikationen drohen, sind viel größer als die einer schonend ausgeführten Operation.

Operative Behandlung. Der Bauch wird bei unsicherer Lokalisation am besten in der Mittellinie unterhalb des Nabels eröffnet, weil die Steine mit Vorliebe in einer Ileumschlinge sitzen und auch von hier aus die Abtastung des ganzen Darmes am schonendsten durchzuführen ist. Genauere Sitzhinweise verdienen natürlich bei der Schnittanlegung Berücksichtigung. Der Schnitt muß so groß sein, daß die Hand zur Abtastung des Darmes eingeführt werden kann; das Auffinden der steinhaltigen Schlinge im Bauche durch die eingeführte Hand gelingt gewöhnlich leicht, wir haben dabei niemals Schwierigkeiten gehabt und bequem die Schlinge ohne Vorwälzen des übrigen Darmes vor die Bauchwunde ziehen können. Das Auspacken größerer Darmmassen muß auf jeden Fall vermieden werden, da das Herz der meist alten und heruntergekommenen Leute einer solchen Schockwirkung nicht mehr gewachsen ist. Zur Entfernung des Steines wird man, abgesehen von ganz seltenen Ausnahmen, die Eröffnung des Darmes nicht umgehen können. Es liegt nahe, bei Sitz des Steines im unteren Dünndarm den Versuch der Verschiebung ins Coecum zu machen. Das Vorhaben scheitert aber fast immer an der Unmöglichkeit, den Stein durch den engen abführenden Dünndarm vorzuschieben; in der Literatur ist nur ein Fall bekannt, bei dem der Versuch gelungen ist (Clutton). Jedenfalls darf die Ausführung nicht mit Gewalt erzwungen werden, da sonst Zerreißungen des Darmes unausbleiblich sind. Der Vorschlag, den Stein durch die Darmwand zu zerdrücken, wird besser nicht befolgt. Vorbedingung ist dabei, daß der Stein in einen gesunden Darmabschnitt vorgeschoben werden kann, und selbst wenn dies gelingt, muß mit ernsthaften Schädigungen der Darmwand durch die Quetschung gerechnet werden.

Das Verfahren der Wahl ist demnach die Entfernung des Steines durch Enterotomie. Bei Beweglichkeit des Steines verschiebt man ihn im Interesse der Sicherheit der folgenden Naht in eine gesunde, wenn möglich abführende, sonst zuführende Darmstrecke und schneidet hier auf ihn ein; gelingt die Verschiebung nicht leicht, so eröffnet man an der Einklemmungsstelle. Bei festsitzendem Stein ist zur Vermeidung der Eröffnung des Darmes an der Einklemmungsstelle empfohlen worden, im abführenden Teile zu eröffnen, von hier aus den Stein zu zertrümmern und zu entfernen; die Verlängerung der Operation, die stärkere Verschmutzung des Operationsfeldes, die Gefahr, den Darm mit dem eingeführten Instrument zu verletzen, ermuntern nicht zu einem solchen Vorgehen. Zur Entbindung des Steines ist der Längsschnitt mit folgender Längs- oder Quernaht und der Querschnitt verwandt worden. Wir empfehlen den Querschnitt; die Verengerung ist selbst bei zweischichtiger Naht in der Regel nicht so stark, daß Störungen dadurch eintreten. Beim Längsschnitt mit Längsnaht ist diese Gefahr größer, so daß unter Umständen eine Enteroanastomose hinzugefügt werden muß. Der Längsschnitt mit folgender Quernaht hat, wie uns (Wortmann) Nachprüfungen an der Leiche gezeigt haben, nur bei kleinen Schnitten keine Verengerung zur Folge; bei größeren Schnitten entsteht durch die Einstülpung der an den Seiten auftretenden Bürzeln und durch die leichte Abknickung, die an der Nahtstelle zwischen den beiden Schenkeln eintritt, eine ebenso starke Verengerung wie beim Querschnitt; beim Lebenden haftet diesem Vorgehen der Nachteil an, daß die Nähte zwischen den Schnittendpunkten unter einer stärkeren Spannung stehen und in der häufig brüchigen Wand leicht durchschneiden, so daß die Naht erschwert und gefährdet ist. Die Einnähung der Darmöffnung als seitliche Fistel in die Bauchwunde ist das beste Aushilfsmittel, wenn die Naht unsicher erscheint oder die starke Aufstauung und der elende Zustand des Kranken eine möglichst baldige Entleerung des aufgestauten Inhaltes wünschenswert macht; zur Verminderung der Inanitionsgefahr und Erleichterung des späteren spontanen oder operativen Verschlusses wird die Fistel am besten in der Form der Witzelschen Schrägfistel mit Einführung eines dünnen Katheters angelegt, was besonders bei Sitz in höheren Dünndarmabschnitten berücksichtigt werden muß. Bei Sitz des Steines in den tieferen Dickdarmabschnitten kann der Versuch gemacht werden, ihn in das Rektum herabzudrücken und die Entfernung vom After vorzunehmen; bei Mißlingen der Verschiebung muß die Colotomie vorgenommen werden. Tiefgehende geschwürige Veränderungen, Perforationen der Darmwand machen in der Regel die Resektion dieses Abschnittes notwendig, seltener genügt die Übernähung. Solche Komplikationen, besonders die Perforationsperitonitis, verschlechtern natürlich die Prognose erheblich, doch haben wir selbst mehrere glücklich verlaufende Fälle beobachtet.

Bei Sitz des Steines im Duodenum hat man ihn mit Erfolg in den Magen geschoben und durch Gastrotomie entfernt (Thompson). Im übrigen kommen die aus den Verhältnissen sich ergebenden Operationen der Gallenwege und die Duodenotomie in Frage; die gleichzeitige Anlegung einer Gastroenterostomie mit oder ohne Pylorusausschaltung muß in Erwägung gezogen werden. Bei schlechtem Allgemeinbefinden begnügt man sich vielleicht vorteilhaft zunächst mit einer Gastroenterostomie und nimmt erst später nach Kräftigung des Kranken den eigentlichen Krankheitsherd in Angriff.

Die im Mastdarm steckenbleibenden Steine — nach Wölfler und Lieblein wurde dies unter 223 konservativ behandelten Fällen 12 mal beobachtet — besitzen gewöhnlich eine stattliche Größe, so daß ihre Entfernung durch den After nicht immer leicht gelingt. Zur Extraktion hat man sich der Hand, einer Zange, eines in den Stein eingedrehten Bohrers u. a. bedient; unter Umständen muß, wenn die Zertrümmerung nicht gelingt, eine Spaltung des Schließmuskels vorgenommen werden.

Nach glücklicher Behebung des Verschlusses durch Entfernung des Steines sind die Kranken nicht allen Gefahren entrückt. Die auf der Wanderung gesetzten Verletzungen der Darmwand und ihre entzündlichen Folgeerscheinungen können Veranlassung zu Adhäsions- und Strikturbildungen geben und spätere Eingriffe notwendig machen. Auch auf Komplikationen von seiten der Gallenblasenduodenalgegend durch zurückgebliebene Steine muß man gefaßt sein. Ein gefürchtetes Ereignis ist die Wiederholung des Verschlusses durch erneute Einklemmung eines Steines (Brentano, Goldammer, Dessauer, Wagner, Wohlauer u. a.) Besonders bei Fund eines facettierten Steines muß mit der Anwesenheit weiterer Steine im Darm oder in den Gallenwegen gerechnet werden. Zur Vermeidung der durch zurückgebliebene Steine drohenden Gefahr hat man die Forderung aufgestellt, bei Entbindung eines facettierten Steines Darm und Gallenblase genau abzusuchen und vorhandene Steine zu entfernen (Schüller, Rehn, Brentano, Tietze). In Übereinstimmung mit anderen Chirurgen raten wir, von einer Nachprüfung der Gallenblasenduodenalgegend abzusehen und sich mit der Entfernung des eingeklemmten Steines zu begnügen. Schon die genaue Abtastung, die zur Erhebung eines verläßlichen Befundes notwendig ist, ist in der Regel nur durch eine erhebliche Vergrößerung des operativen Schnittes zu erkaufen; schließt man bei Nachweis von Steinen in der gleichen Sitzung die Operation der Gallenwege an, so geht das weit über das Maß dessen hinaus, was einem Verschlußkranken zugemutet werden darf, zumal es sich hier meist um alte, vielfach recht elende Personen handelt und die schweren Veränderungen in der Gallenblasenduodenalgegend eine technisch schwierige Operation voraussehen lassen. Man muß mit einer überaus hohen Sterblichkeit rechnen, der gegenüber das Abwarten das viel kleinere Übel ist. Wenn man auf die erneute Gallensteineinklemmung gefaßt ist und sich rechtzeitig bei Wiederauftreten von Verschlußerscheinungen zur Operation entschließt, so kann man auch hier mit einer erfolgreichen Entfernung des Steines rechnen, der in oder oberhalb der alten Nahtstelle anzutreffen ist. Eine andere Sachlage besteht, wenn eine frische Peritonitis des rechten Oberbauches vorhanden ist, die auf Gangrän oder freie Perforation der Gallenblase oder Perforation eines Duodenalulcus hinweist; in solchen Fällen liegt eine dringende Indikation zu operativer Inangriffnahme dieses Bezirkes vor.

2. Verschluß durch Darmsteine.

Das Auftreten einer Geschwulst und die Schmerzen führen den Kranken vielfach zum Arzt, bevor ein völliger Verschluß eingetreten ist. Zu dieser Zeit ist die interne Behandlung, wenn es sich nicht um einen übergroßen Stein handelt, aussichtsreich.

Wölfler und Lieblein haben den Ausgang bei 60 Fällen zusammengestellt: 31 mal natürlicher Abgang des Steines, 6 mal zufälliger Obduktionsbefund, 10 Todesfälle bei konservativer Behandlung an Verschluß, Peritonitis oder Entkräftung, 5 Heilungen und 5 Todesfälle bei laparotomierten Fällen, 2 Heilungen und 1 Todesfall bei Absceßbildung. Es sind also in über 50% der Fälle die Steine spontan abgegangen.

Neben der diätetischen Behandlung liegt die Hauptaufgabe der weiteren Maßnahmen in der Regelung der Darmtätigkeit. Dies wird am besten durch regelmäßige hohe Einläufe erzielt. Da die Steine gewöhnlich im Dickdarm sitzen, so haben diese Eingießungen zugleich die mechanische Aufgabe, den Stein zu lösen, den unterhalb gelegenen engen Darmabschnitt zu erweitern und dadurch das Vorrücken zu erleichtern. Wenn der Sitz des Steines im Dickdarm sichergestellt ist, können auch milde Abführmittel mit Nutzen verabreicht werden. Verläßt der Stein seinen Platz, so muß man auf das Auftreten von Verschlußerscheinungen gefaßt sein. Nicht selten bleibt er im Mastdarm infolge des Sphinkterwiderstandes haften; in solchen Fällen muß er mit Finger oder Instrument entfernt werden, nachdem er nötigenfalls vorher zertrümmert worden ist. Führt die mehrere Tage durchgeführte Behandlung nicht zur Lösung des Steines, so ist auch bei Besserung des Allgemeinbefindens wegen der Gefahr späterer Komplikationen die Operation gerechtfertigt. Die Prognose der Operation ist gut, zumal die vorbereitende interne Behandlung günstige Operationsbedingungen schafft.

Bei Bestehen eines völligen Verschlusses muß operativ eingegriffen werden, wenn der verabreichte Einlauf nicht von augenblicklichem Erfolge begleitet ist. Die Operationsstatistik weist eine Sterblichkeit von $50^0/_0$ auf, und zwar starben 5 von 6 Fällen mit völligem Verschluß, während sämtliche 4 Fälle mit nur chronischen Stenoseerscheinungen gerettet wurden (Kasuistik bei Wölfler und Lieblein). Auch bei neueren, operativ glücklich verlaufenen Fällen bestand kein Verschluß (Graeve, Anderson, Coerz, Mokowski, Lowan). Der Verschluß verschlechtert also die Prognose erheblich. Der Eingriff besteht wie bei der Gallensteineinklemmung in der Entfernung des Steines durch Enterotomie und Colotomie mit folgender Naht; auch hier empfiehlt es sich, wenn möglich, den Darm nicht an der Lagerstelle zu eröffnen. Bei stärkerer Aufstauung oder Unsicherheit der Naht infolge Wandveränderung ist die Einnähung der Incisionsöffnung als seitliche Fistel vorzuziehen, da es sich in der Regel um Dickdarm handelt. Abscesse infolge Perforation müssen eröffnet werden; der Stein kann sich dann mit dem Eiter entleeren oder muß durch die geschaffene Öffnung mit aller Vorsicht entfernt werden.

Beim „Haferileus" waren Einläufe allein nur in den ganz leichten Fällen von Erfolg begleitet, in den schweren Fällen mußten zunächst die steinharten Massen mit Hand oder Löffel aus dem Mastdarm ausgeräumt und dann die weitere Reinigung des Darmkanales durch Eingießungen vorgenommen werden. Die Prognose ist verhältnismäßig günstig, denn trotz der geringen Widerstandskraft der unterernährten Leute starben von den 45 Kranken Ssokoloffs nur 3, von 37 Kranken Brizkes und Tigis nur 4.

3. Verschluß durch Fremdkörper.

Die Behandlung des Fremdkörperverschlusses erfolgt nach den gleichen Grundsätzen wie beim Verschluß durch Gallen- und Darmsteine; bringen Einläufe nicht eine baldige Lösung des Verschlusses, so ist die operative Entfernung des Gegenstandes angezeigt. Zur Behandlung nicht verschließender Fremdkörper sei nur kurz darauf hingewiesen, daß man besonders bei spitzen und kantigen Gegenständen, z. B. Nadeln, Nägeln, Schnallen, Gebissen u. a. breiartige Speisen (Kartoffelbrei, dicke Brot-, Schleim-, Erbsensuppen u. a.) zur Einhüllung des Fremdkörpers und Weitung des Darmes verabreicht;

nach mehrtägiger Einnahme dieser Speisen unterstützt man die Entleerung zweckmäßig durch milde Abführmittel und Einläufe. In den meisten Fällen führen diese Maßnahmen innerhalb der ersten oder zweiten Woche zum Ziele. Nicht selten setzen sich die Gegenstände im Mastdarm fest; deshalb ist während der Behandlung eine häufige digitale Rektaluntersuchung angebracht. Größere und durch ihre Gestalt gefährliche Gegenstände wird man bei Versagen dieser Maßnahmen unbedingt operativ entfernen, um gefährlichen Komplikationen, Perforation oder Verschluß vorzubeugen.

4. Verschluß durch Spulwürmer.

Bei sicherer Wurmdiagnose ist zunächst eine medikamentöse Behandlung mit Anthelminthica (Santonin $+$ Colomel $\overline{aa}$ 0,02—0,03 2 bis 3 tägl. mehrere Tage hindurch, Oleum chenopodii anthelminthici $3 \times$ tägl. 10 bis 15 Tropfen mit nachfolgendem Abführmittel) und die Verabreichung von Einläufen angezeigt. Wird kein Wurmabgang erzielt, bleiben die klinischen Erscheinungen unverändert oder nehmen sie an Stärke zu, so ist an eine Komplikation mit Invagination, Volvulus u. a. zu denken und operativ einzugreifen. Gewöhnlich werden die Würmer als Ursache des Verschlusses erst nach eröffneter Bauchhöhle erkannt. Es tritt dann an den Operateur die Frage heran, wie die Beseitigung des Verschlusses und der Schmarotzer am sichersten und schonendsten für den Kranken vorzunehmen ist. Man hat folgende Wege eingeschlagen:

1. Einfacher Schluß der Bauchhöhle und folgende Wurmkur.

2. Quetschen der einzelnen Würmer und Entknäuelung der Wurmballen und Hinabschieben derselben in das Coecum und die tiefen Dickdarmabschnitte, Schluß der Bauchhöhle, Wurmkur.

3. Enterotomie, Entfernung der Schmarotzer mit Kornzange, Häkchen u. a., Darmnaht, Schluß der Bauchhöhle, bei Zurückbleiben von Würmern später Wurmkur.

4. Anlegung einer Kotfistel. 5. Resektion der gefüllten Darmschlinge.

Ich konnte in der Literatur 52 operierte Fälle mit verwertbaren Angaben über Art des Eingriffes und Verlauf auffinden, wobei die mit Invagination oder Volvulus vergesellschafteten Fälle außer acht gelassen sind: 10mal wurde nach Feststellung von Wurmballen oder einzelnen Askariden mit Spasmus der Bauch wieder geschlossen, 9 Heilungen, 1 Todesfall; 8mal wurden die Würmer durch die Darmwand hindurch gequetscht oder entknäuelt und in tiefe Dünndarmabschnitte, Coecum und Dickdarm verschoben, 8 Heilungen; 32mal wurden die Schmarotzer durch Enterotomie entfernt, 28 Heilungen, 4 Todesfälle; 1mal wurde ein künstlicher After angelegt, durch den sich die Würmer allmählich entleerten, 1mal wurde die gefüllte Darmschlinge reseziert, Heilung. Über eine größere Operationsreihe verfügt v. Beck mit 6 Fällen, Norrlin mit 3 Fällen, die sämtlich durch Enterotomie und Entfernung der Würmer zur Heilung kamen. Schloeßmann berichtete neuerdings über 14 eigene Beobachtungen, von denen 12 operiert wurden; von 9 Fällen, bei denen die Enterotomie gemacht wurde, starben 2; 2 Fälle, bei denen man sich mit der einfachen Laparotomie begnügte, wurden durch die nachfolgende Wurmkur geheilt; ein mit Volvulus vergesellschafteter Fall, bei dem nur die Rückdrehung ausgeführt wurde, starb. Von 2 nichtoperierten Kranken ging einer an der Giftwirkung der Würmer zugrunde.

Die ziemlich gleichwertigen Erfolge des konservativen und radikalen Vorgehens lassen keine grundsätzliche Stellungnahme nach der einen oder anderen Seite hin zu. Beide Verfahren haben ihre Vorzüge und Nachteile. Der Vorteil des radikalen Vorgehens besteht in der sofortigen Beseitigung des Verschlusses und der den Verschluß bedingenden Würmer, der

Nachteil in der Eröffnung des Darmes, die außer einer Verunreinigung des Operationsfeldes die Gefahr einer nachträglichen Nahtinsuffizienz mit sich bringt, die besonders dann in Betracht zu ziehen ist, wenn nicht alle Würmer entfernt werden können und eine Wurmkur angeschlossen werden muß. Der Vorteil des konservativen Verfahrens beruht auf der geringen Operationsgefahr, der Nachteil bei bestehendem Spasmus auf der Fortdauer desselben oder beim Knäuelverschluß, selbst wenn die Entwirrung und das Abwärtsschieben in das Coecum gelingt, auf dem Zurücklassen der Würmer, was die Möglichkeit weiterer Störungen in sich birgt; es bleibt die große Ungewißheit bestehen, ob die einzuleitende Wurmkur von Erfolg gekrönt sein wird. Man wird aus der Notlage den richtigen Weg finden, wenn man neben dem Bauchbefund auch das allgemeine Krankheitsbild berücksichtigt. Wir möchten folgende Richtpunkte empfehlen, die der Entschließung zugrunde gelegt werden können. Beim Enterospasmus durch einzelne Würmer mit akut bedrohlichem Krankheitsbild Entfernung der Schmarotzer durch Enterotomie; bei weniger schweren Allgemeinerscheinungen keine Enterotomie, besonders wenn, wie z. B. in den Fällen von Schaal und Bertram, durch leichtes Reiben der befallenen Darmstrecke oder Quetschen und Verschieben der Würmer ein Nachlassen des Spasmus beobachtet wird; bei Knäuelverschluß und nicht allzu schwerem Krankheitsbild keine Enterotomie, wenn durch leichte Massage Entwirrung und Abwärtsschieben der Askariden in das Coecum gelingt; ideal ist es, wenn das Hinabstreichen bis in den Mastdarm und zum After hinaus wie im Falle Westermann möglich ist, doch muß dieses schonend und ohne Auspacken des Darmes vorgenommen werden können; mißlingt die Entknäuelung oder liegt ein akut bedrohlicher Zustand vor, so ist die Enterotomie vorzuziehen. Die Anlegung einer Darmfistel muß bei hochgradiger Darmlähmung und stärkeren Wandveränderungen erwogen werden, wenn die Naht unsicher erscheint. Für eine Resektion dürfte nur in sehr seltenen Fällen eine Anzeige vorliegen.

5. Verschluß durch Kotmassen.

Bei Verschluß durch Kotmassen wird man ihre Entfernung durch interne Maßnahmen zu erreichen streben. Diesem Zwecke dienen zunächst wiederholte Einläufe, deren kotlösende Wirkung durch Zusatz von Seife erhöht wird. Sehr gute Dienste leisten auch warme Öleinläufe, die den Kot erweichen, die Wandung schlüpfrig machen und durch die langsame Abspaltung von Fettsäure die Peristaltik anregen; auch auf höher im Dickdarm sitzende Kotballen vermag das Öl einzuwirken, da es ziemlich hoch in den Darm vordringt. Von Abführmitteln macht man besser nur bei unvollkommener Verlegung Gebrauch. Große Kottumoren lassen sich durch diese, längere Zeit durchgeführten Maßnahmen zum Verschwinden bringen; so wurde z. B. eine 24jährige Frau von einem kindskopfgroßen, unter dem linken Rippenbogen tastbaren Kottumor nach 15 Wochen langer Behandlung mit Ölklistieren und Abführmitteln befreit (Dithmar). Führen diese Mittel auch nicht immer zum Ziele, so bilden sie doch eine wertvolle Vorbereitung für die manuelle Entfernung der in den unteren Dickdarmabschnitten angesammelten Kotmassen. Die mechanische Ausräumung des Mastdarmes ist eine der wichtigsten Maßnahmen. Zur völligen Entfernung der oft gewaltigen Kotmengen können wiederholte Sitzungen notwendig werden, doch genügt vielfach schon die Entfernung eines Teiles, um den Winden und aufgestauten Kotmassen den Weg zu bahnen. Der Schließmuskel muß gedehnt, unter Umständen auch gespalten werden, um der Hand die genügende Bewegungsfreiheit zu verschaffen. Morris konnte z. B. eine riesige Kotansammlung bei einer 24 jährigen Frau nur dadurch ausräumen, daß er nach Spaltung des Sphinkters mit dem ganzen Arm bis zur Achselhöhle in den Darm einging. Nach Beseitigung des Verschlusses treten die Abführmittel in ihr Recht ein. Bei Ermüdungszuständen des Darmes ist ferner Physostigmin, bei Krampfzuständen Atropin, Belladonna, Morphium angebracht. Die Massage kann im Verein mit den geschilderten Maßnahmen von Nutzen sein, doch muß mit Vorsicht von ihr Gebrauch gemacht werden, besonders wenn eine lebhaftere Druckschmerzhaftigkeit der Kotgeschwulst auf stärkere entzündliche Wandveränderungen schließen läßt. Operative Eingriffe sind meist bei großen Kotsteinen in der irrigen Annahme einer Darmgeschwulst, eines Adnextumors, einer Wanderniere u. a. vorgenommen worden, seltener in völliger Erkennung der Sachlage wegen Versagens der internen Behandlung. Man hat mehrfach nach Klärung der Ursache den Bauch wieder geschlossen und dann durch Einläufe und Abführmittel die Kotballen beseitigt oder einzelne Kottumoren durch die Darmwand hindurch zerdrückt und in den Mastdarm massiert; isolierte große Kotsteine sind mit gutem Erfolg durch Enterotomie entfernt worden (Müller, Navarro, Erdmann, Leznow, Doberauer, Brin u. a.). Ist die Bauchhöhle einmal eröffnet, so empfehlen wir bei Bestehen eines völligen Verschlusses auf jeden Fall die Anlegung einer seitlichen Dickdarmfistel; auch bei unvollkommener Verlegung und Ausdehnung der Kotmassen über größere Dickdarmabschnitte ist eine Colostomie möglichst dicht oberhalb der Kotansammlung zweckmäßig; sie verhilft uns durch Spülungen zu einer rascheren und ausgiebigeren Reinigung des Darmes. Weichere große Kotballen besonders der unteren Dickdarmabschnitte kann man durch Zerdrücken und Abwärtstreiben in den Mastdarm unschädlich machen und späterhin durch Einläufe oder manuelle rektale Ausräumung völlig beseitigen. Bei einzelnen harten Kotsteinen von großem Umfang besonders der höheren Dickdarmabschnitte besteht die Eröffnung des Darmes mit Entfernung des Steines zu Recht, wobei es sich empfiehlt, die Darmwunde als seitliche Fistel zu verwenden oder die Nahtstelle extraperitoneal in die Bauchwunde einzunähen, da man mit schweren Schädigungen der Darmwand rechnen und ein Nachgeben der Naht befürchten muß.

Auf die Behandlung der chronischen funktionellen Obstipation kann im Rahmen dieses Buches nicht näher eingegangen werden; es wird auf die einschlägigen internen und chirurgischen Abhandlungen verwiesen (Franke, Wilms, de Quervain, Lane, Stierlin, Karewski, Schmieden, Rost, Payr, Fleiner u. a.).

X. Behandlung der erworbenen Strikturen.

1. Interne Behandlung.

Im allgemeinen ist eine operative Behandlung der Strikturen anzustreben, da interne Maßnahmen wohl niemals eine wirkliche Heilung herbeiführen. Vor allem wird ein möglichst frühzeitiges operatives Vorgehen bei den bösartigen Neubildungen des Darmes gefordert. Bei den gutartigen Stenosen vermögen wir in vielen Fällen durch interne Maßnahmen die

Verdauungs- und Entleerungsvorgänge soweit zu regeln, daß für kürzere oder längere Zeit ein gewisser körperlicher Gleichgewichtszustand erzielt wird; die Striktur selbst wird in der Regel nicht beeinflußt. Immer schweben die Kranken in der Gefahr einer plötzlichen Verschlimmerung, die eine Operation zu einem äußerst ungünstigen Zeitpunkte notwendig macht, während ein rechtzeitiger Eingriff mit weit geringeren Gefahren verknüpft gewesen wäre. Vielfach zwingt auch die Unmöglichkeit einer sicheren Artdiagnose zur Operation. Danach kommt die rein interne Behandlung nur für die nicht allzu zahlreichen Fälle in Betracht, wo die Allgemeinerkrankung (z. B. Allgemeintuberkulose, Karzinose) im Vordergrunde steht und die Lebensdauer begrenzt, bei Operationsverweigerung und bei inoperablen Stenosen der untersten Dickdarmabschnitte, wenn die Anlage eines künstlichen Afters vermieden werden soll. Einen großen Wert besitzt die interne Vorbehandlung als Vorbereitung für die Operation.

An der Spitze der inneren Maßnahmen steht die Regelung der Kost. Die Speisen werden am besten in flüssiger, breiiger oder feingehackter Form verabreicht; solche Nahrungsmittel, die grobe Schlacken hinterlassen, die sich vor dem Hindernis festsetzen können, sind ganz zu vermeiden: Rohe Pflanzennahrung, Kerne, Schalen und Gehäuse des Obstes, zellulosereiche Gemüse, harte Hülsenfrüchte, Schwarzbrot, sehnige Fleischstücke usw. Ferner sind alle Speisen und Getränke zu verbieten, die stärker stopfend oder abführend wirken oder größere Gasbildung hervorrufen. Für eine regelmäßige Stuhlentleerung muß gesorgt werden. Abführmittel per os dürfen nur mit großer Vorsicht gegeben werden, besser ist es, ganz auf sie zu verzichten. Die Tätigkeit des Darmes oberhalb der Stenose ist schon an sich erhöht, Abführmittel vermehren durch eine verstärkte Absonderung der Darmsäfte die Aufstauung und rufen besonders auch im Bereich der Verengerung Spasmen hervor, die Verschlimmerungen der Stenoseerscheinungen bis zum völligen Verschluß zur Folge haben können. Wir beschränken uns auf Einläufe und kommen damit, wenn nicht bereits ein Verschluß vorliegt, in der Regel zum Ziel. Bei heftigen Koliken vermögen sogar kleine Gaben von Pantopon, Morphium, Opium, Belladonna durch Herabsetzung der krankhaft gesteigerten Darmtätigkeit den Stuhlgang zu regeln. Bei nachgewiesener Syphilis wird man eine antiluetische Kur machen, bei Aktinomykose Jodkali in größeren Gaben verabreichen; doch darf man sich hinsichtlich ihrer Wirkung auf die Striktur keinen allzu großen Hoffnungen hingeben. Der völlige Verschluß erfordert chirurgische Hilfe, wenn er durch Einläufe nicht alsbald gelöst wird.

2. Chirurgische Behandlung.

Das operative Vorgehen ist abhängig von dem Allgemeinzustande, von dem Grade der Aufstauung, von der Natur des Hindernisses und von dem Sitz der Verengerung im Darm. Als Eingriffe stehen zur Verfügung: Anlage einer seitlichen Kotfistel, Schaffung eines künstlichen Daueraftgers, die Umgehung der Striktur durch die Enteroanastomose und die Resektion des Hindernisses; die Enteroplastik — Längsspaltung der Striktur und quere Vereinigung der Schnittränder — läßt sich in den meisten Fällen sicherer und bequemer durch die Enteroanastomose ersetzen.

Bei schlechtem Allgemeinbefinden beschränken wir uns zunächst auf einen möglichst kleinen Eingriff; ebenso ist bei völligem Verschluß und

Stenosen mit hochgradiger Aufstauung die Beseitigung der Aufstauung durch ein schonendes Vorgehen die nächste Sorge; die weiteren Maßnahmen bleiben einem späteren, günstigeren Zeitpunkte vorbehalten. Die Verschlußkranken vertragen sehr schlecht größere Eingriffe, ihre Widerstandskraft ist durch die Störung des Blutkreislaufes infolge der Blutanschoppung im Darm, durch die Atmungsbehinderung infolge des Zwerchfellhochstandes, durch den Säfteverlust in den Darm oder massiges Erbrechen und durch die Kotaufstauung aufs stärkste geschädigt. Die geblähten Darmschlingen erschweren die Erkundung in der Bauchhöhle; die Nähte an der überdehnten und ödematösen Darmwand sind unsicher, zumal sie bei überfülltem Darme einer hohen Belastung ausgesetzt sind.

Liegt der Verengerung ein fortschreitender Krankheitsvorgang zugrunde (bösartige Geschwülste, Tuberkulose u. a.), so richtet sich das Endstreben auf ihre radikale Entfernung, sofern die technische Möglichkeit hierzu besteht. Durch weniger eingreifende Maßnahmen vermögen wir der Heilung nahekommende Verhältnisse zu schaffen, wenn die Striktur auf einem nicht fortschreitenden oder bereits zur Ruhe gekommenen Krankheitsvorgange beruht (gutartige Narbenstenosen).

Schließlich spielen die durch den Sitz des Hindernisses — Duodenum, freier Dünndarm, Dickdarm, Mastdarm — gegebenen physiologischen und anatomischen Verhältnisse bei allen Formen und Graden eine wesentliche Rolle bei der Auswahl des Verfahrens.

Operative Behandlung der Duodenalstrikturen.

Bei vollkommenen Narbenstenosen im oberen Teile des Duodenum ist die Gastroenterostomie das Verfahren der Wahl. Sie zeitigt, wie zahlreiche mit Erfolg ausgeführte Operationen beweisen, vorzügliche Ergebnisse. Auch bei den sehr seltenen Fällen von infrapapillären Stenosen ist sie erfolgreich angewandt worden, ohne daß durch den Rückfluß von Galle und Pankreassaft eine schädliche Beeinflussung der Magentätigkeit beobachtet wurde. Handelt es sich um unvollkommene Stenosen mit noch bestehenden Geschwüren, so ist die Pylorusausschaltung der Gastroenterostomie hinzuzufügen, doch ist der Erfolg nicht immer befriedigend. Die Pylorusraffung und Pylorusumschnürung gewährleisten keine dauernde Ausschaltung; das Verfahren nach v. Eiselsberg, durch das zwar eine bleibende Ausschaltung erzielt wird, verliert infolge seiner bedenklichen Folgeerscheinungen (Magenlähmung, peptisches Jejunalgeschwür) an Wert. Daher wird der Resektion nach dem Prinzip der Pylorusresektion in neuerer Zeit für die Behandlung des Duodenalgeschwüres eifriger das Wort geredet. Die Duodenoplastik, mit der in wenigen Fällen erfolgreich die Stenose beseitigt wurde, wird zugunsten der Gastroenterostomie nur noch wenig geübt, ebenso verhält es sich mit der Jejunostomie, die von Heidenhain in Fällen von hochgradiger Unterernährung empfohlen worden ist, um sofort nach der Operation mit der Nahrungszufuhr beginnen zu können.

Die parapylorischen Neubildungen erfordern ein Vorgehen nach den Grundsätzen der Pylorusresektion. Bei den infrapapillären Tumoren kommt die quere Resektion des Duodenum in Frage. Die periampullären Karzinome sind für unser Gebiet kaum in Betracht zu ziehen, da sie schon frühzeitig, bevor sie eine nennenswerte Verengerung des Darmes hervorrufen, durch den Verschluß der Papilla Vateri auffällig in Erscheinung treten. Ein näheres Eingehen auf die operative Technik verbietet der Rahmen unseres Buches; ich verweise auf die Monographie von Melchior (Chirurgie des Duodenum, Neue deutsche Chirurgie Bd. 25, 1917.)

Operative Behandlung der Dünndarmstrikturen.

Die Enterostomie als 1. Akt des chirurgischen Vorgehens ist bei völligem Verschluß angezeigt, wenn schlechter Allgemeinzustand, starke Aufstauung und Überdehnung der Darmwand einen kurzen Eingriff und rascheste Entlastung des Darmes erfordern. So sehr wir der Kotfistel bei Dickdarmstrikturen im Zeitpunkte des Verschlusses als einzig berechtigte Maßnahme das Wort reden, so wollen wir die Anlage einer Dünndarmfistel auf die bedrohlichsten Fälle beschränkt wissen. Sie hat erhebliche Nachteile, die gegen die Gefahren, die ein größerer Eingriff mit sich bringt, genau abzuwägen sind. Je höher die Fistel am Darm angelegt werden muß, um so strenger wird man wegen der drohenden Inanition die Anzeige für sie fassen. Der Gefahr des Verhungerns suchen wir durch Anlage einer möglichst kleinen Schrägfistel zu begegnen (S. 560), die für einen baldigen spontanen oder operativen Verschluß gute Aussichten bietet. Lästig ist die starke Reizwirkung des dünnflüssigen Dünndarmkotes auf die Haut, die sich durch das Einnähen einen Schlauches nicht völlig vermeiden läßt. Der 2. Akt der Operation, Enteroanastomose oder Resektion muß, je höher der Sitz der Fistel, um so frühzeitiger unter Umständen schon am 3. oder 4. Tage nach dem ersten Eingriff vorgenommen werden. Die Fistel schließt sich dann häufig von selbst, sonst muß sie, je nach dem Ernährungszustande, früher oder später operativ geschlossen werden.

Bei gutem Allgemeinzustande und nicht zu atrophischem Darm wird man sich daher selbst bei stärkerer Aufstauung für einen endgültigen Eingriff entscheiden. Wichtig ist die gleichzeitige Befreiung des überdehnten und ermüdeten Darmes von den aufgestauten Kotmassen und Gasen. Dieses läßt sich durch Ausstreichen oder Aussaugen des Darmes erreichen (S. 550), was aber selbst bei schonendster und vorsichtiger Ausführung mit einer Schädigung des Darmes und Erhöhung des operativen Schocks verbunden ist und die Gefahr einer Infektion des Bauchfelles durch austretende Kotmassen näherrückt. Aus diesen Gründen machen wir von diesem Verfahren, das uns verschiedentlich gute Dienste geleistet hat, nur noch selten Gebrauch. Eine gute, schonende Entlastung läßt sich durch die Anlage einer Schrägfistel am zuführenden Darm nach vollzogener Enteroanastomose oder Resektion erreichen; diese vorbeugende Fistel, die schon Wilms warm befürwortet hat, gestattet dem ermüdeten Darm eine baldige, bequeme Entleerung und entlastet zugleich die Darmnaht; sie wirkt also in vorzüglicher Weise als Sicherheitsventil, bis die Naht fest geworden und der Darm seine regelrechte Austreibungskraft wiedergewonnen hat.

Die Resektion ist das gegebene Vorgehen bei allen bösartigen Neubildungen, bei tuberkulösen und luetischen Strikturen, wenn der spezifische Prozeß noch nicht unter Narbenbildung völlig ausgeheilt ist. Da die Beurteilung des Schleimhautzustandes bei der äußeren Besichtigung vielfach schwierig, auch die Unterscheidung der entzündlichen Striktur von der Neubildung nicht immer möglich ist, so ist der Entschluß zur Resektion möglichst weitherzig zu fassen. Aber auch dann, wenn die entzündliche, unspezifische Natur der Stenose feststeht, z. B. bei den narbigen Verengerungen nach Brucheinklemmung, ist in unkomplizierten Fällen die Resektion angebracht, da durch die Enteroanastomose eine sichere Ausheilung der vielfach bestehenden geschwürigen Schleimhautveränderungen nicht gewährleistet ist und die Resektion bei dem heutigen Stand der Technik keine wesentlich höheren Operationsgefahren in sich birgt. Bei gutartigen Tumoren kann man sich in günstig gelegenen Fällen auf ihre Entfernung durch Enterotomie beschränken, vielfach wird man auch hier die zirkuläre Darmresektion vornehmen müssen.

Die Enteroanastomose ist das gegebene Verfahren bei allen gutartigen Stenosen, wenn schwere Verwachsungen die Resektion zu einem sehr großen Eingriff gestalten würden oder schlechtes Allgemeinbefinden oder stärkere Aufstauung eine weniger eingreifende Maßregel erfordern, ferner bei allen bösartigen Strikturen, deren Entfernung im Gesunden nicht mehr möglich ist.

Mehrfache Strikturen, die wir im Dünndarm besonders in Form der tuberkulösen Narbenstrikturen sehen, erfordern je nach der Lage der Strikturen zueinander ein verschiedenes Vorgehen. Sind sie auf einem kurzen Abschnitt zusammengedrängt, so wird dieser Darmteil am besten entfernt; bei Verteilung einer größeren Zahl von Strikturen auf eine ausgedehnte Darmstrecke ist die Enteroanastomose oberhalb der höchsten und unterhalb der tiefsten Strikturen vorzuziehen; weit auseinander liegende vereinzelte Strikturen erfordern mehrfache Resektionen, da die Entfernung einer übergroßen Darmstrecke bedenkliche Ernährungsstörungen zur Folge haben kann.

Die Enteroplastik, die in früheren Jahren mit Erfolg bei gutartigen, narbigen Verengerungen ausgeführt worden ist, ist im wesentlichen durch die Enteroanastomose verdrängt worden. Sie kann mit gutem Recht in Erwägung gezogen werden bei hochsitzenden narbigen Jejunalstenosen, wenn die Resektion und Vereinigung der Stümpfe oder die Enteroanastomose infolge der Kürze des oberen Darmteiles technisch schwierig ist und man sich zur Gastroenterostomie nicht entschließen kann oder wenn bei mehrfachen, weit auseinander liegenden Narbenstrikturen eine mehrfache Resektion oder die Ausschaltung einer ganzen Darmstrecke durch die Enteroanastomose bedenklich erscheint.

Einige Aufstellungen der Hauptarten der Dünndarmstrikturen mögen über die operativen Maßnahmen und Heilungsaussichten nähere Auskunft geben.

Hinz (1912) berichtet über 44 klinisch behandelte Dünndarmkarzinome. Bei 16 nicht stenosierenden Karzinomen wurde 4 mal die Probelaparotomie, 3 mal eine Enteroanastomose, 4 mal die Radikaloperation gemacht, 5 starben ohne Operation. Von den Radikaloperierten wurde nur ein Fall geheilt, einer starb im Anschluß an die Operation, zwei starben nach 4 bzw. 5 Monaten an Rezidiv. Bei den 28 stenosierenden Krebsen wurde 9 mal die Enteroanastomose, 12 mal die Radikaloperation gemacht, 7 starben ohne Operation; von den Radikaloperierten starben 6 nach der Operation, einer an einem Rezidiv nach $1^3/_4$ Jahren, 5 Fälle blieben geheilt. Von den 16 Resektionen wurden 15 einzeitig gemacht, davon starben 7 im Anschluß an die Operation; der einzige zweizeitig operierte Fall (Resektion und Einnähung der Enden) ging 6 Tage nach der Operation zugrunde. Die Erfolge, welche sich auf eine Dauerheilung unter 16 nichtstenosierenden und fünf unter 26 stenosierenden Karzinomen belaufen, zeigen die erheblich günstigere Prognose der letzteren, zumal ihre Sterblichkeitsziffer durch die vermeidbare späte Einlieferung im hochgradigsten, schon lange Zeit bestehenden Verschlußzustande belastet ist.

Von 140 Dünndarmsarkomen (Rademacher 1908) wurden 75 operiert. 55 mal wurde die Radikaloperation mit 9 Operationstodesfällen vorgenommen; von 37 geheilt Entlassenen blieben 15 rezidivfrei, 3 starben an Metastasen, 6 mal trat ein Rezidiv auf, 15 mal ist das spätere Schicksal unbekannt.

Über die chirurgischen Maßnahmen bei den tuberkulösen Dünndarmstrikturen gibt die Monographie Brunners (1907) ein Bild. Die Enteroanastomose wurde 28 mal gemacht, darunter 9 mal die Ileocolostomie bei Sitz im unteren Ileum oder Miterkrankung des Coecum und 2 mal die Gastroenterostomie bei Sitz im Duodenum und obersten Jejunum, es handelte sich 22 mal um mehrfache Strikturen, 3—10 an Zahl, nur 6 mal um einfache. Die Enterostomie wurde 3 mal vorgenommen. Im Anschluß an die Operation starben 7 Kranke, 4 an Peritonitis, 3 an Kollaps und Erschöpfung; im späteren Verlauf gingen noch je einer an Kotabsceß, Geschwürsdurchbruch und Peritonitis, allgemeiner Tuberkulose zugrunde. Spätere Nachrichten über die aus der Behandlung Entlassenen ergaben bis zu 1 Jahre 3 mal gutes Befinden, 2 mal fortschreitende Tuberkulose, bis zu 2 Jahren 5 mal sehr gutes Befinden, bis zu 6 Jahren 1 mal Heilung, in den übrigen Fällen kam eine unbestimmte Auskunft. Die Resektion wurde 34 mal ausgeführt; es handelte sich um narbige und hypertrophische Strikturen, und zwar 18 mal um einfache, 13 mal um mehrfache, wobei bei letzteren Darmteile bis zu $^1/_2$, 1 und 2 Metern entfernt wurden. Doppelresektionen von Dünndarmteilen allein oder von Dünn- und Dickdarm wurden 5 vorgenommen. Der Operation erlagen 9 Kranke, und zwar 8 durch Peritonitis, 1 durch Kollaps. Spätere Nachrichten liegen nur von 4 Kranken vor, die nach $1^1/_2$—3 Jahren vollkommenes Wohlbefinden zeigten. Die Enteroplastik wurde 2 mal mit gutem, 1 mal mit ungenügendem Erfolge ausgeführt.

Von 7 bei syphilitischen Dünndarmstrikturen vorgenommenen Resektionen starben 3 im Anschluß an die Operation, 1 später an unbekannter Todesursache (Brunner 1907).

Nach der Zusammenstellung von Meyer kamen von 23 Strikturen nach Brucheinklemmung 18 zur Operation; die 5 nicht operierten Kranken starben. Reseziert wurde 8 mal mit 8 Heilungen (in einem Falle war 16 Tage früher die Enterostomie gemacht worden), die Enteroanastomose wurde 5 mal wegen Knäuelbildung bzw. schlechtem Allgemeinbefinden (3 Heilungen, 2 Todesfälle), die Enteroplastik 2 mal (1 Heilung, 1 Besserung), die Enterotomie 1 mal (1 Todesfall) gemacht.

Die Pneumatosis cystoides intestini bedarf außer der Behebung des meist vorhandenen Grundleidens nur dann einer besonderen Behandlung, wenn eine starke Verengerung des Darmes und Behinderung des Kotweges vorhanden ist, da die Cysten bis auf kleine Narben von selbst wieder verschwinden. In einigen Fällen hat man die Cysten zerdrückt, doch wird wegen der möglichen Schädigungs- und Berstungsgefahr der Darmwand besser davon abgesehen. Für die Resektion, die in einer Reihe von Fällen mit Erfolg ausgeführt wurde, besteht keine dringende Anzeige, es dürfte daher bei stärkerer Verengerung des Darmes die Enteroanastomose, die auch in mehreren Fällen angelegt wurde, das gegebene Verfahren sein (Lit. Hey).

Operative Behandlung der Dickdarmstrikturen.

Die Dickdarmstrikturen kommen zu einem hohen Prozentsatz im Zeitpunkte des völligen Verschlusses oder hochgradiger Kotstauung in chirurgische Behandlung. Besonders häufig verlangt das Karzinom, das ja in überwiegender Zahl den Dickdarmverengerungen zugrunde liegt, in diesem Zustande unser Handeln. Sehr schlecht vertragen werden größere operative Eingriffe. Aus Körtes großer Zahlenreihe von Dickdarmkarzinom, die die eigenen Ergebnisse und die vieler anderer Chirurgen berücksichtigt, geht hervor, daß Radikaloperationen bei Verschluß eine doppelt so hohe Sterblichkeit aufweisen ($60^0/_0 : 32^0/_0$) und auch die Enteroanastomose im Zeitpunkte des Verschlusses eine auffallend höhere Zahl von Todesfällen ($64,5^0/_0 : 16,6^0/_0$) im Gefolge hat. Zu den Verschluß- und Operationsschädigungen, denen alle Verschlußkranke ausgesetzt sind, gesellen sich bei den radikalen Eingriffen am Dickdarm gegenüber den am Dünndarm noch besondere Schwierigkeiten und Gefahren. Die anatomischen Verhältnisse liegen ungünstiger, da große Teile des Dickdarmes fixiert und nicht in ihrem ganzen Umfang von Peritoneum überzogen sind. Ihre Lösung erfordert daher Zeit und die Naht ist wegen des teilweisen Fehlens des Bauchfellüberzuges unsicher. Am

Quercolon erschweren die Ansatzstellen des Netzes und des Ligamentum gastrocolicum die Naht, ebenso sind die Appendices epiploicae vielfach hinderlich. Am unteren Sigmaschenkel ist die Naht wegen der schlechten Zugänglichkeit äußerst schwierig. Infolge der ungünstigeren Blutversorgung droht die Randgangrän mit nachfolgender Nahtlösung. Die eingedickten Kotmassen lassen sich während der Operation schlechter entleeren und bilden wegen ihrer hohen Infektiosität eine große Gefahr für Bauchfell und Naht.

Es ist jetzt wohl allgemein anerkannt, daß im Zeitpunkte des Verschlusses jede eingreifendere Operation am Dickdarm unterlassen werden muß, daß der Verschluß eine Krankheit für sich ist, die zuerst zu behandeln ist (Körte, Bastianelli, Welter u. a.). Die Beseitigung der Aufstauung geschieht am sichersten und einfachsten durch die Colostomie, bei der die Gefahr der Verhungerung, die der Fistelanlegung am Dünndarm größere Bedenken entgegensetzen läßt, nicht besteht. Wir begnügen uns meist mit der einfachen, seitlichen Kotfistel, nur in sicher inoperablen Fällen legen wir einen regelrechten Daueraften mit Querdurchtrennung und Aneinanderlagerung der beiden Schenkel an. Nach Schloffer wird sogar in jedem Falle von Dickdarmkrebs als erster Akt ein Kunstafter angelegt, um von diesem aus durch Spülungen eine möglichste Säuberung des Darminneren zu erreichen.

Geht aus dem Krankheitsbilde nicht mit Sicherheit hervor, daß ihm eine Striktur zugrunde liegt, besteht die Möglichkeit eines Verschlusses mit akuten Ernährungsstörungen der Darmwand, z. B. Volvulus, Strangabklemmung usw., so eröffnet man den Bauch am besten durch einen Mittelschnitt und stellt Art und Sitz des Hindernisses in schonender Weise fest. Handelt es sich um eine Striktur, so kann eine in der Wunde vorliegende, geblähte Dickdarmschlinge zur Anlegung der Fistel in der Wunde eingenäht werden; häufig empfiehlt es sich aber, um die Mittellinie für eine später vorzunehmende Radikaloperation freizuhalten, die Wunde zu verschließen und je nach dem Sitz der Striktur von einem linken oder rechten Seitenschnitte aus den geblähten Darm einzunähen und zu eröffnen.

Bei sicherem Strikturverschluß unterbleibt dieser der Klarlegung des Falles dienende Schnitt. Läßt sich der Sitz des Hindernisses im Dickdarm vorher nicht genau feststellen, wie es bei der allgemeinen Auftreibung des Bauches häufiger vorkommt, so legen wir zuerst den Schnitt in der linken unteren Bauchseite an, da die häufigste Ursache des Dickdarmverschlusses ein Karzinom des S. romanum oder des Colon pelvinum ist. Findet sich hier die vermutete Striktur oder zeigt das geblähte S. romanum oder Colon descendens bei unmöglicher direkter Tastung den tiefen Sitz an, so wird eine seitliche Fistel am oberen Schenkel des S. romanum oder Colon descendens oder bei festgestellter Inoperabilität ein Doppelflintenafter angelegt; wird das Hindernis hier nicht aufgefunden, sind Colon sigmoideum und descendens nicht gebläht, so verschließt man die Bauchwunde, legt einen neuen Schnitt in der rechten Unterbauchseite an und näht das Coecum zur Fistelbildung ein. Ein eingreifendes Absuchen des Darmes nach dem Hindernis ist nicht statthaft. Bei unbestimmtem Sitz kann auch von vornherein die Coecostomie gemacht werden, weil dadurch die Fistel sicher am zuführenden Darme angelegt wird (Schloffer, Bastianelli). Dieser Vorteil wird aber durch mehrere Nachteile, die der Coecostomie anhaften, aufgewogen; der dünnflüssige Coecuminhalt reizt die umgebende Haut sehr stark, vor allem ist die Säuberung des Darmes bei tiefem Sitz der Striktur durch Spülungen nur unvollkommen möglich. Wir empfehlen mit Körte u. a., wenn eine genauere Lokalisation möglich ist, die Fistel zur Vermeidung eines größeren Blindstückes in nicht zu großer Entfernung oberhalb des Hindernisses anzulegen, dagegen muß aber auch die unmittelbare Nachbarschaft der Striktur vermieden werden, damit die Fistel bei der späteren Radikaloperation nicht stört oder, wenn sie als Daueraster dienen soll, bei weiterem Wachstum einer bösartigen Neubildung sich nicht verengert. Einzelne Chirurgen (Madlener, Arnsperger u. a.) legen die Fistel absichtlich dicht oberhalb der Geschwulst an, um später durch gleichzeitige Resektion des Tumor und des die Fistel tragenden Darmstückes und primäre Naht der Darmenden die Heilung herbeizuführen. Wir empfehlen dieses Vorgehen als allgemeine Richtschnur nicht, da man sich des Sicherheitsventils beraubt, das bis zur Heilung der Darmnähte den Hauptkotstrom von der Nahtstelle fernhält. Demnach ist der geeignetste Ort für die Fistel bei Strikturverschlüssen des S. romanum der obere Schenkel des S. romanum oder das Colon descendens, bei Strikturen des Colon descendens, der Flexura linealis und der linken Hälfte des Colon transversum das Quercolon, bei solchen der rechten Hälfte des Colon transversum, der Flexura hepatica und des Colon ascendens das Coecum, schließlich bei Sitz im Coecum die untere Ileumschlinge.

Die Enteroanastomose tritt in verschlußfreier Zeit bei der seltenen reinen Narbenstenose als endgültige Maßnahme mit der Resektion in Wettbewerb; in technisch nicht radikal angreifbaren Fällen ist sie neben der vollkommenen Ausschaltung das Verfahren der Wahl und verdient den Vorzug vor dem unbequemen künstlichen After. Durch die Ablenkung des Kotstromes werden die Reizschädigungen von dem erkrankten Darmstück ferngehalten, Eiterungen, entzündliche Infiltrate und Verwachsungen mit der Nachbarschaft bilden sich zurück, so daß verbackene Darmstücke wieder beweglich werden und später entfernt werden können. Das gilt vor allem von den entzündlichen Neubildungen, besonders der Tuberkulose; aber auch anscheinend inoperable Karzinome sind nach Enteroanastomose durch Zurückbildung der entzündlichen Veränderungen in der Umgebung der Geschwulst wieder operabel geworden und mit Erfolg entfernt worden.

Die zu verbindenden Schlingen oberhalb und unterhalb des Hindernisses müssen so gewählt werden, daß die Naht ohne Spannung und Knickung angelegt werden kann; die Öffnung muß für den ungehinderten Durchfluß des zähen Kotes bei der Verbindung zweier Dickdarmabschnitte reichlich groß gemacht werden. Bei Sitz der Strikturen im Coecum, Colon ascendens, Flexura hepatica und in der rechten Hälfte des Colon transversum wird am besten das untere Ileum mit dem Colon transversum (Ileocolostomie), bei Sitz in der Mitte des Colon transversum das untere Ileum mit dem S. romanum (Ileosigmoideostomie), bei Sitz in der linken Hälfte des Colon transversum, Flexura lienalis, Colon descendens das Colon transversum mit dem S. romanum verbunden (Colocolostomie); an Stelle der Colocolostomie kann auch die Ileosigmoideostomie oder bei guter Beweglichkeit des Coecum die Coecosigmoideostomie ausgeführt werden. Die Ileorectostomie kommt bei Sitz des Hindernisses im unteren Schenkel des S. romanum in Frage.

Die Nahtanlegung in der Tiefe ist sehr schwierig, da das Colon pelvinum sich nicht vorziehen läßt. Erleichtert wird die Vereinigung durch Benutzung des Murphyknopfes nach Lardennois. Die männliche Hälfte des Murphyknopfes wird mit einem Instrument hoch in den Mastdarm vorgeschoben, sodann auf diesem eingeschnitten und die Hülse durch die kleine Öffnung durchgedrückt; dann wird die vorher in üblicher Weise in der unteren Ileumschlinge eingenähte zweite Knopfhälfte auf die Hälfte im Mastdarm aufgedrückt. Es folgen Lembert-Knopfnähte.

Bei inoperabelen Geschwülsten ist der künstliche After am S. romanum der Ileorectostomie vorzuziehen, zumal durch Narbenzug oder Geschwulstwucherung eine Verengerung der Anastomose eintreten kann.

Durch die einfache Enteroanastomose wird der Darminhalt nur unvollkommen abgelenkt; nicht gerade selten tritt eine Kotstauung im ausgeschalteten Stück ein, die bedrohliche Zustände im Gefolge haben kann.

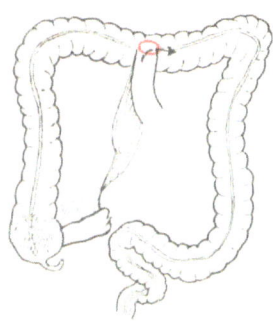
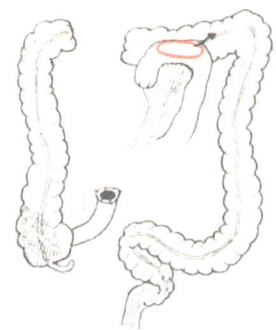

Abb. 307. Unilaterale Darmausschaltung mit terminolateraler Anastomose (nach Schmieden).

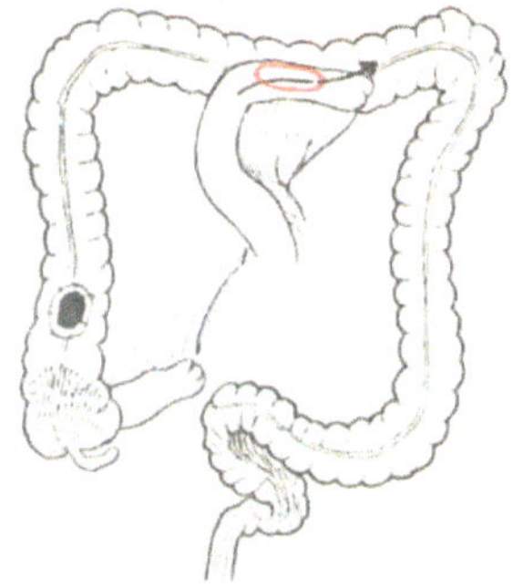

Abb. 308. Unilaterale Darmausschaltung mit lateraler Anastomose und Enterostomie am Coecum (nach Schmieden).

Abb. 309. Bilaterale Darmausschaltung mit Enterostomie am proximalen Ende (nach Schmieden).

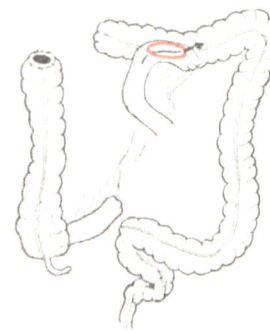
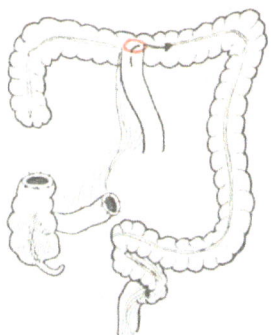
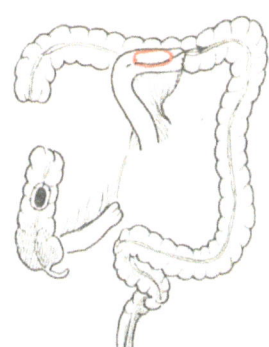

Abb. 310. Bilaterale Ausschaltung mit Enterostomie am distalen Ende (nach Schmieden).

Abb. 311. Bilaterale Ausschaltung mit Enterostomie an beiden Enden (nach Schmieden).

Abb. 312. Bilaterale Ausschaltung mit Fistel am Coecum (nach Schmieden).

Die Darmausschaltung verfolgt den Zweck, den Inhalt vollständig fernzuhalten und durch die Ausschaltung seiner schädigenden Reizwirkung die Heilung oder möglichste Zurückbildung des Krankheitsprozesses zu erreichen. Man hat mit diesem Verfahren bei entzündlichen Tumoren, besonders der Tuberkulose, an Heilung grenzende Besserungen erzielt; in anderen Fällen wurde durch weitgehende Rückbildung der entzündlichen Erscheinungen die vorher unausführbare Entfernung ermöglicht.

Für die Ausschaltung sind im wesentlichen zwei Methoden mit verschiedenen Abarten in Gebrauch: die unilaterale und bilaterale Ausschaltung (Abb. 307—312). Der Nachteil der einseitigen Ausschaltung besteht darin, daß durch die rückläufige Peristaltik im Dickdarm Kotmassen in den ausgeschalteten Darm gelangen, sich hier festsetzen, eindicken, zersetzen und neue Gefahren für den Kranken heraufbeschwören, die weitere Eingriffe, Fistelanlegung am ausgeschalteten Stück, Exstirpation unter ungünstigen Verhältnissen notwendig machen. Durch die doppelseitige Ausschaltung wird der Rückfluß verhindert; sie verdient daher den Vorzug. Die in dem ausgeschalteten Darmstück sich sammelnden Sekrete müssen nach außen abgeleitet werden, da sie sich sonst zersetzen und schwere Wandschädigungen nach sich ziehen können. Zur Ableitung der Sekrete kann man einen oder beide Darmstümpfe in die Bauchdecke einnähen oder nach ihrem blinden Verschluß eine Fistel im Bereich der kranken Darmstrecke neu anlegen. Den Vorzug verdient die Einnähung beider Stümpfe, die am besten den Abfluß der Sekrete und Durchspülung gestatten (Finsterer, Denk u. a.).

Bei der weitaus größten Zahl der Dickdarmstrikturen ist neben der Wiederherstellung des Kotweges die Entfernung des erkrankten Darmteiles das erstrebenswerte Ziel. Das gilt nicht nur für die bösartigen, sondern auch für die entzündlichen Neubildungen, zumal vielfach selbst bei der Operation die entzündliche Geschwulst von der echten nicht mit Sicherheit unterschieden werden kann.

Die Resektion kann einzeitig oder mehrzeitig vorgenommen werden. Die einzeitige Resektion — Entfernung des kranken Darmteiles und primäre Vereinigung der Darmstümpfe in einer Sitzung — hat den unleugbaren Vorteil, daß der Kranke ohne langwierige und schmerzhafte Nachbehandlung durch einen Eingriff von seinem Leiden erlöst wird. Diesem Vorzug stehen aber die Operationsgefahren gegenüber, die durch den lange dauernden, schwierigen Eingriff und die bereits geschilderte Unsicherheit der Dickdarmnähte drohen. Ein guter Kräftezustand und das Fehlen jeglicher Aufstauung sind Bedingung für die einzeitige Resektion; die Erfolge der letzten Jahre ermutigen bei Erfüllung dieser Forderung zu diesem Vorgehen. Die verschiedenen Verfahren der mehrzeitigen Resektion suchen die Operationsgefahr zu mildern. Große Vorteile besitzt die Vorlagerungsmethode nach v. Mikulicz. Die Dauer der Operation und der Operationsschock werden erheblich herabgesetzt, die Gefahren der Randgangrän und späteren Nahtnachgiebigkeit, die bei der einzeitigen Resektion die Operationssterblichkeit stark belasten, werden vermieden. Nachteile sind die monatelange Nachbehandlung und die bisweilen recht schwierige Beseitigung des doppelläufigen Afters; mehrfach ist der Schluß des Kunstafters nicht gelungen, auch sind Todesfälle bei der Anwendung der Spornquetsche zu verzeichnen. Das dreizeitige Vorgehen nach Schloffer — 1. Akt: Anlegung eines künstlichen doppelläufigen Afters am Coecum oder Colon zur Säuberung des Darmes, 2. Akt: Entfernung des Tumors und Vereinigung der Stümpfe, 3. Akt: Schluß des Kunstafters — ist vor allem bei Aufstauungen zu empfehlen; wir ziehen die Anlegung einer einfachen Fistel vor, weil sie sich später leichter schließen läßt. Im 2. Akt läßt sich die Methode auch zur Vermeidung der intraperitonealen Naht mit dem Vorlagerungsverfahren vereinen. Die Enteroanastomose oder Ausschaltung als Voroperation für die spätere Resektion ist bereits gewürdigt. Mit der Resektion und der Anlegung eines künstlichen Afters muß man sich begnügen, wenn der normale Weg durch Vereinigung der Stümpfe bei ungünstigem Sitz, z. B. im unteren Schenkel der S. romanum sich nicht wiederherstellen läßt.

Die Wahl des Verfahrens, ob einzeitig oder mehrzeitig zu operieren ist, ist auch von dem Sitz des Tumor abhängig. Wir folgen hier den Gesichtspunkten Körtes, der seine Schlüsse aus einem eigenen großen Karzinommaterial und aus dem zahlreicher bekannter Chirurgen zieht. Bei den Tumoren der rechten Dickdarmseite (Coecum bis Flexura hepatica) verdient die einzeitige Resectio ileocolica unbedingt den Vorzug; die direkte Vereinigung durch Einpflanzung des Ileum in das Colon transversum gibt gute Resultate, während eine länger bestehende Ileostomie beträchtliche Nachteile mit sich bringt. Bei den Geschwülsten des Quercolon ist neben dem einzeitigen das mehrzeitige Verfahren, vorausgeschickte Coecostomie oder Einnähung der Darmstümpfe, sehr in Erwägung zu ziehen, da der Heilungsverlauf bei primärer Vereinigung durch die eingedickten Kotreste ungünstig beeinflußt werden kann. Für die Tumoren der Flexura lienalis und des Colon descendens ist die Vorlagerung sehr geeignet, weil der Eingriff wegen der schweren Zugänglichkeit und Fixation schwierig und zeitraubend ist und die Säuberung des Quercolon selbst bei vorausgeschickter Coecostomie gewöhnlich nur unvollkommen gelingt. Die einzeitige Resektion der mittleren Sigmatumoren ist verhältnismäßig leicht durchzuführen; bei ungenügender Entleerung gibt die Einnähung größere Sicherheit. Auch bei höherem Sitz im S. romanum empfiehlt sich mehr die Vorlagerung, weil das Colon descendens wegen des teilweisen Fehlens des Bauchfellüberzuges sich wenig zur primären Naht eignet. Sehr schwierig ist die Versorgung der Tumoren des unteren Drittels. Wegen der Kürze des unteren Darmendes muß die Naht bei primärer Vereinigung unter ungünstigen Verhältnissen in der Tiefe angelegt werden; aus dem gleichen Grunde ist die Einnähung in der Bauchdecke häufig nicht möglich. Vielfach hat man daher auf die Wiederherstellung des natürlichen Weges verzichtet, das untere Ende vernäht und versenkt und das obere als Daueraffter eingenäht. Die Aufgabe, den normalen Weg wiederherzustellen, haben sich eine Anzahl von Verfahren gestellt. Einige Male hat man die Lücke durch die Einpflanzung einer Dünndarmschlinge mit dem zugehörigen Mesenterium überbrückt. Bei genügend langem Mesosigma hat man den Tumor nach seiner Lösung in das Rektum invaginiert, zum Anus herausgezogen und hier reseziert. Häufiger hat man sich der abdominosacralen Methode (S. 650) bedient, aber auch auf rein sacralem Wege ist die Operation in günstig gelegenen Fällen, z. B. von Körte 4 mal mit Erfolg durchgeführt worden.

Einige Zusammenstellungen über die Hauptformen der Dickdarmstrikturen mögen das operative Vorgehen und die Ergebnisse beleuchten. Über die Karzinome gibt die Zusammenstellung Körtes nach den Berichten einer größeren Zahl von Kliniken einen Überblick. Im Darmverschluß vorgenommene Radikaloperationen bei 58 Fällen hatten 35 Todesfälle (60 %), die Enteroanastomose bei 31 Fällen 20 Todesfälle (64,5 %) im Gefolge. Auf 469 im Verschluß oder ohne Verschluß angelegte Colostomien oder Coecostomien trafen 138 Todesfälle (29,4 %). Unter 114 in verschlußfreier Zeit vorgenommenen Enteroanastomosen waren nur 19 Todesfälle (16,6 %). 174 Resektionen der Ileocoecalgegend mit 52 Todesfällen (29,8 %), 50 Resektionen des Colon transversum mit 14 Todesfällen (28 %), 34 Resektionen der Flexura lienalis oder des Colon descendens mit 8 Todesfällen (23,5 %), 109 Resektionen des S. romanum mit 35 Todesfällen (32,1 %) vervollständigen das Gesamtbild. Körtes eigenes Material sei zur Ergänzung herangezogen: 64 mal Bildung einer Kotfistel (22 mal Fistel am Coecum oder Colon ascendens, 1 mal am Colon descendens, 37 mal an der Flexura sigmoidea, 4 mal am untersten Ileum) und zwar 57 mal im Verschluß mit 24 Todesfällen (42 %) und 7 mal bei chronischer Stenose mit 2 Todesfällen (28,5 %). Von 7 Enteroanastomosen im Verschluß starben 4 (57 %), von 23 ohne Verschluß 3 (13 %). Die Resectio ileocolica wurde 36 mal vorgenommen, davon 27 mal einzeitig mit 5 Todesfällen (18,5 %) und 3 mal mehrzeitig mittelst Einnähung ohne Todesfall (0 %); die Resektion des Colon transversum 8 mal mit 5 Todesfällen (62,5 %); die Resektion der Flexura lienalis und des Colon descendens 8 mal ohne Darmverschluß mit 3 (37,8 %), 3 mal mit Verschluß mit 2 Todesfällen (66 %); die Resektion der Flexura sigmoidea 34 mal mit 9 Todesfällen (26,4 %), davon 20 ohne Verschluß mit 2 (10 %), 5 mit Verschluß mit 4 Todesfällen (8 %), 9 mal war die Colostomie vorausgeschickt, von denen 3 (33,0 %) starben. Ein ebenso ungünstiges Bild von den Aussichten der Kranken mit Darmkrebs und Darmverschluß geben unsere eigenen Beobachtungen. Von 48 Dickdarmkrebsen im Verschlußstadium wurden 10 radikal operiert, von ihnen starben 6 (4 Krebse des S. romanum, 2 des Colon pelvinum) an Peritonitis infolge Nahtinsuffizienz, Pneumonie oder im Kollaps, 4 (3 S. romanum, 1 Colon transversum) wurden geheilt; 1 mal wurde bei inoperablem Coecumkrebs eine Ileocolostomie gemacht, der Kranke gebessert entlassen; in 37 Fällen wurde eine Kotfistel angelegt, von denen 20 (2 Krebse der Flexura lienalis, 2 des Colon descendens, 6 des S. romanum, 8 des Colon pelvinum, 2 der Mastdarmampulle) starben (54 %), wobei als Todesursachen allgemeiner Marasmus, Myodegeneration, Perforation von Dehnungs- und Druckgeschwüren, Lungengangrän und Pneumonie zu verzeichnen sind; von den übrigen 17 Fällen wurden 8 (5 S. romanum, 3 Colon pelvinum) ohne nachfolgende Radikaloperation (Inoperabilität, Operationsverweigerung, schlechter Allgemeinzustand) mit Kotfisteln entlassen, 1 mal wurde nachträglich bei einem inoperabelen, in den Magen perforierten Krebs der Milzflexur eine Ileosigmoideostomie gemacht (†), 8 mal die Radikaloperation angeschlossen (1 Colon descendens, 3 S. romanum, 4 Colon pelvinum), von denen 4 (4 Colon pelvinum) starben.

Über die operativen Eingriffe und Ergebnisse bei den Dickdarmtuberkulosen gibt die Monographie von Brunner (1907) ein anschauliches Bild. In fast sämtlichen Fällen zwangen Stenoseerscheinungen zur Operation. Von 125 wegen chronischer Coecaltuberkulose vorgenommenen Resektionen wurde in der überwiegenden Zahl der Fälle einzeitig mit primärer Vereinigung der Stümpfe End zu End, End zu Seite, Seite zu Seite operiert, 5 mal mehrzeitig mit Einnähung der beiden Enden und späterer Vereinigung vorgegangen; 4 mal wurde die totale Ausschaltung, 1 mal die einfache Ileocolostomie vorausgeschickt. An der Operation gingen 31 (25 %) zugrunde (24 an Peritonitis und Kollaps, 7 an Spätfolgen). Die Enteroanastomose (Ileocolostomie) wurde 36 mal (3 Operationstodesfälle), die unilaterale Ausschaltung 7 mal (1 Operationstodesfall) die bilaterale 23 mal (2 Operationstodesfälle) gemacht. Die Resektion des Quercolon wurde 2 mal (1 Todesfall), die Resectio ileocolica wegen eines tuberkulösen Tumors an der Flexura hepatica 1 mal, die Resektion der Flexura sigmoidea 1 mal ausgeführt; 3 mal wurde die Enteroanastomose wegen tuberkulöser Stenose des Colon transversum oder der Flexura lienalis, 1 mal die Enteroplastik bei Narbenstenose der Flexur gemacht. Alglave (1912) stellte 221 Resektionen des Coecum mit 181 Heilungen (21 Todesfälle, 19 mal Fistelbildung) zusammen.

An Operationen wegen luetischer Dickdarmstriktur hat Brunner 2 Resektionen des Coecum bzw. des Coecum und Colon ascendens (1 Todesfall), 2 Einpflanzungen des Colon descendens bzw. Colon transversum in den Damm mit Übernähung des distalen Stumpfes (1 Todesfall), 1 Colostomie mit späterer Ausheilung der an der Flexura lienalis sitzenden Striktur durch Schmierkur und Jodkali, 1 Einnähung und Punktion des Colon transversum bei Striktur des Colon transversum und des untern Ileum mit tödlichem Ausgange, 1 Probelaparotomie bei Lues des Ileocoecum (gestorben) zusammengestellt.

Bei der Darmaktinomykose kommt die radikale Entfernung nur in den seltenen Fällen von umschriebenen Aktinomykomen in Betracht; daher ist die Zahl der mit Erfolg und dauernder Heilung ausgeführten Darmresektionen gering (Hofmeister, Maier, Borelius, Payr), in einigen Fällen gelang auch die Entfernung der Aktinomycesmassen ohne oder mit nur teilweiser Resektion der Darmwand (Brabec, v. Beck). In den meisten Fällen wird man sich wegen der Ausdehnung des Prozesses mit der Spaltung von Abscessen und Fistelgängen, Freilegung und Auslöffelung der Hauptherde und bei stärkeren Stenoseerscheinungen mit der Anlegung einer Enteroanastomose oder Kotfistel begnügen müssen. Große Jodkaligaben und Röntgenbestrahlung unterstützen mit teilweise recht gutem Erfolge die chirurgischen Maßnahmen (Lit. Brunner).

Die unspezifischen entzündlichen Geschwülste fallen häufiger der Resektion anheim, weil selbst während der Operation ihre Unterscheidung von bösartigen Neubildungen oder spezifischen entzündlichen Geschwülsten in vielen Fällen unmöglich ist und erst die nachherige mikroskopische Untersuchung ihre rein entzündliche Natur aufdeckt. Von Körte wurden 14 Fälle (12 des Dickdarmes und 2 des Dünndarmes) meist in der Annahme eines Krebses oder einer tuberkulösen Geschwulst exstirpiert, von denen nur 4 starben. Aber auch die Hilfsoperation, Enteroanastomose, Ausschaltung, künstlicher After, Kotfistel, die man teilweise deswegen vorgenommen hat, weil die radikale Entfernung technisch unmöglich war, weisen gute Dauererfolge auf. In manchen Fällen hat sogar erst der im Anschluß an eine der genannten Hilfsoperationen auftretende Erfolg die entzündliche Natur der als Krebs angesprochenen Geschwulst offenbart. (Lit. Tietze, Körte).

Behandlung der After- und Mastdarmstrikturen.

Im Zeitpunkte des Verschlusses ist auch hier die Entlastung des Darmes von den aufgestauten Kotmassen die erste Sorge. Dies gelingt bei den Afterstrikturen und tiefsitzenden Mastdarmstrikturen, bei denen eine völlige Verlegung überhaupt selten ist, häufig schon durch eine einfache Dehnung der leicht zugänglichen Verengerung mit dem eingeführten Finger. Die Strikturen des Colon pelvinum, bei denen sich häufiger ein Verschluß einstellt, sind diesem Verfahren nicht zugänglich. Läßt sich die Entlastung durch schonende Dehnung der Striktur nicht erzielen, so ist die Anlegung eines seitlichen oder doppelläufigen künstlichen Afters am Colon sigmoideum geboten.

Bösartige Geschwülste sind im verschlußfreien Stadium zu exstirpieren, wenn nicht feste Verwachsungen mit den Nachbarorganen oder dem Kreuzbein eine Auslösung im Gesunden unmöglich machen oder Metastasen, schlechter Allgemeinzustand usw., dem radikalen Eingriff entgegenstehen. Bei solchen inoperablen Geschwülsten kommt nur die Anlegung eines doppelläufigen künstlichen Afters (Colostomia iliaca) in Betracht, der nicht nur die durch die Verengerung bedingten Beschwerden (Kotstauung, Kolikschmerzen) beseitigt, sondern auch durch Fernhaltung der Kotmassen von der zerfallenen Geschwulst die Blutung, Jauchung und den quälenden Stuhldrang vermindert. Ein Aufblühen der Kranken ist vielfach die Folge. Odelga (v. Eiselsberg) berechnet unter 175 Fällen mit einer Operationssterblichkeit von 20 $^0/_0$ eine Durchschnittslebensdauer von 13 Monaten; 16 lebten noch 2—10 Jahre nach der Operation.

Die Radikaloperation erfordert eine mehrtägige gründliche Vorbereitung des Darmes durch Abführmittel und Einläufe. Gelingt bei stärkerer Verengerung die Säuberung des Darmes nicht, so ist die Bildung eines künstlichen Afters zu empfehlen, um von diesem aus durch Spülungen die Reinigung vorzunehmen. Bei den hochsitzenden Karzinomen ist die Fistel möglichst am Colon descendens anzulegen, damit sie bei der späteren Radikaloperation nicht hinderlich ist. Von zahlreichen Chirurgen wird grundsätzlich die Colostomie vorausgeschickt, deren Schließung erst nach völliger Heilung der Operationswunde vorgenommen wird. Dieses Vorgehen hat außer der guten Reinigung des Darmes den Vorzug, daß der Kotstrom bis zur erfolgten Heilung von dem Wundgebiete ferngehalten wird. Legt man den Kunstafter erst bei der Radikaloperation an, wie es von verschiedenen Seiten geübt wird, dann beraubt man sich der vorbereitenden Spülbehandlung. Bei den hochsitzenden Karzinomen ist die vorhergehende Laparotomie häufiger aus dem Grunde erforderlich, um sich über die Ausdehnung der Geschwulst den nötigen Einblick zu verschaffen. Von den Operationsmethoden, die für die Entfernung des Mastdarmkrebses zur Anwendung kommen, können hier nur die wichtigsten in ihrem Verlauf skizziert werden; sie sind im Handbuche der Chirurgie, in den Operationslehren und einschlägigen Arbeiten ausführlich geschildert (Rotter, Poppert, Heller, Eichhoff, Mandl u. a.).

Die Operation wird in Steinschnitt — Seiten- oder Bauchlage — vorgenommen. Die von Völcker warm empfohlene Bauchlage mit erhöhtem Steiße erfreut sich wegen ihrer vorzüglichen Übersicht einer zunehmenden Beliebtheit. Zur Verfügung stehen der perineale, vaginale, dorsale Weg, die sich gegebenenfalls mit der Laparotomie vereinigen lassen.

Perineale Methode. Sie eignet sich nur für tiefsitzende Krebse, bei denen die Erhaltung des Schließmuskels nicht in Frage kommt. Beim Manne schützt das Einführen eines Katheters vor einer Verletzung der Harnröhre. Nach Austupfen der Ampulle und Einlegen eines Streifens zum Aufsaugen der Wundsekrete wird der After durch Nähte verschlossen, sodann in einer Entfernung von 2—4 cm kreisförmig umschnitten und ein Medianschnitt nach vorn bis zum Bulbus urethrae, nach hinten bis zum Steißbein hinzugefügt. Man dringt in das Fettgewebe der Fossa ischiorectalis bis auf den Levator ani vor, wobei Äste der A. haemorrhoidalis inf. unterbunden werden müssen. Die Durchtrennung der Verbindung des Sphincter ani externus mit dem M. transversus perinei und dem M. bulbo-cavernosus macht die Ampulle unterhalb des Diaphragma pelvis frei. Jetzt spaltet man rechts seitlich den M. levator, bis die Fascia pelvis perinealis zum Vorschein kommt, und durchtrennt unter Leitung des Fingers die hinteren Faserbündeln und das Lig. ano-coccygeum; in gleicher Weise wird die Fascie auf der linken Seite freigelegt. Es folgt die Spaltung der Beckenfascie. Dann werden immer unter Leitung des Fingers die mit dem Sphincter externus noch zusammenhängenden anderen Levatorbündel, weiterhin die feste Verbindung des Darmes mit der Harnröhre und Prostata scharf durchtrennt. Die weitere Freimachung der unteren Abschnitte des Colon pelvinum vorn von Blase und Samenblasen, hinten von Steiß- und Kreuzbein gelingt gewöhnlich stumpf, nur seitlich müssen die sich anspannenden Stränge unterbunden und scharf durchtrennt werden. Für die tiefsitzenden Karzinome genügt gewöhnlich die Auslösung bis in dieser Höhe, um den gesunden Darm ohne Spannung bis in die Hautwunde vorzuziehen, nur in selteneren Fällen bei tief herabreichendem Douglasschen Raume wird sich die gewollte oder ungewollte Eröffnung der Peritoneum nicht vermeiden lassen. In solchen Fällen wird durch Anheften des Peritoneum an den Mastdarm mit Knopfnähten die Bauchhöhle wieder geschlossen. Nach Abtragung des Tumors, die nach sorgfältiger Abdeckung des Wundgebietes vorgenommen wird, vernäht man den Darmstumpf mit der Haut. Vor und hinter dem Mastdarm eingelegte Streifen und Drains sorgen für genügenden Abfluß der Wundabsonderung.

Bei der Frau ist die Operation leichter, weil die Harnröhre dem Operationsgebiet nicht benachbart ist. Von der hinteren Scheidenwand läßt sich das Rektum nach Durchtrennung der Verbindungsfasern zwischen Sphincter externus und Bulbo-cavernosus unter Leitung eines in die Scheide eingeführten Fingers gewöhnlich stumpf abschieben.

Vaginale Methode. Die Freilegung des Mastdarmes von der Vagina und dem Damme her erleichtert nicht nur die Amputation bei tiefsitzendem Karzinom, bei dem der Schließmuskelapparat mit entfernt werden muß, sondern ergibt auch unter Erhaltung des Schließmuskels einen guten Zugang zur Resektion höher sitzender Karzinome. Sie wird daher bei weiblichen Mastdarmkarzinomen in geeigneten Fällen mit ihrer verhältnismäßig geringen Sterblichkeit (7—8%) häufig angewandt.

Zur Ausführung der Amputation wird unter kräftigem Anziehen der Portio die hintere Scheidenwand vom hinteren Scheidengewölbe bis zur hinteren Kommissur gespalten, der Schnitt bis zur Raphe des Dammes fortgeführt, dann der After kreisförmig umgangen. Es folgt die Auslösung der Pars perinealis. Die Freilegung der Pars pelvina gelingt größtenteils stumpf; die Hämorrhoidalgefäße, die seitlichen festen Stränge müssen unterbunden und scharf durchtrennt werden. Bei höher hinaufreichenden Karzinomen wird durch die Eröffnung des Peritoneum im hinteren Scheidengewölbe die nötige Lösung des Darmes in genügender Höhe erzielt. Nach Verschluß des Peritoneum und Abtragung des kranken Darmes wird der Damm wieder hergestellt, der Darmstumpf mit den Hautwundrändern vereinigt und die Wunde nach hinten drainiert. Zur Vornahme der Resektion mit Erhaltung des Schließmuskels bei höher sitzenden Geschwülsten wird dem hinteren Scheidenschnitt ein bis zum Kreuzbein reichender paraanaler Schnitt nach Art der Schuchardtschen Schnittführung hinzugefügt. Die Auslösung wird dann unter Eröffnung des Peritoneum nötigenfalls bis zur Flexura sigmoidea vorgenommen, der Darm herabgeholt, die Bauchhöhle durch Vernähung des Peritoneum an den Darm geschlossen und der kranke Abschnitt genügend weit im Gesunden abgetrennt. Der obere Darmteil wird entweder zirkulär mit dem Analstumpf vereinigt oder durch den Analteil durchgezogen und außen an den Afterrand genäht. Die Wundhöhle wird mit seitlich vom After herausgeleiteten Streifen tamponiert und der Damm wieder hergestellt.

Dorsale Methode. Sie gibt einen freieren Zugang, eine bessere Übersicht und die Möglichkeit, den Darm weit nach oben zu lösen. Besonders in der abdominalen Beckenhochlagerung können alle Maßnahmen unter der Leitung des Auges vorgenommen werden. Von den verschiedenen, häufiger angewandten Schnittführungen die vom Anus bis zum Kreuzbein geradlinig in der Mittellinie oder vom Kreuzbein—Steißbeinrand oder bogenförmig über das Kreuzbein verlaufen, soll der Völckersche Schnitt geschildert werden, der eine gute Übersicht gibt. Er beginnt in Höhe des III. Kreuzbeinwirbels etwas rechts der Mittellinie, verläuft bogenförmig an der linken Seite des Afters vorbei und endet dicht vor dem After in der Mittellinie des Dammes. Wenn der Analteil mit entfernt werden muß, dann wird im späteren Verlaufe der Operation der Schnitt kreisförmig um den vorher durch Naht verschlossenen After fortgeführt. Muskel und Bänder werden vom Steißbein und den unteren Kreuzbeinwirbeln scharf abgetrennt, die Weichteile an der Vorderfläche stumpf abgeschoben und das so freigelegte Steißbein entfernt, bei Tumoren des Colon pelvinum werden noch der 5. und, wenn erforderlich, Teile des 4. Kreuzbeinwirbels reseziert; man kann die Knochenteile auch auf einer Seite mit den Weichteilen in Verbindung lassen und später wieder zurückklappen.

Blutungen aus der A. sacralis media werden am besten durch eine vorübergehende Tamponale gestillt. Die jetzt vorliegende derbe Fascia pelvis parietalis wird nach Völcker beiderseits 2 cm seitlich der Mittellinie gespalten und der Schnitt durch den Levator ani bis zum Sphincter externus fortgeführt; verbindet man die beiden oberen Endstücke durch einen Querschnitt, so erhält man an der Hinterfläche des Mastdarmes einen rechteckigen Lappen mit der Basis am Sphincter, der sich für das Ansetzen einer Zugklemme eignet. Es wird zunächst die Pars pelvina ausgelöst, weil dann die Freimachung der Pars perinealis von oben aus leichter vorgenommen werden kann. Um an die Vorderfläche des Mastdarmes zu gelangen, spaltet man unter Beiseiteziehen des Darmes die lockere Fascia recti propria, die Rektum, Prostata und Samenbläschen umschließt, beiderseits in der Längsrichtung hinter dem durchschimmernden Plexus prostaticus vom Sphinkter nach aufwärts bis in Höhe der Samenblasen. Das Rektum läßt sich jetzt, wenn es sich nicht um fortgeschrittenere Tumoren handelt, bequem stumpf von Prostata und Samenblasen lösen, mit dem Finger umgehen, weiterhin leicht bis zur Douglasfalte freimachen und mit einem Gazezügel zur Wunde herauszuziehen. Bei Karzinomen des Afterteiles ist der Darm auf diese Weise genügend weit nach oben gelöst; es muß dann noch die Pars perinealis ausgelöst werden, um die Amputation vornehmen zu können.

Bei Sitz in der Ampulle oder im Colon pelvinum muß der Mastdarm noch weiter nach oben freigemacht werden. Man löst ihn zunächst unter Zug am Darmstumpf mit dem Finger vom Kreuzbein bis in die Höhe des Promontorium ab, wobei die sich anspannenden Stränge unterbunden und scharf durchtrennt werden. Die in der Tiefe als straffer, pulsierender Strang fühlbare, im Mesocolon pelvinum verlaufende A. haemorrhoidalis sup. wird noch unberührt gelassen. Zuvor wird das Peritoneum zwischen Blase und Mastdarm eröffnet und am Darm und Mesocolon entlang bis zur Höhe des Promontorium gespalten. Der Darm läßt sich jetzt soweit herunter holen, daß ein Stück von etwa 10—12 cm reseziert oder amputiert werden kann. Muß ein größeres Stück entfernt werden, oder sitzt der Tumor sehr hoch, so ist der Darm noch weiter aufwärts freizumachen. Er wird jetzt vor allem noch durch die A. haemorrhoidalis sup. festgehalten, die man in der Tiefe als derben, pulsierenden Strang tastet; sie muß doppelt unterbunden und durchschnitten werden. Die Durchtrennung wird in der Höhe der voraussichtlichen Abtragung des Darmes vorgenommen unter Berücksichtigung des wichtigen Umstandes, daß die A. haemorrhoidalis sup. Endarterie ist und der unterhalb der Unterbindungsstelle liegende Darmteil der Nekrose anheimfällt. Der Darm folgt jetzt dem Zuge um weitere 10—12 cm. Die Entfaltung der Flexura sigmoidea ist notwendig, wenn der Darm noch weiter beweglich gemacht werden muß; zu diesem Zweck sind die den Darm festhaltenden, die A. sigmoidea enthaltenden Stränge zu unterbinden und zu durchtrennen und zwar möglichst weit vom Darm entfernt, um eine Verletzung des Randgefäßes zu vermeiden. Die Flexur läßt sich jetzt weit herunterholen. Die Durchtrennung geschieht in der Höhe der Endigung des Mesosigmoideum, da die unterhalb gelegenen Teile nicht ernährt werden und absterben. Kommt man in einem früheren Zeitraum nach Eröffnung des Peritoneum zu dem Entschluß, die Flexur freizumachen, z. B. bei einem Krebs des unteren Flexurschenkels, dann unterbindet man die A. haemorrhoidalis nicht möglichst weit am Darm sondern hoch oben am Promontorium oberhalb ihrer Anastomosierung mit dem Randgefäß (kritischer Punkt); sodann werden die sich beim Herunterholen der Schlinge anspannenden Stränge mit den Sigmoidealgefäßen durchtrennt. Diese Operation läßt sich bei mageren Leuten, langer Flexur, weitem Becken (Frauen) mit guten Erfolgen allein auf dem dorsalen Wege durchführen; bei weniger günstigen allgemeinen Verhältnissen wird besser ein Bauchschnitt zu Hilfe genommen.

Nach genügender Lösung des Darmes wird zunächst der Douglassche Raum, wenn er eröffnet wurde, durch Vernähung des Peritoneum mit dem Darm verschlossen. Die Resektion kann jetzt vorgenommen werden. Soll amputiert werden, dann muß noch die Pars perinealis ausgelöst werden. Man trennt am besten nach Einschieben eines Katheters unter kräftigem Anziehen des Mastdarmes die Verbindungen der Vorderseite der Pars perinealis mit dem M. bulbo-cavernosus, der Pars membranacea urethrae und der unteren Prostatakapsel mit Schere und Messer unter Leitung des Auges. Nachdem man sich überzeugt hat, daß der Darm sich bis zur Abtragungsstelle ohne Spannung an den für den neuen After gewählten Ort herunterziehen läßt, wird er unter sorgfältiger Wahrung der Asepsis abgetragen. Der Darmstumpf wird an der ursprünglichen Afterstelle (Anus perinealis) oder im oberen Wundwinkel (Anus sacralis) durch Knopfnähte mit den Haurändern vereinigt, die Wundhöhe tamponiert und durch Nähte verkleinert. Zur Erzielung einer gewissen Schlußfähigkeit sind verschiedene Verfahren im Gebrauch: Drehung des Darmstumpfes um 180—270° vor der Annähung (Geruny), Knickung um den Rand des Kreuzbeines bei Bildung eines sacralen Afters (Billroth), Durchziehen durch einen Schlitz der Glutaealmuskulatur (Witzel) u. a.

Die Vorteile der Resektion bei gesundem Afterteile liegen darin, daß durch Vereinigung des oberen mit dem unteren Darmstumpfe ein völlig schlußfähiger After erzielt wird. Durch eine ganze Reihe von Verfahren wird dieses Ziel zu erreichen gesucht. Die Invaginationsmethode (Hochenegg) ist nur selten anwendbar, wenn bei sichergestellter Ernährung der gesunde Mastdarm sich bis vor den After ziehen läßt. Nach Dehnung des Schließmuskels wird der Tumor in den unteren Darmteil invaginiert und vor den After gezogen; der Prolaps wird vor dem After abgetragen, die Schnittflächen des ein- und austretenden Rohres der Invagination miteinander vernäht. Bei der Durchziehungsmethode (Hochenegg) wird zunächst der Tumor reseziert, dann der obere Stumpf durch den gedehnten Analteil gezogen und außen an der Haut befestigt; weitere Nähte werden von der Wundhöhle aus durch den oberen Wundrand des Analteiles und die Wand des eintretenden Darmes gelegt. Die Anfrischung des Analteiles durch Entfernung der Schleimhaut unterbleibt besser wegen der Gefahr der Verletzung des inneren Schließmuskels, dessen Tätigkeit zur Erhaltung der Schließfähigkeit notwendig ist. Die Nachteile der Invaginations- und Durchziehungsmethode liegen in der Gangrängefahr, die die weite Auslösung des Darmes mit sich bringt. Häufig verwandt wird die zirkuläre Darmnaht nach Kraske, bei der die beiden Stümpfe in der Wundhöhle zirkulär durch eine 2—3 reihige Knopfnaht vereinigt werden. Vorbedingung für die Haltbarkeit der Naht ist ein kotfreier Darm, eine spannungslose Aneinanderlagerung und gute Blutversorgung der Stümpfe. Aber auch bei Erfüllung dieser Punkte weicht die Naht nicht selten, besonders in ihrem hinteren, freien Abschnitt auseinander; die Verpflanzung eines gestielten Hautlappens auf diesen Abschnitt gibt eine gute Stützlage (Rotter). Bei Gangrängefahr lagert man den freigemachten Darm mit dem Tumor am besten wie bei dem v. Mikuliczschen Verfahren aus der Wunde heraus (sakrale Vorlagerung nach Küttner). Die Abtragung kann dann 24—48 Stunden später erfolgen oder auch nach Verschluß des Peritoneum und sorgfältiger Abdeckung sogleich vorgenommen werden; die Wiederherstellung der Kontinuität erfolgt dann später durch die Spornquetsche oder zirkuläre Naht. Bei einer sehr langen und beweglichen Flexura sigmoidea hat sich die Proktosigmoideostomie bewährt. Nach Resektion des Tumor wird der obere Stumpf blind verschlossen, der Scheitel der Flexur durch den Analteil gezogen, rings mit der Analhaut vernäht und eröffnet. Genügt die Länge der Schlinge zum Durchziehen nicht, so kann eine Anastomosierung des Flexurscheitels mit der oberen Öffnung des Analteiles vorgenommen werden (Rotter, Poppert).

Kombinierte Methode. Sie ist ein geeignetes Operationsverfahren für die hochsitzenden Mastdarmgeschwülste, die von der Bauchhöhle oder von unten allein nur schwer angreifbar sind. Die Operation beginnt, wenn sie planmäßig vorgenommen werden soll, am besten mit dem Bauchschnitt und wird von der Steißgegend aus zu Ende geführt; zur Eröffnung der Bauchhöhle von oben kann aber auch erst dann geschritten werden, wenn der Durchführung der Operation auf perinealem, vaginalem oder dorsalem Wege Schwierigkeiten entgegentreten. Die Eröffnung der Bauchhöhle gewährt eine gute Übersicht über die anatomischen Verhältnisse und Ausdehnung des Tumors und gestattet eine schonende Lösung der Flexur und des Colon pelvinum unter möglichster Berücksichtigung des Randgefäßes, wodurch die Gangrängefahr herabgemindert wird. Andererseits stellt der große Eingriff hohe Anforderungen an die Widerstandskraft des Kranken, so daß bei schlechtem Allgemeinbefinden, hohem Alter und Fettsucht von ihm besser Abstand genommen wird, zumal die Durchführung der Operation auf sacralem Wege auch in vielen Fällen von hochsitzenden Mastdarmkarzinomen mit sehr gutem Erfolge gelungen ist.

Der Bauch wird in der Mittellinie von der Symphyse bis oberhalb des Nabels eröffnet. Zunächst überzeugt man sich von der Operabilität des Tumors und verschafft sich einen Überblick über Länge und Beweglichkeit der Flexura sigmoidea. Die Operation am Darme beginnt mit der Lösung der Flexur. Unter starkem Anziehen durchtrennt man zunächst die an ihrer Hinterfläche befindliche sogenannte angeborene Adhäsion bis zum Colon descendens hinauf und löst unter kräftigem Zug am Darme nach rechts die Schlinge bis zur Wirbelsäule los. Durch Verziehen der Schlinge nach links unten spannt man dann das Mesosigma an, legt durch einen Querschnitt im oberen Blatte des Mesosigma 2 cm oberhalb des Promontorium die Vasa haemorrhoidales sup. nahe der Radix mesenterii frei, unterbindet und durchtrennt sie; ebenso werden die A. sigmoideae in der Nähe der Radix einzeln abgebunden und durchschnitten. Auf diese Weise wird das Randgefäß geschont. Durch Spaltung des äußeren Blattes des Mesocolon des Colon descendens läßt sich dieses ebenfalls nach der Wirbelsäule verziehen und dadurch der Darm erheblich nach unten verlängern. Falls nötig, kann durch Spaltung des äußeren und oberen Blattes des Mesocolon der Flexura lienalis eine weitere Verziehung des Darmes nach unten vorgenommen werden. Die Lebensfähigkeit des Darmes ist vom unteren Drittel der Flexura sigmoidea ab gefährdet. Die Entfernung vom Promontorium bis zur Afteröffnung beträgt etwa 20 cm, es muß also, wenn man den Schließmuskelapparat ausnutzen will, so ausgedehnt freigemacht werden, daß die Abtragungsstelle (Übergang vom mittleren zum unteren Drittel der Sigmaschlinge) um eine solche Länge nach abwärts unterhalb des Promontorium gezogen werden kann. Die Freimachung des Colon pelvinum ist verhältnismäßig einfach. Das Peritoneum wird auf beiden Seiten des Darmes durch einen Längsschnitt, zwischen Blase und Darm durch einen Querschnitt durchtrennt. Die Lösung des Darmes hinten

aus der Kreuzbeinhöhle und vorn von Blase und Prostata bis in die Tiefe zum Levator hinab läßt sich dann stumpf · mit der Hand ohne größere Schwierigkeit und
nennenswerte Blutung vornehmen. Es folgt die Peritonealisierung der Wundfläche der
hinteren Bauchwand. Durch Vernähung des großen Netzes oder des Bauchfelles der
vorderen Bauchwand mit dem der hinteren kann die eigentliche Bauchhöhle von dem
kleinen Becken abgeschlossen werden, so daß die weiteren operativen Vorgänge sich
extraperitonal abspielen. Der Schluß der Bauchwunde beendet den 1. Teil der Operation. Der Kranke wird jetzt auf die Seite oder den Bauch gelagert und die Operation
von unten fortgeführt. Nach Entfernung des Steißbeines und Spaltung der Fascia
pelvis parietalis kommt man sofort in das kleine Becken. Gewöhnlich muß der Darm
nach unten noch etwas gelöst werden und kann dann aus der Wunde herausgezogen
werden. Nach Vernähung der Peritonealöffnung wird die Resektion oder nach weiterer
Auslösung der Pars perinealis die Amputation vorgenommen. Erscheint das Herabholen der Flexura sigmoidea z. B. bei geschrumpftem Mesosigma unmöglich oder ist
eine zu weitgehende Ernährungsstörung zu befürchten, so wird am besten nach Durchtrennung des Darmes an der Flexura sigmoidea ein Anus iliacus angelegt und das
untere Darmstück völlig entfernt.

Nachbehandlung. Der operierte Kranke nimmt im Bett, wenn dorsal vorgegangen wurde, abwechselnd die rechte und linke Seitenlage ein, während bei perinealer
Operation die Rückenlage angenehmer ist. Während der ersten 8 Tage wird nur flüssige
Nahrung verabreicht; regelmäßige Opiumgaben halten während dieser Zeit den Stuhl
an. Die durchtränkten oberflächlichen Verbandlagen werden regelmäßig erneuert, die
tiefen Wundtampons bleiben dagegen möglichst lange, 8 Tage und länger liegen und werden
dann nach ihrer völligen Lockerung durch neue ersetzt. Nur bei Eintreten von Darmgangrän ist durch eine häufigere Umstopfung des absterbenden Darmes der Sepsis vorzubeugen. Verunreinigungen der Wunde durch Kot erfordern regelmäßige Spülungen.
Statt der Opiumbehandlung empfiehlt neuerdings Pendl auf Grund von guten Erfahrungen nach Dickdarmresektionen regelmäßige Rizinusgaben (1—1½ Löffel am
1. Tage nach der Operation, weiterhin täglich ½ Löffel); bei Mastdarmresektionen wird
ein kurzes Glasdrain in den After zur besseren Ableitung des flüssigen Kotes eingeführt. Harnverhaltung tritt häufig ein; der Cystitisgefahr muß sofort durch Uro-
tropingaben und Blasenspülungen entgegengetreten werden.

Operationssterblichkeit. Die Hauptgefahren drohen von der Wundinfektion,
die während der Operation oder im weiteren Verlaufe durch Verunreinigung der Wunde
mit Kot zustande kommt; ferner geht eine größere Zahl am Operationsschock, Blutverlust, Narkosenwirkung zugrunde. Ein kleiner Teil erliegt Komplikationen von
seiten anderer Organe, die sich als Folgewirkung der Operation einstellen, auch
Jodoformvergiftung durch Anwendung der Jodoformgazetamponade wird verschiedentlich als Todesursache angesehen. Nach Rotter ergibt die Zusammenstellung von
335 Fällen aus verschiedenen Kliniken eine Operationssterblichkeit von 20%; davon
starben 38% an Sepsis und Peritonitis, 18% an Kollaps und Herzschwäche, 19% an
Lungenkomplikationen, 23,8% an anderen Ursachen; in 17% war eine ausgedehntere
Darmgangrän vorhanden. Küttner (Eichhoff) berichtete vor kurzem über 800 eigene
Fälle von Mastdarmkarzinom, von denen 32% radikal mit einer Sterblichkeit von 24,5
operiert wurden: Excision (10 Fälle) 0%, Resektion (155 Fälle) 20%, Invagination
(4 Fälle) 25%, Vorlagerung nach Küttner (44 Fälle) 22,7%, abdominosacrale Operation
(12 Fälle) 25% Sterblichkeit. In der Hocheneggschen Klinik (Mandl 1908—1920)
wurden von 761 Fällen 508 radikal operiert, 184 kolostomiert, 69 nicht operiert; an
Radikaloperationen wurden gemacht: 10 mal die Amputation nach Lisfranc (0% †),
234 mal die sacrale Amputation mit Anlegung eines Anus sacralis (14,1% †), 205 mal
die Resektion (119 mal die zirkuläre Naht, 10 mal eine partielle zirkuläre Naht, 10 mal
die Invagination, 48 mal die Durchzugsmethode) mit einer sich über alle Methoden
gleichmäßig verteilenden Sterblichkeit von 8,78%), 22 mal die sacrale Vorlagerung und
Abtragung im 2. Akt (18,1% †), 17 mal die kombinierte abdominosacrale Operation
(52,8% †) und 12 mal verschiedene, abweichende Operationen (Sigmoideostomie, Murphyknopf u. a.); beachtenswert gegenüber der hohen Sterblichkeit der abdominosacralen
Methode ist, daß von 43 sacral Operierten, bei denen die Geschwulst mindestens 14 cm
oberhalb des Afters saß, nur 5 (11,6%) dem Eingriff erlegen sind. Besonders günstige
Ergebnisse der letzten Jahre, die Rotter anführt (Brenner 3,7%, Rotter 5 und 11%,
Poppert 6,5 u. a.), beruhen auf der frühzeitigeren Diagnose, besserer Asepsis und
größerer Operationsübung. Amputationen oder Resektionen weisen keine erheblichen
Sterblichkeitsunterschiede auf; in einzelnen Operationsreihen ist die Amputation
(Rotter, Borelius u. a.), in anderen die Resektion (Poppert, Küttner, Hochen-

egg [Mandl] u. a.) mit einer geringeren Sterblichkeit belastet. Die Operationsgefahren
hängen neben der Ausdehnung der Geschwüre vor allem von dem Sitz ab; je höher der
Sitz, um so größer ist die Operationssterblichkeit. Die Art der Freilegung hat nach
Rotter keinen wesentlichen Einfluß auf die Sterblichkeit; die höheren Todeszahlen bei
der Kreuzbeinresektion haben ihren Grund in dem hohen Sitz der Geschwulst, wo sie
fast ausnahmslos angewandt wird. Die Ergebnisse mit der kombinierten Methode, die
in früheren Statistiken eine Sterblichkeit von 40—60% aufwies, haben sich gebessert.
Nach Heller erliegen im Durchschnitt 29% der Operation, wobei Männer viel stärker
als Frauen gefährdet sind. Einige kleinere Operationsreihen der letzten Jahre weisen
sogar ganz vorzügliche Ziffern auf: z. B. Wendel unter 10 Fällen 0, Rotter unter
16 Fällen 1 (6%). Bei größeren Reihen erhöht sich der Sterblichkeitsprozentsatz: z. B.
Goepel 21 Fälle mit 15%, Mayo 44 mit 18%, Küttner 12 mit 25%, Hochenegg
(Mandl) 17 mit 52,9% Todesfällen; Poppert verzeichnet bei seiner letzten Serie von
23 Fällen, die seit 1916 operiert wurden, nur 2 Todesfälle.

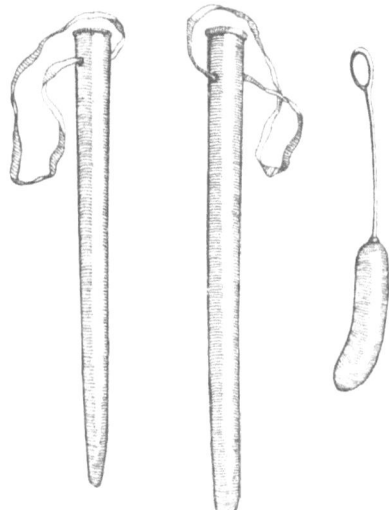

Abb. 313. Mastdarmbougies.

Für die Behandlung der narbigen
und geschwürigen Strikturen des
Afters und Mastdarmes stehen uns
die allmähliche Dehnung und verschiedene
operative Maßnahmen zur Verfügung.
Zur allmählichen Dehnung werden
zylindrische oder konische Bougies aus
Metall, Hartgummi oder elastischem
Gummi von zunehmender Stärke benutzt
(Abb. 313). Das Credé'sche Bougie besitzt den Vorzug, daß seine Biegung der
Kreuzbeinkrümmung angepaßt ist und
daß es wegen seines dünnen Drahtgriffes
bei längerem Liegen den Sphinkter nicht
überdehnt und keinen unerträglichen Reiz
ausübt. Örtliche Betäubung durch Co-
cainisieren der Schleimhaut oder Um-
spritzung mit $^1/_2$ proz. Novocainlösung
genügt in den meisten Fällen, seltener
ist Narkose notwendig. Durch Spülungen
muß der Darm vor dem Eingriff möglichst gereinigt werden.

Das gut eingefettete Bougie wird mit großer Vorsicht unter Vermeidung jeder
Gewalt eingeführt. Wenn möglich, wird die erste Dehnung am besten mit dem allmählich durch die Enge vorzuschiebenden Finger vorgenommen, weil dadurch Nebenverletzungen am sichersten vermieden werden; auch kann man auf diese Weise am
besten ein Urteil über die Nachgiebigkeit der Striktur gewinnen. In 2—4 tägigen
Zwischenräumen geht man langsam zu stärkeren Nummern über, bis die Striktur möglichst
ausgeglichen ist. Das Bougie bleibt jedesmal $^1/_4$—$^1/_2$ Stunde liegen; wird es ohne
Beschwerden vertragen, so kann es auch bis zu mehreren Stunden in seiner Lage
bleiben. Treten durch die Dehnung größere Schmerzen, Fieber, stärkere Eiterabsonderung
auf, so muß die Dehnung zeitweise ausgesetzt werden. Regelmäßige Spülungen mit Kamillen-
tee oder Wasser, dem Desinfizientien und Adstringentien, Argen. nitric. 0,25—2 : 1000, Kali
permang. 1—5 : 1000, Acid. tannic. 5—10 : 1000, Wasserstoffsuperoxyd 10 : 100 u. a.
zugesetzt werden können, sorgen für die Entfernung der sich vor der Enge ansammelnden
Kot- und Eitermassen. Bei starren Strikturen kann die Bougiebehandlung durch seichte
Einkerbungen (Rectotomia interna), die vorsichtig mit dem geknöpften Messer oder
unter Leitung des Fingers oder Auges vorgenommen werden, unterstützt werden. Die
gewaltsame Dehnung mittels Spreizinstrumenten wird wegen ihrer Gefährlichkeit kaum
noch angewandt. Die Dehnung der hochsitzenden Strikturen des Colon pelvinum ist
mit langen weichen Gummibougies erfolgreich ausgeführt worden, doch nimmt man
besser davon Abstand, da die Gefahren einer Durchstoßung des häufig sehr brüchigen
Darmes groß sind; wir haben auf diese Weise eine Patientin verloren. Auch die retrograde Sondierung von einem an der Flexura sigmoidea angelegten künstlichen After

aus ist nicht ungefährlich. In ganz seltenen Fällen führt die Sondierung zur Heilung, wenn mit ihr frühzeitig bei noch verhältnismäßig geringen Veränderungen der Darmwand begonnen wird. Gewöhnlich gelingt es nur bei genügender Ausdauer der Kranken durch Ausgleich der Striktur und Besserung des geschwürigen Mastdarmkatarrhs die Hauptbeschwerden zu beseitigen. Um eine Wiederkehr der Striktur zu verhindern, müssen die Kranken weiterhin mehrmals monatlich bougiert werden.

Das operative Vorgehen bei den entzündlichen Mastdarmstrikturen verdankt seine Berechtigung den im allgemeinen wenig erfreulichen Erfolgen der konservativen Methode. Die große Zahl der Verfahren zeigt aber, daß auch die operative Behandlung auf größere Schwierigkeiten stößt.

Anus praeternaturalis. Der künstliche After ist dann angezeigt, wenn schlechter Allgemeinzustand, schwere periproktitische Eiterungen oder hoch in den Dickdarm hinaufreichende geschwürige Veränderungen von einer größeren, die Striktur selbst angreifenden Operation abraten, oder bei weniger starken Veränderungen, wenn von der Ausschaltung eine Ausheilung des Krankheitsprozesses zu erwarten ist. Der doppelläufige Anus ist dabei der seitlichen Fistel vorzuziehen, weil durch ihn der ganze Kot mit seiner verderblichen Reizwirkung von der erkrankten Strecke ferngehalten wird, was bei der einfachen Fistel nur unvollkommen der Fall ist, wenn man nicht, wie wir es in einigen Fällen mit gutem Erfolge gemacht haben, die seitliche Fistel mit einer zeitweisen Abschnürung des extraperitoneal eingenähten, abführenden Schenkels durch einen Seidenfaden, dünnen Gummidrain u. dgl. verbindet. Der künstliche After gestattet eine gründlichere, örtliche Spülbehandlung. Bei hochsitzenden Strikturen kann von ihnen aus die retrograde Sondierung mit den v. Eiselsberg'schen konischen Gummischläuchen vorgenommen werden: Man bringt durch den Kunstafter ein Schrotkorn, das mit einem Seidenfaden und Bändchen an dem Gummischlauch befestigt ist, in den Darm; hat das Korn die Enge überwunden, dann wird unter Führung des Fadens und Bändchens der Gummischlauch in die Striktur gezogen und kann hier ohne Nachteil bis zu 48 Stunden liegen bleiben. Hochenegg (Smietal) ließ nach Anlegung einer Colostomie die Sondierung ohne Ende jahrelang von einem Kranken selbst in etwas anderer Weise vornehmen: nach Durchführung eines Seidenfadens durch die Striktur wurde an dem am After austretenden Seidenende eine Schlinge gebildet, die mit einem dünnen Drain umkleidet wurde; durch diese Schlinge wurde ein dickeres Gummirohr, das durch ein hineingeschobenes dünneres Drain verstärkt war, hindurchgezogen und umgebogen, so daß es beim Zug an dem aus der Fistel hervorragenden Fadenende gedoppelt durch die Striktur gleiten mußte; der Kranke bougierte sich etwa alle 14 Tage und ließ den Schlauch 10—20 Minuten liegen, in der Zwischenzeit waren Fadenende und Schlauch an einem Leibgürtel befestigt. Die Wahl der Stelle des künstlichen Afters hängt von dem einzelnen Fall ab, gewöhnlich kommt der Sigmoidafter in Frage. Ist eine spätere Exstirpation der Striktur in Betracht zu ziehen, so legt man ihn möglichst nahe am Colon descendens an, um bei der späteren Radikaloperation nicht durch ihn behindert zu werden. Bei höher hinaufreichender Erkrankung wird der After am Colon tranversum angelegt, die Coecostomie oder Appendicostomie gemacht, die eine wirksame Durchspülung gestatten. Die Erfolge sind, wie Körtes Fälle (Ruge) zeigen, nicht unbefriedigend. Von 17 Kranken wurden 5 geheilt, 7 gebessert, 3 gingen an Peritonitis infolge Perforation eines Geschwüres, 2 an Tuberkulose zugrunde; bei 3 Geheilten konnte der künstliche After nach ½—2 Jahren geschlossen werden, in einem Fall trat spontaner Schluß der Coecalfistel ein, bei dem fünften obliterierte der Mastdarm, so daß der künstliche After bestehen bleiben mußte.

Proktoplastik. Man spaltet den narbig verengten Anus in der vorderen und hinteren Raphe bis zum Damm und Steißbeinspitze (Abb. 314a), entfernt die Narbenmassen, löst die Schleimhaut hinten und vorn von der Unterlage und vernäht sie mit den Hautwundrändern (Abb. 314b,c). Bisweilen genügt die kreisförmige Excision des Narbenringes, Lösung und Vernähung der Schleimhaut mit den Hautwundrändern. Ist die Lösung der Schleimhaut in genügender Ausdehnung nicht möglich, so kann man nach Dieffenbach die Spitzen eines vorderen und hinteren zungenförmigen Lappens in den vorn und hinten gespaltenen Narbenring einnähen und dadurch die Stenose um die Lappenspitzen erweitern (Abb. 315a,b,c).

Rektoplastik. Sie eignet sich nur für kurze narbige und membranartige Strikturen ohne gleichzeitige geschwürige Schleimhautveränderungen. Die Striktur wird von einem Dorsalschnitt aus in der Längsrichtung des Darmes gespalten und die Mastdarmwunde quer vernäht. Man hat auch von einer Längsincision des Darmes aus den stenosierenden Schleimhautring excidiert, die Schleimhaut zirkulär und den Längsschnitt im Mastdarm quer vernäht. Pólya ging in 2 Fällen mit Erfolg so vor, daß er nach Dehnung des Sphinkter die Striktur mit Muzeuxzangen bis zum After vorzog, in der Längsrichtung spaltete und quer vernähte.

Rectotomia posterior (externa). Man legt sich den Mastdarm durch einen Dorsalschnitt vom After bis zum Kreuzbein frei, wobei das Steißbein, bei höher sitzenden Strikturen auch Teile des Kreuzbeines reseciert werden. Der Mastdarm wird auf einer Sonde oder dem eingeführten Finger vom After über die Striktur hinaus bis ins Gesunde gespalten, wobei auch der Sphinkter durchtrennt wird. Die Geschwüre werden mit dem scharfen Löffel ausgekratzt und dem Thermokauter verschorft, periproktale Abszesse und Fisteln gespalten und die Schleimhautwundränder seitlich mit den Hauträndern vernäht, Mastdarm und Wundhöhle mit Jodoformgaze tamponiert. Die Wunde heilt langsam von oben nach unten aus. Gewöhnlich bleibt eine Inkontinenz für Blähungen und dünnen Stuhl zurück. Die Schonung des Sphinkter ist nur bei höher sitzenden Strikturen möglich; sie bietet, da die Kontinenzverhältnisse nicht besser, die Ausheilungsbedingungen aber schlechter sind, keine Vorteile gegenüber der Sphinkterdurchschneidung. Die Rektotomie ist angebracht, wenn die Bedingungen für eine Exstirpation nicht gegeben sind, schwere periproktitische Eiterungen zu einem örtlichen Eingriff zwingen. Die Erfolge sind mäßig. Von Körtes 13 Fällen wurden 4 geheilt, 3 gebessert, 2 nicht gebessert; die 5 Todesfälle fallen der Operation nicht zur Last. Bei 2 von den Geheilten traten nach 7 Jahren wieder Narbenstrikturen ohne Geschwürbildung auf. Es ist daher eine langjährige Behandlung notwendig und sobald sich ein Rezidiv zeigt, die Bougiebehandlung aufzunehmen.

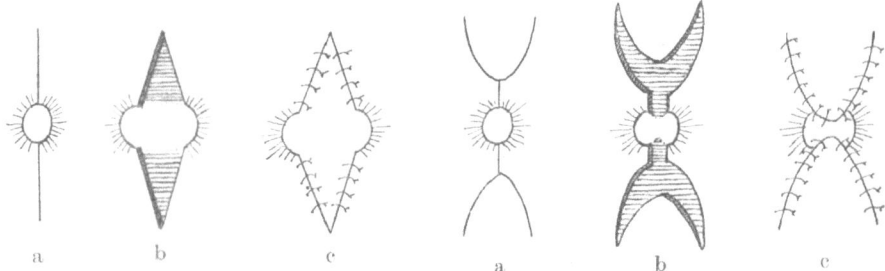

Abb. 314. (Nach Rotter.)   Abb. 315. (Nach Rotter.)

Exstirpatio stricturae recti. Die bisher geschilderten Verfahren geben in bezug auf Heilungen kein sehr befriedigendes Resultat, verlangen eine langwierige lästige Nachbehandlung und bieten nur eine geringe Gewähr gegen das Wiederauftreten einer Stenose. Es ist daher verständlich, daß man durch einen radikalen Eingriff, durch die vollständige Entfernung der erkrankten Darmstrecke des qualvollen Leidens Herr zu werden suchte. Andererseits schreckte man wegen der Schwierigkeit der Exstirpation und der von den Abszessen und Fisteln drohenden Wundinfektion vor dem Eingriff zurück. Die Erfolge einiger Chirurgen, die über ein großes Material verfügen, zeigen, daß die Operation bei geschickter Ausführung und richtiger Auswahl der Fälle nur mit einer geringen Operationssterblichkeit belastet und jedem anderen Vorgehen überlegen ist. Schede hat von 56 geschwürigen Rektalstrikturen 15 ohne jeden operativen Todesfall reseziert. Körte (Ruge) hat unter 75 Fällen von ulzeröser Proktitis 19 mal die Exstirpation mit nur einem operativen Todesfall gemacht (2 tuberkulöse, 12 luetische, 5 ätiologisch unsichere Strikturen); eine Frau starb 5 Monate nach der Operation an ihrer Phthise. 17 Kranke wurden als geheilt entlassen; von diesen hatten 12 volle Kontinenz, 3 Kontinenz für breiigen und festen Stuhl, 2 blieben dauernd inkontinent; 4 mal bildeten sich Rektovaginalfisteln, die sich nach verschieden langer Zeit spontan schlossen. 10 geheilt Entlassene konnten nachuntersucht werden; von diesen wies nur ein Fall wenige Monate nach der Operation ein Rezidiv der Ulzeration auf, während 9 Kranke 1—15 Jahre nach dem Eingriff noch gesund waren. 4 hatten mäßige Verengerungen an der Nahtstelle zwischen dem oberen Darmstück und Sphinkterteil ohne geschwürige Schleimhautveränderungen.

Geeignet zur Operation sind nur die Fälle, bei denen die völlige Entfernung des Krankheitsherdes möglich ist und die Flexura sigmoidea eine genügende Beweglichkeit besitzt; es darf also die Geschwürsbildung über die Flexura sigmoidea nicht hinauf-

reichen und das Mesosigmoideum nicht geschrumpft sein. Über die Höhe der Erkrankung und die Beweglichkeit der Flexur gibt, wenn die Romanoskopie nicht zum
Ziel führt, am besten die Probelaparotomie Aufschluß. Man verbindet sie zweckmäßig
am besten mit einer Fistel, von der aus man sich von dem Zustand der Schleimhaut
überzeugen und den Darm für die Resection gut vorbereiten kann. Die Colostomie
muß möglichst nahe dem Colon descendens angelegt werden, damit sie bei der späteren
Operation nicht stört.

Für die Exstirpation ist in den meisten Fällen die Schaffung eines breiten Zu-
gangs und eines guten Überblicks über das Operationsgebiet erforderlich. Wegen der
schwartigen Veränderungen des periproktalen Gewebes, der Verlötungen des Mastdarmes mit den Nachbarorganen und dem Kreuzbein und der Brüchigkeit der Darmwand gestaltet sich die Ausrottung im allgemeinen viel schwieriger als die eines operablen
Mastdarmkarzinoms. Den besten Zugang erhält man durch ein vagino-perineo-dorsales
Vorgehen, da es sich fast ausschließlich um Frauen handelt. Schnitt vom Anus bis zum
Kreuzbein, Entfernung des Steißbeins und nötigenfalls Resection des unteren Kreuzbeinwirbels, Spaltung der hinteren Scheidenwand und pararectaler Verbindungschnitt.
Die Auslösung des Mastdarmes muß gewöhnlich bis zur Flexur erfolgen, um ein
spannungsloses Herabholen des gesunden Darmes zu gestatten. Der Spinkter ist
möglichst zu schonen. Nach der Exstirpation des kranken Darmteiles wird das er-
öffnete Peritoneum durch einige Nähte geschlossen, der obere Darmstumpf mit dem
Sphinkterteile durch zirkuläre Naht vereinigt oder durch den Spinkter durchgezogen
und außen an der Haut befestigt. Auch die abdomino-sacrale Methode ist mit Erfolg
angewandt worden (Rotter, Körte). Die Dieffenbach'sche Methode — zirkuläre
Resektion der Striktur durch den gedehnten oder gespaltenen After — kommt selten
in Frage, wenn die Striktur in der Nähe des Anus sitzt, oberhalb keine geschwürige
Veränderungen bestehen und die gesunde Darmwand sich mit dem Analring durch
Naht vereinigen läßt. In derartigen Fällen hat H. Hartmann nach einem neueren
Bericht unter 34 Fällen 32 Heilungen durch Excision nach Art der Whiteheadschen
Hämorrhoidenoperation erzielt.

XI. Behandlung des Kompressionsverschlusses.

Eine rein interne Behandlung der Kompressionsstenosen kommt wie
bei den Strikturen dann in Betracht, wenn die Grunderkrankung (z. B.
Karzinose) im Vordergrunde steht und ein baldiges Ende voraussehen läßt,
bei Operationsverweigerung und bei Kompression der unteren Dickdarmabschnitte durch inoperable Tumoren, wenn der künstliche After vermieden
werden soll. Wird als Ursache der Verlagerung eine Kompression des Mastdarmes durch den retroflektierten oder normal gelagerten schwangeren
oder puerperalen Uterus angenommen, so ist ein Versuch angebracht, den
Verschluß durch hohe Einführung eines Darmrohres, durch Bauch- oder
Knieellenbogenlage zu lösen. Die Laparatomie muß vorgenommen werden,
wenn diese Maßnahmen nicht bald zum Ziel führen und damit die Diagnose
sichern (s. 667).

In den meisten Fällen von Kompressionsverschluß ist der operative
Weg vorgezeichnet: Entfernung von Tumoren oder Cysten, Ablassen eines
Exsudates, Anheftung oder im Falle schwerer Erkrankung Ausrottung verlagerter Organe, die den Druck verursachen; dabei ist die Resektion des
dem Druck ausgesetzten Darmteiles wegen bereits eingetretener Darmwandschädigung oder wegen der Unmöglichkeit der Entfernung der Geschwulst
ohne Ernährungsstörung des Darmes (z. B. Cysten und Geschwülste des Gekröses) häufig nicht zu umgehen. Bei nicht mehr entfernbaren Neubildungen
treten die verschiedenen Hilfsoperationen, Gastroenterostomie, Enteroanastomose, Fistel, künstlicher After in ihr Recht. Mit diesen allgemeinen An-
deutungen müssen wir uns begnügen, da hier nicht die Chirurgie aller Organe
im einzelnen abgehandelt werden kann, die einen Kompressionsverschluß
verschulden können. Kurze Hinweise für das operative Vorgehen finden sich

auch in den Beispielen, die der Beschreibumg des Krankheitsbildes angefügt sind.

Die Prognose der Verengerung und Verschließung durch Druck muß
als recht ernst bezeichnet werden. Die bösartigen Tumoren sind vielfach
nicht mehr ausrottbar, wenn sie anfangen, Wegstörungen zu machen; die
sonstigen Kompressionsursachen, gutartige Tumoren, Cystenbildungen, entzündliche Organerkrankungen, Organverlagerungen u. a. zwingen häufig im
Zeitpunkte des völligen Verschlusses zu einem großen Eingriff, wo die
Widerstandskraft der Kranken herabgesetzt und die Operationsbedingungen
ungünstig sind.

XII. Behandlung der angeborenen Stenosen und Atresien.

1. Angeborene Stenosen und Atresien des Dünndarmes und der oberen Dickdarmabschnitte.

Die Aussichten, ein Kind mit angeborener Stenose oder Atresie am
Leben zu erhalten, sind äußerst gering. Eine interne Behandlung nach
den Regeln der Säuglingsdiätetik kommt nur in den seltenen Fällen in
Betracht, wo der Nachweis von Nahrungsbestandteilen im Stuhl (Milchstuhl)
die sichere Durchgängigkeit einer Stenose erwiesen hat und die regelmäßige
Gewichtsprüfung eine gedeihliche Entwicklung des Säuglings erkennen läßt.
Man wird in solchen Fällen durch häufige Zufuhr kleinerer Mengen von
Nahrung eine starke Belastung des Magendarmkanales zu vermeiden und
durch Einläufe eine regelrechte Darmtätigkeit aufrecht zu erhalten suchen.

Bei dem vollkommenen Verschluß und bei hochgradigen Stenosen bietet
nur der baldige chirurgische Eingriff einige Aussicht auf Erfolg. Die geringe Widerstandsfähigkeit des Säuglingsalters einem größeren Eingriff gegenüber, die bisweilen außerordentlich schwierige Orientierung in der Bauchhöhle, die nicht selten vorhandenen mehrfachen Verschlüsse und Verengerungen müssen die Erwartung auf einen erfolgreichen Ausgang der
Operation auf ein geringes zurückschrauben. Es ist ziemlich häufig
chirurgisch eingegriffen worden. Nach der Kreuterschen Zusammenstellung
1905 wurde die Enterostomie 1 mal bei Duodenalatresie und 10 mal bei
Dünndarmatresie, die Colostomie 2 mal, die Enteroanastomose 4 mal bei
Dünndarmatresie und 1 mal bei Dickdarmatresie gemacht; alle Operierten
starben bald oder einige Tage nach der Operation. Seitdem ist noch
wiederholt, darunter einige wenige Male mit Erfolg operativ vorgegangen
worden (Weber, Fockens, Petrivalsky, Thun, Ernst, Maffei, Pochet
und Wertheimer, Ichenhäuser, Levy u. a.).

Zur Behebung der Verschlüsse im Bereich des Duodenum ist die
Gastroenterostomie oder die Duodenojejunostomie die vorgezeichnete
Methode. Bei infrapapillären Verschlüssen und Verengerungen ist das
letztere Verfahren vorzuziehen, da die dauernde Rückstauung der Galle und
des Pankreassaftes in den Magen die Möglichkeit einer gedeihlichen Entwicklung des Säuglings sehr in Frage stellt. Die mächtige Ausdehnung
des Duodenum, das beim ersten Anblick wie ein zweiter Magensack an-
mutet, macht die Anastomose mit ihm nicht viel schwieriger als mit dem
Magen selbst.

Die Gastroenterostomie wurde verschiedene Male ausgeführt (Weber, Habs
[Mohrmann]). Die Kinder starben trotz gelungener Operation. Weber führte eine

doppelreihige, fortlaufende Naht bei einer infrapapillären Atresie unter möglichster Ersparung von Magen-Darmwand aus, ohne die Wegsamkeit des Darmes durch plattes Aufeinanderlegen seiner Wände zu gefährden. Ernst konnte ein Kind mit infrapapillärer Duodenalatresie, das am 11. Lebenstage zur Operation kam, durch die Duodenojejunostomie trotz $1\frac{1}{4}$ stündiger Operationsdauer retten. Er machte eine Anastomose mit zweireihiger, fortlaufender Naht zwischen einer Dünndarmschlinge 10 cm unterhalb der Flexura duodenojejunalis und dem Duodenum am Übergang der Pars hor. sup. und der Pars desc.

Bei den Verschlüssen des Jejunum und Ileum ist die Enteroanastomose das gegebene Operationsverfahren. Die Resektion kommt wegen der längeren Operationsdauer, wegen der Schwierigkeit der End-zu-End-Vereinigung bei der großen Verschiedenheit des Umfanges kaum in Betracht. Auch die Enteroanastomose kann wegen der Kaliberunterschiede unüberwindlichen technischen Schwierigkeiten begegnen, da der zuführende Darm stets hochgradig erweitert und hypertrophisch ist, während der abführende Darm ein oft nur bleistift- oder federkieldickes Rohr darstellt. Das Ergebnis kann auch dadurch in Frage gestellt werden, daß die Anastomosenöffnung wegen der Kleinheit der Verhältnisse zu sehr verengt wird oder daß der funktionsuntüchtige, abführende Darm peristaltisch nicht in Tätigkeit tritt. Fockens gelang es 1910 zum ersten Male, ein 8 Tage altes Kind mit vollkommener Atresie des Ileum durch seitliche Enteroanastomose zu retten, nachdem bis dahin nur Mißerfolge erzielt waren (H. Braun, Mangoldt u. a.). Woodard operierte mit Erfolg eine narbige Stenose des Jejunum bei einem 6 Tage alten Säugling in der Weise, daß er den Darm in der Nähe der Stenose incidierte, die Narben von innen her durchtrennte und die Darmwunde wieder vernähte.

Die häufig ausgeführte Enterostomie hat niemals einen dauernden Erfolg gehabt. Die Säuglinge gehen an Inanition ein. Sie ist vielleicht bei einer tiefen Ileumatresie zur Beseitigung der Aufstauung angebracht, wenn der schlechte Allgemeinzustand keinen größeren Eingriff mehr gestattet, doch muß dann sehr bald, schon nach 2—3 Tagen, die Enteroanastomose hinzugefügt werden, um der Inanition zu entgehen. H. Braun empfiehlt, mit dem zuführenden zugleich den abführenden Darm in die Bauchwunde einzunähen, den letzteren durch Bougieren und Einläufe funktionstüchtig zu machen und dann möglichst bald mit der Spornquetsche die Fistel wieder zu beseitigen. Auch die Colostomie bei Dickdarmverschlüssen hat wenig ermutigende Resultate gezeigt, doch wird man sich zu ihr entschließen, wenn Allgemeinzustand und Lokalbefund nicht günstig für eine Anastomose erscheinen.

2. Angeborener Verschluß des Afters und Mastdarmes.

Die Behandlung der verschiedenen Formen des vollständigen Mastdarmverschlusses (Atresia ani, recti, ani et recti) kann nur eine chirurgische sein. Es empfiehlt sich, möglichst bald am 2. oder 3. Lebenstage zu operieren, da bei längerem Zuwarten eher eine Schädigung als Kräftigung des kindlichen Körpers zu erwarten ist. Gleich nach der Geburt pflegt der Blindsack noch leer zu sein, so daß zu diesem Zeitpunkte das Auffinden desselben bei der Operation erschwert ist. Sind Fisteln von genügender Weite vorhanden, die eine ausreichende Kotentleerung gestatten, wie es vor allem bei der Atresia ani vestibularis der Fall ist, dann wartet man einen günstigen Zeitpunkt zur Operation ab. Die Atresia ani vesicalis erheischt selbst bei genügendem Kotabfluß wegen der drohenden Infektion der Harnwege möglichst frühzeitig Abhilfe.

Die Operationssterblichkeit ist bei Berücksichtigung aller Fälle eine hohe. Anders berechnet unter seinen 1893 zusammengestellten 100 Fällen eine Sterblichkeit von 37%, Ziemendorff unter 114 Fällen aus den Jahren 1893—1909 eine solche von 40,4%. Die folgende Tabelle nach Ziemendorff gibt Aufschluß über den Anteil der einzelnen Formen und operativen Maßnahmen an der Sterblichkeit:

Atresia	ani		recti		ani et recti		vesicalis		urethralis		vaginalis, vestibularis		fist. extern.	
	Hlg.	Tod	Hlg.	Tod	Hlg.	Tod	Hlg.	Tod	Hlg.	Tod	Hlg.	Tod	Hlg.	Tod
Proctoplastik	13	4	3	3	4	1	1	5	5	3	30	3	1	2
Colostomie	1	7	2	7	1	2	—	3	1	—	1	4	—	—
Incision, Punktion	2	1	1	—	—	—	—	—	1	1	—	—	1	—
Summa	16	12	6	10	5	3	1	8	7	4	31	7	2	2
Summa	28		16		8		9		11		38		4	
Mortalität %	42,9		62,5		37,5		88,9		36,4		18,4		50	

Weitaus am günstigsten sind die Operationsergebnisse bei der Atresia ani vestibularis, am ungünstigsten bei der Atresia ani vesicalis. Die Sterblichkeit nach den operativen Eingriffen gegliedert beträgt bei der Proctoplastik 26,9%, bei der Incision, Punktion, stumpfen Dehnung 28,6%, bei der Colostomie 79,3%.

Maßnahmen bei den verschiedenen Formen der Atresie ohne Fisteln. Am günstigsten liegen die Verhältnisse, wenn der Verschluß durch einfache, epitheliale Verklebungen des Afters dargestellt wird, die sich durch Eingehen mit dem Finger oder der Kornzange leicht stumpf trennen lassen. Geringfügig ist der Eingriff auch dann, wenn der After durch eine dünne, beim Pressen des Kindes sich als eine dunkle Blase vorwölbende Membran verschlossen ist. Einfache Spaltung und Abtragung des Häutchens stellt normale Verhältnisse her.

Bei größerer Dicke der Verschlußplatte genügt, selbst wenn beim Schreien und Pressen des Kindes eine Vorwölbung in der Aftergegend die Lage und nicht allzu weite Entfernung des Mastdarmblindsackes von der Haut anzeigt, die Punktion mit dem Troikart oder die Incision nicht. Zwar wird für den Augenblick der Abfluß des Mekonium gewährleistet, doch ist eine narbige Striktur mit ihren qualvollen Zuständen die sichere Folge. Die Operation der Wahl ist die von Dieffenbach angegebene Proctoplastik, durch die ein After an normaler Stelle unter Ausnützung der Tätigkeit des fast immer vorhandenen Sphinkter ani externus erzielt und die Gefahr einer späteren Verengerung am besten vermieden wird. Bei Vorhandensein einer Aftergrube hat die Proctoplastik größte Aussicht auf Erfolg, da in diesen Fällen der Enddarm immer in erreichbarer Nähe liegt. Wenig aussichtsreich ist sie, wenn jede Andeutung einer Aftergrube fehlt oder nach Beginn der Operation das Fehlen des Schließmuskels festgestellt wird, da in diesen Fällen der Blindsack hoch oben in der Beckenhöhle liegt (H. E. Anders).

In Steinschnittlage wird in leichter Narkose ein sagittaler Schnitt über den Damm geführt, der von der Skrotalwurzel bzw. der hinteren Kommissur der großen Schamlippen bis zur Spitze des Steißbeines oder über diese hinaus reicht. Dabei wird der Sphincter ani externus unter genauer Einhaltung der Mittellinie in seiner vorderen und hinteren Raphe durchtrennt und bei dieser Schnittführung am wenigsten geschädigt. Ist bei höherer Endigung des Mastdarmes eine größere Übersichtlichkeit und ein weiterer Zugang notwendig, so empfiehlt sich die Entfernung des knorpligen Steißbeines, auch kann durch eine Teilexstirpation des Kreuzbeines wie bei der sakralen Rektumexstirpation der Zugang im Bedarfsfalle noch erhöht werden.

Die Auffindung des tief herabreichenden Blindsackes ist nicht allzu schwer, da sich seine Lage beim Schreien des Kindes oder bei Druck auf den Bauch durch eine mit dem Auge oder mit dem Finger wahrnehmbare Vorwölbung verrät. Endigt das Rektum höher oben, so kann sein Auffinden und Freilegen ungeahnte Schwierigkeiten bereiten. Man dringt vorsichtig präparierend in die Tiefe und hält sich streng an die Mittellinie, wobei die Sitzbeinhöcker, Kreuzbein und Schambeinfuge die Richtpunkte bilden. Bisweilen erleichtert ein von der Aftergegend aufwärts ziehender bindegewebiger Strang die Auffindung des Blindsackes. Dieser Strang wird von H. E. Anders trotz der von Poppert u. a. geäußerten Bedenken, daß er auf Irrwege (Blase, Harnröhre, Vagina) führen kann, als sicherer Wegweiser bezeichnet, da er als Rest des nachträglich veröldeten Mastdarmes die Verbindung zwischen After und Blindsack darstellt. Eine Verletzung der Blase und Harnröhre vermeidet man am sichersten dadurch, daß man sie durch Einführen einer Sonde kenntlich macht und sich möglichst stumpf mit dem Finger, der Pinzette oder Schere an der Vorderseite des Kreuzbeines vorwärts in die Tiefe arbeitet, bis der an seiner dunklen Farbe erkenntliche Blindsack zu Gesicht kommt. Gelingt die Auffindung auf diese Weise nicht, so führt die Eröffnung des Bauchfelles an der Douglasschen Falte, dicht oberhalb welcher der Blindsack liegt, häufig noch zum Ziel (Strohmeyer). Auch die Lösung des Sackes aus der Umgebung wird durch die Eröffnung des Peritoneum erleichtert. Die Isolierung wird möglichst stumpf mit einem Instrument oder dem Finger in genügender Ausdehnung vorgenommen, damit das Herabziehen ohne Spannung erfolgen kann. Das Herabholen der Ampulle ist dann selbst bei größerer Entfernung (9 cm) möglich, wie wir uns selbst in einem glücklich verlaufenen Falle überzeugen konnten. Nach ausreichender Freimachung wird das Rektum möglichst ohne Incision mit 2 anatomischen Pinzetten bis in die Dammwunde gebracht und hier mit einigen Nähten befestigt und dann eröffnet. Der Inhalt wird durch Druck auf den Bauch und durch Spülungen mit warmem, sterilem Wasser völlig entleert. Alsdann wird die Mastdarmschleimhaut in der Aftergegend ringsum mit der Haut vernäht und die übrige Haut durch weitere Nähte verschlossen. Die Schleimhaut-Hautnähte dürfen nicht unter Spannung stehen, da sie sonst durchschneiden, was in der Regel eine Narbenstriktur zur Folge hat. Durch ausreichende Mobilisierung schützt man sich vor dieser unangenehmen Folgeerscheinung; ist die Spannung trotzdem zu groß, so begnügt man sich lieber mit einem Sakralafter. Eine Verletzung des Blindsackes beim Lösen oder Herabholen läßt sich nicht immer vermeiden; bisweilen empfiehlt es sich sogar, den Blindsack oben zu eröffnen, wenn seine Lösung wegen der zu prallen Füllung unmöglich gemacht wird. Man säubert die Wundhöhle durch Berieselung mit sterilem Wasser oder physiologischer Kochsalzlösung und setzt nach provisorischem Schluß der Riß- oder Einschnittstelle durch Klemmen in der angegebenen Weise die Operation fort.

42*

Die Atresia recti, bei der der Afterteil vorhanden ist, erfordert
ein etwas anderes Vorgehen. Handelt es sich um eine membranöse Atresie
oder Stenose, so wird durch Spaltung und Abtragung des Häutchens das
Hindernis beseitigt. Einem Rückfall durch narbige Verengerung wird durch
Bougieren am besten mit einem Gummikatheter vorgebeugt. Trennt eine
stärkere Schicht den analen und rektalen Blindsack voneinander, so wird
von einem am hinteren Rande des Sphincter ani externus beginnenden
Sagittalschnitt aus der anale Blindsack an seiner hinteren Wand in ganzer
Ausdehnung gespalten, seine Wand unter Schonung der Sphinkterfasern
ausgelöst und das Rektum mobilisiert. Der so freigemachte Schlauch
wird dann durch den Sphinkterring durchgezogen, oberhalb der Verschlußplatte abgetragen und die Schleimhaut mit der Afterhaut vereinigt.

Nicht immer gelingt die Auffindung und Auslösung des Blindsackes
vom Damm aus. In einem solchen Falle schließt man nach vorheriger
Tamponade der Dammwunde nach dem Vorgehen von Macleod die Laparotomie an. Der Bauch wird in Beckenhochlagerung in der Mittellinie
oder der linken Fossa iliaca eröffnet und der leicht auffindbare Blindsack
in solcher Ausdehnung freigemacht, daß er wenigstens 6—7 cm heruntergezogen werden kann. Ist das Bauchfell nicht bereits schon vorher von unten her
eröffnet, so wird es jetzt unter Kontrolle eines in die Dammwunde eingeführten Fingers von oben her stumpf mit dem Finger oder der Kornzange
durchstoßen, wobei man sich in der Nähe des Kreuzbeines hält. Der Darm
wird dann durch Druck von oben und Zug von unten durch den Peri-
tonealschlitz bis zur Dammwunde durchgeführt. Behindert eine zu starke
Füllung des Blindsackes die Durchziehung zum Damm, so kann er nach
sorgfältiger Abdeckung der Bauchhöhle vorher durch eine Punktion oder
kleine Incision, die wieder verschlossen wird, entleert werden. Nach Schluß
der Bauchhöhle erfolgt die Weiterversorgung vom Damm aus in der bereits
angegebenen Weise.

Die Proktoplastik hat trotz längerer und schwieriger Operation eine
bedeutend geringere Mortalität als die Colostomie und vor dieser den
weiteren Vorzug, daß sie in den meisten Fällen sofort normale Verhältnisse
schafft. Die Colostomie ist dann am Platze, wenn selbst unter Eröffnung
der Bauchhöhle das Dickdarmende nur ungenügend beweglich gemacht werden
kann. Da beobachtet worden ist, daß nach einiger Zeit das Colon sich senkt,
so kann später unter Kontrolle einer in die Kotfistel eingeführten Sonde die
Proktoplastik nachgeholt werden. Auch in verschleppten Fällen mit elendem
Allgemeinzustand tritt die Fistel in ihr Recht.

Maßnahmen bei Vorhandensein innerer Fisteln. Bei der
Atresia ani urethralis wird nach Einführung einer Sonde in die Harnröhre
wie bei der einfachen Atresie vom Damm aus der Mastdarmblindsack aufgesucht und hinten und seitlich aus seiner Umgebung gelöst. Dann wird
der Fistelgang stumpf mit Finger, Pinzette oder geschlossener Cooperscher
Schere von der Vorderwand des Mastdarmes aus freipräpariert und nach Anlegen zweier Klemmen durchschnitten und unterbunden. Gelingt die Einführung einer Sonde in den Fistelgang von der Harnröhre aus, so wird
seine Freilegung wesentlich erleichtert. Nach Durchtrennung des Ganges
läßt sich das Dickdarmende ohne Spannung herabziehen. Ist der Fistelgang
eng, so genügt die einfache Unterbindung; bei größerer Weite empfiehlt es sich,
die Öffnung in der Harnröhre zu vernähen. Um die Naht ausführen zu
können, muß der Blindsack vorher entleert werden. Es folgt die Vernähung

der Mastdarmschleimhaut mit der Haut. Stößt die Auffindung des Fistelganges auf größere Schwierigkeiten, läßt sich aber der Blindsack so weit freimachen, daß er zum Damm herabgezogen werden kann, so begnügt man
sich mit der Eröffnung und Vernähung des Mastdarms am Damm, da man
den Selbstschluß der Fistel danach beobachtet hat; auch eine Blasenfistel
kann so ausheilen. Eine Eröffnung des Sackes in situ bei unmöglicher ausreichender Mobilisierung hat unfehlbar eine Narbenstenose und ein Fortbestehen der durch die Fistel drohenden Gefahren zur Folge. Die Beseitigung
der Fistel und Schaffung normaler Afterverhältnisse kann dann nur durch
die anzuschließende Laparotomie erfolgen.

Die Atresia ani vesicalis geht man am besten nach dem glücklichen
Vorgehen von Habs (Lotsch) von vornherein durch die Laparotomie an.
Nach Eröffnung der Bauchhöhle in der Mittellinie wird der Blindsack und
seine Verbindung mit der Blase isoliert, der Gang am Abgang vom Darm
abgebunden und die Blasenöffnung nach Durchtrennung des Ganges vernäht.
Dann geht man mit der einen Hand am Kreuzbein entlang bis auf den
Boden des kleinen Beckens und stößt vom Damm her nach vorheriger Incision der Haut einen dicken Troikart oder eine Kornzange dem Finger
im kleinen Becken entgegen. Nach genügender stumpfer Erweiterung des
künstlichen Ganges wird der Blindsack an dem Abbindungsfaden heruntergezogen und mit der Haut vernäht.

Maßnahmen beim Vorhandensein äußerer Fisteln. Zur Beseitigung der am häufigsten vorkommenden Atresia ani vestibularis
sind zahlreiche operative Wege eingeschlagen worden, die von Weiß zusammenhängend dargestellt sind. Meist wird nach einem von Rizzoli
angegebenen oder diesem ähnlichen Verfahren operiert. Nach Einführen
einer Sonde durch den Kanal in den Mastdarmsack wird der Damm von
der hinteren Kommissur der großen Schamlippen bis zum angedeuteten
Aftergrübchen gespalten. Die Mündung im Scheidenvorhofe wird umschnitten,
Gang und Ampulle aus der Umgebung losgelöst und die Mündung an die normale Stelle verlagert. Nachdem die hintere Scheidenwand vernäht und durch
einige versenkte Nähte ein Damm gebildet ist, wird die verlagerte Mündung
mit der Haut vernäht. Die durchschnittenen Fasern des Sphincter externus
werden durch zwei tiefgreifende Nähte vereinigt. Der Sphincter internus
wird bei diesem Vorgehen erhalten. Nach Nießner kann man auch den
Sphincter ani externus durch einen Längsschnitt freilegen, ohne ihn zu
durchtrennen. Dann umschneidet man die abnorme Darmmündung in der
Vulva, löst den Darm von diesem Schnitte aus, stößt durch den Ring des
Sphincter externus eine Kornzange, faßt mit dieser das Darmende und
zieht es durch den Sphinkterring nach außen. Hierauf folgt die Anheftung
an die Haut und die Naht der Vulvawunde. Da der Scheidenafter meist
weit ist, so läßt sich gewöhnlich eine dieser Methoden anwenden. Handelt
es sich um einen engen Gang, so muß dieser nach erfolgter Lösung bis in
die Ampulle hinein gespalten und dann die Schleimhaut mit der Haut vernäht werden. Zur Verschließung eines Scheidenafters bei gleichzeitig vorhandener normaler Afteröffnung empfiehlt sich ein von Rübsamen neuerdings angegebenes Verfahren, wenn man zu der einfachen Umschneidung,
Vernähung und Einstülpung kein Zutrauen hat oder ein solches Vorgehen
bereits mißglückt ist. Die Fistelöffnung wird in etwa $^1/_2$ cm Entfernung
kreisförmig umschnitten, gut beweglich gemacht, vernäht und durch eine
zweite in querer Richtung angelegte Nahtreihe, deren Fäden weiter als

Haltefäden dienen, nach dem Mastdarm zu eingestülpt. Der Fistelgang wird dann weiter kopfwärts freigemacht, so daß er sich mit dem Mastdarm zur Wunde herausziehen läßt. Nach Anlegung eines 3 cm langen Querschnittes vor dem After wird jetzt der Afterschließmuskel vorn genau freigelegt und von der Mastdarmwand in $1^1/_2$ cm Ausdehnung losgelöst. Darauf wird nach Durchstoßung der zwischen dem oberen und unteren Wundgebiete liegenden Gewebe die Nahtstelle mit Hilfe der langgelassenen Fäden hinter dem gelösten Schließmuskelabschnitt nach außen durchgezogen und diese mit einigen Nähten kopfwärts von der Nahtstelle an die vordere Darmwand angenäht. Die Fäden, mit denen die Fistelstelle versorgt wurde, werden an der Innenseite der Afterhaut angenäht. Es folgt die Versorgung der Scheidenwunde und Herstellung des Dammes.

Die Atresia ani perinealis, scrotalis und suburethralis bieten keine allzu großen operativen Schwierigkeiten. Der Mastdarmblindsack endet in nächster Nähe des Sphincter ani externus oder tritt sogar durch ihn hindurch, während die Fisteln dicht unter der Haut verlaufen. Man führt eine Sonde durch den Fistelgang bis in den Darm, spaltet die auf ihr liegenden Weichteile und näht die Schleimhaut an die Haut. Den Fistelgang überläßt man der allmählichen Überhäutung; noch besser ist es, ihn zu exstirpieren und die Haut durch Naht zu vereinigen.

Die angeborene kanalförmige Stenose sucht man durch elastische Bougies allmählich zu erweitern. Brüskes Vorgehen ist zu vermeiden, um nicht durch eine Schädigung der Kontinenz die bestehenden Beschwerden zu vergrößern, ohne die Obstipation zu beheben, die häufig weniger durch die Stenose als durch die Trägheit des Dickdarmes bedingt wird. Wenn man so nicht zum Ziele kommt, muß die regelrechte Proktoplastik ausgeführt werden.

Die Entstehung einer Narbenstriktur im Anschluß an die Proktoplastik, die auf dem Durchschneiden der Schleimhaut-Hautnähte beruht, vermeidet man am sichersten durch ein genügendes Herabholen des Mastdarmes bei Ausführung der Proktoplastik und durch eine zweckentsprechende Nachbehandlung. Man muß durch regelmäßige Spülungen mit lauwarmem Wasser die Aftergegend von Mekonium und Wundsekreten säubern und durch Einpudern für ihre Trockenhaltung sorgen. Droht trotzdem die Gefahr einer Stenosenbildung, so kann man ihr durch Einlegen eines Gummikatheters zu begegnen suchen. Im Notfalle bleibt nichts anderes übrig, als die Lösung des Mastdarmes und seine Vernähung mit der Haut zu wiederholen.

XIII. Behandlung der Hirschsprungschen Krankheit.

Die Prognose der Hirschsprungschen Krankheit ist recht ernst. Die interne Behandlung führt nur in seltenen Fällen zur Dauerheilung, wobei nach Hirschsprung die physiologische Rückbildung der kindlichen Flexur und die Verkürzung des Mesenterium eine wichtige Rolle spielen. Dagegen werden häufig erhebliche, leider nur selten längere Zeit anhaltende Besserungen erzielt, die wertvolle Zeit gewinnen lassen, die der Kräftigung der meist recht jugendlichen Kranken dient; gleichzeitig bereitet sie später notwendig werdende operative Eingriffe vor, denen immer, wenn irgend möglich, eine planmäßige interne Behandlung vorherzugehen hat. Die chirurgische Behandlung hat eine bemerkenswerte Besserung der Heilungsziffer gebracht. Sie ist dann angezeigt, wenn die internen Maßnahmen überhaupt versagen oder der anfängliche Erfolg Schwankungen unterworfen ist.

Ein zu langes Hinauszögern der Operation muß vermieden werden, damit der gehobene Kräftezustand nicht wieder verloren geht; deshalb ist auch bei anscheinendem Wohlbefinden der Kranken eine fortgesetzte Nachbeobachtung unerläßlich, um den günstigen Zeitpunkt zur Operation nicht zu versäumen.

Interne Behandlung. Diätetische Maßnahmen werden darauf hinzielen, schlackenreiche, mechanisch reizende, die Gasbildung begünstigende Nahrungsmittel auszuschalten. Es empfiehlt sich also im allgemeinen eine blande Diät. Doch gibt es auch Fälle, die ähnlich der funktionellen Obstipation besser auf eine vegetabilienreiche Kost (grüne Gemüse, Kohl, Obst) ansprechen; gegebenenfalls ist also ein Wechsel der Diätformen angebracht. Bei Säuglingen ist möglichst lange reine Brustnahrung zu geben.

Die medikamentöse Behandlung ist häufig machtlos. Starke Abführmittel dürfen, da sie erheblichen Schaden anrichten können, nicht gegeben werden; auch Calomel und Ricinus sind wegen ihrer kumulativen Wirkung bei längerem Gebrauche besser zu vermeiden. Milde Abführmittel, Pfefferminz, Fenchel, Rheum, Cascara sagrada, Regulin, Senna, salinische Wässer u. a. bilden, wenn sie für sich allein auch häufig versagen, wegen ihrer erweichenden Wirkung auf die eingedickten Kotmassen eine Unterstützung der Einlaufbehandlung. Auch die am Innervationsapparat des Darmes direkt angreifenden, peristaltikfördernden Mittel, Physostigmin oder Tinct. Strychni können bei peristaltischer Schwäche versucht werden. Opium, Atropin, Belladonna können in den Fällen Erfolg bringen, in welchen Krampfzustände des Darmes vorherrschen (Kredel, Schreiber); Meyers berichtet über 6 eigene Fälle, die sämtlich mit stärkearmer Nahrung und Atropin wesentlich gebessert oder geheilt sein sollen.

Die Einlaufbehandlung ist die Hauptwaffe der inneren Therapie. Eingedickte Kotmassen im Rektum müssen nicht selten vorher mit der Hand ausgeräumt werden. Bisweilen genügt das Einführen eines Fingers oder eines Darmrohres in genügender Höhe, um den Weg für die Gase freizumachen, deren Abgang auch durch Lagerung des Kranken in linke oder rechte Seiten-Bauchlage, völlige Bauchlage oder Knie-Ellenbogenlage erzielt werden kann. Die Einlaufbehandlung mit großen Mengen lauwarmen Wassers, dem Seife oder Glyzerin zugesetzt werden kann, ist längere Zeit planmäßig fortzusetzen; auch Öleingüsse sind von guter Wirkung; Einläufe von Thymollösungen sollen einer Zersetzung des Darminhaltes entgegenwirken. Die Einläufe führen nicht in jedem Falle eine Stuhlentleerung herbei, da sie nicht immer über die Knickungsstelle vordringen oder nach deren Überwindung durch den Ventilverschluß zurückgehalten werden; in solchen Fällen wird gewöhnlich das Ziel durch hohe Einführung eines Darmrohres oder Gummikatheters gemeinsam mit reichlicher Spülung erreicht. Warm empfohlen wird auch das Belassen des hoch eingeführten Darmrohres für längere Zeit (Dauerdrainage des Mastdarmes). Zu beachten ist, daß allzu rasche Entleerungen einen plötzlichen Tod herbeiführen können.

Erfolge bei konservativer Behandlung.

	Zahl der ges. Fälle	geheilt	gebessert od. ungeheilt	gestorben
Löwenstein	59	12 %	22 %	66 %
Neugebauer	136	6,6 %	52,4 %	68 %

Physikalisch-therapeutische Maßnahmen, Faradisation, Massage (Vorsicht wegen Berstungsgefahr), Bandagieren des Bauches, gymnastische Übungen, elektrische Bäder finden neben der übrigen Behandlung Anwendung.

Chirurgische Behandlung. In Fällen, wo Schließmuskelkrampf, Rektalklappen ursächlich von Bedeutung für die Erkrankung zu sein scheinen, kann ein kleiner Eingriff, Dehnung des Schließmuskels in Narkose, Spaltung desselben (Morris), Abtragen der Klappe (Läwen, Göbell) von Erfolg gekrönt sein. Für die Valvidotomie in höheren Abschnitten des Mastdarmes ist von Gant ein besonderes Instrument angegeben worden. Mit einem Proktoskop wird nach vorhergehender Reinigung des Darmes die Klappe eingestellt und mit Hilfe eines Applikators eine federnde Klemme angebracht, welche die Klappe zum Absterben bringt.

Beim völligen Versagen innerer Maßnahmen wird der dringenden Anzeige, den Darm zu entlasten und zu säubern, der Anus praeternaturalis gerecht. Die einfache Colotomie oder Colonfistel im Bereich der erkrankten Darmstrecke empfiehlt sich nicht, da sie ihren Zweck nur unvollkommen erfüllt und wegen des nachträglichen, durch die Darmwandverhältnisse bedingten Durchschneidens der Nähte eine ungewöhnlich hohe Sterblichkeit an Peritonitis aufweist. Die Anlegung einer Fistel am Coecum bringt diese Gefahr im allgemeinen nicht mit sich, da hier gewöhnlich normale Wandverhältnisse bestehen und der flüssigere Darminhalt eine genügende Tätigkeit der Fistel gewährleistet. Für gewöhnlich empfiehlt sich die Anlage eines künstlichen doppelläufigen Afters. Die Anlage des Afters auf der rechten Seite ist dann angebracht, wenn höhere Dickdarmabschnitte erkrankt sind oder man sich wegen schlechten Allgemeinzustandes mit einer einfachen Fistel begnügen will. Im allgemeinen wird der After besser auf der linken Seite angelegt, da von hier aus am besten die Säuberung des Darmes zu erzielen ist. Zugleich stellt auch die Vorlagerung der erkrankten Schlinge den ersten Akt der mehrzeitigen Resektion dar.

Die einfachsten intraabdominellen, bei der Hirschsprungschen Krankheit angewendeten Operationen sind die Anheftung der Sigmaschlinge an der vorderen Bauchwand (Colopexie) und die Raffung des Colon (Colorrhaphie). Mehrmals hat man sich auch mit dem Hervorholen und Aufrichten des S. romanum aus dem kleinen Becken begnügt in der Hoffnung, dadurch die Knickung dauernd zu beseitigen. Nur in einem Falle von Kredel, wo die in das kleine Becken eingepreßte Flexur selbst nach Entleerung durch Einschnitt nur mit Mühe hervorgehoben werden konnte, trat durch die Aufrichtung dauernde Heilung ein. Die Colepexie, die das Herabsinken der Flexur und den Wiedereintritt der Knickung verhüten soll, ist wiederholt ausgeführt worden (Kümmell, Frommer, Bertelsmann, Wodmer u. a.), weist aber hinsichtlich des Erfolges eine große Zahl von Versagern auf. Roux empfiehlt eine breite Anheftung der Schlinge an der Bauchwand, um ein späteres Ausziehen der Adhäsionen, das den Zweck der Operation zunichte macht, und die Gefahren einer solchen Strangbildung (Volvulus, Einklemmung) zu vermeiden. Zweifelhafte Ergebnisse verspricht auch die Colorrhaphie, die gewöhnlich mit der Anlage eines künstlichen Afters verbunden wurde. Die Raffung kann durch Längsfaltenbildung (Franke) oder durch zirkuläre Naht erfolgen (Tuffier). In dieses Gebiet gehört noch der Vorschlag Kredels, Längsovale unter Schonung der Schleimhaut aus dem kranken Darme zu exstirpieren. Ein Vorzug aller dieser Methoden besteht darin, daß sie keine Operationssterblichkeit haben.

Ein wirkliches Dauerresultat ist nur von den Operationen zu erwarten, die die Ausschaltung des kranken Darmabschnittes bewirken, Anastomose oder Resektion. Eine Zusammenstellung Neugebauers gibt Aufschluß über die Ergebnisse dieser Methoden.

	Zahl der Fälle	geheilt	gebessert oder ungeheilt	gestorben
Anastomose	33	39,4 %	33,3 %	27,3 %
Einzeitige Resektion	23	56,5 %	17 %	26 %
Mehrzeitige Resektion	20	90 %	5 %	5 %

Anastomosiert können werden der untere Flexurschenkel oder Mastdarm mit einem oberhalb der erkrankten Darmstrecke gelegenen, gesunden Dickdarmabschnitte oder einer unteren Ileumschlinge. Die Anastomose zwischen den beiden Fußpunkten der Sigmaschlinge, die einige Male ausgeführt wurde, gibt schlechte Resultate (H. Braun u. a.). Die Colosigmoideostomie oder Colorectostomie kann nur bei genügend langem Mesenterium ausgeführt werden; ihr Vorteil besteht darin, daß ein Teil des Dickdarmes erhalten bleibt, ihr Nachteil liegt in der unsicheren Naht von Colon mit Colon. Die Heilungs- und Sterblichkeitsziffer bei der Ileosigmoideostomie oder Ileorectostomie ist weit günstiger als bei den vorgenannten Anastomosen. Erschöpfende Durchfälle sind nicht allzu sehr zu fürchten, da sie nach einiger Zeit in feste Stühle übergehen; es entwickelt sich ein gewisser Gleichgewichtszustand zwischen Nahrungsaufnahme, Resorption und Eindickung, die Stickstoffausnützung leidet nicht (Schmidt). Mehrzeitiges Vorgehen, künstlicher After am Sigma, Anastomose und späterer Schluß des künstlichen Afters empfiehlt sich dann, wenn vor der Operation keine genügende Entleerung hat erzielt werden können, da die Anastomosierung bei gefülltem Darme unangenehmen Zwischenfällen begegnet ist. Die schlechteren Ergebnisse der Anastomose gegenüber der Resektion beruhen auf dem Zurücklassen der erkrankten Darmschlinge, in der sich trotz der Anastomose wieder Kot ansammeln und eindicken kann, ferner darauf, daß oberhalb der Knickungsstelle anastomosiert worden ist, so daß bei Anfüllung der Flexur der Ventilverschluß sich wieder einstellt. Auch die Gefahr des Volvulus wird nicht beseitigt, sogar durch Annäherung der Fußpunkte der Sigmaschlinge erhöht. Um die Wiederansammlung von Kot in dem um gangenen Darme zu verhindern, empfiehlt sich das Vorgehen Germers, der den kranken Darm durch Verengerung an seinem proximalen Ende einseitig ausschaltet.

Die Resektion zeitigt die besten Erfolge. Die mehrzeitige verdient vor der einzeitigen den Vorzug, weil der Eingriff wesentlich schonender ist, was bei dem jugendlichen Alter und dem mäßigen Kräftezustand der Kranken sehr zu beachten ist; auch wird die Gefahr der Perforationsperitonitis vermieden, wodurch die Operationssterblichkeit weiter herabgedrückt wird. Die einzelnen Akte sind: 1. Vorlagerung der erkrankten Schlinge mit Afterbildung, 2. Abtragen der Schlinge, 3. Abquetschen des Spornes, 4. Verschluß des künstlichen Afters. Da in den meisten Fällen die Erkrankung auf das S. romanum beschränkt ist, wird man häufig in dieser Weise vorgehen können. Sind größere Darmabschnitte, z. B. der ganze Dickdarm erkrankt, so wird man, wenn man sich nicht mit einer Anastomose begnügen oder des Invaginationsverfahrens bedienen will, zur intraabdominellen Resektion schreiten müssen. Die Wiederherstellung des Darmweges kann durch zirkuläre Vereinigung der Stümpfe, durch seitliche Anastomose mit Verschluß beider Stümpfe oder durch End-zu-Seit-Anastomose mit Verschluß des abführenden Stumpfes erfolgen; am häufigsten ist die zirkuläre Stumpfvereinigung vorgenommen worden. Verhindert ein zu großer Defekt die direkte Vereinigung der Stümpfe, so kommt die Anastomose einer unteren Ileumschlinge mit dem Rektum oder unteren Flexurabschnitt in Betracht. Als Sicherheitsventil kann der zentrale Stumpf als künstliches After in die Bauchdecke eingepflanzt werden (Hedlund). Versager, die auch bei der Resektion vorkommen, beruhen gewöhnlich auf dem Zurückbleiben der Knickungsstelle.

Enderlen (Schmidt) resecierte in der Weise einzeitig, daß er bei einem bis in die Nähe der Flexura hepatica reichenden Megacolon in der Nähe dieser Flexur nach Freimachen des Darmes durchtrennte und das zentrale Ende in die durch seitliches Herauslagern der schweren Sigmaschlinge gut angespannte unterste Flexur-Strecke End-zu-Seit einnähte. Dann wurde nach Abtrennung und Verschließung des Sigma durch Naht der kranke Darm abgetragen und der Stumpf übernäht; Mitfassen des Stumpfes in die Peritonealnaht sorgte für Anspannung des zurückbleibenden Sigmarestes.

Gute Erfolge verspricht das Invaginationsverfahren, welches unter Umständen die Resektion des ganzen Dickdarmes ohne die Gefahren der intraabdominellen Naht gestattet, wenn es gelingt, den Darm vor oder während der Operation durch Ausstreichen von seinen Kotmassen zu befreien. Bei der Hirschsprungschen Krankheit wurde es zuerst in einem Falle von Kümmell (Hoffmann), in größerem Maßstabe in etwa 20 Fällen bei Volvulus oder Riesendarm von Grekow (Lange) mit guten Erfolgen angewandt; Perthes entfernte auf diese Weise die untere Hälfte des Dickdarmes bis zur Mitte des Quercolon. Nach Eröffnung der Bauchhöhle wird zunächst der zu entfernende Dickdarmabschnitt, in den meisten Fällen also die Flexura sigmoidea vom Mesenterium gelöst; dann wird von einem Assistenten nach Dehnung des Afterschließmuskels ein hantelförmiger Kolben mit biegsamem Stiel (Perthes) oder ein mit starker Schnur versehener Murphyknopf (Grekow) in den Mastdarm eingeführt, von wo er von der Hand des Operateurs am besten in leichter Beckenhochlagerung bis zur Mitte des zu entfernenden Dickdarmabschnittes, also gewöhnlich bis zum Flexurscheitel emporgeführt wird; hier wird eine feste Umschnürung um Darm und Kolbenrinne oder unterhalb des Murphyknopfes angelegt, dann von dem Assistenten Stiel oder Schnur angezogen und so der losgelöste Darm invaginiert und vor den After gezogen, wobei die Hand des Operateurs von der Bauchhöhle aus nachhilft. Es folgt die Anlegung einer zirkulären Serosanaht am Halse der Invagination zwischen ein- und austretendem Rohre im kleinen Becken und Schluß der Bauchhöhle. Die Serosanaht am Halse der Invagination kann nach dem Grekowschen Vorgehen unterbleiben. Der Prolaps wird etwa 5 cm vor dem After abgetragen, die beiden Darmrohrstümpfe werden miteinander vernäht; die Nahtstelle läßt man dann am besten nach Einführen eines Darmrohres zurückschlüpfen. Hat man auf die Serosanaht am Invaginationshalse verzichtet, so geht man besser nach Grekow in der Weise vor, daß man nach Abtragen des Prolapses ein dickes Gummirohr in den Darm bis über die Invaginationsbasis hinauf vorschiebt, eine feste Umschnürung um Darm- und Gummirohr vor dem After anlegt und diese Stelle mit einigen Nähten an der Gesäßhaut befestigt. Das invaginierte Darmstück stirbt nach 6—12 Tagen ab und entleert sich mit dem Gummirohr.

XIV. Behandlung der zwei- und mehrfachen Verschlüsse.

Die Behandlung der zwei- und mehrfachen Verschlüsse setzt voraus, daß man ihr Vorhandensein erkennt. Aber gerade hier besteht die große Gefahr, daß nur ein Verschluß diagnostiziert wird und die übrigen Verschlüsse übersehen werden. Gegen diesen verhängnisvollen Zufall kann man sich im allgemeinen nur dadurch schützen, daß man bei Widerspruch zwischen klinischem und operativem Befund sich stets die Frage vorlegt, ob nicht ein ein zweiter Verschluß zur Erklärung herangezogen werden kann. Die systematische Absuchung des Darmes ist dann unbedingt notwendig. Nach Hochenegg soll bei gleichzeitigem Bestehen eines primären stenosierenden Dickdarmverschlusses und eines sekundären Dünndarmverschlusses die Hypertrophie der Darmwand bei gleichzeitig mangelnder Aufstauung des Schaltstückes ein Hinweis auf das Vorliegen eines kombinierten Verschlusses sein. Ferner muß es stutzig machen, wenn bei länger bestehendem Verschluß der Darm oberhalb der Verschlußstelle Auftreibung und Überfüllung vermissen läßt. Die speziellen Eingriffe zur Behebung der Verschlüsse sind sinngemäß nach den für die Behandlung der vorliegenden beiden Verschlüsse gültigen Regeln auszuführen.

XV. Behandlung des Darmverschlusses in der Schwangerschaft und im Wochenbett.

Eine größere Möglichkeit, den Verschluß auf unblutigem Wege zu beheben, besteht nur bei den Kompressionsverschlüssen des Mastdarmes durch den schwangeren Uterus. Läßt der Verlauf der Erkrankung einen solchen in Frage ziehen, so können Maßnahmen, die auf eine Beseitigung des Druckes hinzielen, Knieellenbogenlage, hohe Einführung eines Darmrohres und Einläufe versucht werden und von Erfolg begleitet sein (Texière, Fleischhauer). Von dem Versuch einer medikamentösen Behandlung mit Abführmitteln per os, Atropin und Physostigmin muß, wenn auch einige Heilungen verzeichnet sind, abgeraten werden, da durch sie die Aufstauung verstärkt, das Krankheitsbild verschleiert oder der notwendige Eingriff verzögert werden kann. Führen Lagewechsel und der diagnostische Einlauf nicht alsbald die gewünschte Entleerung herbei, so muß die Lösung des Verschlusses auf operativem Wege vorgenommen werden. Unnötiges Hinauszögern der Operation nach Erkennen der Sachlage verschlechtert die Prognose noch mehr, die sich beim Verschluß in der Schwangerschaft wegen der durch die schwierigere Diagnose bedingten Verschleppung und wegen der durch das Bestehen der Schwangerschaft erschwerten Operation an und für sich schon ungünstiger als sonst gestaltet. Bei zeitiger Vornahme der Operation dürfen wir jedoch mit einem höheren Heilungssatze rechnen, als ihn die auch die älteren Beobachtungen enthaltende Statistik Ludwigs aufweist, die unter 89 Fällen eine Sterblichkeit von $55\,^0/_0$ verzeichnet. Im besonderen ist natürlich auch die Voraussage für den einzelnen Fall von der Verschlußform abhängig.

Die aus der Art des Verschlusses sich ergebenden Maßnahmen sind in den einschlägigen Abschnitten erörtert. Hier ist noch das Verhalten zu der bestehenden Schwangerschaft zu berücksichtigen. Die Fragen, ob zuerst die Schwangerschaft oder zuerst der Verschluß zu beseitigen ist, ob nach operativer Lösung des Verschlusses die Gebärmutter unberührt bleiben oder entleert werden soll, und auf welchem Wege die Entleerung vorzunehmen ist, werden nicht völlig einheitlich beantwortet. Auf der einen Seite fordert man, da in $^2/_3$ bis $^3/_4$ der Fälle infolge des Verschlusses oder der Operation doch eine Fehl- oder Frühgeburt erfolgt (Essen-Möller), wenigstens für die über 3 Monate alten Schwangerschaften wegen der Operationserleichterung und besseren Übersicht über die Bauchhöhle bei verkleinertem Uterus zunächst die Beseitigung der Frucht und dann anschließend die Operation, wenn keine Besserung eintritt (Hohorst). Hellström und Bovin empfehlen die Entleerung vor der Operation nur dann, wenn deutliche Zeichen einer allgemeinen Peritonitis vorliegen, sonst zunächst die Operation des Darmverschlusses und nötigenfalls im Anschluß daran die Entleerung des Uterus durch den abdominalen Kaiserschnitt. Die meisten (L. Meyer, Ludwig, Fleischhauer, Handorn, E. König, H. Dietrich u. a.) vertreten die Ansicht, daß zuerst der Darmverschluß angegriffen werden muß, wobei vor allem der Gesichtspunkt maßgebend ist, daß durch die Verschiebung des Bauchinhaltes bei vaginaler Entbindung leicht eine Zerreißung eingeklemmter, vielleicht brandiger Darmteile eintreten kann.

Auch wir halten es wegen der möglichen Verletzung von Darmschlingen und wegen der Gefahr, daß man nach erfolgter Entbindung durch das zunächst eintretende Erleichterungsgefühl die notwendige Operation hinauszögert, für richtig, den Bauchschnitt vorzunehmen und nicht vorher vaginal zu entleeren. Den Schnitt legt man am besten in allen Fällen in der Mittellinie an, da von hier aus die Orientierung in der Bauchhöhle am sichersten ist und nötigenfalls der Uterus zur Gewinnung eines besseren Überblicks vorgewälzt werden kann. Ist auch nach Vorwälzen des Uterus keine genügende Übersicht zu gewinnen, so kann man sich diese durch Entleerung des Uterus mittels des Kaiserschnittes verschaffen. Die Klarstellung der Verschlußart ist notwendig und man darf sich nicht, wie es Vautrin in mehreren Fällen, wenn auch mit Erfolg, getan hat, ohne eine solche mit der Anlegung einer Coecalfistel begnügen. In den jüngeren Schwangerschaftsmonaten beschränkt man sich auf die Beseitigung des Verschlusses und läßt die Schwangerschaft selbst unangetastet, wobei man jedoch mit einer spontanen Fehlgeburt rechnen muß. Nur in den Fällen, in denen der schwangere Uterus selbst durch Druck auf den Mastdarm, wie es verhältnismäßig häufig um den 4. Monat herum der Fall ist, die Ursache des Verschlusses ist, ist die künstliche Entleerung des Uterus angezeigt, die in den frühen Monaten am besten nach Verschließung der Bauchhöhle auf vaginalem Wege erfolgt; es kann aber auch der Versuch der Erhaltung der Schwangerschaft gemacht werden, daß man zunächst durch Anlegung einer Coecalfistel dem Kot Abfluß verschafft, bis durch die Beseitigung der Aufstauung und Kräftigung der Darmwand und infolge der mit dem weiteren Wachstum des Uterus abnehmenden Druckwirkung im Beckeneingang der natürliche Weg sich wieder herstellt. Bei dem durch Kompression des Mastdarmes durch den puerperalen Uterus hervorgerufenen Verschluß ist die Coecostomie oder Colostomie das Verfahren der Wahl. Am Ende der Schwangerschaft ist bei einem Kompressionsverschluß durch den schwangeren Uterus die sofortige

Entbindung notwendig, die bei noch nicht eröffneten Geburtswegen am besten durch den Kaiserschnitt erfolgt; erscheint die Keimfreiheit der Uterushöhle nicht sicher, so wird man besser nach Schluß der Bauchhöhle die Entbindung auf natürlichem Wege, wenn nötig mit Hilfe des vaginalen Kaiserschnittes vornehmen. Bei den anderen Verschlußarten muß über die Entleerung des Uterus von Fall zu Fall ohne Rücksichtnahme auf das Kind entschieden werden; in den meisten Fällen dürfte bei geschlossenen Geburtswegen der Kaiserschnitt das schonendste Vorgehen für die Frauen sein, da der längere Eingriff durch die leichtere Verschließung der Bauchwunde, durch die Entlastung der Bauchhöhle und durch die Ersparung der Gebärarbeit, die erhebliche Anforderungen an die Kräfte der geschwächten Frauen stellt, da die Geburtswehen gewöhnlich bald im Anschluß an die Laparotomie einsetzen, reichlich aufgewogen werden. Sind die Geburtswege eröffnet und erscheint die Keimfreiheit der Uterushöhle nicht sicher, so wird man nach Schluß der Bauchhöhle auf natürlichem Wege entbinden.

XVI. Die Behandlung der funktionellen Wegstörungen des Darmes.

Die große Gruppe der im Verlauf der Peritonitis auftretenden, funktionellen Wegstörungen des Darmes sind wegen ihrer vielen Beziehungen zu den funktionell-mechanischen Verschlüssen bereits S. 590 besprochen worden.

Die nicht bakteriell bedingten, direkt oder reflektorisch ausgelösten Wegstörungen des Darmes, welche nach Operationen, Verletzungen, sowie im Verlauf verschiedener anderer Erkrankungen vorkommen, erfordern nur dann eine Operation, wenn eine starke Aufstauung oder Auftreibung vorhanden ist. Das ist bei nichtbakteriellen, rein funktionellen Wegstörungen nur selten der Fall. Praktisch wird man trotzdem recht häufig in die Lage versetzt, eine aufklärende Laparotomie bei Vorhandensein derartiger Wegstörungen auszuführen, weil die Differentialdiagnose gegenüber einer mechanischen, entzündlich mechanischen oder einer funktionell-peritonitischen Verschließung oft nicht zu stellen ist, und die Verantwortung für das Unterlassen einer aufklärenden Laparotomie bei gleichzeitigem Verdacht eines mechanischen Verschlusses oder eines sonstigen Entzündungsprozesses in der Bauchhöhle nicht getragen werden kann.

Die leichten Formen der nicht bakteriell bedingten Atonie sind für die interne Therapie ein dankbares Feld und ebenso wie die leichten peritonitischen Wegstörungen zu behandeln. Schwerer, durch Darmatonie bedingter, fortschreitender Meteorismus ist je nach der größeren oder geringeren Beteiligung des Dünn- oder Dickdarmes mit der Dünn- oder Dickdarmpunktion oder -fistel in der üblichen Weise zu behandeln. Manchmal ist die Behandlung eines hochgradigen, funktionellen Meteorismus, wie er z. B. im Verlauf von Pneumonie und Urämie auftritt, ebenso aussichtslos wie bei der peritonitischen Lähmung.

Wie wir gesehen haben, sind schwere Fälle von Darmspasmus bei den erwähnten Krankheitsprozessen erheblich seltener und meist wegen der Geringfügigkeit der Erscheinungen an sich kein Operationsgrund. In einer Reihe von Fällen ist der Darmspasmus ein zufälliger Nebenbefund und hat auch hier keine besonderen Maßnahmen nötig gemacht. Löst sich ein Darmspasmus bei der Operation nicht vollständig, so berieselt man am besten den Darm mit warmer Kochsalzlösung und bekämpft nachträglich den Spasmus mit Atropin (0,0005).

Anders in den Fällen, in denen wegen stärkerer Verschlußerscheinungen in der Annahme eines mechanischen Verschlusses operiert werden mußte. Findet sich hier bei der aufklärenden Laparotomie ein Spasmus als Grund der Wegstörung, so hängt das weitere Vorgehen davon ab, ob die Aufstauung oberhalb von ihm sehr hochgradig ist. Bei stärkerer Auftreibung des zuführenden Darmes ist die Anlegung einer Enterostomie zu empfehlen, falls der Spasmus sich nicht unter den Händen des Operateurs löst, und falls nicht der Übertritt von Inhalt in den abführenden Darm unter den Augen des Operateurs erfolgt. Seine Lösung kann man auch hier durch Spülung mit warmer Kochsalzlösung unmittelbar unterstützen und seiner Wiederkehr mit Atropin entgegenarbeiten. Unter besonderen Umständen, z. B. bei dem mehrfach nach Gastroenterostomie (Körte) beobachteten Darmspasmus kommt die Enteroanastomose zwischen zu- und abführendem Schenkel neben der Jejunostomie in Betracht. Ebenso kann gegebenenfalls bei rezidivierendem Spasmus tiefer gelegener Dünndarmabschnitte die Enteroanastomose erforderlich werden (Körte). Daß auch umgekehrt die Entfernung eines Drains aus einer länger bestehenden Jejunumfistel genügen kann, um den Spasmus zu lösen, lehrte uns eine eigene Beobachtung (s. S. 424).

Die gleichen Gesichtspunkte gelten für die Behandlung der funktionellen Passagestörungen des Darmes bei Neuropathen und Hysterischen. Ist man davon überzeugt, daß es sich um eine funktionelle Wegstörung bei Hysterie handelt, so soll man bei derartigen Kranken mit der Operation äußerst zurückhaltend sein, da erfahrungsgemäß der Spasmus und der Meteorismus meist auf unblutigem Wege sich lösen lassen. Ist die Entscheidung gegenüber einem mechanischen Verschluß oder einem schweren, intraabdominellen Entzündungsprozeß nicht zu fällen, oder erreicht die Aufstauung starke Grade, dann muß auch bei derartigen Kranken die Sachlage durch die Laparotomie aufgeklärt werden, denn wir dürfen sie ebensowenig wie die anderen Kranken der Gefahr des Fortbestehens eines mechanischen Verschlusses aussetzen. Bei negativem Befund am Darm ist die Operation abzubrechen und nur bei hochgradiger Aufstauung und Auftreibung oberhalb eines unlöslichen Spasmus die Enterostomie auszuführen.

Auf die äußerst schwierige Stellungnahme gegenüber vielfach operierten Neuropathen haben wir schon S. 430 hingewiesen. Spezielle technische Winke lassen sich hier nicht geben. Nur die größte Zurückhaltung bei der Indikationsstellung und große Vorsicht in der Auswahl des speziellen technischen Vorgehens können uns davor schützen, durch Operationen zu einer weiteren Verwirrung der Lage beizutragen.

Zahlenmäßige Angaben über die Notwendigkeit operativer Eingriffe und ihre Erfolge lassen sich bei den eben besprochenen funktionellen Wegstörungen ebensowenig bringen wie bei den peritonitischen. Für die Bewertung des Enterospasmus ist es von Wichtigkeit, daß ein so erfahrener Chirurg wie Körte sich immerhin in 24 Fällen der verschiedensten Ätiologie veranlaßt sah, zu operieren. Elfmal beschränkte er sich auf die einfache Laparotomie. Siebenmal wurde eine Fistel, sechsmal eine Enteroanastomose ausgeführt; 4 Kranke starben.

Eigene Beobachtung: 28jährige, schwer hysterische Frau, bereits mehrfach operiert, kommt wegen Blasensteinleidens zur Aufnahme. Das Abdomen zeigt mehrere Operationsnarben. Morphium und Veronalmißbrauch. Die Kranke drängt auf eine Operation, die wegen der schweren hysterischen Erscheinungen abgelehnt wird. Nach manueller Dilatation der Harnröhre und Füllen der Blase mit Kochsalzlösung werden mehrere Gallensteine aus der Blase spontan entleert. Bald danach Vortäuschen eines Darmverschlusses; angeblich fehlen Stuhl und Winde seit einigen Tagen. Leib leicht aufgetrieben; Vortäuschen von Fieber. Da der Wunsch der Kranken, operiert zu werden, nicht erfüllt wird, maniakalische Erregungszustände, daher Verlegung in eine Irrenanstalt zur Beobachtung. Nach der Entlassung aus derselben wurde die Patientin angeblich wegen Darmverschlusses anderwärts operiert. Bei erneuter Aufnahme wegen Darmverschlusses steht wieder der objektive Befund im Widerspruch mit den Beschwerden, so daß auch diesmal die gewünschte Operation abgelehnt wird. Auf Einlauf reichlich Stuhlgang. Wegen starker Erregungszustände Verlegung in die Irrenanstalt.

Weitere Beispiele s. S. 430 und 531.

XVII. Behandlung der Wegstörungen bei Verstopfung der Mesenterialgefäße.

Da die Diagnose auf Verstopfung der Mesenterialgefäße in der Mehrzahl der Fälle nicht mit Sicherheit gestellt werden kann, muß die Entscheidung auf Grund der allgemeinen Lage gefällt werden. Lassen schwere abdominelle Reizerscheinungen mit gleichzeitigem Darmverschluß oder Abgang blutiger, diarrhöischer Stühle den Verdacht auf eine Verstopfung der Mesenterialgefäße aufkommen, so ist damit die Indikation zum Eingriff gegeben, weil er unter den gegebenen Verhältnissen die einzige, wenn auch geringe, Aussicht für die Erhaltung des Lebens gibt. Eine Einschränkung findet die operative Indikationsstellung darin, daß — wie wir gesehen haben — viele dieser Kranken im Verlauf einer an sich hoffnungslosen Erkrankung von einer Mesenterialgefäßverlegung betroffen werden. Im übrigen sind die für die schweren zerstörenden Formen des mechanischen Darmverschlusses gegebenen Richtlinien zur Anwendung zu bringen. Mit Reich stehe ich auf dem Standpunkt, daß die Probelaparotomie bei den mesenterialen Zirkulationsstörungen geboten ist, weil nur durch sie die sichere Diagnose, die Ausdehnung des Infarktes und die Heilbarkeit des Prozesses festgestellt werden kann. Da nur bei noch nicht ausgebildeter Gangrän überhaupt eine nennenswerte Heilungsaussicht vorhanden ist, die Gangrän aber in kürzester Zeit eintreten kann, so muß ohne Zeitverlust operiert werden. Daran kann der Umstand nichts ändern, daß der Verlauf auch ein schleichender sein und die Gangrän spät eintreten kann. Handelt es sich um Kranke in sehr schlechtem Zustande, so ist es bei sehr ausgedehnter Gangrän besser, die Operation abzubrechen, da die Resektion doch keinen Nutzen mehr verspricht.

Bei leicht infarzierter, aber in der Lebensfähigkeit nicht bedrohter Darmwand und bei durchgängigem Darmlumen kann ausnahmsweise ebenfalls der Verzicht auf weitere Maßnahmen am Darm richtig sein. Die Gefahr einer späteren Stenose ist kein ausreichender Grund zur Steigerung des operativen Risikos durch die Darmresektion in diesem Stadium. In allen übrigen Fällen muß reseziert, die Vereinigung durch Naht auf jeden Fall hinzugefügt werden, sobald die Infarzierung oder Gangrän das Jejunum mit betrifft. Bei Ileum- und Ileum-Colongangrän ist es aber auch wieder wegen der großen Gefährdung der Kranken besser, mehr wie bisher auf die Anlegung des Anus

arteficialis zurückzugreifen. Die Ausdehnung der Gangrän in vielen Fällen
der Mesenterialgefäßtrombose, die Schwierigkeit der Bestimmung der Grenze
zwischen lebensfähigem und dem Tode verfallenem Darm steigern die Gefahr
der Operation so sehr, daß man sie nicht noch mit der Gefahr der Nahtinsuffizienz belasten könnte. Wird zur Naht geschritten, so soll man die
Seit-zu-Seitvereinigung und nicht die zirkuläre Naht wählen.

Nach Reichs umfassender Statistik liegen bisher Mitteilungen über
91 operierte Kranke mit Mesenterialgefäßtrombose vor. Von ihnen wurden
nur 18 geheilt, während 73 starben. Bei den 73 Gestorbenen wurden folgende
Operationen ausgeführt:

> Probelaparotomie: 32 mal.
> Anus arteficialis, bzw. Fistel ohne Vorlagerung der Schlingen: 10 mal.
> Resektion und primäre Naht: 13 mal.
> Resektion und Anus arteficialis: 7 mal.
> Vorlagerung und Anus arteficialis: 3 mal.
> Enteroanastomose: 4 mal.

Bei den 18 überlebenden Kranken wurde stets die Resektion ausgeführt,
in 9 Fällen außerdem noch eine Fistel angelegt. Meist war der gangränöse
Darm scharf vom gesunden abgesetzt, die größte resezierte Strecke betrug
3,20 m Ileum. Erwähnt sei, daß Kölbing bei hohem Jejunalinfarkt nach
der Resektion das jejunale Ende des Darmes in den Magen einpflanzte und
das duodenale Ende blind verschloß.

Literaturverzeichnis.

(Arbeiten mit zahlreichen Literaturangaben sind mit L bezeichnet.)

A. Allgemeine Pathologie und Symptomatologie.

Albeck: Arch. f. klin. Chirurg. Bd. 65. — Albu: Über Autointoxikation d. Intestinaltraktus. Berlin 1895. — Anschütz: Arch. f. klin. Chirurg. Bd. 68, H. 1. 1902. — Bacon, Auslow, Eppler: Intestinal obstruction. Ann. of surg. Bd. 3, Nr. 3. 1921; refer. Zentralorg. f. d. ges. Chirurg. u. i. Grenzgeb. Bd. 17, S. 34. — Baracz: Arch. f. klin. Chirurg. Bd. 58. — Bayer: Zur Diagnose des Darmverschlusses. Prag. med. Wochenschr. 1898, Nr. 48 u. 49. — Bayliss u. Starling: The movement and innervation of the small intestine. Journal of Physiol. Bd. 24, S. 99. 1899; Bd. 26, S. 725. 1902; Ergebnisse d. Physiol. Bd. 1, 2. Abt., S. 440. 1902. — Bechterew u. Mislawsky: Du Bois-Reymonds Archiv 1899, Suppl. S. 243. — v. Bergmann u. Lenz: Über Dickdarmbewegungen des Menschen. Dtsch. med. Wochenschr. 1911, Nr. 31ᵣ — v. Bergmann: Das Schmerzproblem d. Eingeweide. Verhandl. d. dtsch. Gesellsch. f. Chirurg. 1922. — Bernstein: Zit. n. Leichtenstern l. c. — v. Bezold: Zit. n. Leichtenstern l. c. — Bloch: Fortschr. auf d. Geb. d. Röntgenstr. Bd. 17; Antiperistaltik des Dickdarms. Med. Klinik 1911, S. 279. — Böse und Heyrovsky: Dtsch. Zeitschr. f. Chirurg. Bd. 102, S. 183. 1909; Zentralbl. f. Chirurg. 1909, S. 60. — Bolognesi: Experimentelles über Blutbeschaffenheit; Journ. de phys. et de pathol. général. Paris 1911, Nr. 2. — Borszeky u. Genersich: Lokaldiagnose der inneren Darmokklusion u. Autointoxikation. Bruns Beiträge z. klin. Chirurg. Bd. 36. 1902. — Bouchard: Leçons sur les autointoxications dans les maladies. Paris 1887. — Brandl u. Tappeiner: Schmiedebergs Arch. Bd. 26, S. 177. 1889. — Braun, W.: Zur Pathologie u. Therapie des Darmverschlusses. Bruns Beitr. z. klin. Chirurg. Bd. 41 S. 760. — Braun u. Boruttau: Experimental kritische Untersuchungen über den Ileustod. Dtsch. Zeitschr. f. Chirurg. Bd. 96; Zur Frage des Ileustodes u. der Ileustherapie. Dtsch. med. Wochenschr. 1909, Nr. 32; Zur Sensibilität des Darmes. Ref. Med. Klinik 1910, Nr. 32. — Braun und Seidel: Klinisch experimentelle Untersuchungen zur Frage der akuten Magenerweiterung. Mitt. a. d. Grenzgeb. d. Med. u. Chirurg. Bd. 17, Heft 5. 1907. — Breslauer: Die Sensibilität der Bauchhöhle. Bruns Beitr. z. klin. Chirurg. Bd. 121, S. 301. 1920; Dtsch. Zeitschr. f. Chirurg. Bd. 150, H. 1 u. 2. — Brüning: Zentralbl. f. Chirurg. 1921, S. 1760. — Brüning, F., u. E. Gohrbrandt: Berl. klin. Wochenschr. 1921, Nr. 45, S. 1431; Dtsch. med. Wochenschr. 1921, Nr. 22; Arch. f. klin. Chirurg. Bd. 116. — Buchbinder: Dtsch. Zeitschr. f. Chirurg. Bd. 55. — Cannon: Journal of the American medical association 1907. S. 840; Americ. Journ. of physiol. Bd. 6, Nr. 5. 1902. — Cannon u. Murphy: Darmkanal und Magenbewegungen. Ref. Zentralbl. f. Chirurg. 1909, S. 1538. — Casabona: Clin. chir. 1911, Nr. 5; Ref. Hildebrands Jahresberichte 1911, S. 566 u. 1363. — Clairmont u. Ranzi: Autointoxikation bei Ileus. Arch. f. klin. Chirurg. Bd. 73. S. 696. — Cohn, M.: Dtsch. med. Wochenschr. 1911, Nr. 25 u. 28. — Combe: Die intestinale Autointoxikation u. ihre Behandlung. Deutsch von Wegele, Stuttgart 1909. — Dogiel u. Jorries: Arch. f. mikroskop. Anat. Bd. 52. 1898; Arch. f. Anat. u. Physiol. 1899, anat. Abt. — Eiberg-Belleville: Ann. of surg. Bd. 74, Nr. 5. 1921. — Ellis, Ann. of surg. Bd. 75, Nr. 4. — Emminghaus: Münch. med. Wochenschr. 1894, Nr. 5 u. 6. — Enderlen u. Hotz (L): Über die Resorption bei Ileus und Peritonitis. Mitt. a. d. Grenzgeb. d. Med. u. Chirurg. Bd. 23. — Enderlen u. Heß: Antiperistaltik. Dtsch. Zeitschr. f. Chirurg. Bd. 59, S. 240. — Enderlen u. Justi: Mitt. a. d. Grenzgeb. d. Med. u. Chirurg. Bd. 10. 1902. — Esau, Arch. f. klin. Chirurg. Bd. 92, Heft 1. 1910; Bruns Beiträge zur klin. Chirurg. Bd. 60. — Ewald: Klinik der Verdauungskrankheiten, Berlin 1902. — Exner: Pflügers Arch. 102, Bd. 89, S. 253. — Falloise: Arch. inernat. de physiol. Bd. 5, S. 159. 1907. — v. Frey: Wien. klin. Wochenschr. 1892, Nr. 43. — Friedländer:

Arch. f. klin. Chirurg. Bd. 72, S. 1. 1904. — Fröhlich, A., u. A. H. Meyer: Zur Frage der viszeralen Sensibilität. Klin. Wochenschr. 1922, S. 1368. — Gangolphe: Association française de chirurgie VII congrès, Paris 1893, S. 487. — Garbarini: Dell' asaortimonto intestinale nell' ileo. Clinica chirurgia 1899, Nr. 10; Ref. Zentralbl. f. Chirurg. 1901, Nr. 17. — Goldscheider: Zur Frage der Schmerzempfindlichkeit des viszeralen Sympathicusgebietes. Dtsch. Zeitschr. f. Chirurg. Bd. 95. — Goltz: Virchows Arch. Bd. 26, S. 1 u. Bd. 28, S. 428. 1863. — v. Greyerz: Dtsch. Zeitschr. f. Chirurg. Bd. 77. 1905. — Grützner: Dtsch. med. Wochenschr. 1894, Nr. 48; Arch. f. d. ges. Physiol. Bd. 71. 1898; Dtsch. med. Wochenschr. 1899, S. 239. — Guibé: Presse méd. 1909, Nr. 27, S. 233; Ref. Hildebrands Jahresberichte 1909, S. 818. — Gurlt: Geschichte der Chirurgie. Berlin 1898.— Hamburger: Arch. f. Anat. u. Physiol. 1896, phys. Abt. S. 126. — Hamburger u. Hekma: Journal de physiol. et d. pathol. Bd. 4, S. 805. 1902. — Hartwell u. Hoguet: Americ. journ. of the med. sciences Bd. 143. 1912; Ref. Zentralbl. f. Chirurg. 1914, S. 451. — Heidenhain: Arch. f. klin. Chirurg. Bd. 65. — Helmburger u. Martina: Dtsch. Zeitschr. f. Chirurg. Bd. 74. — Herczel: Zeitschr. f. klin. Med. Bd. 9. 1886. — Hertz: The sensibility of the alimentary canal London 1911. Ref. Zeitschr. f. d. ges. Neurologie u. Psychiatrie Bd. 4. 1912. — Hoffmann, V.: Zur Frage der Schmerzbahnen des vegetativen Nervensystems. Dtsch. med. Wochenschr. 1920; Über Sensibilität innerer Organe. Mitteil. a. d. Grenzgeb. d. Med. u. Chirurg. Bd. 32, S. 317. 1920. — Holzknecht: Berl. klin. Wochenschr. 1911, S. 158. — Hotz (L): Beiträge zur Pathologie der Darmbewegungen. Mitteil. a. d. Grenzgeb. d. Med. u. Chirurg. Bd. 20. 1909. — Hoxie: Zentralbl. f. Chirurg. 1912, S. 1282. — Kader: Dtsch. Zeitschr. f. Chirurg. Bd. 33, S. 37 u. 214. 1891/92. — Kaoru Omi: Pflügers Arch. f. d. ges. Physiol. Bd. 126, S. 428. 1909. — Kappis: Beiträge zur Frage der Sensibilität der Bauchhöhle. Mitt. a. d. Grenzgeb. d. Med. u. Chirurg Bd. 26, Heft 3, S. 493. 1913; Sensibilität und lokale Anästhesie im chirurg. Gebiet d. Bauchhöhle m. besond. Berücksicht. d. Splanchnicus-Anästhesie. Bruns Beiträge z. klin. Chirurg. Bd. 115, Heft 1, S. 161. 1919. Über Ursache u. Entstehung der Bauchschmerzen. Med. Klinik 1920, Nr. 16. — Kast u. Meltzer: Die Sensibilität der Bauchorgane. Mitt. a. d. Grenzgeb. d. Med. u. Chirurg. Bd. 19. 1909. — Kästle: Ges. f. Morph. u. Phys. in Münch., Nov. 1911. — v. Kertecz: Zur Frage vom Mechanismus der Darmstrangulation; Dtsch. med. Wochenschr. 1903, Nr. 23; Der Mechanismus der inneren Darmstrangulation; Berl. klin. Wochenschr. Bd. 52. 1904. — v. Khautz: Arch. f. klin. Chirurg. Bd. 88. — Kirschner u. Mangold: Mitt. a. d. Grenzgeb. d. Med. u. Chirurg. Bd. 23, S. 446. — Kirstein: Experimentelles zur Pathol. d. Ileus. Dtsch. med. Wochenschr. 1889, Nr. 49. — Krehl: Pathologische Physiologie 1921. — Kuhlenkampff: Zur allgem. Diagnostik der Baucherkrankungen. Dtsch. med. Wochenschr. 1920, Nr. 14 u. 15; Dtsch. med. Wochenschr. 1921, Nr. 35. — Kukula: Autointoxikation bei Darmokklusion. Arch. f. klin. Chirurg. Bd. 63, S. 773. — Kutscher u. Seemann: Zeitschr. f. Physiol. Bd. 34, S. 528; Mitt. a. d. Grenzgeb. d. Med. u. Chirurg. Bd. 10, S. 473. 1902. — Langley: The autonomic nervous system. Cambridge: W. Heffter Sons 1921; ref. Klin. Wochenschr. 1922, I. Jg., S. 2257. — Laouri: Arch. of internal. med. Bd. 27, Nr. 5, S. 620—628. — Mc. Lean u. Andries: Experiment. Ileus. Journ. of the Americ. med. assoc. 2. Nov. 1912. — Leichtenstern (L): Verengerungen, Verschließungen u. Lageveränderungen des Darms. von Ziemssens Handbuch Bd. 7. 1876; Zur Pathologie des Ileus. Verhandl. d. VII. Kongr. f. inn. Med. Wiesbaden 1889. — Lennander: Beobachtungen über die Sensibilität in der Bauchhöhle. Mitteil. a. d. Grenzgeb. d. Med. u. Chirurg. Bd. 10, S. 38. 1902; Sensibilität in der Bauchhöhle. Zentralbl. f. Chirurg. 1901, Nr. 8; Dtsch. Zeitschr. f. Chirurg. Bd. 73. 1904; Mitt. a. d. Grenzgeb. d. Med. u. Chirurg. Bd. 15, S. 465; Mitt. a. d. Grenzgeb. d. Med. u. Chirurg. Bd. 16, Heft 1. 1906. — Lenz: Dtsch. med. Wochenschr. 1911, Nr. 31. — Lewandowsky: Die Funktionen des zentralen Nervensystems 1907. Berlin; Hysterie, Springer 1911. Berlin: Springer. — Ludwig u. Asp: Beobacht. üb. Gefäßnerven. Aus d. phys. Inst. zu Leipzig. Bericht der math.-phys. Kl. d. k. sächs. Ges. der Wissensch. 1867, S. 135 ff. — Magnus, Alsleben: Hofmeisters Beiträge z. chem. Physiol. u. Pathol. Bd. 6, S. 502. 1904. — Magnus, R.: Pflügers Arch. f. d. ges. Physiol. Bd. 102, S. 123 u. 243. 1904. — Mall: Johs. Hopkins hosp. reports Bd. 1 u. 37, Baltimore 1896. — v. Manteuffel, Zoege: Zur Diagnose u. Therapie des Ileus. Arch. f. klin. Chirurg. Bd. 41, S. 565. 1891. — Marogna: Ref. Zentralorgan f. d. ges. Chirurg. u. i. Grenzgeb. Bd. 12, H. 3. — A. Meltzer u. Auer: Zentralbl. f. Physiol. Bd. 21. 1907. — Meltzer: The nature of Choc; Arch. of internal med. Bd. 1, S. 571. 1908. — Meyer, A. W.: Experimentelle Untersuchungen üb. die Sensibilität von Magen u. Darm. Dtsch. Zeitschr. f. Chirurg. Bd. 151, Heft 3 u. 4, S. 153. 1919. — Müller, L. R. (L): Die Darminnervation. Dtsch. Arch. f. klin. Med. Bd. 105, S. 1, 1912; Über die Empfindung in unseren inneren Organen. Mitteil. a. d. Grenzgeb. d. Med. u. Chirurg. Bd. 18, S. 363; Das vegetative Nervensystem, Springer 1920. — Murphy: Journ. of the

Americ. med. assoc. 1907, S. 840. — Neumann, A. (Wien) (L): Über die Sensibilität der inneren Organe. Zentralbl. f. d. Grenzgeb. d. Med. u. Chirurg. Bd. 13. 1910. — Nothnagel (L): Beitrag zur Physiologie u. Pathologie des Darmes. Berlin 1884; Handbuch der speziellen Pathologie u. Therapie; Erkrankungen des Darmes und Peritoneum Bd. 8; Die Darmbewegungen, bes. unter patholog. Verhältnissen. Zeitschr. f. klin. Med. Bd. 4, Virchows Arch. Bd. 26 u. 88. — Obalinski: Arch. f. klin. Chirurg. Bd. 48. — Pawlow: Die Arbeit der Verdauungsdrüsen. Wiesbaden 1898. — Pflüger: Über das Hemmungs- u. Nervensystem für die peristaltischen Bewegungen der Gedärme. Berlin 1857. — Popielski: Zur Physiologie des plexus coeliacus. Arch. f. Physiol. 1903, Heft 3 u. 4. — Propping: Beiträge z. klin. Chirurg. 1909. — Prutz u. Ellinger: Darmgegenschaltung u. Indicanurie. Arch. f. klin. Chirurg. Bd. 67. 1902; Antiperistaltik u. Darmgegenschaltung; Arch. f. klin. Chirurg. Bd. 72. 1902. — Rabinowitsch, M., Ref. Zentralorg. f. die ges. Chirurg. u. i. Grenzgeb. Bd. 10, Jg. 14, S. 476. — Ramström: Anatom. Hefte Bonnet u. Merkel Bd. 36, S. 309. 1908. — Reichel: Pathologie des Ileus und Pseudoileus; Dtsch. Zeitschr. f. Chirurg. Bd. 35, S. 495. — Ritter: Zur Frage der Sensibilität der Bauchorgane. Zentralbl. f. Chirurg. 1908, Nr. 20; Experimentelle Untersuchungen über die Sensibilität der Bauchhöhle. Verhandl. d. dtsch. Ges. f. Chirurg. 1909, S. 514. — Roger: Journ. de physiol. et et de pathol. gén. Bd. 8. 1906; Autointoxication, La presse médicale 1911. — Roger und Garnier: Compt. rend. hebd. de la soc. de biol. Bd. 57. 1905, Bd. 58. 1906, Bd. 65. 1908. — Rosenbach, O.: Beiträge zur Pathologie des Darmkanals. Berl. klin. Wochenschr. 1889, Nr. 13, 14 u. 28, 29. — Rost (L): Pathologische Physiologie des Chirurgen. Leipzig 1920. — Schimodaira: Mitteil. a. d. Grenzgeb. d. Med. u. Chirurg. Bd. 22, S. 229. — Schlange: Zur Ileusfrage. Volkmann's klin. Vortr. N. F. Nr. 101. 1894; Arch. f. klin. Chirurg. Bd. 39, S. 429; 18. Kongr. f. Chirurg. — Schloffer: Beitr. z klin. Chirurg. Bd. 14. 1895; Mitteil. a. d. Grenzgeb. d. Med. u. Chirurg. B 7. 1901; Mitteil. a. d. Grenzgeb. f. Med. u. Chirurg. Bd. 14, S. 251. 1905. — Schmidt, G.: Dtsch Zeitschr. f. Chirurg. Bd. 171, S. 141. 1922. — Schnitzler: Aus dem Kapitel der Darmstenosen. Med. Klin. 1911, S. 401; Zentralbl. f. Chirurg. 1911, S. 718. — Schultz, P., u. Lewandowsky: Zentralbl. f. Physiol. 1903, S. 16. — Sonnenburg: Freie Vereinig. d. Berl. Chirurg. 1901, S. 50 u. 51. — Stieda, Alfred: Ein Beitrag zum sog. arterio-mesenterialen Darmverschluß an der Duodenojejunalgrenze. Dtsch. Zeitschr. f. Chirurg. Bd. 56, S. 201. 1900. — Stierlin: Klinische Röntgendiagnostik des Verdauungskanals. Wiesbaden 1916. — Stone, Bernheim, Whipple: Ann. of surg. Bd. 59, Nr. 5, 1914. — Stone: Surg. gynaecol. a obstetr. Bd. 32, Nr. 5. 1921; ref. Zentralorgan f. d. ges. Chirurg. u. i. Grenzgeb. Bd. 13, Jg. 13, S. 399. — Strehl: Die Nerven der Bauchhöhle Plexus coeliacus und die Pulsfrequenz bei Peritonitis. Arch. f. klin. Chirurg. Bd. 75. 1905. — van Swieten: Comment. in H. Boerhaav. aphorism. Bd. 3, S. 106 ff. — Talma: Zeitschr. f. klin. Med. Bd. 17. 1890. — Tarchanoff: Arch. de phys. normale et patholog. I 1875. — Tietze: Arch. f. klin. Chirurg. Bd. 49. — Treves (L): Darmobstruktion. 1883 engl., 1888 deutsch von Pollack. — Voit u. Bauer: Über die Aufsaugung im Dick- und Dünndarm. Zeitschr. f. Biol. Bd. 5, S. 536. 1869. — v. Wahl: Über die klin. Diagnose der Darmokklusion durch Strang u. Achsendrehung. Zentralbl. f. Chirurg. 1889, Nr. 9. — Wiesinger: Zur Darmausschaltung. Dtsch. Zeitschr. f. Chirurg. Bd. 100. — Wilms (L): Der Ileus. Dtsch. Chirurg., Lief. 46g; Die Ursache der Kolikschmerzen. Münch. med. Wochenschr. 1904, Nr. 31; Zur Ätiologie der Kolikschmerzen. Mitteil. a. d. Grenzgeb. d. Med. u. Chirurg. 1906; Die Schmerzempfindungen innerhalb der Bauchhöhle. Med Klinik 1911, S. 13 u. 508; Metallisch klingende Darmgeräusche. Zentralbl. f. Chirurg. 1910, S. 491. — Zeidler: Mitteil. a. d. Grenzgeb. d. Med. u. Chirurg. Bd. 5. 1900. — Zimmermann: Darmempfindung 1909, S 1750. — Zuntz u. Tacke: Über Ätiologie des Meteorismus; Dtsch. med. Wochenschr. 1884, S. 717.

B. Spezielle Pathologie und Therapie.

Abschnürungen und innere Einklemmungen.

Aschoff: Berl. Klinik 1896, H. 100. — Bakes: Zentralbl. f. Chirurg. 1921, Nr. 16, S. 554. — Bayer, C.: Hernia juxtavesicalis dextr. incarcerata. Zentralbl. f. Chirurg. 1922, S. 675. — A. v. Bergmann: Arch. f. klin. Chirurg. Bd. 61, S 885. 1900. — Berkofsky: Dtsch. Ztschr. f. Chirurg. Bd. 104, S. 133. — Besnier: Zit nach Uhde. — Bode: Die Beziehungen des intraabdominellen Fettschwundes zur Bildung von Hernien und inneren Darmverschlüssen. Dtsch. Zeitschr. f. Chirurg. Bd. 150, H 5—6. 1919. — Borchardt: Dtsch. Zeitschr. f. Chirurg. 1907. — Borchgrevink (L): Die Hernien.

1911. — Deus: Beitrag zur Kasuistik seltener Hernien. Dtsch. Zeitschr. f. Chirurg. Bd. 151, S. 222. 1919. — Dreyfuß (L): Meckelsches Divertikel. Zentralbl. f. Grenzgeb. Bd. 8. — Duchaussoy: Zit. nach Uhde. — Eunike, K. W.: Seltene Hernien. Dtsch. Zeitschr. f. Chirurg. Bd. 147, S. 136. — Fournier: Les étranglements des hernies du gros intestin. Journ. de méd. de Bordeaux Jg. 92, S. 124. 1921. — Froriep: Chirurgische Kupfertafeln. Weimar 1820—1843. — Goebell: Dtsch. Zeitschr. f. Chirurg. Bd. 56 u. 77. — Graser (L): Handbuch der praktischen Chirurgie. Bd. 3. — Guillaume (L): La presse médicale 1921, S. 822. — Haim, Arch. f. klin. Chirurg. Bd. 113. 1920. — Hepner: Bruns Beitr. z. klin. Chirurg. 1902, Nr. 36. — Hilgenreiner (L): Darmverschluß durch das Meckelsche Divertikel. Bruns Beitr. z. klin. Chirurg. Bd. 33, S. 702 u. Bd. 40, S. 99. — Jürgens (L. f. innere Hernien): Inaug.-Diss. Rostock 1915. — König, Franz: Lehrbuch der speziellen Chirurgie. 8. Aufl. — Küttner: Zentralbl. f. Chirurg. 1914. — Leichtenstern: Verengerung, Verschließung und Lageveränderung des Darmes. Ziemssens Handbuch VII, 2. 1878. — Lejars, Dringliche Operationen. Dtsch. von Strehl. — Meyer: Dtsch. Zeitschr. f. Chirurg. Bd. 53. 1899. — Phillips: Zit. nach Uhde. — Reichel: Die Lehre von der Brucheinklemmung. Stuttgart 1886. — Riese: Verhandl. d. dtsch. Gesellsch. f. Chirurg. 1898 u. 1899. — Saniter: Bruns Beitr. z. klin. Chir. Bd. 16, S. 833. — Schmidt, Benno: Die Unterleibsbrüche. Dtsch. Chirurg., F. Enke, 1896, Lfrg. 47. — Sultan: Atlas und Grundriß der Unterleibsbrüche. Lehmanns med. Atlanten, München, Bd. 25. — Thiemann: Arch. f. klin. Chirurg. Bd. 92. — Treves: l. c. — Uhde (L): Handbuch der chirurgischen Therapie von Pitha und Billroth. Bd. 3, Abt. 2a. — Wiemann: Über Brucheinklemmung und Kriegsernährung. Dtsch. Zeitschr. f. Chirurg. Bd. 140, H. 1 u. 2. 1917. — Wilms: l. c. — Wullstein-Wilms: Lehrbuch der Chirurgie.

Hernia bursae omentalis. Delkeskamp. Bruns Beitr. z. klin. Chirurg. Bd. 47. 1905. — Jeanbran u. Riche (L): Rev. de chir ann. 26, vol. 4—5. — Hilgenreiner: Prag. med. Wochenschr. 1903, Nr. 43—45. — Mayo: Ann. of Surg. 1909, April. — Schumacher: Bruns Beitr. z. klin. Chirurg. Bd. 66, H. 3. — Sinclair: Brit. med. Journ. 1909. — Morton: Brit. med. Journ. 1909.

Hernia recessus duodenojejunalis. Beneke, R. u. Lorenz, A.: Ein Fall von Hernia duodenojejunalis (retroperitonealis Treitzii) completa. Dtsch. Zeitschr. f. Chirurg. Bd. 160, H. 1 u. 2. 1920. — Broesicke: Über intraabdominelle retroperitoneale Hernien und Bauchfelltaschen nebst einer Darstellung der Entwicklung peritonealer Formationen. Berlin 1891. — Crescenzi, Zentralorgan f. d. ges. Chirurg. u. i. Grenzgeb. Bd. 14, S. 86. — Felten: Hernia retroperitonealis Treitzii totalis acreta. Arch. f. klin. Chirurg. Bd. 89, H. 2. — Treitz: Hernia retroperitonealis. Ein Beitrag zur Geschichte innerer Hernien. Prag 1857 (Hernie der Fossa duodenojejunalis). — v. Haberer: Ein Fall Treitzscher Hernie. Wien. klin. Wochenschr. 1905, Nr. 11. — Hartung, H.: Beitrag zur Klinik der Hernia duodenojejunalis. Dtsch. Zeitschr. f. Chirurg. Bd. 157. 1920. — Narath: Zur Pathologie und Chirurgie der Hernia duodenojejunalis. Verhandl. d. dtsch. Ges. f. Chirurg. 2. Bd., S. 499. 1903; Zur Pathologie und Chirurgie der Hernia duodenojejunalis. Arch. f. klin. Chirurg. Bd. 71, H. 4. — Waldeyer: Hernia retroperitonealis nebst Bemerkungen zur Anatomie des Peritoneums. Breslau 1868, Virchows Arch. 1874; Virchows Arch. Bd. 55, S. 66 (Hernie d. Fossa duodenojejunalis).

Hernia parajejunalis. Borchard: Dtsch. Ztschr. f. Chir. 1907, S. 52. — Felten, Arch. f. klin. Chirurg. Bd. 89, H. 2. — Haasler: Chirurg. Kongr. 1907, S. 52. — v. Haberer: Wien. med. Wochenschr. 1919, S. 12. — Heller: Wien. med. Wochenschr. 1909, S. 94. — Knaggs: Brit. med. Journ. 1905, Dez. Ref. Zentralbl. f. Chirurg. 1906, S. 270. — Meyer: Zeitschr. f. Chirurg. Bd. 53, S. 547. — Morestin: Hernia Retroperitoneal. Bull. soc. anat. de Paris 1896. — Neumann, A. (Berlin): Ein Fall von operativ geheilter Hernia retroperitonealis mesenterico parietalis. Dtsch. Zeitschr. f. Chirurg. Bd. 47 u. 58. — Weil: Zeitschr. f. ärztl. Fortb. 1913, S. 14.

Hernia pericoecalis. Funkenstein: Dtsch. Zeitschr. f. Chirurg. Bd. 69, S. 495. — Geißler: Die Hernia Ileo-Appendicularis. Veröffentlichungen aus dem Gebiet des Militär-Sanitätswesens. H. 35. — Neumann, A. (Berlin): Über einen Fall von Hernia retrocoecalis. Dtsch. Ztschr. f. Chirurg. Bd. 58, H. 3 u. 4. — Preindlsberger: Wien. klin. Wochenschr. 1909, S. 7. — Pribram, Beitrag zur Kenntnis der retrocoecalen Hernien. Dtsch. Ztschr. f. Chirurg. Bd. 153, H. 1 u. 2. 1920. — Rauschoff: Lancet 1912, Nov. Ref. Zentralbl. f. Chirurg. 1913, S. 982.

Hernia intersigmoidea. Finsterer: Bruns Beitr. z. klin. Chir. Bd. 66, H. 2. — Gray: Glasgow med. Journ. 1909, Febr. Ref. Zentralbl. f. Chirurg. 1909, S. 619. — Krall:

Dtsch. Zeitschr. f. Chirurg. Bd. 110, S. 303. — Machol: Bruns Beitr. z. klin. Chir. Bd. 76, H. 1. — Rutherford: Glasgow med. Journ. 1909, Febr. Ref. Zentralbl. f. Chirurg. 1909, S. 619. — Stetter: Dtsch. Zeitschr. f. Chirurg. Bd. 133, S. 58.

Hernia diaphragmatica. Aue, O.: Üb. angeborene Zwerchfellhernie. Dtsch. Zeitschr. f. Chirurg. Bd. 160, S. 14—35. 1920. — Bakes: Zentralbl. f. Chirurg. 1921, S. 554. — v. Frey: Wien. klin. Wochenschr. 1893. 1895. — Hoffmann: Bruns Beitr. z. klin. Chir. Bd. 114, H. 2. — Iselin: Bruns Beitr. z. klin. Chir. Bd. 120, H. 3; Dtsch. Zeitschr. f. Chirurg. 1907. — Kirschner, Arch. f. klin. Chirurg. Bd. 114, S. 648. — Lacher: Arch. f. klin. Med. Bd. 27. — Orth: Berl. klin. Wochenschr. 1872. — Rochs: Berl. klin. Wochenschr. 1917, Nr. 4. — Schloßmann: Bruns Beitr. z. klin. Chirurg. Bd. 113, H. 5. 1918. — Wieting: Dtsch. Zeitschr. f. Chirurg. 1906, Bd. 82, S. 315; Dtsch. Zeitschr. f. Chirurg. 1915, Bd. 134.

Retrograde Inkarzeration. de Beule: La hernie étranglée en W avec étranglement de l'intestin. Etude critique et expérimentale. Bull. de l'acad. royale de méd. de Belgique 1908, Juillet. — Breitner: Arch. f. klin. Chirurg. Bd. 119, H. 2. 1922. — Hempel: Retrograde Darminkarzeration des ganzen Dünndarms mit Lauenstein Zugarkade. Dtsch. Zeitschr. f. Chirurg. Bd. 153, H. 1, S. 119. — Jenckel: Zur Frage der retrograden Inkarzeration des Darmes. Zentralbl. f. Chirurg. 1907, Nr. 36, S. 1058. — Klauber: Retrograde Inkarzeration. Samml. klin. Vortr. Nr. 574. — Lauenstein: Eine seltene Form der Einklemmung des Dünndarms im Leistenbruch. Verhandl. d. dtsch. Ges. f. Chirurg. 1894, 23. Kongr., H. 2, S. 259; Zwei Dünndarmschlingen im eingeklemmten Bruch. Dtsch. Zeitschr. f. Chirurg. Bd. 77, S. 583. 1905; Zur Frage der Entstehung der Gangrän der Verbindungsschlinge der zwei Darmschlingen im eingeklemmten Bruch. Zentralbl. f. Chirurg. 1907, Nr. 25; Tierversuche zu der Frage der „zwei Darmschlingen im eingeklemmten Bruche", der retrograden Inkarzeration, der „Hernie en W" der Gangrän der Verbindungsschlinge. Dtsch. Zeitschr. f. Chirurg. Bd. 99. 1909. — Lorenz: Dtsch. Zeitschr. f. Chirurg. Bd. 102, S. 56. — Maydl: Wien. klin. Rundschau 1895, Nr. 2 u. 3. — Neumann, A. (Berlin): Freie Verein. d. Berl. Chirurgen 1908, S. 47. — Pólya (L): Beiträge zur Kenntnis der retrograden Inkarzeration. Dtsch. Zeitschr. f. Chirurg. Bd. 167, S. 1. 1921. — Propping: Bruns Beitr. z. klin. Chirurg. Bd. 69, H. 2. — Sultan, G.: Zentralbl. f. Chirurg. 1907, Nr. 52. — Schmidt, B.: Die Unterleibsbrüche. Dtsch. Chirurgie. F. Enke 1896, Lfrg. 4. — v. Wistinghausen: Arch. f. klin. Chirurg. Bd. 68, S. 419. 1902.

Einklemmungen in Ringen und Spalten. Astley Cooper: Zit. nach Treves. — Buchbinder: Dtsch. Zeitschr. f. Chirurg. Bd. 55. — Bundschuh: Bruns Beitr. z. klin. Chirurg. Bd. 119, S. 62. 1920. — Burianek: Zentralbl. f. Chirurg. 1914, S. 1548. — Busch: Verhandl. d. dtsch. Ges. f. Chirurg. 4. Kongr. 1875. — Flesch-Thebesius: Über Ileus durch Verwachsungen und Stränge. Dtsch. Zeitschr. f. Chirurg. Bd. 157, S. 60. 1920. — Fromme (L): Zentralbl. f. Chirurg. 1920, Nr. 50. — Gütig: Zentralbl. f. Chirurg. 1918, S. 609. — Gruber: Incarcerationes internae. Petersburger med. Zeitschr. 1861, H. 2; Über Incarceratio interna durch das wahre Darmdivertikel. Petersburger med. Zeitschr. Bd. 1, S. 33. 1861. — Honnsel: Bruns Beitr. z. klin. Chir. Bd. 29, H. 2. 1901. — Kertecz, Zur Frage des Mechanismus der Darmstrangulation. Dtsch. med. Wochenschr. 1903, Nr. 23; Der Mechanismus der inneren Darmstrangulation. Berl. klin. Wochenschr. 1904, Nr. 52. — Kocher: Die Lehre von der Brucheinklemmung. Dtsch. Zeitschr. f. Chirurg. Bd. 8. — Ledderhose: Einklemmung nach hinterer Gastroenterostomie im Mesocolonschlitz. Bruns Beitr. z. klin. Chir. Bd. 102, H. 2. — Lossen: Verhandl. d. dtsch. Ges. f. Chirurg. 3. Kongr. 1874; Verhandl. d. dtsch. Ges. f. Chirurg. 4. Kongr. 1875. — Petersen: Chirurgen-Kongreß 1900. — Pollacco-Neumann: Zentralbl. f. Chirurg. 1913, S. 1576. — Prutz u. Monnier: Dtsch. Chirurgie. 46 K, Stuttgart: Enke. — Ritter: Zentralbl. f. Chirurg. 1908, Nr. 35, S. 111. — Roser: Arch. f. Heilkunde 1864, S. 85. — Ruge: Zentralbl. f. Chirurg. 1911, S. 494. — Schäfer: Dtsch. med. Wochenschr. 1922. — Schmieden u. Scheele: Ileus. Spezielle Pathologie und Therapie innerer Krankheiten von Kraus und Brugsch. Berlin, Bd. 6. — Sohn: Dtsch. Zeitschr. f. Chirurg. Bd. 167. 1921. — Turner: Intestinal obstruction in association with the vermiform appendix. Brit. med. Journ. 1906, 15. Dez.

Abklemmungen, Abknickungen und Torsionen des Darmes.

Albrecht: Virchows Arch. Bd. 156. — Axhausen: Dtsch. med. Wochenschr. 1909, Nr. 4. — Bäumler: Münchn. med. Wochenschr. Nr. 17. — Bircher: Zentralbl. f. Chirurg. 1912, Nr. 25, S. 843. — Braun, H.: Dtsch. Zeitschr. f. Chirurg. Bd. 76, S. 541. — Braun u. Seidel (L): Mitt. a. d. Grenzgeb. d. Med. u. Chirurg. Bd. 17. — Curschmann: Dtsch. Arch. f. klin. Med. Bd. 51, S. 1. 1894. — Finsterer: Dtsch.

Zeitschr. f. Chirurg. Bd. 154, H. 5 u. 6. 1920. — Froriep: l. c. — v. Haberer (L): Ergebn. d. Chirurg. u. Orthop. Bd. 5. 1913; Arch. f. klin. Chirurg. Bd. 108. — Kausch: Mitt. a. d. Grenzgeb. Bd. 7. 1901. — König, Franz: l. c. — Kundrat: K. K. Gesellsch. zu Wien 1891. — Lauenstein: Arch. f. klin. Chirurg. Bd. 45, S. 121. 1893. — Lejars: l. c. — Meyer, L.: Virchows Arch. Bd. 115. 1889. — Melchior: Berl. klin. Wochenschr. 1914, Nr. 38 u. 39; Neue dtsch. Chirurg. Bd. 25. 1915. — Neumann, A. (Berlin): l. c. — Payr: Therap. Monatsh. 1909; Arch. f. klin. Chirurg. Bd. 77, S. 671; Dtsch. Zeitschr. f. Chirurg. Bd. 49, S. 254. — Pels-Leusden: Chirurgische Operationslehre Berlin-Wien. — Petersen: Verhandl. d dtsch. Gesellsch. f. Chirurg. 1900. — de Quervain: l. c. — Riedel: Die Pathogenese, Diagnose und Behandlung des Gallensteinleidens. Jena 1903; Arch. f. klin. Chirurg. Bd. 47. Festband f. Fr. König. — Rokitansky: Lehrbuch der pathologischen Anatomie. 3. Aufl., 1863. — Schnitzler: Wien. klin. Rundschau 1895. — Spisharny: Russ. Arch. f. Chirurg. 1907, ref. Zentralbl. f. Chirurg. 1908, S. 548. — Treves: l. c. — Wagner (L): Dtsch. Zeitschr. f. Chirurg. Bd. 147, S. 58. — Wortmann: Dtsch. Zeitschr. f. Chirurg. Bd. 146, H. 5 u. 6; Med. Klin. 1921, Nr. 31.

Wegstörungen bei Peritonitis.

Alapy: Arch. f. klin. Chirurg. Bd. 91, H. 4, S. 803. — Barth: Dtsch. med. Wochenschr. 1905, Nr. 10. — Boit (Kirschner): Arch. f. klin. Chirurg. Bd. 113, S. 921; Bruns Beitr. z. klin. Chirurg. Bd. 125, S. 476. — Busch: Dtsch. Zeitschr. f. Chirurg. Bd. 74. — Heidenhain: l. c. — Hofmeister: 77. Versamml. dtsch. Naturforscher u. Ärzte, Meran 1905. — Kausch: Berl. chirurg. Gesellsch. 1923. — Krogius: Dtsch. Zeitschr. f. Chirurg. Bd. 112. 1911. — Melchior: Berl. klin. Wochenschr. 1923, Nr. 3. — Naegele (L): Bruns Beitr. z. klin. Chirurg. Bd. 88, 2. — Schnitzler: Med. Klin. 1911, S. 401. — Vollhardt (L): Dtsch. Zeitschr. f. Chirurg. Bd. 164. 1921. — Walzberg: Med. Klin. 1918, Nr 22. — Wortmann: Med. Klin. 1921, Nr. 31. — Zeller: Berl. chirurg. Gesellsch. 1923.

Volvulus.

Adzarow: Ref. Zentralbl. f. Chirurg. 1912, S. 259. — v. Bergmann: l. c. — Gibson: Study of un thousand opparations for akut intestinal obstruction and gangränes hernien. Ann. of surg. Bd. 30, Okt./Nov.Heft, 1900. — Gjurgjewic: Ref. Zentralbl. f. Chirurg. 1912, S. 260. — Hertwig, O.: Elemente der Entwicklungslehre des Menschen und der Wirbeltiere. Jena: Verlag Fischer 1910. — Küttner: l. c. — Leichtenstern: l. c. — Lilic: Ref. Zentralbl. f. Chirurg. 1912, S. 260. — Obalinski: Arch. f. klin. Chirurg. Bd. 38; Arch. f. klin. Chirurg. Bd. 48. — Petrow: Ref. Zentralbl. f. Chirurg. 1912, S. 260. — Prutz u. Monnier: l. c. — de Quervain: Spezielle chirurgische Diagnostik. Leipzig: Verlag Vogel. — Reusch: Dtsch. Zeitschr. f. Chirurg. Bd. 151, H. 1 u. 2, S. 36. — Spassokukozki: Volvulus intestinorum als Krankheit des hungernden Menschen. Russki Wratsch 1909, Nr. 29, ref. Zentralbl. f. Chirurg. — Stojanow: Ref. Zentralbl. f. Chirurg. 1912, S. 259. — Strehl: Kongenitale Retroposition des Dickdarmes. Arch. f. klin. Chirurg. Bd. 87, H. 1. — Subbotic: Ref. Zentralbl. f. Chirurg. 1912, S. 259. — Toldt: Anatomischer Atlas. — Tietze: Ref. Zentralbl. f. Chirurg. 1914, S. 147. — v. Wahl: Über die klinische Diagnose der Darmokklusion durch Strangulation oder Achsendrehung. Zentralbl. f. Chirurg. 1889, Nr. 9, S. 153; Die Laparotomie bei Achsendrehung des Dünndarms. Arch. f. klin. Chirurg. Bd. 38, S. 233 u. 237. — Wilms (L): l. c.

Dünndarmvolvulus.

Braun, W.: Zum Mechanismus des Dünndarmvolvulus. Dtsch. med. Wochenschr. 1911, Nr. 41. — Goebell: Dtsch. Zeitschr. f. Chirurg. Bd. 82, S. 416. — Good: Inaug.-Diss. Zürich 1894; Virchows Jahresber. 1894, H. 1. — Körte: Verhandl. d. dtsch. Gesellsch. f. Chirurg. 1899, S. 55. — Krabbel: Arch. f. klin. Chirurg. Bd. 23, S. 634. 1874. — Luksch: Naturforscherversamml. Meran 1905. — Nightingale: Lancet 1897, July 3. — Philipowicz: Dünndarmvolvulus. Zur Kasuistik und Ätiologie. Arch. f. klin. Chirurg. Bd. 76. 1905; Weitere Beiträge zur Kasuistik und Ätiologie des Dünndarmvolvulus Arch. f. klin. Chirurg. Bd. 97. — Poulson: Arch. f. klin. Chirurg. Bd. 101, H. 1. — Prutz u. Monnier: l. c. — Prutz: Zentralbl. f. Chirurg. 1897, S. 223. — Richter (L): Über die operative Behandlung der Achsendrehung des Dünndarmes. Inaug.-Diss. Gießen 1901. — Riedel: Mitt. a. d. Grenzgeb. d. Med. u. Chirurg. Bd. 2, S. 493. — Rubritius: Bruns Beitr. z. klin. Chirurg. Bd. 52, S. 405. — Soyka: Virchows Jahresber. 1880, H. 1, S. 268. — Spassokukozki: Ref. Zentralbl. f. Chirurg. 1909, S. 1563. — Thorburn: Med. chronicle 1898, Juni.

Coecalvolvulus.

Bundschuh (L): Bruns Beitr. z. klin. Chirurg. Bd. 85, H. 1. — Dreyer: Bruns Beitr. z. klin. Chirurg. Bd. 75, H. 1. — Edgren: Akad. afhandl. 1901, Helsingfors. — Ekehorn: Arch. f. klin. Chirurg. Bd. 72, H. 3. 1903; Arch. f. klin. Chirurg. Bd. 72. 1904; Volvulus des Dünndarms und Coecum. Arch. f. klin. Chirurg. Bd. 76. 1905. — Faltin: Nord. med. Arch. 1903. — Kaiser: Dtsch. Zeitschr. f. Chirurg. Bd. 55, S. 443. — Klose: Bruns Beitr. z. klin. Chirurg. Bd. 63, S. 74; Fortschr. d. Med. 1909, Nr. 16; Münch. med. Wochenschr. 1909, Nr. 36. — Körte: Zentralbl. f. Chirurg. 1923, Nr. 36, S. 1406. — Manteuffel, Z. v.: Arch. f. klin. Chirurg. Bd. 57, S. 841. 1898; Chirurgenkongr. Berl. 1898; Volkmanns Samml. klin. Vortr. 1899, Nr. 260. — Schwarz: Lejecniki vijestnik 1910, Nr. 12. — Seefisch: Zentralbl. f. Chirurg. 1923, Nr. 36, S. 1405. — Treves: l. c. — Wandel: Mitt. a. d. Grenzgeb. d. Med. u. Chirurg. Bd. 11, H. 1, S. 39. 1903.

Sigma-Volvulus.

Baer: Sammelreferat. Mitt. a. d. Grenzgeb. d. Med. u. Chirurg. Bd. 6. — Bayer: Arch. f. klin. Chirurg. Bd. 57, H. 1. — Braun, H.: Arch. f. klin. Chirurg. Bd. 43, H. 1. — Brehm: Arch. f. klin. Chirurg. Bd. 70, H. 1, S. 267. 1903. — Budberg-Böninghausen u. Koch: Dtsch. Zeitschr. f. Chirurg. Bd. 42, S. 239. 1896. — Corning: Lehrbuch der topographischen Anatomie. Wiesbaden: Bergmann. — Curschmann: Arch. f. klin. Med. Bd. 53, H. 1/2. 1899. — Enderlen: Zentralbl. f. Chirurg. 1921, Nr. 7, S. 248. — Gersuny: Verhandl. d. Dtsch. Ges. f. Chirurg., 28. Kongreß 1899. — Giffhorn: Inaug.-Diss. Leipzig 1905. — Graser: Verhandl. d. dtsch. Ges. f. Chirurg. 1899. — Grekow: Zit. nach Gussew. Zentralbl. f. Chirurg. 1922, Nr. 3, S. 78. — Gruber: Zeitschr. d. k. k. Ges. d. Ärzte zu Wien Bd. 4. 1848. — v. Hansemann: Verhandl. d. dtsch. Ges. f. Chirurg. 1899. — Heidenhain: Arch. f. klin. Chirurg. Bd. 55. 1897 u. Bd. 57. 1898. — Hintze: Dtsch. Zeitschr. f. Chirurg. Bd. 153, S. 355—375. 1920. — Israel: Berl. klin. Wochenschr. 1892, S. 4. — Jankowski: Dtsch. Zeitschr. f. Chirurg. Bd. 124, S. 229. — Kiwull: Mitt. a. d. Grenzgeb. d. Med. u. Chirurg. Bd. 10, H. 1 u. 2. 1902. — Kuhn: Bruns Beitr. z. klin. Chirurg. Bd. 36, S. 411. 1902. — Lennander: Wien. klin. Wochenschr. 1894, Nr. 31 u. 32, ref. Zentralbl. f. Chirurg. 1895, Nr. 50 u. l. c. — Manteuffel, Zoege v.: Zit. n. Jankowski. — Nothnagel: l. c. — Pochhammer: Zentralbl. f. Chirurg. 1920, S. 148. — Riedel: Mitt. a. d. Grenzgeb. d. Med. u. Chirurg. Bd. 2. 1897. — Rokitansky: Österr. med. Jahresber. Bd. 10, S. 4. Ref. Schmidts Jahresber. Bd. 18, S. 55. 1838. — v. Samson (L): Petersb. Wochenschr. 1892, Nr. 6; Virchows Jahresber. 1892, H. 2, S. 181. — Senn: Ann. of Surgery 1888, The Med., News 1889; Experimentelle Beiträge zur Darmchirurgie. Basel 1892. — Steinthal: Arch. f. klin. Chirurg. Bd. 55, H. 1; Bd. 57, H. 1. 1898. — Treves: l. c. — Wilms: l. c.

Magen-Volvulus.

Borchardt: Arch. f. klin. Chirurg. Bd. 74, H. 2, S. 243. — Delangre: Congr. français de chirurg. 1907, ref. Zentralbl. f. Chirurg. 1908, Nr. 26. — Dujon: Gaz. méd. de Paris 1903, Nr. 13, 21, 22; Rev. de chirurg. 1902, S. 656, ref. bei Ad. Payer. — v. Haberer: Zentralbl. f. Chirurg. 1912, S. 52. — Kocher: Dtsch. Zeitschr. f. Chirurg. Bd. 127, S. 591. — Muhlfelder: Arch. f. Verdauungskrankh. Bd. 17, H. 1, S. 53. 1911. — Neumann, A. (Berlin): Dtsch. Zeitschr. f. Chirurg. Bd. 85, S. 136. — Payer: Mitt. a. d. Grenzgeb. d. Chirurg. u. Med. Bd. 20, H. 4. — Pendl: Wien. klin. Wochenschr. 1904, Nr. 17. — Siegel: Zentralbl. f. Chirurg. 1921, Nr. 18, S. 618.

Darmverknotung.

Ekehorn (L): Arch. f. klin. Chirurg. Bd. 71, H. 2. 1903. — Faltin: l. c. — Gruber: Virchows Arch. Bd. 26, S. 377, Bd. 48, S. 468, Bd. 86, S. 41; Zeitschr. f. prakt. Heilk. 1863, Nr. 40 u. 41, S. 705. — Göbell: l. c. — Heiberg: Arch. f. pathol. Anat. Bd. 54. 1872. — Küttner: Virchows Arch. 1868. — Leichtenstern: l. c. — Manteuffel, Z. v.: l. c. — Rundle: Zit. nach Ekehorn, l. c. — Taylor: Zit. nach Ekehorn, l. c. — Turner: Zit. nach Ekehorn, l. c.

Invagination.

Adams: Practitioner 1910, Nov., S. 679. — Ainslay: Lancet 1894. S. 1427; Brit. med. Journ. 1897, 10. — Alapy: Langenb. Arch. Bd. 91, S. 803. — Amberger: Zentralbl. f. Chirurg. 1921, Nr. 42, S. 1541. — Andrée: Bruns Beitr. z. klin. Chirurg.

Bd. 85, S. 115. — Anschütz: Klin. Wochenschr. 1922, Nr. 44, S. 2174. — D'Arcy Power: Brit. med. Journ. 1897, 13., 20. u. 27. Febr. — Arnsperger: Zentralbl. f. Chirurg. 1922, Nr. 6, S. 190. — Barker: Langenb. Arch. Bd. 71, S. 147. 1903; Lancet 1903, S. 1292. — Barling: Brit. med. Journ. 1913, März 29; ref. Zentralbl. f. Chirurg. 1913, Nr. 33. — Bessel-Hagen: Zit. Plenz. — Baumann: Langenb. Arch. Bd. 111, H. 2. 1919; Zentralbl. f. Chirurg. 1921, Nr. 42, S. 1543. — Beede: Americ. journ. of surg. Bd. 27, Nr. 6, S. 208. 1913; ref. Zorg. f. Chirurg. Bd. 2, H. 11, S. 577. — Bérard: Semaine méd. 1904, Nr. 17, S. 129. — Besnier: Zit. Nothnagel. — Biggs: Surg. gynecol. a. obstetr. Bd. 33, Nr. 5, S. 499. 1921; ref. Zorg. f. Chirurg. Bd. 18, Nr. 5, S. 282. — Blauel: Bruns Beitr. z. klin. Chirurg. Bd. 68, H. 1. 1910. — Blaxland: Brit. journ. of surg. Bd. 8, Nr. 30, S. 227. 1920; ref. Zorg. f. Chirurg. Bd. 10, Nr. 6, S. 356. — Blond: Med. Klinik 1921, Nr. 47. — Bönning: Med. Klinik 1910, S. 878. — Bulaschewitz: Chirurgia Bd. 34, Nr. 202, S. 430. 1913; ref. Zorg. f. Chirurg. Bd. 3, H. 15, S. 834. — Bousquet: Bull. et mém. de la soc. de chir. de Paris Bd. 30, S. 2. 1904; ref. Zentralbl. f. Chir. 1905, S. 478. — Braun, H.: Langenb. Arch. Bd. 33, S. 255. 1886; 75. Naturf.-Vers. Kassel, Münch. med. Wochenschr. 1903, Nr. 39. — Braun, W.: Bruns Beitr. z. klin. Chirurg. Bd. 41, S. 760. — Bräutigam: Zentralbl. f. Chirurg. Nr. 26a, S. 675. 1920. — Brinton, zit. Nothnagel. — Broeker: Chirurgia, Bd. 35, S. 380. 1914; ref. Zorg. f. Chirurg. Bd. 5, H. 11, S. 670. — Brunner: Bruns Beitr. z. klin. Chirurg. Bd. 25, S. 344. 1899. — Brunzel: Dtsch. Zeitschr. f. Chirurg. Bd. 143, S. 408. 1918. — Bryan: Lancet Bd. 198, Nr. 1, S. 28. 1920. — Busch: Zentralbl. f. Chirurg. Bd 15, S. 539. 1901. — zum Busch: Zentralbl. f. Chirurg. 1903, Nr. 27. S. 733. — Buzello: Bruns Beitr. z. klin. Chirurg. Bd. 119, S. 692. 1920. — Carlson: Acta chirurg. scandinav. Bd. 52, H. 5, S. 485. 1920; ref. Zorg. f. Chirurg. Bd. 8, Nr. 5, S. 341. — Catz: Rev. de chirurg. Bd. 33, Nr. 2; ref. Zentralbl. f. Chirurg. 1913, S. 1691. — Cassanello: Réf. med. Bd. 37, Nr. 3, S. 57. 1921; ref. Zorg. f. Chirurg. Bd. 13, Nr. 12, S. 587. — Carwardine: Brit. med. Journ. Nr. 2507. — Christow: Russki Wratsch 1907, Nr. 30; zit. Wölfler und Lieblein. — Cicala: Clin. chirurg. Jahrg. 21, Nr. 7, S. 1561. 1913; ref. Zorg. f. Chirurg. Bd. 13, H. 2, S. 732. — Cinaglia: Gaz. degei asp. e delle chirurg. Jahrg. 34, Nr. 43, S. 450. 1913; ref. Zorg. f. Chirurg. Bd. 2, H. 1, S. 38. — Clubbe: Brit. med. Journ. 1901, S. 689; Brit. med. Journ. 1905, S. 1327; The diagnosis and treatment of the intussusception. Edinburgh and London 1907; Brit. Journ. of. childr. dis. 1909 Juli. — Cubbins: Surg., gynecol. a. obstetr. Bd. 20, Nr. 2, 1905. — Cooper: Lancet Bd. 28, I; ref. Dtsch. med. Wochenschr. 1911, Nr. 8, S. 373. — Coenen: Zentralbl. f. Chirurg. 1912, S. 217. — O'Connel: Lancet 1905, S. 830. — Corbett: Zit. Szenes. — Coutts: Brit. journ. of surg. Bd. 8, Nr. 30, S. 228. 1920; ref. Zorg. f. Chirurg. Bd. 10, Nr. 6, S. 355. — Cruveilhier: Zit. Nothnagel. — Delagénière: Arch. prov. de chirurg. Bd. 22, Nr. 12, S. 697. 1913; ref. Zorg. f. Chirurg. Bd. 4, H. 6, S. 389. — Delfino: Dtsch. Zeitschr. f. Chirurg. Bd. 174, S. 69. 1922. — Delore und Leriche: Rev. de chirurg. 1908, Nr. 2, S. 39. — Dieterichs: Russki Wratsch Bd. 12, Nr. 43, S. 1493. 1912; ref. Zorg. f. Chirurg. Bd. 3, H. 16, S. 873. — Dobrucki: Przeglad chirurg. i ginekolog. Bd. 9, H. 1, S. 73. 1913; ref. Zorg. f. Chirurg. Bd. 3, H. 1, S. 127. — Dowd: Ann. of. surg. Bd. 57, Nr. 5, S. 713. 1913; ref. Zorg. f. Chirurg. Bd. 2, H. 7, S. 378. — Dreike: Dtsch. Zeitschr. f. Chirurg. Bd. 40. 1895. — Dunant und Koechlin: Rev. méd. de la Suisse romande Jahrg. 42, Nr. 4, S. 233. 1922; ref. Zorg. f. Chirurg. Bd. 3, S. 146. — Eccles et Laidlow: St. Bartholomew's hosp. journ. rep. Bd. 47, 1912; ref. Zentralbl. f. Chirurg. 1912, S. 731. — Eichhorn: Münch. med. Wochenschr. 1910, Nr. 29, S. 1568. — Edmunds: Practitioner, March 1908; ref. Zentralbl. f. Chirurg. 1908, Nr. 41. — v. Eiselsberg: Langenb. Arch. Bd. 69, S. 1. 1903. — Evans: Brit. journ. of surg. Bd. 9, Nr. 36, S. 565. 1922; ref. Zorg. f. Chirurg. Bd. 18, H. 1, S. 45. — Fabricius-Möller: Hospitalstidende, Jahrg. 61, Nr. 46, S. 1592. 1918; ref. Zentralbl. f. Chirurg. 1919, Nr. 19. — Fischl: Th. Monatshefte 1898, H. 11. — Fitzwilliams: Lancet Nr. 4409 und 4410. — Flesch-Thebesius: Langenb. Arch. Bd. 112. 1919. — Fromme (L.): Dtsch. Zeitschr. f. Chirurg. Bd. 126, S. 579. 1914. — Gaadlund: Langenb. Arch. Bd. 98, H. 2. 1918. — Gay: Zit. Wilms. — Goldschmidt: Mitt. a. d. Grenzgeb. d. Med. u. Chirurg. Bd. 34, S. 112. 1921. — Gray: Ann. of surg. 1908, Dez.; Lancet Bd. 186, Nr. 11, S. 746. 1914. — Green: St. Lukes hospital med. and surg. reports 1911, 3. — Gröndahl: Norsk Magaz. f. laegevidenskaben 1910, Nr. 1; ref. Zentralbl. f. Chirurg. 1910, S. 490. — Groot: Geneesk. Bladen, Bd. 13, S. 1. 1913; ref. Zorg. f. Chir. Bd. 2, H. 12, S. 649. — Haasler: Langenb. Arch. Bd. 68, S. 817. 1902. — Hall: Lancet 1908, S. 1548. — Hartert: Zentralbl. f. Chirurg. Bd. 32, S. 1154. 1921. — Henrichsen: Hospitalstidende Bd. 13, S. 385. 1918; ref. Zentralbl. f. Chirurg. 1918, S. 862. — Herbing: Langenb. Arch. Bd. 68, S. 1009. 1902. — Hermes: Dtsch. Zeitschr. f. Chirurg. Bd. 77, S. 27. 1905. — Hertzler und Gibson: Americ. Journ. of the med. science Bd. 146, Nr. 3, S. 364. 1913; ref. Zorg. f. Chirurg. Bd. 3, H. 9, S. 479. — Herz: Wien. med.

Wochenschr. 1897, 36 und 37. — Hirschsprung: Jahrb. f. Kinderheilk. Bd. 39, H. 4, 1895; Mitt. a. d. Grenzgeb. d. Med. u. Chirurg. Bd. 14. — Hohmeier: Med. Klinik Bd. 23, S. 905. 1913; Dtsch. med. Wochenschr. 1921. S. 290. — Hohlbeck: Langenb. Arch. Bd. 61. 1900. — Holländer: Freie Vereinig. d. Chirurg. Berlins, Zentralbl. f. Chirurg. 1896, Nr. 13, S. 310. — Höpfner: Langenb. Arch. Bd. 97, S. 1058. — Hussey: Boston med. a. surg. journ. Bd. 185, Nr. 19, S. 564. 1921; ref. Zorg. f. Chirurg. Bd. 8, S. 369. — Hutchinson: Verhandl. d. Dtsch. Ges. f. Chirurg., 1. Kongr. Berlin 1872. — Israel: 75. Naturforsch. Vers., Münch. med. Wochenschr. 1903, Nr. 39; 1905, Nr. 17, S. 812. — Jalaguier: Bull. de l'acad. de méd., Sitz. v. 7. XI. 1905; ref. Zentralbl. f. Chirurg. 1906, S. 203. — James und Sappington: Ann. of surg. Jan. 1917, Nr. 1. — Jaroschy: Prag. med. Wochenschr. 1911, Nr. 39. — Kappeler: Virchows Arch. f. pathol. Anat. u. Physiol. Bd. 234, S. 43. 1921. — Kasemeyer (L.): Dtsch. Zeitschr. f. Chirurg. Bd. 118, S. 205. 1912. — Kaspar (L.): Dtsch. Zeitschr. f. Chirurg. Bd. 128, S. 612. 1914. — Kausch: Sitz. d. Berl. Ges. f. Chirurg. 12. Jan. 1920; ref. Dtsch. med. Wochenschr. 1920, S. 310. — Kidd: Edinburgh med. Journ. 1859, Nr. 4. — Knaggs: Lancet 1897, S. 1137. — Kock und Oerum (L.): Mitt. a. d. Grenzgeb. d. Med. u. Chirurg. Bd. 25, S. 293, 1913. — Kofmann: Zentralbl. f. Chirurg 1895, Nr. 6 und Nr. 41. — König: Langenb. Arch. Bd. 40. 1890. — Kothe: Dtsch. Zeitschr. f. Chirurg. Bd. 95, S. 286. 1908. — Kraft: Zit. Kock und Oerum. — Kriz: Wien. med. Presse 1896, Nr. 49 und Nr. 50. — Kuss und Guimballot: Zit. Szenes. — Küttner: Bruns. Beitr. z. klin. Chirurg. Bd. 21, S. 281. 1898. — Langemak: Münchn. med. Wochenschr. 1911, S. 1564. — Leubuscher: Virch. Arch. Bd. 85, S. 881. — Leichtenstern: Prag. Vierteljahrsschr. 1873 und 1874, 118, 119, 121. — Leriche und Cavaillon: Sem. med. 1907, Nr. 3, S. 85. — Lett: Lancet 1908, S. 1458; Chirurg. Journ. Bd. 42, Nr. 20. 1913. — Löhr: Charité-Annal. 1895. — Longard: Zentralbl. f. Chirurg. 1908, S. 633. — Lorenz: Dtsch. Zeitschr. f. Chirurg. Bd. 77, S. 7. — Lotsch: Berl. klin. Wochenschr. 1913, S. 2140. — Lund: Zit. Treves. — Lundberg: Acta chirurg. scandinav. Bd. 54, S. 423. 1922; ref. Zorg. f. Chirurg. Bd. 18, H. 12, S. 561. — Lundie: Scott. med. surg. journ. 1906, Nr. 20; ref. Münch. med. Wochenschr. 1906, Nr. 47, S. 2314. — Lundmark: Nord. med. Arkiv, Abtlg. I, Bd. 50, H. 6. — Mc Intosh: Med. journ. of Australia Bd. 1, Nr. 8, S. 216. 1922; ref. Zorg. f. Chirurg. Bd. 18, H. 4, S. 28. — Matti: Dtsch. Zeitschr. f. Chir. Bd. 110, S. 383. — Meyer: Korrespbl. f. Schweizer Ärzte 1899, Nr. 6. — Michaelsen: Dtsch. Zeitschr. f. Chirurg. Bd. 161, S. 226. 1921. — Michailow: Proktischecki Wratsch 1910, Nr. 15; ref. Zentralbl. f. Chirurg. 1910, S. 1027. — v. Mieczkowski: Zentralbl. f. Chirurg. 1918, Nr. 19. — v. Mikulicz: Langenb. Arch. 1889; Allg. med. Zentral-Zeit. Bd. 57. 1902. — Miller: Surg., gynecol a. obstetr. Bd. 17, Nr. 2, S. 210. 1913; ref. Zorg. f. Chirurg. Bd. 3, H. 2, S. 127. — Monrad: Kongr.-Verh. d. Nord. chirurg. Foren., Kopenhagen 1913; ref. Zorg. f. Chirurg. Bd. 3, H. 1, S. 51. — Moreton: Brit. Journ. of surg. Bd. 3, April 1920, Nr. 28; ref. Zentralbl. f. Chirurg. 1920, S. 1150. — Muff: Bruns Beitr. Bd. 118, S. 143. 1920. — Nieden: Münch. med. Wochenschr. Bd. 43, S. 1427. 1919. — Niehaus: Korrespbl. f. Schweizer Ärzte 1896, Nr. 5. — Nothnagel: Wien. med. Blätter 1883, Nr. 6, S. 1433; Erkrankg. des Darmes und Peritoneums. Spez. Pathol. u. Therap. Bd. 17, S. 316. — Oderfeld: Zentralbl. f. Chirurg. 1899, Nr. 10. — Osmanski: Langenb. Arch. Bd. 96, H. 2. — Perrin und Lindsay: Brit. journ. of surg. Bd. 9, Nr. 33, S. 46. 1921; ref. Zorg. f. Chirurg. Bd. 14, H. 2, S. 95. — Plenz: Zentralbl. f. Chirurg. 1920, Nr. 15. — Paul: Lancet 30. März 1895. — Ponomarew: Russki Wratsch 1912, Nr. 12, ref. Zentralbl. f. Chirurg. 1912, S. 1178. — Porot: Lyon. méd. 1904, Nr. 33. — Potoschnig: Med. Klinik 1918, Nr. 24. — Propping: Mitt. a. d. Grenzgeb. d. Med. u. Chirurg. Bd. 21, S. 536. — Pullin: Brit. med. journ. 11. Jan. 1896. — de Quervain: Zentralbl. f. Chirurg. 1898, Nr. 32, S. 838. — Rafinesque: Zit. Nothnagel. — Rehberg: Diss. Königsberg 1907. — Rehn: Verhandl. d. Dtsch. Ges. f. Chirurg. Bd. 1, S. 105. 1900. — Rydygier: Dtsch. Zeitschr. f. Chirurg. Bd. 42, S. 12. 1895. — Riedel: Mitt. a. d. Grenzgeb. d. Med. u. Chirurg. Bd. 14, S. 218 und 229; Dtsch. med. Wochenschr. 1909, S. 1655. — Robinson: Lancet 1910, S. 1008. — Rufanoff: Chirurgia Bd. 35, S. 431. 1914; ref. Zorg. f. Chirurg. Bd. 5, H. 5, S. 669. — Salkind: Chirurgia Bd. 35, S. 370. 1914; ref. Zorg. f. Chirurg. Bd. 5, H. 11, S. 670. — Savariaud: Clinique (Paris) Jahrg. 8. Nr. 25, S. 386. 1913; ref. Zorg. f. Chirurg. Bd. 2, H. 11, S. 576. — Szenes (L.): Langenb. Arch. Bd. 119, S. 88. 1922. — Schachner: Annals of surg. Aug. 1902. — Schaper: Diss. Göttingen 1892. — Schlößmann: Zentralbl. f. Chirurg. 1921, Nr. 42, S. 1538. — Schneider: Jahrb. f. Kinderheilk. Bd. 78, S. 297. — M. Schmidt: Dtsch. Zeitschr. f. Chirurg. Bd. 48, S. 83. 1898. — Schmieden in Operationslehre von Bier, Braun, Kümmell Bd. 3. 1917. — Schwarzmann: Med. Klinik 1819, Nr. 18, S. 434. — Sitzen: Nederlandsch tijdschr. v. Geneesk Jahrg. 65, 1. Hälfte, Nr. 19, S. 2532. 1921; ref. Zorg. f. Chirurg. Bd. 15, Nr. 9,

S. 501. — Solieri: Dtsch. Zeitschr. f. Chirurg. Bd. 107, S. 592. 1910. — Sprengel: Langenb. Arch. Bd. 61. 1900. — Stahr: Dtsch. med. Wochenschr. 1922, Nr. 38, S. 1274. — Steber: Münch. med. Wochenschr. 1917, Nr. 20, S. 648. — Steinberg: Diss. Königsberg 1908. — Steinmeyer: Wien. klin. Rundschau 1896, Nr. 4. — Stone: Brit. med. a. surg. journ. Bd. 185, Nr. 19, S. 562; ref. Zorg. f. Chirurg. Bd. 17, Nr. 3, S. 126. — v. Stubenrauch: Ber. d. 27. Chirurg.-Kongress.; ref. Zentralbl. f. Chirurg. 1898, Nr. 26, Beilage, S. 157. — Sutcliffe: Brit. med. journ. 1894, S. 124. — Syring: Bruns Beitr. z. klin. Chirurg. Bd. 114, S. 131. 1918. — Tonking: Lancet 1910, S. 802. — Töplitz: Jahrb. f. Kinderheilk. Bd. 47, S. 283. 1898. — Treplin: Münch. med. Wochenschr. 1913, Nr. 22, S. 1204. — Treves: l. c. — Tromp: Münch. med. Wochenschr. 1915, Nr. 36. — Vangstedt: Ugerkrift for Laeger Jahrg. 80, Nr. 12, S. 480, 1918; ref. Zentralbl. f. Chirurg. 1918, S. 862. — Voekler: Dtsch. Zeitschr. f. Chirurg. Bd. 142, S. 169. 1917. — Wade: Surg., gynecol. a. obstetr. Bd. 17, Nr. 2, S. 184. 1913; ref. Zorg. f. Chirurg. Bd. 3, H. 5, S. 269. — Walton: Practitioner Bd. 87, Nr. 2, S. 187. 1911. — Wandel: Mitt. a. d. Grenzgeb. d. Med. u. Chirurg. Bd. 11, H. 1. 1903. — Wasilewski: Chirurgia Bd. 35, S. 403, 1914; ref. Zorg. f. Chirurg. Bd. 5, H. 11, S. 670. — Wechsberg: Zentralbl. f. allg. Pathol. 1900. Nr. 6 und 7. — Weisslechner: Anzeiger der k. k. Ges. d. Ärzte in Wien 2. 4. 1886. — Weiß (L.): Sammelreferat von 1894—1899; Zentralbl. f. d. Grenzgeb 1899, Nr. 2, S. 702. — Wellington: Surg., gynec. a. obstetr. Bd. 26, S. 74. 1913. — Wharton: Ann. of surg. Sept. 1911; ref. Zentralbl. f. Chirurg. 1912, S. 32. — Wichmann: Zentralbl. f. inn. Med. 1894, S. 228; Nord. Tidsskr. f. Ther. 1903/04, S. 97; Nord. med. Ark. 1903, Nr. 13. — Willis: Surg., gynecol a. obstet. Bd. 30, H. 6, S. 603. 1910; ref. Zorg. f. Chirurg. Bd. 13, Nr. 2, S. 127. — Wilms: l. c. — Wortmann: Med. Klinik 1921, Nr. 36. — Zaaijer: Sem. méd. 1908, Nr. 48, S. 572. — Zahorsky: Arch. of Ped. Bd. 28, S. 380. 1911; ref. Ther. Monatshefte Bd. 25, S. 754. 1911. — Zimmermann: Bruns Beitr. z. klin. Chirurg. Bd. 28, S. 303. 1900.

Obturation.

Gallensteine. Anderson und Smith: Zit. Wölfler und Lieblein. — Barnard: Ann. of surg., August 1902. — Braun, W.: Bruns Beitr. z. klin. Chirurg. Bd. 41, S. 787. — Brentano: Münch. med. Wochenschr. 1907, S. 931. — Brown: Surg., gynecol. a. obstetr. 1913, Nr. 6, S. 709. — Castner: Diss., Greifswald 1894. — Courvoisier bei Martig: Beitr. z. Chirurg. d. Gallenwege. Mitt. a. klin. u. med. Instituten I., H. 3. — Délagénière: Arch. prov. de chirurg. 1913, Nr. 4; ref. Zentralbl. f. Chirurg. 1913, Nr. 33, S. 1325. — Dessauer: Virchows Arch. f. pathol. Anat. u. Bakteriol. Bd. 66, S. 271. — Diddeus: Nederlandsch Tijdschr. v. Geneesk. Bd. 2, S. 267. 1918. — Dieffenbach: Zit. Honigmann. — Eichmeyer: Dtsch. Zeitschr. f. Chirurg. Bd. 157, S. 243. 1920. — Goldammer: Bruns Beitr. z. klin. Chirurg. Bd. 55, S. 208. — Helferich: Zit. Castner: 18. Chirurg. Kongr. 1899. — Hermes: Dtsch. med. Wochenschr. 1906, Nr. 40. — Herrmann: Diss. Jena 1904. — Honigmann (L.): Zeitschr. f. d. Grenzgeb. 1900, Nr. 3 u. 4. — Israel: Berl. klin. Wochenschr. 1892, Nr. 1. — Karewski: Dtsch. med. Wochenschr. 1902, Nr. 10 u. 12. — Kirmisson und Rochard: Arch. génér. de méd. Bd. 1. 1892. — König: Verhandl. d. Dtsch. Ges. f. Chirurg. Bd. 1, S. 133. 1893. — Körte: Beitr. z. Chirurg. d. Gallenwege u. Leber, Berlin 1905; Langenb. Arch. Bd. 46, S. 331. — Leasure: Zit. Wölfler und Lieblein. — Lesk: Dtsch. Zeitschr. f. Chirurg. Bd. 94. 1908. — Leichtenstern: Ziemßens Handb. d. spez. Pathol. u. Therap. Bd. 7. 2. Hälfte. 1876. — Lelijveld: Dtsch. Zeitschr. f. Chirurg. 1911. — Létienne: Zit. Wölfler und Lieblein. — Lobstein: Bruns Beitr. z. klin. Chirurg. Bd. 13, S. 390. 1895. — Lund: Ann. of surg., Sept. 1911; ref. Zentralbl. f. Chirurg. 1912, Nr. 1, S. 32. — Martin: Ann. of surg., Mai 1912. — Maydl: K. K. Ges. d. Ärzte, Intern. klin. Rundschau 1887, Nr. 18. — Michelsen: Gaz. hebdom de science méd. de Bordeaux 1913, S. 15. — Milko: Pester med.-chirurg. Presse 1913, Nr. 43; ref. Zentralbl. f. Chirurg. 1914, Nr. 3, S. 132. — Möller: Hospitalstidende 1912, Nr. 12—15; ref. Zentralbl. f. Chirurg. 1913, Nr. 23, S. 1324. — Naunyn: Klinik der Cholelithiasis, Leipzig 1892. — Neumann, A.: Dtsch. med. Wochenschr., Vereinsbeilage 1906, Nr. 39, S. 1604; Freie Vereinigung d. Chirurg. Berlins, Sitzg. 11. Nov. 1907. — Nothnagel: l. c. — Osmand: Zit. Wölfler und Lieblein. — Propping: Med. Klinik. 1920, Nr. 1, S. 7. — Rehn: Langenb. Arch. Bd. 60. 1900. — Rose: Zit. Körte. — Schlöpfer: Korrespbl. f. Schweiz. Ärzte, 1914, Nr. 38. — Schüller: Diss. Straßburg 1891. — Schwyzer: Lancet 1913, Nr. 11, S. 311. — Sonnenburg: Perityphlitis, S. 35, Leipzig 1905. — Süßenguth: Sitzungsber. d. Altonaer ärztl. Vereins, Sitzg. 29. Nov. 1916; ref. Münch. med. Wochenschr. 1917, Nr. 2, S. 54. — Thompson: Zentralbl. f. Chirurg. 1913, Nr. 7, S. 258. — Tietze: Berl. klin. Wochenschr. 1912, Nr. 53. — Wagner: Dtsch. Zeitschr.

f. Chirurg. Bd. 130, S. 353. 1915; Bd. 145, S. 15. 1918. — v. Winiwarter: Bruns
Beitr. z. klin. Chirurg., Festschr. f. Billroth 1892. — Wilms: Dtsch. Chirurg. Lief. 46 g,
S. 160. — Wohlauer: Bresl. chirurg. Ges., 19. Juni 1922; ref. Zentralbl. f. Chirurg.
1922, Nr. 36, S. 1334. — Wölfler und Lieblein (L.): Die Fremdkörper d. Magen-
Darmkanals d. Menschen. Dtsch. Chirurg. 1909, Lief. 46 b. — Wortmann: Dtsch.
med. Wochenschr. 1921, Nr. 18.

Darmsteine. Aberle: Med. Korrespbl. f. Württ. Bd. 36, S. 23. 1869. — Ander-
son: Brit. med. Journ. 1913, 3. Mai. — Brizke: Festschr. z. 25jährig. Amtsjubil.
Prof. Grekows Bd. 4, S. 428; ref. Zorg. f. Chirurg. Bd. 17, H. 9, S. 452. — Coerr: Journ.
of the Americ. med. assoc. Bd. 61, Nr. 225, S. 2238. — Cowan: Surg. clin. of North
America, San Francisco number 1922, Nr. 2, S. 401; ref. Zorg. f. Chirurg. Bd. 19, H. 1,
S. 54. — Friedländer: Berl. klin. Wochenschr. 1881, Nr. 1. — Graeve: Upsalas
Läkareför. Fört. Ny. Folg. Bd. 15, H. 6 u. 7; ref. Zorg. f. Chirurg. 1911, Nr. 7, S. 255.
— Hallas: Zit. Wilms. — Hallas: Berl. klin. Wochenschr. 1914, Nr. 10, S. 440. —
Leichtenstern: l. c. — Madelung: Dtsch. Arch. f. klin. Med. Bd. 5, S. 122. 1868.
— Mokrowski: Ärztl. Anz. d. Gouv.-Gesundh.- u. d. Rigaschen Militärhosp. 1921,
Jan./März; ref. Zorg. f. Chirurg. Bd. 14, H. 6, S. 271. — Schuborg: Virchows Arch.
f. pathol. Anat. u. Physiol. Bd. 90. 1882. — Schwarz: Therap. Monatsh. Bd. 32, H. 9.
1918. — Ssokoloff: Festschr. z. 50jähr. Amtsjubil. d. Dir. d. städt. Obuchow-Khs.
Prof. Netschagew, St. Petersburg; ref. Zorg. f. Chirurg. Bd. 13, H. 2, S. 130. — Tigi:
Verhandl. d. Ärzte d. städt. Obuchow-Khs. St. Petersburg 1920; ref. Zorg. f. Chirurg.
Bd. 16, H. 5, S. 283. — Wimmer: Wien. klin. Wochenschr. 1905, S. 1314; Münch.
med. Wochenschr. 1907, S. 1032.

Fremdkörper. Bier: Dtsch. med. Wochenschr. 1900, S. 255. — Binagli: Virchows Arch. f. patholog. Anat. u. Physiol. Bd. 156, S. 245. 1899. — Boerner: Dtsch.
Zeitschr. f. Chirurg. Bd. 164, S. 392. 1921. — Büngner: Verhandl. d. Ges. f. Chirurg.
1895. — Closmadeuc: Zit. Wölfler und Lieblein. — v. Esmarch: Dtsch. Chirurg.
Bd. 48. — Gelpke: Dtsch. Zeitschr. f. Chirurg. 1906, H. 2—4. — Görlich: Med. Korrespbl.
d. Württ. ärztl. Vereins 1909, Nr. 11 u. 12. — Helfting: Dtsch. Medizinalzeit.,
3. Mai 1897. — Kader: Dtsch. med. Wochenschr. 1899, S. 116. — Kloiber: Bruns
Beitr. z. klin. Chirurg. Bd. 90, H. 1. — Levy: Bresl. chirurg. Ges. 9. Febr. 1914; ref.
Zentralbl. f. Chirurg. 1914, Nr. 17, S. 717. — Melchior: Dtsch. Zeitschr. f. Chirurg.
Bd. 127, S. 473. 1914; Die Chirurg. d. Duoden. N. Dtsch. Chirurg. Bd. 25, 1917. —
Mühsam: Dtsch. Zeitschr. f. Chirurg. Bd. 105, S. 284. 1910. — Neuberger: Wien.
klin. Wochenschr. 1920, Nr. 45, S. 984. — Neugebauer: Zentralbl. f. Gynäkol. 1904,
Nr. 3; Arch. f. Gynäkol. Bd. 82. 1907; Monatsschr. f. Geburtsh. u. Gynäkol. 1900,
Nr. 11. — Riese: Langenb. Arch. Bd. 73. 1904. — Schachner: Ann. of surg. 1901,
Okt. — Wettstein: Korrespbl. f. Schweiz. Ärzte 1919, Nr. 13; ref. Zentralbl. f. Chirurg.
1919, Nr. 36, S. 741. — Wölfler und Lieblein: l. c. — Zum Busch: Zentralbl. f.
Chirurg. 1899, S. 1352.

Würmer. v. Beck: Mittelrhein. Chirurg.-Vereinigung, 7. März 1913; ref. Zentralbl.
f. Chirurg. 1913, Nr. 30, S. 1179. — Bertelsmann: Mittelrhein. Chirurg.-Vereinigung,
7. Juni 1913; ref. Zentralbl. f. Chirurg. 1913, Nr. 30, S. 1179. — Bertram: Zentralbl. f.
Chirurg. 1921, Nr. 33, S. 1187. — Beust: Korrespbl. f. Schweiz. Ärzte 1918, Nr. 35.
— Black: Brit. med. Journ., 28. Jan. 1871. — Cartolari: Gaz. degli osp. e dello
clin. Bd. 73, S. 709. 1913; ref. Zorg. f. Chirurg. Bd. 2, H. 11, S. 572. 1913. — Christow:
Russki Wratsch 1907, Nr. 30. — Cinaglia: Gaz. degli osp. e dello clin. Bd. 43, S. 450.
1913; ref. Zorg. f. Chirurg. Bd. 2, H. 1, S. 38. 1913. — Doberauer: Prag. med. Wochen-
schr. 1917, Nr. 17, S. 147. — Flury: Arch. f. spez. Pathol. u. Therap. Bd. 67, S. 275.
1912. — Gerlach: Dtsch. Zeitschr. f. Chirurg. Bd. 173, S. 396. 1922. — Hagedorn: Diss.
Kiel 1904. — Haidenhain: Langenb. Arch. Bd. 57, S. 10. 1898. — v. Hofmeister:
Mittelrhein. Chirurg.-Vereinigung, 9. Juni 1913; ref. Zentralbl. f. Chirurg. 1913, Nr. 30,
S. 1179. — Kieselbach: Bruns Beitr. z. klin. Chirurg. Bd. 76, S. 204. 1911. — Mayer:
Prag. med. Wochenschr. 1909. — Müssig: Münch. med. Wochenschr. 1921, Nr. 43,
S. 1395. — Norrlin: Vers. d. nord. chirurg. Vereins in Kristiania, 3.—5. Juli 1919;
ref. Zentralbl. f. Chirurg. 1919, S. 920. — Oerström: Nordisk tidskrift for terapie
1913, H. 11; ref. Zentralbl. f. Chirurg. 1913, S. 1691. — Pietracewsky: Medycyna
1875, Nr. 15; zit. Wölfler und Lieblein. — Rocheblave: Gaz. des hôp. civ. et. milit.
1898, Nr. 69; zit. Wölfler und Lieblein. — Rost: Dtsch. Zeitschr. f. Chirurg. Bd. 151,
S. 251. 1919. — Ruland: Therap. d. Gegenw. Bd. 54, S. 119. 1913. — Rybak:
Weljaminows Arch. f. Chirurg. Bd. 28, S. 926. 1913; ref. Zorg. f. Chirurg. Bd. 1, H. 7,
S. 264. 1913. — Schaal: Münch. med. Wochenschr. 1912, Nr. 48, S. 2619. — Schloeßmann: Bruns Beiträge z. klin. Chirurg. Bd. 90, S. 531. 1914; Mitt. a. d. Grenzgeb. d.

Med. u. Chirurg. Bd. 34, S. 1. 1922. — Schulhof: Münch. med. Wochenschr. 1903, Nr. 24. — Spieth: Virchows Arch. f. pathol. Anat. u. Physiol. Bd. 215, S. 117. 1914. — Steinhauser: Dtsch. med. Wochenschr. 1903, Nr. 23. — Steinegger: Schweiz. med. Wochenschr. 1921, Nr. 28, S. 654. — Stepp: Münch. med. Wochenschr. 1887, Nr. 51. — Strater: Zentralbl. f. Chirurg. 1921, Nr. 33, S. 1188. — Streber: Dtsch. med. Wochenschr. 1917, Nr. 33, S. 1040. — Ujl: Jahrb. f. Kinderheilk. Bd. 91, 3. Folge 41, H. 4, S. 274. 1920. — Vickery, Brit. med. Journ. 1913, Nr. 2763, S. 1534; ref. Zorg. f. Chirurg. Bd. 4, H. 6, S. 385. 1914. — Watson: Ann. of surg. 1920, Nr. 6, S. 757; ref. Zorg. f. Chirurg. Bd. 9, H. 2, S. 123. — Weinland: Zeitschr. f. Biol. Bd. 25, S. 86. 1902. — Westermann: Holländ. Ges. f. Chirurg., Haarlem, 5. März 1911; ref. Zentralbl. f. Chirurg. 1912, Nr. 29, S. 999.

Kotmassen. Brin: Bull. et mém. de la soc. de chirurg. de Paris 1912, Nr. 35, S. 1300. — Brosch: Virchows Arch. für pathol. Anat. u. Physiol. Bd. 205, S. 268. 1911. — Dithmar: Dtsch. med. Wochenschr. 1904, S. 1848. — Doberauer: Prag. med. Wochenschr. 1907, S. 463. — Erdmann: Ann. of surg., Sept. 1899; zit. Wölfler und Lieblein. — v. Esmarch: l. c. — Fleiner: Die Verstopfung in Kraus-Brugsch, Spez. Pathol. u. Therap. inn. Krankh. Bd. 6, H. 1. 1920. — Franke: Langenb. Arch. Bd. 67, S. 911. 1902. — Gersuny: Wien. klin. Wochenschr. 1896, Nr. 40. — John: Lancet, 30. Dez. 1911. — Karewski: Berl. klin. Wochenschr. 1912, Nr. 51, S. 2398 u. Nr. 52, S. 2455. — Lane: Brit. med. Journ., 18. Jan. 1908; Lancet 1909, S. 156; Berl. klin. Wochenschr. 1908, Nr. 12, S. 599. — Leznew: Zit. Wölfler und Lieblein. — Morris: Brit. med. Journ., 12. Dez. 1886. — Müller: Zit. Wölfler und Lieblein. — Navarro: Kongr. Buenos-Aires 1898. — Noetzel: Bruns Beitr. z. klin. Chirurg. Bd. 47. 1905. — Nothnagel: l. c. — Payr: Verhandl. d. Dtsch. Ges. f. Chirurg. Bd. 2, S. 237. 1920. — de Quervain: Ergeb. d. Chirurg. u. Orthop. Bd. 4. 1912. — Rost: Mitt. a. d. Grenzgeb. d. Med. u. Chirurg. Bd. 28, S. 627. 1915. — Schmidt, A.: Klin. d. Darmkrankh., Wiesbaden 1914. — Schmieden: Verhandl. d. Dtsch. Ges. f. Chirurg. 1913. — Smith: Zit. Wölfler und Lieblein. — Stierlin: Zeitschr. f. klin. Med. Bd. 70, S. 376. 1910; Münch. med. Wochenschr. 1911, Nr. 36, S. 1906; Ergebn. d. inn. Med. 1913, 10. — Schoemaker: Verhandl. d. Dtsch. Ges. f. Chirurg. Bd. 2, S. 216. 1920. — Wilms: Dtsch. med. Wochenschr. 1908, S. 1752.

Strikturen.

Tuberkulose. Bard: Semaine méd. 1903, Nr. 30. — Boese: Langenb. Arch. Bd. 88. — Brunner (L.): Tuberkulose, Aktinomykose, Syphilis des Magen-Darmkanals. D. Chirurg. 1907, Lief. 46e. — Busse: Langenb. Arch. Bd. 83, S. 236. 1907. — Carlsson: Bruns Beitr. z. klin. Chirurg. Bd. 99, S. 455. 1916. — Cohn: Zit. Brunner. — Conrath: Bruns Beitr. z. klin. Chirurg. Bd. 21. 1898. — Delbet: Traité de chirurg. Bd. 8. 1899. — Edgar: Obstetr. and gynaecol. soc. Glasgow. med. Journ. VI. — Eisenhardt: Diss. München 1901. — Erdman: Ann. of surg. Bd. 71, Nr. 5. 1920; ref. Zorg. f. Chirurg. Bd. 8, H. 4, S. 287. — v. Esmarch: Zit. Brunner. — Felix: Zit. Brunner. — Fischer: Pester med. chirurg. Presse Bd. 50, Nr. 10. 1914. — Fraenkel, E.: Mitt. a. d. Hamburg. Staatskrankenh. 1895—1896, 5. — Frank: Ergebn. d. inn. Med. u. Kinderheilk. Bd. 21, S. 117. 1922. — Hartmann u. Pillet: Bull. et mém. de la soc. anat. de Paris 1891. — Heller: Dtsch. med. Wochenschr. 1902, Nr. 39; Münch. med. Wochenschr. 1902, Nr. 15. — Hofmeister: Bruns Beitr. z. klin. Chirurg. Bd. 17, S. 577. — Holland: Dtsch. Zeitschr. f. Chirurg. Bd. 88. — Huismans: Münch. med. Wochenschr. 1916, Nr. 2, S. 54. — Krogius: Dtsch. Zeitschr. f. Chirurg. Bd. 52, H. 5/6. 1899. — Küttner: Dtsch. Zeitschr. f. Chirurg. Bd. 100, S. 212. 1909. — Langhans: Zit. Wieting. — Lotheisen: Wien. klin. Wochenschr. 1903, Nr. 4. — Maydl: Časopis lékařův ceských 1920, Nr. 48 u. 51; ref. Zorg. f. Chirurg. Bd. 9, H. 6, S. 307. — Nikolyski: Volkm. Samml. klin. Vortr. 1903, Nr. 362. — Reach: Zentralbl. f. Grenzgeb. d. Med. u. Chirurg. 1900, 3. — Richter: Ziegl. Beitr. Bd. 93, S. 199. 1906. — Ruge: Langenb. Arch. Bd. 83, S. 341. 1907. — Schmidt, J.: Münch. med. Wochenschr. 1913, Nr. 17, S. 919. — Schüppel: Dtsch. Zeitschr. f. Chirurg. Bd. 166, S. 375. 1921. — Smital: Dtsch. Ztschr. f. Chirurg. Bd. 170, S. 318. 1922. — Sourdille: Arch. gén. de Méd. 1895. — Strehl: Dtsch. Zeitschr. f. Chirurg. Bd. 50, S. 411. — Subbotic: Lijecnicki vijesnik 1910, 5; ref. Zentralbl. f. Chirurg. 1910, Nr. 28, S. 946. — Wieting: Dtsch. Ztschr. f. Chirurg. Bd. 78, S. 341. 1905.

Lues, Gonorrhoe, entzündliche Mastdarmstrikturen. Arnaud: Gaz. des hôp. civ. et milit. 1906, S. 159. — Baer: Zit. Kaufmann. — Berndt: Diss. Breslau 1898. — Borchard: Langenb. Arch. Bd. 73, H. 4. — Czerny: Jahrber. d. Heidelberger chirurg.

Klin. 1901, S. 165 u. 1898, S. 112. — Delbet: Traité de chirurg. 1899, 8. — Dorsemagen: Med. Klinik 1911, Nr. 9, S. 333. — Eberth: Virchows Arch. f. pathol. Anat. u. Physiol. Bd. 40, S. 326. — Exner: Dtsch. Zeitschr. f. Chirurg. Bd. 109, S. 261. 1911. — Forßmann: Ziegl. Beitr. Bd. 27, S. 359. 1900. — Fraenkel, E.: Virchows Arch. f. pathol. Anat. u. Physiol. Bd. 199, S. 131. 1910; Münch. med. Wochenschr. 1907, Nr. 32; Münch. med. Wochenschr. 1901, S. 1262; Dtsch. med. Wochenschr. 1906, Ver.-Beil. S. 1761; Münch. med. Wochenschr. 1895, Nr. 24. — Frisch: Verhandl. d. Würzburger phys.-med. Ges. Bd. 25. — Gaudiani: Dtsch. Zeitschr. f. Chirurg. Bd. 96, S. 230. 1908. — Goto: Langenb. Arch. Bd. 97. — Groß: Münch. med. Wochenschr. 1903, Nr. 4. — Huber: Arch. f. Dermatol. u. Syphilis, Orig. Bd. 40. 1897. — Homen: Zentralbl. f. allg. Path. u. pathol. Anat. 1893, S. 101. — Kaminski: Diss. Greifswald 1904. — Kaufmann: Lehrb. d. spez. pathol. Anat. 1911. — König: Berl. klin. Wochenschr. 1902, S. 417. — Kümmell: Volkm. Samml. klin. Vortr. Nr. 285. — Nakamura: Virchows Arch. f. pathol. Anat. u. Physiol. Bd. 125, S. 95. 1914. — Neißer: Verhandl. d. Dermatol.-Kongr. 1892, S. 303. — Nickel: Virchows Arch. f. pathol. Anat. u. Physiol. Bd. 127, S. 279. 1892. — Oser: Arch. f. Dermatol. u. Syphilis, Orig., 3. Jahrg. 1, 27. — Perret: Zit. Rotter. — Poelchen: Virchows Arch. f. pathol. Anat. u. Physiol. Bd. 127, S. 189. 1892. — Quenu u. Hartmann: Chirurg. du rectum 1896. — Rasumowski: Russ. Arch. f. Chirurg. 19. — Riedel: Mitt. a. d. Grenzgeb. d. Med. u. Chirurg. Bd. 2. 1897 — Rieder: Langenb. Arch. Bd. 55. 1897; Zentralbl. f. allg. Path. u. Therap. 1898. — Rosenfeld: Berl. klin. Wochenschr. 1902, Nr. 24. — Rotter: Langenb. Arch. 1900; Chirurg. d. Mastdarms u. Afters im Handb. d. prakt. Chirurg. 1913, 3. — Ruge: Langenb. Arch. Bd. 83, S. 341. 1907. — Schede: Langenb. Arch. Bd. 50, S. 835. — Schmielinski: Mitt. a. d. Grenzgeb. d. Med. u. Chirurg. Bd. 22, S. 390. 1910. — Schuchardt: Virchows Arch. f. pathol. Anat. u. Physiol. Bd. 154, S. 46, 1898. — Vautrin: Rev. de chirurg. Bd. 19, Nr. 11, S. 581. — Wegner: Langenb. Arch. Bd. 66, S. 1063. 1902. — Wieting: l. c.

Aktinomykose. Brunner: l. c. — Herz: Zentralbl. f. d. Grenzgeb. d. Med. u. Chirurg. 1900, S. 561. — Hofmeister: Bruns Beitr. z. klin. Chirurg. Bd. 26, S. 344. 1900. — König: Mitt. a. d. Grenzgeb. d. Med. u. Chirurg. Bd. 25, S. 119. 1913. — Körte: Dtsch. Zeitschr. f. Chirurg. Bd. 40, S. 523. 1895. — Melchior: Bruns Beitr. z. klin. Chirurg. Bd. 70. 1910. — Schümann: Dtsch. Zeitschr. f. Chirurg. Bd. 91, S. 308. 1908. — Shioto: Zeitschr. f. klin. Chirurg. Bd. 101, S. 291. 1909.

Ruhr. Brüning: Münch. med. Wochenschr. 1919, Nr. 8. — Birt u. Fischer: Bruns Beitr. z. klin. Chirurg. Bd. 104, S. 167. — Chiari: Mitt. a. d. Grenzgeb. d. Med. u. Chirurg. Bd. 32, S. 49. 1920. — Finochietto: Prensa med. argentina 20. Okt. 1920; ref. Zorg. f. Chirurg. Bd. 11, H. 11, S. 549. — Haasler: Dtsch. med. Wochenschr. 1902, Nr. 2. — Hueter: Zentralbl. f. allg. Pathol. u. pathol. Anat. 1920, Nr. 23, S. 675. — Klein: Zit. Brüning. — Lesk: Geneesk. Tijdschr. v. Nederlandsch Ind. Bd. 53, H. 5. 1913; ref. Zorg. f. Chirurg. Bd. 4, H. 1, S. 41. — Miloslavich: Med. Klinik 1919, Nr. 26, S. 636. — Natonek: Wien. klin. Wochenschr. 1912, Nr. 19. — Nothnagel: l. c. — Rokitansky: Zit. Nothnagel. — Ruge: l. c. — Schiller: Gyogyászat 1920, Nr. 37, S. 436; ref. Zorg. f. Chirurg. Bd. 10, Nr. 6, S. 358. — Stedmann: Bost. med. and surg. Journ. 1883. — Strauß: Therap. d. Gegenw. 1917, S. 409. — Treves: l. c. — Wieting: Dtsch. Zeitschr. f. Chirurg. Bd. 78, S. 341. 1905. — Woodward: The med. and surg. history of the war of the rebellion. Bd. 1, Teil 2.

Typhus. Klob: Wien. med. Wochenschr. 1863. — Meyer: Mitt. a. d. Grenzgeb. d. Med. u. Chirurg. Bd. 27, S. 359. 1914. — Riese: Dtsch. med. Wochenschr. 1900, Nr. 44.

Nicht spezifische, entzündliche Geschwülste und Narbenstrikturen. Allard: Med. Klinik 1911, Nr. 17. — Arnsperger: Mitt. a. d. Grenzgeb. d. Med. u. Chirurg. Bd. 21, S. 557. 1910. — Braun, H.: Dtsch. Zeitschr. f. Chirurg. Bd. 100, S. 1. 1909. — Deckart: Mitt. a. d. Grenzgeb. d. Med. u. Chirurg. Bd. 5, S. 511. 1900. — Eisenberg: Bruns Beitr. z. klin. Chirurg. Bd. 83, S. 627. 1913. — Faber: Berl. klin. Wochenschr. 1897, Nr. 30. — Friedmann: Langenb. Arch. Bd. 117, S. 564. 1921. — Goto: Langenb. Arch. Bd. 97, H. 1. — Grawitz: Charité-Ann. 1884, S. 770; Dtsch. med. Wochenschr. 1898, Nr. 20. — Körte (L.): Langenb. Arch. Bd. 118, S. 138. 1921. — Lejars: Semaine méd. 1907, S. 613; Bull. et mém. de la soc. de chirurg. 1907, 10. — Mayo: Virginia med. month. Bd. 48, S. 427. 1921; ref. Zorg. f. Chirurg. Bd. 18, H. 1, S. 47. — Melchior (L.): Chirurg. d. Duoden., N. Dtsch. Chirurg. Bd. 25. 1917. — Mertens: Mitt. a. d. Grenzgeb. d. Med. u. Chirurg. Bd. 9, S. 453. 1902. — Meulengracht: Hospitalstidende Bd. 64, Nr. 17, S. 263; Arch. f. Verdauungskrankh. Bd. 28, S. 216. 1921. — Neumann, A.: Dtsch. med. Wochenschr. 1909, Nr. 34, S. 1465; Dtsch. Zeitschr. f. Chirurg. Bd. 126, S. 185. 1914. — Nothnagel: l. c. — Parenski: Wien.

med. Jahrb. 1876, S. 275. — Patel: Rev. de chirurg. 1907, S. 420. — Payr: Langenb. Arch. Bd. 77, S. 671. 1905; Verhandl. d. dtsch. Kongr. f. inn Med. 1910. — Rosenheim: Dtsch. med. Wochenschr. 1907, S. 411; 1908, Nr. 7 u. 8. — Rotter: Langenb. Arch. Bd. 61. 1900. — Schloffer: Mitt. a. d. Grenzgeb. d. Med. u. Chirurg. Bd. 7, S. 1. 1900; Bd. 14, S. 3, 1905. — Schmidt, A.: Mitt. a. d. Grenzgeb. d. Med. u. Chirurg. Bd. 27, S. 15. 1914. — Sklodowski: Mitt a. d. Grenzgeb. d. Med. u. Chirurg. Bd. 5, S. 329, 1900. — Stanton: Boston med. and surg. Journ. Bd. 168, S. 343. 1913. — Sudeck: Bruns Beitr. z. klin. Chirurg. Bd. 94, S. 78. 1914; Berl. klin. Wochenschr. 1920, S. 415. — Treves: l. c. — Tietze (L.): Ergebn. d. Chirurg. u. Orthop. Bd. 12, S. 211. 1920. — Vorderbrügge: Bruns Beitr. z. klin. Chirurg. Bd. 92, S. 457. 1914.

Darmemphysem. Abrikossof: Med. Journ. 1921, Nr. 8 u. 9; ref. Zorg. f. Chirurg. Bd. 17, 9, S. 463. — Cichanowski: Virchows Arch. f. pathol. Anat. u. Physiol. Bd. 203, S. 170. 1910. — Demmer: Langenb. Arch. Bd. 104, S. 402. 1914. — Eisenlohr: Zieglers Beitr. Bd. 3, S. 101. 1888. — Hahn: Dtsch. med. Wochenschr. 1899, Nr. 40, S. 657. — Hey (L.): Dtsch. Zeitschr. f. Chirurg. Bd. 154, S. 250.. — Jäger: Arch. wiss. Tierheilk. Bd. 32, S. 410. 1906. — Joest: Virchows Arch. f. pathol. Anat. u. Physiol. Bd. 234, S. 524. 1921. — Kuder: Zentralbl. f. Chirurg. 1918, Nr. 5, S. 69. — Miyake: Langenb. Arch. Bd. 95, S. 429. 1911. — Mjassnikoff: Sibirische Ärztezeitung 1913, 8; ref. Zorg. f. Chirurg. Bd. 1, S. 597. — Murakami: Verhandl. d. jap. pathol. Ges. 1914, 3; ref. Zorg. f. Chirurg. Bd. 5, H. 7, S. 366. — Nowicki: Virchows Arch. f. pathol. Anat. u. Physiol. Bd. 198, S. 143. 1909. — Plenge (L.): Virchows Arch. f. pathol. Anat. u. Physiol. Bd. 231, S. 330. 1921. — Schulte: Langenb. Arch. Bd. 120, S. 138. 1922. — Schnyder: Korrespbl. f. Schweizer Ärzte 1917, Nr. 10. — Wannach: Langenb. Arch. Bd. 119, S. 309. 1922. — Weil: Ann. de méd. 1920, Nr. 1; ref. Zorg. f. Chirurg. Bd. 11, H. 8, S. 414.

Traumatische Strikturen. Braillet: Zit. Schloffer. — Braun, H.: Langenb. Arch. Bd. 45, S. 359. — Bumm: Zit. Krecke. — Dubs: Dtsch. Zeitschr. f. Chirurg. Bd. 151, S. 120. 1919. — v. Eiselsberg: Wien. klin. Wochenschr. 1896, Nr. 14. — Garré: Bruns Beitr. z. klin. Chirurg. Bd. 9, S. 187. 1892. — Gelpke: Dtsch. Zeitschr. f. Chirurg. Bd. 81, S. 336. 1906. — Goebel: Med. Klinik 1908, S. 1014. — Haasler: Langenb. Arch. Bd. 71, S. 652. 1903. — Hadlich: Zit. Jencel. — Hahn: Berl. klin. Wochenschr. 1883. — Hildenhagen: Westnik Chirurgii e pogranitschuych oblastei Bd. 1, Nr. 2, S. 65. 1922; ref. Zorg. f. Chirurg. Bd. 19, H. 10, S. 501. — Hofmann, M.: Bruns Beitr. z. klin. Chirurg. Bd. 81, S. 118. — Jenkel: Dtsch. Zeitschr. f. Chirurg. Bd. 90, S. 330. — Kaufmann: Dtsch. Zeitschr. f. Chirurg. Bd. 28, S. 250. — Khautz: Langenb. Arch. Bd. 87, S. 542. 1908. — Kleinschmidt: Münch. med. Wochenschr. 1919, Nr. 44, S. 1277. — Koltschin: Chirurgia Bd 33, S. 672. 1913; ref. Zorg. f. Chirurg. Bd. 2, S. 645. — Krecke: Bruns Beitr. z. klin. Chirurg. Bd. 95, S. 612. — Kummer: Langenb. Arch. Bd. 42, S. 534; Zentralbl. f. Chirurg. 1891. — Langenbuch: Berl. klin. Wochenschr. 1883, S. 214. — Lejars: Semaine méd. 1912, Nr. 16. — Matti: Dtsch. Zeitschr. f. Chirurg. Bd. 110, S. 1. — Meyer: Dtsch. Zeitschr. f. Chirurg. Bd. 76, S. 297. 1905. — Moore: Brit. Journ. of surg. Bd. 1, Nr. 3. 1914. — Neuweiler: Langenb. Arch. Bd. 69. — Nickel: Virchows Arch. f. pathol. Anat. u. Physiol. Bd. 127, S. 279. 1892. — Oestreich: Dtsch. med. Wochenschr. 1909, Nr. 30, S. 1308 — Pouzet: Thèse de Paris 1877. — Reber: Bruns Beitr. z. klin. Chirurg. Bd. 31, S. 172, 1901. — Rosenstein: Zeitschr. f. Urol. Bd. 14, S. 87. 1920. — Röser: Zit. Schloffer. — Roser: Zentralbl. f. Chirurg. 1881, S. 818. — Schlange: Langenb. Arch. Bd. 39. — Schloffer (L.): l. c. — Ssokolow: Medicinskoje Obosrenje 1898 Okt.; ref. Zentralbl. f. Chirurg. 1898, S. 1209. — Sonntag: Bruns Beitr. z. klin. Chirurg. Bd. 115, S. 578. 1919. — Stelzner: Langenb. Arch. Bd. 38. — Studsgaard: Nord. med. Ark. 1894, 6; ref. Zentralbl. f. Chirurg. 1894, S. 934. — Thierry: Münch. med. Wochenschr. Bd. 35, S. 998. 1919. — Treves, l. c. — Vogel: Wien. klin. Wochenschr. 1914, Nr. 25. — Wallis: Zentralbl. f. Chirurg. 1901, Nr. 5, S. 140. — Weiß: Zentralbl. f. Chirurg. 1914, S. 288. — Wieting: l. c. — Wilms: l. c. — Winiwarter: Verhandl. d. dtsch. chirurg. Ges. 1891.

Carcinom. Anschütz: Mitt. a. d. Grenzgeb. d. Med. u. Chirurg. (Suppl.) Bd. 3, S. 488. 1907; Langenb. Arch. Bd. 68, S. 195. 1902. — v. Bramann: Berl. klin. Wochenschr. 1898, S. 408. — Daun: Dtsch. Zeitschr. f. Chirurg. Bd. 106, S. 307. 1910. — Denk: Langenb. Arch. Bd. 89, S. 667. 1909. — Finsterer: Dtsch. Zeitschr. f. Chirurg. Bd. 83. — Geiser: Dtsch. Zeitschr. f. Chirurg. Bd. 86, S. 41. — Heimann: Langenb. Arch. Bd. 57. 1889. — Hinz: Langenb. Arch. Bd. 99. 1911. — Kanzler: Bruns Beitr. z. klin. Chirurg. Bd. 48, S. 68. 1906. — Kaspar: Dtsch. Zeitschr. f. Chirurg. Bd. 128, S. 595. 1914. — Körte: Langenb. Arch. Bd. 61 u. 102, S. 563. 1913. — Küttner:

Bruns Beitr. z. klin. Chirurg. Bd. 23, S. 505. 1899. — Leichtenstern: l. c. — Melchior: Chirurg. d. Duoden. N. Dtsch. Chirurg. Bd. 25. 1917. — Neumann, A.: Dtsch. med. Wochenschr. 1906, Nr. 14. — Petermann: Langenb. Arch. Bd. 86, S. 53. 1908. — Schlieps: Bruns Beitr. z. klin. Chirurg. Bd. 58, S. 722. 1908. — Schnitzler: Mitt. a. d. Grenzgeb. d. Med. u. Chirurg. Bd. 19, S. 205. 1909. — Tietze: Berl. klin. Wochenschr. 1910, Nr. 8. — Tiemann: Langenb. Arch. Bd. 92, S. 318. 1910. — Waldenström: Nord. med. Ark. 1911, 1. — Welter (L.): Bruns Beitr. z. klin. Chirurg. Bd. 92, S. 475. 1914. — Wette: Langenb. Arch. Bd. 91, S. 959. 1910.

Sarkome. Baltzer: Langenb. Arch. Bd. 44, S. 717. — Bartolo: Riv. osp. Bd. 18, S. 795. 1913; ref. Zorg. f. Chirurg. Bd. 4, H. 5, S. 317. — Brandts: Ann. d. städt. Krankenh. z. München 13; Münch. med. Wochenschr. 1908, Nr. 44, S. 735. — Gliński: Virchows Arch. f. pathol. Anat. u. Physiol. Bd. 167, S. 373. 1902. — Goto: Langenb. Arch. Bd. 95, S. 453. 1911. — Kundrat: Wien. klin. Wochenschr. 1893, Nr. 12, S. 211. — Lecène: Les tumeurs malignes primitives de l'intestin grêle, Paris 1904. — Libmann: Mitt. a. d. Grenzgeb. d. Med. u. Chirurg. Bd. 7, S. 446. 1901. — Madelung: Zentralbl. f. Chirurg. 1892, Nr. 30. — Nothnagel: Spez. Pathol. u. Therap. Bd. 17. 1903. — Rademacher (L.): Diss. Jena 1908. — Schmidt, R.: Wien. klin. Wochenschr. 1898, Nr. 11. — Schümann: Dtsch Zeitschr. f. Chirurg. Bd. 102, S. 423. 1909. — Wilms: l. c. — Wortmann (L.): Dtsch. Zeitschr. f. Chirurg. Bd. 123, S. 103. 1913.

Gutartige Geschwülste und Cysten. Andrée: Bruns Beitr. z. klin. Chirurg. Bd. 85. — Bowlby u. Barnes: Zit. Rotter. — Buchwald: Dtsch. med. Wochenschr. 1887, Nr. 13. — Colmers: Langenb. Arch. Bd. 79, S. 132. 1906. — Döring: Langenb. Arch. Bd. 83, S. 194. 1907. — Ehrlich: Bruns Beitr. z. klin. Chirurg. Bd. 71, S. 384. 1911. — Faure u. Deplas: Presse méd. Bd. 72, S. 721. 1913. — Fraenkel, E.: Virchows Arch. f. pathol. Anat. u. Physiol. Bd. 87. 1882. — Gfeller: Dtsch. Zeitschr. f. Chirurg. Bd. 65, S. 330. 1902. — Hahn: Münch. med. Wochenschr. 1900, S. 288. — Hake: Bruns Beitr. z. klin. Chirurg. Bd. 78, S. 414. 1912. — Hansson: Hygiea Bd. 79, S. 1121. — Hauser: Dtsch. Arch. f. klin. Med Bd 55, S. 429. 1895. — Hauswirth: Bruns Beitr. z. klin. Chirurg. Bd. 89, S. 209. 1914. — Hellström: Dtsch. Zeitschr. f. Chirurg. Bd. 84, S. 488. 1906. — Hendée: Bruns Beitr. z. klin. Chirurg. Bd. 42, S. 542. 1904. — Hiller: Bruns Beitr. Bd. 24, S. 509. 1899. — James u. Sappington: Ann. of surg. 1917, 1. — Kasemeyer: Dtsch. Zeitschr. f. Chirurg. Bd. 118, S. 205. 1912. — Kaufmann: Lehrb. d. spez. pathol. Anat., Berlin 1911. — Krogius: Zeitschr. f. klin. Med. Bd. 49, S. 53. 1903. — Kulenkampff: Zentralbl. f. Chirurg. 1888, Nr. 10. — Lundmark: Nord. med. Ark., Abtlg. 1. Kirurgi Bd. 50, H. 6. — Nasse: Langenb. Arch. Bd. 45, 1898. — Neupert: Freie Vereinigung d. Chirurg., Berlin, 185. Sitz. — Nicoll: Brit. med. Journ. 1899, 1, 8. April. — Oseki: Dtsch. Zeitschr. f. Chirurg. Bd. 118, S. 463. — Port: Dtsch. Zeitschr. f. Chirurg. Bd. 42, S. 181. 1895. — Quensel: Nord. med. Ark. 1898. — Reinbach: Zit. Colmers. — Rogers: Zit. Colmers. — Sprengel: Langenb. Arch. Bd. 61, S. 1031. — Steiner: Bruns Beitr. z. klin. Chirurg. Bd. 22, S. 407. 1898. — Stetter: Dtsch. Zeitschr. f. Chirurg. Bd. 133, S. 58. 1915. — Struthers: Ann. of surg. Bd. 72, S. 649. 1920; ref. Zorg. f. Chirurg. Bd. 11, H 9, S. 465. — Thorbeke: Dtsch. Zeitschr. f. Chirurg. Bd. 126, S. 553. — Tromp: Münch. med. Wochenschr. 1915, Nr. 36, S. 1215. — Versé: Arb. a. d. pathol. Inst. Leipzig 1908, 1. — Voeckler: Dtsch. Zeitschr. f. Chirurg. Bd. 142, S. 169, 1917. — Wechselmann: Bruns Beitr. z. klin. Chirurg. Bd. 70. 1910.

Behandlung. Bastianelli: 17. intern. med. Kongreß London, Sekt. f. Chirurg. 1913; ref. Zorg. f. Chirurg. Bd. 3, H. 3, S. 189. — Denk: Langenb. Arch. Bd. 110, S. 131. 1918 — Eichhoff: Bruns Beitr. z. klin. Chirurg. Bd. 125, S. 17, 1922. — Finkelstein: Langenb. Arch. Bd. 101, S. 936. 1913. — Finsterer: Bruns Beitr. z. klin. Chirurg. Bd. 99, S. 1. 1916; Med. Klinik 1916, Nr. 22; Dtsch. Zeitschr. f. Chirurg. Bd. 155, S. 145, 1920. — Goepel: Langenb. Arch. Bd. 98. — Hartmann, H.: Lancet Bd. 202, S. 307. 1922; ref. Zorg. f. Chirurg. Bd. 17, H. 7, S. 307. — Heller: Ergebn. d. Chirurg. u. Orthop. Bd. 5, S. 488. 1913. — Jelaffke: Bruns Beitr. z. klin. Chirurg. Bd. 127, S. 191, 1922. — Küttner: Münch med. Wochenschr. Bd. 28, S. 719, 1921. — Mandl: Dtsch. Zeitschr. f. Chirurg. Bd. 168, S. 145. 1922. — Madlener: Zentralbl. f. Chirurg. 1913, Nr. 40, S. 1171. — Mayo: Zit Heller. — Moszkowicz: Langenb. Arch. Bd. 116, S. 260. 1921. — Odelga: Langenb. Arch. Bd. 59. — Pendl: Verhandl. d. Ges. f. Chirurg. Bd. 1, S. 297, 1920. — Pólya: Gyógyászat Bd. 33, S. 388. 1920; ref. Zorg. f. Chirurg. Bd. 11, H. 3, S. 143. — Poppert: Operationen am Mastdarm in Bier, Braun, Kümmell, Chirurg. Operationsl. (2) 4; Mittelrhein. Chirurgenvereinig. Frankfurt 6. Juni 1923; ref. Zentralbl. f. Chirurg. 1923, Nr. 19, S. 764. — Rotter: Erkrankg.

des Mastdarmes im Handb. d. prakt. Chirurg. 3; Langenb. Arch. Bd. 102. 1913. —
Schmieden: Operationen am Darme in Bier, Braun, Kümmell (2) 3. — Smital:
Dtsch. Zeitschr. f. Chirurg. Bd. 170, S. 318. 1922. — Völcker: Bruns Beitr. z. klin.
Chirurg. Bd. 72, S. 671. 1911. — Welter: Bruns Beitr. z. klin. Chirurg. Bd. 92, S. 475.
1914. — Wendel: Zit. Poppert.

Darmausschaltung.

v. Bergmann: Zentralbl. f. Chirurg. 1900; St. Petersb. med. Wochenschr. 1900,
Nr. 5; Dtsch. med. Wochenschr. 1911, Nr. 31. — v. Eiselsberg: Arch. f. klin. Chirurg.
Bd. 54, S. 568. 1897. — Esau: Arch. f. klin. Chirurg. Bd. 92, H. 1. 1910. — Finsterer:
Bruns Beitr. z. klin. Chirurg. Bd. 119, S. 554. 1920. — Paltauf: Zit. bei v. Eisels-
berg, l. c. — Pullmann: Zentralbl. f. Chirurg. 1909, S. 738. — Salzer: Zentralbl. f.
Chirurg. 1891, Nr. 26. — Schmidt, B.: l. c. — Wiesinger: Zentralbl. f. Chirurg.
1910, S. 228.

Verengerung und Verschließung des Darmes durch Kompression.

Erkrankungen der Leber und Gallenwege. Anschütz: Med. Klinik 1911,
S. 15. — Goldberg: Przeglad lekarski 1911, 44; ref. Zentralbl. f. Chirurg. 1912, Nr. 17,
S. 595. — Jelecki: Die Wanderleber. Zentralbl. f. d. Grenzgeb. d. Med. u. Chirurg.
Bd. 4, S. 267 u. 317. 1901. — Jenckel: Dtsch. Zeitschr. f. Chirurg. Bd. 96, S. 338.
1908. — Kehr: Die Chirurgie der Leber und der Gallenwege im Handb. d. prakt.
Chirurg. (4), Bd. 3, S. 621; Chirurgie der Gallenwege, N. Dtsch. Chirurg. Bd. 8. 1913. —
Kelynak: Med. Presse 1896, H. 9; ref. Hildebr. Jahresb. Bd. 2, S. 732. 1896. —
Körte: Beitr z. Chirurg. der Gallenwege und Leber, Berlin 1905. — Leichtenstern:
v. Ziemssens Handb. d. spez. Pathol. u. Therap. Bd. 7, S. 2. 1878. — Melchior, Die
Chirurg. d. Duodenum. N. Dtsch. Chirurg. Bd. 25. 1917. — Reichold, Münch. med.
Wochenschr. 1897, Nr. 17.

Erkrankungen der Milz. Babesiu: Zit. Ledderhose. — Baimbrigge: Zit. Nothnagel. — Bircher: Dtsch. Zeitschr. f. Chirurg. Bd. 92, S. 323. 1908. — Collins: Brit.
med. Journ. 1882, S. 458. — Commanus u. de Cnaep: Zit. Wilms. — Helm u. Klob:
Zit. Ledderhose. — Ledderhose: Die Erkrankung d. Milz. Dtsch. Chirurg., Lief. 45 b.

Erkrankungen des Pankreas. Chvostek: Wien. med. Blätter 1879, 13. —
Esau: Zit. b. Körte, Handb. d. prakt. Chirurg. — Gerhardi: Virchows Arch. f.
pathol. Anat. u. Physiol. Bd. 106, S. 303. 1886. — Gulecke: Ergebn. d. Chirurg. u.
Orthop. Bd. 4. 1912. — Hagenbach: Dtsch. Zeitschr. f. Chirurg Bd. 27, S. 110. 1888. —
Holscher: Zit. Gerhardi. — Kerkring: Zit. Gerhardi. — Körte: Die chirurg. Krankh.
u. Verletzg. d. Pankreas. Dtsch. Chirurg. 1898, Lief. 45 d. — Ledderhose: Zit. Körte im
Handb. d. prakt. Chirurg. — Lexer: Mittelrhein. Chirurg-Vereinig. Febr. 1914; ref.
Zentralbl. f. Chirurg. 1914, S. 1031. — Melchior: Die Chirurg. d. Duodenum. N.
Dtsch. Chirurg. 1917, 25. — Nathan: Zit. Gerhardi. — Neve: Lancet 1891, S. 659. —
Rosenbach: 11. Chirurg.-Kongr., Zentralbl. f. Chirurg. 1882, Nr. 29. — Rona: Cancer
et Kystes du pancréas. Thèse de Paris 1890.

Nierenerkrankungen. Albarran: Médécine operatoire des voies urinaires. Paris
1909. — Alglave: Presse méd. 1913, 41. — Brown: Journ. of the amer. med. assoc.
Bd. 55, Nr. 14. 1910; ref. Zentralbl. f. Chirurg. Bd. 17, S. 624, 1911. — Hügelmann:
Münch. med. Wochenschr. Bd. 33, S. 1111. 1915. — Schmieden u. Scheele: Darm-
stenosen, Darmgeschwülste, Ileus in Kraus u. Brugsch, Spez. Pathol. u. Therap. inn.
Krankh., Lief. 165—169.

**Netzgeschwülste, mesenteriale und retroperitoneale Zysten und Geschwülste,
retroperitoneale Hämatome, Aneurysma der Bauchaorta.** Benecke: Gesellsch. d.
Charitéärzte. Berl. klin. Wochenschr. 1897, Nr. 30. — Berger: Zit. Prutz u. Monnier. —
Blum: Wien. klin. Wochenschr. 1901, Nr. 48, S. 1179. — Braun, H.: Langenb. Arch.
Bd. 63, S. 378. 1901. — Capelle: Bruns Beitr. Bd. 66. 1910. — Chenzinski: Dtsch.
med. Wochenschr. Bd. 14, S. 223. 1898. — Colb: Ann. of surg. Bd. 44, S. 16. 1906. —
Colby: Brit. med. Journ. Bd. 2, S. 953. 1906. — Dalziel: Med. chirurg. soc. Glasgow.
med. and surg. Journ., März 1898. — Eve: Transact. of the med. chirurg. soc. of
London 1898, 81. — Fertig: Dtsch. Ztschr. f. Chirurg. Bd. 56, S. 46. 1900. — Fraundorfer: Diss. München 1901. — Friedrich: Langenb. Arch. Bd. 61. 1900, — Gabscewicz: Gaz. lekarska 1897, 33; ref. Hildebr. Jahrb. 1898. — Genersich: Orvosi Hetilap
1897; ref. Hildebr. Jahrb. 1897, S. 531. — Gildemeister: Diss. Berlin 1902. —
Kempner: Diss. München 1903. — Lebert: Über die Aneurysmen der Bauchaorta,

Berlin 1865. — Lindqvist: Acta chirurg. scandinav. Bd. 54, H. 5. 1921; ref. Zorg. f. Chirurg. Bd. 15, H. 6, S. 294. — Melchior: Die Chirurgie des Duodenum. N. Dtsch. Chirurg. Bd. 25. 1917. — Menter: Münch. med. Wochenschr. 1922, Nr. 39, S. 1412. — Millard u. Tillaux: Bull. de l'académie de méd. de Paris 1880, 17. Aug.; ref. Schmidts Jahresber. Bd. 189, S. 64. — Meredith: Transact. of the klin. soc. of London 1887, 20; Brit. med. Journ. Bd. 1, S. 356. 1886. — Monod: Bull. de la Soc. de Chirurg. 1899, 6; ref. Zentralbl. f. Chirurg. 1900. — Prutz u. Monnier: Die chirurgische Krankheit und die Verletzung des Darmgekröses und des Netzes. Dtsch. Chirurg. 1913, Lief. 46k. — Rosenheim: Dtsch. med. Wochenschr. 1897, Nr. 16. — Scheremezinskaja: Russki Wratsch 1912, 38; ref. Zentralbl. f. Chirurg. Bd. 52, S. 1780. 1912. — Schmieden: Berl. klin. Wochenschr. 1913, Nr. 20, S. 908. — Spisharny: Zit. Kapesser. — Szenes: Dtsch. Zeitschr. f. Chirurg. Bd. 144, S. 228. 1921. — Wilms: Der Ileus. Dtsch. Chirurg. Lief. 46g. — Witzel: Zit. Prutz u. Monnier.

Geschwülste der Kleinbeckenorgane. E. Burckhardt u. Socin: Dtsch. Chirurg. Lief. 53. — Fenwick: Zit. Burckhardt. — Payr: Dtsch. Ztschr. f. Chirurg. Bd. 81, S. 549. 1906. — Tulpius: Zit. Leichtenstern.

Schwangerer Uterus. Chantenesse, Vidal u. Legry: Soc. méd. des hôpitaux 11. Dez. 1891; zit. Ludwig. — Fleischhauer: Zentralbl. f. Gynäkol. 1918, Nr. 23, S. 377. — Füth: Zentralbl. f. Gynäkol. 1919, Nr. 19, S. 353. — Handorn: Zentralbl. f. Gynäkol. 1922, Nr. 26, S. 1057. — Jackson: Brit. med. Journ. Bd. 3084, S. 185. 1920; ref. Zorg. f. Chirurg. Bd. 9, H. 5, S. 317. — Kehrer: Zentralbl. f. Gynäkol. 1894, Nr. 22, S. 521. — Kreis: Zentralbl. f. Gynäkol. 1920, Nr. 35, S. 976. — Ludwig: Zeitschr. f. Geburtsh. Bd. 75, S. 324. 1914. — Mandach: Zentralbl. f. Gynäkol. 1918, Nr. 46, S. 830. — Polosson: Abeille med. 1897, S. 21. — Richelot: Soc. d'obstétr. de gynécol. et péd. Mars 1921; zit. Ludwig. — Rieck: Zentralbl. f. Gynäkol. 1913, Nr. 37, S. 19. — Roberts u. Wallis: Brit. med. Journ. 1911, 24. Juni. — Stratz: Schmidts Jahrb. Bd. 118, S. 110. 1882. — Treub: Nederl. Tijdschr. v. verlosk. en gyn. Jg. 3, Nr. 3; ref. Zentralbl. f. Gynäkol. 1892, Nr. 19, S. 375. — Turner: Thèse de Paris 1906; zit. Ludwig. — Van der Hoeven: Zentralbl. f. Gynäkol. 1912, Nr. 46, S. 1534. — Vautrin: Gynécologie Jg. 21, H. 4, S. 193. 1922; ref. Zorg. f. Chirurg. Bd. 19, H. 7, S. 339.

Abszesse und Hämatome. Brewitt: Zentralbl. f. Gynäkol. 1921, Nr. 24, S. 627. — Kapesser: Dtsch. Ztschr. f. Chirurg. Bd. 146, S. 276. 1918. — Ludwig: Zeitschr. f. Geburtsh. u. Gynäkol. Bd. 75, S. 324. 1914. — Mader: Canad. med. Journ. Bd. 3, Nr. 1; ref. Zentralbl. f. d. ges. Med. 1913, 3. — Mursell: Brit. med. Journ. 1907, 12. Okt.; ref. Zentralbl. f. Chirurg. 1908, Nr. 5, S. 150. — Pétel: Bull. et mém. de la soc. de chirurg. de Paris 1914, S. 264; ref. Zentralbl. f. Chirurg. 1914, Nr. 32, S. 1351. — Treves: l. c.

Mesenterium und Darmschlingen. Heller: Münch. med. Wochenschr. 1911, Nr. 20, S. 1059. — Kelling: Dtsch. Zeitschr. f. Chirurg. Bd. 147, S. 265. 1918. — Leichtenstern in Ziemssens Handb. d. spez. Pathol. u. Therap. Bd. 2, 1878 (7).

Angeborene Atresien und Stenosen.

Angeborene Atresien und Stenosen des Dünndarmes und oberen Dickdarmes.
Ahlfeld: Arch. f. Gynäkol. Bd. 5, S. 230. 1873. — v. Ammon: Die angeb. chirurg. Krankh. des Menschen, Berlin 1842. — Braun, H.: Bruns Beitr. z. klin. Chirurg. Bd. 34. 1902. — Chiari: Prag. med. Wochenschr. 1903, Nr. 22, S. 267. — Clogg: Lancet Bd. 2, S. 1770. 1904. — Ciechanowski und Gliński: Virchows Arch. f. pathol. Anat. u. Physiol. Bd. 196. 1909. — Cordes: Arch. of pediatr. 1901. — Davis, Delmar und Poynter: Surg., gynaecol. a. obstétr. Bd. 34, Nr. 1, S. 35. 1922; ref. Zorg. f. Chirurg. Bd. 17, H. 3, S. 126. — Demme: 20. u. 22. Bericht über d. Jennersche Kinderhosp. 1883 u. 1885. — Ernst: Zentralbl. f. Chirurg. 1916, Nr. 28, S. 573. — Fanconi: Virchows Arch. f. pathol. Anat. u. Physiol. Bd. 229, S. 205. 1921. — Fockens: Zentralbl. f. Chirurg. 1911, Nr. 15, S. 532. — Forrer: Diss. Straßburg 1895. — Forßner: Langenb. Arch. Bd. 100, S. 477; Zentralbl. f. Chirurg. 1913, Nr. 6, S. 193. — Gärtner: Jahrb. f. Kinderheilk. Bd. 20, S. 403. 1883. — Gaupp: Med. Korrespbl. f. Württ. 1866, Nr. 36, S. 240. — Grüneberg: Münch. med. Wochenschr. 1899, Nr. 15, S. 496. — Habs: Dtsch. Zeitschr. f. Chirurg. Bd. 78, S. 586. 1905. — Hempel: Jahrb. f. Kinderheilk. Bd. 6, S. 381. 1873. — Heß: Dtsch. med. Wochenschr. 1897, Nr 14, S. 218. — Holzknecht: Dtsch. Zeitschr. f. Chirurg. Bd. 105, S. 54. 1910. — Hüttenbrenner: Die Darmstenosen im Kindesalter, Leipzig 1875. — Ichenhäuser: Dtsch. Zeitschr. f. Chirurg. Bd. 163, S. 417. 1921. — Karpa: Virchows Arch. f. pathol. Anat. u. Physiol.

Bd. 185, S. 208. 1906. — Kreuter: Dtsch. Zeitschr. f. Chirurg. Bd. 79. 1905; Langenb. Arch. Bd. 88. 1909; Bruns Beitr. z. klin. Chirurg. Bd. 34. 1902. — Kuliga: Zieglers Beitr. Bd. 33, S. 481. 1903. — Kristeller: Monatsschr. f. Geburtsk. Bd. 21, S. 326. 1868. — Kästner: Berl. klin. Wochenschr.1886, Nr. 27, S. 444. — Küttner: Virchows Arch. f. pathol. Anat. u. Physiol. Bd. 54. 1872. — Levy: Zentralbl. f. Gynäkol. 1921, Nr. 20, S. 707. — Maffei: Ann. et bull. de la soc. roy. des sciences méd. et natur. de Bruxelles Bd. 3, S. 51. 1921; ref. Zorg. f. Chirurg. Bd. 15, 1, S. 26. — Mangoldt: Jahrb. d. Ges. f. Natur- u. Heilk. in Dresden 1897, S. 60. — Melchior: Chirurg. d. Duodenum, N. Dtsch. Chirurg. Bd. 25, S. 37. 1917. — Morley: Brit. Journ. of surg. Bd. 9, Nr. 33, S. 103. 1921; ref. Zorg. f. Chirurg. Bd. 14, 11, S. 526. — Odermatt: Zeitschr. f. Geburtsh. u. Gynäkol. Bd. 79, S. 507. 1917. — Owen, Sydney und Lake: Brit. Journ. of childr. dis. Bd. 17, Nr. 199—201, S. 115. 1920; ref. Zorg. f. Chirurg. Bd. 10, 3, S. 184. — Petrivalsky: Zentralbl. f. Chirurg. 1913, S. 1690. — Ritter: Jahrb. f. Kinderheilk. Bd. 91, 3. F. 41, S. 369. 1920. — Rochet und Wertheimer: Lyon. chirurg. Bd. 17, Nr. 5, S. 561. 1920; ref. Zorg. f. Chirurg. Bd. 11, H. 4, S. 193. — Rokitansky: Spez. pathol. Anat. 1892. — Schaefer: Jahrb. f. Kinderheilk. Bd. 93, 3. F. 43, S. 347. 1920. — Schlegel: Diss. Bern 1891. — Sella: Zieglers Beitr. Bd. 53. 1912. — Schnizlein: Bruns Beiträge z. klin. Chirurg. Bd. 36, S. 652. 1902. — Silbermann: Jahrb. f. Kinderheilk. 1882. — Späther: Diss. Bonn 1904. — Tandler: Anat. Anz. Bd. 18, S. 42. 1900; Morphol. Jahrb. Bd. 29, S. 187. 1902. — Theremin: Dtsch. Zeitschr. f. Chirurg. Bd. 8, S. 34. 1877. — Thorel: Münch. med. Wochenschr. 1899, Nr. 37, S. 1202. — v. Tischendorf: Zentralbl. f. Chirurg. 1887, Beil. 2, Nr. 25. — Weber: Med. Klin. 1910, Nr. 33 u. 34; 1913, Nr. 11, S. 411. — Walz: Münch. med. Wochenschr. 1906, Nr. 21, S. 1011. — Woodard: Southern med. journ. Bd. 15, Nr. 11, S. 915. 1922; ref. Zorg. f. Chirurg. Bd. 21, H. 2, S. 103. — Wünsche: Jahrb. f. Kinderheilk. Bd. 8, S. 367, 1875. — Wyß: Bruns Beitr. z. klin. Chirurg. Bd. 26. 1900.

Angeborene Atresien und Stenosen des Afters und Mastdarmes. Ahlfeld: Arch. f. Gynäkol. Bd. 5, F. 2. 1872. — Ammon: Die angeb. chirurg. Krankh. d. Menschen, Berlin 1842. — Anders, E.: Langenb. Ach. Bd. 45, S. 489. 1893. — Anders, H. E.: Dtsch. Zeitschr. f. Chirurg. Bd. 160, S. 36. 1920; Virchows Arch. f. pathol. Anat. u. Physiol. Bd. 229, S. 531. 1921; Arch. f. Entw.-Mech. Bd. 69. — Bickelmann: Diss. Erlangen 1902. — Eichmann: Zeitschr. d. Dtsch. Chirurg.-Ver. Bd. 9, H. 3, S. 141. — v. Esmarch: Dtsch. Chirurg., Lief. 48. — Frank: Über d. angeb. Verschließung d. Mastdarms u. d. begleitenden Fistelbildungen, Wien 1892. — Heinemann: Dtsch. Zeitschr. f. Chirurg. Bd. 146, H. 1 u. 2. 1918. — v. Hertwig: Lehrb. d. Entwicklungsgesch., Jena 1906. — Hilgenreiner: Jahrb. f. Kinderheilk. Bd. 79, H. 1. 1914; Med. Klin. 1916, Nr. 36. — Jacubowitsch: Arch. f. Kinderheilk. Bd. 7, S. 401. 1886. — Kaufmann: Lehrb. d. spez. pathol. Anat., Berlin 1911. — Keibel: Arch. f. Anat. u. Physiol. 1896 u. 1897. — Lanman: Boston med. a. surg. Journ. Bd. 185, Nr. 17, S. 489. 1921; ref. Zorg. f. Chirurg. Bd. 16, H. 3, S. 148. — Läwen: Bruns Beitr. z. klin. Chirurg. Bd. 45, S. 685. — Lotsch: Dtsch. Zeitschr. f. Chirurg. Bd. 81, H. 1. 1906. — Nießner: Wien. klin. Wochenschr. 1907. — Oppel: Langenb. Arch. Bd. 119, S. 845. 1922. — Page: Brit. Journ., Okt. 1888. — Poppert: Operationen am Mastdarm in Operationslehre Bier, Braun, Kümmell (2) Bd. 4. — Ricord: Zit. v. Esmarch. — Rotter im Handb. d. prakt. Chirurg.: Die Chirurg. d. Mastdarms u. Afters, Stuttgart 1913. — Rübsamen: Zeitschr. f. Geburtsh. u. Gynäkol. Bd. 84, S. 46. 1921. — Stieda: Langenb. Arch. Bd. 70, S. 555. 1903. — Vetri: Pädiatrie, Jahrg. 29, S. 702 u. 749. 1921; ref. Zorg. f. Chirurg. Bd. 15, H. 5, S. 236. — Weiß: Bruns Beitr. z. klin. Chirurg. Bd. 93, S. 117. 1914. — Ziemendorff: Langenb. Arch. Bd. 81, H. 1.

Hirschsprungsche Krankheit.

Barth: Wagners Arch. f. Heilk. 11. Jg. 1870. — Becker: Diss. Breslau 1919. — Bertelsmann: Verhandl. d. Ges. f. Chirurg. 1903, 1. Teil, S. 163. — Bessel-Hagen: Verhandl. d. freien Vereinig. d. Chirurg. Berlins v. 11. V. 1908, 51 u. 67. — Biermans: Dtsch. Zeitschr. f. Chirurg. Bd. 105, S. 261. — Bing: Arch f. Kinderheilk. Bd. 44, S. 59. — Blockmann: Berl. klin. Wochenschr. 1911, Nr. 13. — Bode: Bruns Beitr. z. klin. Chirurg. Bd. 115, H. 2. 1919. — Bossowski: Klin.-therap. Wochenschr. 1899, Nr. 49 u. 50. — Braun, H.: Verhandl. d. Ges. d. Naturforsch. u. Ärzte, Cassel, 2. Teil, S. 143; Verhandl. d. Ges. f. Chirurg., 34. Kongr., 1. Teil, S. 161. 1905; Dtsch. Zeitschr. f. Chirurg. Bd. 76, S. 540. — Brentano: Verhandl. d. Ges. f. Chirurg. 1904, 1. Teil, S. 265. — Brohée: Scalpell 74. Jg., Nr. 4. 1921; ref. Zorg. f. Chirurg. Bd. 4, S. 225. 1916. — Concetti: Arch. f. Kinderheilk. Bd. 27, S. 319. — Corbin: Surg. gynecol. a. obstetr. Bd. 35, Nr. 1, S. 23. 1922; ref. Zorg. f. Chirurg. Bd. 3, S. 149. 1919. — Cursch-mann: Dtsch. Arch. f. klin. Med. 1894, 1. — Delkeskamp: Münch. med. Wochenschr. 1906, Nr. 4. — Dowd: Ann. of surg. Bd. 74, Nr. 4, S. 468. 1921; ref. Zorg. f. Chirurg. Bd. 8, S. 434. 1915. — Escherich: Mitt. d. Ver. d. Ärzte in Steiermark 1901, 95; Wien. klin. Wochenschr. 1906, Nr. 55. — Feldmann: Brit. med. Journ. Bd. 2, S. 260. 1908. — Fenwick: Brit. med. Journ. Bd. 2, S. 564. 1900. — Fischl: Die „Hirsch-sprungsche Krankheit" im Handb. f. Kinderheilk. von Pfaundler u. Schloßmann Bd. 3, 2. Aufl., S. 155. — Fleiner: Die Verstopfung, in Kraus-Brugsch, Spez. Pathol. u. Therap. inn. Krankh. Bd. 6, 1. Hälfte. 1920. — Formad: University med. Magazine Bd. 4, S. 625. 1892. — Frank: Mitt. a. d. Grenzgeb. d. Med. u. Chirurg. Bd. 26, H. 1. 1913. — Franke: Verhandl. d. Ges. f. Chirurg. Bd. 1, S. 165. 1905. — Frommer: Langenb. Arch. Bd. 67, S. 27. — Fuchs: Diss. Straßburg 1908. — Gant: Zit. Göbell. — Genersich: Jahrb. f. Kinderheilk. Bd. 37. 1894. — Goebel, F.: Arch. f. Kinder-heilk. Bd. 3, S. 221, 68; Dtsch. Zeitschr. f. Chirurg. Bd. 165, S. 428; Mitt. a. d. Grenz-geb. d. Med. u. Chirurg. Bd. 32, 4, S. 498. — Goebell: Dtsch. Zeitschr. f. Chirurg. Bd. 82, S. 416; Med. Klinik 1910, Nr. 45; Verhandl. d. Ges. f. Chirurg. Bd. 2, S. 459. 1911. — Göppert: Arch. f. Verdauungskrankh. Bd. 5, S. 175; Berl. klin. Wochenschr. Nr. 13, S. 588. 1912. — Hawkins: Brit. med. Journ. 1907, 2. März. — Hilbert: Dtsch. med. Wochenschr. 1905, S. 2035. — Heller: Verhandl. d. Ges. d. Naturf. u. Ärzte, Köln 1908; Münch. med. Wochenschr. 1911, Nr. 20. — Hirschsprung: Verhandl. d. 4. Vers. d. Ges. f. Kinderheilk., Berlin 1886, 36; Jahrb. f. Kinderheilk. Bd. 27, S. 1. 1888; Verhandl. d. 16. Vers. d. Ges. f. Kinderheilk. 1899, S. 272; Hospitalstidende 1900, 165. — Hoffmann: Bruns Beitr. z. klin. Chirurg. Bd. 76, S. 533. 1911. — Hoffmann, G. (L): Dtsch. Zeitschr. f. Chirurg. Bd. 161, S. 175. 1921. — Ibrahim: Dtsch. med. Wochenschr. 1905, S. 905. — de Josselin, de Jong u. Muskens: Mitt. a. d. Grenzgeb. d. Med. u. Chirurg. Bd. 21, S. 647. 1910. — Josselin, de Jong u. Plantenga: Jahrb. f. Kinder-heilk. Bd. 96, 3. F., Bd. 46, S. 332. 1921. — Ito u. Soyesima: Dtsch. Zeitschr. f. Chirurg. Bd. 90, S. 459. — Kästner: Bruns Beitr. z. klin. Chirurg. Bd. 123, S. 697. 1921. — Klein-schmidt (L): Monatsschr. f. Kinderheilk. Bd. 9, S. 375; Ergebn. d. inn. Med. u. Kinder-heilk. Bd. 9, S. 300. — Koeppe: Monatsschr. f. Kinderheilk. 1908, S. 496. — Kon-jetzny: Bruns Beitr. z. klin. Chirurg. Bd. 73, S. 155. — Kredel: Zeitschr. f. klin. Med. Bd. 53. S. 9. 1904. — Läwen: Münch. med. Wochenschr. 1909, S. 1510. — Lange: Zen-tralbl. f. Chirurg. 1920, Nr. 44. — Leichtenstern: in Ziemssens Handb. Bd. 7, 2. Hälfte, Leipzig 1878. — Lencest u. Simon: Arch. franç. et belg. de chirurg. Jg. 25, 6, S. 493. 1922; ref. Zorg. f. Chirurg. Bd. 2, S. 105. 1919. — Levy: Bresl. chirurg. Ges., Febr. 1914; ref. Zentralbl. f. Chirurg. 1914, Nr. 17, S. 717. — Löwenstein: Zentralbl. f. allg. Pathol. u. pathol. Anat. 1907, Nr. 23. — Marfand: Zit. Neugebauer. — Mehlis: Dtsch. Zeitschr. f. Chirurg. Bd. 135, S. 475. 1916. — Meyer, Oswald: Dtsch. med. Wochenschr. 1913, Nr. 8. — Meyers: Americ. Journ. of dis. of children 1920, Nr. 3, S. 167; ref. Zorg. f. Chirurg. Bd. 9, 4, S. 274. — Moser: Med. Klinik 1921, Nr. 27, S. 810. — Navarro: Zit. Goebel. — Neter: Münch. med. Wochenschr. 1907, S. 1817. — Neugebauer (L): Ergebn. d. Chirurg. u. Orthop. Bd. 7, S. 598. 1913. — Perthes: Verhandl. d. dtsch. Ges. f. Chirurg., 34. Kongr., Bd. 2. 1905; Langenb. Arch. 77, 1; Bruns Beitr. z. klin. Chirurg. Bd. 90, S. 515. 1914. — Petrivalsky: Langenb. Arch. Bd. 86, S. 318. — Pfisterer: Jahrb. f. Kinderheilk. Bd. 65. — Philipowicz: Bresl. chirurg. Ges., Febr. 1914; ref. Zentralbl. f. Chirurg. 1914, Nr. 17, S. 717. — Retzlaff: Berl. klin. Wochenschr. 1920, Nr. 14, S. 319. — Roux: Zentralbl. f. Chirurg. 1894, S. 865. — Saucke: Jahrb. f. Kinderheilk. Bd. 40, S. 273. 1919. — Schmidt, A.: Klinik d. Darm-krankh., Wiesbaden 1913. — Schmidt, J. E.: Bruns Beitr. z. klin. Chirurg. Bd. 64, S. 682. — Schneiderhöhn: Zeitschr. f. Kinderheilk. Bd. 12. 1915. — Schreiber: Arch. f. Verdauungskrankh. Bd. 13, S. 101. 1907. — Strohan: Lancet Bd. 2, S. 1245. 1903. — Tittel: Wien. klin. Wochenschr. 1901, S. 903. — Versé: Münch. med. Wochenschr. 1909, S. 654. — Vogel: Mitt. a. d. Grenzgeb. d. Med. u. Chirurg. Bd. 34, S. 637. 1922. — Wilms: Dtsch. Chirurg. Bd. 46 g. — Woolmer: Brit. med. Journ. 1899, 3. Juni. — Zoepffel: Diss. Straßburg 1909; Virch. Arch. f. pathol. Anat. u. Physiol. Bd. 198, S. 119.

Zwei- und mehrfache Verschlüsse.

Bircher: Arch. f. klin. Chirurg. Bd. 95, S. 8. 1911. — Block: Dtsch. Zeitschr. f. Chirurg. Bd. 169, H. 5/6, S. 329. 1922. — Braun: Bruns Beitr. z. klin. Chirurg. Bd. 41, S. 760. 1904. — v. Cačković: Siecnicki viestnik 1906, Nr. 6 (kroatisch); ref. Zentralbl. f. Chirurg. 1907, Nr. 25. — Clairmont (L): Arch. f. klin. Chirurg. Bd. 88, S. 631. 1909. — Finsterer (L): Über doppelten Darmverschluß (Kombinationsileus). Beitr. z. klin. Chirurg. Bd. 81, S. 361. 1912 (Festschr. für v. Hacker). — Gersuny: Wien.

klin. Wochenschr. 1897, Nr. 51, S. 1136. — Hochenegg: Über eine neue typische Form des akuten Darmverschlusses (Kombinationsileus). Wien. klin. Wochenschr. 1897, Nr. 51, S. 1117 u. 1898, Nr. 3, S. 62 — Klauber: Münch. med. Wochenschr. 1907, Nr. 40, S. 1986. — Schnitzler: Wien. klin. Wochenschr. 1897, Nr. 51. — Stierlin: Klinische Röntgendiagnostik des Verdauungskanals. Verlag von J. F. Bergmann 1916. — Rhigetti: Ref. Zentralbl. f. Chirurg. 1909, Nr. 26.

Darmverschluß in der Schwangerschaft und im Wochenbett.

Bovin: Svenska Läkavellskapels Handlinga 1917, H. 3; ref. Zentralbl. f. Chirurg. 1918, Nr. 30, S. 523. — Braun, G.: Wien. med. Wochenschr. 1885, Nr. 24. — Coenen: Bruns Beitr. z. klin. Chirurg. Bd. 91, S. 587. 1914. — Dietrich, H. A.: Zentralbl. f. Gynäkol. Bd. 46, Nr. 51, S. 2052. 1922. — Ekehorn: 11. Kongr. d. nord. chirurg. Vereins in Gothenburg. Gynäkol. Sekt. 1916; ref. Zentralbl. f. Gynäkol. 1916, Nr. 51, S. 1015. — Essen-Möller: 11. Kongr. d. nord. chirurg. Vereins in Gothenburg. Gynäkol. Sekt. 1916; ref. Zentralbl. f. Gynäkol. 1916, Nr. 51, S. 1014. — Fleischhauer: Zentralbl. f. Gynäkol. 1918, Nr. 23, S. 377. — Fomenko: Jurnal Akuschevstwa i shenskish bolesnei 1922, H. 1, S. 93; ref. Zorg. f. Chirurg. Bd. 19, H. 8, S. 384. — Fromme: Münch. med. Wochenschr. 1903, Nr. 42, S. 1814. — Gauchery: Thèse de Paris 1903, S. 49. — Groné: 11. Kongr. d. nord. chirurg. Vereins in Gothenburg. Gynäkol. Sekt. 1916; ref. Zentralbl. f. Gynäkol. 1916, Nr. 51, S. 1015. — Handorn: Zentralbl. f. Gynäkol. 1922, Nr. 26, S. 1057. — Hedlund: 11. Kongr. d. nord. chirurg. Vereins in Gothenburg. Gynäkol. Sekt. 1916; ref. Zentralbl. f. Gynäkol. 1916, Nr. 51, S. 1015. — Hellström: 11. Kongr. d. nord. chirurg. Vereins in Gothenburg. Gynäkol. Sekt. 1916; ref. Zentralbl. f. Gynäkol. 1916, Nr. 51, S. 1015. — Hohorst: Verhandl. d. Geburtsh. Ges. z. Hamburg; ref. Zentralbl. f. Gynäkol. 1914, Nr. 18, S. 663. — Köhler: Wien. klin. Wochenschr. 1920, Nr. 43. — König, E.: Langenb. Arch. Bd. 122, S. 188. 1922. — Ludwig (L): Zeitschr. f. Geburtsh. u. Gynäkol. Bd. 75, S. 324. 1914. — Meyer, L.: Monatsschr. f. Geburtsh. u. Gynäkol. 1899, S. 161. — Möller: Monatsschr. f. Geburtsh. u. Gynäkol. Bd. 59, S. 273. 1922. — Steber: l. c. — Sunde: Norsk magaz. f. laegevidenskaben 1918, S. 303; ref. Zentralbl. f. Gynäkol. 1920, Nr. 46, S. 1334. — Van der Hoeven: Zentralbl. f. Gynäkol. 1912, Nr. 46, S. 1534. — Vautrin: Gynäkol. 1922, H. 4, S. 193; ref. Zorg. f. Chirurg. Bd. 19, H. 7, S. 339. — Wichmann: Om Tarminvagination, Kopenhagen 1893. — Wilms: l. c. — Weitere Literatur unter Kompressionsverschluß durch den schwangeren Uterus S. 689.

Funktionelle Passagestörungen.

Barth: Verhandl. d. dtsch. Ges. f. Chirurgie 1908. — Braun, W.: l. c. — Braun u. Seidel: Mitt. a. d. Grenzgeb. d. Med. u. Chirurg. Bd. 17. — Brentano: Enterospasmus. Berl. chir. Gesellsch. 1923; Zentralbl. f. Chirurg. 1923, S. 1297. — Brunzel: Ein Fall von spastischem Ileus. Dtsch. Zeitschr. f. Chirurg. Bd. 149, S. 414. 1919; Über eine eigenartige Form des paralytischen Ileus nach Genuß roher Vegetabilien. Dtsch. Zeitschr. f. Chirurg. Bd. 145, S. 1; Über das Fortbestehen von Okklusionssymptomen trotz erfolgreicher Beseitigung kurzdauernder Brucheinklemmung. Dtsch. Zeitschr. f. Chirurg. Bd. 140, H. 3 u. 4. 1917. — Buch: Über das Wesen und den anatomischen Sitz der Gastralgie. Arch. f. Verdauungskrankh. Bd. 7, S. 555. 1901. — Bunge: Verhandl. d. dtsch. Gesellsch. f. Chirurg. 1908, 37. Kongreß. — Densos: Bull. et mém. de la soc. med. des hôp. de Paris 27. XI. 1891. — Fromme: Über spastischen Ileus. Dtsch. med. Wochenschr. 1914, Nr. 20. — Heidenhain: Beiträge zur Pathologie und Therapie des akuten Darmverschlusses. Arch. f. klin. Chirurg. Bd. 55 u. 57; Verhandl. d. dtsch. Gesellsch. f. Chirurg. 1902, H. 2, S. 280. — Jakobsen: Zentralbl. f. Gynäkol. 1893, Nr. 13. — Kausch (L): Beiträge zur Hysterie in der Chirurgie; Mitt. a. d. Grenzgeb. d. Med. u. Chirurg. 1907, Bd. 17. — Kocher: Hodeneinklemmung mit Ileus. Dtsch. Zeitschr. f. Chirurg. Bd. 8. — Körte: Mitt. a. d. Grenzgeb. d. Med. u. Chirurg. Bd. 2. 1897; Ein den Darm obturierender Gallenstein. Verhandl. d. dtsch. Gesellsch. f. Chirurg. 1889; (Enterospasmus u. spastischer Darmverschluß) Verhandl. d. Berlin. chir. Gesellsch. 1923. — Kußmaul: Die peristaltische Unruhe des Magens. Volkmanns Sammlg. klin. Vorträge 1880, Nr. 181. — Langemak (L): Zentralbl. f. d. Grenzgeb. Bd. 5. — Leichtenstern: l. c. — Mackenrodt: Zentralbl. f. Gynäkol. 1891, Nr. 13. — Murphy: Ileus. Journ. of the Americ. med. assoc. 1896. Bd. 26, Nr. 1 u. 2; Dtsch. Zeitschr. f. Chirurg. Bd. 45, S. 517. — Nagel (L): Zur Kenntis des spastischen Ileus; Bruns Beitr. z. klin. Chirurg. 1921, Bd. 124. — Nordmann: Hysterischer und spastischer Darmverschluß. Dtsch. med. Wochenschr.

1910, S. 452. Diskussion, Verhandl. d. Berl. chir. Gesellsch. 1923. — Nothnagel: Erkrankungen des Darmes und des Peritoneums. Handb. d. spez. Pathol. u. Therap. Bd. 17. Wien 1898. — Ortner: Zur Klinik der Angiosklerose der Darmarterien. Volkmanns Sammlg. klin. Vortr. Nr. 347. — Pankow: Über einen Fall von spastischem Ileus. Münch. med. Wochenschr. 1903, S. 1962. — Peukert: Durch Genuß von Mohn verursachte Blinddarmerkrankung. Münch. med. Wochenschr. 1919, S. 100. — Rehn: Diskussionsbemerkung. Verhandl. der dtsch. Gesellsch. f. Chirurg. 1900. — Riedel: Mitt. a. d. Grenzgeb. d. Med. u. Chirurg. Bd. 14, S. 218. — Sandocz: Beitrag zur Symptomatologie der Tabes dorsalis. Ileus im Verlauf derselben. Korresp.-Blatt f. Schweiz. Ärzte 1887, S. 41. — Schloffer: Über Ileus bei Hysterie. Beitr. z. klin. Chirurg. Bd. 24, S. 392. 1899. — Schüle: Beiträge zur Diagnostik intestinaler Erkrankungen. Arch. f. Verdauungskrankh. Bd. 21, H. 4, 1915. — Sohn (L): Zur Kenntnis des spastischen Ileus; Bruns Beitr. z. klin. Chirurg. 1920, Bd. 120; Deutsche Zeitschr. f. Chirurg. Bd. 165, S. 285. — Strehl: Dtsch. Ztschr. f. Chirurg. Bd. 50, S. 411, 1899. — Szumann: Verhandl. d. dtsch. Gesellsch. f. Chirurg. 1900, S. 105. — Talma: Zur Kenntnis der Tympanitis. Berl. klin. Wochenschr. 1886, S. 369 u. 1902, S. 89. — Trendelenburg: Über Milzexstirpation wegen Zerreißung der Milz durch stumpfe Gewalt. Dtsch. med. Wochenschr. 1899, H. 40 u. 41. — Treves: l. c. — Voisin: Gaz. méd. de Paris 1876, Nr. 51, S. 609. Mitgeteilt von De Raux. — Walther: Über paralytischen Ileus infolge von Darmgärung. Dtsch. Zeitschr. f. Chirurg. Bd. 151, S. 77. 1919. — Wilms: l. c.

Darmverschluß bei Verstopfung der Mesenterialgefäße.

Beckmann: Virchow-Arch. 1858. — Bier: Virchow-Arch. Bd. 147. — Bollinger: Atlas u. Grundriß der path. Anatomie. Virchow-Hirschs Jahresberichte 1896. — Borszecky: Bruns Beitr. Bd. 31. — Bruckmüller: Zit. nach Reich. — Cattani: Gaz. de osp. Millano 1883. — Cohn: Klinik der embolischen Gefäßkrankheiten. Berlin 1860. — Cohnheim: Berlin 1872. — Councilman: Boston med. and surg. Journal 1894. — Chiene: Journ. of Anatomie and Phys. London 1869. — Deckart: Mitt. a. d. Grenzgeb. d. Med. u. Chirurg. 1900, Bd. 5. — Delatour: Annals of Surgery 1895. — Dreyfous: Bull. de la Soc. anal. 1885. — Finlayson: Glasgow med. Journ. 1888. — Gerhardt: Würzburger med. Zeitschr. 1863, Bd. 4. — Litten: Virchow-Arch. 1875, Bd. 63; Dtsch. med. Wochenschr. 1889. — Kendal-Franks: Transactions Royal acad. of Med. in Ireland 1893. — Kader: Dtsch. Zeitschr. f. Chirurg. Bd. 33, 1892. — Karcher: Correspondenzblatt der Schweizer Ärzte 1897, Nr. 18. — Kaufmann: Virchow-Arch. Bd. 116. — Madelung: Arch. f. klin. Chirurg. Bd. 27. — Marek: Dtsch. Zeitschr. f. Chirurg. Bd. 90. — Moos: Virchow-Arch. 1867. — Niederstein: Dtsch. Zeitschr. f. Chirurg. Bd. 98. — Parensky: Wiener med. Jahrbücher 1875; Wiener med. Jahrbücher 1876. — Payr: Zentralbl. f. Chirurg. 1904. — Pilliet: Bull. anat. 1889; Progrès médical 1890. — Reich (L.): Embolie und Trombose der Mesenterialgefäße. Ergebn. d. Chirurg. u. Orthop. 1913, S. 515; Beitrag zur Chirurgie der mesenteriellen Gefäßverschlüsse und Darminfarkte. Beitr. z. klin. Chirurg. 1913, Bd. 87, S. 317. — Ritterhaus: Mitt. a. d. Grenzgeb. d. Med. u. Chirurg. 1906, Bd. 16. — Robson: Ref. Zentralbl. f. Chirurg. 1897. — Rydygier: Berl. klin. Wochenschr. 1881. — Sachs: Dtsch. med. Wochenschr. 1892; Arch. f. klin. Chirurg. Bd. 46. — Schloffer: Mitt. a. d. Grenzgeb. d. Med. u. Chirurg. 1901, Bd. 7. — Sprengel: Arch. f. klin. Chirurg. 1902, Bd. 67; Arch. f. klin. Chirurg. 1902; Zentralbl. f. Chirurg. 1905, Bd. 30, Beiblatt S. 71; Kongreß d. Dtsch. Gesellsch. f. Chirurg. Zentralbl. f. Chirurg. 1905. — Tansini: Ref. Zentralbl. f. Chirurg. 1885. — Virchow: Verhandl. der Phys.-med. Gesellschaft Würzburg 1854. Gesammelte Abhandlungen. — Zesas: Zentralbl. f. d. Grenzgeb. d. Med. u. Chirurg. 1910, Bd. 13.

C. Diagnostik.

Altschul: Münch. med. Wochenschr. 1914, Nr. 39. — Aßmann: Dtsch. Zeitschr. f. Nervenheilk. Bd. 47 u. 48. — Aßmann u. Becker: Mitt. a. d. Grenzgeb. d. Med. u. Chirurg. Bd. 24, H. 3. 1912. — Bauermeister: Zentralbl. f. Röntgenstr. Bd. 8, H. 11—12, S. 477. — Bayer: Med. Klinik 1921, Nr. 38, S. 1133. — Bosch und Schinz: Dtsch. Zeitschr. f. Chirurg. Bd. 159, S. 284. 1920. — Burchard: Fortschr. a. d. Geb. d. Röntgenstr. Bd. 22, S. 321, 1914—18. — Chaoul: Münch. med. Wochenschr. 1918, Nr. 16, S. 426. — David: Fortschr. a. d. Geb. d. Röntgenstr. Bd. 22; Dtsch. med. Wochenschr. 1914, Nr. 14. — Dewes: Zentralbl. f. Chirurg. 1922, Nr. 41, S. 1507. — Faulhaber: Die Röntgenuntersuchung d. Darmes, Leipzig 1913. — Fischer, A. W.:

46. Chirurgenkongreß 1922. — Freud: Berl. klin. Wochenschr. 1916, Nr. 31, S. 852; Zentralbl. f. Röntgenstr. 1916, H. 7/8, S. 205. — Fritsche u. Stierlin: Med. Klin. 1914, Nr. 31. — Goetze: Münch. med. Wochenschr. 1918, Nr. 46, S. 1275. — Graser: Penzoldt und Stintzing, Handb. Bd. 4. — Groedel: Münch. med. Wochenschr. 1913, Nr. 14; Röntgendiagnostik d. inn. Med. u. deren Grenzgeb., München 1921. — Haenisch: Münch. med. Wochenschr. 1911, Nr. 45. — Haudek: Münch. med. Wochenschr. 1912, Nr. 5, 6 u. 12. — Hintze: Dtsch. Zeitschr. f. Chirurg. Bd. 153, S. 355. 1920. — v. Hoeßlin: Zeitschr. f. Röntgenk. Bd. 15, H. 9. — Höfer: Zentralbl. f. Chirurg. Bd. 21, S. 733. 1922. — Holzknecht: Dtsch. Zeitschr. f. Chirurg. Bd. 105, S. 54. 1910. — Holzknecht und Lippmann: Fortschr. a. d. Geb. d. Röntgenstr. Bd. 21, S. 469; Münch. med. Wochenschr. 1914, Nr. 39. — Jacobaeus: Beitr. z. Klin. d. Tuberkul. 1912, Nr. 25. — Karewski: Dtsch. med. Wochenschr. Bd. 34, S. 990. 1921. — Kausch: Samml. zwangl. Abh. a. d. Geb. d. Verdauungs- und Stoffwechselkunde Bd. 5, H. 6. — Kloiber: Langenb. Arch. Bd. 112, S. 513. 1919; Fortschr. a. d. Geb. d. Röntgenstr. Bd. 28, H. 4, S. 351; XI. Röntgenkongreß. — Kretschmer: Dtsch. med. Wochenschr. 1920, Nr. 3. — Krönig: in Operative Gynäkologie, Döderlein-Krönig, 1921. — Lehmann: Fortschr. a. d. Geb. d. Röntgenstr. Bd. 21, H. 5. — Marcuse: Berl. klin. Wochenschr. 1919, Nr. 40. — Meyer-Betz: Münch. med. Wochenschr. 1914, Nr. 15, S. 810. — Muff: Bruns Beitr. z. klin. Chirurg. Bd. 118, S. 143. 1920. — Nothnagel: Erkrankg. d. Darms u. Periton. in Spez. Pathol. u. Therap. Bd. 17. — Novak: Wien. klin. Wochenschr. 1911, Nr. 52. — Obalinski: Langenb. Arch. 1894, S. 31. — de Quervain: Korrespbl. f. Schweiz. Ärzte 1913, Nr. 7; Dtsch. Zeitschr. f. Chirurg. Bd. 128. 1914; Chirurg. Diagnost., Leipzig 1920. — Rautenberg: Dtsch. med. Wochenschr. 1914, S. 1205 u. 1919, Nr. 8, S. 201. — Révécz: XI. Röntgenkongreß. — Rieder: Fortschr. a. d. Geb. d. Röntgenstr. Bd. 10, H. 4. — Ritter: Med. Klin. 1911, S. 1605. — Rosenbach: Berl. klin. Wochenschr. 1889, Nr. 1, 13, 22 u. 23. — Schlecht: Münch. med. Wochenschr. 1916, Nr. 38, S. 1353; Med. Klinik 1916, Nr. 39, S. 1015. — Schlesinger, E. (L.): Die Röntgendiagn. d. Magen-Darmkrankh., Berl. 1922. — Schmieden u. Scheele: l. c. — Schmidt, A.: Klin. d. Darmkrankh. 1913; Dtsch. med. Wochenschr. 1919, Nr. 8, S. 201. — Schmidt, J. E.: Münch. med. Wochenschr. 1913, Nr. 17, S. 919. — Schwarz: Klin. Röntgendiagn. d. Dickdarms, Berlin 1914; Wien. klin. Wochenschr. 1911, Nr. 40, S. 1386. — Schwarz u. Novascinsky: Wien klin. Wochenschr. 1912, Nr. 16. — Skinner: Americ. Röntgenray-Soc. 1911. — Spriggs: Brit. Journ. of surg. 1920, Nr. 29; ref. Zorg. f. Chirurg. Bd. 10, H. 6, S. 357. — Stierlin (L.): Klin. Röntgendiagn. d. Verdauungskanals 1916; Med. Klin. 1913, Nr. 25. — Tietze: Dtsch. Zeitschr. f. Chirurg. Bd. 45. 1897; Bruns Beitr. z. klin. Chirurg. Bd. 91, S. 578. 1914. — Wagner, A.: Fortschr. a. d. Geb. d. Röntgenstr. Bd. 24. 1916/17; Dtsch. Zeitschr. f. Chirurg. Bd. 145, S. 15. 1918. — v. Wahl: Zentralbl. f. Chirurg. 1889, Nr. 9. — Weil: Ergebn. d. inn. Med. Bd. 15, S. 599. — Wilms: Dtsch. Chirurg. Bd. 46g. — Wolf: Berl. klin. Wochenschr. 1921, Nr. 6. — Wolff: Fortschr. a. d. Geb. d. Röntgenstr. Bd. 26, S. 153. 1918/19.

D. Allgemeine Therapie.

Adelmann: Prager Vierteljahrsschr. f. d. prakt. klin. Heilkde. Bd. 2. 1863. — Axhausen: Mitt. a. d. Grenzgeb. d. Med. u. Chirurg. Bd. 21, H. 1. 1909. — Bäumler: Verhandl. d. Kongr. f. Inn. Med. Wiesbaden 1889. — C. Beck: Arch. f. klin. Chirurg. Bd. 25, 1880. — Bergmann, A. v.: Zur Diagnose u. Behandlung der Darmokklusion. Arch. f. klin. Chirurg. Bd. 61, S. 885. 1900. — Berkofsky: Dtsch. Zeitschr. f. Chirurg. Bd. 109. 1911. — Bonnet: Zit. n. Uhde. — v. Bramann: Zentralbl. f. Chirurg. 1898 (Chirurgen-Kongreß). — Braun, H.: Arch. f. klin. Chirurg. Bd. 53, H. 2. — Braun, W.: Bruns Beitr. f. klin. Chirurg. Bd. 41; Freie Vereinigung der Berl. Chirurg. Dtsch. med. Wochenschr. 1905; Berl. klin. Wochenschr. 1908; Dtsch. med. Wochenschr. 1911, Nr. 41. — Braun, W. u. Boruttau: Dtsch. med. Wochenschr. 1909. — Bülau: Diskussion im ärztl. Verein in Hamburg 1885. — Busch: Dtsch. Zeitschr. f. Chirurg. Bd. 74. — Curschmann (L.): Der Ileus und seine Behandlung. Verhandl. d. dtsch. Kongr. f. inn. Med. Wiesbaden 1889; Punktion des Darmes. Dtsch. med. Wochenschr. 1887, Nr. 21. — Chlumský: Wien. klin. Rundschau 1902, Nr. 27. — Dahlgreen: Behandlung von Darmlähmung. Zentralbl. f. Chirurg. 1905. — Dieffenbach: Zitiert nach Fr. König, l. c. — Döderlein u. Krönig: Operative Gynäkologie. — Duchaussoy: Zit. n. Uhde. — Dupuytren: Leçons orales de clinique chirurgicale, 2. édit. 7, III, Paris 1839. — Finney: Johns Hopkins Hosp. Bull. Baltimore, Jule 1897. — Flater u. Schweriner, F.: Berlin. klin. Wochenschr. 1920,

S. 749. — Flesch-Thebesius: Dtsch. Zeitschr. f. Chirurg. 1920, Bd. 157; Arch. f. klin. Chirurg. 1919, Bd. 112. — Flint: Brit. med. jour. 1921; ref. Zentral. f. ges. Chirurg. u. i. Grenzgeb. Bd. 14. — Föderl: Über Colostomie. Zeitschr. f. Heilkde. Bd. 28, Suppl., 1907. — Fräntzel: Verhandl. d. Kongr. f. Inn. Med. 1889. — Fürbringer: Diskussionsbemerkung zu Curschmann, l. c. — Gibson: Study of one thousand operations for acut intestinal obstruction and gangraenous hernia. Annal of surg. Bd. 30, Okt./Nov. 1900. — Goltdammer: Berl. klin. Wochenschr. 1889, Nr. 10. — Göschel: Bruns Beitr. z. klin. Chirurg. Bd. 37, S. 486. — Graser: Handbuch d. speziell. Therapie d. inn. Krankh. von Penzold u. Stintzing Bd. 4. — Guillaume: Le prognostic dans l'occlusion intestinale aegue. La presse medicale. 1921, S. 822. — v. Haberer: Wien. klin. Wochenschr. 1909, Nr. 40. — Heidenhain: Beiträge z. Pathologie u. Therapie des akuten Darmverschlusses; Arch. f. klin. Chirurg. Bd. 55. 1897 u. Bd. 57. 1898; Verhandl. d. dtsch. Gesellsch. f. Chirurg. 1897, Bd. 26 I 31, II 117; Über Darmverschluß und Enterostomie bei Peritonitis. Verhandl. d. dtsch. Ges. f. Chirurg. 1902 und Diskussion hierzu; Über Darmlähmung nach Darmeinklemmung. Dtsch. Zeitschr. f. Chirurg. Bd. 43. — Heimann: Zit. nach Franz König. — Heinecke: Verhandl. d. dtsch. Gesellsch. f. Chirurg. 1909. — Helferich: Dtsch. med. Wochenschr. 1888, Nr. 33, S. 680. — Henle: Verhandl. d. dtsch. Gesellsch. f. Chirurg. 1911 I, 180. — Hepner: Zur Diagnostik und Therapie der inneren Darmverschlusses. Bruns Beitr. z. klin. Chirurg. 1902, Nr. 36. — Hertzberg: Bruns Beitr. z. klin. Chirurg. Bd. 2, H. 3, S. 476. — Hévin: cit. n. Uhde, l. c. — Hilgenreiner (Wölfler): Arch. f. klin. Med. Bd. 62. — Hoffmann: s. Curschmann l. c. — v. Hofmeister: Zur Technik der Enterostomie. 77. Versamml. dtsch. Naturforsch. u. Ärzte zu Meran 1905. — Honigmann: Zentralbl. a. d. Grenzgeb. 1900, S. 257. — Hulke: Zit. nach Treves. — Jürgensen: Diskussionsbemerkung zu Curschmann, l. c. — Kaatsch, S.: Fortschr. a. d. Geb. d. Röntgenstr. 1914, S. 159. — Kausch: Berl. klin. Wochenschr. 1903, 33. — Klapp: Verhandl. dtsch. Ges. f. Chirurg. 1908, S. 213, Diskussion. — Kocher: Chirurgische Operationslehre. Jena 1907, 5. Aufl.; Über Ileus. Mitt. a. d. Grenzgeb. d. Med. u. Chirurg. Bd. 4, 1899. — König, Franz: Lehrbuch der spez. Chirurgie. Berlin 1899. — Körte, W.: Die Behandlung des Ileus. Vortr. geh. i. d. Berl. med. Ges. 1891; Verhandl. d. dtsch. Ges. f. Chirurg. 1893. 2. S. 107, u. Diskussion zit. n. Fr. König. — Krause, F.: Bruns Beitr. z. klin. Chirurg. Bd. 27. — Krogius: Über Enterostomie als eine lebensrettende Hilfsoperation bei Peritonitiden und Darmokklusionen. Dtsch. Zeitschr. f. Chirurg. Bd. 112. 1911. — Küttner: Ref. Zentralbl. f. Chirurg. 1914. — Landois: Diskussionsbemerkung zu Helferich, l. c. — Littrè: Histoire de l'academie roy. des sciences. Année 1710. Paris 1712, 4, zit. n. B. Schmidt. — Madelung: Zur operativen Behandlung der inneren Darmeinklemmungen. Referat geh. i. d. dtsch. Ges. f. Chirurg. 1887. Arch. f. klin. Chirurg. Bd. 36, S. 283. — Medoroy: Dtsch. Zeitschr. f. Chirurg. Bd. 105, S. 101. — Mannoury: Zit. n. Uhde. — Manteuffel-Zöge v.: Diskussion. Kongr. f. inn. Med. 1889; Arch. f. klin. Med. 41, 1891. — Meyer u. Gottlieb (L.): Experimentelle Pharmakologie. 1918, 3. Aufl. — Merkel: Topographische Anatomie Bd. 2. 1899. — v. Mikulicz: Diskussion zum Vortrag von Madelung, l. c.; Therapie der Gegenwart 1900. — Monks: Ann. of surg., Okt. 1903. Ann. of surg., Okt. 1905. Journ. of the amer. med. assoc., 3. IV. 1909. — Moynihan: Abdominal operations. Philadelphia u. London. W. B. Saunders & Co.; Ref. Zentralbl. f. Chirurg. 1906. — Nägele: Bruns Beitr. z. klin. Chirurg. Bd. 88, H. 2. 1914. — Naunyn: Über Ileus. Mitt. a. d. Grenzgeb. d. Med. u. Chirurg. Bd. 1, H. 1. 1895. — Nélaton: Zit. nach Fr. König, l. c. — Nothnagel: Diskussionsbemerkung zu Curschmann, l. c.; Die Erkrankungen des Darmes und des Peritoneums. Handb. d. spez. Pathol. u. Therap. Bd. 17. Wien 1898. — Nötzel: Zentralbl. f. Chirurg. 1919, Nr. 30. — Nuck: Zit. nach Uhde, l. c. — Obalinski: Über den Bauchschnitt bei innerem Darmverschluß. Arch. f. klin. Chirurg. Bd. 38. 1889; Über Laparotomie bei innerem Darmverschluß auf Grund eigener 100 Fälle. Arch. f. klin. Chirurg. Bd. 48. 1894. — Paul u. Mixter: Zit. nach Kocher, l. c. — Payr (Greifswald): Diskussionsbemerkung zu Klapp, l. c. — Pels-Leusden: Chirurgische Operationslehre. Berlin-Wien 1910. — Prutz: Arch. f. klin. Chirurg. Bd. 60, H. 2. — Ramdohr: Zit. n. Beck: Arch. f. klin. Chirurg. Bd. 25. 1880. — Reusch: Dtsch. Zeitschr. f. Chirurg. Bd. 151, S. 36. — Rauber-Kopsch: Lehrbuch der Anatomie. — Reichel: Die Lehre von der Brucheinklemmung. Stuttgart 1886: Zur Pathologie des Ileus und Pseudoileus. Dtsch. Zeitschr. f. Chirurg. Bd. 35. Richardson: Boston med. a. surg. journ. Bd. 183. 1920. — Rubritius: Bruns Beitr. z. klin. Chirurg. Bd. 52, S. 405. — Rutkowski: Zit. n. Wilms. — v. Rydygier: Diskussionsbemerkung zum Vortrag von Madelung, l. c. Arch. f. klin. Chirurg. Bd. 36. — Schede: Diskussionsbemerkung zum Vortrag von Madelung l. c. Arch. f. klin. Chirurg. Bd. 36. — Schlatter: Bruns Beitr. z. klin. Chirurg. Bd. 49. 1906. — Schmieden: Die Operationen am Darm. Chirurgische Operationslehre Bier, Braun u. Kümmel Bd. III. — Schmieden u. Scheele: l. c. — Schnitzler: Med. Klinik. 1911, S. 401 u. 492. — Schramm: Die Laparotomie bei innerem Darmverschluß. Arch. f. klin. Chirurg. Bd. 30, S. 685. — Seefisch: Diskussionsbemerkung. Berl. fr. Chirurgen-Vereinig. 1905. — Tarchanoff: l. c. — Thiemann (Riedel): Arch. f. klin. Med. Bd. 92. — Treves: Darmobstruktion. Deutsch von Pollack. Leipzig 1888. — Uhde, in: Pitha-Billroth, Handbuch der allgemeinen und speziellen Chirurgie 1882. — Vogel: Monatsschr. f. prakt. Med. 1908; Physostigmin nach Lap. Dtsch. Zeitschr. f. Chirurg. Bd. 63; Zentralbl. f. Gynäkol. 1904, S. 699; Klinische und experimentelle Beiträge zur Frage der peritonalen Adhäsionen nach Laparotomieen. Dtsch. Zeitschr. f. Chirurg. Bd. 63, S. 296. — Vollhardt (L.): Beitrag zur Behandlung des postoperativen Ileus. Zeitschr. f. Chirurg. Bd. 164, S. 352. 1921. — v. Wahl: Klinische Diagnostik der Darm-okklusion. Zentralbl. f. Chirurg. 1889, S. 153; Laparotomie bei Achsendrehungen des Dünndarms. Arch. f. klin. Chirurg. Bd. 38, S. 233. — Weyprecht (Körte): Arch. f. klin. Chirurg. Bd. 71. — Wilms: Der Ileus. Dtsch. Zeitschr. f. Chirurg. Lfrg. 46g. Stuttgart 1906; Der Darmverschluß. Handbuch der praktischen Chirurgie. Stuttgart 1913. — Witzel: Zur Indikation und Technik der Colostomie und Enterostomie. Zentralbl. f. Chirurg. 1894, Nr. 40. — Wortmann: Med. Klinik 1921, Nr. 31. — Zeidler: Zur Pathologie und Therapie des akuten Darmverschlusses. Mitt. a. d. Grenzgeb. d. Med. u. Chirurg. Bd. 5, H. 4 u. 5. 1900. — Ziemssen: Diskussionsbemerkung. Kongr. f. inn. Med. 1889. — Zülzer: Med. Klinik 1910, Nr. 11.

Sachverzeichnis.

Die Krankheiten des Magens und des Darmes. Von Dr. Knud

Faber, o. Professor an der Universität Kopenhagen. Aus dem Dänischen über-
setzt von Professor Dr. H. Scholz, Königsberg i. Pr. Mit 70 Abbildungen. (Fachbücher für Ärzte, Band X). Erscheint Ende 1923.

Klinische Röntgendiagnostik des Dickdarms und ihre physiolo-

gischen Grundlagen. Von Privatdozent Dr. Gottwald Schwarz, Assistent und
Leiter des Röntgeninstituts der I. Medizinischen Universitätsklinik in Wien. Mit
108 Abbildungen. 1914.

10 Goldmark; gebunden 12 Goldmark / 2.40 Dollar; gebunden 2.90 Dollar

Über die Bildung der Harn- und Gallensteine. Von Prof. Dr.

L. Lichtwitz, Göttingen. Mit 18 Abbildungen im Text und auf 8 Tafeln. 1914.

3.60 Goldmark / 0.85 Dollar

Grundriß der inneren Medizin. Von Dr. A. von Domarus, Direktor

der Inneren Abteilung des Auguste Victoria-Krankenhauses Berlin-Weißensee.
Mit 58 Abbildungen. Erscheint Ende 1923.

Lehrbuch der Differentialdiagnose innerer Krankheiten.

Von Prof. Dr. M. Matthes, Geh. Med.-Rat, Direktor der Medizinischen Universitätsklinik in Königsberg i. Pr. Vierte, durchgesehene und vermehrte Auflage.
Mit 109 Textabbildungen. 1923.

17 Goldmark; gebunden 20 Goldmark / 4 Dollar; gebunden 4.80 Dollar

Differentialdiagnose an Hand von 385 genau besprochenen Krankheitsfällen

lehrbuchmäßig dargestellt. Von Dr. Richard C. Cabot, Professor der klinischen
Medizin an der Medizinischen Klinik der Havard-Universität Boston. Zweite,
umgearbeitete und vermehrte Auflage nach der 12. Auflage des Originals von
Dr. H. Ziesché, leitender Arzt der Inneren Abteilung des Josef-Krankenhauses
zu Breslau.

Erster Band. Mit 199 Textabbildungen. 1922.

16.70 Goldmark; gebunden 20 Goldmark / 4 Dollar; gebunden 4.80 Dollar

Zweiter Band. Mit Abbildungen im Text. In Vorbereitung.

Die Erkrankungen der Milz, der Leber, der Gallenwege und

des Pankreas. Bearbeitet von H. Eppinger, O. Groß, N. Guleke, H. Hirschfeld, E. Ranzi. — Die Erkrankungen der Milz. Von Privatdozent Dr. med.
Hans Hirschfeld, Berlin. Mit 16 zum größten Teil farbigen Textabbildungen. —
Die hepato-lienalen Erkrankungen. (Pathologie der Wechselbeziehungen zwischen
Milz, Leber und Knochenmark.) Von Professor Dr. Hans Eppinger, Wien. Mit
einem Beitrag: Die Operationen an der Milz bei den hepato-lienalen Erkrankungen. Von Professor Dr. Egon Ranzi, Wien. Mit 90 zum größten Teil
farbigen Textabbildungen. (Aus: „Enzyklopädie der klinischen Medizin", Spezieller
Teil.) 1920. 23.50 Goldmark / 5.65 Dollar

---

*Für das Inland: Goldmark, zahlbar nach dem amtlichen Berliner Dollarbriefkurs des Vortages. Für das
Ausland: Gegenwert des Dollars in der betreffenden Landeswährung, sofern sie stabil ist oder in Dollar,
englischen Pfunden, Schweizer Franken, holländischen Gulden.*

Infektionskrankheiten. Von Professor **Georg Jürgens,** Berlin. Mit

112 Kurven. 1920. (Fachbücher für Ärzte, Band VI.)
Gebunden 7.40 Goldmark / Gebunden 1.80 Dollar
Die Bezieher der „Klinischen Wochenschrift" haben das Recht, die „Fachbücher für
Aerzte" zu einem dem Ladenpreis gegenüber um 10% ermäßigten Vorzugspreis zu
beziehen.

Lenhartz-Meyer. Mikroskopie und Chemie am Krankenbett,

begründet von **Hermann Lenhartz,** fortgesetzt und umgearbeitet von Prof. Dr.
Erich Meyer, Direktor der Medizinischen Klinik in Göttingen. Zehnte, ver-
mehrte und verbesserte Auflage. Mit 196 Textabbildungen und 1 Tafel. 1922.
Gebunden 12 Goldmark / Gebunden 2.90 Dollar

Diagnostik der Kinderkrankheiten mit besonderer Berücksichtigung

des Säuglings. Eine Wegleitung für praktische Ärzte und Studierende. Von Prof.
Dr. **E. Feer,** Direktor der Universitäts-Kinderklinik in Zürich. Dritte, vermehrte und verbesserte Auflage. Mit 267 Textabbildungen. (Aus „Enzyklopädie
der klinischen Medizin", Spezieller Teil). Erscheint im Herbst 1923.

Handbuch der Ernährungslehre. Bearbeitet von **C. von Noorden,**

H. Salomon, L. Langstein. In drei Bänden.
Erster Band: **Allgemeine Diätetik.** (Nährstoffe und Nahrungsmittel, allgemeine Ernährungskuren.) Von Prof. Dr. **Carl von Noorden,** Geheimer Medizinalrat in Frankfurt a. M. und Dr. **Hugo Salomon,** Professor in Wien.
(Aus „Enzyklopädie der klinischen Medizin", Allgemeiner Teil). 1920.
38 Goldmark / 9 Dollar

Verordnungsbuch und diätetischer Leitfaden für Zucker-

kranke. Von Prof. Dr. **Carl von Noorden** und Prof. Dr. **S. Isaac,** Frankfurt a. M. Mit 149 Kochvorschriften. Zum Gebrauche für Ärzte und Patienten.
1923. 2.50 Goldmark / 0.60 Dollar

Lehrbuch der Diätetik des Gesunden und Kranken für Ärzte,

Medizinalpraktikanten und Studierende. Von Prof. Dr. **Th. Brugsch.** Zweite,
vermehrte und verbesserte Auflage. 1919.
Gebunden 8 Goldmark / Gebunden 2 Dollar

Anatomie des Menschen. Ein Lehrbuch für Studierende und Ärzte. Von

Hermann Braus, o. ö. Professor an der Universität Würzburg, Direktor der
Anatomie. In drei Bänden.
Erster Band: **Bewegungsapparat.** Mit 400 zum großen Teil farbigen Ab-
bildungen. 1921. Gebunden 16 Goldmark / Gebunden 3.85 Dollar
Zweiter Band: **Eingeweide.** (Einschließlich periphere Leitungsbahnen, Allgemeiner
Teil.) Mit 329 zum großen Teil farbigen Abbildungen. Erscheint Ende 1923.
Dritter (Schluß)-Band. In Vorbereitung.

Ärztliche Behelfstechnik. Bearbeitet von C. Franz-Berlin, Th. Fürst-

München, R. Hesse-Graz, K. Holtei-Gratwein, H. Hübner-Elberfeld, O. Mayer-
Wien, B. Mayrhofer-Innsbruck, G. von Saar †-Innsbruck, H. Spitzy-Wien,
M. Stolz †-Graz, R. von den Velden-Berlin. Herausgegeben von Prof. Dr. **G.**
Freiherr von Saar †, Innsbruck. Zweite Auflage. Bearbeitet von Prof. Dr.
Carl Franz, Generalarzt, Berlin. Mit 372 Textabbildungen. 1923.
Gebunden 22 Goldmark / Gebunden 5.20 Dollar

Für das Inland: Goldmark, zahlbar nach dem amtlichen Berliner Dollarbriefkurs des Vortages. Für das
Ausland; Gegenwert des Dollars in der betreffenden Landeswährung, sofern sie stabil ist oder in Dollar,
englischen Pfunden, Schweizer Franken, holländischen Gulden.

Diagnostik der chirurgischen Nierenerkrankungen. Praktisches
Handbuch zum Gebrauch für Chirurgen und Urologen, Ärzte und Studierende.
Von Prof. Dr. **Wilhelm Baetzner,** Privatdozent, Assistent der Chirurgischen Universitätsklinik in Berlin. Mit 263 größtenteils farbigen Textabbildungen. 1921.
30 Goldmark / 7.50 Dollar

Die Nierenfunktionsprüfungen im Dienst der Chirurgie.
Von Dr. **Ernst Roedelius,** Privatdozent an der Chirurg. Universitätsklinik zu
Hamburg-Eppendorf. Mit 9 Abbildungen. 1923. 6 Goldmark / 1.45 Dollar

Kystoskopische Technik. Ein Lehrbuch der Kystoskopie, des Ureteren-
Katheterismus, der funktionellen Nierendiagnostik, Pyelographie, intravesikalen
Operationen. Von Dr. **Eugen Joseph,** a. o. Professor an der Universität Berlin,
Leiter der Urologischen Abteilung der Chirurgischen Universitätsklinik. Mit
262 größtenteils farbigen Abbildungen. 1923.
16 Goldmark; gebunden 18 Goldmark / 3.85 Dollar; gebunden 4.35 Dollar

Studien zur Anatomie und Klinik der Prostatahypertrophie.
Von **Julius Tandler,** o. ö. Professor, Vorstand des Anatomischen Instituts an der
Universität Wien und **Otto Zuckerkandl †,** a. o. Professor der Chirurgie an der
Universität Wien. Mit 121 zum Teil farbigen Abbildungen. 1922.
12 Goldmark / 2.90 Dollar

Topographische Anatomie dringlicher Operationen. Von
J. Tandler, o. ö. Professor der Anatomie an der Universität Wien. Zweite, verbesserte Auflage. Mit 56 zum großen Teil farbigen Abbildungen im Text. 1923.
Gebunden 10 Goldmark / Gebunden 2.40 Dollar

Grundriß der gesamten Chirurgie. Ein Taschenbuch für Studierende
und Ärzte. (Allgemeine Chirurgie. Spezielle Chirurgie. Frakturen und Luxationen.
Operationskurs. Verbandlehre.) Von Prof. Dr. **Erich Sonntag,** Vorstand des
Chirurgisch-Poliklinischen Instituts der Universität Leipzig. Zweite, vermehrte
und verbesserte Auflage. 1923. Gebunden 14 Goldmark / Gebunden 3.55 Dollar

Die Chirurgie des Anfängers. Vorlesungen über chirurgische Propädeutik.
Von Dr. **Georg Axhausen,** a. o. Professor für Chirurgie an der Universität Berlin.
Mit 253 Abbildungen. 1923. Gebunden 15 Goldmark / Gebunden 4.50 Dollar

Der Verband. Lehrbuch der chirurgischen und orthopädischen Verbandbehand-
lung. Von Prof. Dr. med. **Fritz Härtel,** Oberarzt der Chirurgischen Universitätsklinik zu Halle a. S. und Privatdozent Dr. med. **Friedrich Loeffler,** leitender Arzt
der Orthopädischen Abteilung der Chirurgischen Universitätsklinik zu Halle a. S.
Mit 300 Textabbildungen. 1922.
9.50 Goldmark; gebunden 11.50 Goldmark / 2.30 Dollar; gebunden 2.75 Dollar

Grundriß der Wundversorgung und Wundbehandlung,
sowie der Behandlung geschlossener Infektionsherde. Von Dr. **W. von Gaza,** Privatdozent, Assistent an der Chirurgischen Universitätsklinik Göttingen. Mit 32 Abbildungen. 1921. 10 Goldmark; geb. 13 Goldmark / 2.40 Dollar; geb. 3.15 Dollar

Der chirurgische Operationssaal. Ratgeber für die Vorbereitung
chirurgischer Operationen und das Instrumentieren für Schwestern, Ärzte und
Studierende. Von **Franziska Berthold,** Viktoriaschwester, Operationsschwester
an der Chirurgischen Universitätsklinik Berlin. Mit einem Geleitwort von Geh.
Medizinalrat Prof. Dr. **August Bier.** Zweite, verbesserte Auflage. Mit 314 Textabbildungen. 1922.
4 Goldmark / 0.95 Dollar

*Für das Inland: Goldmark, zahlbar nach dem amtlichen Berliner Dollarbriefkurs des Vortages. Für das
Ausland: Gegenwert des Dollars in der betreffenden Landeswährung, sofern sie stabil ist oder in Dollar,
englischen Pfunden, Schweizer Franken, holländischen Gulden.*

Klinik der Darmkrankheiten. Von **Adolf Schmidt.** Neubearbeitet
und herausgegeben von Geh. Med.-Rat Prof. Dr. **C. von Noorden,** Frankfurt a. M.,
unter Mitwirkung von Dr. **Horst Strassner.** Mit zahlreichen, meist farbigen Abbildungen. Z w e i t e Auflage. 1921.   21 Goldmark; gebunden 24 Goldmark

Über Durchfalls- und Verstopfungskrankheiten und die Grundsätze ihrer Behandlung. Zwei Vorträge. Von Geh. Med.-
Rat Prof. Dr. **von Noorden,** Frankfurt a. M. 1922.   1.50 Goldmark

Über den jetzigen Stand der Diabetestherapie. Erweiterte Form
des auf der Tagung der Deutschen Gesellschaft für innere Medizin in Wiesbaden
1921 erstatteten Referates. Von Geh. Med.-Rat Prof. Dr. **C. von Noorden,** Frankfurt a. M. 1921.   1 Goldmark

Lehrbuch der Herzkrankheiten. Von Dr. **R. Geigel,** Professor an der
Universität Würzburg. Mit 60 Figuren. 1920.   11 Goldmark

Lehrbuch der Lungenkrankheiten. Von Dr. **R. Geigel,** Professor an
der Universität Würzburg. 1922.   10 Goldmark; gebunden 12 Goldmark

Spezielle Diagnostik und Therapie. Kurze Darstellung mit Be-
rücksichtigung aller Zweige der praktischen Medizin. Von Dr. **Walter Gutt-
mann,** Oberstabsarzt z. D., Berlin, unter Mitwirkung von Fachgenossen. Z w e i t e,
verbesserte Auflage. 1920.   Gebunden 12 Goldmark

Klinische Röntgendiagnostik des Verdauungskanals. Bear-
beitet auf Grund des Materials der chirurgischen Universitätskliniken Basel und
Zürich. Von Privatdozent Dr. **Eduard Stierlin,** Oberarzt der Chirurgischen Klinik
München. Z w e i t e Auflage.   In Vorbereitung.

Taschenbuch der medizinisch-klinischen Diagnostik. Von
Dr. **Otto Seifert,** Professor in Würzburg und Dr. **Frdr. Müller,** Professor in
München. Mit 126 teilweise farbigen Abbildungen und 2 Tafeln. 23. Auflage.
Bearbeitet von **Friedrich Müller.** 1922.   Gebunden 7.50 Goldmark

Die Goldmarkpreise sind nach dem amtlichen Berliner Dollarkurs (Brief) vom Vortage der Zahlung in Papiermark umzurechnen. (1 Dollar = 4.20 Goldmark.)

Schriftleitung der Wiener klinischen Wochenschrift

Wien IX/3, Frankgasse 8.

№ ....   Wien, ... 192 ....

Euer Hochwohlgeboren!

Anliegend beehrt sich die Schriftleitung der Wiener klinischen Wochenschrift ....

....

....

zur gefälligen Besprechung zu überreichen und ersucht, den Bericht uns so bald als möglich gütigst übersenden zu wollen.

Sollten Sie eine Besprechung des Werkes nicht für zweckmäßig halten, so bittet die Schriftleitung um eine diesbezügliche Verständigung, damit das betreffende Werk wieder abgeholt werden kann.

Für die Schriftleitung:

Hochachtend

Prof. Dr. Josef Kyrle

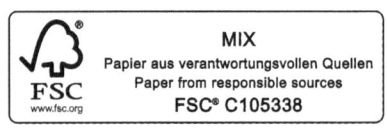